2000
Perguntas e Respostas
Otorrinolaringologia e Cirurgia Cervicofacial

Thieme Revinter

2000 Perguntas e Respostas

Otorrinolaringologia e Cirurgia Cervicofacial

Editores

Edwin Tamashiro
Professor Associado (Livre-Docente) da Faculdade de Medicina de Ribeirão Preto da Universidade de São Paulo (FMRP-USP)

Renato Roithmann
Professor Adjunto de Otorrinolaringologia, FAMED, ULBRA/RS
Associate Scientific Staff, Department of Otolaryngology, Mount Sinai Hospital, Toronto, Canada

Agricio Nubiato Crespo
Professor Livre-Docente III, Chefe do Departamento de Otorrinolaringologia – Cabeça e Pescoço da Faculdade de Ciências Médicas da Universidade Estadual de Campinas (Unicamp)
Presidente da Associação Brasileira de Otorrinolaringologia

José Roberto Parisi Jurado
Médico Coordenador do Grupo de Cirurgia Plástica da Face da Disciplina de Otorrinolaringologia do Hospital das Clínicas da Faculdade de Medicina da Universidade de São Paulo (HCFMUSP)
Presidente da Academia Brasileira de Cirurgia Plástica da Face (ABCPF) – Gestão: 2012-2014

Thieme
Rio de Janeiro • Stuttgart • New York • Delhi

Dados Internacionais de Catalogação na Publicação (CIP) de acordo com ISBD

T153

Tamashiro, Edwin.
2000 Perguntas e Respostas: Otorrinolaringologia e Cirurgia Cervicofacial/Edwin Tamashiro, Renato Roithmann, Agricio Nubiato Crespo e José Roberto Parisi Jurado. – Rio de Janeiro: Thieme Revinter Publicações Ltda, 2022.

772 p., il.; 18,5 x 27 cm
Inclui bibliografia
ISBN 978-65-5572-144-7
eISBN 978-65-5572-145-4

1. Medicina e saúde 2. Otorrinolaringologia. 3. Preparatório. I. Roithmann, Renato. II. Nubiato, Agricio Crespo. III. Jurado, José Roberto Parisi. IV. Título.

CDD: 616.8
CDU: 616.21

Elaborada por Bibliotecária Janaina Ramos – CRB-8/9166

Nota: O conhecimento médico está em constante evolução. À medida que a pesquisa e a experiência clínica ampliam o nosso saber, pode ser necessário alterar os métodos de tratamento e medicação. Os autores e editores deste material consultaram fontes tidas como confiáveis, a fim de fornecer informações completas e de acordo com os padrões aceitos no momento da publicação. No entanto, em vista da possibilidade de erro humano por parte dos autores, dos editores ou da casa editorial que traz à luz este trabalho, ou ainda de alterações no conhecimento médico, nem os autores, nem os editores, nem a casa editorial, nem qualquer outra parte que se tenha envolvido na elaboração deste material garantem que as informações aqui contidas sejam totalmente precisas ou completas; tampouco se responsabilizam por quaisquer erros ou omissões ou pelos resultados obtidos em consequência do uso de tais informações. É aconselhável que os leitores confirmem em outras fontes as informações aqui contidas. Sugere-se, por exemplo, que verifiquem a bula de cada medicamento que pretendam administrar, a fim de certificar-se de que as informações contidas nesta publicação são precisas e de que não houve mudanças na dose recomendada ou nas contraindicações. Esta recomendação é especialmente importante no caso de medicamentos novos ou pouco utilizados. Alguns dos nomes de produtos, patentes e design a que nos referimos neste livro são, na verdade, marcas registradas ou nomes protegidos pela legislação referente à propriedade intelectual, ainda que nem sempre o texto faça menção específica a esse fato. Portanto, a ocorrência de um nome sem a designação de sua propriedade não deve ser interpretada como uma indicação, por parte da editora, de que ele se encontra em domínio público.

Contato com os autores:
revista@aborlccf.org.br

Thieme Revinter Publicações Ltda.
Rua do Matoso, 170
Rio de Janeiro, RJ
CEP 20270-135, Brasil
http://www.ThiemeRevinter.com.br

Thieme USA
http://www.thieme.com

Design de Capa: Thieme Revinter

Impresso no Brasil por BMF Gráfica e Editora Ltda.
5 4 3 2 1
ISBN 978-65-5572-144-7

Também disponível como eBook:
eISBN 978-65-5572-145-4

APRESENTAÇÃO

A contínua e exponencial evolução na medicina tem trazido enormes desafios na formação, capacitação e atualização desses profissionais. Nas últimas décadas, a Otorrinolaringologia e a Cirurgia Cervicofacial têm apresentado uma notável ampliação do conhecimento científico, incorporação de novas tecnologias e modernização das práticas clínicas e cirúrgicas.

Com a finalidade de atuar como uma ferramenta facilitadora na formação e atualização na área, esta edição de *2000 Questões em Otorrinolaringologia e Cirurgia Cervicofacial* traz uma parte do conhecimento contemporâneo, englobando desde aspectos teóricos consolidados até as práticas atuais. A educação médica realizada por meio de pequenos desafios escritos, representados neste livro por questões objetivas e de múltipla escolha, certamente é um método valioso de ensino e que complementa as demais competências necessárias aos médicos e médicas de nossa especialidade.

Nesta edição trouxemos uma grande novidade para discutirmos algumas das questões mais relevantes: a incorporação de vídeos de curta duração (ou verdadeiras miniaulas), acessadas por *QR code* para melhor explanação da questão apresentada.

Graças aos esforços e *expertise* de todos os coordenadores e autores desta obra, envolvendo 210 colaboradores, conseguimos atingir o grande desafio de elaborar 2.000 questões objetivas e de alta qualidade. Deixamos aqui os nossos especiais agradecimentos a todos os envolvidos na elaboração deste livro, cujo interesse único e exclusivo foi o de promover a Educação Médica Continuada e elevar as boas práticas de nossa especialidade!

Uma boa leitura a todos!

Edwin Tamashiro
Renato Roithmann

COORDENADORES DE CAPÍTULOS

ADRIANA HACHIYA
Médica Assistente do Hospital das Clínicas da Faculdade de Medicina da Universidade de São Paulo (HCFMUSP)
Doutora em Medicina pela FMUSP

ALI MAHMOUD
Médico e Otorrinolaringologista pela Faculdade de Medicina da Universidade de São Paulo (FMUSP)
Fellowship em Faringolaringologia pelo Hospital das Clínicas da FMUSP
Médico Assistente e Chefe do Ambulatório de Estomatologia da Divisão de Clínica Otorrinolaringológica do Hospital das Clínicas da FMUSP

ANDREIA ARDEVINO DE OLIVEIRA
Médica Assistente do Departamento de Oftalmologia, Otorrinolaringologia e Cirurgia de Cabeça e Pescoço da Faculdade de Medicina de Ribeirão Preto da Universidade de São Paulo (USP)
Docente da Disciplina de Otorrinolaringologia da Faculdade de Medicina do Centro Universitário Estácio de Ribeirão Preto, SP
Mestre e Doutor pela USP

BIANCA MARIA LIQUIDATO
Doutora em Otorrinolaringologia pela FCM da Santa Casa de São Paulo
Professora Assistente do Departamento de Morfologia da FCM da Santa Casa de São Paulo

CARLOS TAKAHIRO CHONE
Otorrinolaringologista e Cirurgião de Cabeça e Pescoço
Titular do Colégio Brasileiro de Cirurgiões Capítulo São Paulo (CBC-SP)
Editor Chefe do Brazilian Journal of Otorhinolaryngology
Membro titular da Sociedade Brasileira de Cirurgia Oncológica

CLAUDIA SCHWEIGER
Mestre e Doutora pela Universidade Federal do Rio Grande do Sul (UFRGS)
Research Fellowship em Otorrinolaringologia Pediátrica no Cincinnati Children's Hospital
Presidente da Academia Brasileira de Otorrinolaringologia Pediátrica (ABOPE)

EDILSON ZANCANELLA
Otorrinolaringologista e Medicina do Sono
Mestre USP Ribeirão Preto
Doutor EPM/UNIFESP
Pós-Doutor UNICAMP
Coordenador do Serviço Distúrbios do Sono – Divisão ORL/UNICAMP

EDSON IBRAHIM MITRE
Professor Adjunto da Faculdade de Ciências Médicas da Santa Casa de São Paulo
Coordenador da Disciplina de Otorrinolaringologia da Faculdade de Ciências Médicas da Santa Casa de São Paulo
Ex-Presidente da Sociedade Brasileira de Otologia – Gestão: 2020-2021

EDUARDO LANDINI LUTAIF DOLCI
Professor Instrutor de Ensino do Departamento de Otorrinolaringologia da Santa Casa de São Paulo
Doutor pela Faculdade de Ciências Médicas da Santa Casa de São Paulo
Membro Diretor da Academia Brasileira de Cirurgia Plástica de Face (ABCPF)
Coordenador do Setor de Rinologia do Departamento de Otorrinolaringologia da Santa Casa de São Paulo

EDUARDO MACOTO KOSUGI
Médico Otorrinolaringologista, Professor Adjunto do Setor de Rinologia da Escola Paulista de Medicina da Universidade Federal de São Paulo (EPM/Unifesp)

FABRÍZIO RICCI ROMANO
Doutor em Ciências pela Faculdade de Medicina da Universidade de São Paulo (FMUSP)
Pós-Doutorando em Otorrinolaringologia pela FMUSP

GUILHERME WEBSTER
Médico Otorrinolaringologista
Curso de Medicina Aeroespacial pela Universidade da Força Aérea
Coordenador do Departamento de Medicina Aeroespacial da Associação Brasileira de Otorrinolaringologia e Cirurgia Cérvico-Facial (ABORL-CCF)

HERTON COIFMAN
Ex-Residente Estrangeiro dos Hospitais de Paris
Mestre em Cirurgia da Universidade Federal do Paraná (UFPR)
Doutor em Otorrinolaringologia pela Universidade de São Paulo (USP)
Professor Associado da UFPR

MÁRCIO CAVALCANTE SALMITO
Médico Otorrinolaringologista
Fellowship em Otoneurologia, Mestre e Doutor pela Universidade Federal de São Paulo (Unifesp)
Coordenador do Departamento de Otoneurologia da Associação Brasileira de Otorrinolaringologia e Cirurgia Cérvico-Facial (ABORL-CCF)
Fundador e Coordenador do Núcleo de Tontura do Hospital Alemão Oswaldo Cruz

MARIANA LOCH
Médica Foniatra e Otorrinolaringologista
Doutoranda em Otorrinolaringologia pela Universidade de São Paulo (USP)
Docente Responsável pela Disciplina de Otorrinolaringologia na Faculdade de Medicina do Centro Universitário Estácio IDOMED – Campus de Ribeirão Preto

MARIO BAZANELLI JUNQUEIRA FERRAZ
Médico Otorrinolaringologista
Coordenador do Serviço de Cirurgia Plástica Facial da Disciplina de Otorrinolaringologia da Faculdade de Ciências Médicas Universidade Estadual de Campinas (Unicamp)
Coordenador da Divisão de Cirurgia Plástica Facial da Disciplina de Otorrinolaringologia da Santa Casa de Campinas

NORMA DE OLIVEIRA PENIDO
Professora Associada, Livre-Docente, Chefe da Disciplina de Otologia e Otoneurologia do Departamento de Otorrinolaringologia e Cirurgia de Cabeça e Pescoço da Escola Paulista de Medicina na Universidade Federal de São Paulo (EPM/Unifesp)

RAFAEL ROSSELL MALINSKY
Otorrinolaringologista
Professor Visitante e Pesquisador na Divisão de Medicina do Sono da McGill University
Doutor em Ciências Médicas pela Faculdade de Medicina de Ribeirão Preto da Universidade de São Paulo (FMRP/USP)
Pós-Doutorando no Departamento de Otorrinolaringologia e Cirurgia de Cabeça e Pescoço da da Universidade Federal de São Paulo (Unifesp)

REBECCA MAUNSELL
Professora Associada da Disciplina de Otorrinolaringologia da Faculdade de Ciências Médicas da Unicamp
Coordenadora do Setor de Otorrinolaringologia Pediátrica e Profa. do Programa de Pós-Graduação em Saúde da Criança e do Adolescente da Faculdade de Ciências Médicas da Unicamp
Presidente da Academia Brasileira de Otorrinolaringologia Pediátrica (ABOPe) – Gestão: 2020-21

RUI IMAMURA
Doutor em Medicina pela Faculdade de Medicina da Universidade de São Paulo (FMUSP)
Diretor do Serviço de Bucofaringolaringologia da Divisão de Clínica Otorrinolaringológica do Hospital das Clínicas da FMUSP

COLABORADORES

ADRIANA HACHIYA
Médica Assistente do Hospital das Clínicas da Faculdade de Medicina da Universidade de São Paulo (HCFMUSP)
Doutora em Medicina pela FMUSP

AGNALDO JOSÉ GRACIANO
Otorrinolaringologista e Cirurgião de Cabeça e Pescoço do Hospital São José de Joinville, SC
Mestre em Otorrinolaringologia, Cirurgia de Cabeça e Pescoço pela Escola Paulista de Medicina da Universidade Federal de São Paulo (EPM/USP)
Doutor em Ciências Médicas pela Faculdade de Ciências Médicas da Universidade Estadual de Campinas (Unicamp)

AGRICIO NUBIATO CRESPO
Professor Livre-Docente III, Chefe do Departamento de Otorrinolaringologia – Cabeça e Pescoço da Faculdade de Ciências Médicas da Universidade Estadual de Campinas (Unicamp)
Presidente da Associação Brasileira de Otorrinolaringologia

ALESSANDRA ZANONI
Médica Especialista em Otorrinolaringologia pela Universidade Federal de São Paulo (Unifesp) e Associação Brasileira de Otorrinolaringologia e Cirurgia Cérvico-Facial (ABORL-CCF)
Mestre em Ciências pelo Programa de Pós-Graduação de Otorrinolaringologia da Unifesp

ALEXANDRE CAIXETA GUIMARÃES
Doutor em Ciências Médicas pela Universidade Estadual de Campinas (Unicamp)
Médico Otorrinolaringologista do Hospital de Clínicas Médicas da Unicamp

ALEXANDRE GASPERIN
Médico-Chefe da Otologia Clínica do Hospital IPO, PR
Professor de Otorrinolaringologia (Medicina) da Pontifícia Universidade Católica do Paraná (PUCPR)
Coordenador do Comitê de Ética e Pesquisa do Hospital IPO, PR
Doutor pela Universidade Autônoma de Barcelona – Espanha

ALEXANDRE MINORU ENOKI
Doutor pela Faculdade de Medicina da Universidade de São Paulo (FMUSP)
Fellow em Laringologia pelo Hospital das Clínicas da FMUSP
Médico Assistente do Hospital Paulista, SP

ALEXANDRE WADY DEBES FELIPPU
Diretor de Ensino e Pesquisa no Instituto Felippu de Otorrinolaringologia, SP
Fellowship de Rinologia e Cirurgia da Base do Crânio no Instituto Felippu de Otorrinolaringologia, SP
Fellowship de Rinologia e Cirurgia da Base do Crânio na Universidade Jikei – Tóquio
Estágio em Cirurgia da Base do Crânio na Universidade do Estado de Ohio com Dr. Ricardo Carrau

ALI MAHMOUD
Médico e Otorrinolaringologista pela Faculdade de Medicina da Universidade de São Paulo (FMUSP)
Fellowship em Faringolaringologia pelo Hospital das Clínicas da FMUSP
Médico Assistente e Chefe do Ambulatório de Estomatologia da Divisão de Clínica Otorrinolaringológica do Hospital das Clínicas da FMUSP

ALLEX OGAWA
Residência em Otorrinolaringologia no Hospital das Clínicas da Faculdade de Medicina da Universidade de São Paulo (HCFMUSP)
Complementação Especializada em Bucofaringolaringologia pelo HCFMUSP
Professor da Pontifícia Universidade Católica do Paraná (PUCPR) *Campus* Londrina

ANA PAULA FIUZA FUNICELLO DUALIBI
Doutora em Ciências da Saúde pela Universidade Federal de São Paulo (Unifesp)
Área de Atuação em Foniatria pela Associação Médica Brasileira (AMB)
Preceptora da Residência de Otorrinolaringologia do BOS – Sorocaba

ANDRE ALCANTARA CSORDAS
Graduação em Medicina na Faculdade de Medicina da Universidade de São Paulo (FMUSP)
Residência em Otorrinolaringologia na FMUSP
Médico Preceptor da Disciplina de Otorrinolaringologia da FMUSP
Complementação Especializada em Bucofaringolaringologia pelo Hospital das Clínicas da FMUSP)

ANDRÉ ALENCAR ARARIPE NUNES
Otorrinolaringologista e Cirurgião de Cabeça e Pescoço
Professor da Disciplina de Otorrinolaringologia da Universidade Federal do Ceará (UFC)
Chefe do Serviço de Otorrinolaringologia do Hospital Universitário Walter Cantídio da UFC

ANDRÉ DUPRAT
Professor Instrutor do Curso de Pós-Graduação da Faculdade da Santa Casa de Misericórdia de São Paulo

ANDREI BORIN
Doutor pela Escola Paulista de Medicina da Universidade Federal de São Paulo (EPM/Unifesp)
Médico do Departamento de ORLCCP da EPM/Unifesp

ANDREIA ARDEVINO DE OLIVEIRA
Médica Assistente do Departamento de Oftalmologia, Otorrinolaringologia e Cirurgia de Cabeça e Pescoço da Faculdade de Medicina de Ribeirão Preto da Universidade de São Paulo (USP)
Docente da Disciplina de Otorrinolaringologia da Faculdade de Medicina do Centro Universitário Estácio de Ribeirão Preto, SP
Mestre e Doutor pela USP

ANDRESSA GUIMARÃES DO PRADO ALMEIDA
Otorrinolaringologista e Mestre pela Faculdade de Ciências Médicas da Santa Casa de São Paulo
Foniatra pela Derdic da Pontifícia Universidade Católica de São Paulo (PUC-SP) com Título pela Associação Brasileira de Otorrinolaringologia e Cirurgia Cérvico-Facial (ABORL-CCF)
Preceptora no Ambulatório de Foniatria da Santa Casa de São Paulo

ANDY DE OLIVEIRA VICENTE
Chefe do Departamento de Otologia e do Grupo de Implante Coclear do Hospital CEMA, SP
Coordenador da Residência de Otorrinolaringologia do Hospital CEMA, SP
Mestre e Doutor em Otorrinolaringologia pela Escola Paulista de Medicina da Universidade Federal de São Paulo (EPM/Unifesp)

ARTUR GRINFELD
Médico Otorrinolaringologista
Fellowship em Plástica de Face pelo Instituto Paranaense de Otorrinolaringologia (IPO)
Diretor do *Fellowship* em Otorrinolaringologia com Ênfase em Plástica Facial e Preceptor da Residência Médica do Hospital Otorrinos em Feira de Santana, Bahia

BÁRBARA ANDRADE LIMA
Médica Otorrinolaringologista pelo Instituto de Otorrino de Minas Gerais
Fellowship em Rinologia e Cirurgia da Base do Crânio pelo Hospital das Clínicas da Universidade Federal de Mimas Gerais (UFMG)

BEATRIZ VILLANO KRENTZ
Graduação em Medicina pela Faculdade de Medicina da Universidade de São Paulo (FMUSP)
Residência em Otorrinolaringologista pelo Centro Universitário Faculdade de Medicina do ABC (FMABC)
Fellowship em Bucofaringolaringologia pela FMABC
Médica Assistente do Hospital Estadual Mario Covas – FMABC

BERENICE DIAS RAMOS
Otorrinolaringologista com Área de Atuação em Foniatria pela Associação Brasileira de Otorrinolaringologia e Cirurgia Cérvico-Facial e Associação Médica Brasileira (ABORL-CCF/AMB)
Mestre em Otorrinolaringologia pela Universidade Federal de São Paulo (Unifesp)
Membro do Departamento de Foniatria da ABORL-CCF
Preceptora do Ambulatório de Foniatria do Serviço de Otorrinolaringologia e Cirurgia de Cabeça e Pescoço do Hospital de Clínicas de Porto Alegre

BERNARDO FARIA RAMOS
Professor Adjunto de Otorrinolaringologia da Universidade Federal do Espírito Santo (UFES)
Chefe do Departamento de Medicina Especializada da UFES
Doutor e Residência Médica pela Faculdade de Medicina da Universidade de São Paulo (FMUSP)

BIANCA MARIA LIQUIDATO
Doutora em Otorrinolaringologia pela FCM da Santa Casa de São Paulo
Professora Assistente do Departamento de Morfologia da FCM da Santa Casa de São Paulo

BRUNO PINNA
Médico Otorrinolaringologista
Mestre e Doutor pela Escola Paulista de Medicina da Universidade Federal de São Paulo (EPM/Unifesp)

CARLOS ALBERTO CAROPRESO
Médico-Chefe do Serviço de Cirurgia Plástica da Face da Disciplina de Otorrinolaringologia da Faculdade de Medicina da Universidade de São Paulo (FMUSP)
Doutor em Medicina pela FMUSP

CARLOS AUGUSTO COSTA PIRES OLIVEIRA
Especialista em ORL pelo American Board of Otolaryngology
Professor Titular Aposentado de Otorrinolaringologia da Faculdade de Medicina da Universidade de Brasília (UnB)

CARLOS TAKAHIRO CHONE
Otorrinolaringologista e Cirurgião de Cabeça e Pescoço
Titular do Colégio Brasileiro de Cirurgiões Capítulo São Paulo (CBC-SP)
Editor Chefe do Brazilian Journal of Otorhinolaryngology
Chefe do Serviço de Cirurgia de Cabeça e Pescoço e Cirurgia de Base de Crânio
Professor Associado de Otorrinolaringologia e Cirurgia de Cabeça e Pescoço
Departamento de Otorrinolaringologia e Cirurgia de Cabeça e Pescoço Universidade Estadual de Campinas (Unicamp)

CAROLINA CINCURÁ BARRETO
Doutora em Ciências da Saúde pela Universidade Federal da Bahia (UFBA)
Médica Assistente e Preceptora no Serviço de Otorrinolaringologia do Hospital Universitário Prof. Edgar Santos UFBA

CAROLINA FERRAZ DE PAULA SOARES
Médica Otorrinolaringologista do Hospital do Servidor Público Estadual (HSPE), SP
Médica do Sono pela Associação Brasileira do Sono (ABS/AMB)
Mestre em Ciências da Sáude do HSPE/IAMSPE
Doutoranda em Otorrinolaringologia no Hospital das Clínicas da Universidade de São Paulo (USP)
Pós-Graduada em Pesquisa Clínica – Havard T.H. Chan School of Public Health
Professora de Metodologia Científica e Otorrinolaringologia, FAG
Membro do Grupo de Estudos e Pesquisa na Saúde da Criança e Adolescente de Cascavel (GEPSCA)
Conselheira da Sociedade Íbero-Americana de Cirurgia do Sono

CAROLINA SPONCHIADO MIURA
Médica Assistente da Divisão de Otorrinolaringologia Pediátrica do HC de Ribeirão Preto

CATIA DE SOUZA SALEH NETTO
Especialista em Otorrinolaringologia e Cirurgia Cervicofacial pelo MEC e pela Associação Brasileira de Otorrinolaringologia e Cirurgia Cérvico-Facial (ABORL-CCF)
Mestre em Saúde da Criança e do Adolescente pela Universidade Federal do Rio Grande do Sul (UFRGS)
Fellowship em Otorrinolaringologia Pediátrica pelo Hospital de Clínicas de Porto Alegre

CLAUDIA SCHWEIGER
Mestre e Doutora pela Universidade Federal do Rio Grande do Sul (UFRGS)
Research Fellowship em Otorrinolaringologia Pediátrica no Cincinnati Children's Hospital
Presidente da Academia Brasileira de Otorrinolaringologia Pediátrica (ABOPE)

CLAYSON ALAN DOS SANTOS
Doutor em Otorrinolaringologia pela Faculdade de Medicina da Universidade de São Paulo (FMUSP)
Fellowship em Bucofaringolaringologia pelo Hospital das Clínicas da FMUSP
Residência Médica em Otorrinolaringologia pelo Hospital das Clínicas da FMUSP
Graduação em Medicina pela FMUSP

CRISTINA LEMOS BARBOSA FURIA
Mestre e Doutora em Fisiopatologia Experimental e Oncologia FMUSP
Docente do Curso de Fonoaudiologia da Universidade de Brasília

DANIEL NAVES ARAÚJO TEIXEIRA
Mestrando do Programa de Ciências da Cirurgia da Universidade Estadual de Campinas (Unicamp)
Fellowship em Cirurgia de Cabeça e Pescoço pelo Serviço de Otorrinolaringologia/Cirurgia de Cabeça e Pescoço da Unicamp
Médico Otorrinolaringologista pela Rede Mário Gatti/Hospital Ouro Verde de Campinas, SP

DANIELLE YUKA KOBAYASHI
Otorrinolaringologista
Fellowship em Medicina do Sono
Fellowship em Cirurgia Craniomaxilofacial no Hospital das Clínicas da Faculdade de Medicina da Universidade de São Paulo (HCFMUSP)

DAVI KNOLL RIBEIRO
Otorrinolaringologista e Cirurgião de Cabeça e Pescoço

DAVI SANDES SOBRAL
Médico Otorrinolaringologista
Mestre em Ciências Cirúrgicas pela Universidade Federal do Rio Grande do Sul (UFRGS)
Preceptor de Otorrinolaringologia do Hospital de Irmã Dulce Bahia

DÉBORA BRESSAN PAZINATTO
Fellowship em Otorrinolaringologia Pediátrica pela Universidade Estadual de Campinas (Unicamp)
Mestranda em Saúde da Criança e do Adolescente pela Unicamp
Médica Responsável pelo Serviço de Otorrinolaringologia Pediátrica dos Hospitais SOBRAPAR – Crânio e Face e Rede Mário Gatti

DENISE ENGELBRECHT ZANTUT WITTMANN
Professora Associada e Chefe da Disciplina de Endocrinologia, Departamento de Clínica Médica, Faculdade de Ciências Médicas, Universidade Estadual de Campinas (Unicamp)
Livre-Docente em Endocrinologia e Metabologia

DENISE MANICA
Título de Especialista pelo MEC e pela Associação Brasileira de Otorrinolaringologia e Cirurgia Cérvico-Facial (ABORL-CCF)
Preceptora em Otorrinolaringologia Pediátrica do Hospital de Clínicas de Porto Alegre
Mestre e Doutora em Pediatria pela Universidade Federal do Rio Grande do Sul (UFRGS)

DENISE ROTTA RUTTKAY PEREIRA
Mestre em Pediatria pela Universidade Federal do Rio Grande do Sul (UFRGS)
Fellow em Otorrinolaringologia Pediátrica Hospital de Clínicas de Porto Alegre

DEUSDEDIT BRANDÃO NETO
Médico Otorrinolaringologista
Fellow de Cirurgia Endoscópica Endonasal e Base de Crânio pelo Hospital das Clínicas da Faculdade de Medicina da Universidade de São Paulo (FMUSP)
Doutorando na FMUSP

DIEGO GUZMAN RODRIGUES
Graduação em Medicina pela Universidade Federal da Bahia (UFBA)
Residência Médica em Otorrinolaringologia pela Universidade de São Paulo (USP) Complementação Especializada em Bucofaringolaringologia pelo Hospital das Clínicas da Faculdade de Medicina da USP

DOMINGOS HIROSHI TSUJI
Doutor em Medicina pela Faculdade de Medicina da Universidade de São Paulo (FMUSP)
Professor Livre-Docente da Disciplina de Otorrinolaringologia da FMUSP

EDILSON ZANCANELLA
Otorrinolaringologista e Medicina do Sono
Mestre USP Ribeirão Preto
Doutor EPM/UNIFESP
Pós-Doutor UNICAMP
Coordenador do Serviço Distúrbios do Sono – Divisão ORL/UNICAMP

EDIO J. CAVALLARO MAGALHÃES
Médico Assistente Estatutário Subchefe do Serviço de Otorrinolaringologia e Endoscopia Peroral do Hospital Municipal Souza Aguiar, RJ
Presidente do Grupo de Trabalho de Otorrinolaringologia da Sociedade de Pediatria do Estado do Rio de Janeiro (SOPERJ) – Gestão: 2019-2021
Delegado Regional da Associação Brasileira de Otorrino Pediátrica (ABOPe)

EDMIR AMÉRICO LOURENÇO
Professor Titular da Disciplina de Otorrinolaringologia da Faculdade de Medicina de Jundiaí (FMJ)
Doutor em Medicina e Mestre em Otorrinolaringologia e Cirurgia de Cabeça e Pescoço pela Universidade Federal de São Paulo (Unifesp)

EDSON IBRAHIM MITRE
Professor Adjunto da Faculdade de Ciências Médicas da Santa Casa de São Paulo
Coordenador da Disciplina de Otorrinolaringologia da Faculdade de Ciências Médicas da Santa Casa de São Paulo
Ex-Presidente da Sociedade Brasileira de Otologia – Gestão: 2020-2021

EDUARDO COUTO
Médico Otorrinolaringologista pelo Hospital Universitário Evangélico de Curitiba
Especialista em Cirurgia de Cabeça e Pescoço pela Universidade Estadual de Campinas (Unicamp)
Médico Assistente da Disciplina de Otorrinolaringologia e Cirurgia de Cabeça e Pescoço da Unicamp

EDUARDO LANDINI LUTAIF DOLCI
Professor Instrutor de Ensino do Departamento de Otorrinolaringologia da Santa Casa de São Paulo
Doutor pela Faculdade de Ciências Médicas da Santa Casa de São Paulo
Membro Diretor da Academia Brasileira de Cirurgia Plástica de Face (ABCPF)
Coordenador do Setor de Rinologia do Departamento de Otorrinolaringologia da Santa Casa de São Paulo

EDUARDO MACOTO KOSUGI
Médico Otorrinolaringologista, Professor Adjunto do Setor de Rinologia da Escola Paulista de Medicina da Universidade Federal de São Paulo (EPM/Unifesp)

EDUARDO SADECK
Residência em Otorrinolaringologia no Hospital das Clínicas da Faculdade de Medicina da Universidade de São Paulo (FMUSP)
Complementação Especializada em Bucofaringolaringologia pelo Hospital das Clínicas da FMUSP
Médico Assistente do Instituto do Câncer do Estado de São Paulo

EDWIN TAMASHIRO
Professor Associado (Livre-Docente) da Faculdade de Medicina de Ribeirão Preto da Universidade de São Paulo (FMRP-USP)

EKTOR TSUNEO ONISHI
Professor Afiliado da Disciplina de Otologia e Otoneurologia da Escola Paulista de Medicina da Universidade Federal de São Paulo (EPM/Unifesp)
Título de Especialista em Otorrinolaringologia reconhecido pela AMB e pela Associação Brasileira de Otorrinolaringologia e Cirurgia Cérvico-Facial (ABORL-CCF)
Doutor em Ciências pela Departamento de Otorrinolaringologia e Cirurgia de Cabeça e Pescoço da EPM/Unifesp
Professor Afiliado do Departamento de Otorrinolaringologia e Cirurgia de Cabeça e Pescoço da EPM/Unifesp

ELIANA BIAMINO RODRIGUES
Médica pela Faculdade de Ciências Médicas da Santa Casa de Misericórdia de São Paulo
Residência Médica na Área de Otorrinolaringologia no Departamento de Otorrinolaringologia e Oftalmologia da Santa Casa de Misericórdia de São Paulo
Aperfeiçoamento na Área de Laringologia do Departamento de Endoscopia Peroral da Santa Casa de Misericórdia de São Paulo
Assistente Estrangeira com Bolsa de Estudos da Fondation George Portmann (Bordeaux – França) e Aperfeiçoamento em Otologia
Médica Colaboradora na Disciplina de Otorrinolaringologia pela Faculdade de Medicina da Universidade de São Paulo. Grupo de Ouvido e de Paralisia Facial
Doutora em Otorrinolaringologia pela Faculdade de Medicina da Universidade de São Paulo (FMUSP)

ELISA MEITI RIBEIRO LIN PLEC
Médica-Especialista em Otorrinolaringologia pelo Hospital Felício Rocho – ABORL-CCF
Mestre em Ciências Fonoaudiológicas pelo Programa de Pós-Graduação em Ciências Fonoaudiológicas da Universidade Federal de Minas Gerais (UFMG)
Doutoranda em Ciências Fonoaudiológicas pelo Programa de Pós-Graduação em Ciências Fonoaudiológicas da UFMG

ELISABETH ARAUJO
Mestre e Doutora em Medicina pela Universidade Federal do Rio Grande do Sul (UFRGS)
Otorrinolaringologista do Hospital Moinhos de Vento

ELZA LEMOS
Médica Otorrinolaringologista
Título de Especialista pela Associação Brasileira de Otorrinolaringologia e Cirurgia Cérvico-Facial (ABORL-CCF)
Doutora pela Faculdade de Medicina da Universidade de São Paulo (FMUSP)

ERICA ORTIZ
Médica-Especialista em Otorrinolaringologista pela Faculdade de Ciências Médicas da Universidade Estadual de Campinas (Unicamp)
Mestre em Otorrinolaringologia pela Faculdade de Ciências Médicas da Unicamp
Doutora em Otorrinolaringologia pela Faculdade de Ciências Médicas da UNICAMP
Fellow em Otorrinolaringologia pela Universidade da Califórnia – San Diego, USA (UCSD)

ERIKA CABERNITE MARCHETTI
Médica Otorrinolaringologista pelo Hospital do Servidor Público Estadual (IAMSPE)
Fellowship em Cirurgia Endoscópica Nasossinusal e da Base do Crânio pela Escola Paulista de Medicina da Universidade Federal de São Paulo (EPM/Unifesp)
Doutoranda em Medicina (Otorrinolaringologia) pela EPM/Unifesp

EULALIA SAKANO
Profa. Dra. do Departamento de Oftalmo-Otorrinolaringologia da Faculdade de Ciências Médicas da Universidade Estadual de Campinas (Unicamp)
Coordenadora do Setor de Rinologia do Hospital de Clínicas da Unicamp

EVANDRO MACCARINI MANOEL
Médico Otorrinolaringologista e Especialista em Otoneurologia pela Universidade Federal de São Paulo (Unifesp)

FABIANA CARDOSO PEREIRA VALERA
Professora Associada da Divisão de Otorrinolaringologia, Departamento de Oftalmologia, Otorrinolaringologia e Cirurgia de Cabeça e Pescoço da Faculdade de Medicina de Ribeirão Preto da Universidade de São Paulo (USP)

FÁBIO ANDRÉ SELAIMEN
Residência em Otorrinolaringologista pelo Hospital de Clínicas de Porto Alegre
Fellowship em Otologia e Implante Coclear pelo Hospital de Clínicas de Porto Alegre
Mestre em Ciências Cirúrgicas pela Universidade Federal do Rio Grande do Sul (UFRGS)

FABIO BRODSKYN
Médico Otorrinolaringologista e Cirurgião de Cabeça e Pescoço Graduado e com Residência Médica na Escola Paulista de Medicina
Mestre em Ciências pelo Departamento de Otorrinolaringologia e Cirurgia de Cabeça e Pescoço da Escola Paulista de Medicina da Universidade Federal de São Paulo (EPM/Unifesp)
Médico Assistente da Disciplina de Cirurgia de Cabeça e Pescoço do Departamento de ORL–CCP da EPM/Unifesp

FABIO TADEU MOURA LORENZETTI
Otorrinolaringologista
Doutor em Ciências pela Universidade de São Paulo (USP) e Área de Atuação em Medicina do Sono pela AMB
Professor de Otorrinolaringologia na Faculdade de Medicina de Sorocaba da Pontifícia Universidade Católica de São Paulo (PUC-SP)
Professor Coordenador do Departamento de Otorrinolaringologia do Banco de Olhos de Sorocaba (BOS)

FABRÍZIO RICCI ROMANO
Doutor em Ciências pela Faculdade de Medicina da Universidade de São Paulo (FMUSP)
Pós-Doutorando em Otorrinolaringologia pela FMUSP

FATIMA REGINA ABREU ALVES
Doutor em Medicina (Otorrinolaringologia) pela Faculdade de Ciências Médicas da Santa Casa de São Paulo
Presidente do Departamento de Otorrinolaringologia da Associação Paulista de Medicina (APM) e da Sociedade Paulista de Otorrinolaringologia – Gestão: 2008-2011
Coordenadora do Serviço de Otorrinolaringologia e Cirurgia de Cabeça e Pescoço do Hospital do Servidor Público Municipal de São Paulo

FAUSTO NAKANDAKARI
Residência em Otorrinolaringologia no Hospital das Clínicas da Faculdade de Medicina da Universidade de São Paulo (FMUSP)
Complementação Especializada em Bucofaringolaringologia pelo Hospital das Clínicas da FMUSP

FAYEZ BAHMAD JÚNIOR
Professor Livre-Docente pelo Departamento de Oftalmologia e Otorrinolaringologia da Faculdade de Medicina da Universidade de São Paulo (FMUSP)
Docente do Programa de Pós-Graduação *Stricto Sensu* da Faculdade de Ciências da Saúde da Universidade de Brasília (UnB)
Doutor pelo Programa de Pós-Graduação da Faculdade de Ciências Médicas da UnB
Pesquisador Associado do Departamento de Otologia da Massachusetts Eye and Ear Infirmary – Harvard Medical School – Boston, MA, EUA
Médico Assistente do Departamento de Otorrinolaringologia do Hospital Universitário de Brasília (HUB-UnB)
Consultor *Ad Hoc* e Titular do Grupo Assessor Especial da DRI (GAE) da Coordenação de Aperfeiçoamento de Pessoal de Nível Superior (CAPES)
Editor da Área de Otologia da *Brazilian Journal of Otorhinolaryngology*

FELIPE COSTA NEIVA
Doutor em Ciências pelo Departamento de Otorrinolaringologia e Cirurgia de Cabeça e Pescoço da Escola Paulista de Medicina da Universidade Federal de São Paulo (EMP/Unifesp)
Professor Afiliado do Departamento de Otorrinolaringologia e Cirurgia de Cabeça e Pescoço da EPM/Unifesp

FELIPE OSÓRIO COSTA
Oncologista Clínico da Faculdade de Ciências Médicas da Universidade Estadual de Campinas (Unicamp)
Título de Especialista em Oncologia Clínica pela Sociedade Brasileira de Oncologia Clínica (SBOC)

FELIPPE FELIX
Doutor e Mestre pela Universidade Federal do Rio de Janeiro (UFRJ)
Chefe do Serviço de Otorrinolaringologia da UFRJ
Coordenador do Ambulatório de Implabre Coclear da UFRJ
Médico do Hospital dos Servidores do Estado do Rio de Janeiro

FERNANDA LOUISE MARTINHO HADDAD
Professora do Departamento de Otorrinolaringologia e Cirurgia de Cabeça e Pescoço da Universidade Federal de São Paulo (Unifesp)
Mestre e Doutora pela Unifesp

FERNANDA MARTINHO DOBRIANSKYJ
Otorrinolaringologista pela da Santa Casa de Misericórdia de São Paulo
Especialização em Otologia e Cirurgia Otológica pela Santa Casa de Misericórdia de São Paulo
Instrutora do Departamento de Otorrinolaringologia da Santa Casa de São Paulo

FERNANDO DANELON LEONHARDT
Mestre e Doutor em Otorrinolaringologia e Cirurgia de Cabeça e Pescoço pela Escola Paulista de Medicina da Universidade Federal de São Paulo (EPM/Unifesp)

FERNANDO DE ANDRADE QUINTANILHA RIBEIRO
Professor Adjunto da Faculdade de Ciências Médicas da Santa Casa de São Paulo
Coordenador do Curso de Pós-Graduação *Stricto Sensu* Pesquisa em Cirurgia da Faculdade de Ciências Médicas da Santa Casa de São Paulo

FERNANDO FREITAS GANANÇA
Professor Adjunto
Chefe do Ambulatório de Otoneurologia do Departamento de Otorrinolaringologia e Cirurgia de Cabeça e Pescoço da Universidade Federal de São Paulo (Unifesp)

FERNANDO KAORU YONAMINE
Mestre em Ciências pela Escola Paulista de Medicina da Universidade Federal de São Paulo (EPM/Unifesp)
Coordenador do Centro do Deficiente Auditivo EPM/Unifesp
Médico Assistente do Hospital do Servidor Público Estadual (IAMSPE)

FERNANDO SASAKI
Otorrinolaringologista pela Faculdade de Medicina da Universidade de São Paulo (FMUSP)
Fellowship em Cirurgia Plástica da Face pela Disciplina de Otorrinolaringologia da FMUSP
Médico Assistente do Departamento de Otorrinolaringologia do Hospital do Servidor Público Estadual de São Paulo

FERNANDO WALDER
Professor Afiliado da Disciplina de Cirurgia de Cabeça e Pescoço do Departamento de Otorrinolaringologia e Cirurgia de Cabeça e Pescoço da Universidade Federal de São Paulo (Unifesp)

FLAVIO MIGNONE GRIPP
Médico Assistente da Disciplina de Otorrinolaringologia e Cirurgia de Cabeça e Pescoço da Universidade Estadual de Campinas (Unicamp)

GABRIELA RICCI LIMA LUZ MATSUMOTO
Fellowship em Cirurgia Endoscópica Nasossinusal e da Base do Crânio pela Escola Paulista de Medicina da Universidade Federal de São Paulo (EPM/Unifesp)
Mestre em Tecnologias e Atenção à Saúde pela EPM-Unifesp
Doutoranda do Programa de Pós-Graduação em Medicina (Otorrinolaringologia) da EPM/Unifesp

GERALDO AUGUSTO GOMES
Mestre em Cirurgia pela Universidade Federal do Rio de Janeiro UFJR
Presidente da Sociedade de Otorrinolaringologia do Estado do Rio de Janeiro – Gestão: 2012-2014
Membro Titular da Academia Brasileira de Cirurgia Plástica da Face (ABCPF) e da Associação Brasileira de Otorrinolaringologia e Cirurgia Cérvico-Facial (ABORL-CCF)

GERSON SCHUL MAAHS
Professor Associado do Departamento de Otorrinolaringologia e Cirurgia de Cabeça e Pescoço da Universidade Federal do Rio Grande do Sul (UFRGS)
Professor e Chefe do Serviço de Cirurgia de Cabeça e Pescoço do Departamento de Otorrinolaringologia e Cirurgia de Cabeça e Pescoço do Hospital São Lucas da PUC-Rio Grande do Sul

GILBERTO BOLIVAR FERLIN FILHO
Médico pela Universidade de Santo Amaro
Otorrinolaringologista pela ABORL-CCF/AMB/CFM
Foniatra pela ABORL-CCF/AMB/CFM
Mestre em Distúrbios da Comunicação Humana pela DERDIC/PUC-SP
Professor do Aprimoramento em Foniatria da DERDIC / PUC-SP
Coordenador do Departamento de Foniatria da ABORL-CCF – Gestão: 2021/22

GISELE VIEIRA HENNEMANN KOURY
Médica Otorrinolaringologista/Foniatra
Responsável pelo Ambulatório de Foniatria do Hospital Bettina Ferro de Souza da Universidade Federal do Pará (UFPA)
Mestre e Doutora em Neurociências pela UFPA

GUILHERME WEBSTER
Médico Otorrinolaringologista
Curso de Medicina Aeroespacial pela Universidade da Força Aérea
Coordenador do Departamento de Medicina Aeroespacial da Associação Brasileira de Otorrinolaringologia e Cirurgia Cérvico-Facial (ABORL-CCF)

GUSTAVO KORN
Mestre, Doutor e Pós-Doutor pela Universidade Federal de São Paulo (Unifesp)
Professor Afiliado da Unifesp
Ex-Presidente da Academia Brasileira de Laringologia e Voz

GUSTAVO MERCURI
Otorrinolaringologista e Mestre pela Faculdade de Medicina de Botucatu da Universidade Estadual Paulista (Unifesp)
Cirurgião de Cabeça e Pescoço e Doutorando pela Faculdade de Ciências Médicas da Universidade Estadual de Campinas (Unicamp)
Médico Assistente do Serviço de Cabeça e Pescoço do Departamento de Otorrinolaringologia – Cabeça e Pescoço da Unicamp

GUSTAVO MOTTA SIMPLICIO DO NASCIMENTO
Otorrinolaringologista pela Associação Brasileira de Otorrinolaringologia e Cirurgia Cérvico-Facial (ABORL-CCF)
Cirurgião Craniomaxilofacial pela Associação Brasileira de Cirurgia Crânio-Maxilo-Facial (ABCCMF)
Médico Assistente do Serviço de ORL do Hospital das Clínicas da Universidade Federal de Pernambuco (UFPE)

GUSTAVO PEREIRA FRAGA
Professor Associado e Chefe da Disciplina de Cirurgia do Trauma do Departamento de Cirurgia da Faculdade de Ciências Médicas da Universidade Estadual de Campinas (FCM/Unicamp)
Pós-Doutor na Divisão de Trauma, Terapia Intensiva Cirúrgica e Queimados na Universidade da Califórnia, San Diego
Membro Honorário da Sociedade Brasileira de Atendimento Integrado ao Traumatizado (SBAIT)
Presidente da SBAIT – Gestão: 2013-2014
Presidente da Sociedade Panamericana de Trauma (SPT) – Gestão: 2014-2015
Fellow do Colégio Americano de Cirurgiões (FACS), da Associação Americana de Cirurgia do Trauma (AAST), da Trauma Association of Canada (TAC), da International Association for Trauma Surgery and Intensive Care (IATSIC) e da World Society of Emergency Surgery (WSES)
Diretor Financeiro da Associação Brasileira de Telemedicina e Telessaúde (ABTms)

HENRIQUE FARIA RAMOS
Professor de Otorrinolaringologia da Universidade Federal do Espírito Santo (Ufes)
Doutor em Otorrinolaringologia pela Faculdade de Medicina da Universidade de São Paulo (FMUSP)
Residência em Otorrinolaringologia pelo Hospital das Clínicas da FMUSP

HERTON COIFMAN
Ex-Residente Estrangeiro dos Hospitais de Paris
Mestre em Cirurgia da Universidade Federal do Paraná (UFPR)
Doutor em Otorrinolaringologia pela Universidade de São Paulo (USP)
Professor Associado da UFPR

HUGO VALTER LISBOA RAMOS
Medicina pela Universidade Federal de Goiás (UFG)
Residência em Otorrinolaringologia na Universidade Federal de São Paulo (Unifesp)
Mestre e Doutor pela Unifesp
Médico-Preceptor do Hospital das Clínicas da UFG
Coordenador da Residência Médica de ORL do Hospital CRER em Goiânia

ÍTALO ROBERTO TORRES DE MEDEIROS
Médico Assistente Doutor do Hospital das Clínicas da Faculdade de Medicina da Universidade de São Paulo (HCFMUSP), Setor de Otoneurologia
Diretor Técnico do Serviço de Saúde Responsável pelo Ambulatório de Otorrinolaringologia do HCFMUSP

JEANNE OITICICA RAMALHO FERRAZ
Chefe do Grupo de Pesquisa em Zumbido do Hospital das Clínicas da Faculdade de Medicina da Universidade de São Paulo (FMUSP)
Diretora do Setor de Otoneurologia do Hospital das Clínicas da FMUSP
Doutor em Otorrinolaringologia pela FMUSP
Orientadora do Programa de Pós-Graduação *Senso-Stricto* da Disciplina de Otorrinolaringologia da FMUSP

JOÃO FERREIRA DE MELLO JR.
Professor Livre-Docente pela Faculdade de Medicina da Universidade de São Paulo (FMUSP)
Chefe do Grupo de Alergia em Otorrinolaringologia do Hospital das Clínicas da FMUSP

JOÃO MAURICIO ALTEMANI
Mestre e Doutor em Medicina pela Universidade Estadual de Campinas (Unicamp)
Médico Assistente do Departamento de Radiologia da Faculdade de Ciências Médicas da Unicamp no Setor de Imagem das Áreas de Otorrinolaringologia e Cabeça e Pescoço

JOÃO PAULO BARNEWITZ
Médico Otorrinolaringologista
Complementação Especializada em Bucofaringolaringologia pelo Hospital das Clínicas da Faculdade de Medicina da da Universidade de São Paulo (FMUSP)

JOEL LAVINSKY
Mestre e Doutor pela Universidade Federal do Rio Grande do Sul (UFRGS)
Pós-Doutor na University Southern California, EUA
Professor Adjunto da UFRGS
Professor Permanente do Pós-Graduação em Cirurgia da UFRGS
Preceptor de Neurotologia da Santa Casa de Porto Alegre da Universidade Federal de Ciências da Saúde de Porto Alegre (UFCSPA)
Coordenador do Departamento de Cirurgia da Base do Crânio da Associação Brasileira de Otorrinolaringologia e Cirurgia Cérvico-Facial (ABORL-CCF)

JOSÉ EDUARDO DE SÁ PEDROSO
Mestre e Doutor pela Universidade Federal de São Paulo (Unifesp)
Ex-Presidente da Academia Brasileira de Laringologia e Voz
Professor Afiliado da Unifesp
Chefe do Ambulatório de Câncer Inicial de Laringe e Estenose Laringotraqueal em Adultos

JOSÉ FAIBES LUBIANCA NETO
Professor Associado do Departamento de Clínica Cirúrgica (Disciplina de Otorrinolaringologia) e de Pós-Graduação em Pediatria da Universidade Federal de Ciências da Saúde de Porto Alegre (UFCSPA)
Chefe do Serviço de Otorrinolaringologia da Santa Casa de Misericórdia de Porto Alegre
Chefe do Serviço de Otorrinolaringologia Pediátrica do Hospital da Criança Santo Antônio de Porto Alegre

JOSE RICARDO GURGEL TESTA
Professor Adjunto do Departamento de Otorrinolaringologia da Escola Paulista de Medicina da Universidade de São Paulo (EPM/Unifesp)
Ex-Presidente da Sociedade Brasileira de Otologia (SBO)
Ex-Presidente da Sociedade Paulista de Otorrinolaringologia

JOSÉ ROBERTO PARISI JURADO
Médico Coordenador do Grupo de Cirurgia Plástica da Face da Disciplina de Otorrinolaringologia do Hospital das Clínicas da Faculdade de Medicina da Universidade de São Paulo (HCFMUSP)
Presidente da Academia Brasileira de Cirurgia Plástica da Face (ABCPF) – Gestão: 2012-2014

JOSÉ VICENTE TAGLIARINI
Professor Associado de Otorrinolaringologia e Cirurgia de Cabeça e Pescoço
Departamento de Especialidades Cirúrgicas e Anestesiologia
Faculdade de Medicina de Botucatu da Universidade Estadual Paulista (Unesp)

JULIANA ALVES DE SOUSA CAIXETA
Médica e Otorrinolaringologista pela Universidade Estadual de Campinas (Unicamp)
Mestre pela Universidade Federal de São Paulo (Unifesp)
Doutora pela Universidade Federal de Goiás (UFG)

JULIANA CARDOSO BERTONCELLO
Médica Otorrinolaringologista
Foniatra pela Derdic/PUC – São Paulo com Título de Especialista pela ABORL-CCF
Foniatra Convidada do Ambulatório de Distúrbios da Comunicação Pontifícia Universidade Católica de Campinas (PUC-Campinas)

JULIANA MARIA ARAÚJO CALDEIRA
Doutora em Medicina pela Faculdade de Medicina da Universidade de São Paulo (FMUSP)
Especialista em Medicina Aeroespacial pela Universidade da Força Aérea, com Título pela AMB na Área de Atuação em Medicina Aeroespacial

KAREN VITOLS BRANDÃO
Otorrinolaringologista pela Escola Paulista de Medicina
Complementação Especializada em Bucofaringolaringologia pelo Hospital das Clínicas da Faculdade de Medicina da Universidade de São Paulo (FMUSP)
Membro da ABLV
Colaboradora do Ambulatório de Voz do Hospital das Clínicas da FMUSP

LARISSA SANTOS PEREZ ABREU
Médica-Especialista em Otorrinolaringologia – Hospital Felicio Rocho (Título pela ABORL-CCF)
Fellow em Otorrinolaringologia Pediátrica pelo Hospital de Clínicas de Porto Alegre, RS
Mestre em Pediatria pela Universidade Federal de Minas Gerais (UFMG)

LEILA FREIRE REGO LIMA
Doutora em Ciências da Saúde pela Faculdade de Medicina de São José do Rio Preto (FAMERP)
Título de Especialista em Otorrinolaringologia pela Associação Brasileira de Otorrinolaringologia e Cirurgia Cérvico-Facial (ABORL-CCF)
Residência Médica em Otorrinolaringologia pela Universidade de São Paulo (USP)
Fellowship em Cirurgia Plástica da Face da USP
Preceptora do Instituto Jurado de Ensino e Pesquisa

LEONARDO CONRADO BARBOSA DE SÁ
Mestre em Cirurgia/Otorrinolaringologia pela Universidade Federal do Rio de Janeiro (UFRJ)
Fellowship em Cirurgia Endoscópica Nasossinusal – Universidade de Graz – Áustria
Coordenador da Otorrinolaringologia do Hospital Gloria D'OR e Hospital Pediátrico Pró-Criança (Rede D'or São Luiz)

LEONARDO PALMA KUHL
Otorrinolaringologista pelo Hospital São Lucasda Pontifícia Universidade Católica do Rio Grande do Sul (PUCRS)
Mestre em Saúde de Crianças e Adolescente pela Universidade Federal do Rio Grande do Sul (UFRGS)

LEOPOLDO NIZAM PFEILSTICKER
Cirurgião Craniomaxilofacial
Otorrinolaringologista
Coordenador do Ambulatório de Cirurgia Craniomaxilofacial da Disciplina de Otorrinolaringologia Cabeça e Pescoço da Universidade Estadual de Campinas (Unicamp)

LETÍCIA PAIVA FRANCO
Médica-Especialista em Otorrinolaringologia
Mestre e Doutora em Saúde da Criança e do Adolescente pela Faculdade de Medicina da Universidade Federal de Minas Gerais (UFMG)
Professora Adjunta do Departamento de Oftalmologia e Otorrinolaringologia da Faculdade de Medicina da UFMG

LIGIA OLIVEIRA GONÇALVES MORGANTI
Mestre em Ciências (Otorrinolaringologia) pela Universidade Federal de São Paulo (Unifesp)
Fellowship em Otoneurologia pela Unifesp
Especialista em Medicina do Sono pela AMB

LUCIANA MIWA NITA WATANABE
Otorrrinolaringologista do Hospital Universitário de Brasília
Graduação e Residência Médica na Faculdade de Medicina da Universidade de São Paulo (FMUSP)
Doutor na Área de Otorrinolaringologia pela FMUSP
Fellowship em Laringologia e Voz no Tokyo Voice Center – Japão

LUCIANO RODRIGUES NEVES
Médico Otorrinolaringologista
Mestre e Doutor pela Universidade Federal de São Paulo (Unifesp)
Ex-Presidente da Academia Brasileira de Laringologia e Voz
Editor de Laringologia do Brazilian Journal of Otorhinolaryngology (BJORL)

LUDMILA SANTIAGO ALMEIDA
Mestre em Clínica Médica pela Universidade Estadual de Campinas (Unicamp)
CEO empresa Nucle Medical
Médica Assistente do Serviço de Medicina Nuclear Hospital de Clínicas da Unicamp

LUIZ CARLOS DE MELO BARBOSA JÚNIOR
Otorrinolaringologia e Cirurgia da Face
Graduação, Residência e Doutor na Faculdade de Medicina da Universidade de São Paulo (FMUSP)

MARCEL MENON MIYAKE
Médico Assistente do Departamento de Otorrinolaringologia da Santa Casa de São Paulo
Pós-Doutorando pela Faculdade de Medicina de Ribeirão Preto da Universidade de São Paulo (FMRP/USP)
Doutor Sanduíche pela Faculdade de Ciência Médicas da Santa Casa de São Paulo/Harvard Medical School

MARCELO GONÇALVES JUNQUEIRA LEITE
Médico Otorrinolaringologista do Hospital de Clínicas da Faculdade de Medicina de Ribeirão Preto da Universidade de São Paulo (HCFMRPUSP)
Assistente na Área de Rinossinusologia e Responsável pelo Setor de Cirurgia Estético-Facial da Divisão de Otorrinolaringologia do HCFMRPUSP

MARCELO HENRIQUE DE OLIVEIRA
Graduação em Medicina pela Universidade Federal de Minas Gerais (UFMG)
Interno do Hospital Mount Sinai School of Medicine-New York, EUA
Especialista em Medicina da Família pela UFMG
Residência Médica em Otorrinolaringologia pela Faculdade de Medicina de Jundiaí, SP
Mestre em Infectologia e Medicina Tropical pela UFMG

MÁRCIO CAVALCANTE SALMITO
Médico Otorrinolaringologista
Fellowship em Otoneurologia, Mestre e Doutor pela Universidade Federal de São Paulo (Unifesp)
Coordenador do Departamento de Otoneurologia da Associação Brasileira de Otorrinolaringologia e Cirurgia Cérvico-Facial (ABORL-CCF)
Fundador e Coordenador do Núcleo de Tontura do Hospital Alemão Oswaldo Cruz

MARCO ANTONIO DOS ANJOS CORVO
Mestre em Otorrinolaringologia e Doutor em Pesquisa em Cirurgia pela Faculdade de Ciências Médicas da Santa Casa de São Paulo
Médico Assistente da Santa Casa de Misericórdia de São Paulo
Professor Instrutor da Faculdade de Ciências Médicas da Santa Casa de São Paulo
Médico Assistente e Diretor Clínico da Lottus Clínica São Paulo

MARCO AURÉLIO FORNAZIERI
Professor Adjunto de Otorrinolaringologia da Universidade Estadual de Londrina (UEL) e Pontifícia Universidade Católica do Paraná (PUCPR)
Fellowship e Doutor em Rinologia e Cirurgia do Base do Crânio pela Faculdade de Medicina da Universidade de São Paulo (FMUSP)
Pós-Doutor em Distúrbios da Olfação pela Universidade da Pensilvânia e FMUSP

MARCO CESAR JORGE DOS SANTOS
Doutor em Otorrinolaringologia pela Universidade de São Paulo (USP)
Coordenador de Residência de Otorrinolaringologia do Hospital Universitário Cajuru e Hospital IPO de Curitiba
Professor Responsável pela Disciplina de Otorrinolaringologia da Escola de Medicina da Universidade Católica do Paraná

MARCOS LUIZ ANTUNES
Mestre e Doutor pela Universidade Federal de São Paulo (Unifesp)
Professor Adjunto do Departamento de Otorrinolaringologia e Cirurgia de Cabeça e Pescoço da Unifesp
Professor Titular do Curso de Medicina do Centro Universitário São Camilo

MARIA BEATRIZ ROTTA PEREIRA
Mestre em Pediatria pela Faculdade de Medicina da Universidade Federal do Rio Grande do Sul (UFRGS)
Fellow em Otorrinopediatria – Health Sciences Centre – Universidade de Manitoba, Winnipeg – Canadá
Preceptora de Otorrinopediatria – Serviço de Otorrinolaringologia – HSL – Pontifícia Universidade Católica do Rio Grande do Sul (PUCRS)

MARIA HELENA PUPO NOGUEIRA
Otorrinolaringologista do Centro de ORL de São Paulo – Hospital Edmundo Vasconcelos
Fellowship em Rinologia e Cirurgia Transnasal da Base do Crânio no Centro de ORL de São Paulo com Prof. Dr. Aldo Stamm – Hospital Edmundo Vasconcelos

MARIA JÚLIA ABRÃO ISSA
Médica Otorrinolaringologista pela Santa Casa de Belo Horizonte
Diretora da Região Centro-Oeste da Academia Brasileira de Rinologia
Vice-Presidente da Sociedade Mineira de Otorrinolaringologia
Coordenadora do Serviço de Rinologia e Cirurgia da Base do Crânio do Hospital das Clínicas da Universidade Federal de Minas Gerais (UFMG)
Coordenadora do Serviço de Otorrinolaringologia do Instituto Orizonti

MARIANA DE CARVALHO LEAL
Doutor pela USP e Pós-Doutor pela Universidade Federal de Pernambuco (UFPE)
Professora Associada da UFPE
Gerente do Serviço de Otorrinolaringologia do Hospital Agamenon Magalhães

MARIANA LOCH
Médica Foniatra e Otorrinolaringologista
Doutoranda em Otorrinolaringologia pela Universidade de São Paulo (USP)
Docente Responsável pela Disciplina de Otorrinolaringologia na Faculdade de Medicina do Centro Universitário Estácio IDOMED – *Campus* de Ribeirão Preto

MARINA SERRATO COELHO FAGUNDES
Medicina pela Universidade Federal do Paraná (UFPR)
Residência em Otorrinolaringologia pelo Hospital de Clínicas da UFPR
Fellowship em Cirurgia Facial pelo Hospital IPO
Mestre em Cirurgia pela UFPR
Pós-Graduação em Cosmiatria pelo IPEMCE

MARIO BAZANELLI JUNQUEIRA FERRAZ
Médico Otorrinolaringologista
Coordenador do Serviço de Cirurgia Plástica Facial da Disciplina de Otorrinolaringologia da Faculdade de Ciências Médicas Universidade Estadual de Campinas (Unicamp)
Coordenador da Divisão de Cirurgia Plástica Facial da Disciplina de Otorrinolaringologia da Santa Casa de Campinas

MÁRIO SÉRGIO LEI MUNHOZ
Mestre e Doutor em Otorrinolaringologia pela Escola Paulista de Medicina da Universidade Federal de São Paulo (EPM/Unifesp)
Livre-Docente em Otoneurologia da EPM/Unifesp

MARYSTELLA TOMOE TAKAHASHI
Doutora em Ciências pelo Programa de Otorrinolaringologia da Faculdade de Medicina da Universidade de São Paulo (FMUSP)
Médica Otorrinolaringologista pela FMUSP
Médica Assistente do Hospital da Polícia Militar do Espírito Santo

MATHEUS SIMÃO MARCOS
Médico Otorrinolaringologista Formado pela Faculdade de Medicina da Universidade de São Paulo (FMUSP)
Médico-Colaborador do Ambulatório de Estomatologia da Disciplina de Otorrinolaringologia do Hospital das Clínicas da FMUSP

MAURICIO KURC
Doutor em Otorrinolaringologia pela Faculdade de Medicina da Universidade de São Paulo (FMUSP)

MAURICIO MALAVASI GANANÇA
Professor Titular de Otorrinolaringologia da Universidade Federal de São Paulo – Escola Paulista de Medicina

MELISSA AMELOTI GOMES AVELINO
Professora Associada da Faculdade de Medicina da Universidade Federal de Goiás (FM-UFG)
Chefe do Departamento de Cirurgia da FM-UFG

MELISSA FERREIRA VIANNA
Mestre e Doutora pela Santa Casa de São Paulo
Professora Instrutora da Santa Casa de São Paulo

MICHELLE LAVINSKY WOLFF
Professora Adjunta do Departamento de Oftalmologia e Otorrinolaringologia da Faculdade de Medicina da Universidade Federal do Rio Grande do Sul (UFRGS)
Professora Coordenadora da Área de Cirurgia Plástica da Facial do Serviço de Otorrinolaringologia do Hospital de Clínicas de Porto Alegre (HCPA)
Mestre e Doutora pela Universidade Federal do Rio Grande do Sul (UFRGS)
Membro da Diretoria da Academia Brasileira de Cirurgia Plástica da Face

MIGUEL ANGELO HYPPOLITO
Professor Associado MS5 da Faculdade de Medicina de Ribeirão Preto da Universidade de São Paulo (FMRP-USP)
Coordenador do Programa de Saúde Auditiva e Implante Coclear do HCRP-FMRP-USP
Membro da Diretoria da Sociedade Brasileira de Oftalmologia (SBO)

MIGUEL SOARES TEPEDINO
Professor Adjunto da Faculdade de Ciências Médicas da Universidade do Estado do Rio de Janeiro (FCM-UERJ)
Coordenador da Rinossinusologia e Cirurgia Endoscópica da Base do Crânio do Hospital Universitário Pedro Ernesto da UERJ
Chefe do Serviço ORL e Cirurgia da Base do Crânio da Policlínica de Botafogo
Doutor e Complementação Especializada em Cirurgia Endoscópica Nasal e da Base do Crânio pela Faculdade de Medicina da Universidade de São Paulo (FMUSP)

MILENA DE ALMEIDA TORRES CAMPANHOLO
Médica-Colaboradora da Disciplina de Otorrinolaringologia da Faculdade de Medicina do ABC
Mestre pela Universidade Federal de São Paulo (Unifesp)

MÔNICA AIDAR MENON MIYAKE
Otorrinolaringologista e Alergologista
Doutora em Ciências, Disciplina de Otorrinolaringologia pela Faculdade de Medicina da Universidade de São Paulo (FMUSP)
Núcleo de Otorrinolaringologia do Hospital Sírio-Libanês, SP

MÔNICA ALCANTARA DE OLIVEIRA SANTOS
Mestre e Doutora pela Faculdade de Ciências Médicas da Santa Casa de São Paulo
Professora Assistente da Faculdade de Ciências Médicas da Santa Casa de São Paulo
Médica Assistente do Hospital do Servidor Público Estadual (IAMSP)

MÔNICA SIMONS GUERRA
Graduação em Medicina pela Faculdade de Ciências Médicas da Santa Casa de São Paulo
Residência Médica em Otorrinolaringologia pela Faculdade de Ciências Médicas da Santa Casa de São Paulo
Mestre em Distúrbios da Comunicação Humana pela Pontifícia Universidade Católica de São Paulo (PUC-SP) – Clínica Foniátrica/Fissura Labiopalatina/Deficiência Auditiva
Doutoranda em Distúrbios da Comunicação Humana pela PUC-SP. Clínica Foniátrica/Deficiência auditiva

NATALY ALBORNOZ
Médica Otorrinolaringologista
Colaboradora do Ambulatório de Disfagia do Hospital das Clínicas da Faculdade de Medicina da Universidade de São Paulo (FMUSP)

NATASHA BRAGA MASCARENHAS
Professora Associada de Otorrinolaringologia e Fonoaudiologia da Faculdade de Medicina da Universidade Federal da Bahia (UFBA)
Doutora em Ciências Médicas pela Universidade de São Paulo (USP)
Fellowship em Laringologia e Disfagia no Hospital Johns Hopkins

NAYARA SOARES DE OLIVEIRA LACERDA
Mestre em Saúde da Criança e Adolescente pela Universidade Estadual de Campinas (Unicamp)
Fellowship em Otorrinolaringologia Pediátrica pela Unicamp
Otorrinolaringologista Colaboradora do Hospital Universitário Professor Edgar Santos da Universidade Federal da Bahia (UFBA)

NORMA DE OLIVEIRA PENIDO
Professora Associada, Livre-Docente, Chefe da Disciplina de Otologia e Otoneurologia do Departamento de Otorrinolaringologia e Cirurgia de Cabeça e Pescoço da Escola Paulista de Medicina na Universidade Federal de São Paulo (EPM/Unifesp)

OSWALDO LAERCIO MENDONÇA CRUZ
Professor Afiliado do Departamento de Otorrinolaringologia e Cirurgia de Cabeça e Pescoço da Universidade Federal de São Paulo (Unifesp)

PABLO SOARES GOMES PEREIRA
Médico Otorrinolaringologista
Cirurgião de Cabeça e Pescoço
Assistente na Disciplina de Otorrinolaringologia, Cabeça e Pescoço do Hospital das Clínicas da Universidade Estadual de Campinas (Unicamp)

PATRICIA OYAMA
Residência em Otorrinolaringologia no Hospital das Clínicas da Faculdade de Medicina da Universidade de São Paulo (FMUSP)
Complementação Especializada em Bucofaringolaringologia pelo Hospital das Clínicas da FMUSP

PATRICIA PAULA SANTORO
Doutora em Medicina pela Faculdade de Medicina da Universidade de São Paulo (FMUSP)
Responsável pelo Ambulatório de Disfagia da Otorrinolaringologia do Hospital das Clínicas da Faculdade de São Paulo

PATRICK RADEMAKER BURKE
Doutor em Ciências/Medicina do Sono pela Universidade Federal de São Paulo (Unifesp)
Fellowship em Medicina do Sono e Otoneurologia da Universidade Federal de São Paulo (Unifesp)
Professor Adjunto da Universidade Federal do Maranhão (UFMA)

PAULA MORENO
Doutora em Otorrinolaringologia pela Faculdade de Ciências Médicas da Santa Casa de São Paulo
Coordenadora Científica do Curso de Aperfeiçoamento em Otorrinolaringologia da Policlínica de Botafogo (Pró-Otorrino)
Diretora médica da Clínica Jesus Moreno

PAULO PERAZZO
Professor Adjunto de Otorrinolaringologia no Departamento de Ciências da Vida para Curso de Medicina da Universidade Estadual da Bahia (UNEB)
Mestre em Otorrinolaringologia pela Santa Casa de São Paulo
Doutor em Otorrinolaringologia pela Universidade Federal de São Paulo (Unifesp)

PAULO ROBERTO LAZARINI
Professor Titular de Otorrinolaringologia da Faculdade de Ciências Médicas da Santa Casa de São Paulo
Ex-Presidente da Sociedade Brasileira de Otologia
Coordenador do Núcleo de Cirurgia da Base de Crânio da Santa Casa de São Paulo

PAULO SARACENI NETO
Médico Assistente do Setor de Rinologia do Departamento de Otorrinolaringologia e Cirurgia de Cabeça e Pescoço da Escola Paulista de Medicina da Universidade Federal de São Paulo (EPM/Unifesp)
Mestre em Ciências pela Escola EPM/Unifesp
Título de Especialista em Otorrinolaringologia e Administração em Saúde pela Associação Médica Brasileira (AMB)

PEDRO MORENO FRAIHA
Residência Médica em Otorrinolaringologia pela Policlínica de Botafogo (Pró-Otorrino)
Fellowship em Otologia pela Pró-Otorrino, RJ
Médico e Vice-Diretor da Clínica Jesus Moreno

RAFAEL ROSSELL MALINSKY
Otorrinolaringologista
Professor Visitante e Pesquisador na Divisão de Medicina do Sono da McGill University
Doutor em Ciências Médicas pela Faculdade de Medicina de Ribeirão Preto da Universidade de São Paulo (FMRP/USP)
Pós-Doutorando no Departamento de Otorrinolaringologia e Cirurgia de Cabeça e Pescoço da da Universidade Federal de São Paulo (Unifesp)

RAQUEL MEZZALIRA
Assistente da Disciplina de Otorrinolaringologia Cabeça e Pescoço da Universidade Estadual de Campinas (Unicamp)

RAQUEL TAVARES
Residência Médica em Otorrinolaringologia pela USP
Fellow no Centro de Distúrbios da Deglutição – Pittsburgh, EUA
Doutor em Ciências pela USP
Ex-Professora Adjunta da Universidade Federal do Ceará
Doutor na Área de Otorrinolaringologia pela Faculdade de Medicina da Universidade de São Paulo (FMUSP)

REBECA SILVA CHIABAI LOUREIRO
Otorrinolaringologia da Faculdade de Medicina da Faculdade de Medicina da Universidade de São Paulo (FMUSP)
Fellowship em Cirurgia Plástica da Face pela Disciplina de Otorrinolaringologia da FMUSP
Preceptora Atual do *Fellowship* de Cirurgia Plástica da Face da Disciplina de Otorrinolaringologia da FMUSP

REBECCA MAUNSELL
Professora Associada da Disciplina de Otorrinolaringologia da Faculdade de Ciências Médicas da Unicamp
Coordenadora do Setor de Otorrinolaringologia Pediátrica e Profa. do Programa de Pós-Graduação em Saúde da Criança e do Adolescente da Faculdade de Ciências Médicas da Unicamp
Presidente da Academia Brasileira de Otorrinolaringologia Pediátrica (ABOPe) – Gestão: 2020-21

RENATA CANTISANI DI FRANCESCO MION
Professora Livre-Docente da Disciplina de Otorrinolaringologia da Faculdade de Medicina da Universidade de São Paulo (FMUSP)
Coordenadora da Otorrinolaringologia Pediátrica e Médica Assistente da Divisão de Clínica Otorrinolaringológica da FMUSP
Presidente do Departamento de Otorrinolaringologia da Sociedade Brasileira de Pediatria (SBP)

RENATA FERREIRA MAGALHÃES
Professora Doutora da Disciplina de Dermatologia da Faculdade de Ciências Médicas da Universidade Estadual de Campinas (Unicamp)
Chefe do Serviço de Dermatologia e Coordenadora do Ambulatório de Tumores Cutâneos do Hospital de Clínicas da Unicamp

RENATA LOSS DRUMMOND
Médica Otorrinolaringologista pela Universidade Federal de Ciências da Saúde de Porto Alegre – Santa Casa de Porto Alegre – ABORL-CCF
Mestre em Ciências da Saúde pela Universidade Federal de Ciências da Saúde de Porto Alegre
Preceptora do Serviço de Otorrinolaringologia Pediátrica do Hospital da Criança Santo Antônio da Santa Casa de Porto Alegre

RENATA SANTOS BITTENCOURT SILVA
Mestre em Pesquisa em Cirurgia pela Faculdade de Ciências Médicas da Santa Casa de São Paulo
Médica Assistente do Departamento de Otorrinolaringologia da Santa Casa de São Paulo
Docente da Disciplina de Otorrinolaringologia na Universidade de Santo Amaro

RENATO PRESCINOTTO
Médico, Colaborador da Disciplina de Otorrinolaringologia da Faculdade de Medicina do ABC
Mestre e Doutorando pela Universidade Federal de São Paulo (Unifesp)

RENATO ROITHMANN
Professor Adjunto de Otorrinolaringologia, FAMED, ULBRA/RS
Associate Scientific Staff, Department of Otolaryngology, Mount Sinai Hospital, Toronto, Canada

RICARDO FERREIRA BENTO
Professor Titular de Otorrinolaringologia da Faculdade de Medicina da Universidade de São Paulo (USP)
Chairman do Comitê de Otologia e Otoneurologia da International Federation of Otolaryngological Societies (IFOS)

RICARDO LANDINI LUTAIF DOLCI
Professor Assistente da Santa Casa de São Paulo
Doutor pela Ohio State University e Santa Casa de São Paulo

RICARDO NEVES GODINHO
Coordenador da Subespecialidade de Otorrinolaringologia Pediátrica do Hospital Mater Dei Contorno – Belo Horizonte
Professor de Otorrinolaringologia da Pontifícia Universidade Católica de Minas Gerais
Diretor da IAPO – Interamerican Association of Pediatric Otorhinolaryngology

RICARDO R. FIGUEIREDO
Médico Otorrinolaringologista
Mestre em Cirurgia Geral/ORL pela Universidade Federal do Rio de Janeiro (UFRJ)
Doutor em Ciências/ORL pela Universidade Federal de São Paulo (Unifesp)
Professor Adjunto de ORL da Faculdade de Medicina de Valença, RJ
Pesquisador do Pharmagroup da Tinnitus Research Initiative

RICARDO SCHAFFELN DORIGUETO
Médico Otorrinolaringologista Dedicado à Otoneurologia
Doutor em Ciências pela Universidade Federal de São Paulo
Mestre em Ciências pela Universidade Federal de São Paulo
Graduado em Medicina pela Escola de Medicina da Santa Casa de Misericórdia (EMESCAM)
Professor do Curso de Residência Médica em Otorrinolaringologia do Hospital Paulista
Coordenador do Curso de Especialização em Otoneurologia (*Fellow*) do Hospital Paulista
Ex-Professor Titular do Mestre Profissional em Reabilitação do Equilíbrio Corporal e Inclusão Social e do curso de Mestre Profissional em Farmácia, nas Universidades Bandeirante de São Paulo e Anhanguera Bandeirantes

RICHARD LOUIS VOEGELS
Professor Associado e Livre-Docente da Faculdade de Medicina da Universidade de São Paulo (FMUSP)
Diretor de Rinologia do Hospital das Clínicas da Faculdade de Medicina da Universidade de São Paulo (HCFMUSP)

RITA CAROLINA POZZER KRUMENAUER
Médica Otorrinolaringologista
Preceptora de Otorrinolaringologia Pediátrica no Hospital da Criança Santo Antônio – Santa Casa de Porto Alegre
Mestre em Ciências da Saúde – Pediatria pela Universidade Federal de Ciências da Saúde de Porto Alegre (UFCSPA)

RITA DE CÁSSIA CASSOU GUIMARÃES
Otorrinolaringologista
Mestre em Clínica Cirúrgica pela Universidade Federal do Paraná (UFPR)
Docente da Especialização de Otorrinolaringologia do Complexo Hospital de Clínicas da UFPR
Chefe do Serviço de Otoneurologia do CHC-UFPR

RODOLFO BORSARO BUENO JORGE
Doutorando pela Faculdade de Medicina da Universidade de São Paulo (FMUSP)
Preceptor Colaborador do *Fellow* de Rinoplastia e Otoplastia do Serviço de Otorrinolaringologia da Hospital Universitário Walter Cantídio – UFC

RODRIGO AUGUSTO DE SOUZA LEÃO
Mestre e Doutor em Ciências da Cirurgia pela Universidade Federal de Pernambuco (UFPE)
Médico Otorrinolaringologista do Hospital Agamen Magalhães

RODRIGO GUIMARÃES PEREIRA
Estágio em Otorrinolaringologia Pediatrica no Children's Hospital da Universidade de Washington em Seattle, USA
Coordenador do Programa de *Fellowship* em Otorrinolaringologia Pediátrica do Hospital Pequeno Príncipe – Curitiba, PR
Vice-Presidente da Academia Brasileira de Otorrinolaringologia Pediátrica (ABOPe)

RODRIGO PAULA DOS SANTOS
Mestre e Doutor em Otorrinolaringologia pela Universidade Federal de São Paulo (Unifesp)
Chefe de Clínica do Setor de Rinologia e Cirurgia Endoscópica de Base de Crânio da Unifesp
Fellow em Rinologia pela Universidade de Graz/Áustria

ROGÉRIO HAMERSCHMIDT
Professor Associado e Chefe do Serviço de Otorrinolaringologia do Hospital de Clínicas da Universidade Federal do Paraná (UFPR)
Mestre e Doutor em Clínica Cirúrgica pela UFPR
Professor do Programa de Pós-Graduação em Clínica Cirúrgica do Setor de Ciências da Saúde da UFPR

RONALDO FRIZZARINI
Doutor em Medicina pela Faculdade de Medicina da Universidade de São Paulo (FMUSP)

RONALDO NUNES TOLEDO
Otorrinolaringologista
Mestre e Doutor pela Escola Paulista de Medicina da Universidade de São Paulo (EPM/Unifesp)
Departamento de Cirurgia de Cabeça e Pescoço – Hospital AC Camargo Cancer Center, SP
Centro do Deficiente Auditivo EPM/Unifesp – São Paulo – SP

RUI IMAMURA
Doutor em Medicina pela Faculdade de Medicina da Universidade de São Paulo (FMUSP)
Diretor do Serviço de Bucofaringolaringologia da Divisão de Clínica Otorrinolaringológica do Hospital das Clínicas da FMUSP

SADY SELAIMEN DA COSTA
Professor Titular da Disciplina de Otorrinolaringologia e Cirurgia de Cabeça e Pescoço da Faculdade de Medicina da Universidade Federal do Rio Grande do Sul (UFRGS)
Chefe do serviço de ORL e CCP do Hospital de Clínicas de Porto Alegre

SERGIO HENRIQUE KIEMLE TRINDADE
Professor Doutor dos Cursos de Medicina da FOB/USP, Bauru e Universidade Nove de Julho
Preceptor do Ambulatório de Distúrbios Respiratórios do Sono, Seção de Otorrinolaringologia do HRAC – FOB USP, "Centrinho"
Doutor em Ciências pelo Departamento de Otorrinolaringologia da Faculdade de Medicina da Universidade de São Paulo (FMUSP)
Pós-Doutor pela Faculdade de Medicina de Botucatu da Universidade Estadual Paulista (Unesp)
Otorrinolaringologista e Médico do Sono

SHIRLEY SHIZUE NAGATA PIGNATARI
Professora Adjunta da Disciplina de Otorrinolaringologia Pediátrica do Departamento de Otorrinolaringologia e Cirurgia de Cabeça e Pescoço da Escola Paulista de Medicina da Universidade Federal de São Paulo (EPM/Unifesp)

SIGNE SCHUSTER GRASEL
Responsável pelo Setor de Eletrofisiologia da Clínica Otorrinolaringológica do Hospital das Clínicas Faculdade de Medicina da Universidade de São Paulo (FMUSP)
Doutora em Medicina pela Universidade de Bonn, Alemanha
Doutora em Medicina pela FMUSP

SILKE ANNA THERESA WEBER
Professora Assistente da Disciplina Otorrinolaringologia e Cirurgia de Cabeça e Pescoço da Faculdade de Medicina de Botucatu da Universidade Estadual Paulista (Unesp)
Coordenadora do Laboratório de Sono do Hospital das Clínicas da Faculdade de Medicina de Botucatu

SILVIO DA SILVA CALDAS NETO
Professor Titular de Otorrinolaringologia da Universidade Federal de Pernambuco (UFPE)
Doutor e Livre-Docente pela Universidade de São Paulo (USP)

SULENE PIRANA
Otorrinolaringologista com Áreas de Atuação em Medicina do Sono e Foniatria
Coordenadora do Serviço de Otorrinolaringologia do Hospital Universitário São Francisco
Professora da Faculdade de Medicina da Universidade São Francisco (USF)
Médica do Ambulatório de Foniatria do Hospital das Clínicas da Faculdade de Medicina da Universidade de São Paulo (FMUSP)

TÂNIA MARIA SIH
Professora da Faculdade de Medicina da Universidade de São Paulo (FMUSP)
Presidente do Comitê de Pediatria da International Federation of ORL Societies (Ifos)
Secretária Geral da Interamerican Association of Pediatric Otorhinolaryngology (IAPO)

TATIANA SILVEIRA VELASCO
Médica Otorrinolaringologista
Preceptora de Otorrinolaringologia do INOOA

THAÍS GONÇALVES PINHEIRO
Doutor na área de Otorrinolaringologia pela Faculdade de Medicina da Universidade de São Paulo (FMUSP)
Fellowship (Programa de Complementação Especializada) em Faringolaringologia pelo Hospital das Clínicas da FMUSP
Residência Médica em Otorrinolaringologia e Graduação em Medicina pela Universidade de Brasília (UnB)

THAIS MONTEIRO SILVA
Residência Médica em Otorrinolaringologia pela Policlínica de Botafogo (Pró-Otorrino)
Fellowship em Estomatologia pela Pró-Otorrino, RJ
Médica da Clínica Jesus Moreno

THIAGO BITTENCOURT OTTONI DE CARVALHO
Otorrinolaringologista e Cirurgião Craniomaxilofacial
Mestre e Doutor pela Faculdade de Medicina de São José do Rio Preto
Preceptor da Residência de Otorrinolaringologia do Hospital de Base do Distrito Federal

THIAGO RODRIGUES ARAUJO CALDERAN
Cirurgião Geral e Cirurgião do Trauma
Mestre em Ciências da Cirurgia pela Universidade Estadual de Campinas (Unicamp)
Especialista em Cirurgia do Trauma CBC – SBAIT
Médico Assistente da Disciplina de Cirurgia do Trauma do Unicamp

TRISSIA MARIA FARAH VASSOLER
Médica-Especialista em Otorrinolaringologia do Hospital de Reabilitação de Anomalias Craniofaciais (HRAC/Centrinho) da Universidade de São Paulo (USP) – ABORL-CCF
Mestre em Tecnologia Aplicada à Saúde da Infância e do Adolescente – Hospital Pequeno Príncipe (HPP)
Coordenadora Médica do programa de Saúde Auditiva e Próteses Implantáveis do HPP

VANESSA CARVALHO DE OLIVEIRA
Médica Otorrinolaringologista e Cirurgiã de Cabeça e Pescoço
Médica Assistente da Disciplina de Otorrinolaringologia/Cabeça e Pescoço do Hospital de Clínicas da Universidade Estadual de Campinas (Unicamp)
Mestranda do Programa de Pós-Graduação em Ciências da Cirurgia da Unicamp

VANESSA MAGOSSO FRANCHI
Médica Otorrinolaringologista e Foniatra
Mestre em Distúrbios da Comunicação Humana pela Pontifícia Universidade Católica de São Paulo (PUC-SP)

VINICIUS RIBAS DE CARVALHO DUARTE FONSECA
Professor Titular de Otorrinolaringologia da Universidade Positivo
Professor de Otorrinolaringologia Pediátrica e Laringologia do Hospital da Cruz Vermelha Brasileira – Paraná

VITOR GUO CHEN
Preceptor Administrativo do Programa de Residência Médica em Otorrinolaringologia da Escola Paulista de Medicina da Universidade Federal de São Paulo (EPM/Unifesp)
Chefe de Clínica da Disciplina de Otorrinolaringologia Pediátrica do Departamento de Otorrinolaringologia e Cirurgia de Cabeça e Pescoço da EPM/Unifesp
Mestre e Doutorando pela EPM/Unifesp

VIVIANE CARVALHO DA SILVA
Doutor em Ciências Médico-Cirúrgicas e Mestre em Saúde Pública pela Faculdade de Medicina da Universidade Federal do Ceará (FAMED-UFC)
Preceptora da Residência Médica de Otorrinolaringologia do Hospital Universitário Walter Cantídio da Universidade Federal do Ceará (HUWC-UFC-EBSERH)
Fellowship em Otorrinopediatria na Universidade Federal de São Paulo (Unifesp)

WILMA TEREZINHA ANSELMO LIMA
Professora Titular em Otorrinolaringologia pela Faculdade de Medicina de Ribeirão Preto da Universidade de São Paulo (FMRP/USP)

WILSON AYRES
Otorrinolaringologia – Cirurgia de Cabeça e Pescoço

SUMÁRIO

2000
Perguntas e Respostas
Otorrinolaringologia e Cirurgia Cervicofacial

Thieme Revinter

CAPÍTULO 1

OTOLOGIA E BASE DE CRÂNIO

1) Os principais patógenos causadores de abscesso de ápice petroso em pacientes com osteomielite de base de crânio e otite média crônica são:
   a. *Haemophilus influenzae* e *Streptococcus pyogenes*.
   b. *Staphylococcus aureus* e *Pseudomonas aeruginosa*.
   c. *Streptococcus pneumoniae* e *Neisseria menigitidis*.
   d. *Streptococcus beta-hemolítico* e *Aspergillus fumigatus*.

Comentários

A petrosite é um evento de ocorrência rara, *Staphylococcus aureus* e *Pseudomonas aeruginosa* são mais prevalentes em pacientes com osteomielite de base de crânio e otite média crônica.

Silva MNL, Costa SS, Selaimen FA. Lesões do Ápice Petroso. In: Pignatari SSN, Anselmo-Lima WT. Tratado de Otorrinolaringologia. 3. ed. Rio de Janeiro: Elsevier. 2018.

2) Na ressonância magnética, o Schwannoma vestibular aparece:
   a. Isointenso em T1 e hiperintenso em T2.
   b. Hipointenso em T1 e hiperintenso em T2.
   c. Hiperintenso em T1 e isointenso em T2 com impregnação de gadolínio.
   d. Isointenso em T1 e hipointenso em T2 com impregnação de gadolínio.

Comentários

Na ressonância magnética o schwannoma vestibular apresenta-se isointenso ao parênquima cerebral em T1 e hipointenso em T2, porém com evidente realce com contraste paramagnético (gadolínio).

Neto SC, Câmara FAR, Silva MNL. Schwannoma do VIII Nervo. In: Pignatari SSN, Anselmo-Lima WT. Tratado de Otorrinolaringologia. 3. ed. Rio de Janeiro: Elsevier; 2018.
Siqueira MG, Cruz OLM, Costa SS. Neurinoma do Acústico – Diagnóstico e Opções de Tratamento. In: Cruz OLM, Costa SS. Otologia Clínica e Cirúrgica. Rio de Janeiro: Revinter; 2000.
Zanoni A, Cruz OLM. Schwannoma Vestibular. In: Ganança FF, Pontes P. Manual de Otorrinolaringologia e Cirurgia de Cabeça e Pescoço. Barueri: Manole. 2011.

Respostas
1) b; 2) d

3) A perda auditiva assimétrica ou unilateral levanta suspeita de lesão retrococlear. Qual o outro sintoma mais comumente associado ao schwannoma vestibular?
   a. Tontura.
   b. Plenitude aural.
   c. Zumbido.
   d. Hipoestesia hemifacial.

Comentários

A queixa mais comum é a perda auditiva unilateral progressiva, o zumbido costuma acompanhar o quadro e por vezes pode até mesmo preceder a perda auditiva. Vertigem de leve à moderada intensidade é menos comum que perda auditiva e zumbido, mas pode estar presente. O nervo facial tende a moldar-se ao crescimento do tumor, os sintomas relacionados e com este nervo são raros.

Neto SC, Câmara FAR, Silva MNL. Schwannoma do VIII Nervo. In: Pignatari SSN, Anselmo- Lima WT. Tratado de Otorrinolaringologia. 3. ed. Rio de Janeiro: Elsevier; 2018.
Siqueira MG, Cruz OLM, Costa SS. Neurinoma do Acústico – Diagnóstico e Opções de Tratamento. In: Cruz OLM, Costa SS. Otologia Clínica e Cirúrgica. Rio de Janeiro: Revinter; 2000.
Zanoni A, Cruz OLM. Schwannoma Vestibular. In: Ganança FF, Pontes P. Manual de Otorrinolaringologia e Cirurgia de Cabeça e Pescoço. Barueri: Manole. 2011.

4) Qual a região anatômica do VIII nervo associada à origem do schwannoma vestibular?
   a. Transição glioneural (Zona de Obersteiner-Redlich).
   b. Bainha glial junto ao tronco cerebral.
   c. Bainha de Schwann próximo ao fundo do meato acústico interno.
   d. Terço médio do meato acústico interno na separação dos 3 componentes do VIII nervo.

Comentários

Na zona de Obersteiner-Redlich ocorre a transição entre mielina de oligodendrócitos e células de Schwann (transição glioneural), sendo a região onde ocorre a transformação neoplásica.

Neto SC, Câmara FAR, Silva MNL. Schwannoma do VIII Nervo. In: Pignatari SSN, Anselmo-Lima WT. Tratado de Otorrinolaringologia. 3. ed. Rio de Janeiro: Elsevier; 2018.
Siqueira MG, Cruz OLM, Costa SS. Neurinoma do Acústico – Diagnóstico e Opções de Tratamento. In: Cruz OLM, Costa SS. Otologia Clínica e Cirúrgica. Rio de Janeiro: Revinter; 2000.
Zanoni A, Cruz OLM. Schwannoma Vestibular. In: Ganança FF, Pontes P. Manual de Otorrinolaringologia e Cirurgia de Cabeça e Pescoço. Barueri: Manole; 2011.

5) É característica da Síndrome de Lermoyez:
   a. É mais frequente em mulheres com antecedente de cefaleia tensional.
   b. Apresenta melhora auditiva após a crise de vertigem.
   c. A perda auditiva costuma ocorrer em frequências médias e agudas.
   d. Manifesta-se com quadro de tontura aguda e plenitude aural, em pacientes com deiscência de canal semicircular superior.

Comentários

Síndrome de Lermoyez pode ser considerada uma variante da doença de Ménière e é definida pelo início da vertigem coincidindo com a rápida melhora da audição, sendo mais frequente em mulheres com antecedente de migrânea. A audiometria tonal costuma mostrar perda auditiva em frequências graves.

Costa SS, Rosito LPS, Paparella MM. Vestibulopatias periféricas. In: Costa SS, Cruz OLM, Oliveira JAA. Otorrinolaringologia: Princípios e Prática. 2. ed. Porto Alegre: Artmed; 2006.

Respostas
3) c; 4) a; 5) b

6) Com relação à anatomia do meato acústico interno:
   a. É um canal ósseo revestido apenas por dura-máter e que aloja VII e VIII pares cranianos.
   b. É dividido horizontalmente pela Barra de Bill e verticalmente pela crista falciforme.
   c. O nervo facial não tem relação funcional com o sistema cocleovestibular.
   d. Superiormente estão os nervos facial e vestibular superior; inferiormente estão o nervo coclear, juntamente com o nervo vestibular inferior e intermédio.

Comentários

O meato acústico interno é revestido por dura-máter e aracnoide, aloja os nervos facial, intermédio, artérias e veias labirínticas internas e os ramos do nervo vestibulococlear. É dividido horizontalmente pela crista transversa ou falciforme. No compartimento superior é dividido verticalmente pela barra de Bill. Na metade anterior do compartimento superior ficam os nervos facial e intermédio, na metade posterior, o nervo vestibular superior. O nervo facial não tem relação funcional com o sistema cocleovestibular, apenas estreita relação anatômica.

Cruz OLM, Zanoni A. Anatomia e Fisiologia do Sistema Auditivo. In: Bento RF, et al. Tratado de Implante Coclear e Próteses Auditivas Implantáveis. Rio de Janeiro: Thieme; 2014.

7) Homem, 65 anos, com dificuldade auditiva e dor persistente em meato acústico externo esquerdo, secreção intermitente e cefaleia. Fez uso de diversas gotas otológicas, com melhora parcial temporária. Antecedente de síndrome metabólica. De acordo com a suspeita diagnóstica, é INCORRETO afirmar que:
   a. CEC de meato acústico externo é diagnóstico diferencial.
   b. Pode comprometer a glândula parótida e meninges.
   c. O tratamento deve ser feito por aspiração diária do meato acústico e gotas otológicas à base de Ciprofloxacino.
   d. O agente etiológico mais provável é *Pseudomonas aeruginosa.*

Comentários

Aeruginosa. O diagnóstico é com base no quadro clínico, exames laboratoriais e de imagem (TC, RM, cintilografia) e deve ser feito diagnóstico diferencial com carcinoma espinocelular. O comprometimento de nervos cranianos indica mau prognóstico, assim também com o acometimento da parótida, espaço mastigatório e intracraniano (meningite, abscesso e trombose venosa). A terapia deve ser agressiva e pode envolver combinação de diversos antimicrobianos intravenosos, por vezes sendo necessário desbridamento cirúrgico local, lembrando também que o controle glicêmico deve ser rigoroso.

Melo AA, et al. Afecções da Orelha Externa. In: Pignatari SSN, Anselmo-Lima WT. Tratado de Otorrinolaringologia. 3. ed. Rio de Janeiro: Elsevier; 2018.
Sperling N, Howard R, Angeli RD, Costa SS. Patologias da Orelha Externa. In: Costa SS, Cruz OLM, Oliveira JAA. Otorrinolaringologia: Princípios e Prática. 2. ed. Porto Alegre: Artmed; 2006.

8) Não são complicações intratemporais das otites médias:
   a. Meningite e trombose de seio sigmoide.
   b. Paralisia facial periférica.
   c. Fístula labiríntica e petrosite.
   d. Mastoidite e labirintite.

Comentários

Meningite e trombose de seio sigmoide são complicações intracranianas e não intratemporais. Outras complicações intracranianas são: empiemas, abscessos e hidrocefalia otítica.

Gouveia MCL, Neto SC, Araújo AMB. Complicações das Otites Médias. In: Pignatari SSN, Anselmo-Lima WT. Tratado de Otorrinolaringologia. 3. ed. Rio de Janeiro: Elsevier. 2018.
Penido NO. Complicações das Otites Médias. In: Ganança FF, Pontes P. Manual de Otorrinolaringologia e Cirurgia de Cabeça e Pescoço. Barueri: Manole; 2011.

Respostas
6) c; 7) c; 8) a

9) Na suspeita diagnóstica de complicação de otite média, a conduta mais adequada seria:
   a. Audiometria e iniciar antibiótico via oral e tópico o mais rápido possível.
   b. Exames de sangue e punção liquórica.
   c. Hemograma e antibioticoterapia de amplo espectro.
   d. Hemograma e tomografia com contraste.

Comentários

Na suspeita diagnóstica de complicação de otite média, deve-se investigar o paciente com exames laboratoriais (hemograma, glicemia, hemocultura, antibiograma) e de imagem (TC com contraste, RM com gadolínio, angiografia na suspeita de comprometimento de seio venoso). Punções liquóricas devem ser ponderadas, por causa do risco de herniação do tecido encefálico.

Gouveia MCL, Neto SC, Araújo AMB. Complicações das Otites Médias. In: Pignatari SSN, Anselmo-Lima WT. Tratado de Otorrinolaringologia. 3. ed. Rio de Janeiro: Elsevier; 2018.
Penido NO. Complicações das Otites Médias. In: Ganança FF, Pontes P. Manual de Otorrinolaringologia e Cirurgia de Cabeça e Pescoço. Barueri: Manole; 2011.

10) O meningioma assemelha-se bastante ao schwannoma vestibular quanto à sintomatologia e, também, à lesão vista ao exame de imagem. Algumas sutis diferenças falam mais a favor de schwannoma:
   a. Meato acústico interno livre de doença.
   b. Áreas císticas e de degeneração.
   c. Formato da lesão em meia-lua.
   d. Pequenas calcificações intratumorais.

Comentários

O schwannoma vestibular tem aspecto cônico no fundo do meato acústico interno, com projeção arredondada em direção ao ângulo pontocerebelar. Na RM apresenta-se isointenso em T1 e hipointenso em T2, com realce por gadolínio; na imagem o tumor pode ser homogêneo ou com algumas falhas, que indicam degeneração mixomatosa.

Neto SC, Câmara FAR, Silva MNL. Schwannoma do VIII Nervo. In: Pignatari SSN, Anselmo- Lima WT. Tratado de Otorrinolaringologia. 3. ed. Rio de Janeiro: Elsevier; 2018.
Siqueira MG, Cruz OLM, Costa SS. Neurinoma do Acústico – Diagnóstico e Opções de Tratamento. In: Cruz OLM, Costa SS. Otologia Clínica e Cirúrgica. Rio de Janeiro: Revinter. 2000.
Zanoni A, Cruz OLM. Schwannoma Vestibular. In: Ganança FF, Pontes P. Manual de Otorrinolaringologia e Cirurgia de Cabeça e Pescoço. Barueri: Manole; 2011.

11) Qual a característica anatômica da tuba auditiva da criança de até 5 anos de idade que justifica a alta incidência de otite média aguda nessa faixa etária em comparação aos adultos?
   a) Alta incidência de infecção por vírus respiratórios.
   b) Tuba auditiva mais horizontalizada e curta em relação aos adultos.
   c) Presença de adenoide na rinofaringe que favorece a respiração oral e colonização por germes respiratórios.
   d) Uma imunodeficiência relativa aos agentes infecciosos de vias respiratórias nesta faixa etária.

Comentários

Apesar de todas as alternativas apresentarem conceitos corretos que justifiquem a elevada incidência de Otite Média Aguda na faixa etária abaixo de 5 anos de idade, apenas a alternativa B corresponde a uma característica anatômica de tuba auditiva.

Miura MS, Saffer M, Sih T. Otite média aguda, recorrente e com efusão. In: Pignatari SSN, Anselmo-Lima WT. Tratado de otorrinolaringologia/ organização. 3. ed. Rio de Janeiro: Elsevier; 2018. C. 14.

Respostas
9) d; 10) b; 11) b

12) Quais as complicações infecciosas intracranianas relacionadas com a otite média aguda são em geral consideradas de pior prognóstico?
a. Empiema subdural e abscesso cerebelar.
b. Meningite e trombose do seio lateral.
c. Empiema extradural e abscesso temporal.
d. Hidrocefalia otogênica e meningite.

Comentários

Apesar de todas as alternativas apresentarem complicações intracranianas que por si só são consideradas situações graves, o empiema subdural e o abscesso cerebelar têm prognóstico pior de maneira geral.

Gouveia MCL, Caldas Neto S, Araújo AMB. Complicações das otites médias. In: Pignatari SSN, Anselmo-Lima WT. Tratado de otorrinolaringologia/organização. 3. ed. Rio de Janeiro: Elsevier; 2018. C. 16.

13) A síndrome de Gradenigo é caracterizada por:
a. Paralisia do músculo reto medial e alteração de deglutição.
b. Abaulamento retroauricular e paralisia facial periférica.
c. Paralisia do musculo reto lateral e dor facial/retro-ocular.
d. Meningite e hidrocefalia otogênica.

Comentários

A síndrome de Gradenigo descrita, em 1904, em correspondência a uma petrosite infecciosa, tem como características-chave a otorreia (otite média aguda supurada), paralisia do reto lateral (acometimento do VI nervo craniano) e dor facial/retro-ocular (por acometimento do V nervo craniano), visto que o trigêmeo e o abducente apresentam proximidade anatômica com o ápice petroso. Pode ocorrer acometimento do nervo facial (com paralisia facial periférica), de nervos do forame jugular (IX – mobilidade de palato, X – disfonia/paralisia de prega vocal e XI – elevação do ombro) e mesmo do hipoglosso (XII – motricidade da língua) no acometimento infeccioso do ápice petroso, mas estes achados não compõem a descrição clássica da síndrome.

Gouveia MCL, Caldas Neto S, Araújo AMB. Complicações das otites médias. In: Pignatari SSN, Anselmo WT. Tratado de otorrinolaringologia/organização. 3. ed. Rio de Janeiro: Elsevier; 2018. C. 16.

14) A otite média aguda é caracterizada tipicamente por uma perda auditiva:
a. Permanente e neurossensorial.
b. Transitória e neurossensorial.
c. Permanente e condutiva.
d. Transitória e condutiva.

Comentários

A otite média aguda acarreta perda auditiva por acúmulo de transudato/exsudato em orelha média (por isso condutiva) que normalmente se resolve após a reversão do quadro de característica aguda (por isso transitória).

Miura MS, Saffer M, Sih T. Otite média aguda, recorrente e com efusão. In: Pignatari SSN, Anselmo-Lima WT. Tratado de otorrinolaringologia/organização. 3. Ed. Rio de Janeiro: Elsevier; 2018. C. 14.

Respostas
12) a; 13) c; 14) d

15) Em relação às complicações de otite média em crianças, é CORRETO afirmar que:
   a. O abscesso cerebelar é a complicação intracraniana mais comum nesta faixa etária.
   b. A paralisia facial periférica relacionada com a otite média aguda tem prognóstico melhor que a relacionada com a otite média crônica.
   c. O empiema subdural tem melhor prognóstico em relação ao extradural.
   d. A hidrocefalia otogênica e a trombose venosa central são em geral bastante sintomáticas.

Comentários

A paralisia facial periférica pode ocorrer tanto no quadro de otite média aguda (OMA), como crônica (OMC), porém a fisiopatologia provável da sua ocorrência (exposição do nervo facial por deiscência constitucional do canal ósseo do facial na OMA e erosão na OMC) confere melhor prognóstico à primeira situação. Já a complicação intracraniana relacionada com a otite média mais frequente na população pediátrica é a meningite (e não o abscesso cerebelar); o empiema extradural tem evolução mais favorável que o subdural; e a hidrocefalia otogênica e a trombose venosa central em geral são pouco sintomáticas.

Gouveia MCL, Caldas Neto S, Araújo AMB. Complicações das otites médias. In: Pignatari SSN, Anselmo-Lima WT. Tratado de otorrinolaringologia/organização. 3. ed. Rio de Janeiro: Elsevier; 2018. Cap 16.

16) Das causas genéticas relacionadas com a DISACUSIA CONGÊNITA, a maioria dos casos se caracteriza por ser:
   a. Não sindrômica, autossômica recessiva.
   b. Não sindrômica, autossômica dominante.
   c. Não sindrômica, mitocondrial.
   d. Sindrômica, com herança variável.

Comentários

Apesar de todas as situações poderem ocorrer nas disacusias congênitas de origem genética, a situação mais prevalente é a de herança autossômica recessiva e não sindrômica. A importância desse conceito justifica que a consanguinidade seja considerada fator de risco para disacusias congênitas.

Lubianca Neto JF, Kurc M. Surdez hereditária. In: Pignatari SSN, Anselmo-Lima WT. Tratado de otorrinolaringologia/organização. 3. ed. Rio de Janeiro: Elsevier; 2018. C. 18.

17) Idoso de 70 anos apresenta há 2 dias otalgia direita, hiperemia em pavilhão auricular e lesão vesicular junto ao meato acústico externo direito. Há 1 dia apresenta dificuldade em fechar pálpebra direita e desvio de boca para esquerda ao movimentar a face. Você indicaria nesse momento, com base na hipótese diagnóstica mais provável:
   a. Iniciar antibioticoterapia de amplo espectro, por pericondrite bacteriana agressiva.
   b. Iniciar corticoterapia sistêmica e vitamina B12, por Paralisia de Bell.
   c. Realizar exame de imagem em caráter de urgência, pelo achado de Paralisia Facial Central durante processo infeccioso.
   d. Iniciar aciclovir ou valaciclovir (e eventualmente corticoterapia sistêmica), por Síndrome de Ramsay Hunt.

Comentários

O quadro caracterizaria a Síndrome de Ramsay Hunt causada por herpes-zóster ótico, com paralisia facial periférica.

Lazarini PR, Andrade AM. Paralisia facial periférica. In: Pignatari SSN, Anselmo WT. Tratado de otorrinolaringologia/organização. 3. Ed. Rio de Janeiro: Elsevier; C. 25.

Respostas
15) b; 16) a; 17) d

18) Paciente de 25 anos há 5 dias estava sentado na cadeira e ao "balançar para trás", se desequilibrou e bateu a região occipital no chão. Apresentou dor local controlada com analgésicos simples. Agora além do hematoma em couro cabeludo na área occipital, queixa-se de coriza hialina, episódica, principalmente ao abaixar a cabeça. Você indicaria nesse momento, com base na hipótese diagnóstica mais provável:

a. Tratamento com anti-histamínico via oral e corticoide tópico.
b. Radiografia de crânio AP e P.
c. Tomografia de crânio e seios da face de urgência.
d. Ressonância magnética de crânio e seios da face de urgência.

Comentários

O quadro descrito é sugestivo de uma fistula liquórica pós-TCE, com avaliação indicada de tomografia para pesquisa de fratura de base de crânio em ambiente de pronto-socorro, exame de acurácia superior ao RX de crânio e de maior praticidade na realização que a ressonância em PS. A fístula liquórica do caso pode ser da própria cavidade nasal e/ou do osso temporal ("fístula paradoxal", exteriorizando-se o liquor presente na orelha média através da tuba auditiva).

Bento RF. Brito Neto R. Traumatismo do osso temporal. In: Pignatari SSN, Anselmo-Lima WT. Tratado de otorrinolaringologia/organização. 3. ed. Rio de Janeiro: Elsevier; 2018. C. 26.

19) Jovem de 20 anos com quadro compatível com otite média aguda há 4 dias (otalgia, febre, otoscopia compatível) vem ao PS já tomando amoxicilina em dose adequada a 72 horas. Porém, ainda apresenta febre, cefaleia e sonolência. No exame físico foi confirmada otoscopia compatível com otite média aguda (hiperemia e abaulamento de membrana timpânica) unilateral com claros sinais de rigidez de pescoço e ausência de sinais neurológicos focais. Você indicaria nesse momento, com base na hipótese diagnóstica de OTITE MÉDIA AGUDA com POSSÍVEL COMPLICAÇÃO INTRACRANIANA – MENINGITE:

a. Tomografia de ossos temporais e crânio com contraste, mesmo sendo necessário jejum para realização do exame.
b. Punção liquórica imediata, pois não seria necessário período de jejum para sua realização e existem sinais de irritação meníngea evidentes e ausência de sinais focais neurológicos.
c. Miringotomia imediata, antes de qualquer outro exame, pelo risco da evolução da complicação intracraniana relacionada com a otite média aguda.
d. Início de antibioticoterapia com cobertura adequada para meningite bacteriana e medidas de suporte, aguardando a evolução das próximas 24-48 horas para indicação de novos exames ou procedimentos.

Comentários

Antes de proceder punção liquórica devem ser afastadas complicações que possam cursar com hipertensão intracraniana (por exemplo, abscessos) pelo risco de herniação do SNC; procedimento cirúrgico deverá ser considerado apenas após diagnósticos diferenciais por imagem, já que a presença de sinais sugestivos de meningite e ausência de sinais focais neurológicos não exclui a ocorrência simultânea de outras complicações intracranianas que possam gerar abordagem cirúrgica emergencial (por exemplo, abscesso grande volume ou empiema).

Gouveia MCL, Caldas Neto S, Araújo AMB. Complicações das otites médias. In: Pignatari SSN, Anselmo-Lima WT. Tratado de otorrinolaringologia/organização. 3. ed, Rio de Janeiro: Elsevier; 2018. C. 16.

Respostas
18) c; 19) a

20) O saco endolinfático encontra-se na seguinte região do osso temporal:
   a. Triângulo de MacEwen.
   b. Triângulo de Trautmann.
   c. Triângulo de Glasscock.
   d. Triângulo de Kawase.

Comentários

Os triângulos anatômicos supracitados são referências importantes nas cirurgias otológicas e de base de crânio. O saco endolinfático está localizado no Triângulo de Trautmann, área compreendida entre o seio petroso superior (superiormente), Seio Sigmoide (posteriormente), Canal Semicircular Posterior (anteriormente) e o Bulbo da Jugular (anteroinferiormente).
O triângulo de MacEwen é uma referência cirúrgica para encontrar o antro mastóideo nas mastoidectomias, também conhecido como triângulo suprameatal ou fossa mastóidea. Nele está localizada a área crivosa da mastoide posteriormente à espinha de Henle.
Os triângulos anatômicos da fossa média, Kawase (posteromedial) e o de Glasscock (posterolateral), servem como parâmetros cirúrgicos importantes nos acessos a essa região. No triângulo de Kawase está localizado o ápice petroso, área petroclival e meato acústico interno, e no triângulo de Glasscock o forame espinhoso, porção horizontal da artéria carótida interna e a fossa infratemporal.

Chandrakala B, Govindarajan S, FazilHasan S, et al. MacEwen's Triangle – A Review. Euro J Mol Clin Med. 2020;7(5):1331-5.
Drazin D, Wang J, Alonso F, et al. Intracranial Anatomical Triangles: A Comprehensive Illustrated Review. Cureus. 2017;9(10):e1741.
Singh A, Irugu DVK, Sikka K, et al. Study of Sigmoid Sinus Variations in the Temporal Bone. Int Arch Otorhinolaryngol. 2019;23:e311-e316.

Respostas
20) b

21) Mulher, 41 anos de idade, com quadro de perda auditiva progressiva há 1 ano e zumbido tipo apito, de moderada intensidade. Em relação ao tratamento cirúrgico, qual a via de acesso pode ser considerada menos adequada para realizar nesse caso? Abaixo estão as imagens da audiometria recente e ressonância magnética dos ossos temporais.

a. Retrossigmóidea.
b. Translabiríntica.
c. Retrolabiríntica.
d. Suboccipital.

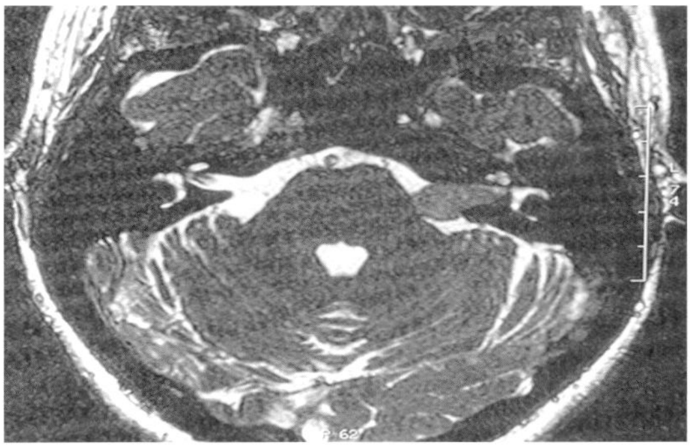

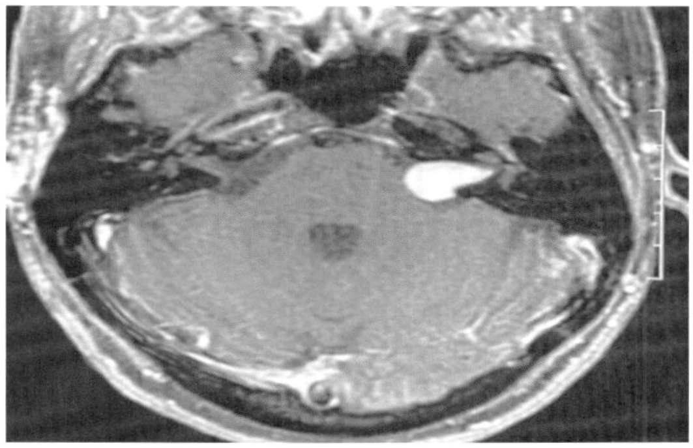

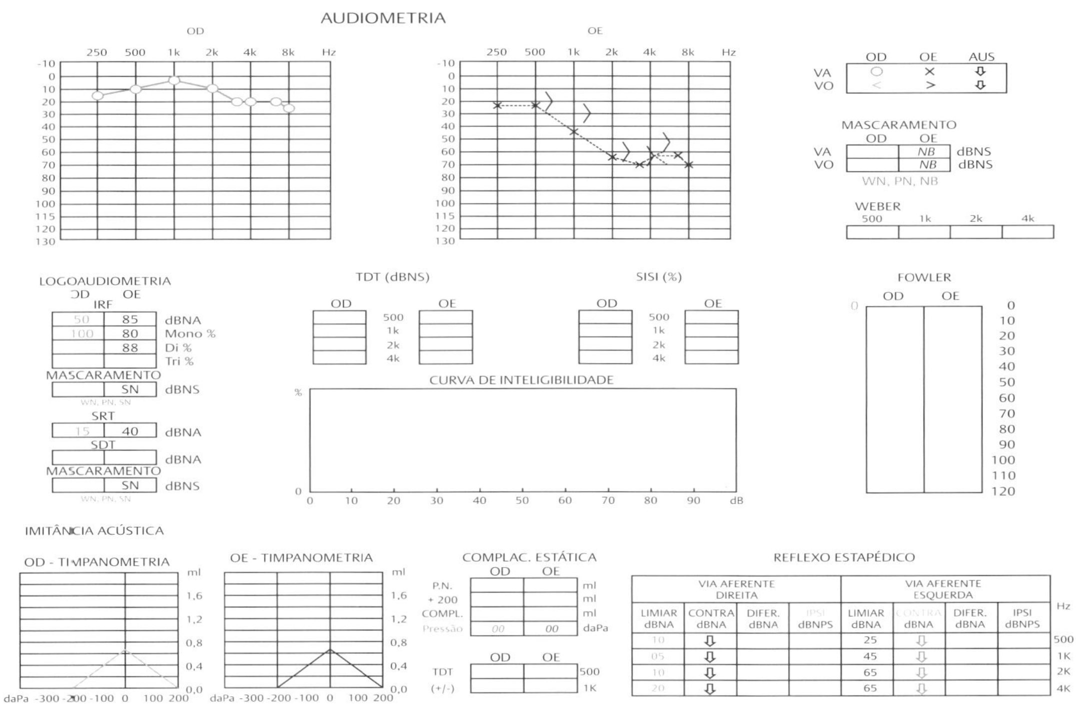

Comentários

A via translabiríntica é um acesso cirúrgico utilizado para a exérese do Schwannoma Vestibular em que não é possível ocorrer a preservação auditiva, ou seja, em pacientes com audição não funcional.

As vias retrossigmóidea ou suboccipital e a retrolabiríntica são utilizadas com o intuito de tentar preservar de alguma maneira os limiares auditivos, pois não invadem a orelha interna.

Saliba J, Friedman R A, Cueva R. Hearing Preservation in Vestibular Schwannoma Surgery. J Neurol Surg B. 2019;80:149-155.

Zanoletti E, Mazzoni A, Martini A, et al. Surgery of the lateral skull base: a 50-year endeavour. Acta Otorhinolaryngologica Italica. 2019;39(1):S1-S146.

Respostas

21) b

22) Qual seio venoso abaixo possui relação com a fissura petroclival?
   a. Seio cavernoso.
   b. Seio petroso superior.
   c. Seio petroso inferior.
   d. Seio Sigmoide.

Comentários

O seio petroso inferior tem origem no seio cavernoso, passa pela fissura petroclival, normalmente entre os nervos IX, X e XI, até desembocar no bulbo da veia jugular.

Griessenauer CJ, McGresw B, Matusz P, *et al.* Surgical Approaches to the Jugular Foramen: A Comprehensive Review. J Neurol.Surg B. 2016;77:260-4.
Pagella F, Ugolini S, Zoia C, *et al.* Clivus pathologies from diagnosis to surgical multidisciplinary treatment. Review of Literature. Acta Otorhinolaryngologica Italica. 2021;41(1):S42-S50.

23) Mulher, 49 anos, apresentou perda súbita da audição à esquerda após quadro viral (Caxumba) há 4 meses. Paciente refere dificuldade para ouvir em ambientes ruidosos e também um zumbido de forte intensidade (incapacitante), que compromete a sua qualidade de vida. O exame audiométrico demonstrou uma perda auditiva neurossensorial profunda à esquerda e limiares audiométricos normais à direita. Qual a melhor maneira de realizar sua reabilitação auditiva?
   a. Implante coclear.
   b. AASI.
   c. Implante auditivo ancorado no osso.
   d. CROS.

Comentários

Estudos recentes vêm demonstrando a eficácia do Implante Coclear em melhorar o zumbido, principalmente nos portadores de *tinnitus* incapacitante, melhorando significativamente a qualidade de vida dos pacientes. A restauração parcial da binauralidade auditiva também pode ocorrer em alguns casos.

Marx M, Costa N, Lepage B, et al. Cochlear implantation as a treatment for single-sided deafness and asymmetric hearing loss: a randomized controlled evaluation of cost-utility. In: Marx, et al. BMC Ear, Nose and Throat Disorders. 2019;19:1.
Poncet-Wallet C, Mamelle E, Godey B, et al. Prospective Multicentric Follow-up Study of Cochlear Implantation in Adults with Single-Sided Deafness: Tinnitus and Audiological Outcomes. Otol Neurotol. 2020;41:458-66.

24) Qual das alternativas abaixo tem a menor probabilidade de mimetizar a otosclerose:
   a. Deiscência do canal semicircular superior.
   b. Fixação congênita do estribo.
   c. Partição incompleta tipo III.
   d. Partição incompleta tipo I.

Comentários

A Deiscência do Canal Semicircular Superior e a Partição Incompleta do tipo III são exemplos de Terceira Janela Labiríntica, que podem causar perda auditiva mista e ser facilmente confundidas com a otosclerose. A fixação congênita do estribo é uma causa incomum de perda auditiva condutiva, e a expressão clínica dessa afecção pode ser semelhante à otosclerose juvenil. A Partição Incompleta do tipo I normalmente provoca uma perda auditiva neurossensorial severa à profunda por causa da ausência de modíolo e a comunicação anormal entre o fundo do meato acústico interno e a cóclea, podendo ocasionar fístula liquórica e meningites de repetição e, portanto, não faz parte do diagnóstico diferencial da otosclerose.

Sennaroglu L, Bajin MD. Classification and Current Management of Inner Ear Malformations. Balkan Med J. 2017;34:397-411.
Totten DJ, Marinelli JP, Carson ML. Incidence of Congenital Stapes Footplate Fixation Since 1970: A Population-based Study. Otol Neurotol. 2020;41(4):489-93.
Whetstone A, Nguyen A, Nguyen-Huynh A, et al. Surgical and Clinical Confirmation of Temporal Bone CT Findings in Patients with Otosclerosis with Failed Stapes Surgery. Am J Neuroradiol. 2014;35:1195-201.
Zanoletti E, Mazzoni A, Martini A, et al. Surgery of the lateral skull base: a 50-year endeavour. Acta Otorhinolaryngologica Italica. 2019;39(1):S1-S146.

Respostas
22) c; 23) a; 24) d

25) Assinale a alternativa menos provável de provocar paralisia facial periférica bilateral:
   a. Sarcoidose.
   b. Síndrome de Guillain-Barré.
   c. Doença de Lyme.
   d. Síndrome de Ramsay Hunt.

Comentários

A Paralisia Facial Periférica bilateral é muito rara e aproximadamente 0,3 a 2% dos pacientes com Paralisia Facial periférica terão acometimento bilateral, com uma incidência estimada na população de 1 em 5.000.000. A Sarcoidose, a Síndrome de Guillain-Barré e a Doença de Lyme podem provocar Paralisia Facial Periférica bilateral. A Síndrome de Ramsa Hunt habitualmente causa uma paralisia facial periférica unilateral.

Kanerva M, Jones S, Pitkaranta A. Ramsay Hunt syndrome: characteristics and patient self-assessed long-term facial palsy outcome. European Archives of Oto-Rhino-Laryngology 2020; 277:1235-45.
Mason MC, Liaqat A, Morrow J, et al. Bilateral Facial Nerve Palsy and COVID-19 Vaccination: Causation or Coincidence? Cureus. 2021;13(8):e17602.

26) Menino, 4 anos de idade, com quadro de otorreia persistente há 2 semanas, febre, adinamia, perda auditiva, dor retro-orbitária e estrabismo convergente, possui um diagnóstico provável de:
   a. Cisto epidermoide.
   b. Síndrome de Gradenigo.
   c. Síndrome de Ramsay Hunt.
   d. Mastoidite de Bezold.

Comentários

A Síndrome de Gradenigo normalmente ocorre por causa de uma complicação da Otite Média, em que o processo inflamatório atinge a região do ápice petroso (apicite petrosa), e o paciente pode queixar-se de dor retro-orbitária (pelo acometimento dos ramos oftálmico (V1) e maxilar (V2) do nervo trigêmeo) e também estrabismo convergente, secundário à neurite do nervo abducente. Em casos mais graves o paciente pode apresentar perda auditiva neurossensorial e paralisia facial periférica, em decorrência do envolvimento do meato acústico interno.

Ozkacmaz S. Acute otitis media associated with Gradenigo syndrome and transverse sinus thrombosis: a case report. J Int Med Res. 2019; 47(3):1348-52.
Quesada J, Kong Andrew, Tweddle E. An unusual case of acute otitis media resulting in Gradenigo syndrome: CT and MRI findings. Radiology Case Reports. 2021;16:3903-7

27) Mulher, 34 anos, apresentando perda auditiva mista severa à profunda bilateral, histórico de fraturas na infância, esclera azulada, otoscopia demonstrando membrana timpânica normal, porém foi possível visibilizar uma área avermelhada no promontório. A tomografia computadorizada dos ossos temporais demonstrou extensas áreas de desmineralização na cápsula ótica. Assinale a hipótese diagnóstica mais provável:
   a. Otosclerose coclear.
   b. Otossífilis.
   c. Osteogênese imperfeita tipo I.
   d. Osteopetrose.

Comentários

A osteogênese imperfeita (OI) do tipo I é uma doença do tecido conjuntivo associada a um distúrbio do colágeno tipo I, autossômica dominante, que apresenta como principais manifestações clínicas a fragilidade óssea (histórico de fraturas na infância), esclera azul e em até 95% dos pacientes com mais de 30 anos de idade pode ocorrer perda auditiva, condutiva, mista ou até mesmo neurossensorial. Aproximadamente 11% dos acometidos serão candidatos a implante coclear. Os achados histológicos da OI na cápsula ótica são muito semelhantes aos da otosclerose, porém as lesões são mais abrangentes e com atividade inflamatória mais intensa. É comum observar na otoscopia desses pacientes a mancha rubra de Schwartz bem evidente.

Marom R, Rabenhorst BM, Morello R. Osteogenesis Imperfecta: An Update on Clinical Features and Therapies. Eur J Endocrinol. 2020;183(4):R95-106.
Pillion JP, Vernick D, Shapiro J. Hearing Loss in Osteogenesis Imperfecta: Characteristics and Treatment Considerations. Genet Res Int. 2011:983942.
Swartz JD, Harnsberger HR. The Otic Capsule and Otodystrophies. In Imaging Of Temporal Bone. Thieme. 1998:240-317.

Respostas
25) d; 26) b; 27) c

28) Menino, 10 anos de idade, portador de perda auditiva mista moderada à severa bilateral, progressiva, utilizando aparelho auditivo (AASI) há 6 anos. Há 2 dias apresentou quadro de perda súbita da audição à direita (disacusia neurossensorial profunda) após trauma craniano leve a moderado. O exame tomográfico demonstrou alargamento dos aquedutos vestibulares bilateralmente. Mãe refere que o filho possui também hipotireoidismo. Assinale a alternativa que corresponde à hipótese diagnóstica mais provável:

a. Divisão incompleta tipo I (malformação cística cocleovestibular).
b. Displasia de Michel.
c. Síndrome de Pendred.
d. Síndrome de van der Hoeve-de Kleyn.

Comentários

A Síndrome de Pendred é responsável por 4 a 10% dos casos de surdez hereditária. Possui um padrão de herança autossômica recessiva e está associada à perda auditiva neurossensorial, bócio tireóideo, hipotireoidismo e malformações da orelha interna, principalmente o aqueduto vestibular alargado (AVA) e em alguns casos a Partição Incompleta Tipo II (Displasia de Mondini). Situações, como esforço físico intenso ou traumas cranianos leves a moderados, podem desencadear uma degeneração auditiva sensorioneural, por causa da instabilidade e fragilidade do labirinto membranoso, ocasionado principalmente pela malformação da orelha interna, mais especificamente o AVA.

Korver AM, Smith RJH, Camp GV, et al. Congenital hearing loss. Nat Rev Dis Primers. 2017;12(3):16094.
Tesolin P, Fiorino S, Lenarduzzi S. Pendred Syndrome, or Not Pendred Syndrome? That Is the Question. Genes (Basel). 2021;12(10):1569.

29) As figuras abaixo, mostram uma lesão ocupando o meato acústico interno antes e depois da injeção de gadolínio. Qual seu diagnóstico mais provável?

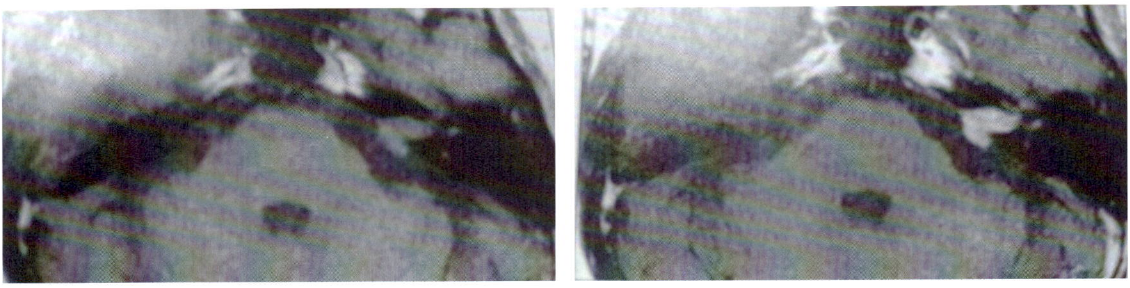

a. Schwannoma do meato acústico interno.
b. Meningioma do meato acústico interno.
c. Lipoma do meato acústico interno.
d. Hemangioma do meato acústico interno.

Comentários

As figuras mostram que o tumor é isodenso com o tecido cerebral antes da injeção de gadolínio em T1. Depois da injeção, o tumor é hiperdenso e homogêneo ao contrário do Schwannoma que mostra áreas císticas. Além disto há uma cauda aderente ao osso temporal fora do conduto, também característica de meningioma.

Bahmad FM, Cavalcante CC, Poliana GS, Oliveira CA. Meningioma do Conduto auditivo interno. Arch Otolaryngol Head and Neck Surg. 2004;130:243-5.

Respostas
28) c; 29) b

30) O paraganglioma jugulotimpânico tem origem na seguinte estrutura:
   a. Hipotímpano.
   b. Forame lácero.
   c. Bulbo da jugular.
   d. Carótida intratemporal.

Comentários

É conhecimento comum que este tumor tem origem no bulbo jugular e cresce anteriormente envolvendo a artéria carótida interna e chegando à fossa posterior por este caminho.

Prasad Sampath Chandra MS, Sanna Mario. The importance of using the modified Fish classification and the determination of natural rate of growth of tumor by wait and scan approach before offering radio surgery foe tympanojugular paraganglioma. Otol & Neuro-otol Dec. 2017;38:1150-1551.

31) Paciente sofreu acidente automobilístico, há 2 meses. Após a alta vem à consulta referindo que a perda auditiva pregressa se acentuou e está apresentando zumbido à direita desde o trauma. Teve paralisia facial e, ao exame, observam-se fechamento ocular simétrico e desvio da rima labial para esquerda. Trazia TC de controle feita 10 dias após o acidente. Qual o diagnóstico MAIS CORRETO com base na TC de ossos temporais?

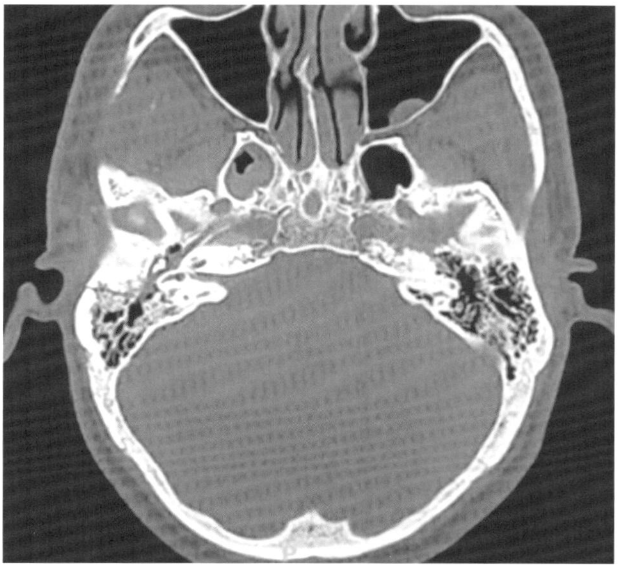

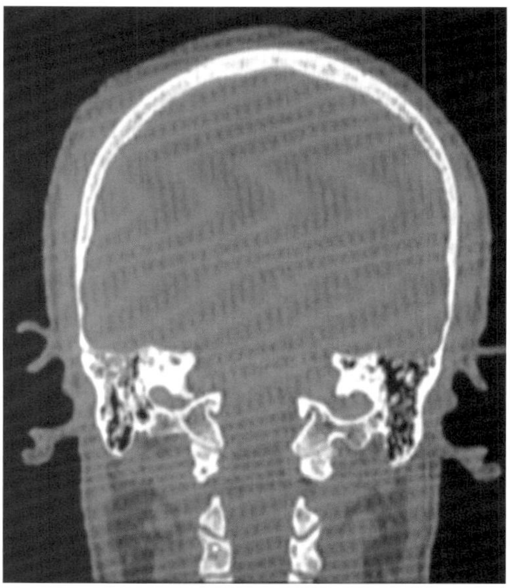

   a. Hemotímpano à direita.
   b. Fratura de temporal à direita.
   c. Otomastoidopatia à direita.
   d. Hemotímpano, hemomastoide e fratura de temporal longitudinal à direita.

Comentários

A classificação das fraturas do osso temporal ajuda a predizer as complicações associadas ao trauma e a predizer o tratamento. A TC em axial mostra uma fratura longitudinal do osso temporal, em que é possível observar uma linha radiolucente paralela ao maior eixo da pirâmide petrosa. As complicações mais comuns da fratura longitudinal são as lesões ossiculares, a ruptura da membrana timpânica e o hemotímpano, com perda auditiva de condução. Menos comumente, o nervo facial pode ser acometido.

Bento RF, Brito Neto R. Traumatismo do Osso Temporal. In: Pignatari SSN, Anselmo-Lima WT. Tratado de Otorrinolaringologia- 3. ed. Rio de Janeiro: Elsevier; 2018.

Respostas
30) c; 31) d

32) Homem, 54 anos, vem à consulta referindo chiado e zumbido pulsátil na orelha direita, após despressurização em aterrissagem, há anos. Relatou vertigem com sons altos. Otoscopia: membranas timpânicas normais e sem áreas pulsáteis ou vinhosas. Na TC de ossos temporais observa-se a alteração abaixo. Com base na imagem qual a melhor hipótese diagnóstica?

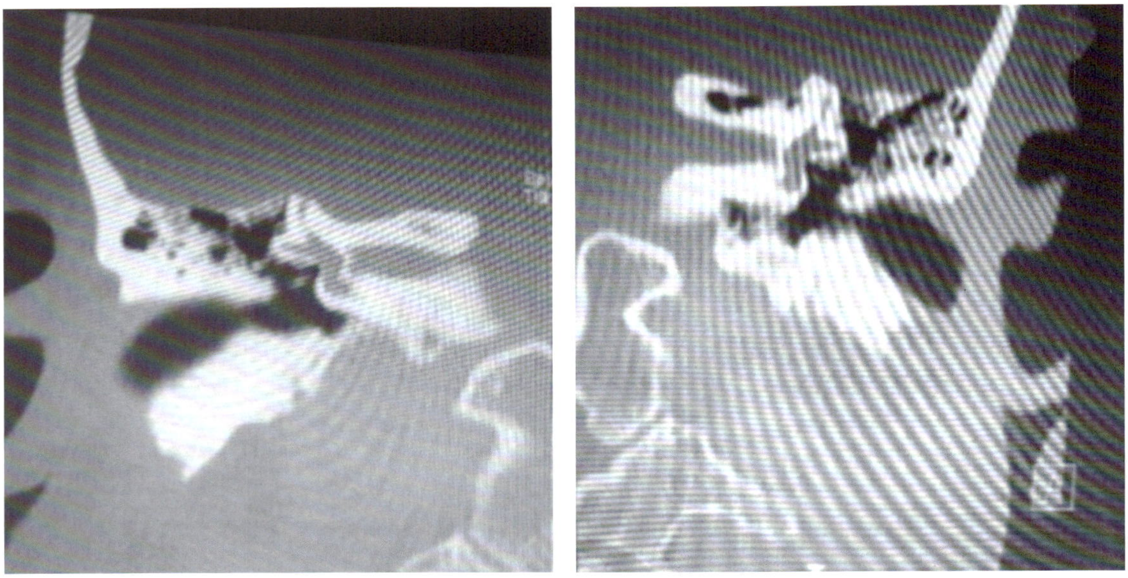

a. Neuroma do acústico.
b. Alargamento do aqueduto vestibular.
c. Deiscência de canal semicircular superior direito.
d. Glômus timpânico.

Comentários

A deiscência de canal semicircular superior caracteriza-se por sintomas vestibulares induzidos por estímulos sonoros intensos ou alterações pressóricas; são relatados casos de zumbido pulsátil e plenitude auricular. O defeito ocorreria durante o desenvolvimento da camada óssea que recobre o canal semicircular (até os 3 anos de idade) e um segundo evento, por exemplo, TCE ou aumento brusco da pressão intracraniana poderia levar à ruptura. Na imagem observa-se deiscência com a fossa média adjacente, por cerca de 3 mm e são mais comuns no canal superior

Bahmad Jr. F, Duarte JA, Salmito MC. Vestibulopatias Periféricas e Tonturas de Origem Cervical. In: Pignatari SSN, Anselmo-Lima WT. Tratado de Otorrinolaringologia – 3. ed.- Rio de Janeiro: Elsevier. 2018.

33) Considerando os dados do paciente anterior, o que pode ser observado nos exames?
a. Perda auditiva condutiva, com *gap* nos graves, reflexos acústicos normais e respostas maiores do VEMP no lado direito.
b. Perda auditiva neurossensorial e prejuízo da discriminação na orelha direita.
c. Perda auditiva condutiva e reflexos ausentes.
d. Perda auditiva condutiva, com *gap* nos graves, reflexos acústicos normais.

Comentários

A perda condutiva leve associada à presença de reflexo normal é bastante sugestiva e uma assimetria de resposta no VEMP (com respostas maiores no lado da deiscência) é indicativo de terceira janela.

Bahmad Jr. F, Duarte JA, Salmito MC. Vestibulopatias Periféricas e Tonturas de Origem Cervical. In: Pignatari, SSN, Anselmo-Lima, WT. Tratado de Otorrinolaringologia – 3. ed. Rio de Janeiro: Elsevier. 2018.

Respostas
32) c; 33) a

34) Paciente de 88 anos, professora aposentada, refere redução gradual da audição há 5 anos e zumbido constante, bilateral, tipo chiado. Antecedentes de HAS, DM e dislipidemia, controlados com o tratamento clínico; irmã com alteração auditiva. Operou catarata, é independente e ativa. Na otoscopia, após a remoção de cerume bilateral, observam-se meato acústico externo e membranas timpânicas normais. Apresenta perda auditiva neurossensorial bilateral, com traçado audiométrico plano, simétrico, em torno de 50 dB e IRF bom e compatível com os limiares tonais. Qual a melhor hipótese diagnóstica?
a. Presbiacusia.
b. Perda auditiva neurossensorial multifatorial (HAS, DM, dislipidemia).
c. Zumbido e perda auditiva neurossensorial, secundária ao diabetes.
d. Neuroma do acústico.

Comentários

O envelhecimento populacional é hoje um fenômeno mundial, e o crescimento proporcional de idosos é mais rápido do que em qualquer outra faixa etária. A presbiacusia é a causa mais comum de surdez progressiva.

Gândara MER, Alves FRA. Presbiacusia. In: Pignatari SSN, Anselmo-Lima WT. Tratado de Otorrinolaringologia. 3. ed. Rio de Janeiro: Elsevier. 2018.

35) Considerando os dados do caso anterior, qual(is) seria(m) a(s) melhor(es) proposta(s) terapêutica(s)?
a. Acompanhamento clínico e seguimento anual.
b. Seleção e adaptação de prótese auditiva unilateral.
c. Seleção e adaptação de prótese auditiva bilateral.
d. Adaptação de BAHA.

Comentários

Inicialmente estimular a aceitação da surdez e posteriormente a adaptação do aparelho auditivo de amplificação sonora individual (AASI). O estímulo auditivo pode reduzir a deterioração da função auditiva e, portanto, a intervenção deve ser o mais precoce possível, com a intenção de reduzir a magnitude dos efeitos aditivos nos estados psicossociais.

Gândara MER, Alves FRA. Presbiacusia. In: Pignatari SSN, Anselmo-Lima WT. Tratado de Otorrinolaringologia. 3. ed. - Rio de Janeiro: Elsevier. 2018.

36) Com relação à reabilitação auditiva dos pacientes com presbiacusia, quais condições devem ser consideradas?
a. Na avaliação audiológica devem ser considerados nível de audição, índice de reconhecimento da fala, campo dinâmico, mas também o envolvimento do paciente na aceitação da perda auditiva e a necessidade de reparação da mesma.
b. As atividades profissionais e sociais podem influenciar no uso dos aparelhos auditivos, porém as habilidades motoras e as expectativas não interferem.
c. Distúrbios no processamento auditivo não interferem no desempenho com as próteses auditivas.
d. As tecnologias avançadas e as possibilidades de conectividade principalmente nas perdas auditivas mais elevadas e da fala em ambientes ruidosos não favorecem a eficiência da protetização.

Comentários

O envolvimento do paciente na aceitação da perda auditiva, a necessidade de reparação da mesma e as condições da avaliação audiológica influenciam na reabilitação auditiva, bem como as habilidades motoras e as expectativas. Com base nas características da perda auditiva é possível esclarecer os benefícios e as limitações da amplificação. Pacientes com distúrbio do processamento auditivo não apresentam bom desempenho com as próteses auditivas.

Gândara MER, Alves FRA. Presbiacusia. In: Pignatari SSN, Anselmo-Lima WT. Tratado de Otorrinolaringologia. 3. ed. Rio de Janeiro: Elsevier. 2018.

Respostas
34) a; 35) c; 36) a

37) Com relação à presbiacusia é CORRETO afirmar que:
a. A hipertensão arterial não é um fator de risco agravante para a presbiacusia.
b. Diabetes está associado à perda auditiva relacionada com a idade.
c. A perda auditiva é progressiva, lenta, bilateral e assimétrica, iniciando nas frequências altas, a partir dos 40 anos.
d. A hiperlipidemia e aterosclerose não podem induzir alterações na morfologia e na função coclear.

Comentários

O diabetes está associado à perda auditiva relacionada com a idade, e a hiperlipidemia e aterosclerose podem induzir alterações na morfologia e na função coclear. A perda é progressiva, lenta, bilateral, simétrica, iniciando nas altas frequências, a partir dos 40 anos.

Gândara MER, Alves FRA. Presbiacusia. In: Pignatari SSN, Anselmo-Lima WT. Tratado de Otorrinolaringologia. 3. ed. Rio de Janeiro: Elsevier. 2018.

38) Criança, 2 meses, nasceu de parto cesárea, 38 sem e 2 dias; APGAR 9 e 10; P = 2.845 g e 47 cm; AIG; icterícia +, sem necessidade de fototerapia; mãe teve diabetes gestacional; realizou teste da orelhinha na maternidade no 1° dia do nascimento, com EOAT ausentes nas orelhas direita e esquerda. No interrogatório dirigido dos antecedentes familiares referiu prima, do lado paterno, com PA congênita por Cx26, implantada. Qual a orientação mais adequada para esta criança?
a. A criança não apresenta indicadores de risco associados à deficiência auditiva e deve realizar reteste da triagem auditiva no período de até 30 dias.
b. A criança apresenta indicador de risco para deficiência auditiva, deve realizar PEATE automático – TESTE, não é recomendado reteste e ser encaminhada de imediato ao diagnóstico médico otorrinolaringológico, bem como avaliação fonoaudiológica completa.
c. A criança apresenta indicadores de risco associados à deficiência auditiva e deve realizar reteste da triagem auditiva, e caso apresente FALHA deverá ser encaminhada ao diagnóstico audiológico.
d. A criança não apresenta indicador de risco para deficiência auditiva e deve realizar reteste da triagem auditiva, imitância acústica e audiometria de observação comportamental.

Comentários

Para neonatos com IRDA, recomenda-se como método inicial de triagem o registro dos PEATE – A, na intensidade de 35 dBNA, possibilitando a identificação de PA cocleares, retrococleares, sensoriais e neurais, incluindo o espectro da neuropatia auditiva, mais prevalente na população de maior risco.

Piza MRT, Alvarenga KF. Identificação e Avaliação Auditiva do Recém-nascido e da Criança. In: Pignatari SSN, Anselmo-Lima WT. Tratado de Otorrinolaringologia. 3. ed. Rio de Janeiro: Elsevier. 2018.

39) A criança da questão anterior apresentava desenvolvimento adequado, os pais afirmaram que parecia não reagir aos sons em alguns momentos e com otoscopia normal. Realizou aos 3 meses PEATE e apresentou ausência de respostas modo ipsi e contralateral, nas intensidades de 95 e 80 dBNA. Ausência de respostas nas frequências de 500 e 4 KHz, na saída máxima do equipamento, modo ipsi e contralateral; ausência de reflexo cocleopalpebral para tambor e agogô. Imitanciometria: tipo A, reflexos ausentes. Qual a conduta(s) mais adequada(s)?
a. Os resultados dos testes eletrofisiológicos e comportamentais concordam entre si, a família deve ser orientada sobre a deficiência, sobre o início da estimulação auditiva e sobre o sequenciamento do Gene da Cx26- GJB2.
b. Realizar testes eletrofisiológicos em 3 meses e solicitar o sequenciamento do gene da Cx26- GJB2.
c. Solicitar sequenciamento do gene da Cx26 – GJB2.
d. Realizar testes eletrofisiológicos em 6 meses.

Comentários

Todos os neonatos devem ter acesso à TAN (triagem auditiva neonatal) por procedimentos eletrofisiológicos até 1 mês de vida, e todas as crianças com resultado falho na TAN, incluindo o reteste, devem ser submetidas a avaliações para definir a deficiência auditiva até no máximo três meses de vida. O tratamento deve ser iniciado imediatamente após o diagnóstico da deficiência auditiva permanente, ou no máximo até o sexto mês de vida.

Piza MRT, Alvarenga KF. Identificação e Avaliação Auditiva do Recém-nascido e da Criança. In: Pignatari SSN, Anselmo-Lima WT. Tratado de Otorrinolaringologia. 3. ed. Rio de Janeiro: Elsevier; 2018.

Respostas
37) b; 38) b; 39) a

40) Criança em uso de AASI bilateral aos 7 meses. Aos 10 meses realizou audiometria com reforço visual e em uso de AASI que demonstrou: perda auditiva profunda bilateral e com o uso de AASI teve respostas em torno de 55 dB. Realizou TC: mastoides, cavidades timpânicas, cadeias ossiculares, janelas ovais e redondas – sem alterações e RM: Cócleas, vestíbulos, CSCs, CAIs, nervos faciais e aquedutos vestibulares sem alterações. Pesquisa da mutação 35delG no gene *GJB2* (CONEXINA 26): presença da mutação. Foi realizado Implante coclear com 1 ano de idade. Considerando os dados anteriores e as Diretrizes do Departamento de Implante Coclear da ABORL-CCF, o que é CORRETO afirmar?

a. Experiência com uso de aparelhos de amplificação sonora individual (por um período mínimo de 3 meses). Em casos de meningite e/ou surdez profunda de etiologia genética comprovada, também é obrigatória a experiência com AASI.
b. Os primeiros anos de vida são cruciais para o desenvolvimento da linguagem oral, justificando a realização da cirurgia com, no mínimo, 18 meses na perda auditiva profunda e severa.
c. Crianças com surdez profunda relacionada com as mutações da conexina 26 apresentam excelentes resultados com o implante coclear.
d. O desempenho do implante no primeiro membro da família não pode predizer o desempenho nos demais membros implantados.

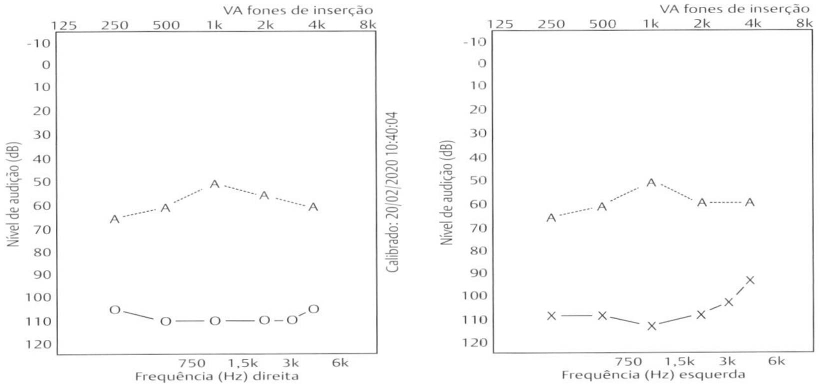

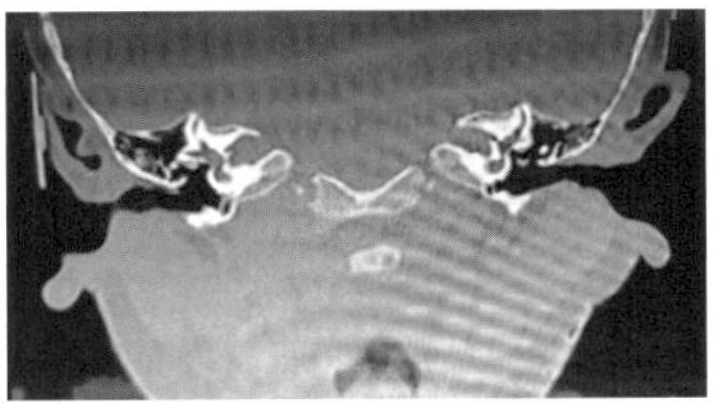

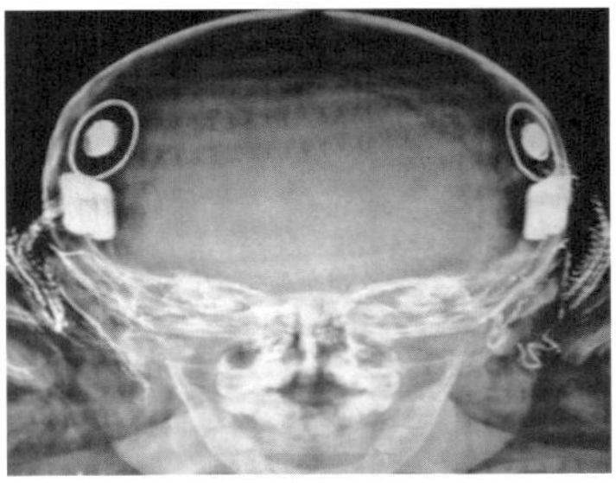

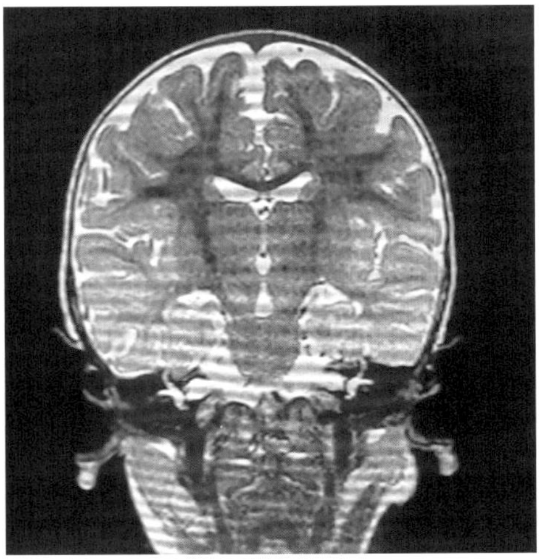

Comentários

As Diretrizes do Departamento de Implante Coclear da Associação Brasileira de Otorrinolaringologia e Cirurgia Cérvico-Facial (ABORL-CCF) consideram uma idade mínima de 6 meses na perda auditiva profunda e de 18 meses na perda auditiva severa. Não é obrigatória a experiência com uso de aparelhos de amplificação sonora individual por um período mínimo de 3 meses, em casos de meningite e/ou surdez profunda de etiologia genética comprovada. Crianças com mutações da conexina 26 apresentam resultados excelentes, e outros membros implantados na família podem predizer o desempenho nos demais.

Lavinsky L, Lavinsky-Wolff M, Lavinsky J, et al. Avaliação para Indicação de Implante Coclear. In: Pignatari SSN, Anselmo-Lima WT. Tratado de Otorrinolaringologia. 3. ed. Rio de Janeiro: Elsevier. 2018.

Respostas
40) c

41) Mulher, 36 anos, apresentando como queixa principal zumbido severo (8-10) em orelha esquerda do tipo subjetivo, constante e semelhante a chiado de TV, de início súbito logo pela manhã. A otoscopia é normal. E o exame físico apresenta-se normal. Nega HAS ou Diabetes *Melittus* ou qualquer outra doença sistêmica. Nega IVAS recente. Procurou então auxílio médico com 12 horas após o início do quadro.

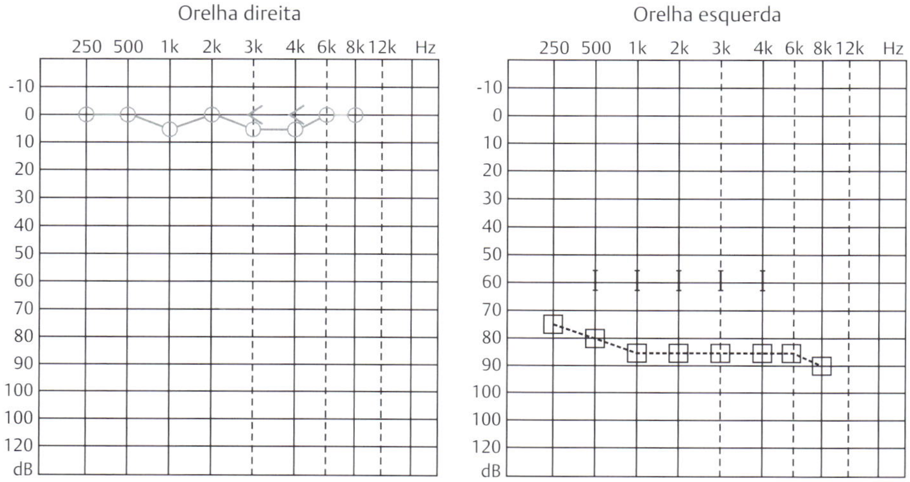

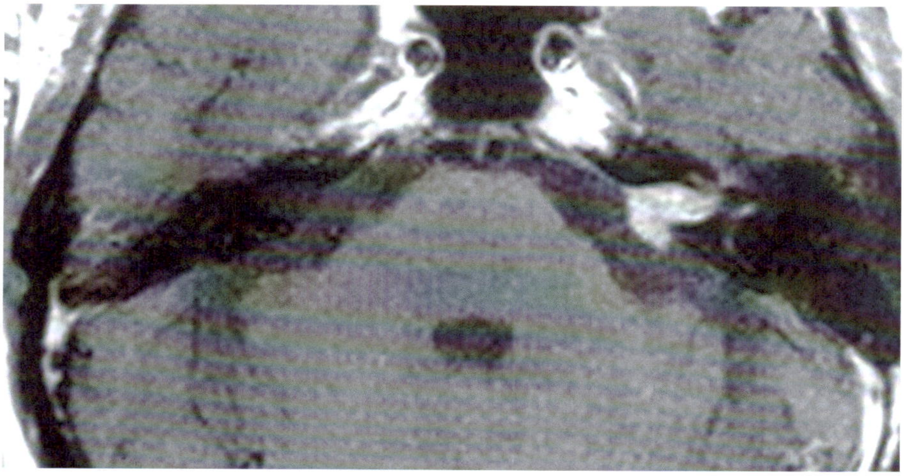

Com base no quadro clínico e nos exames complementares. Qual é o seu diagnóstico e a melhor conduta terapêutica neste caso?

a. Metástase cerebelar/encaminhar ao oncologista.
b. Tumor de ângulo pontocerebelar/conduta expectante.
c. Tumor de ângulo pontocerebelar/avaliação para possível ressecção cirúrgica ou radioterapia estereotáxica.
d. Cisto aracnóideo/conduta expectante.

Comentários

Trata-se de tumor de ângulo pontocerebelar em uma de suas formas de apresentação mais comuns, manifestando-se através de surdez neurossensorial súbita, com zumbido como sintoma mais predominante. Neste caso como se trata de paciente jovem será conduzida a possível ressecção cirúrgica.

Cummings CW, Haughey BH, Regan JT, Harker LA, Flint PW. Cummings Otolaryngology Head and Neck Surgery. St Louis – EUA: MO Mosby. Vol. four. 2005. C. 162. p. 3698-737.

Respostas
41) c

42) Mulher, 40 anos, com quadro de otorreia há alguns anos e hipoacusia à esquerda. Submetido à mastoidectomia com cavidade aberta há 05 anos, mantendo-se assintomático até então. À otoscopia apresentava cavidade de mastoidectomia ampla, epitelizada e com secreção esbranquiçada abundante. Lesão polipoide friável e sangrante na porção anterossuperior. Há 1 mês apresentou episódio de paralisia facial na escala de House-Brackmann (HB) IV à esquerda. Submetido à tomografia e ressonância, mostradas a seguir:

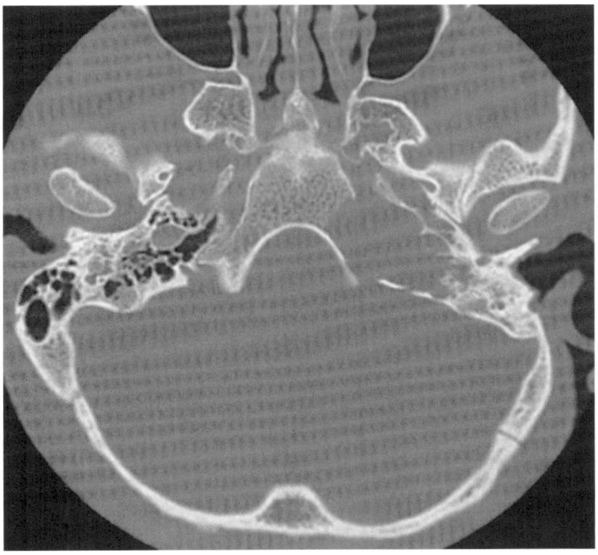

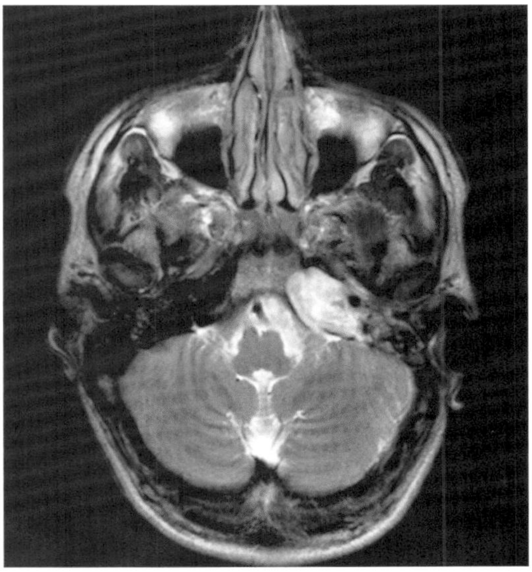

Qual o principal diagnóstico etiológico?
a. Colesteatoma de ápice petroso.
b. Schwannoma vestibular.
c. Meningioma.
d. Granuloma de colesterol de ápice petroso

Comentários

Colesteatoma de ápice petroso. Frente a uma lesão com importante erosão óssea observada, imagem hiperintensa em T2 o diagnóstico de colesteatoma de ápice petroso é o mais provável.

Bahmad Jr F, Correia FM. Lesões do Ápice Petroso. In: Pinna FR, Bezerra TFP, Frizzarini R, Lourençone LFM (Org.). Associação Brasileira de Otorrinolaringologia e Cirurgia Cérvico-Facial. PRO-ORL Programa de Atualização em Otorrinolaringologia, Ciclo 13. Porto Alegre: Artmed Panamericana; 2019. p. 125-49. (Sistema de Educação Continuada a Distância, v.4).
O Livro Pro ORL da ABORL contém a resposta dessa questão no capítulo de Tumores de Ângulo PontoCerebelar. 2015.

43) O Schwannoma vestibular é o tumor mais frequente da região do ângulo pontocerebelar e, geralmente, é unilateral. A presença de Schwannoma vestibular bilateral deve evocar a presença de uma mutação genética. A doença hereditária em questão, neurofibromatose, e o defeito genético correspondente são do seguinte tipo e cromossomo, respectivamente:
a. Neurofibromatose tipo 1 - mutação ou deleção do braço longo cromossomo 22.
b. Neurofibromatose tipo 2 - mutação ou deleção do braço longo do cromossomo 22.
c. Neurofibromatose tipo 2 - mutação ou deleção do braço longo cromossomo 17.
d. Neurofibromatose tipo 1 - mutação ou deleção do braço longo cromossomo 17.

Comentários

Tanto a neurofibromatose tipo 1 quanto a tipo 2 são doenças autossômicas dominantes com penetrância incompleta. A neurofibromatose tipo 2 ocorre por mutação ou deleção do braço longo do cromossomo 22.

O Tratado de ORL da ABORL contém a resposta dessa questão no Capítulo 42, Págs. 723 a 286. In: Pignatari SSN, Anselmo-Lima WT (Org.). Tratado de Otorrinolaringologia. 3. ed. Rio de Janeiro: Elsevier, 2018.

Respostas
42) a; 43) b

44) Quais são as características audiológicas sugestivas de Schwannoma do VIII Par?
   a. Perda mista unilateral com ausência de reflexo estapediano na eferência do lado da perda.
   b. Perda neurossensorial unilateral com baixa discriminação vocal com ausência do reflexo estapediano na aferência.
   c. Perda por igual em todas as frequências, havendo lesão uniforme ao longo da cóclea.
   d. Perda maior em 6 a 8 kHz, portanto as células localizadas na base da cóclea são mais lesionadas.

Comentários

O schwannoma do VII par manifesta-se com perda neurossensorial unilateral (assimétrica) com baixa discriminação vocal e ausência do reflexo estapediano.

O Tratado de ORL da ABORL contém a resposta dessa questão no Capítulo 42, Págs. 723 a 286. In: Pignatari SSN, Anselmo-Lima WT. Tratado de Otorrinolaringologia. 3. ed. Rio de Janeiro: Elsevier, 2018.

45) Qual das respostas a seguir descreve melhor as características de um schwannoma vestibular à RM?
   a. Hiperintensidade em T1.
   b. Realce com administração de gadolínio.
   c. Diminuição da intensidade com supressão de gordura.
   d. Isointenso ao LCR.

Comentários

As imagens mostram isointensidade em T1 e alta intensidade do sinal em T2, com realce após injeção de gadolínio.

O Tratado de ORL da ABORL contém a resposta dessa questão no Capítulo 42, Págs. 723 a 286. In: Pignatari SSN, Anselmo-Lima WT. Tratado de Otorrinolaringologia. 3. ed. Rio de Janeiro: Elsevier, 2018.

46) Em relação aos meningiomas, podemos afirmar:
   a. São tumores geralmente benignos, mas localmente agressivos.
   b. Não apresentam possibilidade de malignização.
   c. Meningiomas representam 20% dos tumores intracranianos e aproximadamente 90% dos tumores do APC.
   d. A classificação segundo a Organização Mundial da Saúde leva em consideração o tamanho da lesão.

Comentários

Correspondem a aproximadamente 5% dos tumores do APC, sendo o segundo mais comum nesta região, atrás do schwannoma vestibular. São tumores geralmente benignos, mas podem ter apresentações malignas. A classificação da Organização Mundial da Saúde leva em consideração aspectos histológicos:
Benigno (grau I) (90%): meningotelial, fibroso, transitório, psamomatoso, angioblástico.
Atípico (grau II) (7%): cordoide, célula clara, atípica com invasão cerebral.
Anaplásico/maligno (grau III) (2%): papilar, rabdoide, anaplásico.

O Tratado de ORL da ABORL contém a resposta dessa questão no Capítulo 42, Págs. 723 a 286. In: Pignatari SSN, Anselmo-Lima WT, Tratado de Otorrinolaringologia. 3. ed. Rio de Janeiro: Elsevier, 2018.

Respostas
44) b; 45) b; 46) a

47) Ao solicitar para um paciente com queixa de cefaleia crônica uma RM do cérebro e dos ossos temporais , nota-se uma lesão do ápice petroso, que é hiperintensa em T1 e T2 e não realça com o gadolínio. Qual são o diagnóstico e a conduta mais adequados?
   a. Granuloma de colesterol; drenagem cirúrgica.
   b. Meningiossarcoma; radioterapia.
   c. Condrossarcoma; ressecção da neoplasia seguida de radioterapia.
   d. Colesteatoma de ápice petroso; remoção em bloco da lesão.

Comentários

A lesão mencionada é sugestiva de granuloma de colesterol (hiperintensa em T1 e T2, sem realce ao gadolínio), e o tratamento é a drenagem do granuloma.

O Tratado de ORL da ABORL contém a resposta dessa questão no Capítulo 45, disponível exclusivamente no site www.evolution.com.br. In: Pignatari SSN, Anselmo-Lima WT. Tratado de Otorrinolaringologia. 3. ed. Rio de Janeiro: Elsevier, 2018.

48) Em relação ao granuloma de colesterol, podemos afirmar:
   a. Em contraste com os granulomas de colesterol da orelha média, as lesões do ápice petroso podem ocorrer sem história prévia de otite média supurativa crônica.
   b. O granuloma de colesterol pode surgir em qualquer espaço pneumatizado do osso temporal, mas é mais comumente visto no ápice petroso.
   c. A excisão total é necessária, uma vez que apresenta muita recorrência.
   d. Apresentam-se como lesões expansivas do ápice petroso e são caracteristicamente isointensas em T1 e hipointensas em T2.

Comentários

É mais comumente visto na orelha média. Apresentam sinal hiperintenso em T1 e T2 sem realce ao contraste com gadolínio. A excisão total é geralmente desnecessária. A drenagem pode ser conseguida por uma abordagem transmastóidea ou transcanal infracoclear para o ápice petroso.

O Tratado de ORL da ABORL contém a resposta dessa questão no Capítulo 45, disponível exclusivamente no site www.evolution.com.br. In: Pignatari SSN, Anselmo-Lima WT. Tratado de Otorrinolaringologia. 3. ed. Rio de Janeiro: Elsevier, 2018.

49) Em quais das situações abaixo na avaliação pré-operatória de um neurinoma acústico seria considerada inadequada a abordagem via translabiríntica?
   a. Comprometimento auditivo contralateral importante.
   b. Timpanomastoidectomia tipo cavidade aberta prévia.
   c. Idade superior a 65 anos.
   d. Tumor de tamanhos superior a 2 cm.

Comentários

A contraindicação dentre as listadas para o acesso via translabiríntica é a presença de comprometimento auditivo contralateral importante.

O Tratado de ORL da ABORL contém a resposta dessa questão no Capítulo 45, disponível exclusivamente no site www.evolution.com.br. In: Pignatari SSN, Anselmo-Lima WT. Tratado de Otorrinolaringologia. 3. ed. Rio de Janeiro: Elsevier, 2018.

50) Assinale a alternativa correta referente ao acesso via fossa média à base do crânio:
   a. Está contraindicado na presença de uma perda auditiva contralateral.
   b. Possui maior risco pós-operatório de fístula liquórica do que pela via translabiríntica.
   c. A via de acesso pela fossa média pode ser de difícil realização em pacientes mais idosos, decorrente de maior aderência.
   d. Está contraindicado para ressecção de tumor de tamanho superior a 2 cm.

Comentários

Tanto a retrossigmóidea quanto a fossa média requerem retração cerebral, o que é minimizado usando-se uma abordagem translabiríntica. A via de acesso por fossa média apresenta maior dificuldade em pacientes idosos. Esta via é indicada para pacientes jovens, com audição preservada e é sugerida para lesões presentes no fundo do meato acústico interno (MAI).

O Tratado de ORL da ABORL contém a resposta dessa questão no Capítulo 46, disponível exclusivamente no site www.evolution.com.br. In: Pignatari SSN, Anselmo-Lima WT. Tratado de Otorrinolaringologia. 3. ed. Rio de Janeiro: Elsevier, 2018.

Respostas
47) a; 48) a; 49) a; 50) c

51) A média tritonal na audiometria é uma medida muito usada quando comparamos exames e na classificação da gravidade da perda auditiva. De que forma ela pode ser avaliada?
   a. Seria a soma do valor do SRT com a discriminação auditiva, o resultado dividimos por dois.
   b. Somando o limiar tonal para 500 Hz, 1.000 Hz e 2.000 Hz e dividindo por três.
   c. O valor do reflexo estapédico em 500 Hz, 1.000 Hz e 2.000 Hz e dividimos por três.
   d. A soma do valor do SRT, IRPF e Reflexo Estapédico e dividimos por três.

Comentários

O valor da média tritonal (500 Hz, 1.000 Hz e 2.000 Hz) ou da quadritonal (500 Hz, 1.000 Hz, 2.000 Hz e 3.000 Hz) são valores usados para comparação e marcação da gravidade de um quadro.

Kileny PR, Zwolan TA, Slager HK. Diagnostic Audiology and Electrophysiologic Assessment of Hearing. In: Flint PW, et al. Cummings Otolaryngology and Head and Neck Surgery. 7th ed. Philadelphia: Elsevier. 2021.

52) A otite externa pode ser classificada em diferentes tipos. Qual o tipo de otite externa que apresenta edema e hiperemia de toda parede do meato acústico externo com intensa dor de início súbito?
   a. Difusa aguda.
   b. Localizada aguda.
   c. Fúngica aguda.
   d. Pneumocócica.

Comentários

A otite externa difusa aguda é o tipo mais comum e está muito relacionado com atividades aquáticas. A otite externa localizada aguda se apresenta como uma furunculose ou foliculite localizada.

Naples JG, Brant JA, Ruckenstein MJ. Infections of the External Ear. In: Flint PW, et al. Cummings Otolaryngology and Head and Neck Surgery. 7th ed. Philadelphia: Elsevier. 2021.

53) A meningite bacteriana pode ter como complicação a surdez. Isso ocorre por diversos fatores, entre eles a relação de comunicação da orelha interna com o espaço subaracnóideo. Qual o nome desse canal de comunicação?
   a. Aqueduto vestibular.
   b. Ducto reunens.
   c. Aqueduto coclear.
   d. Escala vestibular.

Comentários

O aqueduto Coclear tem comunicação direta com o espaço subaracanóideo e no seu interior cursa perilinfa. Uma das principais vias de disseminação de infecção.

Francis HW. Anatomy of Temporal Bone, External Ear and Middle Ear. In: Flint PW, et al. Cummings Otolaryngology and Head and Neck Surgery. 7th ed. Philadelphia: Elsevier. 2021.

54) As verdadeiras células sensoriais da audição são as células ciliadas internas. Sobre esse grupo de células, a afirmativa verdadeira é:
   a. São responsáveis pela geração das otoemissões acústicas.
   b. São em maior número na orelha interna que as células ciliadas externas.
   c. São cilíndricas e dispostas em três a cinco fileiras ao longo da membrana basilar.
   d. Cada célula ciliada interna é inervada por numerosas fibras nervosas, enquanto uma fibra nervosa única inerva diversas células ciliadas externas.

Comentários

As otoemissões são geradas pelas células ciliadas externas, que se encontram em maior número que as células ciliadas internas. As células ciliadas internas se dispõem em fileira única e possuem alta especificidade com relação à chegada de fibras nervosas.

Chien WW, Lee DJ. Physyology of the Auditory System. In: Flint PW, et al. Cummings Otolaryngology and Head and Neck Surgery. 7th ed. Philadelphia: Elsevier. 2021.

Respostas
51) b; 52) a; 53) c; 54) d

55) Os testes com diapasão são muito úteis na avaliação ambulatorial e para confirmar achados de audiometria. Um teste de Rinne positivo à direita, negativo à esquerda com Teste de Weber lateralizado para esquerda, indica qual tipo de perda auditiva?
   a. Neurossensorial em orelha direita.
   b. Neurossensorial em orelha esquerda.
   c. Condutiva em orelha esquerda.
   d. Condutiva em orelha direita.

Comentários

Os testes de diapasão são ótimas ferramentas em consultório para atestar o tipo de perda auditiva. Rinne negativo de um lado com Weber desviado para o mesmo lado indica que há componente condutivo.

Kileny PR, Zwolan TA, Slager HK. Diagnostic Audiology and Electrophysyologic Assessment of Hearing. In: Flint PW, et al. Cummings Otolaryngology and Head and Neck Surgery. 7th ed. Philadelphia: Elsevier. 2021.

56) A perda auditiva pode ser do tipo condutiva, mista ou neurossensorial. Qual dos distúrbios abaixo se apresenta mais comumente como perda auditiva condutiva?
   a. Presbiacusia.
   b. Surdez autoimune.
   c. Ototoxicidade.
   d. Osteoma de meato acústico externo.

Comentários

O osteoma de meato acústico externo pode bloquear a passagem de som por obstrução do meato acústico e levar à perda auditiva condutiva. Os três outros problemas vão levar à perda auditiva neurossensorial.

Prueter JC, Teasley RA, Backous DD. Clinical Assessment and Surgical Treatment of Conductive Hearing Loss. In: Flint PW, et al. Cummings Otolaryngology and Head and Neck Surgery. 7th ed. Philadelphia: Elsevier. 2021.

57) Com relação à evolução do colesteatoma na fenda auditiva, qual é a afirmativa VERDADEIRA:
   a. A via epitimpânica posterior é a mais comum, e o colesteatoma se propaga lateral à cadeia ossicular.
   b. A via epitimpânica anterior é a mais comum e com disseminação medial a cadeia ossicular.
   c. A via mesotimpânica posterior pode envolver o gânglio geniculado do nervo facial mais facilmente.
   d. A via mesotimpânica posterior apresenta disseminação lateral à cadeia ossicular.

Comentários

A via epitimpânica posterior é realmente a mais comum forma de disseminação, a parte flácida da membrana é a mais vulnerável à variação de pressão na orelha média, e sua retração é logo percebida. O colesteatoma por essa via caminha lateral à cadeia ossicular.

Chole RA, Sharon JD. Chronic Otitis Media, Mastoiditis and Petrositis. In: Flint PW, et al. Cummings Otolaryngology and Head and Neck Surgery. 7th ed. Philadelphia: Elsevier. 2021.

58) A erosão ossicular mais comum na Otite Média Crônica Colesteatomatosa se dá no:
   a. Ramo longo da bigorna.
   b. Ramo curto da bigorna.
   c. Cabo do martelo.
   d. Ramo anterior do estribo.

Comentários

A inflamação crônica da orelha média leva a uma mudança de toda vascularização da orelha média. Um dos ossículos com irrigação sanguínea mais precária é a bigorna, especificamente o processo longo dela é o mais vulnerável.

Chole RA, Sharon JD. Chronic Otitis Media, Mastoiditis and Petrositis. In: Flint PW, et al. Cummings Otolaryngology and Head and Neck Surgery. 7th ed. Philadelphia: Elsevier. 2021.

Respostas
55) c; 56) d; 57) a; 58) a

59) Paciente com otite média crônica colesteatomatosa, apresentando vertigem à pressão do *tragus*, sugere:
   a. Fístula de canal semicircular lateral.
   b. Meningite otogênica.
   c. Erosão do *tegmen-timpani*.
   d. Abscesso cerebelar.

Comentários

Ao pressionar o *tragus*, aumentamos a pressão na orelha média, que no caso de fístula de canal semicircular lateral, como no caso, acaba disparando uma crise vertiginosa, chamada de fenômeno de Hennnebert.

Chole RA, Sharon JD. Chronic Otitis Media, Mastoiditis and Petrositis. In: Flint PW, et al. Cummings Otolaryngology and Head and Neck Surgery. 7th ed. Philadelphia: Elsevier. 2021.

60) O que faz um implante coclear?
   a. Amplifica o som que chega à orelha.
   b. Transforma a vibração sonora que chega à cóclea em energia elétrica.
   c. Estimula eletricamente o nervo coclear através da cóclea.
   d. Estimula elétrica e diretamente os centros cerebrais.

Comentários

O implante coclear tem duas partes, um processador auditivo que capta os sons do ambiente e envia para o implante propriamente dito, que estimula eletricamente o nervo coclear.

Wackym PA, Hirce KJ, Bernknopf HJ, Francis HW. Cochlear Implantation: Patient Evaluation and Device Selection. In: Flint PW, et al. Cummings Otolaryngology and Head and Neck Surgery. 7th ed. Philadelphia: Elsevier. 2021.

61) Paciente com quadro de perda auditiva neurossensorial associada à heterocromia da íris e mecha branca no cabelo apresenta provável diagnóstico de:
   a. Síndrome de Waardenburg.
   b. Síndrome de Usher.
   c. Síndrome de Pendred.
   d. Síndrome de Alport.

Comentários

A Sd. de Waardenburg cursa com perda auditiva neurossensorial (PANS) associada a alterações pigmentares da íris, cabelo e pele e deslocamento lateral do canto interno de cada olho. A Sd de Usher cursa com PANS e retinopatia pigmentar que evolui para perda da visão. A Sd de Pendred cursa com PANS e bócio tireoidiano. A Sd de Alport cursa com PANS e nefrite progressiva.

Lubianca Neto JF, Kurc M. Surdez Hereditária. In: Pignatari SSN, Anselmo-Lima WT, coordenador. Tratado de Otorrinolaringologia. 3. ed. São Paulo. Elsevier. 2017. p. 908-56.

62) As emissões otoacústicas fazem parte do arsenal diagnóstico disponível para o otorrinolaringologista. Esse exame reflete o estado funcional de qual região coclear?
   a. Células ciliadas internas.
   b. Células ciliadas externas.
   c. Ducto coclear.
   d. Estria vascular.

Comentários

As emissões otoacústicas avaliam o estado funcional das células ciliadas externas, para serem captadas as células ciliadas externas devem estar presentes e funcionantes. As células ciliadas internas são responsáveis por realizar a transdução mecanoelétrica. O ducto coclear é o local onde fica o órgão de Corti, preenchido por endolinfa. A estria vascular é a região responsável por manter a diferença de potencial elétrico necessário para o funcionamento do órgão de Corti.

Zuma e Maia FC, Brusco TR. Emissões Otoacústicas. In: Pignatari SSN, Anselmo-Lima WT, coordenador. Tratado de Otorrinolaringologia. 3. ed. São Paulo. Elsevier. 2017. p. 308-28.

Respostas
59) a; 60) c; 61) a; 62) b

63) Paciente idoso tem queixa de otalgia associado à otorreia à direita há 2 meses, evolui com paralisia facial e piora da dor mesmo após tratamento com antibiótico tópico. Tem antecedente de diabetes *melittus* descompensado. A otoscopia apresenta tecido de granulação em meato acústico externo com membrana timpânica íntegra. O provável agente etiológico é:

a. *Pseudomonas aeruginosa.*
b. *Staphylococcus aureus.*
c. *Proteus mirabilis.*
d. *Candida albicans.*

Comentários

O quadro clínico é sugestivo de otite externa necrotizante, e o principal agente envolvido na infecção é a *Pseudomonas aeruginosa*.

Melo AA, Widolin LC, Mayer D LB, et al. Afecções da orelha externa. In: Pignatari SSN, Anselmo-Lima WT, coordenador. Tratado de Otorrinolaringologia. 3. ed. São Paulo. Elsevier. 2017. p. 660-94.

64) Paciente de 55 anos apresenta queixa de perda auditiva a esquerda há 20 anos, com piora progressiva associada a zumbido contínuo. Na otoscopia apresenta membrana timpânica íntegra. Realizou audiometria tonal que mostrou perda auditiva neurossensorial de grau moderado do lado esquerdo e limiares normais à direita. O próximo exame a ser solicitado é:

a. Ressonância magnética de crânio.
b. Potencial Evocado auditivo de tronco encefálico.
c. Tomografia computadorizada de ossos temporais.
d. Eletrococleografia.

Comentários

Na perda auditiva neurossensorial unilateral é importante afastar o diagnóstico de Schwannoma vestibular, o melhor exame para isso é a ressonância magnética. A tomografia e o PEATE podem não identificar tumores pequenos.

Neto SC, Câmara FAR, Silva MNL. Schwannoma do VIII nervo. In: Pignatari SSN, Anselmo-Lima WT, coordenador. Tratado de Otorrinolaringologia. 3. ed. São Paulo. Elsevier. 2017. p. 1692-739.

65) Paciente feminina, 33 anos, com queixa de perda auditiva bilateral, progressiva há 15 anos, usuária de aparelho de amplificação sonora individual bilateral há 5 anos com pouco benefício há 1 ano. A audiometria mostra perda neurossensorial profunda bilateral, com curva timpanométrica do tipo A e ausência dos reflexos estapedianos. Pensando na reabilitação auditiva o melhor tratamento seria:

a. Estapedotomia.
b. Manter o aparelho de amplificação sonora individual.
c. Prótese auditiva ancorada no osso.
d. Implante coclear.

Comentários

Pelo grau da perda auditiva a única forma de reabilitar auditivamente a paciente é o implante coclear.

Bento RF, Tsuji RK, Goff-Gomez VS. Implante Coclear em adultos e implante auditivo de tronco encefálico. In: Pignatari SSN, Anselmo-Lima WT, coordenador. Tratado de Otorrinolaringologia. 3. ed. São Paulo. Elsevier. 2017. p. 1337-69.

Respostas
63) a; 64) a; 65) d

66) O paraganglioma é o principal tumor que acomete o forame jugular, o quadro clínico inicial apresenta perda auditiva e zumbido pulsátil, dependendo do tamanho pode acometer outros pares cranianos. O melhor exame de imagem para fazer o diagnóstico é:
a. Angiografia digital.
b. Tomografia computadorizada.
c. Ressonância magnética.
d. Ultrassonografia com Doppler.

Comentários

A angiografia digital é considerada o padrão ouro para o diagnóstico do paraganglioma, podendo servir também para realizar as embolizações pré-operatórias. A tomografia computadorizada também pode ser usada, pois é um exame menos invasivo, porém apresenta menor sensibilidade e especificidade que a angiografia. A ressonância magnética pode complementar a investigação, pois consegue analisar invasão tumoral em tecidos adjacentes.

Borin A, Cruz O LM. Tumores do forame jugular. In: Pignatari SSN, Anselmo-Lima WT, coordenador. Tratado de Otorrinolaringologia. 3. ed. São Paulo. Elsevier. 2017. p. 1740-56.

67) Após cirurgia de timpanoplastia paciente acorda reclamando de alteração do paladar. Provavelmente ocorreu lesão no:
a. N. corda do tímpano.
b. N. Estapediano.
c. N. glossofaríngeo.
d. N. Petroso superficial maior.

Comentários

Durante o descolamento do retalho timpanomeatal pode ocorrer lesão do n. corda do tímpano, responsável pela gustação dos 2/3 anteriores da língua.

Cruz OLM, Neto SC. Anatomia cirúrgica do osso temporal. In: Pignatari SSN, Anselmo-Lima WT, coordenador. Tratado de Otorrinolaringologia. 3, ed. São Paulo. Elsevier. 2017. p. 164-215.

68) Num paciente adulto com otite média aguda que evoluiu com paralisia facial periférica, além da antibioticoterapia a melhor conduta inicial é:
a. Miringotomia.
b. Mastoidectomia.
c. Mastoidectomia + descompressão do nervo facial.
d. Apenas tratamento clínico.

Comentários

Nos pacientes com OMA e PFP, além da antibioticoterapia deve-se realizar a miringotomia, deixando a mastoidectomia reservada apenas para os casos que não evoluem, bem como o tratamento inicial. A descompressão do nervo facial não tem indicação nos casos de otite média aguda.

Gouveia MAL, Neto SC, Araujo AMB. Complicações das Otites Médias. In: Pignatari SSN, Anselmo-Lima WT, coordenador. Tratado de Otorrinolaringologia. 3. ed. São Paulo. Elsevier. 2017. p. 834-76.

69) O paciente com otite média crônica colesteatomatosa (OMCC) geralmente apresenta quadro de otorreia fétida associada à perda auditiva. Em grande parte dos casos essa perda auditiva é do tipo condutiva, associada à erosão dos ossículos pelo colesteatoma. Qual região da cadeia ossicular é o mais frequentemente erodido?
a. Cabeça do martelo.
b. Ramo longo da bigorna.
c. Supraestrutura do estribo.
d. *Crus* anterior do estribo.

Comentários

O principal ossículo erodido na OMCC é a bigorna, e a principal região é o ramo longo.

Costa SS, Rosito LPS, Pereira MBR, et al. Otites médias crônicas. In: Pignatari SSN, Anselmo-Lima WT, coordenador. Tratado de Otorrinolaringologia. 3. ed. São Paulo. Elsevier. 2017. p. 755-833.

Respostas
66) a; 67) a; 68) a; 69) b

70) O diagnóstico de otosclerose pode ser suspeitado apenas pela história clínica e pela audiometria, porém o uso da tomografia computadorizada de ossos temporais está sendo cada vez mais usado pois consegue em alguns casos mostrar a extensão da doença. O achado mais comum é:
a. Rarefação óssea em região anterior da janela oval.
b. Presença de duplo halo coclear.
c. Ossificação coclear.
d. Erosão de cadeia ossicular.

Comentários

O principal achado na tomografia é a rarefação óssea em região anterior da janela oval (fissula antefenestram). O sinal do duplo halo geralmente acontece nos casos mais avançados de otosclerose. A ossificação coclear é algo raro de acontecer na otosclerose. A cadeia ossicular se encontra fixa, mas íntegra.

Hueb MM, Rocha GHC. Otosclerose. In: Pignatari SSN, Anselmo-Lima WT, coordenador. Tratado de Otorrinolaringologia. 3. ed. São Paulo. Elsevier; 2017. p. 755-833.

71) As referências anatômicas pontículo e subículo limitam qual região anatômica?
a. Seio timpânico.
b. Recesso do nervo facial.
c. Janela da cóclea.
d. Carótida horizontal.

Comentários

O seio timpânico fica medial à eminência piramidal, ao músculo estapédio e os nervos facial e lateral ao canal semicircular posterior e vestíbulo. Seus limites são superiormente o ponticulo e inferiormente o subículo.

Testa. JRG. Tratado de Otorrinolaringologia da ABORLCCF. 3. ed. Elsevier; 2018. C. 47.

72) O protinículo aponta para qual estrutura anatômica na orelha média?
a. Bulbo da jugular.
b. Carótida interna.
c. Janela do vestíbulo.
d. Seio timpânico

Comentários

Acima da tuba auditiva apresenta na maioria dos indivíduos o protinículo que aponta para a artéria carótida interna. O recesso supratubário é uma área de tamanho variável e depende da inclinação do *tensor fold*, quanto mais vertical, mais largo fica este recesso. Em algumas pessoas o *tensor fold* é muito horizontal, e o recesso supratubário não existe.

Testa JRG. Tratado de Otorrinolaringologia da ABORL-CCF. 3. ed. Elsevier; 2018. C. 47.

73) Na identificação da janela da cóclea podemos nos guiar por qual referência anatômica da orelha média?
a. Pontículo.
b. Protinículo.
c. Fustis.
d. Subículo

Comentários

Proctor definiu uma estrutura óssea representando um tipo de assoalho da região do retrotímpano, também chamada de área concamerata. É limitado superiormente pelo subículo e inferiormente pelo funículo.

Testa JRG. Tratado de Otorrinolaringologia da ABORL-CCF. 3. ed. Elsevier; 2018. C. 47.

Respostas
70) a; 71) a; 72) b; 73) c

74) A crista transversa, ou COG divide que estruturas do ático?
   a. Recesso do facial e recesso timpânico.
   b. Recesso supratubário e epitímpano anterior.
   c. Recesso supratubário e epitímpano posterior.
   d. Epitímpano anterior e posterior.

Comentários

A demarcação entre o epitímpano anterior e posterior é representada na maioria dos casos pela crista transversa ou COG. O COG é um septo ósseo que desce do tégmen timpânico verticalmente ao processo cocleariforme à frente da cabeça do martelo. William House foi o primeiro que descreveu esta estrutura.

Testa JRG. Tratado de Otorrinolaringologia da ABORL-CCF. 3. ed. Elsevier; 2018. C. 47.

75) Na anatomia da orelha interna qual estrutura é paralela à porção labiríntica do nervo facial?
   a. Modíolo.
   b. Giro basal da cóclea.
   c. Canal semicircular superior.
   d. Saco endolinfático.

Comentários

A cóclea é de forma cônica e localizada quase horizontalmente em frente ao vestíbulo, o seu ápice fica próximo à artéria carótida interna, e sua base é o fundo do meato acústico interno, paralelo ao eixo central (Modíolo) e mais medial se encontra a porção labiríntica do nervo facial.

Testa JRG. Tratado de Otorrinolaringologia da ABORL-CCF. 3. ed. Elsevier, C. 47.

76) No diagnóstico de tumores malignos do osso temporal são fatores de alerta:
   a. Dor intensa que não responde a tratamento habitual, otorreia sanguinolenta e fétida, tecido necrótico, exposição óssea ou cartilagínea.
   b. Dor leve que responde a tratamento habitual, otorreia aquosa, hiperemia da pele, vesículas no pavilhão.
   c. Dor intensa que não responde a tratamento habitual, otorreia serosa, vesículas no pavilhão, hiperemia da pele, pólipos.
   d. Dor leve que responde a tratamento habitual, otorreia sanguinolenta e fétida, hiperemia da pele, descamação.

Comentários

O câncer do osso temporal é raro, e tem sua incidência próxima a 1,2 casos para cada 100 mil habitantes por ano. Como os sintomas iniciais podem ser semelhantes aos de otites, geralmente o diagnóstico é retardado. O exame físico é muito variável, mas podem-se observar úlcera com exposição óssea ou cartilaginosa, pólipos ou tecido necrótico. Os fatores de alerta são: dor intensa de otites externas e médias, que não respondem ao tratamento clínico local ou sistêmico habitual, sangramento associado à otorreia e fétida com tecido necrótico e exposição óssea ou cartilaginosa.

Testa JRG, Toledo RN, Dall'igna C, Dall'igna DP, Silva MNL. Tratado de Otorrinolaringologia da ABORL CCF. 3. ed. Elsevier; 2018. C. 41.

Respostas
74) d; 75) a; 76) a

77) O estadiamento de Pittsburgh para carcinomas espinocelulares do meato acústico externo se baseia em:
  a. Estudo anatomopatológico.
  b. Avaliação clínica somente.
  c. Avaliação por imagens somente.
  d. Avaliação clínica e por imagens.

Comentários

Os carcinomas espinocelulares do meato acústico externo são avaliados com os exames físico local (otoscopia) e regional (palpação cervical e das glândulas salivares), associados à presença de paralisia facial. Também a avaliação radiológica através de tomografia computadorizada da presença ou ausência de erosão óssea e da espessura da erosão, além de avaliar o envolvimento da orelha média, da cóclea, do ápice petroso, do canal carotídeo, do forame jugular ou extensa invasão de partes moles.

Testa JRG, Toledo RN, Dall'igna C, Dall'igna DP, Silva MNL. Tratado de Otorrinolaringologia da ABORL-CCF. 3. ed. Elsevier; 2018. C. 41.

78) Por ordem decrescente de incidência quais são os tipos de tumores malignos mais frequentes no osso temporal?
  a. CEC, CBC, sarcomas, metástases.
  b. CBC, CEC, sarcomas, metástases.
  c. Metástases, CBC, CEC, sarcomas.
  d. Sarcomas, metástases, CBC, CEC.

Comentários

Os tipos histológicos epiteliais mais comuns são o carcinoma espinocelular que é mais agressivo seguido dos carcinomas basocelulares. Os sarcomas podem ser de vários tipos, como o osteossarcoma, condrossarcoma, hemangiossarcoma, linfossarcoma, fibrossarcoma e o rabdomiossarcoma que é o tumor solido mais frequente na infância.

Testa JRG, Toledo RN, Dall'igna C, Dall'igna DP, Silva MNL. Tratado de Otorrinolaringologia da ABORL-CCF. 3. ed. Elsevier; 2018. C. 41.

79) Na infância qual o tumor maligno sólido mais frequente no osso temporal?
  a. Hemangiossarcoma.
  b. Fibrossarcorma.
  c. Rabdomiossarcoma.
  d. Leucemia.

Comentário

O RMS é uma neoplasia maligna rara que deriva do mesênquima e faz parte do grupo de sarcomas de partes moles. Representa 10% dos sarcomas de partes moles. Tem 3 tipos histológicos mais comuns: embrionário, alveolar e pleomórfico.

Testa JRG, Toledo RN, Dall'igna C, Dall'igna DP, Silva MNL. Tratado de Otorrinolaringologia da ABORL-CCF. 3. ed. Elsevier; 2018. C. 41.

80) O tratamento dos rabdomiossarcomas parameníngeos do osso temporal se baseia em:
  a. Cirurgia exclusiva com margens de segurança.
  b. Quimioterapia e radioterapia de consolidação.
  c. Cirurgia e radioterapia pós-operatória.
  d. Radioterapia exclusiva.

Comentários

Diante de uma suspeita de RMS, se a ressecção completa com margem de segurança não puder ser realizada e sem a remoção de estruturas vitais, devem-se realizar a biópsia para a confirmação diagnóstica e o tratamento de quimioterapia seguida de radioterapia para consolidação.

Testa JRG, Toledo RN, Dall'igna C, Dall'igna DP, Silva MNL. Tratado de Otorrinolaringologia da ABORL-CCF. 3. ed. Elsevier, C. 41. 2018.

Respostas
77) d; 78) a; 79) c; 80) b

81) Paciente de 75 anos, diabético insulinodependente, queixa-se de otalgia e otorreia na orelha direita há 20 dias, sem melhora com 10 dias de uso de gota com ciprofloxacino e corticoide. Ao exame encontra-se lesão de aspecto polipoide em meato acústico externo na mesma orelha com hiperemia e secreção locais. O diagnóstico mais provável é:
a. Otite externa fúngica.
b. Carcinoma de meato acústico externo.
c. Colesteatoma de meato acústico externo.
d. Otite externa necrotizante.

Comentários

A otite externa necrotizante é infecção de caráter progressivo em pacientes idosos, diabéticos ou imunossuprimidos que tem evolução aguda e de difícil controle com uso de gotas otológicas, e a presença de lesão de aspecto inflamatório é comum no meato acústico externo. Apesar de carcinoma ser um diagnóstico diferencial, o tempo de evolução do paciente é mais agudo, sugerindo processo inflamatório infeccioso e não neoplásico.

Caldas Neto S, Mello Junior JF, et al. (Org.). Tratado de Otorrinolaringologia e Cirurgia Cervicofacial. 2. ed. São Paulo - SP: Editora Roca. 2011.

82) A petrosite aguda, decorrente da otite média aguda, pode causar otalgia e diplopia por causa do acometimento do nervo abducente. Assinale a alternativa que representa a relação entre a localização da inflamação e os sintomas descritos anteriormente:
a. A inflamação pode comprometer o canal de Dorello onde passa o nervo abducente.
b. A inflamação pode comprometer o gânglio de Gasser e explicar a diplopia.
c. A inflamação causa uma meningite o que explica todos os sintomas.
d. A inflamação causa hipertensão intracraniana com compressão do tronco encefálico.

Comentários

A petrosite aguda é uma inflamação do ápice petroso que mantém íntima relação anatômica com o gânglio de Gasser (explicando o sintoma de otalgia e muitas vezes uma cefaleia retro-orbitária unilateral) e com o canal de Dorello onde passa o nervo abducente. A meningite pode ser uma consequência desta infecção que pode ser uma complicação da petrosite, mas os sintomas seriam os clássicos da meningite.

Caldas Neto S, Mello Junior JF, et al. (Org.). Tratado de Otorrinolaringologia e Cirurgia Cervicofacial. 2. ed. São Paulo: Editora Roca. 2011.

83) Qual das sequências de imagens da ressonância magnética de mastoide que apresenta a maior sensibilidade e especificidade no diagnóstico radiológico da presença de colesteatoma de orelha média?
a. Imagem com hipersinal em T2 e com realce em T1 com gadolínio.
b. Imagem não ecoplanar com hipersinal na difusão e hipossinal em mapa ADC.
c. Imagem ecoplanar com hipersinal em mapa ADC e hipossinal em T2 Flair.
d. Imagem com hipersinal em difusão e no mapa ADC.

Comentários

A imagem de maior sensibilidade e especificidade no diagnóstico do colesteatoma é a imagem em difusão não ecoplanar, em que o colesteatoma aparece com hipersinal na difusão, e no ADC a imagem inverte, fica com hipossinal.

Caldas Neto S, Mello Junior JF, et al. (Org.). Tratado de Otorrinolaringologia e Cirurgia Cervicofacial. 2. ed. São Paulo – SP: Editora Roca. 2011.

Respostas
81) d; 82) a; 83) b

84) Mulher, 45 anos, teve episódio de surdez súbita na orelha direita há 15 dias, audiometria com disacusia sensorioneural moderada com IPRF de 88%. Tratou com prednisolona iniciando com 60 mg ao dia por 7 dias e atualmente em dose decrescente, sem referir nenhuma melhora. Trouxe ressonância magnética com contraste que evidenciou imagem de hipersinal coclear em T1 sem contraste e em T2 Flair-3D. Qual o diagnóstico mais provável?
a. Labirintite aguda infecciosa.
b. Schwannoma intracoclear.
c. Hemorragia labiríntica.
d. Labirintite por disacusia imunomediada.

Comentários

A imagem em T1 com hipersinal em T1 pré-contraste e em T2 flair 3D caracteriza hemorragia intralabiríntica. A labirintite apresenta imagem com isossinal em T1 e realce pós-contraste, o mesmo ocorre no Schwannoma que também apresenta hipossinal em T2.

Caldas Neto S, Mello Junior JF, et al. (Org.). Tratado de Otorrinolaringologia e Cirurgia Cervicofacial. 2. ed. São Paulo - SP: Editora Roca. 2011.

85) Nos traumatismos do osso temporal, uma das complicações é a presença de fístula liquórica que pode manifestar-se por uma otoliquorreia ou drenagem pela tuba e se manifestar como rinoliquorreia. O melhor método para se fazer este diagnóstico é:
a. Dosagem de glicose na secreção.
b. A observação de duplo halo em curativo otológico.
c. A tomografia de ossos temporais mostrando fratura transversa.
d. A dosagem de Beta 2 transferrina na secreção.

Comentários

A beta 2 transferrina é uma proteína encontrada no liquor, mas ausente em secreções nasais ou no sangue. É o exame de resultado mais confiável para o diagnóstico da fístula liquórica.

Caldas Neto S, Mello Júnior JF, et al. (Org.). Tratado de Otorrinolaringologia e Cirurgia Cervicofacial. 2. Ed. São Paulo – SP: Editora Roca. 2011.

86) Das causas genéticas de perda auditiva congênita, a maioria dos casos é:
a. Não sindrômica, recessiva.
b. Não sindrômica, dominante.
c. Não sindrômica, ligado ao X.
d. Sindrômicas.

Comentários

A maioria das perdas auditivas genéticas é não sindrômicas recessivas, sendo a alteração do gene *GjB2* a alteração mais comum.

Caldas Neto S, Mello Júnior JF, et al. (Org.). Tratado de Otorrinolaringologia e Cirurgia Cervicofacial. 2. Ed. São Paulo – SP: Editora Roca. 2011.

87) Qual das malformações da orelha interna citadas abaixo é a mais comum?
a. Partição incompleta do tipo 1.
b. Partição incompleta do tipo 2.
c. Partição incompleta do tipo 3.
d. Presença de cavidade comum.

Comentários

A partição incompleta do tipo 2 é a mais comum, caracterizada por um ápice coclear cístico e pode estar associada a alargamento do vestíbulo e aqueduto coclear alargado.

Caldas Neto S, Mello Júnior JF, et al. (Org.). Tratado de Otorrinolaringologia e Cirurgia Cervicofacial. 2. ed. São Paulo: Editora Roca. 2011.

Respostas
84) c; 85) d; 86) a; 87) b

88) O principal diagnóstico diferencial de um meningioma de região petroclival é:
  a. Schwannoma do 5º par craniano.
  b. Schwannoma vestibular.
  c. Schwannoma do nervo facial.
  d. Meningocele do cavo de Meckel.

Comentários

O Schwannoma do nervo trigêmeo é o principal diagnóstico diferencial pela localização deste tipo de lesão e pelas características radiológicas na ressonância magnética serem semelhantes.

Caldas Neto S, Mello Júnior JF, et al. (Org.). Tratado de Otorrinolaringologia e Cirurgia Cervicofacial. 2. ed. São Paulo: Editora Roca. 2011.

89) Paciente apresenta um paraganglioma que invade o forame jugular e fossa infratemporal, se estendendo até a porção horizontal (petrosa) da artéria carótida interna e sem invasão intracraniana. Pela classificação de Fisch, trata-se de um tumor em qual estadiamento?
  a. B.
  b. C2.
  c. C3.
  d. De1.

Comentários

A classificação de Fisch é a mais utilizada no estadiamento desses tumores, pois direciona qual será a melhor abordagem quando se opta por tratamento cirúrgico. Um tumor que invade a fossa infratemporal e se estende até a porção horizontal da artéria carótida interna é considerado um Fisch C3, se invadisse o forame lácero seria um C4, e um De1 significa invasão intracraniana extradural (De) e menor que 2 cm (De1).

Caldas Neto S, Mello Júnior JF, et al. (Org.). Tratado de Otorrinolaringologia e Cirurgia Cervicofacial. 2. ed. São Paulo – SP: Editora Roca. 2011.

90) Na cirurgia da petrosectomia subtotal qual dos passos abaixo deve ser realizado?
  a. Transposição do nervo facial.
  b. Labirintectomia posterior.
  c. Exanteração das células mastóideas com preservação da parede posterior do meato.
  d. Remoção da pele do meato acústico externo medial ao fechamento do mesmo.

Comentários

Entre os passos cirúrgicos da petrosectomia subtotal (via de acesso utilizada para tumores e colesteatomas de orelha média) está o fechamento do meato acústico externo, sendo necessária a retirada de toda a pele medial ao fechamento, assim como remoção da parede posterior do meato, preservação da cápsula ótica, fechamento da tuba auditiva e preenchimento da cavidade cirúrgica com gordura.

Caldas Neto S, Mello Júnior JF, et al. (Org.). Tratado de Otorrinolaringologia e Cirurgia Cervicofacial. 2. ed. São Paulo – SP: Editora Roca. 2011.

Respostas
88) a; 89) c; 90) d

91) As otites médicas podem levar a complicações extracranianas e intracranianas, sendo as primeiras duas vezes mais frequentes. Assinale a alternativa abaixo que corresponde a complicações extracranianas relacionada com otites médias:

a. Abscesso retroauricular, abscesso de Bezold, paralisia facial.
b. Abscesso retroauricular, labirintite, meningite.
c. Abscesso de Bezold, paralisia facial, otomastoidite.
d. Tromboflebite do seio sigmoide, fístula labiríntica, paralisia facial.

Comentários

São complicações extracranianas relacionadas com as otites médias: abscesso subperiosteal, abscesso temporozigomático, abscesso de Bezold, abscesso parafaríngeo, paralisia facial, petrosite, labirintite, fístula labiríntica. A tromboflebite do seio sigmoide, meningite, abscessos epidurais, abscesso cerebral são exemplos de complicações intracranianas.
A otomastoidite não deve ser considerada uma complicação das otites médias, já que a orelha média e a mastoide se comunicam livremente pelo ádito do antro (*aditus ad antrum*), e que a mucosa que reveste uma é exatamente a mesma que reveste a outra. Assim, é absolutamente natural e esperado que um agente infeccioso que cause inflamação da orelha média (otite média) cause também inflamação da mastoide (mastoidite) e que, caso exista qualquer secreção na orelha média, essa também esteja presente na mastoide.

Gouveia MCL, Caldas Neto SC, Araújo AMB. Complicações das Otites Médias. In: Pignatari SSN, Anselmo-Lima WT (Org.). Tratado de otorrinolaringologia. Rio de Janeiro: Elsevier. 2018. p. 150-61.

92) Homem, 60 anos, diabético, apresenta quadro de otalgia intensa com otorreia há mais de 30 dias, foi atendido na urgência algumas vezes sendo prescrito antibiótico tópico (gotas otológicas) e analgésicos sem melhora. À otoscopia observam-se edema difuso no conduto auditivo externo e granulação na transição osteocartilaginosa do meato. Diante do quadro clínico exposto, qual diagnóstico mais provável?

a. Otite externa difusa.
b. Carcinoma espinocelular.
c. Otite externa necrotizante.
d. Doença granulomatosa.

Comentários

A otite externa necrotizante (OEN) é uma infecção grave, potencialmente letal que inicia no meato acústico externo, podendo se estender à base do crânio, levando à osteomielite do osso temporal e infecção de tecidos profundos. O diagnóstico se baseia nas seguintes características: 1. Otalgia persistente por mais de 1 mês; 2. Otorreia purulenta persistente associada a tecido de granulação por várias semanas; 3. Diabetes *melittus*, idade avançada ou outro estado de imunossupressão; e 4. Envolvimento de pares cranianos.
A granulação presente no MAE entre a parte óssea e a cartilaginosa do meato é um achado frequente na otoscopia.

Melo AA, Widolin LC, Mayer DLB, et al. Afecções da Orelha Externa. In: Pignatari SSN, Anselmo-Lima WT (Org.). Tratado de otorrinolaringologia. Rio de Janeiro: Elsevier. 2018. p. 107-16.

93) São sinais e sintomas que caracterizam a Síndrome de Ramsay Hunt:

a. Otalgia, paralisia do abducente, ptose palpebral.
b. Otalgia, paralisia facial, ptose palpebral.
c. Otorreia, otalgia, cefaleia.
d. Otalgia, vesículas auriculares, paralisia facial.

Comentários

A síndrome de Ramsay Hunt (ou zóster auricular) é uma complicação rara do herpes-zóster em que ocorre reativação de uma infecção latente pelo vírus varicela-zóster no gânglio geniculado. Geralmente, estão presentes vesículas auriculares e sintomas, como otalgia e paralisia facial periférica.

Melo AA, Widolin LC, Mayer DLB, et al. Afecções da Orelha Externa. In: Pignatari SSN, Anselmo-Lima WT (Org.). Tratado de otorrinolaringologia. Rio de Janeiro: Elsevier. 2018. p. 107-16.

Respostas
91) a; 92) c; 93) d

94) A perda auditiva congênita está associada a causas genéticas e ambientais. Dentre os fatores de risco para perda auditiva destacam-se algumas infecções intrauterinas especialmente as conhecidas pelo acrônimo TORCHS (toxoplasmose, rubéola, citomegalovírus, herpes simples e sífilis). Recentemente, mais um agente infecioso foi reconhecido como fator de risco para perda auditiva congênita:

a. Coronavírus.
b. Zika vírus.
c. Vírus da *Chikungunya*.
d. Vírus da dengue.

Comentários

Zika vírus foi adicionado à lista de infecções intrauterinas associadas à perda auditiva a partir de estudos que identificaram uma maior prevalência de perda auditiva nas crianças expostas ao vírus, especialmente as que apresentam manifestações clínicas, incluindo a microcefalia. Em 2019, a nova publicação revisada das diretrizes (guideline), relacionada com a detecção precoce da perda auditiva e intervenção do JCIH (*Joint Committee on Infant Hearing*), reconheceu e incluiu mais esse agente como relacionado com o maior risco de perda auditiva congênita.

Leal MC, Muniz L, Ferreira T, et al. Hearing Loss in Infants with Microcephaly and Evidence of Congenital Zika Virus Infection—Brazil, November 2015-May 2016. Morbidity and Mortality Weekly Report. 2016;65(34):917-19.
Leal M, Muniz L, Caldas Neto SS, et al. Sensorineural hearing loss in a case of congenital Zika virus. Brazilian Journal of Otorhinolaryngology. 2016.
Year Position Statement: Principles and Guidelines for Early Hearing Detection and Intervention Programs. Journal of Early Hearing Detection and Intervention. 2019;4(2):1-44.

95) Uma criança de 10 anos evoluiu com otalgia, febre, otorreia purulenta e irritabilidade há + ou - 24 horas. Nega história de otorreia prévia. Na urgência foi diagnosticada com otite média aguda (supurada), iniciado tratamento com antibiótico oral e sintomático. Após 3 dias do tratamento, sem febre, sem dor e sem otorreia, mas procura o otorrino referindo apenas hipoacusia. Assinale qual a conduta mais adequada:

a. Mudar o antibiótico.
b. Dobrar a dose do antibiótico.
c. Manter o tratamento e acompanhar clinicamente.
d. Iniciar anti-inflamatório.

Comentários

Os parâmetros que devem nos guiar quanto à resposta ao tratamento clínico da OMA é a dor e a febre. A ausência de febre e dor indica evolução favorável. A persistência da hipoacusia pode ocorrer pela presença ainda de efusão na orelha média, porém não deve ser parâmetro para avaliar resposta ao tratamento. A efusão e hipoacusia podem persistir por semanas.

Miura MS, Saffer M, Sih T. Otite média aguda, recorrente e com efusão. In: Pignatari SSN, Anselmo-Lima WT (Org.). Tratado de otorrinolaringologia. Rio de Janeiro: Elsevier. 2018. p. 118-27.

Respostas
94) b; 95) c

96) Diante de um paciente que apresenta otorreia associada a tubo de ventilação. Qual das opções abaixo representa a melhor alternativa para tratamento?
a. Antibiótico oral.
b. Anti-inflamatório não hormonal.
c. Corticoide oral.
d. Antibiótico tópico.

Comentários

O uso de antibiótico tópico (apresentação de gotas otológicas) é suficiente para o tratamento de otorreia em pacientes com tubo de ventilação. Não se faz necessária a associação a antibiótico sistêmico.

Rosenfeld RM, Schwartz SR, Pynnonen MA, et al. Clinical practice guideline: Tympanostomy tubes in children. Otolaryngol Head Neck Surg. 2013;149(1):S1-35.

97) A otosclerose pode ser classificada em otosclerose histológica, clínica ou coclear. Como a otosclerose coclear se apresenta clinicamente?
a. Perda auditiva sensorioneural pura.
b. Perda auditiva condutiva evoluindo para sensorioneural.
c. Perda auditiva mista.
d. Perda auditiva condutiva.

Comentários

A otosclerose histológica se caracteriza por presença de foco limitado à cápsula ótica, sem sintomatologia. A otosclerose clínica se apresenta com manifestações auditivas secundárias à fixação da platina do estribo, levando a perdas auditivas condutivas, ou eventualmente com acometimento secundário do endósteo coclear, levando a perdas mistas. Já a otosclerose coclear apresenta invasão do endósteo coclear, sem a fixação da platina do estribo, ocasionando perda auditiva sensorioneural pura.

Hueb MM, Rocha GHB. Otosclerose. In: Pignatari SSN, Anselmo-Lima WT (Org.). Tratado de otorrinolaringologia. Rio de Janeiro: Elsevier. 2018. p. 161-71.

Respostas
96) d; 97) a

98) De acordo com a classificação radiológica utilizada graduar Shwannoma Vestibular proposta por Koos, em 1976, em qual estágio está classificando essa lesão demonstrada na figura abaixo?

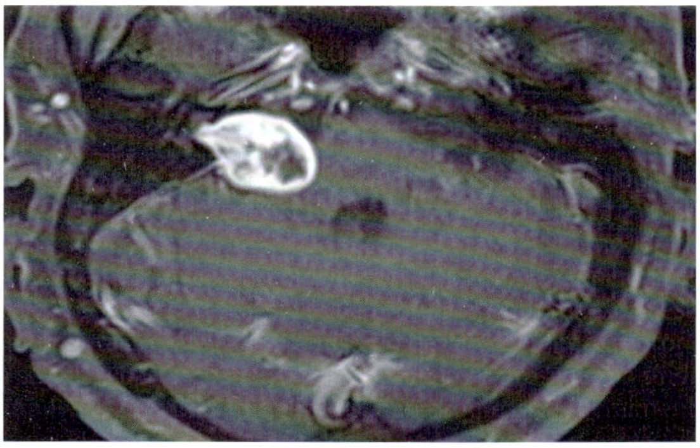

a. Estágio I.
b. Estágio II.
c. Estágio III.
d. Estágio IV.

Comentários

Classificação:
- Estágio I: tumor exclusivamente intracanalicular.
- Estágio II: tumor com pouca projeção para a cisterna cerebelopontina, sem tocar o tronco cerebral e/ou cerebelo.
- Estágio III: tumor com grande projeção para a cisterna, tocando o cerebelo e/ou tronco cerebral, mas sem efeito compressivo.
- Estágio IV: tumor comprimindo o cerebelo e/ou tronco cerebral.

Caldas Neto S, Camara FAR, Silva MNL. Schwannoma do VIII Nervo. In: Pignatari SSN, Anselmo-Lima WT (Org.). Tratado de otorrinolaringologia. Rio de Janeiro: Elsevier. 2018. p. 273-86.

99) O diagnóstico dos paragangliomas é realizado pela caracterização da apresentação clínica e sua correlação com achados dos exames de imagem. Qual dos exames listados abaixo é considerado padrão ouro no diagnóstico dos paragangliomas:
a. Tomografia computadorizada.
b. Ressonância magnética.
c. Cintilografia.
d. Angiografia digital.

Comentários

A angiografia digital é o exame considerado padrão ouro para o diagnóstico do paraganglioma, demonstrando a presença de tumor hipervascular, de rápido enchimento arterial e esvaziamento venoso e com intenso *blush* tumoral. Em geral, a principal artéria nutriente é a faríngea ascendente.

Borin A, Cruz OLM. Tumores do Forame Jugular. In: Pignatari SSN, Anselmo-Lima WT (Org.). Tratado de otorrinolaringologia. Rio de Janeiro: Elsevier. 2018. p. 287.

Respostas
98) c; 99) d

100) Assinale a alternativa que representa as características clínicas (tríade) da Síndrome de Gradenigo.
a. Otite média, paralisia facial, otalgia.
b. Otite média, dor retro-orbitária e paralisia do abducente.
c. Otite média crônica, paralisia facial, otorreia.
d. Otite média, otorreia, paralisia do abducente.

Comentários

A petrosite é a extensão do processo infeccioso da orelha média para as células do ápice petroso. É uma complicação da otite média que pode ocorrer tardiamente.
Pode ocorrer decorrente de otite média aguda ou crônica, cursa com dor persistente, de forte intensidade, do tipo nevrálgico, na topografia auricular ou mastóidea com irradiação trigeminal (na região retro-orbitária profunda). Na metade dos casos apenas, paralisia do nervo abducente, levando à diplopia, que associada aos sintomas precedentes, constitui a clássica tríade (otite média, dor retro-orbitária e paralisia do abducente) conhecida como síndrome de Gradenigo.

Gouveia MCL, Caldas Neto SC, Araújo AMB. Complicações das Otites Médias .In: Pignatari SSN, Anselmo-Lima WT (Org.). Tratado de otorrinolaringologia. Rio de Janeiro: Elsevier. 2018. p. 150-61.

101) A síndrome de Pendred é caracterizada pela presença de surdez e bócio. Pacientes com síndrome de Pendred frequentemente apresentam achados radiológicos de que tipo de malformação do sistema auditivo?
a. Aqueduto vestibular alargado e partição coclear incompleta.
b. Displasia de Michel e cavidade única.
c. Displasia de Mondini e de Michel.
d. Hipoplasia coclear e cavidade única.

Comentários

A Síndrome do aqueduto vestibular alargado (LVAS) e a síndrome de Pendred têm mutações no gene PDS, sugerindo que LVAS e síndrome de Pendred configuram um espectro comum. O aqueduto vestibular alargado e partição coclear incompleta são as malformações mais frequentes presentes na síndrome de Pendred.

Ali RS, Brian DZ, Michael NP. Imaging of Congenital Temporal Bone Anomalies, Operative Technique in Otolaryngology Head and Neck Surgery. 2014;25(1):13-20.

Respostas
100) b; 101) a

102) O exame de tomografia computadorizada de orelhas/mastoides é um exame de grande valor no diagnóstico da perda auditiva flutuante associada ao aqueduto vestibular alargado. O critério radiológico é discutido e variado, utilizando o diâmetro absoluto ou os *critérios de Cincinnati*. O tamanho com base na medida do canal semicircular posterior (CSP) que, ao nível do ponto médio do aqueduto vestibular, tem aproximadamente 1,5 cm de diâmetro é considerado o principal marcador de referência. O uso deste marcador de referência interno permite a comparação visual de várias imagens contíguas, sendo considerada anormal uma medida maior que:

a. 1 mm no istmo do aqueduto vestibular.
b. 0,5 mm no istmo do aqueduto vestibular.
c. 2,0 mm no istmo do aqueduto vestibular.
d. 0,2 mm no istmo do aqueduto vestibular.

Comentários

O diagnóstico radiológico da síndrome do aqueduto vestibular alargado é com base no exame de tomografia computadorizada de alta resolução. O canal semicircular posterior é utilizado como referência para configurar o alargamento do aqueduto vestibular alargado a partir de reconstruções oblíquas de 45 graus em comparação a imagens de plano axial padrão com uma medida maior que 1 mm no istmo do aqueduto vestibular.

Ozgen B, Cunnane ME, Caruso PA, Curtin HD. Comparison of 45 Oblique Reformats with Axial Reformats in CT Evaluation of the Vestibular Aqueduct. AJNR Am J Neuorradiol. 2008;29(1):30-34.

103) A Perda Súbita de Audição é considerada uma emergência em otorrinolaringologia, de etiologia idiopática e que afeta 5 a 27 indivíduos por 100.000, anualmente. O critério audiológico para definir a perda de audição na surdez súbita é:

a. Perda auditiva sensorioneural ≥ a 30-dB em 3 frequências consecutivas.
b. Perda auditiva sensorioneural ≥ a 41-dB na média tritonal absoluta.
c. Perda auditiva sensorioneural ≥ a 60-dB em qualquer frequência.
d. Perda auditiva sensorioneural ≥ a 25-dB em frequências da fala.

Comentários

Os artigos da literatura assim como o National Institute on Deafness and Other Communication Disorders (NIDCD), definem critérios com base em estudos que mostram a dificuldade auditiva dos sujeitos a partir de 30 dB.

Chandrasekhar SS, Tsai Do BS, Schwartz SR, et al. Clinical Practice Guideline: Sudden Hearing Loss (Update). Otolaryngology–Head and Neck Surgery. 2019;161(1):S1-S45.

Respostas

102) a; 103) a

104) A otite externa necrotizante é considerada uma complicação de otite externa que traz potencial risco de vida ao indivíduo por sua tendência em comprometer o osso temporal e ao redor. Compromete principalmente idosos, pacientes diabéticos ou imunocomprometidos, sendo rara em crianças ou pessoas imunocompetentes. O patógeno mais comum da doença é *Pseudomonas aeruginosa*. Fungos (*Aspergillus fumigatus*) podem ser o agente causador em pacientes não diabéticos. Raramente, *Staphylococcus epidermidis* ou outras bactérias Gram-negativas são encontrados como um agente etiológico. A propensão de diabéticos está relacionada com o comprometimento do suprimento de sangue na microangiopatia diabética. Assim, o exame e o aspecto radiológico crucial para o seu diagnóstico são:

a. Tomografia computadorizada de ossos temporais que mostra a erosão da cortical óssea.
b. Ressonância magnética ponderada em T1 que mostra o processo fibrótico.
c. Ressonância magnética ponderada em T2 que mostra alta intensidade de sinal no processo inflamatório edematoso.
d. A tomografia de ossos temporais com contraste que mostra a invasão intracraniana.

Comentários

Embora as alterações do tecido mole e alterações do osso medular são mais óbvias nas imagens de ressonância magnética, a técnica não tem uma sensibilidade maior do que TC que mostra a erosão do osso cortical e é o fator crucial para estabelecer o diagnóstico definitivo.

Grandis JR, Curtin HD, Yu VL. Necrotizing (malignant) external otitis: prospective comparison of CT and MR imaging in diagnosis and follow-up. Radiology. 1995;196:499-504.

105) Dentre a diferenciação das alterações inflamatórias e colesteatomatosas do ápice petroso os exames radiológicos de imagem são importantes no diagnóstico e planejamento do seu tratamento. Assim, as imagens de ressonância magnética são importantes, pois:

a. Os cistos ou granulomas de colesterol apresentam-se hiperintensos nas imagens ponderadas em T1 e T2 e indiferentes em DWI.
b. Nos casos de otomastoidite (*apicite do osso petroso*) as imagens de ressonância magnética diferem das infecções não colesteatomatosas de tecido inflamatório crônico.
c. Os cistos epidermoides apresentam diferentes aspectos de imagem de ressonância magnética do colesteatoma.
d. As imagens ecoplanares ponderadas em T2 pós-contraste com gadolínio permitem detectar a presença de colesteatoma.

Comentários

Embora a tomografia computadorizada de alta resolução seja muito utilizada na avaliação de recidiva ou presença de colesteatoma residual pós-mastoidectomia, o uso combinado de imagens ponderadas em T1 pós-gadolínio e a sequência DWI não ecoplanar têm a maior sensibilidade e especificidade para detectar o colesteatoma residual, evitando cirurgias revisionais. No caso de otomastoidite – *apicite* da ponta do rochedo temporal (ápice petroso), os achados de ressonância magnética não diferem de infecções não colesteatomatosas de tecido inflamatório, apresentando com alta intensidade de sinal nas imagens ponderadas em T2 baixa intensidade de sinal em imagens ponderadas em T1, realce após administração intravenosa de gadolínio e ausência de anormalidades no B 1000 DWI. Ao contrário, os cistos epidermoides mostram imagens de Ressonância Magnética com características semelhantes aos colesteatomas. Já os cistos de colesterol ou granulomas de colesterol têm uma alta intensidade de sinal nas imagens ponderadas em T1- e T2- e são indiferentes em DWI.

Lemmerling MM, De Foer B, Verbist BM, VandeVyver V. Imaging of inflammatory and infectious diseases in the temporal bone. Neuroimaging Clin N Am. 2009;19(3):321-37.

Respostas
104) a; 105) a

106) A labirintite ou otite de orelha interna é um processo inflamatório da orelha interna que envolve um ou mais dos compartimentos labirínticos. Sobre suas características, manifestações, podemos observar que:

a. No estágio inicial da labirintite infecciosa quando há aumento da celularidade o exame de ressonância magnética irá evidenciar um aumento de sinal na ponderação em T1.
b. O estágio inicial seroso da labirintite infecciosa pode ser diferenciado radiologicamente da endolinfa e perilinfa.
c. Labirintite serosa, trigeminalgia, paralisia ipsilateral do nervo abducente são características da Síndrome de Gradenigo.
d. A labirintite timpanogênica ocorre pela passagem de microrganismos ou toxinas ou agentes farmacológicos da orelha média, que se dá frequentemente pela janela oval.

Comentários

A etiologia da labirintite pode ser infecciosa ou não infeciosa, geralmente autoimune. A labirintite pode ser timpanogênica, hematogênica ou meningogênica. A propagação timpanogênica é unilateral e ocorre por causa da passagem de microrganismos, toxinas ou agentes farmacológicos da orelha média para a interna através da janela redonda, e ocasionalmente pela janela oval. A labirintite meningogênica é bilateral e ocorre pelo meato acústico interno, o aqueduto coclear, ou ambos, e é mais comum em crianças. A Labirintite hematogênica ocorre pela contaminação dos espaços da orelha interna por patógenos da corrente sanguínea. Sua Classificação histológica é: 1. serosa, 2. purulenta, 3. fibrosa e 4. labirintite ossificante e radiológica: 1. estágio agudo, 2. estágio fibroso e 3. labirintite ossificante. No estágio agudo o pus presente na orelha interna não pode ser diferenciado da endolinfa e perilinfa normais nas imagens de ressonância magnética ponderadas em T2. A endolinfa e perilinfa podem mostrar um aumento de sinal na ponderação T1 sem contraste por causa do aumento da celularidade.

Hegarty JL, Patel S, Fischbein N, et al. The value of enhanced magnetic resonance imaging in the evaluation of endocochlear disease. Laryngoscope. 2002;112(1):8-17.

107) Homem, 50 anos, ciclista, procura atendimento pelo aparecimento de uma lesão na orelha direita, na região da hélice, de aspecto nodular indolor ulcerada no centro com bordas elevadas evertidas e endurecida de 6,0 mm de tamanho, de aparecimento há 20 dias, sem melhora com tratamento local com cremes contendo corticosteroides e antibióticos. O diagnóstico mais provável deste paciente é:

a. Carcinoma de células escamosas.
b. Carcinoma de células basais.
c. Ceratoacantoma de pavilhão auricular.
d. Neurofibroma.

Comentários

A descrição é característica do carcinoma de células escamosas, e seu local de predileção é a hélice. Pode-se apresentar como um nódulo indolor e/ou uma úlcera com bordas elevadas e evertidas e de base endurecida. As metástases locorregionais ocorrem muito tardiamente e é mais comum em homens na quinta década, de pele clara que tiveram exposição prolongada à luz direta do sol. O carcinoma de células basais tem o mesmo acometimento, mas apresenta-se como um nódulo com crosta central cuja remoção resulta em sangramento. Quando ulcerado tem uma borda saliente ou frisada. A lesão frequentemente se estende circunferencialmente na pele e pode penetrar mais profundamente, envolvendo cartilagem ou osso. Linfonodos metastáticos geralmente não ocorrem. O ceratoacantoma é uma lesão benigna que se manifesta em qualquer localização do pavilhão auricular e se apresenta como um nódulo elevado com uma cratera central que cresce rapidamente e regride lentamente, deixando uma cicatriz. O neurofibroma apresenta-se como um *inchaço* firme e não dolorido e que pode estar associado à doença de von Recklinghausen. O neurofibroma compromete o meato acústico, podendo obstruí-lo.

Allanson BM, Low TH, Clark JR, Gupta R. Squamous Cell Carcinoma of the External Auditory Canal and Temporal Bone: An Update. Head Neck Pathol. 2018;12(3):407-18.

Respostas
106) a; 107) a

108) Os tumores glômicos são constituídos por que tipo de células?
a. Paraganglionares derivadas da crista neural.
b. Ganglionares dos corpos aórtico e jugular.
c. Seromucinosas promontoriais.
d. Tubotimpânicas presentes no hipotímpano.

Comentários

O *Glomus* é a neoplasia benigna mais comum da orelha média e tem sua origem nos corpos glômicos que se assemelham ao corpo carotídeo na estrutura e são encontrados na cúpula do bulbo jugular ou no promontório ao longo do curso do ramo timpânico do IX nervo craniano (nervo de Jacobson). O tumor consiste em células paraganglionares derivadas da crista neural.

Dhingra PL, Dhingra S, Dhingra D. Diseases of Ear, Nose and Throat & Head and Neck Surgery. Elsevier. 2014(6).

109) Homem de 52 anos apresentou um carcinoma espinocelular de orelha média foi submetido a tratamento por petrosectomia e oclusão total do meato acústico externo, mantendo a audição por via óssea em 35 dB. No pós-operatório sua queixa após 2 anos do tratamento é de dificuldade importante de compreensão e conversação quando está em reuniões do trabalho ou social. Nega zumbido ou vertigem. Neste caso, qual é a melhor alternativa de reabilitação auditiva?
a. Prótese auditiva ancorada no osso.
b. Aparelho auditivo – sistema *cross*.
c. Fonoterapia para treinamento auditivo.
d. Implante coclear.

Comentários

Neste caso a obliteração do meato acústico externo por petrosectomia parcial com conservação da audição sensorioneural em até 65 dB associada à perda auditiva condutiva. As indicações audiológicas das próteses auditivas ancoradas no osso consideram as perdas condutivas, sensorioneural ou mistas em indivíduos que não podem utilizar AASI, desde que os limiares de via óssea estejam até 65 dB NA, na média das frequências de 500 Hz a 3.000 Hz. Na malformação congênita de orelha externa e/ou média, uni ou bilateral, que impossibilite adaptação de AASI. Índice de reconhecimento de fala em conjunto aberto maior que 60% em monossílabos sem AASI, nos casos de perdas auditivas bilaterais ou orelhas externa e média com patologia crônica em que não seja possível a adaptação de AASI.

Lavinsky ., Romano FR, Campos Netto, Aloysio AT. Práticas em Cirurgia da Base de Crânio. Thieme-Revinter. 2021(1).

110) Menina, 10 meses, nasceu de parto normal, a termo, pesando 3.400 g e 48,5 cm de comprimento, sem intercorrências pré-natais ou perinatais, com desenvolvimento neuromotor adequado para sua idade, não apresenta balbucios, fica muito atenta a desenhos na televisão, e os pais notaram que ela não se assusta com barulhos. Falhou no teste da orelhinha, foram repetidos os exames de emissões otoacústicas que mostraram ausência de resposta e Potencial Evocado Auditivo de Tronco Encefálico com ausência de ondas bilateralmente para todas as frequências testadas, exames para CMV, Toxoplasmose, Epstein-Barr foram negativos. Exame genético mostra homozigose para GJB2. Após avaliação comportamental foi adaptada a aparelhos auditivos convencionais para perda profunda e passou a mostrar atenção para tambor, mas sem respostas ao Guizo, *Black-Black*, agogô e voz (papapa). Qual a conduta a ser adotada para sua reabilitação auditiva?
a. Implante coclear bilateral simultâneo.
b. Implante coclear bilateral sequencial, iniciado pela direita.
c. Implante coclear unilateral à esquerda.
d. Manter treinamento auditivo.

Comentários

Os atrasos do desenvolvimento da fala e da linguagem, na infância, são muito frequentes, principalmente em crianças com perda auditiva permanente e naquelas nascidas prematuras. Os fatores que podem contribuir para distúrbios cognitivos e de linguagem incluem a idade gestacional ao nascimento, doenças graves, morbidades neonatais, duração de hospitalização, perda auditiva permanente, lesão cerebral, sexo, idade ao diagnóstico, fatores de risco socioeconômicos e ambientais. Os distúrbios da linguagem podem levar a consequências negativas para a criança seja aquisição de escrita e leitura, seja em repercussões ao longo de sua vida. Neste sentido formado o diagnóstico da surdez severa à profunda bilateral a indicação é o implante coclear bilateral simultâneo.

Bento RF. Tratado de implante coclear e próteses auditivas implantáveis. Rio de Janeiro: Thieme/Revinter. 2021(2).

Respostas
108) a; 109) a; 110) a

111) Qual a manifestação (sintoma) inicial mais frequente do Schwannoma Vestibular (neurinoma do acústico) ocasional?
   a. Perda auditiva sensorioneural unilateral.
   b. Zumbido unilateral.
   c. Tontura.
   d. Paralisia facial.

Comentários

Por ser uma lesão primariamente originada no nervo vestibular, a alteração do equilíbrio poderia ser primeiramente afetada. Entretanto, a pressão gradual exercida sobre esse nervo pelo crescimento tumoral costuma ser compensada pelos outros sistemas envolvidos no equilíbrio global (visão e propriocepção). Por outro lado, a pressão sobre o nervo coclear não tem como ser compensada e a perda auditiva (sensorioneural) costuma ser o primeiro sintoma do schwannoma vestibular.

Pena IC,. Landau EY, Breen BP, Zevallos JT, Vrabec JP, Jeffrey. Diagnostic Criteria for Detection of Vestibular Schwannomas in the VA Population. Otology & Neurotology. 2016;37(10):1510-15.

112) Qual o sintoma mais comum do paraganglioma jugulotimpânico?
   a. Zumbido pulsátil.
   b. Perda auditiva.
   c. Tontura.
   d. Otorreia sanguinolenta.

Comentários

O padrão de crescimento do paraganglioma é relativamente lento e tende a crescer por áreas de menor resistência tecidual. Quando tem origem na cavidade timpânica é lógico que, mesmo com pequena dimensão, toque na cadeia ossicular e promova o zumbido pulsátil por conta da sua alta vascularização. Mas, mesmo oriundo no forame jugular, tende a crescer inicialmente para a cavidade timpânica, promovendo o mesmo efeito sobre a cadeia ossicular e originando o zumbido pulsátil.

Lavinsky J, Romano FR e Campos Netto AAT. Práticas em cirurgia da base do crânio. Rio de Janeiro: Thieme Revinter Publicações. C. 13. 2021. In: Toledo RN, Caldas Neto SS, Cruz OLM, Seção II: Acesso para a fossa infratemporal – Fisch Tipo A.

113) Qual o tumor mais frequente no ângulo pontocerebelar (APC)?
   a. Schwannoma vestibular.
   b. Meningioma.
   c. Lipoma.
   d. Metástases.

Comentários

Estatisticamente, os schwannomas vestibulares constituem 75 a 80% dos tumores do APC, seguido pelos meningiomas (10 a 15%).

Pena IC, Landau EY, Breen BP, Zevallos JT, Vrabec JP, Jeffrey. Diagnostic Criteria for Detection of Vestibular Schwannomas in the VA Population. Otology & Neurotology. 2016;37(10):1510-15.

Respostas
111) a; 112) a; 113) a

114) Qual a distribuição anatômica nos nervos cranianos VII e VIII na porção mais lateral do meato acústico interno.

a. Anterior e superior, nervo facial; anterior e inferior, nervo coclear; posterior e superior, nervo vestibular superior; posterior e inferior, nervo vestibular inferior.
b. Anterior e superior, nervo coclear; anterior e inferior, nervo facial; posterior e superior, nervo vestibular superior; posterior e inferior, nervo vestibular inferior.
c. Anterior e superior, nervo vestibular superior, anterior e inferior, nervo vestibular inferior; posterior e superior nervo facial; posterior e inferior nervo coclear.
d. Anterior e superior, nervo vestibular superior; anterior e inferior, nervo vestibular inferior; posterior e superior nervo coclear, posterior e inferior nervo facial.

Comentários

Desde as origens aparentes na fissura bulbopontina, o nervo facial (VII) ocupa uma posição anterior em relação ao vestibulococlear (VIII). Isso se mantém ao longo do seu trajeto desde o meato até a porção mais lateral do conduto auditivo interno (CAI). O que impõe certa adaptação a essa situação anatômica é divisão do VIII nervo em 3 ramos dentro do CAI: coclear, que então ocupa posições anterior e inferior (abaixo do facial), e os 2 vestibulares que ocupam a posição posterior. Assim, fica mais fácil entender por que o vestibular superior tem esse nome: porque ocupa a posição posterior e *superior*, e o vestibular inferior por ocupar a posição posterior e **inferior.**

Cruz OLM, Caldas Neto SS. Manual Tridimensional de Dissecção Cirúrgica do Osso Temporal. Thieme Revinter, 2010.

115) O primeiro joelho do nervo facial dentro do osso temporal se posiciona entre:

a. Segmento labiríntico e segmento timpânico.
b. Segmento intracanalicular e segmento labiríntico.
c. Segmento timpânico e mastóideo.
d. Segmento intracanalicular e timpânico.

Comentários

O primeiro joelho é a designação anatômica dada à flexão em ângulo agudo dada pelo segmento labiríntico, que desemboca do gânglio geniculado, e o segmento timpânico que se origina a partir do gânglio.

Cruz OLM, Caldas Neto SS. Manual Tridimensional de Dissecção Cirúrgica do Osso Temporal. Thieme Revinter, 2010.

116) Quais nervos cranianos trafegam na porção anterior do forame jugular?

a. IX, X e XI.
b. IX, X, XI e XII.
c. X, XI e XII.
d. IX, X e XII.

Comentários

Os nervos bulbares que caminham para o seu trajeto extracraniano através do forame jugular são o IX, X e XI nervos. O XII nervo (hipoglosso) tem um forame e canal próprios para seguir seu trajeto extracraniano.

Cruz OLM, Caldas Neto SS. Manual Tridimensional de Dissecção Cirúrgica do Osso Temporal. Thieme Revinter, 2010.

117) Qual estrutura venosa desemboca na porção anterior do forame jugular?

a. Seio petroso inferior.
b. Seio petroso superior.
c. Seio petroso lateral.
d. Seio petroso medial.

Comentários

A única estrutura venosa que desemboca na porção anterior do forame jugular é o seio petroso inferior. A porção posterior do forame, também chamada às vezes de porção venosa, recebe o seio sigmoide ou lateral. O seio petroso super or faz conexão, geralmente, entre a flexão do seio transverso e o início do seio lateral.

Cruz OLM, Caldas Neto SS. Manual Tridimensional de Dissecção Cirúrgica do Osso Temporal. Thieme Revinter, 2010.

Respostas
114) a; 115) a; 116) a; 117) a

118) Os foramens oval e espinhoso, que são referência anatômica na fossa média, permitem a passagem das seguintes estruturas:
a. V3 e artéria meníngea média.
b. V2 e artéria meníngea média.
c. V3 e artéria temporal superficial.
d. V2 e artéria temporal superficial.

Comentários

Na porção mais lateral do assoalho da fossa média, estão localizados os forames oval e espinhoso. O forame oval é o mais anterior e dá passagem à terceira divisão do nervo trigêmeo para seu trajeto extracraniano. Mais posterior, o forame espinhoso dá passagem para a artéria meníngea média, ramo da artéria maxilar (carótida externa), para seu trajeto intracraniano, contribuindo para a irrigação da dura-máter da fossa média.

Cruz OLM, Caldas Neto SS. Manual Tridimensional de Dissecção Cirúrgica do Osso Temporal. Thieme Revinter, 2010.

119) A incisura de Gasser e o *cavum* de Meckel, no ápice petroso, estão correlacionados com qual nervo craniano?
a. V.
b. VI.
c. IV.
d. VII.

Comentários

Na região mais superior e anterior do ápice petroso, a incisura de Gasser recebe as fibras do V nervo (Trigêmeo) que vão formar, logo na sequência e mais lateralmente, o gânglio de Gasser na região conhecida como *cavum* de Meckel.

Cruz OLM, Caldas Neto SS. Manual Tridimensional de Dissecção Cirúrgica do Osso Temporal. Thieme Revinter, 2010.

120) Quais os nervos intracranianos que trafegam junto à porção anterior do ápice petroso e que costumam estar envolvidos na Síndrome de Gradenigo?
a. V e VI.
b. IV e V.
c. IV e VI.
d. V e VII.

Comentários

A síndrome de Gradenigo clássica é composta pela tríade: otite média supurativa, dor facial intensa e estrabismo. Isto ocorre, geralmente, por uma complicação de otite média, quando seu quadro inflamatório e infeccioso extravasa os limites da orelha média e alcança o ápice petroso. A dor facial é decorrente do acometimento inflamatório da segunda (V2) e terceira (V3) divisão do nervo trigêmeo que trafeganessa região. O segundo nervo acometido é o abducente (VI nervo). Este, insinua-se pelo canal de Dorello, também no ápice petroso, antes de penetrar a fissura orbitária, sendo também envolvido pelo processo inflamatório. Assim, V e VI nervos são acometidos na síndrome de Gradenigo clássica.

McLaren J, Cohen MS, El Saleeby CM. How well do we know Gradenigo? A comprehensive literature review and proposal for novel diagnostic categories of Gradenigo's syndrome. International Journal of Pediatric Otorhinolaryngology. 2020; 132: 109942.

121) O Schwannoma Vestibular origina-se geralmente da bainha de Schwann do(s):
a. Nervo coclear.
b. Nervos vestibulares.
c. Nervo de Jacobson.
d. Nervo intermédio.

Comentários

Responde ao mais comum dos tumores do Ângulo pontocerebelar. À medida que cresce, pode afetar o nervo coclear e, em alguns casos mais extensos, os nervos facial, trigêmeo, glossofaríngeo, vago e hipoglosso.

Goldbrunner R, Weller M, Regis J, et al. EANO guideline on the diagnosis and treatment of vestibular schwannoma. Neuro Oncol. 2020;22(1):31-45.

Respostas
118) a; 119) a; 120) a; 121) b

122) Qual tumor cerebral está mais frequentemente associado ao Schwannoma vestibular (SV) na Neurofibromatose (NF) tipo II:
a. Glioma.
b. Ependimoma.
c. Estesioneuroblastoma.
d. Meningioma.

Comentários

A presença de um meningioma no cérebro ou na medula espinal associado ao SV caracteriza uma das formas de manifestação da NF tipo II. É o tumor cerebral que mais frequentemente está associado ao SV.

Goldbrunner R, Weller M, Regis J, et al. EANO guideline on the diagnosis and treatment of vestibular schwannoma. Neuro Oncol. 2020;22(1):31-45.

123) Os paragangliomas do osso temporal, de acordo com a Classificação de Fisch, são definidos como do tipo C1 a C4 de acordo com:
a. A localização da lesão na caixa timpânica.
b. A extensão da lesão intradural.
c. O envolvimento do canal carotídeo.
d. A extensão da lesão ao seio sigmoide.

Comentários

A classificação de Fisch coloca os paragangliomas do osso temporal do tipo C subdivididos em C1 a C4 de acordo com o grau de erosão do canal carotídeo e envolvimento da a. carótida interna.

Moe KS, Li D, Linder TE, et al. An update on the surgical treatment of temporal bone paraganglioma. Skull Base Surg. 1999;9(3):185-94.

124) O Schwannoma Vestibular tem qual caraterística na ressonância magnética?
a. Hipossinal em ponderação T1.
b. Baixa impregnação com gadolínio em T1.
c. Presença do sinal *sal e pimenta*.
d. Hipersinal da cápsula tumoral em T2.

Comentários

O Schwannoma vestibular tem habitualmente como achados na ressonância magnética a presença de iso ou hipossinal em T1, impregnação com gadolínio e hipersinal de toda a lesão em T2 quando comparado ao tecido cerebral. O sinal de sal e pimenta é encontrado no paraganglioma de osso temporal.

Rosahl S, Bohr C, Lell M, et al. Diagnostics and therapy of vestibular schwannomas – an interdisciplinary challenge. GMS Curr Top Otorhinolaryngol Head Neck Surg. 2017;16:Doc03.

125) Na síndrome da deiscência do canal semicircular superior observa-se que pode haver:
a. Compensação labiríntica nos casos bilaterais.
b. Perda auditiva condutiva para sons agudos.
c. Sensação de zumbido na manobra de Valsalva.
d. Sensação de hiperacusia a sons do próprio corpo.

Comentários

Na síndrome da deiscência do canal semicircular superior não há compensação labiríntica nos casos bilaterais, e os sintomas, como vertigem e zumbidos, podem estar presentes em ambas as orelhas, o que não é infrequente. O déficit auditivo simula uma perda condutiva para os sons graves, uma vez que a transmissão sonora por via aérea esteja prejudicada em decorrência da deiscência. Já, a manobra de Valsalva pode levar à crise vertiginosa por vezes intensa. A sensação de hiperacusia à própria fala e a sons internos como o da movimentação dos olhos e o som dos passos ao caminhar ocorre pela melhor transmissão sonora por via óssea do que por via aérea para sons graves.

Ward BK, Carey JP, Minor LB. Superior Canal Dehiscence Syndrome: Lessons from the First 20 Years. Front Neurol. 2017;8:177.

Respostas
122) d; 123) c; 124) a; 125) d

126) Paciente com 30 anos de idade com antecedentes de otorreia crônica direita e persistente na infância. Foi submetido à cirurgia na orelha direita aos 12 anos de idade com resolução do quadro. Há dois anos vem apresentando episódios de meningite e já foi internado por três vezes para tratamento com antibiótico. Neste período mantém cefaleia persistente e visão dupla. Ao exame clínico foi observada cavidade radical em orelha direita seca e bem epitelizada, enquanto a membrana timpânica esquerda era retraída e cicatricial. Notou-se ainda a presença de estrabismo convergente à direita. Ao exame de Ressonância Magnética (RM) encontram-se erosão e opacificação do ápice petroso à direita, sem impregnação por gadolínio. Diante do quadro exposto, qual a principal hipótese diagnóstica?

a. Disfunção tubária crônica.
b. Colesteatoma de ápice petroso.
c. Granuloma de colesterol.
d. Apicite bacteriana crônica.

Comentários

O antecedente de cirurgia por otorreia crônica e a presença de uma cavidade radical indicam uma possível otite com colesteatoma no passado. O início dos episódios de meningite indica uma complicação na base de crânio e a presença de cefaleia e o comprometimento do 6º nervo craniano (estrabismo) do lado direito sugerem o comprometimento do ápice petroso à direita. A RM sem impregnação do contraste sugere a presença de tecido epitelial. O diagnóstico é de colesteatoma em ápice petroso direito, e a RM poderia ser complementada com a técnica de difusão.

Castle JT. Cholesteatoma Pearls: Practical Points and Update. Head Neck Pathol. 2018;12(3):419-29.

127) Paciente de 46 anos com quadro de sensação de orelha esquerda tampada há 3 anos e há 6 meses notou que estava com discreta dificuldade para sorrir e piscar o olho à esquerda. Ao exame clínico a otoscopia era normal à direita e havia discreta retração timpânica à esquerda. Acumetria com teste de Weber direcionado à esquerda. Na palpação do pescoço e face notou-se discreto abaulamento em região da parótida à esquerda pouco móvel e indolor. Na audiometria tonal havia discreto *gap* aéreo-ósseo à esquerda e ausência de reflexo estapediano na imitanciometria deste mesmo lado. Foi solicitada Tomografia computadorizada que mostrou abaulamento em região de polo superficial de parótida e lesão erosiva em região mastóidea. A Ressonância magnética mostrou uma lesão tumoral homogênea, acometendo a mastoide e a parótida, com hipersinal em T2 e que se impregnou com gadolínio em T1. Diante do quadro apresentado qual o diagnóstico mais provável?

a. Schwannoma da corda do tímpano.
b. Adenoma pleomórfico de parótida.
c. Schwannoma do nervo facial.
d. Colesteatoma congênito.

Comentários

O Schwannoma do nervo facial pode ocorrer em qualquer ponto de seu longo trajeto. O gânglio geniculado é mais frequentemente envolvido. O acometimento dos segmentos mastóideo e parotídeo pode ocorrer como neste caso. O lento comprometimento da função motora facial e indícios de acometimento parotídeo à palpação definem o diagnóstico neste caso.

Eshraghi AA, Oker N, Ocak E, et al. Management of Facial Nerve Schwannoma: A Multicenter Study of 50 Cases. J Neurol Surg B Skull Base. 2019;80(4):352-6.

128) É possível causa de insucesso na estapedotomia:

a. Foco de otosclerose na janela redonda.
b. Artéria estapediana ausente.
c. Fixação da junção incudoestapediana.
d. Nervo de Jacobson aberrante.

Comentários

A artéria estapediana presente e sobre a platina do estribo impede a realização da estapedotomia. Insucessos cirúrgicos podem ocorrer quando há fixação martelo-bigorna. O nervo de Jacobson não interfere na cirurgia. Em um número reduzido de pacientes a janela redonda pode estar acometida e ocluída por foco otosclerótico, com isto pode interferir na transmissão sonora na cóclea. O exame de Tomografia computadorizada prévia à cirurgia pode identificar este problema.

Whetstone J, Nguyen A, Nguyen-Huynh A, Hamilton BE. Surgical and clinical confirmation of temporal bone CT findings in patients with otosclerosis with failed stapes surgery. AJNR Am J Neuroradiol. 2014;35(6):1195-201.

Respostas

126) b; 127) c; 128) a

129) Paciente de 65 anos com quadro de câncer de próstata em tratamento quimioterápico. Há 3 semanas com otalgia intensa e otorreia à direita. Fez uso de gotas otológicas e antibiótico via oral sem melhora. Há 3 dias evoluiu com paralisia facial do mesmo lado. Exame físico mostrou pavilhão auricular hiperemiado, secreção purulenta no meato externo, dor ao toque. Paralisia facial periférica, grau IV. Diante do quadro qual a melhor hipótese diagnóstica?
a. Carcinoma de orelha média.
b. Colesteatoma de meato infectado.
c. Metástase do câncer de próstata.
d. Otite externa necrotizante.

Comentários

A presença de paciente idoso e imunossuprimido pode favorecer processos infecciosos da orelha externa com o envolvimento do osso temporal e do nervo facial. Geralmente estes casos são desencadeados por *Pseudomonas* e se caracterizam como uma otite externa necrotizante. A possibilidade de carcinoma em tão curto prazo de tempo é menor. Colesteatoma e metástase são causas menos prováveis.

Menhô FM, Paulino RES, Silva LAP, et al. Otite externa necrotizante com paralisia facial periférica e trombose do seio cavernoso: relato de caso/Necrotizint external otitis with peripheral facial paralysis and cavernous sinus thrombosis: case report Rev Med. (São Paulo) 2019;98(3):226-30.

130) Paciente de 65 anos apresentou quadro gripal e com teste de RT-PCR positivo para Covid-19. Evoluiu com febre e cefaleia. Após 10 dias teve fraqueza e dor intensa nas pernas, com dificuldade para deambular. No dia seguinte apresentou paralisia na movimentação da face, não conseguindo sorrir ou fechar os olhos. Ao exame clínico apresentava força muscular de membros inferiores muito reduzida, leve comprometimento motor de membros superiores e diplegia facial acentuada. Diante do quadro qual o possível diagnóstico?
a. Síndrome de Guillain-Barré.
b. Paralisia de Bell bilateral.
c. Síndrome de Ramsay Hunt.
d. Síndrome de Melkersson Rosenthal.

Comentários

Uma das principais causas de paralisia facial bilateral é a Síndrome de Guillain-Barré, hoje descrita como rara complicação da Covid-19. A paralisia de Bell e a Síndrome de Ramsay Hunt não costumam afetar a face bilateralmente. A Síndrome de Melkersson Rosenthal tem episódios recorrentes de paralisia, mas não são simultâneos habitualmente.

Shoraka S, Ferreira MLB, Mohebbi SR, Ghaemi A. Infecção por SARS-CoV-2 e Síndrome de Guillain-Barré: Uma Revisão sobre Potenciais Mecanismos Patogênicos. Front Immunol. 2021;12: 674922.

131) O nervo trigêmeo tem 3 ramos. Em relação ao ramo mandibular, assinale a alternativa correta:
a. Seu tronco posterior (já na fossa infratemporal) é predominantemente motor.
b. A lesão dos seus ramos motores é principal causa da *First bite Syndrome*.
c. A lesão do seu tronco anterior causa parestesia em região malar.
d. Na maioria dos casos tem uma anastomose com o nervo facial na região parotídea através do ramo auriculotemporal.

Comentários

O ramo V3 (mandibular) divide-se em troncos anterior e posterior logo após a saída do forame oval. Tanto o tronco anterior como o posterior emitem ramos com fibras motoras e sensitivas, mas o tronco anterior é predominantemente motor, e o posterior, sensitivo. O ramo auriculotemporal leva fibras sensitivas à parótida, muitas vezes com uma conexão direta com o nervo facial intraparotídeo. A principal causa de *First bite Syndrome* é a lesão de fibras simpáticas em cirurgias na região parótida e fossa infratemporal.

Gilroy AM, MacPherson BR, Ross LM. Atlas of Anatomy. New York: Editora Thieme Medical Publishers. 2009. p. 470-505.
Linkov C, Morris LG, Shah JP, Kraus DH. First bite syndrome: incidence, risk factors, treatment, and outcomes. Laryngoscope. 2012;122(8):1773-8.

Respostas
129) d; 130) a; 131) d

132) Em relação à veia anastomótica inferior (veia de Labbé), qual afirmativa é correta?
   a. É parte do sistema de drenagem venosa profunda do cérebro.
   b. Drena para o seio transverso, próximo à junção do seio petroso superior.
   c. Em torno de 30% dos pacientes drena diretamente para a porção venosa do forame jugular.
   d. Faz a drenagem venosa superficial do lobo occipital e cerebelo.

Comentários

A veia de Labbé drena para o seio transverso e é a principal drenagem da região superficial do lobo temporal, podendo ser lesionada em acesso pré-sigmóideo ou da fossa média com lesões neurológicas significativas.

Avci E, Dagtekin A, Akture E, et al. Microsurgical anatomy of the vein of Labbé. Surg Radiol Anat. 2011;33(7):569-73.
Gilroy A M, MacPherson B R, Ross L M. Atlas of Anatomy. New York: Editora Thieme Medical Publishers. 2009. p. 606-7.

133) O seio petroso inferior situa-se em qual sutura?
   a. Petro-occipital.
   b. Occiptomastóidea.
   c. Escamomastóidea.
   d. Petroesfenoidal.

Comentários

O seio petroso inferior faz parte do sistema venoso da base do crânio e conecta o seio cavernoso ao bulbo da jugular no forame jugular e localiza-se na sutura petro-occipital.

Cruz OLM, Costa SS. Otologia Clínica e Cirúrgica. Rio de Janeiro: Editora Revinter. 2000. p. 1-33.
Gilroy AM, MacPherson BR, Ross LM. Atlas of Anatomy. New York: Editora Thieme Medical Publishers. 2009. p. 606-7.

134) Na cirurgia do schwannoma vestibular, a visualização da posição dos nervos dentro do meato acústico interno (que seriam encontrados logo após a abertura da dura) varia dependendo do acesso cirúrgico utilizado. Em qual alternativa a associação entre acesso e os nervos está correta?
   a. Acesso translabiríntico – nervos vestibulares superior e facial.
   b. Acesso suboccipital ou retrossigmóideo – nervos vestibulares superior e inferior.
   c. Acesso fossa média – nervo coclear e vestibular superior.
   d. Acesso pré-sigmóideo, retrolabiríntico – nervos facial e vestibular inferior.

Comentários

Acessos laterais, incluindo translabiríntico, suboccipital e retrolabiríntico, abordam o meato acústico interno lateralmente, portanto os primeiros nervos visíveis são os vestibulares superior e inferior. A abordagem pela fossa média é superior ao meato acústico interno, e os nervos serão vestibular superior e nervo facial.

Cruz OLM, Costa SS. Otologia Clínica e Cirúrgica. Rio de Janeiro: Editora Revinter. 2000. p. 1-33.
Tratado de Otorrinolaringologia e Cirurgia Cérvico-facial da ABORL-CCF. C. 45-46. Editora Elsevier. 2017.

135) Em relação aos tumores malignos do osso temporal, é CORRETO afirmar:
   a. O carcinoma basocelular é o tipo histológico mais frequente no meato acústico externo.
   b. Metástases regionais e a distância são frequentes em carcinomas espinocelulares avançados da orelha externa.
   c. Os atuais esquemas de quimioterapia associado à radioterapia apresentam resultados semelhantes ao tratamento cirúrgico em tumores T1 e T2 do meato acústico externo.
   d. A disseminação tumoral para a parótida pela fissura de Santorini de tumores do meato acústico externo pode ser precoce, o que justifica a realização da parotidectomia superficial, mesmo em casos com lesões iniciais.

Comentários

Os tumores malignos com origem e restritos ao meato acústico externo têm ótima evolução com tratamento cirúrgico. O tipo histológico mais frequente nesta região é o carcinoma espinocelular. A estreita relação anatômica entre a glândula parótida e meato acústico externo facilita a disseminação do tumor e justifica a parotidectomia na cirurgia dessas lesões. Metástases a distância são raras, mesmo em tumores avançados.

Cruz OLM, Costa SS. Otologia Clínica e Cirúrgica. Rio de Janeiro: Editora Revinter. 2000. p. 319-29.
Tratado de Otorrinolaringologia e Cirurgia Cérvico-facial da ABORL-CCF. C. 41. Editora Elsevier. 2017.

Respostas
132) b; 133) a; 134) b; 135) d

136) Tumor de saco endolinfático é associado a qual síndrome genética?
a. Pendred.
b. Von Hippel-Lindau.
c. Waardenburg.
e. Jervell Lange-Nielsen.

Comentários

Em torno de 50% dos casos de tumores endolinfáticos, a síndrome de Von Hippel-Lindau é relacionada.

Varshney N, Kebede AA, Owusu-Dapaah H, et al. A Review of Von Hippel-Lindau Syndrome. J Kidney Cancer VHL. 2017;4(3):20-29.
Wick CC, Manzoor NF, Semaan MT, Megerian CA. Endolymphatic sac tumors. Otolaryngol Clin North Am. 2015;48(2):317-30.

137) Paciente com tumor de forame jugular com extensão para região cervical alta e envolvimento de artéria carótida. Foi submetido à ressecção cirúrgica através de um acesso infratemporal tipo A de Fish associado à cervicotomia com ressecção completa da lesão. No pós-operatório apresentou disfonia, disfagia com engasgos e também foi diagnosticado com Síndrome de Horner. Qual afirmativa é correta em relação à síndrome de Horner?
a. Houve lesão de fibras simpáticas pericarotídeas, e o paciente apresenta midríase, exoftalmia e hiperidrose no lado lesionado.
b. Houve lesão de fibras parassimpáticas cervicais, e o paciente apresenta miose e anidrose do lado lesionado.
c. Houve lesão de fibras parassimpáticas do nervo vago, e o paciente apresenta ptose palpebral e perda do reflexo córneo palpebral.
d. Houve lesão das fibras simpáticas pericarotídeas, e o paciente apresenta miose, enoftalmia, ptose palpebral leve e anidrose do lado lesionado.

Comentários

Cirurgias com lesões das fibras simpáticas pericarotídeas intratemporal ou na região cervical alta podem levar à síndrome de Horner, caracterizada por miose, anidrose em hemiface, enoftalmia leve e ptose palpebral.

Khan Z, Bollu PC. Horner Syndrome. In: StatPearls [Internet]. Treasure Island (FL): StatPearls Publishing. 2021.
Martin TJ. Horner Syndrome: A Clinical Review. ACS Chem Neurosci. 2018;9(2):177-86.

138) A pesquisa das mutações genéticas, principalmente dos genes *SDH(x)*, é muito importante para o adequado manejo dos pacientes com paragangliomas. Porém, essas avaliações têm custos elevados e são restritas a poucos laboratórios. Em quais pacientes essa avaliação deve ser priorizada?
a. Tumores múltiplos e/ou pacientes com menos de 45 anos de idade ao diagnóstico.
b. História familiar de paraganglioma e/ou paraganglioma carotídeo.
c. Paciente com menos de 30 anos de idade no diagnóstico e/ou recidiva precoce (< 1 ano).
d. Paragangliomas malignos e/ou tumores avançados (C3 e C4 na classificação de Fisch).

Comentários

A identificação de mutações genéticas em paciente com paragangliomas tem aumentado nos últimos anos com identificação de vários genes, incluindo a do complexo SDH. Pacientes jovens (< 45 anos), com tumores múltiplos e história familiar de paraganglioma, devem realizar estudo genético.

Martins R, Bugalho MJ. Paragangliomas/Pheochromocytomas: clinically oriented genetic testing. Int J Endocrinol. 2014;2014:794187.
Toledo RN, Borin A, Testa JRG, et al. Tumores Laterais da Base do Crânio. In: Chaves ALF, Marta GN, Kowalski LP. Manual de Oncologia em Cabeça e Pescoço. São Paulo: Editora Âmbito. 2021. p. 71-84.

Respostas
136) b; 137) d; 138) a

139) Paciente com 30 anos, assintomático. Realizou TC e posteriormente RM de crânio durante investigação de sinusopatia. Foi identificada lesão expansiva em ápice petroso com as seguintes características. TC: lesão com margens definidas, isodensa em relação ao tecido cerebral, sem realce com contraste. RM: lesão com hipersinal em T1 e T2, sem realce com contraste. Qual é o diagnóstico etiológico mais provável?

a. Colesteatoma congênito.
b. Granuloma de colesterol.
c. Condrosssarcoma.
d. Cordoma.

Comentários

O granuloma de colesterol é muitas vezes assintomático e um achado acidental em exames de imagens. A tomografia mostra uma lesão normalmente envolvendo o ápice petroso com bordas lisas, sem erosão e hipersinal em T1 e T2, sem realce com contraste à RM.

Isaacson B. Cholesterol granuloma and other petrous apex lesions. Otolaryngol Clin North Am. 2015;48(2):361-73.
Razek AA, Huang BY. Lesions of the petrous apex: classification and findings at CT and MR imaging. Radiographics. 2012b;32(1):151-73.

140) São reparos anatômicos importantes no acesso via fossa média, EXCETO:

a. Artéria meníngea média.
b. Nervo petroso superficial maior.
c. Eminência arqueada.
d. Raiz trigeminal – V1.

Comentários

Na abordagem via fossa média, os reparos anatômicos mais importantes são a artéria meníngea média, forame espinhoso, V3, nervo petroso superficial maior e eminência arqueada que auxiliam na identificação da região do meato acústico interno, cóclea, gânglio geniculado e artéria carótida interna.

Sennaroglu L, Slattery WH. 3rd. Petrous anatomy for middle fossa approach. Laryngoscope. 2003;113(2):332-42.
Tratado de Otorrinolaringologia e Cirurgia Cérvico-facial da ABORL-CCF. C. 46. Editora Elsevier. 2017.

141) Sobre as lesões do ápice petroso, podemos dizer que a mais frequente é o(a):

a. Granuloma de colesterol.
b. Colesteatoma.
c. Schwannoma vestibular.
d. Mucocele

Comentários

O granuloma de colesterol é a patologia mais comum do ápice petroso. É um cisto intraósseo, com fluido escuro e viscoso, associado a tecido de granulação no seu interior. Na histologia, podem ser vistos cristais de colesterol birrefringentes, formados pela degradação de elementos sanguíneos. Além disso, apresentam uma cápsula espessa, mas sem epitelização, como ocorre no colesteatoma. Na tomografia computadorizada (TC) de ouvidos, aparece como uma lesão erosiva e com bordas lisas. No entanto, é na ressonância magnética (RM) que podemos ter a definição do diagnóstico, exame em que o granuloma se mostra como lesão com sinal hiperintenso em T1 e T2, sem realce ao contraste. A mucocele é a segunda lesão mais comum do ápice petroso, seguida pelo colesteatoma.

Noschang M, Costa S, Selaimen F. Lesões do Ápice Petroso. In: Pignatari S, Anselmo-Lima V. 3. ed. Tratado de Otorrinolaringologia e Cirurgia Cérvico-Facial da ABORL-CCF. Rio de Janeiro: Elsevier, 2018.

Respostas
139) b; 140) d; 141) a

142) A otosclerose tem herança genética do tipo:
a. Autossômica dominante.
b. Autossômica recessiva.
c. Ligada ao X.
d. Ainda incerta.

Comentários

A otosclerose é um processo patológico primário da cápsula ótica (osteodistrofia localizada). Apesar de muitas vezes utilizados como sinônimos, é necessário diferenciar os termos otospongiose de otosclerose, pois o primeiro representa a fase ativa da doença, enquanto o último representa a fase inativa.
A herança genética é do tipo autossômica dominante, mas com penetração variável (25-40%). Ou seja, nem todas as pessoas que possuem o gene apresentarão os traços associados a ele.

Hueb M, Rocha G. Otosclerose. In: Pignatari S, Anselmo-Lima V. 3. ed. Tratado de Otorrinolaringologia e Cirurgia Cérvico-Facial da ABORL-CCF. Rio de Janeiro: Elsevier, 2018.

143) A via de formação do colesteatoma que se caracteriza por iniciar no quadrante posterossuperior e ter acometimento precoce da audição (componente condutivo) é a:
a. Epitimpânica posterior.
b. Epitimpânica anterior.
c. Mesotimpânica posterior.
d. Mesotimpânica anterior

Comentários

Os colesteatomas podem ser classificados de acordo com a sua via de formação. Inicialmente, Jackler propôs 3 vias de formação: mesotimpânica posterior (ou colesteatoma da *pars tensa*), epitimpânica posterior (ou colesteatoma atical) e epitimpânica anterior (originado na região atical também, mas anteriormente à cabeça do martelo).
Mais recentemente, Rosito *et al.* publicaram atualização da classificação, acrescentando duas novas vias de formação: colesteatoma de duas vias e colesteatoma aberto (ou indeterminado). O primeiro tem como característica a coexistência do colesteatoma epitimpânico posterior (ou atical) e do colesteatoma mesotimpânico posterior. Já o último recebe este nome porque é impossível determinar a via de formação por onde ele se iniciou, sendo a hipótese mais provável que seja oriundo de uma atelectasia (retração de toda a membrana timpânica).
Desta forma, o colesteatoma que se origina no quadrante posterossuperior (*pars tensa*) é o mesotimpânico posterior. O acometimento precoce da audição deve-se à sua localização exatamente sobre a cadeia ossicular, havendo um acometimento precoce do ramo longo da bigorna, gerando o componente de perda condutiva. As vias epitimpânicas acometem inicialmente a cabeça do martelo, depois o corpo da bigorna, necessitando de maior tempo de evolução da doença para levar à perda de audição condutiva de forma mais significativa. Ainda, o colesteatoma de duas vias também apresenta acometimento precoce da audição em razão de seu componente da *pars tensa*, mas ele não está caracterizado no enunciado da questão (não menciona acometimento atical/epitimpânico).

Jackler RK. The surgical anatomy of cholesteatoma. Otolaryngol Clin North Am.1989; 22(5):883-96.
Rosito LS, Netto LFS, Teixeira AR, Costa SS. Classification of Cholesteatoma According to Growth Patterns. JAMA Otolaryngol Head Neck Surg. 2016 Feb;142(2):168-72.
Rosito LS, Teixeira AR, Netto LS, Selaimen FA, Costa SS. Cholesteatoma growth patterns: are there audiometric differences between posterior epitympanic and posterior mesotympanic cholesteatoma? Eur Arch Otorhinolaryngol. 2016 Oct;273(10):3093-9.

Respostas
142) a; 143) c

144) Sobre a surdez genética, assinale a alternativa CORRETA:
a. Os casos sindrômicos perfazem a maioria dos casos (70%).
b. A síndrome de Pendred cursa com surdez sensorioneural pré-lingual e bócio.
c. Síndrome de Usher apresenta surdez pós-lingual e nefrite progressiva.
d. A síndrome de Stickler não costuma ter acometimento visual associado à perda auditiva.

Comentários

Em países desenvolvidos, cerca de 60% dos casos de perdas auditivas graves pré-linguais são genéticos. As formas não sindrômicas são responsáveis por 70% dos casos, enquanto as sindrômicas perfazem o restante.
A síndrome de Pendred é caracterizada por perda auditiva sensorioneural (PANS) moderada à profunda, pré-lingual, associada ao bócio. Apesar disso, a maioria tem função tireoidiana normal, com uma minoria cursando com hipotireoidismo.
A síndrome de Usher cursa com PANS congênita, de severa à profunda, com reflexos vestibulares ausentes ou muito diminuídos, além de retinopatia pigmentar. Assim, causa atraso do desenvolvimento motor e perda de visão progressiva. A nefrite progressiva, associada à surdez a partir dos 10 anos de idade, está presente na síndrome de Alport.
A síndrome de Stickler apresenta PANS nas altas frequências, não progressiva, geralmente leve e presente em 50% dos pacientes. Apresenta miopia associada a início em torno dos 10 anos de idade e outras alterações oculares, levando frequentemente à cegueira. Apresenta, ainda, degeneração prematura das articulações, irregularidades dos corpos vertebrais, hipoplasia do terço médio da face, fissura palatina e prolapso de válvula mitral.

Lubianca J, Kurc M. Surdez Hereditária. In: Pignatari S, Anselmo-LimaV. 3. ed. Tratado de Otorrinolaringologia e Cirurgia Cérvico-Facial da ABORL-CCF. Rio de Janeiro: Elsevier; 2018.

145) Dentre os 4 padrões descritos por Schuknecht, o que se caracteriza por uma perda de intensidade semelhante em todas as frequências (audiometria com traçado plano) e discriminação boa é:
a. Condutivo coclear.
b. Estrial.
c. Sensorial.
d. Neural.

Comentários

Os 4 padrões, descritos para a presbiacusia por Schuknecht, foram:

- Estrial (Metabólica): causada pela degeneração da estria vascular, o que leva ao acometimento de todas as frequências e, desta forma, um traçado audiométrico "plano". A discriminação costuma ser boa nestes casos.
- Sensorial: causada pela atrofia do Órgão de Corti (degeneração das células ciliadas e das células de sustentação na base da cóclea). Leva ao acometimento das frequências agudas, causando uma queda abrupta no traçado audiométrico (rampa descendente). A discriminação também costuma ser pouco afetada.
- Neural: originária da atrofia dos neurônios transmissores das células ciliadas e sistema auditivo central. Também se caracteriza por uma curva audiométrica descendente, mas com discriminação bastante prejudicada.
- Condutiva coclear (ou mecânica): ocorre pelo enrijecimento da membrana basilar, resultando em alterações na mecânica coclear. Apresenta traçado audiométrico descendente, com lenta progressão nas baixas frequências e bons índices de reconhecimento de fala. Não tem evidências histopatológicas.

Gândara M, Alves F. Presbiacusia. In: Pignatari Shirley, Anselmo-Lima V. 3ª ed. Tratado de Otorrinolaringologia e Cirurgia Cérvico-Facial da ABORL-CCF. Rio de Janeiro: Elsevier. 2018.

Respostas
144) b; 145) b

146) Referente ao Schwannoma do meato acústico interno, sua localização mais frequente é:
a. Nervo facial.
b. Nervo coclear.
c. Nervo vestibular superior.
d. Nervo vestibular inferior.

Comentários

O meato acústico interno (MAI) apresenta um feixe com 4 nervos – facial, coclear, vestibular superior e vestibular inferior. Para entendermos a disposição dos 4 nervos no interior do MAI, precisamos imaginar a sua secção transversal e uma divisão em quatro quadrantes.

A crista falciforme faz a divisão em superior e inferior, ao passo que os quadrantes superiores são divididos pela barra de Bill em anterior e posterior. Apesar de não haver divisão análoga à barra de Bill nos quadrantes inferiores, a disposição dos nervos seguirá a disposição:

- Anterossuperiormente: nervo facial.
- Anteroinferiormente: nervo coclear.
- Posterossuperiormente: nervo vestibular superior.
- Posteroinferiormente: nervo vestibular inferior.

O schwannoma vestibular, que classicamente era conhecido por "neurinoma do acústico", trata-se de uma lesão do nervo vestibular superior na maioria dos casos. Não se sabe, ao certo, os motivos por esta predileção.

Caldas Neto S, Câmara F, Silva M. Schwannoma do VIII Nervo. In: Pignatari S, Anselmo-Lima V. 3. ed. Tratado de Otorrinolaringologia e Cirurgia Cérvico-Facial da ABORL-CCF. Rio de Janeiro: Elsevier. 2018.

147) A respeito do manejo da surdez súbita, podemos afirmar que:
a. A otoscopia e a acumetria, excluindo causa condutiva de hipoacusia, são suficientes para o início do tratamento.
b. A ressonância magnética de ouvidos com gadolínio é o principal exame na busca pela etiologia, devendo ser solicitado previamente ao início do tratamento.
c. O corticoide intratimpânico é a terapia de escolha inicial na maioria dos casos.
d. Idade jovem, sexo masculino e perda pior nos graves são fatores de mau prognóstico.

Comentários

A surdez súbita (SS) é uma urgência otorrinolaringológica, estando o médico autorizado a iniciar o tratamento antes da conclusão da investigação etiológica. O exame físico e a acumetria, descartando causas condutivas para a SS e, consequentemente, sugerindo perda do tipo sensorioneural, são suficientes para autorizar o início do tratamento.

A RM de ouvidos com gadolínio e os exames laboratoriais são fundamentais na busca pela etiologia. Não devem, no entanto, atrasar o início do tratamento, que deve ser o mais precoce possível.

O corticoide intratimpânico é bastante debatido na literatura. Deve ser a terapia de escolha inicial em casos selecionados, por exemplo, como nos casos em que o corticoide sistêmico está contraindicado. Pode ser utilizado como adjuvante do corticoide sistêmico desde o início do tratamento ou, ainda, como terapia de resgate após melhora discreta ou ausente com o corticoide sistêmico.

São fatores de bom prognóstico: pacientes jovens, masculinos, perda maior nos graves, perda menor que 50 dB, tratamento precoce, detecção da onda V no PEATE na primeira semana de evolução e respostas normais ao VEMP.

Almeida C, Almeida R. Surdez Súbita. In: Pignatari Shirley, Anselmo-Lima V. 3ª ed. Tratado de Otorrinolaringologia e Cirurgia Cérvico-Facial da ABORL-CCF. Rio de Janeiro: Elsevier. 2018.

Respostas
146) c; 147) a

148) Sobre a síndrome de Gradenigo, é correto afirmar que:

a. É caracterizada por otite média, cefaleia retro-orbitária e paralisia do nervo facial.
b. É uma complicação que pode ter origem em uma otite média aguda ou em uma otite média crônica.
c. A confirmação diagnóstica ocorre somente no transoperatório.
d. O VI par craniano pode ser afetado ou poupado, dependendo da etiologia da síndrome.

Comentários

A síndrome de Gradenigo é uma tríade composta por: otite média, dor retro-orbitária e paralisia do nervo abducente (VI par craniano). A paralisia do nervo facial pode ocorrer em uma série de condições que levem à síndrome de Gradenigo. No entanto, o acometimento do VII par craniano não está incluído na descrição da síndrome. A síndrome ocorre em lesões que acometam o ápice petroso, sendo justificada pela proximidade desta estrutura com o gânglio do trigêmeo (cefaleia retro-orbitária) e com o VI par.

Apesar de a nômina ser muito utilizada como sinônimo de petrosite, devemos entender ambas como entidades distintas. A petrosite nem sempre levará à síndrome de Gradenigo, bem como a síndrome poderá ter outras etiologias que não apenas a infecção do ápice petroso. Dentre as etiologias possíveis, estão as otites médias agudas, otites médias crônicas e tumores comprimindo as estruturas supracitadas.

Gouveia ,Caldas Neto S, Araújo Â. Complicações das Otites Médias. In: Pignatari S, Anselmo-Lima V. 3. ed. Tratado de Otorrinolaringologia e Cirurgia Cérvico-Facial da ABORL-CCF. Rio de Janeiro: Elsevier. 2018.

Noschang M, Costa S, Selaimen F. Lesões do Ápice Petroso. In: Pignatari S, Anselmo-Lima V. 3. ed. Tratado de Otorrinolaringologia e Cirurgia Cérvico-Facial da ABORL-CCF. Rio de Janeiro: Elsevier. 2018.

149) Sobre a otite externa maligna (ou necrosante), podemos afirmar que:

a. A cintilografia com tecnécio é um dos parâmetros utilizados para determinar o fim do tratamento com antibiótico.
b. Ainda hoje é uma infecção com alta taxa de mortalidade.
c. Tem como principal agente etiológico o *Streptococcus pneumoniae*.
d. A biópsia do CAE pode ser dispensada na maioria dos casos.

Comentários

A otite externa maligna (OEM) é uma infecção caracterizada pela osteomielite da base do crânio, em geral ocorrida após episódio de otite externa bacteriana. É uma infecção potencialmente letal, ainda na atualidade com grande morbidade e mortalidade.

Em mais de 90% dos casos, o agente etiológico é a *Pseudomonas aeruginosa*, o principal patógeno da otite externa bacteriana aguda. Por características de algumas cepas mais agressivas da própria bactéria, associadas a fatores predisponentes do hospedeiro, algumas bactérias podem migrar do meato acústico externo para a base do crânio, via fissuras de Santorini, iniciando a OEM.

A cintilografia com tecnécio e gálio deve ser realizada no início do quadro. No entanto, a cintilografia com tecnécio pode permanecer positiva por longos períodos, mesmo após a resolução da infecção. A cintilografia com gálio, por sua vez, pode ser utilizada mensalmente até sua negativação, sendo um dos parâmetros para o final do tratamento antibiótico.

O diagnóstico é com base em anamnese, exame físico e exames complementares, sendo a neoplasia o principal diagnóstico diferencial. A otoscopia muitas vezes apontará tecido de granulação no meato acústico externo, enquanto os exames complementares não serão capazes de distinguir a OEM do carcinoma de conduto. Sendo assim, a biópsia é mandatória para descartar neoplasia.

Melo A, Widolin L, Mayer D, et al. Afecções da Orelha Externa. In: Pignatari S, Anselmo-Lima V. 3. ed. Tratado de Otorrinolaringologia e Cirurgia Cérvico-Facial da ABORL-CCF. Rio de Janeiro: Elsevier. 2018.

Respostas
148) b;149) b

150) Dentre os tumores do forame jugular, o paraganglioma jugular é um dos mais frequentes. Sobre ele, podemos afirmar que:

a. É um tumor maligno, cuja alta vascularização é percebida na RM por sinais patognomônicos, os *flow voids*.
b. Segundo a classificação de Fisch, os que têm extensão intracraniana são classificados na categoria D.
c. A radioterapia pode ser utilizada em casos selecionados, com intenção curativa.
d. A biópsia pré-operatória é muito importante, como parte do planejamento e indicação da cirurgia.

Comentários

Os paragangliomas são tumores de estruturas neuroendócrinas, derivadas das células das cristas neurais (os paragânglios). São tumores benignos e altamente vascularizados, mas eventualmente poderão ser caracterizados como malignos, caso apresentem metástases. A sua alta vascularização pode ser percebida pelos *flow voids* na RM, que são muito característicos de tumores altamente vascularizados (não apenas os paragangliomas). O diagnóstico é realizado pela sintomatologia, exame físico e, especialmente, pelos exames de imagem. A biópsia é contraindicada na maioria dos casos.

Na classificação de Fisch, as lesões podem ser classificadas de A até D, sendo a categoria D referente aos tumores com extensão intracraniana. Podem ainda ser subdivididos em De (extradural) e Di (intradural).

A cirurgia é a terapia de escolha, pois tem intenção curativa. A radioterapia fica reservada a casos selecionados e em que haja contraindicação cirúrgica, pois tem intenção paliativa e não curativa.

Borin A, Cruz L. Tumores do Forame Jugular. In: Pignatari S, Anselmo-Lima V. 3. ed. Tratado de Otorrinolaringologia e Cirurgia Cérvico-Facial da ABORL-CCF. Rio de Janeiro: Elsevier; 2018.

Respostas

150) b

151) Uma mulher de 40 anos apresenta perda auditiva progressiva bilateral há cerca de 10 anos. O audiograma revela surdez mista bilateral com o limiar médio quadritonal em 40 dB para a via óssea e 75 dB para a via aérea bilateralmente. A otoscopia e o restante do exame físico são normais. Foi realizada tomografia computadorizada dos ossos temporais, que mostrou o aspecto mostrado na figura a seguir. Não existem outras queixas ou achados anormais em qualquer outro sistema. Qual o diagnóstico mais provável?

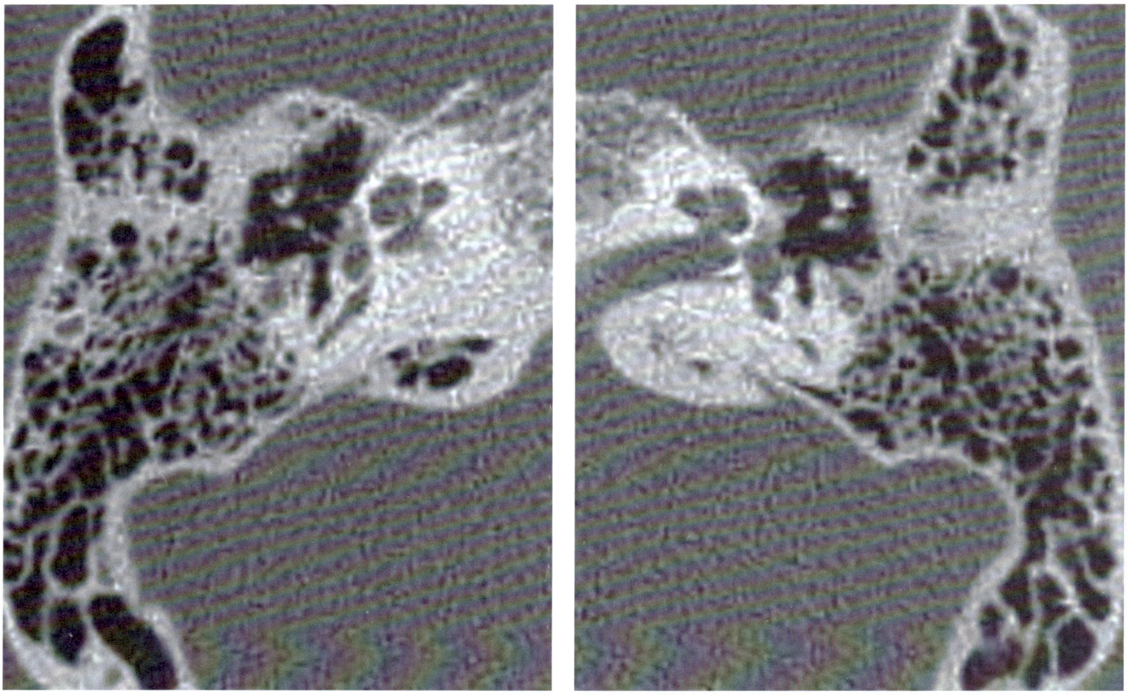

a. Otosclerose coclear.
b. Otosclerose fenestral.
c. Osteogênese imperfeita.
d. Doença de Paget.

Comentários

A tomografia mostra foco de desmineralização óssea da cápsula ótica anterior ao nicho da janela oval bilateralmente. Não há sinal de desmineralização em torno da cóclea, portanto, apesar do comprometimento da via óssea, não se configura um quadro de otosclerose coclear. A osteogênese imperfeita faz parte do que se costuma chamar de "síndromes da esclera azul", que cursam com uma coloração azulada das escleras. Como o exame físico é normal, este diagnóstico não deve ser considerado. A doença de Paget caracteriza-se pela presença de focos múltiplos de desmineralização óssea de ossos do crânio e mostraria um aspecto muito mais extenso na tomografia de ossos temporais, sendo que o envolvimento da cápsula ótica ocorre depois de outras regiões, como o ápice petroso e a mastoide.

Hueb MM, Rocha GHC. Otosclerose. In: Associação Brasileira de Otorrinolaringologia e Cirurgia Cérvico-Facial. Tratado de Otorrinolaringologia e Cirurgia Cervicofacial. 3. ed. São Paulo: Elsevier. 2018.
Swartz JD, Harnsberger HR. Imaging of the Temporal Bone. 2. ed. New York: Thieme. 1992.

Respostas
151) b

152) Uma paciente de 20 anos refere crescimento ósseo da região temporal direita há cerca de 5 anos. Há 3 meses, vem apresentando episódios recorrentes de otorreia e otalgia deste lado. O exame da face mostra grande abaulamento de consistência firme da região temporal direita. A otoscopia mostra conduto auditivo externo estenosado e saída de secreção purulenta pelo meato. Tomografia computadorizada dos ossos temporais mostra o aspecto mostrado na figura a seguir. Qual o diagnóstico mais provável?

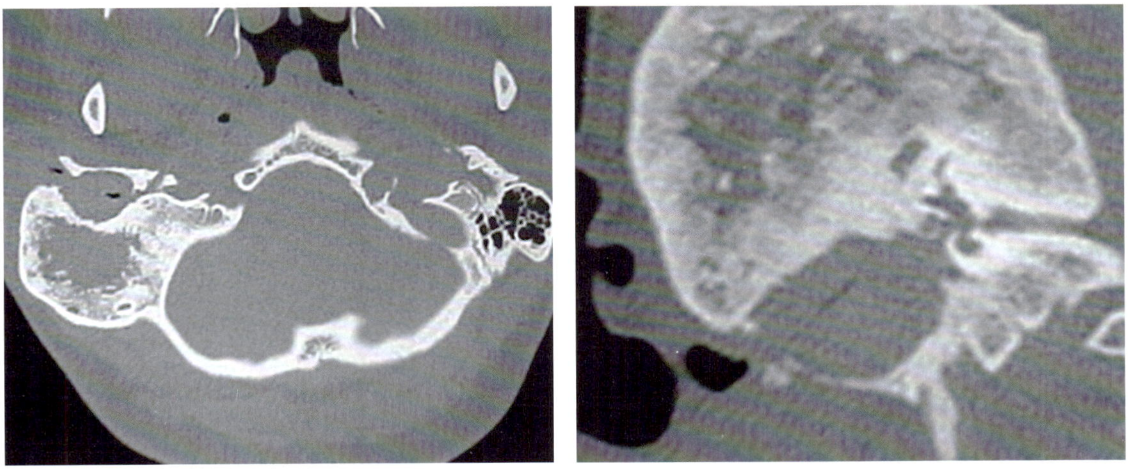

a. Displasia fibrosa.
b. Osteoma da mastoide.
c. Doença de Paget.
d. Colesteatoma congênito.

Comentários

A imagem mostra um aumento de volume difuso do osso temporal direito com aspecto de “vidro fosco”, característico da displasia fibrosa. A complicação neste caso trata-se de um colesteatoma secundário à estenose do conduto auditivo externo causada pela displasia. O osteoma é uma lesão localizada e de aspecto mais denso. A doença de Paget caracteriza-se por desmineralização óssea, porém sem aumento de volume. Finalmente, o colesteatoma congênito não causa lesão óssea expansiva. A retenção de material de descamação do conduto causou, neste caso, uma erosão das suas paredes, podendo ser considerado, portanto, como um colesteatoma secundário. Mas não congênito.

Hueb MM, Rocha GHC. Otosclerose. In: Associação Brasileira de Otorrinolaringologia e Cirurgia Cérvico-Facial. Tratado de Otorrinolaringologia e Cirurgia Cervicofacial. 3. ed. São Paulo: Elsevier. 2018.
Swartz JD, Harnsberger HR. Imaging of the Temporal Bone. 2. ed. New York: Thieme. 1992.

153) No caso anterior, qual o tratamento mais adequado?
a. Ressecção total do osso temporal.
b. Imunoterapia.
c. Petrosectomia subtotal.
d. Canalplastia e meatoplastia.

Comentários

A displasia fibrosa não tem tratamento clínico ou cirúrgico. Em geral, inicia-se na adolescência e tende à estabilização na idade adulta. A conduta deve ser, portanto, dirigida à resolução das eventuais complicações. Neste caso, a complicação apresentada é o colesteatoma secundário à estenose do terço distal do conduto auditivo externo. Uma canalplastia associada à meatoplastia poderá conferir ao conduto a disposição anatômica para assegurar a sua autolimpeza, assim como restabelecer a condução sonora.

Cheung SW, Jackler RK. Diffuse osseous lesions of the temporal bone. In: Jackler RK, Brakmann DE. Neurotology. St Louis: Mosby. 1993. p. 1189-91.
Hueb MM, Rocha GHC. Otosclerose. In: Associação Brasileira de Otorrinolaringologia e Cirurgia Cérvico-Facial. Tratado de Otorrinolaringologia e Cirurgia Cervicofacial. 3. ed. São Paulo: Elsevier. 2018.

Respostas
152) a; 153) d

154) Uma criança de dez anos com fissura labiopalatina apresenta otorreia fétida bilateral constante, só cessando durante o uso de antibióticos tópicos. Já foi submetida à timpanomastoidectomia fechada em ambas as orelhas há cerca de 2 anos. A otoscopia mostra uma atelectasia timpânica global bilateral, com bolsas de retração epitimpânicas e posterossuperiores, com lamelas epiteliais, tecido de granulação e secreção purulenta. A tomografia computadorizada revela mastoides ebúrneas e pequenas e antros com sinais de erosão trabecular. Qual a melhor conduta cirúrgica a ser empregada?
a. Miringoplastia + correção da fissura.
b. Timpanomastoidectomia com técnica fechada.
c. Timpanomastoidectomia com técnica aberta.
d. Tubo de ventilação permanente.

Comentários

Esta criança tem um colesteatoma bilateral recorrente, consequente à disfunção da tuba auditiva. Como a criança tem uma fissura labiopalatina, não há perspectiva de melhora efetiva da função tubária, mesmo com a correção da anomalia do palato. Por isso, a timpanomastoidectomia realizada foi infrutífera, e um novo procedimento semelhante estará fadado à nova recorrência da doença. Pela mesma razão uma miringoplastia será inútil. Finalmente o tubo de ventilação, apesar de restabelecer a aeração das orelhas médias, não tem o poder de tratar o colesteatoma já instalado. O exposto anteriormente e as dimensões reduzidas das mastoides reúnem as condições para a indicação de timpanomastoidectomia com técnica aberta.

da Costa SS, Rosito LPS, Pereira MBR, Pereira DRR, de Sousa LCA. Otites médias crônicas. In: In: Associação Brasileira de Otorrinolaringologia e Cirurgia Cérvico-Facial. Tratado de Otorrinolaringologia e Cirurgia Cervicofacial. 3. ed. São Paulo: Elsevier. 2018.
Lavinsky L, D'Ávila C. Tratamento conservador da otite média colesteatomatosa. In: Lavinsky L. Tratamento em Otologia. Rio de Janeiro: Revinter. 2006. p. 239-50.

155) Qual a localização anatômica do saco endolinfático?
a. Na dura-máter da fossa posterior pré-sigmóidea e retrolabiríntica.
b. Na dura-máter da fossa posterior retrossigmóidea.
c. Na dura-máter da fossa posterior medial ao canal semicircular superior.
d. No ângulo sinodural.

Comentários

O saco endolinfático corresponde a uma divulsão dos folhetos da dura-máter da fossa posterior, localizada à frente no seio sigmoide e posteriormente ao canal semicircular posterior e conduto auditivo interno.

Cruz OLM, Caldas Neto S. Anatomia cirúrgica do osso temporal. In: Associação Brasileira de Otorrinolaringologia e Cirurgia Cérvico-Facial. Tratado de Otorrinolaringologia e Cirurgia Cervicofacial. 3. ed. São Paulo: Elsevier; 2018.
Cruz OLM, Caldas Neto S. Manual Tridimensional de Dissecção Cirúrgica do Osso Temporal. Rio de Janeiro: Revinter; 2011.

156) Em que região do osso temporal é mais comum o aparecimento do colesteatoma congênito?
a. Porção posterior do mesotímpano.
b. Antro da mastoide.
c. Ápice petroso.
d. Porção anterossuperior da orelha média.

Comentários

O local mais frequente de aparecimento do colesteatoma congênito é a porção anterossuperior da orelha média.

da Costa SS, Rosito LPS, Pereira MBR, Pereira DRR, de Sousa LCA. Otites médias crônicas. In: Associação Brasileira de Otorrinolaringologia e Cirurgia Cérvico-Facial. Tratado de Otorrinolaringologia e Cirurgia Cervicofacial. 3. ed. São Paulo: Elsevier; 2018.
Ruah CB. Tratamento cirúrgico do colesteatoma congênito. In: Lavinsky L. Tratamento em Otologia. Rio de Janeiro: Revinter; 2006. p. 160-4.

Respostas
154) c; 155) a; 156) d

157) Um homem de 82 anos de idade apresenta-se com otalgia intensa à esquerda há cerca de quatro semanas. Já usou dois antibióticos tópicos neste período, sem melhora. A otoscopia mostra um edema moderado do meato acústico externo esquerdo, com um pólipo no assoalho, além de fluido seroso retrotimpânico. A tomografia de ossos temporais mostra o edema do meato e velamento parcial da orelha média e mastoide acometidas. Qual o diagnóstico provável?
a. Otite externa aguda circunscrita.
b. Otomicose.
c. Otite média aguda complicada.
d. Otite externa necrotizante.

Comentários

A otite externa aguda circunscrita apresenta-se como um furúnculo do conduto, o que não está caracterizado no caso. Também não se encontram micélios fúngicos à otoscopia, descartando-se a otomicose. O achado de fluido seroso retrotimpânico sinaliza para a presença de uma otite média, porém não há sinais de complicação, e esse achado pode aparecer como consequência de otite externa. A idade, a resistência à antibioticoterapia local e o aspecto otoscópico são característicos do quadro de otite externa necrotizante.

Hirsch BE. Otogenic skull base osteomyelitis. In: Jackler RK, Brackmann DE. Neurotology. St, Louis: Mosby. 1994. p.1157-68.
Melo AA, Widolin LC, Mayer DLB, Pinto AXM, Leão FS. Afecções da orelha externa. In: Associação Brasileira de Otorrinolaringologia e Cirurgia Cérvico-Facial. Tratado de Otorrinolaringologia e Cirurgia Cervicofacial. 3. ed. São Paulo: Elsevier. 2018.

158) Uma paciente obesa, com 38 anos de idade, reclama de zumbido pulsátil à direita há cerca de um mês. Relata também cefaleia frequente, que piora na posição deitada. A tomografia, a ressonância magnética e exames hematológicos são normais. Qual o diagnóstico provável?
a. Megabulbo jugular.
b. Persistência da artéria estapediana.
c. Hipertensão intracraniana benigna.
d. Conflito neurovascular no meato acústico interno.

Comentários

O megabulbo jugular, persistência da artéria estapediana e o conflito neurovascular são causas de zumbido pulsátil possíveis de visualizar nos exames de imagem, que estão normais nesse caso. O sexo feminino, a idade fértil, a obesidade e o padrão de apresentação da cefaleia são características associadas à hipertensão craniana benigna ou síndrome do pseudotumor cerebral.

Chen DA. Increased intracranial pressure. In: Jackler RK, Brackmann DE. Neurotology. St, Louis: Mosby. 1994. p. 479-87.
Rosito LPS, Guimarães RCC, Onishi ET. Zumbido. In: Associação Brasileira de Otorrinolaringologia e Cirurgia Cérvico-Facial. Tratado de Otorrinolaringologia e Cirurgia Cervicofacial. 3. ed. São Paulo: Elsevier. 2018.

Respostas
157) d; 158) c

159) Um adolescente de 15 anos apresenta atresia aural congênita bilateral. O audiograma mostra surdez condutiva moderada à severa em ambas as orelhas. O exame físico mostra, além de microtia bilateral, atresia total de ambos os meatos acústicos externos. A tomografia computadorizada mostra, além de atresia óssea dos meatos acústicos externos, atresia e velamento das orelhas médias, com malformação ossicular grave. Qual a melhor conduta para reverter a perda auditiva?

a. Aparelho de amplificação sonora individual bilateral.
b. Prótese auditiva osteoancorada bilateral.
c. Implante ativo de orelha média bilateral.
d. Cirurgia reconstrutiva do canal e da cadeia ossicular.

Comentários

Não é viável o uso de AASI, visto que os meatos são atrésicos. A tomografia mostra malformação importante das caixas timpânicas, o que torna o caso desfavorável à prótese de orelha média. Pela mesma razão, a cirurgia reconstrutiva é pouco factível, além de apresentar um resultado funcional bastante limitado e chance considerável de evolução pós-operatória desfavorável, com reestenose do meato. A prótese osteoancorada oferece os melhores resultados funcionais, com poucas chances de complicações.

Bento RF, Fonseca ACO, Ikari LS. Bone anchored hearing aid – BAHA®. In: Bento RF, Lima Jr LRP, Tsuji RK, Goffi-Gomez MVS, Lima DVSP, de Brito Neto R. Tratado de implante coclear e próteses auditivas implantáveis. Rio de Janeiro: Thieme; 2014. p. 393-8.
Kesser BW, Choo DI. Aural atresia and unilateral hearing loss. In: Pensak ML, Choo DI. Clinical Otology. New York: Thieme; 2015. p. 214-23.

160) Uma mulher de 51 anos apresenta-se com uma história de otalgia esquerda irradiada para a hemiface ipsilateral há três dias. Há um dia percebeu assimetria facial, com diminuição dos movimentos da mímica facial daquele mesmo lado. Nega perda auditiva ou tonturas. O exame físico revela paralisia facial esquerda (grau IV de House-Brackmann) e dor à mobilização do meato acústico externo esquerdo. À otoscopia, lesões vesiculares no meato e membrana timpânica normal. Qual a provável etiologia deste quadro?

a. *Pseudomonas aeruginosa.*
b. *Stafilococcus aureus.*
c. Varicela-zóster.
d. Autoimune.

Comentários

O quadro é característico de síndrome de Ramsay Hunt, cujo agente etiológico é o Herpes-zóster.

Lazarini PR, de Andrade AM. Paralisia facial periférica. In: Associação Brasileira de Otorrinolaringologia e Cirurgia Cérvico-Facial. Tratado de Otorrinolaringologia e Cirurgia Cervicofacial. 3. ed. São Paulo: Elsevier. 2018.
Niparko JK. The acute facial palsies. In: Jackler RK, Brackmann DE. Neurotology. St, Louis: Mosby. 1994. p.1191-319.

Respostas
159) b; 160) c

161) Mulher de 22 anos com queixa de zumbido em orelha esquerda tipo apito, não sabe referir há quanto tempo, mas há aproximadamente 4 meses tem incomodado muito, se tornando constante. Já passou por outros profissionais e usou medicação, mas sem melhora. Nega hipoacusia acompanhando o quadro. Sem queixas à direita. Ao exame físico não apresentava alterações à otoscopia. Audiometria mostra: e no local que esta descrito Solicitada então ressonância magnética acrescentar Solicitada então ressonância magnética cuja figura a seguir mostra: de acordo com os dados de anamnese, exame físico e exames complementares, qual das alternativas apresenta a hipótese diagnóstica mais correta para essa paciente?

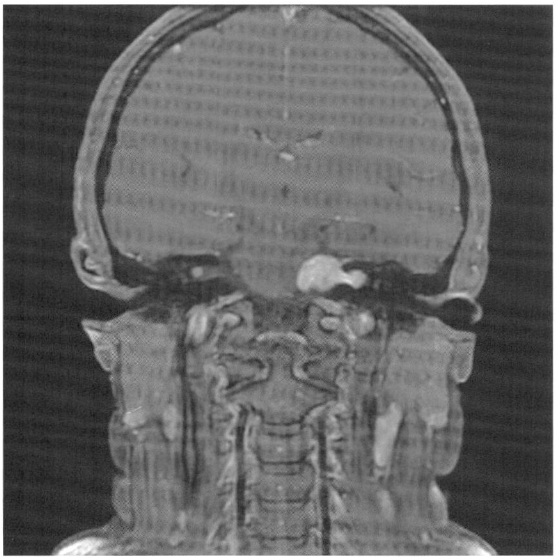

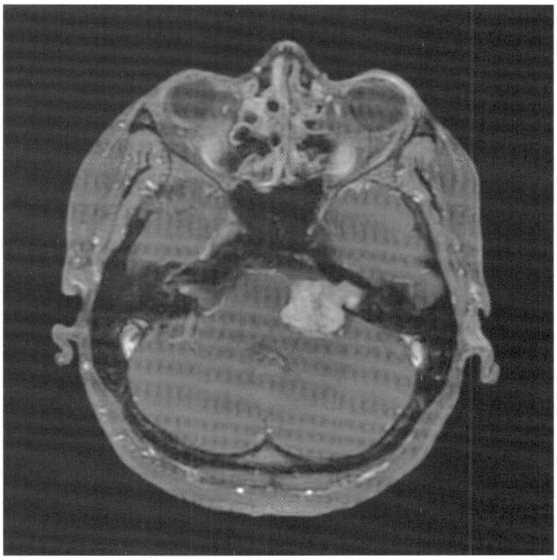

a. Esclerose múltipla.
b. Schwannoma vestibular à esquerda.
c. Neurofibromatose tipo 2.
d. Sd. de Usher.

Comentários

A presença de schwannoma bilateral e meningioma na RM sugere o diagnóstico de Neurofibromatose tipo 2, doença essa que se diferencia das demais (neurofibromatose tipo 1 e forma visceral) por apresentar acometimento do SNC. É caracterizada presença de schwannoma bilateral do nervo vestibulococlear, associado ou não a outros tumores intracranianos, como meningiomas, gliomas, neurofibromas, hemangiomas, sarcomas entre outros. Importante sempre lembrar da pesquisa de tumores localizados em outras partes do corpo, especialmente na medula espinal.

Caldas Neto S, Camara FAR, Lopes da Silva MN. Tratado de Otorrinolaringologia. Schwannoma do VIII nervo. C. 42.2017.

Respostas
161) c

162) Ainda com relação ao caso anterior, optando-se pelo tratamento cirúrgico, à esquerda, qual a via de acesso e justificativa que melhor se aplicam?
   a. Acesso translabiríntico, pela maior chance de preservação da audição por esta via.
   b. Acesso retrossigmóideo, pela maior chance de preservação da audição por esta via.
   c. Acesso transcoclear, pelo menor risco de paralisia facial periférica no pós-operatório.
   d. Acesso transcanal endoscópico, pela maior chance de preservação da audição por esta via.

Comentários

Das alternativas, a única via de acesso que visa preservação da audição é a retrossigmóidea, que preserva o bloco labiríntico. Em todas as outras a abordagem cirúrgica leva à perda auditiva. O acesso transcoclear é o que tem maior chance de lesão do nervo facial.

Lavinsky J, Friedman RA. Práticas em Cirurgia da Base do Crânio. Rio de Janeiro: Thieme Revinter; 2021. C. 12.

163) Mulher de 49 anos, procedente de Palmas – Tocantins, com história de paralisia facial periférica (PFP) à direita há 8 meses fez tratamento com corticoide e antiviral, e começou a notar melhora apenas 4 meses após o início dos sintomas, evoluindo com sincinesia moderada. Ha 1 mês apresentou novo episódio de PFP, mas dessa vez à esquerda, iniciou tratamento logo no 1º dia de sintomas com melhora importante após 3 semanas. Nega outras queixas otológicas. Nega episódios semelhantes anteriores. Nega história familiar de PFP. Ao exame apresenta sincinesia moderada, olho-boca, à direita, e à esquerda classificação de House – Brackmann grau I. Otoscopia sem alterações.
Na investigação diagnóstica foram solicitados exames complementares. Audiometria (4 dias após a PFP à esquerda): limiares dentro da normalidade. Discriminação de monossílabos 100% bilateral. Curva A bilateral. Reflexos presentes a D e ausentes à esquerda; RM: Impregnação anômala do nervo facial esquerdo de provável origem inflamatória; Exames laboratoriais: Sorologia *Borrelia Burgdorferi* (doença de Lyme), anticorpos, soro: REAGENTE. No momento, qual o melhor tratamento para esta paciente?
   a. Cirurgia para descompressão do nervo facial direito.
   b. Cirurgia para descompressão do nervo facial esquerdo.
   c. Tratamento clínico com antibiótico para borreliose.
   d. Apenas observação.

Comentários

Nos casos de paralisia facial periférica bilateral, mesmo que sequencial a hipótese de doença de Lyme (borreliose) deve ser levantada. A neuroborreliose pode demorar algumas semanas ou até meses para melhorar, mas, na maioria de casos, não deixa sequelas, exceto em alguns casos raros em que podem permanecer parestesia ou paresia facial. No entanto, com o retardo diagnóstico, a recuperação de algumas manifestações neurológicas pode não ser completa, com a persistência da paresia, problemas na audição, ataxia, além de dificuldade cognitiva.

Coura JR, Pereira NG. Fundamentos das doenças infecciosas e parasitárias. Guanabara Koogan; 2019. C. 95.

Respostas
162) b; 163) c

164) Homem de 52 anos apresenta paralisia facial periférica à esquerda há 2 semanas. Passou em consulta em UBS prescrito corticoide e antiviral e orientados cuidados oculares. Chegou há 2 dias ao serviço de otorrinolaringologia de hospital terciário sem melhora do quadro com uso da medicação. Na anamnese paciente refere otorreia fétida à esquerda há mais de 20 anos, com hipoacusia progressiva, sem otalgia.

Ao exame físico: paralisia facial periférica classificação de House-Brackman grau VI. À otoscopia não apresentava alterações à direita e à esquerda, após limpeza de grande quantidade de secreção fétida, notava-se membrana timpânica com bolsa de retração em região posterossuperior, com migração epitelial. O paciente foi então submetido à mastoidectomia com descompressão do nervo facial. Neste caso qual o provável local de lesão encontrado no nervo facial?

a. Segmento timpânico, pois é mais comum a deiscência do canal do nervo facial neste local nos pacientes com otite média aguda.
b. Segmento timpânico e região do segundo joelho, pois são os sítios de lesão mais comum em pacientes com otite média crônica colesteamatosa.
c. Segmento mastóideo, pois nessa região é mais comum a deiscência do canal do nervo facial.
d. Segmento labiríntico, pois compreende o ponto onde há maior estreitamento sendo o local mais passível de lesão pelo colesteatoma.

Comentários

Embora o colesteatoma possa acometer o nervo facial em qualquer ponto do seu trajeto, o segmento timpânico e segundo joelho são as áreas mais comuns. Apesar de o segmento timpânico ser o mais suscetível a deiscência, no caso apresentado a otoscopia e história clínica são compatíveis com otite média crônica e não aguda. É sabido que o segmento labiríntico compreende o ponto de maior estreitamento, mas no caso do colesteatoma essa não é a região frequentemente acometida.

Leal Correia MC, Caldas Neto S, Araujo AMB. Tratado de Otorrinolaringologia. Complicações das Otites Médias. C. 16. 2017.

165) Homem de 32 anos com queixa de hipoacusia à esquerda há 2 dias, de início súbito, acompanhado de zumbido tipo apito. Nega tontura, nega outras queixas. Otoscopia normal bilateral. A acumetria é compatível com perda de audição neurossensorial à esquerda. Qual a conduta mais adequada para esta paciente?

a. Iniciar tratamento com corticoide e solicitar audiometria e RM.
b. Iniciar tratamento com corticoide e solicitar audiometria e TC.
c. Iniciar tratamento com corticoide e solicitar exames laboratoriais.
d. Aguardar resultado de exames (audiometria e imagem) antes do início do tratamento.

Comentários

O tratamento com corticoide é recomendado para os pacientes com surdez súbita, sabendo-se que quanto antes iniciado, melhor a probabilidade de recuperação da acuidade auditiva. No caso de surdez neurossensorial o exame de imagem de escolha mais adequado é a RM e é recomendado nos casos de surdez súbita, assim como PEATE para avaliar patologias retrococleares. Exames laboratoriais não são recomendados na investigação inicial da surdez súbita.

Chandrasekhar SS, Tsai Do BS, Schwartz SR, et al. Clinical Practice Guideline: Sudden Hearing Loss (Update). Otolaryngology–Head and Neck Surgery. 2019;161(1):S1-S45.

Respostas

164) b; 165) a

166) Menina de 6 anos de idade com história de otalgia à esquerda há 4 dias, de piora progressiva, acompanhada de febre não medida, vem hoje ao pronto-socorro com queixa de paralisia do lado esquerdo da face, que notou ao acordar. Está em uso de amoxicilina há 3 dias, ainda sem melhora da otalgia, e mantendo febre.
Ao exame nota-se paralisia facial periférica à esquerda, classificação de grau V na escala de House-Brackmann. Otoscopia normal à direita e com abaulamento e hiperemia de membrana timpânica à esquerda. Qual a conduta mais correta neste caso?
a. Iniciar tratamento com corticoide e antiviral.
b. Trocar o antibiótico e associar corticoide e antiviral.
c. Miringotomia ampla, corticoide e antibiótico.
d. Timpanomastoidectomia com descompressão do nervo facial.

Comentários

A paralisia facial periférica pode ser uma complicação da otite média aguda, como no caso anterior, e deve ser tratada com miringotomia para drenagem da secreção e diminuição do processo inflamatório/infeccioso sobre o nervo facial, que não é incomum apresentar deiscência de seu canal ósseo no segmento timpânico, o que o deixa mais exposto e suscetível à paralisia facial como complicação de otite média aguda, principalmente em crianças.

Leal Correia MC, Caldas Neto S, Araujo AMB. Tratado de Otorrinolaringologia. Complicações das Otites Médias. C. 16. 2017.

167) Homem de 77 anos com queixa chega ao PS com queixa de otalgia à direita há 40 dias, sem melhora com tratamento com amoxicilina, cefalexina, levofloxacino, ciprofloxacino e gotas otológicas. Nega febre. Refere que há 7 dias apresenta paralisia de face à direita. É diabético em uso de hipoglicemiante oral, mas sem acompanhamento há mais de 4 anos. Ao exame: paralisia facial periférica à direita, grau VI de House-Brackmann. Otoscopia normal à esquerda e com secreção e tecido de granulação em meato acústico externo à direita. Foi realizada tomografia que evidenciou: erosão do osso timpânico, espessamento de tecidos moles e velamento da mastoide à direita. Sem alterações significativas à esquerda. Feito então diagnóstico de otite externa necrotizante. O paciente foi internado e iniciado antibiótico EV e medidas de controle da glicemia. Neste caso qual a alternativa que melhor indica critério de cura?
a. Melhora da dor e normalização da velocidade de hemossedimentação (VHS).
b. Cintilografia com tecnécio-99.
c. Tomografia de ossos temporais.
d. Fim do ciclo de 2 semanas do antibiótico endovenoso.

Comentários

A melhora da dor e normalização do VHS são parâmetros que indicam critérios de cura para a otite externa necrotizante. A cintilografia com gálio é um bom indício para fim da terapia com antibiótico endovenoso, entretanto a cintilografia com tecnécio-99, apesar de alta sensibilidade para o diagnóstico de osteíte, suas alterações são persistentes e pode demorar para voltar ao normal. A tomografia é o exame mais importante para avaliação da extensão da doença, entretanto as alterações ósseas são persistentes, portanto, não é um bom exame para avaliar a evolução da doença. A recomendação para o tratamento da OEN é de antibioticoterapia por 4 a 6 semanas

Melo AA, Widolin LC, Bunzen Mayer DL, Morais Pinto AX, Leão FS. Tratado de otorrinolaringologia. Afecções da Orelha Externa. C. 12. 2017.

Respostas
166) c; 167) a

168) Mulher de 45 anos, sem comorbidades, com queixa de zumbido pulsátil à esquerda há 3 anos, com piora a aproximadamente um ano, acompanhada de sensação de plenitude auricular. A otoscopia direita não apresenta alterações e à esquerda nota-se massa avermelhada retrotimpânica. Tomografia de ossos temporais:

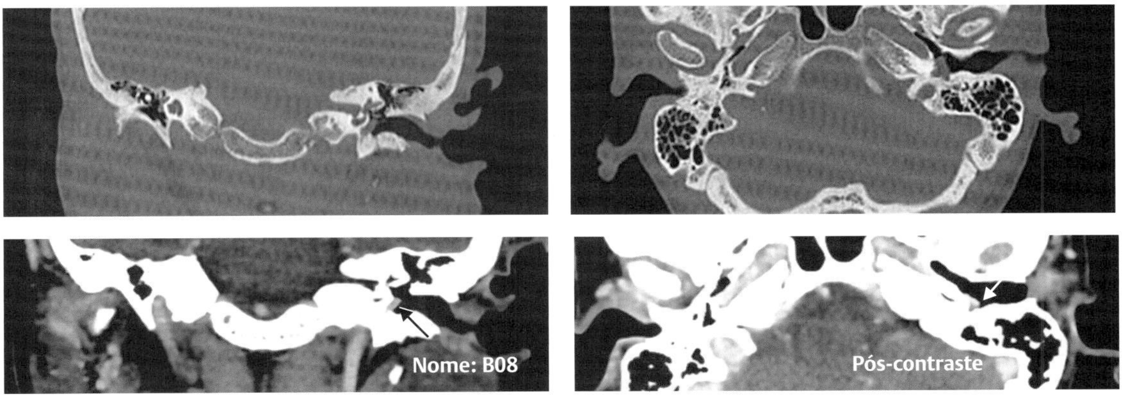

Pela anamnese, exame físico e exame complementar, feita hipótese diagnóstica de paraganglioma. De acordo com Fisch, como é classificada essa lesão?

a. Tipo A.
b. Tipo B.
c. Tipo C1.
d. Tipo C2.

Comentários

Classificação de Fisch para paragangliomas do osso temporal:

A. Tumor limitado à fenda timpânica;
B. Tumor limitado às fendas timpânica e mastoide, sem envolvimento da região infralabiríntica;
C. Tumor envolvendo região infralabiríntica do osso temporal e extensão para ápice petroso:
   C1. Envolvimento limitado da porção vertical do canal carotídeo;
   C2. Invasão franca da porção vertical do canal carotídeo.

Borin A, Mendonça Cruz OL. Tratado de otorrinolaringologia. Tumores do Forame Jugular. C. 43. 2017.

169) Ainda de acordo com o caso anterior, qual o tratamento mais adequado?

a. Radioterapia.
b. Radiocirurgia estereotáxica.
c. Embolização.
d. Cirurgia.

Comentários

A cirurgia é considerada a primeira opção, já que é a única capaz de oferecer a cura, obtida pela ressecção completa do tumor.

Borin A, Mendonça Cruz OL. Tratado de otorrinolaringologia. Tumores do Forame Jugular. C. 43. 2017.

Respostas

168) a; 169) d

170. Bebê de 4 meses, que não passou no teste da orelhinha, realizou reteste com emissões otoacústicas e PEATE (Potencial Evocado de Tronco Encefálico) aos 3 meses de vida, com ausência de resposta e foi encaminhado ao otorrino para avaliação. Em todos os exames apresenta valores normais do lado direito. Na investigação diagnóstica realizado exame de RM. No caso desta criança, qual a alternativa correta?

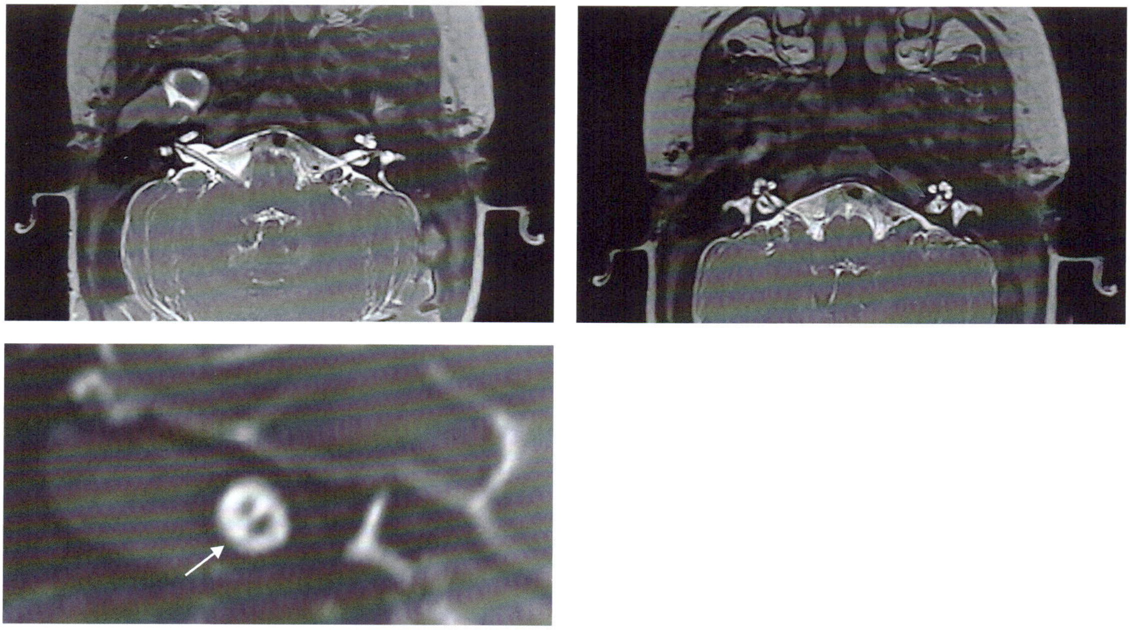

a. Deve-se iniciar o quanto antes a adaptação de aparelho de amplificação sonora individual (AASI) à esquerda.
b. Implante coclear o mais breve possível.
c. Implante coclear após 6 meses ou peso de 10 kg.
d. O implante coclear está contraindicado.

Comentários

Neste caso além de os exames de EOA e PEATE mostrarem ausência de respostas à esquerda, a RM é compatível com agenesia do nervo auditivo (coclear), que, assim como agenesia de cóclea, é uma contraindicação para o implante coclear.

Lavinsky L, Lavinsky-Wolff M, Lavinsky J, et al. Tratado de otorrinolaringologia. Rio de Janeiro: Thieme Revinter; 2021. C. 12.

171) Em relação aos sulcos branquiais, durante o desenvolvimento fetal, é correto afirmar que:
a. Todos se fecham.
b. Só o terceiro sulco se fecha.
c. O segundo sulco se fecha parcialmente e origina a fístula do tireoglosso.
d. Só o primeiro não se fecha e origina o meato acústico primitivo.

Comentários

A parte posterior do primeiro sulco permanece aberta e origina o MAE primitivo. Todos os outros se fecham e desaparecem. Se não, podem originar cistos ou fístulas branquiais

Ribeiro FAQ. Embriologia da Orelha Humana, Tratado de Otorrinolaringologia-Fundamentos. Vol. 1. Editora Roca Ltda. 2002. p. 371.

Respostas
170) d; 171) d

172) A migração do colesteatoma adquirido à orelha média segue o seguinte trajeto:
a. Ático, Antro, *Aditus ad antro*.
b. Antro, *Aditus ad antro*, Ático.
c. Ático, *Aditus ad antro*, Antro.
d. *Aditus ad antro*, Antro, Ático.

Comentários

O colesteatoma migra de acordo com os espaços que se originam na caixa e seguem até as células da mastoide

Nóbrega M. Anatomia e Fisiologia da Orelha Média, Tratado de Otorrinolaringologia - Fundamentos. Vol. 1. Editora Roca Ltda. 2002. p. 377.

173) A otosclerose clínica é uma doença da:
a. Cadeia ossicular.
b. Platina do estribo.
c. Supraestrutura do estribo.
d. Cápsula ótica.

Comentários

Focos de ossificação na cápsula ótica que fixam a platina do estribo, principalmente na fissula antifenestra, originando perda condutiva.

Hueb MM, Silveira JAM, Hueb AM. Otosclerose: Tratado de Otorrinolaringologia-Otologia. Vol. 2. Editora Roca Ltda. 2002. p. 194.

174) O labirinto membranoso é originário do:
a. Ectoderma.
b. Mesoderma.
c. Endoderma.
d. Tecido mesenquimal.

Comentários

Como todo tecido nervoso o labirinto membranoso é originário do ectoderma. Placódio ótico, otocisto.

Ribeiro FAQ. Embriologia da Orelha Humana, Tratado de Otorrinolaringologia- Fundamentos. Vol. 1. Editora Roca Ltda. 2002. p. 375.

175) Na otite média crônica supurada não colesteatomatosa está indicada:
a. Colocação de tubo de ventilação.
b. Timpanoplastia.
c. Timpanomastoidectomia aberta.
d. Timpanomastoidectomia fechada.

Comentários

A abertura da mastoide se faz necessária para avaliar as doenças presentes. Não há necessidade da derrubada do muro.

Costa SS, Souza LCA. Otite Média Crônica não Colesteatomatosa. Tratado de Otorrinolaringologia-Otologia. Vol. 2. Editora Roca Ltda; 2002. p. 80.

176) A otoplastia para correção da orelha em abano está indicada:
a. No recém-nascido.
b. Só na vida adulta.
c. Em todo adolescente.
d. Se criar desconforto emocional no paciente.

Comentários

A criança pequena não tem noção e não se preocupa com sua orelha. Normalmente se opera quando a criança se incomoda. Principalmente por *bullying* escolar.

Ribeiro FAQ. Otoplastia: Tratado de Otorrinolaringologia- Técnicas Cirúrgicas, Vol. 5. Editora Roca Ltda. 2002. p. 833.

Respostas
172) c; 173) d; 174) a; 175) d; 176) d

177) Na tuberculose da orelha média:
   a. Há sempre comprometimento pulmonar.
   b. A dor é frequente.
   c. A otorreia é frequente.
   d. Não ocorre paralisia facial.

Comentários

Apenas a otorreia é usual. A paralisia é comum e nem sempre há comprometimento pulmonar. A dor é frequente nas lesões faríngeas da tuberculose.

Pinho MM, Kós AO. Otite média Tuberculosa. Rev Bras Otorrinolaringol. 2003;69(6).

178) O exame ideal para se avaliar otite média crônica supurada é:
   a. TC das orelhas médias.
   b. Ressonância magnética sem contraste.
   c. Ressonância magnética com contraste.
   d. Ultrassonografia de mastoide.

Comentários

A TC é o exame de imagem de escolha. Na orelha média já existe contraste entre tecido mole, ar e osso, dando uma boa visão do aparelho.

Handfas BW, Tomelini AM, Fávero FRV. Exames de Imagens em Otologia- Tratado de Otorrinolaringologia- Fundamentos. Vol 1. Editora Roca Ltda. 2002. p. 557.

179) No colesteatoma congênito da caixa do tímpano o sintoma inicial é:
   a. Otorreia.
   b. Paralisia facial.
   c. Perda da audição.
   d. Mau cheiro.

Comentários

O colesteatoma congênito pode ocorrer em vários pontos do aparelho auditivo. O mais comum é o da caixa propiciando perda de audição do tipo otite média secretora. Posteriormente pode perfurar a membrana com quadro de otorreia.

Haguette EF, Galvão Jr. FA, Ribeiro FAQ, Praça FS. Colesteatoma Congênito, Tratado de Otorrinolaringologia. - Otologia. Vol. 2. Editora Roca Ltda. 2002. p. 114.

180) A mucosa da caixa do tímpano é proveniente de:
   a. Ectoderma.
   b. Mesoderma.
   c. Endoderma.
   d. Sulco branquial.

Comentários

A epitelização pela mucosa, na tuba, caixa timpânica e células da mastoide é realizada pelo recesso tubo-timpânico, proveniente do endoderma da faringe primitiva.

Ribeiro FAQ. Embriologia da Orelha Humana, Tratado de Otorrinolaringologia– Fundamentos. Vol. 1. Editora Roca Ltda. 2002. p. 371.

Respostas
177) c; 178) a; 179) c; 180) c

181) A cirurgia do schwannoma vestibular pode ser realizada por diferentes acessos cirúrgicos. Aponte o acesso cirúrgico que não pode ser utilizado com o objetivo de preservação auditiva:
   a. Acesso translabiríntico.
   b. Acesso retrossigmóideo.
   c. Acesso retrolabiríntico.
   d. Acesso por fossa craniana média.

Comentários

O acesso translabiríntico é utilizado quando não mais existe audição útil para ser preservada, pois necessita da realização de uma labirintectomia como parte do acesso cirúrgico. Os acessos retrossigmóideos, retrolabiríntico e por fossa craniana média podem permitir a preservação auditiva parcial ou total.

Netto AATC, Meluzzi A, Homa MNO, Amaral MSA. Acoustic neuroma microsurgery: an overview of the three main surgical approaches. Glob J Otolaryngol. 2017;11(5):1-5.

182) Em relação aos nervos do meato acústico interno, aponte o nervo que ocupa a posição mais anterior e superior:
   a. Nervo vestibular inferior.
   b. Nervo vestibular superior.
   c. Nervo facial.
   d. Nervo coclear.

Comentários

No meato acústico interno, o nervo facial ocupa a posição mais anterior e superior, o nervo coclear, as posições anterior e inferior, e os nervos vestibulares superior e inferior ocupam a posição posterossuperior e posteroinferior, respectivamente.

Lavinsky J, Romano FR, Campos Netto AAT. Práticas em Cirurgia da Base de Crânio: Abordagens para Base Anterior e Lateral. 1. ed. Rio de Janeiro – RJ: Thieme Revinter Publicações. 2021.

183) No estadiamento de Pittsburgh modificado para o carcinoma de osso temporal, o estágio T3 representa:
   a. Tumor limitado ao meato acústico externo (MAE) sem erosão óssea ou evidência de envolvimento de tecidos moles.
   b. Tumor limitado ao MAE com erosão óssea (sem envolvimento de toda a espessura ou envolvimento limitado de tecidos moles < 0,5 cm).
   c. Tumor erodindo toda a espessura do MAE ósseo com envolvimento limitado de tecidos moles (< 0,5 cm) ou envolvimento da orelha média e mastoide.
   d. Tumor erodindo a cóclea, o ápice petroso, parede medial da orelha média, canal carotídeo, forame jugular, ou dura-máter, ou com envolvimento extenso (> 0,5 cm), com envolvimento da ATM ou processo estiloide ou paralisia facial.

Comentários

O estadiamento de Pittsburgh modificado para o carcinoma de osso temporal classifica o T1 como tumor limitado ao MAE sem erosão óssea ou evidência de envolvimento de tecidos moles, T2 como tumor limitado ao MAE com erosão óssea (sem envolvimento de toda a espessura ou envolvimento limitado de tecidos moles < 0,5 cm), T3 como tumor erodindo toda a espessura do MAE ósseo com envolvimento limitado de tecidos moles (< 0,5 cm) ou envolvimento da orelha média e mastoide e T4 como tumor erodindo a cóclea, o ápice petroso, parede medial da orelha média, canal carotídeo, forame jugular, ou dura-máter, ou com envolvimento extenso (> 0,5 cm), com envolvimento da ATM ou processo estiloide ou evidência de paralisia facial.

Moody SA, Hirsch BE, Myers EN. Squamous cell carcinoma of the external auditory canal: an evaluation of a staging system. Am J Otol. 2000;21:582-8.

Respostas
181) a; 182) c; 183) c

184) Quando visto de cima, o ápice petroso pode ser dividido em anterior e posterior se utilizando uma linha que corresponde a:
   a. Artéria carótida interna.
   b. Eminência arqueada.
   c. Meato acústico interno.
   d. Nervo petroso superficial maior.

Comentários

A divisão é possível ao traçar uma linha sobre o meato acústico interno. A porção anterior é maior e contém osso esponjoso e medula óssea. Também é chamada de porção anterocarótica. A porção posterior é a mais densa, pois deriva da cápsula ótica. Também é definida como perilabiríntica.

Fournier HD, Mercier P, Roche PH. Surgical anatomy of the petrous apex and petroclival region. Adv Tech Stand Neurosurg. 2007;32:91-146.

185) Complete corretamente a seguinte frase: Na pesquisa do lacrimejamento através do Teste de Schirmer uma diminuição, com diferença superior a ____% indica que a lesão do nervo está acima do gânglio geniculado.
   a. 20.
   b. 30.
   c. 40.
   d. 50.

Comentários

Na pesquisa do lacrimejamento através do Teste de Schirmer uma diminuição, com diferença superior a 30% indica que a lesão do nervo está acima do gânglio geniculado (emergência do nervo petroso superficial maior).

Patel DK, Levin KH. Bell palsy: Clinical examination and management. Cleve Clin J Med. 2015;82(7):419-26.

186) No meato acústico interno podemos encontrar conflitos neurovasculares que muito frequentemente geram sintomas neurotológicos com perda auditiva neurossensorial progressiva, zumbido e crises vertiginosas. Qual dessas artérias está mais relacionada com essa alça vascular no meato acústico interno?
   a. Artéria cerebelar anteroinferior.
   b. Artéria cerebelar posteroinferior.
   c. Artéria basilar.
   d. Artéria labiríntica.

Comentários

A artéria cerebelar anteroinferior (AICA) está relacionada com conflitos neurovasculares no meato acústico interno, também conhecido com alças vasculares. Pode gerar perda auditiva neurossensorial progressiva e um quadro clínico conhecido por paroxismia vestibular. É possível identificar esse conflito neurovascular no exame de ressonância magnética, porém nem sempre a presença desse achado no exame de imagem é suficiente para estabelecer o diagnóstico.

Lavinsky J, Romano FR, Campos Netto AAT. Práticas em Cirurgia da Base de Crânio: Abordagens para Base Anterior e Lateral. 1. ed. Rio de Janeiro – RJ: Thieme Revinter Publicações; 2021.

Respostas
184) c; 185) b; 186) a

187) Podem ser indicações de implante coclear no processo de reabilitação auditiva no tratamento do schwannoma vestibular, exceto:
a. Neurofibromatose tipo 2.
b. Surdez em orelha contralateral sem possibilidade de reabilitação com implante coclear (tumores, ossificação labiríntica, agenesia de nervo coclear, malformações labirínticas).
c. Schwannoma intralabiríntico.
d. Reabilitação auditiva em surdez unilateral profunda no pós-operatório de ressecção do schwannoma vestibular esporádico unilateral.

Comentários

Não existe indicação de realizar implante coclear como forma de reabilitação auditiva em pós-operatório de cirurgia de schwannoma vestibular esporádico em casos de surdez neurossensorial unilateral de grau profundo. Nesses casos, pode ser optado pela utilização das dos aparelhos auditivos do tipo CROS *(contralateral routing of signals)* ou das próteses auditivas de ancoramento ósseo.

Roehm PC, et al. Auditory rehabilitation of patients with neurofibromatosis Type 2 by using cochlear implants. J Neurosurg. 2011:115.

188) Alguns pacientes com a Síndrome da Deiscência do Canal Semicircular Superior têm indicação cirúrgica, especialmente na ocorrência de sintomas incapacitantes. Dentre as abordagens mais frequentemente utilizadas, aponte a que não corresponde a uma opção de tratamento cirúrgico:
a. Oclusão do canal semicircular superior via fossa craniana média.
b. Oclusão do canal semicircular superior por via transmastóidea.
c. Reforço de janela redonda por via transcanal.
d. Oclusão do canal semicircular superior por via retrossigmóidea.

Comentários

Os pacientes com sintomas incapacitantes da Síndrome da Deiscência do Canal Semicircular Superior podem ter indicação de tratamento cirúrgico. Entre as principais técnicas descritas, a mais utilizada é a oclusão do canal semicircular superior por via fossa craniana média. No entanto, pode também ser realizado por via transmastóidea. O reforço da janela redonda por via transcanal tem sido utilizado como uma primeira abordagem mais simples para o controle dos sintomas. O acesso retrossigmóideo não permite a abordagem apropriada ao canal semicircular superior.

Walsh EM. Current management of superior semicircular canal dehiscence syndrome. Curr Opin Otolaryngol Head Neck Surg. 2020;28(5):340-45.

189) Sobre o schwannoma vestibular, quais das seguintes afirmações está incorreta?
a. Perda auditiva neurossensorial é o sintoma mais comum.
b. Vertigem é mais comum em tumores maiores em comparação aos menores.
c. Surdez súbita ocorre em aproximadamente 20% dos casos de schwannoma vestibular.
d. Paresia facial é raro nos schwannomas vestibulares.

Comentários

A perda auditiva neurossensorial é o sintoma mais comum dos schwannomas vestibulares (95%), sendo a vertigem pouco frequente. Quando ocorre, é mais frequente nos schwannomas vestibulares intracanaliculares (menores). À medida que existe um comprometimento da função vestibular com o crescimento da lesão, é esperado um processo de compensação vestibular. Schwannomas vestibulares volumosos e compressivos em relação ao tronco podem estar associados a sintomas de desequilíbrio em até 50% dos casos.

Jackler RK, Pfister MHF. Acoustic neuroma (vestibular schwannoma). In: Jackler RK, Brackmann DE (eds). Neurotology. 2. ed. Philadelphia: Mosby. 2005:727-82.

Respostas
187) d; 188) d; 189) b

190) Sobre os meningiomas da base lateral do crânio, assinale a afirmação correta:
a. A minoria é esporádica.
b. A massa é pediculada e tem pouca aderência na dura.
c. É hipodenso em relação ao cérebro e com pouca impregnação pelo contraste na tomografia computadorizada.
d. Pode apresentar hiperostose na tomografia computadorizada.

Comentários

A maioria é esporádica. A massa é bem circunscrita, extra-axial, séssil e com aderência dural ampla. É hiperdenso em relação ao cérebro e tem impregnação intensa e homogênea pelo contraste. Pode apresentar hiperostose na tomografia computadorizada.

Singh A, Selesnick SH. Meningiomas of posterior fossa and skull base. In: Jackler RK, Brackmann DE (eds). Neurotology. 2. ed. Philadelphia: Mosby; 2005:792-840.

191) A otosclerose é uma doença relacionada com as alterações resultantes da absorção e reabsorção ósseas. Nesse processo sabe-se da influência de mediadores proteicos e não proteicos, assim como de glicoproteínas. Assinale a alternativa que contém a relação correta dos elementos presentes na fisiopatologia da remodelação óssea da otosclerose:
a. COL 1 A1/HLA.
b. Osteoprotegerina/RANK/RANKL.
c. Schwartz/Osteoblasto/Osteoclasto.
d. Paramixovírus/Interleucina alfa e beta/Prostaglandina E.

Comentários

A osteoprotegerina é uma glicoproteína que inibe a formação e maturação de osteoclastos. A sua principal função é regular a renovação óssea normal, mantendo uma reabsorção e formação óssea equilibrada. A osteoprotegerina é secretada por osteoblastos para proteger o esqueleto da reabsorção óssea excessiva ao se ligar ao fator RANKL e evitando que ele interaja com RANK, o receptor de superfície celular osteoclástica. Foi sugerido que a alteração na expressão do gene *OPGF*, o produtor de osteoprotegerina, é uma das explicações da otosclerose.

Bouzid A, et al. Osteoprotegerin gene polymorphisms and otosclerosis: an additional genetic association study, multilocus interaction and meta-analysis. BMC Med Genet . 2020;21:122.
Pignatari SSN, Anselmo-Lima WT. Tratado de otorrinolaringologia. 3. ed. Rio de Janeiro: Elsevier. 2018.

192) O conhecimento sobre anatomia é fundamental para realização de uma cirurgia segura. O osso temporal apresenta acidentes anatômicos que são parâmetros importantes durante a cirurgia. Assinale a alternativa correta sobre a anatomia do osso temporal:
a. A porção petrosa apresenta duas faces, a anterossuperior, que compõe a parede lateral da fossa craniana posterior e a posteromedial, que é o assoalho da fossa média.
b. A espinha de Henle é um parâmetro presente à frente da área cribriforme na porção timpânica, importante parâmetro para início da abertura da mastoide.
c. O forame espinhoso, a primeira referência anatômica encontrada para os acessos via fossa média, dá passagem da artéria meníngea média, e se encontra na face anterossuperior da porção petrosa.
d. A célula mais constante e maior da pneumatização da mastoide é o antro, que se localiza na porção posteroinferior da cavidade mastóidea, anterossuperior ao meato acústico externo.

Comentários

Questão bem conceitual dos parâmetros cirúrgicos do osso temporal. A alternativa **a** está incorreta, pois está invertido as faces e suas relações com base do crânio. A porção petrosa é formada por 3 faces, sendo a anterossuperior o assoalho da fossa média, a posteromedial, parede lateral da fossa craniana posterior, e a face inferior, inserção dos músculos cervicais. Na letra **b**, a espinha de Henle está na porção mastóidea. E na letra **d**, o antro se localizada anterossuperior da cavidade mastóidea e posterossuperior ao meato acústico externo.

Pignatari SSN, Anselmo Lima WT. Tratado de otorrinolaringologia. 3. ed. Rio de Janeiro: Elsevier. 2018.

Respostas
190) d; 191) b; 192) c

193) Paciente de 30 anos sofreu acidente automobilístico com traumatismo cranioencefálico e deu entrada em hospital consciente e contactuante. Paciente foi submetido à tomografia computadorizada e apresentou os achados a seguir. A partir da análise das imagens assinale a alternativa correta sobre o diagnóstico do paciente.

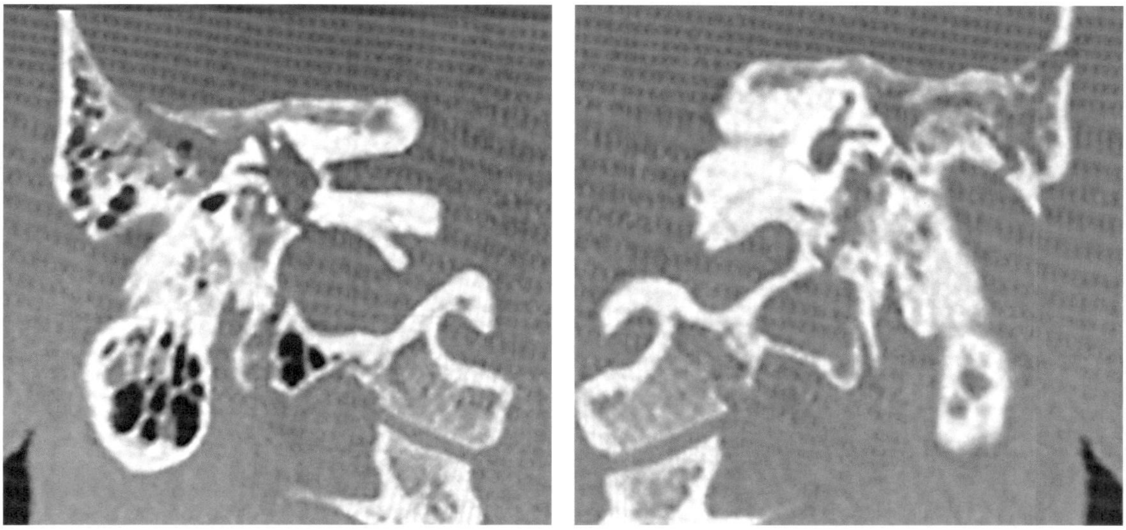

a. Paciente apresenta fratura longitudinal à esquerda com lesão de bloco labiríntico.
b. Paciente deve apresentar hipoacusia em orelha esquerda por presença de lesão em cadeia ossicular.
c. Paciente deve apresentar perda auditiva condutiva à direita por lesão de bloco labiríntico.
d. Paciente deve apresentar provável paralisia facial periférica à direita por acometimento de segmento labiríntico do nervo facial.

Comentários

Paciente com história de trauma cranioencefálico e pela tomografia conseguimos avaliar que houve lesão do osso temporal. Na imagem esquerda, que representa a mastoide direita, vemos uma fratura transversal acometendo a cápsula ótica, assim o paciente provavelmente apresentará perda neurossensorial profunda, até mesmo anacusia, e paralisia facial por lesão de segmento labiríntico, como descrito na alternativa **d**. Na imagem à direita, que representa a mastoide esquerda, vemos uma pequena fratura transversal na porção mais externa da mastoide.

Myles LP, Choo DI. Clinical otology. 4. ed. Thieme Medical Publishers. 2015.
Pignatari SSN, Anselmo-Lima WT. Tratado de otorrinolaringologia. 3. ed. Rio de Janeiro: Elsevier; 2018.

194) Qual das situações abaixo pode ser considerada uma complicação tardia da cirurgia de estapedotomia na otosclerose?
a. Fístula perilinfática.
b. Paralisia facial periférica.
c. Granuloma de reparação.
d. Otite média.

Comentários

A fístula perilinfática pode ocorrer tanto como complicação precoce, como tardia. Seus sintomas serão de perda auditiva sensorioneural, por vezes associada a zumbidos e vertigem por causa do rompimento da membrana cicatricial na janela oval, com os testes de fístula positivos. As outras complicações só ocorrem precocemente, em decorrência da manipulação cirúrgica da orelha média.

Myles LP, Choo DI. Clinical otology. 4. ed. Thieme Medical Publishers; 2015.
Pignatari SSN, Anselmo-Lima WT. Tratado de otorrinolaringologia. 3. ed. Rio de Janeiro: Elsevier; 2018.

Respostas
193) d; 194) a

195) Paciente de 56 anos procura o consultório com queixa de diminuição da audição e zumbido há 1 semana. Refere já ter feito lavagens de cera outras vezes. Na otoscopia você nota ausência de cerúmen, com membrana timpânica sem alterações bilateralmente. Na acumetria com diapasão de 512 Hz apresenta teste de Rinne positivo bilateral e teste de Weber lateralizando para a esquerda. Assinale a alternativa com o diagnóstico mais provável para este paciente.

a. Otite média serosa em orelha esquerda.
b. Otosclerose em orelha direita.
c. Surdez súbita idiopática em orelha direita.
d. Presbiacusia em orelha esquerda.

Comentários

Na história do paciente o quadro é agudo com duração de uma semana (excluindo otosclerose e presbiacusia, em que a perda de audição é gradativa), e, no exame físico, vemos ausência de alteração de membrana timpânica (excluindo a letra **a**). Na acumetria o teste de Rinne é positivo em perdas neurossensoriais, dito positivo patológico, ou em audição normal. O teste de Weber avalia a via óssea, e nas perdas neurossensoriais lateraliza para a orelha sadia. Assim, o paciente apresenta surdez súbita em orelha direita.

Pignatari SSN, Anselmo-Lima WT. Tratado de otorrinolaringologia. 3. ed. Rio de Janeiro: Elsevier. 2018.

196) A membrana basilar da cóclea apresenta uma característica vibratória decorrente de suas propriedades físicas, isto permite que uma onda sonora caminhe em toda sua extensão e apresente uma amplitude maior a depender da frequência emitida. Essa teoria foi desenvolvida para tentar explicar a seletividade de frequências da cóclea. Assinale a alternativa que apresenta o nome da teoria citada.

a. Teoria da cóclea ativa.
b. Teoria da cóclea passiva.
c. Teoria dos elementos ressoantes.
d. Teoria da cóclea ressoante.

Comentários

A descrição é da teoria da onda viajante de Von de Békésy, também chamada de cóclea passiva, que explica através da diferença de massa e rigidez da membrana basilar as diferentes possibilidades de seletividade de frequência. Essa teoria foi desenvolvida, na década de 1920, porém se sabe hoje que a seletividade coclear depende de um mecanismo ativo, de origem eletromecânico, em que as células ciliadas externas exercem um fator de extrema importância para sua existência. Assim a teoria da cóclea ativa é a união da teoria da onda viajante com as propriedades das células ciliadas externas.

Milind K, de Souza CE, Sanna M, Devaiah A. Otology and Neurotology. Thieme. 2013.
Pignatari SSN, Anselmo-Lima WT. Tratado de otorrinolaringologia. 3. ed. Rio de Janeiro: Elsevier. 2018.

Respostas
195) c; 196) b

197) Paciente com queixa de zumbido pulsátil em orelha direita há 6 anos, procura otorrinolaringologista pois refere que há 1 ano iniciou incômodo em região cervical. Durante a investigação realizou tomografia de mastoide com erosão óssea em região de forame jugular. Para complementação foi realizada ressonância magnética que em T1 apresenta sinal hipointenso e áreas de *signal void* e em T2 sinal hiperintenso. A lesão apresentava extensão para região infralabiríntica do osso temporal e para ápice petroso, acometendo toda a porção vertical do canal carotídeo. Assinale qual a é classificação desta tumoração do osso temporal:
a. Classificação de Fisch C1.
b. Classificação de Andrew (Fish modificado) II.
c. Classificação de Fisch C2.
d. Classificação de Andrew (Fish modificado) IIIa.

Comentários

A descrição anterior é de paraganglioma do osso temporal. A história associada às alterações de imagem corrobora com o diagnóstico. A classificação de Fisch utilizada auxilia para não só saber a localização da tumoração, como também o prognóstico cirúrgico, já que avalia o acometimento de estruturas nobres da base do crânio. A classificação de Fisch ocorre de A até D, sendo a classificação D já de invasão intracraniana. No caso descrito como acomete toda a extensão da porção vertical do canal carotídeo é classificado em Fisch C. A classificação de Andrew (Fisch modificado) é para nasoangiofibroma.

Milind K, de Souza CE, Sanna M, Devaiah A. Otology and Neurotology. Thieme. 2013.
Pignatari SSN, Anselmo-Lima WT. Tratado de otorrinolaringologia. 3. ed. Rio de Janeiro: Elsevier. 2018.

198) Paciente foi diagnosticado com surdez súbita e iniciou tratamento com corticoide oral. Durante a investigação etiológica foi verificado em tomografia de mastoide de alargamento de meato acústico interno. Foi aventada a hipótese de schwannoma vestibular. Assinale a alternativa correta sobre o quadro clínico do paciente com schwannoma vestibular:
a. O sintoma mais frequente é de tontura, por causa de crescimento da tumoração que leva ao comprometimento do nervo vestibular.
b. A paralisia facial periférica ocorre frequentemente por causa da proximidade do nervo no meato acústico interno dos nervos vestibulares.
c. Em pacientes com perdas auditivas, é possível se ter a relação de quanto maior a tumoração, maior o déficit.
d. Tumores grandes podem fazer compressão no nervo trigêmeo, causando hipoestesia facial, sendo o terço médio da face o mais afetado.

Comentários

Cerca de 10% dos pacientes com schwannoma vestibular podem iniciar os sintomas como perda de audição súbita. O sintoma mais prevalente é a hipoacusia, ocorre em cerca de 70-80% dos casos. A paralisia facial periférica não ocorre frequentemente, pois o nervo facial apresenta grande capacidade de distensão, e como o crescimento tumoral é lento, não ocorre sua disfunção. Não se tem a relação direita entre o tamanho tumoral e perda de audição. Sabe-se que a localização do tumor, assim como certas expressões genéticas dele influenciam neste sintoma.

Pignatari SSN, Anselmo-Lima WT. Tratado de otorrinolaringologia. 3. ed. Rio de Janeiro: Elsevier. 2018.

Respostas
197) c; 198) d

199) Durante a avaliação da otoscopia de um paciente com queixa de perda de audição, você se depara com o achado da imagem a seguir. Assinale a alternativa que com base nos critérios modificados de Sade, podemos classificar a retração a seguir:

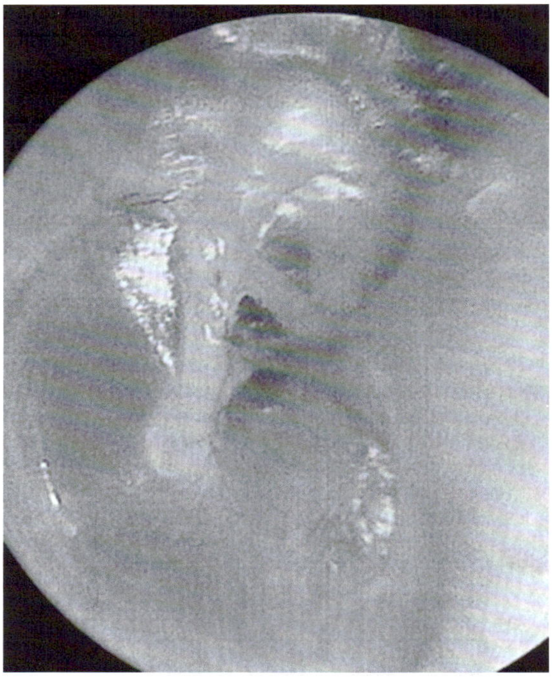

a. Retração incipiente de *pars flaccida*.
b. Retração leve de *pars flaccida*.
c. Retração moderada de *pars flaccida*.
d. Retração grave de *pars flaccida*.

Comentários

Na otoscopia apresentada vemos a orelha esquerda e um aumento da região atical (*pars flaccida*), por causa da erosão óssea. Sabemos que na otoscopia normal, não é possível verificar a cabeça do martelo, assim como o corpo da bigorna, pois ambos estão no epitímpano. A observação destas alterações na otoscopia é importante, pois podem levar à retenção de queratina e o desenvolvimento do colesteatoma.

Pignatari SSN, Anselmo-Lima WT. Tratado de otorrinolaringologia. 3 ed. Rio de Janeiro: Elsevier; 2018.

200) Durante a investigação de disacusia neurossensorial profunda para colocação de implante coclear, foi detectada na tomografia de mastoide do paciente uma malformação coclear. A descrição do laudo foi: presença de cóclea com uma volta e meia substituindo o giro médio e apical por um cisto associado a alargamento de aqueduto vestibular bilateral. Essa descrição corresponde a qual malformação?
a. Divisão incompleta tipo I.
b. Cavidade comum.
c. Divisão incompleta tipo II.
d. Hipoplasia coclear.

Comentários

As malformações cocleares sempre são investigadas em pacientes com perdas neurossensoriais. Pela descrição da cóclea com um giro e meio e presença de aqueduto vestibular alargado deve-se pensar em malformação do tipo Mondini ou divisão incompleta tipo II. Esta alteração ocorre na sétima semana de gestação. Já a divisão incompleta tipo I, a cóclea e o vestíbulo são císticos, diferenciados, mas, vazios. A hipoplasia coclear é quando cóclea aparece redonda e pouco desenvolvida (± 6 mm). E na cavidade comum não se tem distinção das estruturas da orelha interna, sendo uma cavidade única preenchida por liquor.

Pignatari SSN, Anselmo-Lima WT. Tratado de otorrinolaringologia. 3. ed. Rio de Janeiro: Elsevier; 2018.

Respostas
199) d; 200) c

201) Qual a principal causa de zumbido?
   a. Doenças desmielinizantes do sistema nervoso central.
   b. Tumores do ângulo pontocerebelar.
   c. Perda auditiva de qualquer etiologia.
   d. Abuso de cafeína.

Comentários

Perdas auditivas podem causar zumbido por uma série de mecanismos, como desabamento da membrana tectória sobre as células ciliadas internas, lesão desproporcional de células ciliadas externas e alterações de neurotransmissores.

Onishi ET, Coelho CC, Oiticica J, Figueiredo RR, Guimarães RC, Sanchez TG, et al. Tinnitus and sound intolerance: evidence and experience of a Brazilian group. Braz J Otorhinolaryngol. 2018;84:135-49.

202) O modelo neurofisiológico do zumbido proposto por Jastreboff leva em consideração:
   a. Que estruturas do sistema nervoso central são responsáveis pela determinação do grau de incômodo causado pelo zumbido.
   b. Que a lesão coclear é o fator mais importante a longo prazo.
   c. Que o sistema límbico é a principal estrutura envolvida na determinação da percepção do zumbido incapacitante.
   d. Que o fenômeno da habituação é capaz de curar pacientes com zumbido.

Comentários

O denominado modelo neurofisiológico para zumbido considera que a percepção do som (zumbido) é o fator inicial de uma série de fenômenos e respostas do sistema nervoso central – especialmente sistemas límbico e nervoso autônomo – que são capazes de determinar a grande variedade de respostas e graus de incômodo causado pelo zumbido. O *Tinnitus Retraining Therapy* é com base no princípio neurofisiológico da habituação – promover resposta cada vez menor ao mesmo estímulo – e não se trata de cura.

Hazell JWP, Jastreboff PJ. Tinnitus I: Auditory mechanisms: A model for tinnitus and hearing impairment. J Otolaryngology. 1990;19:1-5.
Onishi ET, Coelho CC, Oiticica J, Figueiredo RR, Guimarães RC, Sanchez TG, et al. Tinnitus and sound intolerance: evidence and experience of a Brazilian group. Braz J Otorhinolaryngol. 2018;84:135-49.

203) Em relação aos exames de diagnóstico por imagem em pacientes com zumbido:
   a. São indicados em todos os pacientes com perdas auditivas mesmo que simétricas.
   b. Devem ser evitados por causa da radiação e custo.
   c. A tomografia computadorizada de ossos temporais é o exame de escolha para zumbidos unilaterais sem outros sintomas neurológicos focais.
   d. Deve ser realizado em pacientes com perdas auditivas assimétricas ou zumbidos unilaterais.

Comentários

A avaliação com exames de diagnóstico por imagem deve ser realizada em pacientes com perdas assimétricas, zumbidos unilaterais, pulsáteis ou com sintomas neurológicos focais. A escolha do método (tomografia ou ressonância) depende da hipótese diagnóstica.

Tunkel DE, Bauer CA, Sun GH, Rosenfeld RM, Chandrasekhar SS, Cunningham ER, et al. Clinical Practice Guideline: Tinnitus. Otolaryngol Head Neck Surg. 2014;151:S1-40.

Respostas
201) c; 202) a; 203) d

204) O tratamento medicamentoso do zumbido:

a. Não tem fundamentação científica pelas revisões sistemáticas.
b. Deve ser iniciado precocemente já na primeira consulta.
c. Apresenta bons resultados (cerca de 90% de melhora) para vasodilatadores e antidepressivos.
d. É o único tratamento eficaz no controle do incômodo causado pelo zumbido.

Comentários

Infelizmente o tratamento medicamentoso do zumbido tem resultados pouco efetivos independente da classe terapêutica. Ainda assim, pode ser indicado para o controle da intensidade ou das consequências (incômodo) associado ou não a outras terapias.

Tunkel DE, Bauer CA, Sun GH, Rosenfeld RM, Chandrasekhar SS, Cunningham ER, et al. Clinical Practice Guideline: Tinnitus. Otolaryngol Head Neck Surg. 2014;151:S1-40.

205) A terapia sonora para zumbido:

a. É um tratamento eficaz no controle do zumbido.
b. Só pode ser realizada com sons de intensidade mais baixa que o volume do zumbido.
c. Não apresenta boas respostas em pacientes com perda auditiva e zumbido que optam pela reabilitação com aparelhos auditivos convencionais.
d. Não pode ser realizada em pacientes com perda auditiva profunda.

Comentários

O uso de sons para tratamento do zumbido é um tratamento efetivo independente da intensidade do som escolhido. Se de intensidade menor ou igual à do zumbido, tem o objetivo de induzir habituação. As intensidades maiores promovem mascaramento. A reabilitação da perda auditiva com auxílio de aparelho de amplificação sonora individual ou qualquer outro dispositivo (próteses osteoancoradas, implante coclear etc.) é capaz de estimular a via auditiva e reduzir a percepção do zumbido.

Barros Suzuki FAD, Suzuki FA, Yonamine FK, Onishi ET, Penido NO. Effectiveness of sound therapy in patients with tinnitus resistant to previous treatments: Importance of adjustments. Braz J Otorhinolaryngol. 2016;82:297-303.
Henry MA, Zaugg TL, Griest S, Jastreboff PJ, Vernon JA, Kaelin C, et al. Clinical trial to compare tinnitus masking and tinnitus retraining therapy. Acta Otolaryngol. 2006;126:64-9.

206) Assinale a alternativa correta sobre a intolerância a sons:

a. A hiperacusia pode ser diagnosticada pela audiometria tonal com limiares menores que 5 dB em pelo menos 3 frequências consecutivas.
b. Denomina-se fonofobia o quadro em que o paciente tem medo do próprio zumbido.
c. A misofonia é caracterizada por sensibilidade a sons com intensidade igual ou superior a 90 dB.
d. A hiperacusia ocorre em aproximadamente 40% dos pacientes com queixa de zumbido.

Comentários

A intolerância ou sensibilidade a sons são fenômenos muito comuns em pacientes com zumbido. O diagnóstico é clínico, e a redução do limiar de desconforto (LDL – *Loudness Discomfort Level*) pode auxiliar. Na misofonia o paciente apresenta reação desproporcional a sons com padrões específicos e com características repetitivas (como sons da mastigação) e significado pessoal. A fonofobia é um tipo de misofonia em que o paciente tem medo de se expor a determinado som.

Jastreboff P, Jastreboff M. Treatments for Decreased Sound Tolerance (Hyperacusis and Misophonia). Semin Hear. 2014;35:105-20.

207) São causas de zumbido pulsátil síncrono com o batimento cardíaco:

a. Paraganglioma timpânico, bulbo da jugular alto e persistência da artéria estapediana.
b. Mioclonia do palato mole, "hum" venoso e paraganglioma jugular.
c. Schwannoma vestibular, alça vascular da AICA no meato acústico interno e deiscência da jugular na orelha média.
d. Artéria carótida aberrante, persistência da artéria estapediana e tuba auditiva patente.

Comentários

Os zumbidos pulsáteis síncronos com o batimento cardíaco em geral estão relacionados com causas vasculares (arteriais, venosas, tumorais). Zumbidos rítmicos sem relação à frequência cardíaca são sugestivos de causa muscular ou da tuba auditiva.

Onishi ET, Coelho CC, Oiticica J, Figueiredo RR, Guimarães RC, Sanchez TG, et al. Tinnitus and sound intolerance: evidence and experience of a Brazilian group. Braz J Otorhinolaryngol. 2018;84:135-49.

Respostas

204) a; 205) a; 206) d; 207) a

208) Paciente com audiometria tonal normal, queixa de zumbido unilateral que muda de características (aumento de intensidade) com movimentos da mandíbula. Qual o diagnóstico mais provável?
   a. Zumbido neurossensorial por hidropisia endolinfática inicial.
   b. Zumbido somatossensorial por alteração miofascial.
   c. Zumbido periótico de origem vascular arterial.
   d. Zumbido neurossensorial por disfunção da tuba auditiva.

Comentários

A modulação do zumbido por movimentos da musculatura da mastigação e/ou cervical é sugestiva de zumbido somatossensorial, em que a palpação de pontos gatilhos miofasciais pode ser capaz de modificar e até mesmo abolir o zumbido. Nesses casos, devemos avaliar também a articulação temporomandibular e questionar sobre bruxismo e outros hábitos parafuncionais.

Sanchez TG, Rocha CB. Diagnosis and management of somatosensory tinnitus: review article. Clinics. 2011;66:1089-94.

209) É CORRETO sobre a percepção do zumbido:
   a. A intensidade do zumbido aumenta à noite ou em ambientes silenciosos em decorrência de fatores metabólicos.
   b. Estimulantes, como a cafeína, só aumentam a percepção do zumbido quando associada ao tabagismo.
   c. Tende a piorar com fatores emocionais e/ou metabólicos.
   d. Não está relacionada com a perda auditiva condutiva ou mista, somente com a perda neurossensorial.

Comentários

A percepção do zumbido aumenta quando o contraste do som ambiente for maior. Assim, ambientes silenciosos tendem a dar a sensação do aumento de intensidade do zumbido. Estimulantes como as xantinas aumentam a sensação do zumbido por causa da ação na orelha interna. Por outro lado, o aumento do estresse e outras alterações emocionais podem influenciar a percepção e o grau de incômodo causado pelo zumbido em razão das associações ao sistema límbico e sistema nervoso autônomo.

Figueiredo RR, Kennedy R, Moreira DP, Penido NO. Effects of the reduction of caffeine consumption on tinnitus. Braz J Otorhinolaryngol. 2014;80:416-21.
Jastreboff PJ, Jastreboff MM. Tinnitus retraining therapy: A different view on tinnitus. ORL. 2006; 68:23-9.

210) Em pacientes com audiometrias tonal e vocal normais e queixa de zumbido:
   a. Não há necessidade de outros exames, apenas repetir a audiometria a cada 6 meses.
   b. O diagnóstico de zumbido somatossensorial não se aplica pois este caracteristicamente causa perda auditiva em frequências graves.
   c. Só está indicada a investigação complementar se a queixa for unilateral.
   d. Pode ser necessária a investigação com audiometria de altas frequências e/ou emissões otoacústicas.

Comentários

Perdas auditivas em frequências acima de 8 KHz ou de origem somatossensorial podem ser causa de zumbido em pacientes com limiares normais na audiometria convencional.

Onishi ET, Coelho CC, Oiticica J, Figueiredo RR, Guimarães RC, Sanchez TG, et al. Tinnitus and sound intolerance: evidence and experience of a Brazilian group. Braz J Otorhinolaryngol. 2018;84:135-49.
Tunkel DE, Bauer CA, Sun GH, Rosenfeld RM, Chandrasekhar SS, Cunningham ER, et al. Clinical Practice Guideline: Tinnitus. Otolaryngol Head Neck Surg. 2014;151:S1-40.

Respostas
208) b; 209) c; 210) d

211) Em relação a sintomas de ansiedade e depressão em pacientes com zumbido:
a. Só estão presentes em pacientes com perdas auditivas associadas.
b. Justifica o uso de antidepressivos tricíclicos decorrente da boa resposta nesses casos.
c. São fatores relacionados com maior impacto na qualidade de vida dos pacientes.
d. É pouco frequente, e o uso de medicações deve ser restrito.

Comentários

A associação de sintomas de ansiedade ou depressão em pacientes com zumbido varia de 48 a 62%. Por outro lado, o uso de alguns antidepressivos já foi relatado como causa de zumbido em alguns pacientes com e sem perda auditiva.

Chandra RK, Epstein VA, Fishman AJ. Prevalence of depression and antidepressant use in an otolaryngology patient population. Otolaryngol Head Neck Surg. 2009;141:136-8.
Robinson SK, Viirre ES, Stein MB. Antidepressant therapy in tinnitus. Hear Res. 2007;226:221-31.

212) Sobre o tratamento de pacientes com hiperacusia:
a. Deve-se evitar exposição a sons de qualquer intensidade por causa do risco de piora do quadro.
b. O uso de tampões ou protetores auriculares é indicado somente à noite para dormir.
c. Geradores de som não estão indicados pois levam ao aumento da sensibilidade auditiva.
d. O aconselhamento e a terapia sonora bilateral são estratégias efetivas e complementares.

Comentários

A hiperacusia deve ser tratada com orientação ao paciente e exposição gradativa a sons visando ao fenômeno da habituação. Caso contrário, a tendência é intensificar a sensibilidade e piorar o quadro.

Jastreboff P, Jastreboff M. Treatments for Decreased Sound Tolerance (Hyperacusis and Misophonia). Semin Hear. 2014;35:105-20.

213) Para a avaliação do impacto do zumbido na qualidade de vida do paciente podem ser utilizados:
a. Audiometria, dosagens hormonais.
b. Questionários (como THI, THQ), escala visual analógica.
c. Exames laboratoriais, acufenometria.
d. PEATE, ressonância magnética.

Comentários

Não há relação direta entre a intensidade ou frequência do zumbido com o grau de incômodo causado por ele. Alguns exames funcionais de diagnóstico por imagem são capazes de demonstrar aumento de atividade de áreas do sistema nervoso central como sistema límbico e áreas relacionadas com a memória.

Baguley DM, Andersson G. Factor analysis of the Tinnitus Handicap Inventory. Am J Audiol. 2003;12:31-4.
Husain FT, Schmidt SA. Using resting state functional connectivity to unravel networks of tinnitus. Hear Res. 2014;307:153-62.

214) Assinale a alternativa CORRETA a respeito do zumbido subjetivo:
a. Só pode ser percebido pelo paciente.
b. É menos frequente que o zumbido objetivo.
c. Pode ser percebido também pelo examinador por meio da acufenometria.
d. Sua única causa é a perda auditiva de qualquer etiologia.

Comentários

A acufenometria é um método subjetivo de avaliação do zumbido e que permite determinar algumas características, como intensidade e frequência. Denominamos zumbido objetivo quando o examinador também consegue ouvir o som relatado pelo paciente, como, por exemplo, o sopro audível pela ausculta cervical de doença aterosclerótica que altere o fluxo carotídeo.

Tunkel DE, Bauer CA, Sun GH, Rosenfeld RM, Chandrasekhar SS, Cunningham ER et al. Clinical Practice Guideline: Tinnitus. Otolaryngol Head Neck Surg. 2014;151:S1-40.

Respostas
211) c; 212) d; 213) b; 214) a

215) O *Tinnitus Retraining Therapy* (TRT) utiliza sons com as seguintes características para o tratamento do zumbido:
   a. Sons neutros, em ambas as orelhas, com intensidade igual ou menor que a do zumbido, 8 horas por dia.
   b. Música instrumental, somente na orelha com zumbido, com intensidade igual ou menor que a do zumbido, somente quando se sentir incomodado.
   c. Sons neutros, na orelha com zumbido, com intensidade igual ou maior que a do zumbido, 8 horas por dia.
   d. Sons neutros ou música instrumental, em ambas as orelhas, com intensidade maior que a do zumbido, 4 horas por dia.

Comentários

O objetivo da terapia sonora no TRT é reduzir a percepção do zumbido para promover a habituação. O som deve ser utilizado nas duas orelhas, pois a habituação é um fenômeno central.

Jastreboff PJ, Jastreboff MM. Tinnitus retraining therapy: A different view on tinnitus. ORL. 2006; 68:23-9.

216) Em um paciente com paralisia de Bell unilateral há 10 dias, qual melhor exame para avaliação prognóstica?
   a. Teste de Hilger.
   b. Eletroneurografia.
   c. Reflexo de piscamento.
   d. Eletromiografia.

Comentários

A eletroneurografia permite a melhor avaliação prognóstica da paralisia de Bell se realizada entre o 7º e 14º dias de evolução, período em que a degeneração walleriana do nervo facial já terminou e ainda não houve tempo de regeneração das fibras axonais lesionadas.

Brackmann DE, Shelton C, Arriaga MA. Otologic Surgery: Management of Bell´s Palsy and Ramsay Hunt Syndrome. Elsevier, 2016.
Pignatari SSN, Anselmo-Lima WT. Tratado de otorrinolaringologia: Paralisia facial periférica. Elsevier, 2018

217) Paciente com paralisia facial periférica direita apresentando teste de Schirmer normal, reflexos estapedianos presentes e disgeusia, qual a localização de lesão no nervo facial?
   a. Segmento labiríntico.
   b. Primeiro joelho.
   c. Após o segundo joelho.
   d. Segmento mastóideo distal.

Comentários

Para compreendermos essa questão é importante lembrarmos dos ramos que o nervo facial emite dentro do osso temporal. Após o segmento labiríntico, no primeiro joelho (também denominado gânglio geniculado) o nervo facial emite seu primeiro ramo, o nervo petroso superficial maior que inerva a glândula lacrimal (teste de Schirmer avalia o lacrimejamento). O segundo ramo, nervo estapédico, é emitido entre segmento timpânico distal e segundo joelho, sendo responsável pelo reflexo estapediano. O terceiro ramo, nervo corda do tímpano, responsável pela sensibilidade gustativa dos 2/3 anteriores da língua (que se lesionado provoca disgeusia), é emitido no segmento mastóideo proximal.

Brackmann DE, Shelton C, Arriaga MA. Otologic Surgery: Management of Bell´s Palsy and Ramsay Hunt Syndrome. Elsevier; 2016
Pignatari SSN, Anselmo-Lima WT. Tratado de otorrinolaringologia: Paralisia facial periférica. Elsevier; 2018

Respostas
215) a; 216) b; 217) c

218) Quais os achados eletromiográficos que sugerem denervação acentuada do nervo facial?
a. Ondas positivas e fibrilações.
b. Fasciculações e potenciais polifásicos.
c. Potenciais polifásicos e ondas positivas.
d. Silêncio elétrico e fibrilações.

Comentários

Em casos de degeneração axonal acentuada do nervo facial as fibras axonais são totalmente lesionadas, não chegando a qualquer estímulo elétrico na placa mioneural. Essa condição acarreta sinais de atividade espontânea nos músculos acometidos (fibrilação e ondas positivas).

Brackmann DE, Shelton C, Arriaga MA. Otologic Surgery: Management of Bell´s palsy and Ramsay Hunt syndrome. Elsevier, 2016
Preston DC, Shapiro BE. Electromyography and neuromuscular disorders. Clinical-Electrophysiologic-ultrasound correlations: Facial and trigeminal neuropathy. Elsevier, 2021

219) Paciente com lesão isolada do nervo trigêmeo direito, quais achados esperados no reflexo de piscamento após estimulação do nervo supraorbital direito?
a. R1 presente, R2 ipsilateral presente, R2 contralateral ausente.
b. R1 presente, R2 ipsilateral ausente, R2 contralateral ausente.
c. R1 ausente, R2 ipsilateral presente, R2 contralateral ausente.
d. R1 ausente, R2 ipsilateral ausente, R2 contralateral ausente.

Comentários

O reflexo de piscamento é realizado pela estimulação do nervo supraorbital, ramo do nervo trigêmeo, com captação das respostas eletromiográficas na musculatura periorbital, inervada pelo nervo facial. Após o estímulo elétrico do nervo supraorbital, observam-se uma resposta rápida (R1) ipsilateral ao estímulo e uma resposta tardia bilateral (R2 ipsi e R2 contralateral). No caso em questão, como o nervo trigêmeo direito estava lesionado, a estimulação do nervo supraorbital não produziu nenhuma resposta, sendo todas ausentes.

Preston DC, Shapiro BE. Electromyography and neuromuscular disorders. Clinical-Electrophysiologic-ultrasound correlations: Blink reflex. Elsevier, 2021

220) Homem, 54 anos, com história de paralisia facial direita do tipo periférica há 20 dias, sem nenhuma recuperação funcional. Nega aparecimento de lesões em pavilhão auricular, nega dor facial, nega sintomas auditivos ou vestibulares. Foi realizada ressonância magnética de osso temporal que evidenciou um realce do gânglio geniculado direito após injeção de gadolínio, sem outras alterações. Qual o provável agente etiológico envolvido na enfermidade?
a. Varicela-zóster.
b. Herpes simples.
c. *Pseudomonas* sp.
d. *Borrelia burgdorferi*.

Comentários

O quadro descrito anteriormente é compatível com o diagnóstico de paralisia de Bell. Sabe-se hoje que a principal causa dessa enfermidade é a reativação viral do vírus herpes simples (> 80% dos casos), sendo o varicela-zóster o segundo mais comum, responsável por 10 a 15% dos casos de paralisia facial idiopática.

Brackmann DE, Shelton C, Arriaga MA. Otologic Surgery: Management of Bell´s Palsy and Ramsay Hunt Syndrome. Elsevier, 2016
Pignatari SSN, Anselmo-Lima WT. Tratado de otorrinolaringologia: Paralisia facial periférica. Elsevier, 2018

Respostas
218) a; 219) d; 220) b

221) Paciente com história de traumatismo craniano há 10 dias, com aparecimento imediato de paralisia facial direita grau 5 (classificação de House Brackmann), otorragia direita, nistagmo espontâneo horizontal e teste de Werber lateralizado para a orelha esquerda. O exame de eletroneurografia facial demonstra lesão de mais de 90% das fibras axonais e à tomografia visualizava-se uma fratura transversal do osso temporal direito. Qual a melhor conduta a ser tomada?
a. Corticoterapia sistêmica e sedação labiríntica.
b. Fisioterapia facial e corticoterapia intratimpânica.
c. Descompressão cirúrgica do nervo facial.
d. Anastomose hipoglosso-facial.

Comentários

Em casos de paralisia facial traumática severa e de aparecimento imediato após o trauma, suspeita-se que tenha havido uma lesão importante do nervo facial. A ausência de uma recuperação rápida da função do nervo, somado ao achado da eletroneurografia, que demonstrava uma lesão axonal importante, impõe-nos a conduta cirúrgica, com a descompressão e exploração do nervo facial intratemporal.

Brackmann DE, Shelton C, Arriaga MA. Otologic Surgery: Traumatic facial paralysis. Elsevier, 2016.
Pignatari SSN, Anselmo-Lima WT. Tratado de otorrinolaringologia: Paralisia facial periférica. Elsevier. 2018.

222) Paciente com paralisia facial periférica grau III House Brackmann há 3 meses, progressiva com otoscopia normal e perda auditiva condutiva ipsilateral. Qual dos diagnósticos abaixo melhor explicaria o quadro?
a. Colesteatoma adquirido primário.
b. Otite média serosa.
c. Schwannoma do nervo facial.
d. Neurinoma do acústico.

Comentários

O schwannoma do facial é um tumor raro, que pode acometer qualquer segmento do nervo, desde a cisterna do ângulo pontocerebelar até o segmento extratemporal. Cursa com paralisia facial progressiva, espasmos faciais e/ou paralisia facial de repetição unilateral. Quando acomete o segmento timpânico do nervo facial pode comprimir o estribo e as demais estruturas adjacentes, ocasionando perda condutiva. A otoscopia é normal se o tumor não ocupa grande volume na orelha média. No colesteatoma adquirido primário haveria no mínimo uma retração e erosão da região atical da membrana timpânica.

Brackmann DE, Shelton C, Arriaga MA. Otologic Surgery: Facial nerve tumors. Elsevier. 2016.
Pignatari SSN, Anselmo-Lima WT. Tratado de otorrinolaringologia: Paralisia facial periférica. Elsevier. 2018.

223) Paciente com úlcera infectada em membro inferior, diabético, em tratamento com antimicrobianos, curativos e sessões de oxigenoterapia hiperbárica (OTB). Na quarta sessão evolui com otalgia intensa em orelha direita e plenitude aural bilateral. Ao exame físico, observa-se hiperemia importante de membrana timpânica direita e leve à esquerda. Qual o diagnóstico e a melhor conduta a ser tomada?
a. Otite média aguda bilateral/troca do antimicrobiano.
b. Otite média aguda bilateral/paracentese.
c. Barotrauma de orelha média bilateral/expectante, suspender OTB e reavaliação diária.
d. Barotrauma de orelha média bilateral/paracentese.

Comentários

O barotrauma de orelha média acontece em situações com variações abruptas da pressão atmosférica associadas ao mau funcionamento da tuba auditiva. Pode ocorrer em mergulhos, voos, saltos de grandes alturas e em sessões de oxigenoterapia hiperbárica, terapia adjuvante em diversas enfermidades clínicas, principalmente infecções e isquemias.
O barotrauma pode ocasionar diferentes graus de hiperemia da membrana timpânica, hemotímpano e até ruptura da membrana, mais raramente. A conduta expectante, apenas com analgesia, suspensão das sessões de OTB e reavaliação diária do paciente até normalização da otoscopia, deve ser seguida inicialmente, e caso não haja melhora do quadro, e timpanotomia com colocação de tubo de ventilação é uma opção terapêutica.

Ganança FF, Pontes P. Manual de otorrinolaringologia e cirurgia de cabeça e pescoço: Barotrauma. Manole. 2011.

Respostas
221) c; 222) c; 223) c

224) Paciente com história de hipoacusia direita há 3 dias, após realização de mergulho submarino de 40 minutos de duração e 30 metros de profundidade. Relata otalgia intensa na descida do mergulho, que melhorou após alguns minutos submerso, porém mantém hipoacusia e zumbido à direita, associado à vertigem e náuseas. À otoscopia observa-se hiperemia de membrana timpânica direita, e o teste de Werber lateraliza para esquerda. Qual o provável diagnóstico?

a. Barotrauma de orelha média.
b. Barotrauma de orelha externa.
c. Barotrauma de orelha interna.
d. Doença descompressiva.

Comentários

O barotrauma da orelha interna ocorre mais raramente e caracteriza-se clinicamente por perda auditiva neurossensorial ou mista, comumente associado a um quadro de disfunção vestibular, e algumas vezes até com formação de fístula perilinfática na região das janelas oval e redonda. Deve-se suspeitar principalmente em barotraumas após mergulho submarino que persistam com hipoacusia importante e quando o teste de Werber sugerir uma perda neurossensorial ipsilateral à queixa.

Ganança FF, Pontes P. Manual de otorrinolaringologia e cirurgia de cabeça e pescoço: Barotrauma. Manole. 2011.

225) Qual o fator mais importante para o desenvolvimento de barotrauma de orelha média?

a. Velocidade da mudança pressórica e disfunção de tuba auditiva.
b. Gradiente de pressão e disfunção de tuba auditiva.
c. Elasticidade da membrana timpânica e condicionamento.
d. Capacidade de realizar a manobra de Valsalva e condicionamento.

Comentários

Em qualquer barotrauma, o principal fator para desencadeá-lo é a velocidade da mudança da pressão atmosférica. O ser humano pode ser submetido a grandes variações da pressão atmosférica, porém essa variação deve ser lenta, a fim de que as cavidades se adaptem a essas novas condições. No caso específico da orelha média, o bom funcionamento da tuba auditiva e a capacidade de realizar manobras de descompressão são pontos fundamentais para evitar a ocorrência de barotraumas.

Ganança FF, Pontes P. Manual de otorrinolaringologia e cirurgia de cabeça e pescoço: Barotrauma. Manole. 2011.

226) Com relação à exostose, qual a afirmação correta?

a. É a alteração óssea mais comum do meato acústico externo.
b. Sempre teremos sintomas clínicos acompanhando essa alteração.
c. Apresenta-se mais comumente em mergulhadores de água quente.
d. Mais comum de forma unilateral que bilateral.

Comentários

É a lesão óssea mais comum da orelha externa, seguida do osteoma do meato acústico externo.

Tomita S, Felix F. Osteoma e exostose de conduto auditivo externo. In: Caldas Neto S, Mello Júnior JF, Martins RHG, Costa SS (eds.). Tratado de otorrinolaringologia e cirurgia cervicofacial. Vol. II. 2. ed. São Paulo: Roca. 2011. p. 53-6.

227) O osteoma apresenta qual das características abaixo?

a. No osso temporal, o local mais acometido é o meato acústico externo.
b. As perdas auditivas podem chegar a grau severo na orelha acometida.
c. A bilateralidade é quase uma regra.
d. As cirurgias para tratamento apresentam frequentemente complicações sérias.

Comentários

Na região do osso temporal, o local mais frequente é com certeza o meato acústico externo.

Tomita S, Felix F. Osteoma e exostose de conduto auditivo externo. In: Caldas Neto S, Mello Júnior JF, Martins RHG, Costa SS (eds.). Tratado de otorrinolaringologia e cirurgia cervicofacial. Vol. II. 2. ed. São Paulo: Roca. 2011. p. 53-6.

Respostas

224) c; 225) a; 226) a; 227) a

228) Comparando o osteoma e a exostose, qual a opção correta?
   a. O osteoma apresenta inserção mais medial que a exostose.
   b. A exostose é mais comum de forma unilateral.
   c. O osteoma apresenta inserção mais comumente pediculada.
   d. A exostose geralmente é única num mesmo conduto.

Comentários

A exostose tem inserção óssea mais comumente séssil, enquanto o osteoma é pediculado.

Tomita S, Felix F. Osteoma e exostose de conduto auditivo externo. In: Caldas Neto S, Mello Júnior JF, Martins RHG, Costa SS (eds.). Tratado de otorrinolaringologia e cirurgia cervicofacial. Vol. II. 2. ed. São Paulo: Roca. 2011. p. 53-6.

229) Uma maior precisão no diagnóstico da OMA enfatiza:
   a. Abaulamento da membrana timpânica (MT).
   b. Hiperemia da MT.
   c. Diminuição da mobilidade da MT.
   d. Todas acima.

Comentários

A cor da MT não caracteriza a OMA. Criança chorando pode ter hiperemia da MT e muitas vezes uma coloração esbranquiçada da mesma fala a favor de conteúdo purulento na cavidade da orelha média. A diminuição da mobilidade da MT é também característica da OME (otite média com efusão ou secretora ou serosa).

Lieberthal AS, Carroll AE, Chonmaitree T, Ganiats TG, Hoberman A, Jackson MA, et al.. The Diagnosis and Management of Acute Otitis Media. In: Pediatrics; originalmente publicado on-line em 25 de fevereiro de 2013.

230) Com relação ao tratamento da OMA com antibiótico (ABX), em ALGUMAS crianças NÃO é adequada a espera com observação (a política dos 2 "w" *wait/watch*). Existem contraindicações ABSOLUTAS, quando então o ABX DEVERÁ ser administrado. Estas seriam:
   a. Idade < 6 meses.
   b. Febre alta, doença grave, falha no tratamento anterior, deficiência imunológica.
   c. Impossibilidade de assegurar o acompanhamento (*follow-up*).
   d. Todas acima.

Comentários

A política dos 2 "w" (*wait/watch* – esperar/observar) é importante para não ser dado ABX em casos onde o diagnóstico não é preciso, ou correto.

As crianças que se beneficiam com ABX no tratamento da OMA são: (a) as que têm menos de 2 anos de idade e doença bilateral; (b) crianças de qualquer idade com OMA acompanhadas de otorreia súbita; (c) crianças com OMA grave – febre alta, dor de ouvido importante, aparência toxêmica; ou (d) com uma evolução prolongada da doença.

Rosenfeld R. Otite média – Atualização. In: Sih TM. IX Manual de otorrinolaringologia pediátrica da IAPO. São Paulo: Vida & Consciência. 2011. p. 192-205.

Respostas
228) c; 229) a; 230) d

231) É possível prevenir a OMA através de:

a. Redução dos fatores de risco (p. ex., retirar das creches, eliminar a exposição ao tabagismo passivo, não alimentar com mamadeira quando deitado, uso de chupetas).
b. Administração de vacinas conjugadas contra o pneumococo 10 valente conjugado à proteína D do *Haemophilus influenzae* não tipável (HiNT).
c. Administração de vacinas contra a *influenza*.
d. Todas acima.

Comentários

A prevenção da OMA é um objetivo primordial da prática médica. O impacto da doença traz efeitos econômicos, médicos e sociais. A OMA sempre requer assistência financeira considerável, pois implica em pelo menos uma visita ao médico, prescrição de analgésicos/antipiréticos e, em uma proporção que varia de país para país, de antibióticos. A OMA tem um impacto considerável na qualidade de vida, tanto da criança, quanto dos seus familiares. A prevenção da OMA tem como base a contribuição para a redução dos fatores e risco para a aquisição de infecções respiratórias virais e para a colonização bacteriana da mucosa do trato respiratório superior.

Marchisio P, Albertario G, Baggi E, Bianchini S, Confalonieri L, Nazzari E, et al. Prevenção da otite média aguda. In: Sih TM. XI Manual de otorrinolaringologia pediátrica da IAPO. São Paulo: Vida & Consciência. 2013. p. 253-62.

232) Quando a OMA vier acompanhada de conjuntivite (síndrome otite conjuntivite), o agente etiológico microbiano a ser considerado seria:

a. *Haemophilus influenzae*.
b. *Streptococcus pneumoniae*.
c. *Moraxella catarrhalis*.
d. *Streptococcus pyogenes* (estreptococo beta-hemolítico do grupo A).

Comentários

Prever com precisão o agente microbiano que causou um episódio de OMA, com base clínica, sem a possibilidade da cultura para determinação microbiológica da efusão da orelha média infectada, não é possível. Entretanto, etiologias específicas podem ser previstas, em algumas ocasiões. Evidências publicadas sugerem que a OMA associada à conjuntivite (síndrome otite conjuntivite) parece ser mais indicativo do *Haemophilus influenzae* do que qualquer outra bactéria.

Bingen E, Cohen R, Jourenkova N, Gehanno P. Epidemiologic study of conjunctivitis-otitis syndrome. Pediatr Infect Dis J. 2005; 24(8): 731-2.

233) Qual a definição histopatológica de otite média crônica?

a. Presença de uma perfuração timpânica central.
b. Presença de líquido no interior da orelha média estando íntegra a membrana timpânica.
c. Presença de alterações teciduais irreversíveis de natureza inflamatória dentro da orelha média.
d. Presença de uma perfuração de qualquer dimensão sobre a membrana timpânica associada à otorreia crônica.

Comentários

A otite média crônica (OMC) tem sido definida sob diferentes aspectos: clínico, temporal e histopatológico. Sob o ponto de vista eminentemente clínico, a otite média crônica é caracterizada como uma condição inflamatória associada a perfurações amplas e persistentes da membrana timpânica e à otorreia. Cronologicamente, refere-se a um processo inflamatório da orelha média, cuja duração não seja inferior de 3 a 5 meses. Histopatologicamente, a OMC tem sido definida como um processo inflamatório da orelha média associado a alterações teciduais irreversíveis. Ainda sob o ponto de vista histopatológico, este processo inflamatório pode até prescindir da perfuração timpânica e da otorreia crônica para a sua caracterização, porém estará sempre associado a algum dano tecidual clinicamente irreversível.

Costa SS, Paparella MM, Schachern PA et al. Histopathology of chronic otitis media with perforated and non-perforated tympanic membrane. In: Midwinter Meeting of the Association for Research in Otolaryngology. Clearwater. 1989.
Costa SS, Paparella MM, Schachern PA, TH Yoon, BP Kimberley. Temporal bone histopathology in chronically infected ears with intact and perforated tympanic membranes. Laryngoscope. 1992; 102(11):1992;1229-36.

Respostas
231) d; 232) a; 233) c

234) Qual das situações abaixo melhor caracteriza as chamadas otites médias crônicas silenciosas?
   a. Perfurações centrais sem estarem acompanhadas de otorreia.
   b. Qualquer otite média crônica oligossintomática.
   c. Presença de fluido no interior da orelha média estando íntegra a membrana timpânica.
   d. Presença de alterações teciduais irreversíveis de natureza inflamatória no interior da orelha média associadas à membrana timpânica intacta.

Comentários

Por otite média crônica silenciosa entendemos a presença de alterações teciduais inflamatórias irreversíveis na fenda auditiva associadas a uma membrana timpânica íntegra. Essas alterações podem ocupar de modo focal ou generalizado a orelha média, apresentando graus de atividade e agressividade variáveis. De uma ou outra forma, necessariamente, devem repercutir negativamente na fisiologia das orelhas médias (mais frequentemente), interna ou em ambas. Como referido, o universo dessas alterações é amplo e situa-se entre estágios ativos, com aumento da vascularização da mucosa e submucosa, infiltrados inflamatórios agudos, ulcerações e tecido de granulação imaturo; e cicatriciais, em que predominam a fibrose e a neoformação óssea. Ainda que as otites médias crônicas não colesteatomatosas associadas a perfurações da membrana timpânica e a otorreia, em geral, manifestem-se clinicamente de forma mais exuberante, estudos histopatológicos em animais e humanos são unânimes em demonstrar tecido patológico com alterações inflamatórias irreversíveis na orelha média independentemente da presença de perfurações da membrana timpânica e de parâmetros temporais rígidos. Com o apoio de evidências como esta, cunhou-se o termo otite média crônica silenciosa, referindo-se a doenças inflamatórias da orelha média com progressão velada e mascarada, paradoxalmente, pela transparência de uma membrana timpânica intacta. É importante enfatizar que a presença do tímpano íntegro não exclui, na maioria dos casos, a detecção da otite média, principalmente se o diagnóstico apoia-se também em uma história bem colhida. Em vista disto, e para que se evitasse a extrapolação indevida do termo otite média crônica silenciosa (OMCS), ele foi dicotomizado em duas variantes: indetectada e indetectável. Esta distinção é muito importante porque se a otite média crônica silenciosa indetectada pode ser decorrente de uma falha básica durante a investigação otorrinolaringológica, a otite média crônica silenciosa indetectável é um desafio diagnóstico ao clínico que deve estar consciente do fato de que uma orelha sintomática, mas aparentemente normal, possa abrigar um processo patológico ativo e focal, sendo este o responsável pelo quadro.

Costa SS, Paparella MM, Schachern PA, et al. Histopathology of chronic otitis media with perforated and non-perforated tympanic membrane. In: Midwinter Meeting of the Association for Research in Otolaryngology. Clearwater. 1989.
Costa SS, Paparella MM, Schachern PA, TH Yoon, BP Kimberley. Temporal bone histopathology in chronically infected ears with intact and perforated tympanic membranes. Laryngoscope. 1992;102(11):1229-36.

235) Quais os mecanismos mais comuns associados às lesões ossiculares na otite média crônica?
   a. Erosão e/ou fixação da cadeia ossicular.
   b. Osteoneogênese e otosclerose.
   c. Artrose das articulações incudo-estapediana e incudo-maleolar.
   d. Erosão ossicular e osteodistrofia da platina do estribo.

Comentários

As perdas condutivas relacionadas com a OMC incluem uma série de alterações do sistema tímpano-ossicular. Em relação à membrana timpânica, as perdas de substância (perfurações), a atrofia (e a consequente retração) e o aumento da sua rigidez (por placas de timpanoesclerose) concorrem como as maiores causas para a perda auditiva. A cadeia ossicular, por sua vez, pode ser comprometida por erosão ossicular (com a consequente retração) e o aumento da sua rigidez (por placas de timpanoesclerose) concorrem como as maiores causas para a perda auditiva. A cadeia ossicular, por sua vez, pode ser comprometida por erosão ossicular (com a consequente interrupção da cadeia) e fixação ossicular decorrente da timpanoesclerose, osteoneogênese e/ou fibrose. Finalmente, os efeitos de massa na luz da fenda auditiva (líquido, granuloma de colesterol, colesteatoma e tecido de granulação) podem, além de potencialmente lesionar os ossículos, comprometer a capacidade vibratória do sistema tímpano-ossicular, gerando, assim, perdas auditivas condutivas.
Tendo em vista o caráter eminentemente dinâmico da OMC, todas essas alterações podem apresentar-se isoladamente ou em diversas combinações na orelha média. Como exemplo, os processos de atrofia e retração do quadrante posterossuperior da membrana timpânica, geralmente, acompanham-se de erosões grosseiras da longa apófise da bigorna. As grandes perfurações, os colesteatomas e o tecido de granulação podem causar destruições ossiculares e, por conseguinte, danos auditivos significativos. Já os processos inflamatórios de longo prazo e pouco ativos da fenda auditiva não raramente evoluem como placas de timpanoesclerose e/ou fibrose periossicular.

Costa SS, Paparella MM, Schachern PA, et al. Histopathology of chronic otitis media with perforated and non-perforated tympanic membrane. In: Midwinter Meeting of the Association for Research in Otolaryngology. Clearwater. 1989.
Costa SS, Paparella MM, Schachern PA, TH Yoon, BP Kimberley. Temporal bone histopathology in chronically infected ears with intact and perforated tympanic membranes. Laryngoscope.1992;102 (11):1229-36.

Respostas
234) d; 235) a

236) A chamada interação entre a orelha média e a orelha interna é uma característica ainda pouco explorada no capítulo das otites médias crônicas não colesteatomatosas. Qual é a porta de entrada mais provável para que os processos inflamatórios verificados na orelha média possam ingressar na orelha interna?
   a. Domo do canal semicircular lateral.
   b. Platina do estribo.
   c. Membrana da janela redonda.
   d. Promontório.

Comentários

Vários estudos demonstram a associação da otite média crônica com danos cocleares. Todos relacionam a otite média crônica como causa de complicações auditivas neurossensoriais e apontam para a janela redonda como a estrutura responsável pela transmissão do processo patológico ao labirinto. A anatomia e a localização do nicho da janela redonda predispõem essa região ao acúmulo de lesões na vigência de otite média. Há evidências de que a inflamação crônica da orelha média pode ser subestimada quando usamos a definição convencional de otite média crônica. Assim, o clínico deve ter em mente que uma membrana timpânica intacta não exclui de modo algum a presença de alterações patológicas macroscópicas na orelha média, com ou sem repercussões na orelha interna. Talvez de posse desses conhecimentos passemos a investigar, compreender e trabalhar mais adequadamente alguns sintomas otológicos que pareçam, à primeira vista, obscuros e inexplicáveis.

Goycoolea MV, Paparella MM, Carpenter AM. Oval and round window changes in otitis media. Potential pathways between middle and inner ear. Laryngoscope. 1980; 90: 1387-91.
Paparella MM, Goycoolea MV, Bassiouni M, et al. Silent otitis media. Clinical applications. Laryngoscope. 1986;96(9):978-85.

237) De uma maneira geral, o grau de destruição do sistema tímpano-ossicular na otite média crônica determina uma perda auditiva condutiva associada mais ou menos proporcional. Esta associação pode estar ausente em pelo menos duas situações clínicas especiais. Quais são elas?
   a. Efeito columelar do colesteatoma e perfuração timpânica total.
   b. Erosão da cabeça do martelo e otite média adesiva.
   c. Orelha média preenchida por granuloma de colesterol e timpanoestapedopexia.
   d. Timpanoestapedopexia e efeito columelar do colesteatoma.

Comentários

Na otite média crônica colesteatomatosa, a erosão óssea é muito mais severa do que a verificada na otite média crônica não colesteatomatosa. A destruição parcial ou total dos ossículos é observada em cerca de 80% dos pacientes com colesteatoma, ao passo que na otite média crônica não colesteatomatosa há erosão da cadeia ossicular em 10 a 20% dos casos. A perda auditiva é diretamente proporcional à destruição óssea.
Surpreendentemente, algumas vezes, grandes colesteatomas, envolvendo destruições ossiculares extensas, não acarretam danos auditivos significativos.
Nessas situações, a própria massa colesteatomosa pode servir de elo entre o meio externo e os líquidos endococleares, sendo este fenômeno conhecido como efeito columelar.

Costa SS, Hueb MM, Ruschel C. Otite média crônica colesteatomatosa. In: Cruz OL, Costa SS (org.). Otologia clínica e cirúrgica. Rio de Janeiro: Revinter. 1999.

Respostas 236) c; 237) d

238) Uma das complicações mais frequentes da realização de uma miringotomia com inserção de tubo de ventilação é a otorreia após a cirurgia, que pode ser autolimitada ou persistente. Nesta última situação pode ser inclusive refratária aos tratamentos clínicos convencionais (limpeza – aspiração antibioticoterapia tópica e/ou sistêmica). Qual(is) a(s) possível(eis) causa(s) para estas desagradáveis situações?

a. Reação de corpo estranho entre o tubo de ventilação e a membrana timpânica.
b. Otite média crônica silenciosa.
c. Contaminação extrínseca.
d. Todas as alternativas anteriores.

Comentários

Os tubos de ventilação foram introduzidos, em 1954, por Armstrong como um procedimento simples e barato para o tratamento da otite média secretória crônica. Quarenta anos após a publicação desse estudo pioneiro, a miringotomia com inserção de tubos de ventilação (TV) tornou-se prática comum nos gabinetes otorrinolaringológicos, sendo hoje uma das cirurgias mais executadas na população pediátrica, estimando-se que dois milhões de tubos sejam colocados anualmente nos EUA. Bastante ênfase é dada ao índice de complicações otológicas que eles carregam consigo. Perfurações da membrana timpânica, retrações, colesteatomas e timpanoesclerose são algumas das complicações relatadas na literatura. Entretanto, a otorreia pós-operatória é a complicação mais frequentemente relatada em todas as séries. Em relação a ela, acreditamos que apenas uma parcela dessas complicações seja causada por tubos de ventilação por si mesmos, agindo como corpos estranhos ou por incompatibilidade de suas composições sintéticas em contato com membranas biológicas e vibráteis. A timpanotomia exploradora pode estar indicada naqueles casos, e que a otorreia pós-operatória é resistente aos tratamentos convencionais ou em entubações múltiplas. Luxford e Sheehy, revisando o prontuário de 2.266 pacientes submetidos à timpanotomia com colocação de tubo de ventilação, notaram que o índice de otorreia pós-operatória aumentava proporcionalmente ao tempo de evolução da otite, à consistência do fluido aspirado e ao achado de outras patologias na orelha média. Notaram também que os pacientes operados por outras razões (p. ex., tuba patente) apresentaram índices de otorreia pós-operatória significativamente menores que os pacientes com otite. Reafirmaram que 46% dos pacientes com mastoidite serosa crônica e granulomas de colesterol apresentaram otorreia ininterrupta pós-intubação, com 23% deles necessitando de mastoidectomia para o controle desses sintomas. Concluíram, então, que a miringotomia com colocação de tubos de aeração no tratamento das otites serosas associa-se infrequentemente a complicações e, quando estas sobrevêm, devem estar relacionadas mais com o processo patológico básico do que com os tubos de ventilação. É nossa convicção que a presença de líquido, já acompanhada de alterações teciduais momentaneamente quiescentes, seja responsável por uma parcela das otorreias pós-intubação. Nessas situações, a exteriorização de patologias preexistentes subclínicas, através do tubo de ventilação, desencadearia um processo infeccioso supurativo agudo com otorreia. Em outras palavras, haveria a ativação de uma otite média crônica de caráter silencioso, ativação esta manifestada clinicamente pela supuração muitas vezes incoercível.

Costa SS. Contribuição ao estudo da otite média crônica. Ribeirão Preto: USP. 1991. Dissertação (Mestrado) – Faculdade de Medicina de Ribeirão Preto. 1991.
Cruz OLM, Costa SS. Otite média crônica simples. In: Costa SS, Cruz OLM, Oliveira JAA. Otorrinolaringologia: princípios e prática. Porto Alegre: Artes Médicas. 1994.
Luxford WM, Sheehy JL. Myringotomy and ventilation tubes. A Report of 1568 ears. Laryngoscope. 1982;92:1293-7.

Respostas
238) b

239) Considerando as três afirmações abaixo:

I. Os germes mais frequentemente encontrados nas culturas de orelha média nas otites médias crônicas são os Gram-negativos (*Pseudomonas aeruginosa, Proteus mirabilis* e *Escherichia colli*) e o *Stapylococcus aureus*.

II. Apesar da reconhecida virulência destes germes o tratamento desta condição baseia-se, via de regra, na aspiração minuciosa das secreções e instilação de gotas com antibióticos não ototóxicos.

III. É sempre necessária a coleta de material seguida de cultura e antibiograma a fim de dirigir a antibioticoterapia sistêmica para estes pacientes.

a. Somente a alternativa I está correta.
b. Somente a alternativa II está correta.
c. Somente a alternativa III está correta.
d. As alternativas I e II estão corretas.

Comentários

O tratamento das otites médias crônicas envolve três etapas igualmente importantes e complementares: controle clínico pré-operatório; tratamento cirúrgico (quando necessário); e acompanhamento pós-operatório. Todos os resíduos epiteliais e secreções devem ser cuidadosamente removidos do meato acústico e da orelha média. Para tanto, empregam-se pequenas mechas de algodão montadas sobre estiletes metálicos, curetas, irrigações delicadas com soro fisiológico morno e/ou aspirações delicadas. Durante essas manobras é fundamental que o examinador mantenha visão direta e boa iluminação sobre a orelha afetada. Isto pode ser obtido por um espéculo otológico e luz frontal, da otoscopia e, preferencialmente, da otomicroscopia. Além da amplificação das imagens e da excelente iluminação, o microscópio oferece a possibilidade de observar-se o campo de trabalho com a terceira dimensão o que, por sua vez, minimiza os riscos de lesões inadvertidas à mucosa infligidas pelo examinador. Após a limpeza, normalmente instilamos gotas otológicas com agentes acidificantes e antibióticos através do meato acústico. A escolha desses agentes é empírica, uma vez que os autores raramente empregam a coleta de material para exames bacterioscópicos e bacteriológicos, o que reservamos apenas para situações muito especiais. Apesar de, na grande maioria das vezes, dispensarmos a identificação positiva dos germes responsáveis pela infecção na orelha média, temos conhecimento da sua prevalência a partir de estudos da flora bacteriana na otite média crônica. Estes estudos são unânimes em apontar bacilos Gram-negativos, especialmente *Pseudomonas aeruginosa, Proteus mirabilis* e *Escherichia colli*; Gram-positivos *Stapylococcus aureus, Enterobacter* e, raramente, bactérias anaeróbias como os agentes etiológicos mais comuns na otite média crônica.

Costa SS, Cruz OLM. Exploratory tympanotomy. Oper. Techn. in Otolaryngol. Head and Neck Surg.1996;7:20-5.
Costa SS, Souza LCA, Piza MRT. The flexible endaural timpanoplasty. Pathology-guided, pathogenesis-oriented surgery for the middle ear. Otolaryngol Clin North Am. 1999;32(3):413-41.

Respostas
239) d

240) Considerando as três afirmações abaixo:

I. As perfurações timpânicas são sempre produto de otites médias agudas de repetição, otite média necrotizante e trauma sobre o osso temporal.

II. As retrações progressivas da membrana timpânica podem ser responsáveis por uma série de eventos nocivos à orelha média que incluem perfurações, erosões ossiculares e formação de colesteatoma.

III. As perfurações marginais estão mais frequentemente associadas à formação de colesteatoma secundários.

a. Somente a alternativa I está correta.
b. Somente a alternativa II está correta.
c. Somente a alternativa III está correta.
d. As alternativas II e III estão corretas.

Comentários

A prática clínica nos mostra que todas essas situações-gatilho (OMA supurada com perfurações importantes, perfurações traumáticas não regeneradas, otites médias agudas necrotizantes etc.) configuram-se em eventos extremamente raros. Por outro lado, as clínicas otorrinolaringológicas continuam recebendo, diariamente, um contingente de pacientes com perfurações timpânicas de grandes dimensões. Em outras palavras, parece que os mecanismos tradicionalmente relacionados com a origem dessas perfurações (as causas) são identificados no dia a dia em uma proporção muito menor do que o número de tímpanos perfurados que nos chegam (as consequências)! Diante desse flagrante paradoxo, conclui-se que ou deve haver outros mecanismos responsáveis na geração dessas alterações ou estamos frente a um bizarro "elo perdido" na patogênese das otites médias crônicas. Nossos estudos fornecem subsídios suficientes para, obviamente, rejeitarmos os elos perdidos a partir de explicações adicionais na patogênese das perfurações timpânicas. Neste sentido, a transição entre quadros agudos e crônicos tem sido explicada por meio de mecanismos predominantemente "explosivos", ou seja, algum evento inflamatório súbito ou traumático incidindo sobre uma estrutura previamente hígida. A ruptura da homeostase intratimpânica, assim provocada, modulará uma série de transformações histológicas no forro mucoso da orelha média que se modificaria na razão direta de futuras agressões. A adoção desse modelo de patogênese "expresso" ou em "linha direta" agudo-crônico desconsidera uma série de situações diariamente testemunhadas pelo otorrinolaringologista. Historicamente, alguns desses eventos (retrações timpânicas, atelectasias e otite média adesiva) têm sido colocados, inexplicavelmente, à margem dessa discussão. Já a otite média crônica silenciosa (juntamente com o seu rosário de implicações clínico-patológicas) foi desconsiderada ao longo de anos, não por negligência, mas por desconhecimento e falta de recursos tecnológicos para a sua adequada identificação e análise. A realização de novos estudos com o foco voltado às características específicas dessas condições talvez forneça os subsídios necessários à elaboração de conceitos mais realistas e operacionais acerca da patogênese da otite média crônica não colesteatomatosa. Por ora, o que temos visto é a preocupação extrema dos profissionais que trabalham com otite média em desvendarem todos os segredos de dois grupos de condições: as otites com efusão (serosa, secretória e aguda) e os colesteatomas. Estes estudos têm efetivamente iluminado uma série de questões relacionadas com a etiopatogênese, diagnóstico e tratamento dessas condições. Por outro lado, poucos são aqueles que procuram estabelecer as devidas conexões existentes entre esses dois extremos que, quando analisados isoladamente, parecem seguir trajetórias paralelas.

Costa SS, et al. Otites médias-aspectos gerais. In: Cruz OLM, Costa SS. Otologia clínica e cirúrgica. 1. ed. Rio de Janeiro: Revinter. 1999. p. 137-61.
Costa SS, Cruz OLM. Exploratory tympanotomy. Oper. Techn. in Otolaryngol. Head and Neck Surg.1996;7:20-5.

Respostas
240) d

241) A tuba auditiva (TA) parece cumprir um papel-chave na patogênese dos processos inflamatórios da orelha média. Seu bom funcionamento é fundamental para a homeostase de todo complexo conhecido como fenda auditiva e que envolve a orelha média propriamente dita e todo o complexo celular da mastoide. O mecanismo de abertura da TA envolve a ação de grupamentos musculares e possibilita a entrada de ar desde a rinofaringe até a luz da orelha média. Qual o músculo que está mais diretamente envolvido na abertura tubária e qual o ponto de constrição máxima dentro deste canal osteo-cartilaginoso?
a. Músculo elevador do palato e tórus tubário na rinofaringe.
b. Músculo tensor do palato e região do istmo tubário.
c. Músculo elevador do palato e protímpano.
d. Músculo tensor do palato e abertura timpânica da TA.

Comentários

A TA é constituída de um conduto ósseo que vai da fenda timpânica até a base do crânio e representa um terço de seu comprimento total. Aí, esse conduto é acoplado a outro, agora fibrocartilaginoso e de luz virtual, que representa os dois terços restantes, abrindo-se na nasofaringe. A junção da parte óssea com a cartilaginosa é chamada istmo, a parte mais estreita da TA com diâmetro aproximado de 1,5 mm. Fica assim a TA com uma forma de ampulheta com seu orifício timpânico e nasofaríngeo bem maiores do que o istmo. A TA tem direção da orelha para a nasofaringe de trás para frente, de cima para baixo e de fora para dentro. No adulto, é mais longa, mais inclinada e mais estreita do que na criança, o que parece representar um dos fatores que tornam a otite média aguda (OMA) mais frequente na infância, quando haveria menor proteção contra as secreções infectadas da nasofaringe. Enquanto a parte óssea da TA está, em condição normal, permanentemente aberta, isso não acontece com a parte fibrocartilaginosa, que é fechada graças à sua elasticidade. No entanto, ela se dilata de maneira ativa por contração muscular complexa em que o músculo tensor e o elevador do palato têm papel preponderante. Esses músculos se contraem dilatando a TA em ações fisiológicas, como a de deglutir, que acontece a cada minuto, quando o indivíduo está acordado, e de cinco em cinco minutos quando está dormindo, por arco reflexo, bem como o ato de bocejar. Essa dilatação faz com que haja passagem de ar da nasofaringe para a orelha média, renovando seu conteúdo aéreo e equilibrando sua pressão com a atmosférica, conservando assim a MT e a cadeia ossicular em posição de equilíbrio, com um mínimo de impedância.

Costa SS, et al. Otites médias-aspectos gerais. In: Cruz OLM, Costa SS. Otologia clínica e cirúrgica. 1. ed. Rio de Janeiro: Revinter; 1999. p. 137-61.

242) Homem, 20 anos, apresenta sintomas de otalgia, otorreia, dor à palpação cervical anterior e torcicolo. Tem história pregressa antiga de mastoidectomia para ressecção de colesteatoma da orelha média. A principal hipótese diagnóstica é:
a. Mastoidite coalescente aguda.
b. Mastoidite zigomática.
c. Mastoidite de Mouret.
d. Mastoidite de Bezold.

Comentários

Mastoidite de Bezold se manifesta com dor cervical e edema na região do músculo esternocleidomastóideo, acarretando torcicolo, por fistulização das células da ponta da mastoide.

Gouveia MCL, Neto SC. Complicações das otites médias. In: Caldas Neto S, Mello Júnior JF, Martins RHG, Costa SS (eds.). Tratado de otorrinolaringologia e cirurgia cervicofacial. 2. ed. São Paulo: Roca. 2011. p. 141-54.

243) Em relação às labirintites por complicação das otites médias, a que apresenta sintomas mais evidentes de vertigem aguda, perda auditiva neurossensorial súbita e que geralmente é irreversível é:
a. Labirintite serosa.
b. Labirintite supurativa.
c. Labirintite crônica.
d. Labirintite ossificante.

Comentários

A labirintite supurativa é causada pela penetração direta de bactérias no espaço perilinfático, com maior agressão ao epitélio sensorial do labirinto.

Gouveia MCL, Neto SC. Complicações das otites médias. In: Caldas Neto S, Mello Júnior JF, Martins RHG, Costa SS (eds.). Tratado de otorrinolaringologia e cirurgia cervicofacial. 2. ed. São Paulo: Roca. 2011. p. 141-154.

Respostas
241) b; 242) d; 243) b

244) Na investigação diagnóstica de uma fístula perilinfática, podemos afirmar que:
a. O fenômeno de Túlio é patognomônico da presença da fístula.
b. O sinal de Hennebert é o nistagmo semiespontâneo desencadeado pela exposição a ruídos intensos.
c. O fenômeno de Túlio é a presença de tontura reativa à exposição a ruídos intensos.
d. A tontura ao aspirar secreção da orelha média é patognomônica de fístula.

Comentários

O fenômeno de Túlio é a tontura/vertigem causada por ruídos de forte intensidade, mas não é patognomônico.

Gouveia MCL, Neto SC. Complicações das otites médias. In: Caldas Neto S, Mello Júnior JF, Martins RHG, Costa SS (eds.). Tratado de otorrinolaringologia e cirurgia cervicofacial. 2. ed. São Paulo: Roca. 2011. p. 141-54.

245) Em relação à paralisia facial periférica causada por otite média, podemos afirmar que:
a. O lacrimejamento geralmente está normal.
b. Nos casos de colesteatoma, a descompressão do nervo com abertura da bainha deve ser indicada.
c. Na otite média aguda, a paracentese está sempre indicada.
d. Nas otites agudas geralmente ocorre erosão do canal de Falópio.

Comentários

Como a lesão do nervo ocorre em porções infrageniculadas, a função do n. petroso superficial maior está preservada, portanto o lacrimejamento costuma estar preservado.

Gouveia MCL, Neto SC. Complicações das otites médias. In: Caldas Neto S, Mello Júnior JF, Martins RHG, Costa SS (eds.). Tratado de otorrinolaringologia e cirurgia cervicofacial. 2. ed. São Paulo: Roca. 2011. p. 141-54.

246) A infecção do ápice petroso (petrosite) pode-se manifestar pela Síndrome de Gradenigo, que é caracterizada por:
a. Dor facial, otite média e paralisia facial ipsilateral.
b. Dor facial, otite média e paralisia do nervo abducente ipsilateral.
c. Dor facial, otite média e paralisia do nervo oculomotor ipsilateral.
d. Dor facial, otite média e paralisia do nervo oculomotor bilateral.

Comentários

A síndrome é caracterizada pela dor facial profunda por irritação do Gânglio de Gasser, a presença da própria otite e a paralisia do nervo abducente ipsilateral.

Gouveia MCL, Neto SC. Complicações das otites médias. In: Caldas Neto S, Mello Júnior JF, Martins RHG, Costa SS (eds.). Tratado de otorrinolaringologia e cirurgia cervicofacial. 2. ed. São Paulo: Roca. 2011. p. 141-54.

247) Referente a complicações intracranianas das otites médias, qual é a resposta VERDADEIRA?
a. O abscesso encefálico é a complicação intracraniana mais frequente.
b. A maioria das complicações intracranianas é decorrente da otite média aguda.
c. Deve-se suspeitar de complicação intracraniana em pacientes com OMC, quando apresentarem sintomas como febre persistente e cefaleia.
d. Na meningite como complicação da otite média aguda, a disseminação ocorre sempre por continuidade.

Comentários

A febre persistente, cefaleia e otorreia purulenta são os sintomas mais frequentes nas complicações intracranianas das otites médias. É importante se manter sempre alerta a esses sinais para que seja feito o diagnóstico mais precoce.

Cudennec Y, Poncet JL, Verdalle P, et al. Complications locorégionales des otites. In: Encyc. Méd. Chir. Otorhinolryngologie, Paris: Elsevier. 1995.20-135-A-10, p. 1-12.
Gouveia MCL, Caldas Neto S. Complicações das otites médias. In: Caldas Neto S, Mello Júnior JF, Martins RHG, Costa SS (eds.). Tratado de otorrinolaringologia e cirurgia cervicofacial. Volume II. 2. ed. São Paulo: Roca. 2011. p. 141-54.
Penido N, Borin A, Iha LCN, et al. Intracranial complications of otitis media: 15 years of experience in 33 patients. Otolaryngol Head Neck Surg, 2005;132:37-42.

Respostas
244) c; 245) a; 246) b; 247) c

248) Referente a complicações intracranianas das otites médias, qual é a resposta VERDADEIRA?

a. A tromboflebite do seio sigmoide é a complicação intracraniana mais frequente da OMA.
b. O sinal de Griesinger é caracterizado por edema e rubor retroauricular decorrentes da trombose do seio sigmoide.
c. A ressonância magnética (RM) e angio-RM são mais sensíveis do que a tomografia computadorizada com contraste para o diagnóstico da tromboflebite.
d. O tratamento da tromboflebite como complicação da OMC é essencialmente clínico.

Comentários

A ressonância magnética e angiorressonância são exames que auxiliam no diagnóstico da tromboflebite sendo mais sensíveis do que a tomografia computadorizada com contraste. Na RM, o trombo aparece como uma imagem isointensa em T1 e hipointensa em T2, com aumento da intensidade em ambos com o passar do tempo (trombo maduro), pois a oxi-hemoglobina do trombo é convertida em metemoglobina e deoxi-hemoglobina. A RM determina bem o trombo organizado, porém existe dificuldade em diferenciar trombo recente de fluxo sanguíneo lento, o que pode ser avaliado melhor pela angio-RM. O sinal de Griesinger é caracterizado por edema e rubor retroauricular decorrentes da trombose da veia emissária da mastoide.

Cudennec Y, Poncet JL, Verdalle P, et al. Complications locorégionales des otites. In: Encyc. Méd. Chir. Otorhinolryngologie, Paris: Elsevier. 1995. 20-135-A-10. p. 1-12.
Gouveia MCL, Caldas Neto S. Complicações das otites médias. In: Caldas Neto S, Mello Júnior JF, Martins RHG, Costa SS (eds.). Tratado de otorrinolaringologia e cirurgia cervicofacial. Vol. II. 2. ed. São Paulo: Roca. 2011. p. 141-54.
Penido N, Borin A, Iha LCN, et al. Intracranial complications of otitis media: 15 years of experience in 33 patients. Otolaryngol Head Neck Surg. 2005;132:37-42.

249) Referente a complicações intracranianas das otites médias, qual é a resposta FALSA?

a. O empiema subdural é uma complicação grave e representa uma condição neurocirúrgica de emergência.
b. O diagnóstico de empiema subdural deve ser lembrado sempre que o paciente apresentar rápida deterioração neurológica, convulsão e hemiplegia no contexto de um quadro de otite média.
c. O lobo temporal é a localização mais frequente do abscesso encefálico de origem otológica.
d. O paciente com diagnóstico de abscesso encefálico deve ser sempre submetido à drenagem neurocirúrgica do abscesso.

Comentários

O tratamento do abscesso encefálico depende muito da localização, número de lesões, do tamanho e da resposta clínica do paciente ao tratamento clínico. Em geral, o tratamento baseia-se em antibioticoterapia venosa de largo espectro que tenha boa penetração no sistema nervoso central. Em abscessos pequenos, em geral menor que 2,5 cm, a tendência é de adotar conduta conservadora. Existe também a possibilidade de se fazer aspiração por agulha guiada por TC em abscessos pequenos ou profundos como ajuda na identificação do agente e como forma de tratamento. Lesões superiores a 2,5 cm e mais superficiais são mais facilmente drenadas. A cirurgia de mastoidectomia deve ser realizada sempre nos casos associados à OMC, o mais precoce possível, desde que o paciente ofereça condições clínicas para o procedimento.

Cudennec Y, Poncet JL, Verdalle P, et al. Complications locorégionales des otites. In: Encyc. Méd. Chir. Otorhinolryngologie, Paris: Elsevier. 1995. 20-135-A-10. p. 1-12.
Gouveia MCL, Caldas Neto S. Complicações das otites médias. In: Caldas Neto S, Mello Júnior JF, Martins RHG, Costa SS (eds.). Tratado de otorrinolaringologia e cirurgia cervicofacial. Vol. II. 2. ed. São Paulo: Roca. 2011. p. 141-54.
Penido N, Borin A, Iha LCN, et al. Intracranial complications of otitis media: 15 years of experience in 33 patients. Otolaryngol Head Neck Surg. 2005;132:37-42.

Respostas
248) c; 249) d

250) Homem, 30 anos, chega à emergência com febre elevada persistente, cefaleia intensa, calafrios, vômito, diplopia e dor na região retromastóidea há 7 dias. Ele tem histórico de otorreia de odor fétido na orelha direita (OD) persistente há mais de 20 anos e nega cirurgia otológica prévia. Ao exame físico: estado geral regular, febril, com alteração do nível de consciência. Otoscopia: orelha esquerda – retração da membrana timpânica e orelha direita – bolsa de retração superior com lamelas de epiteliais e otorreia. Observava-se dificuldade na movimentação em sentido lateral do olho direito. Qual é a alternativa correta em relação à principal hipótese diagnóstica e conduta?

a. Tromboflebite de seio sigmoide, solicitar tomografia computadorizada (TC) com contraste para confirmação diagnóstica e iniciar antibioticoterapia venosa e anticoagulante.
b. Tromboflebite do seio sigmoide e seio cavernoso, solicitar TC sem contraste para confirmação diagnóstica, iniciar antibioticoterapia e anticoagulação.
c. Abscesso cerebelar, iniciar antibiótico e programar cirurgia.
d. Tromboflebite do seio sigmoide e cavernoso, solicitar RM e angio-RM para confirmação diagnóstica, iniciar antibioticoterapia venosa e mastoidectomia.

Comentários

O paciente referido apresenta sinais de complicação intracraniana da OMC colesteatomatosa. A tromboflebite do seio sigmoide é uma das principais complicações da OMC. Pode-se estender aos seios venosos cerebrais e veia jugular interna. A paralisia do abducente indica envolvimento do IV par craniano, sugerindo envolvimento do seio cavernoso. A RM e angio-RM são exames mais sensíveis do que a TC para o diagnóstico. O tratamento ainda é bastante controverso na literatura, porém existe uma tendência a um método cada vez mais conservador com uso de antibioticoterapia venosa associada à mastoidectomia para tratar o foco infeccioso com ampla exposição do seio sigmoide, sendo a abordagem do seio bastante controversa. O uso de anticoagulante também é outro ponto bastante discutido, havendo uma tendência pela maioria dos autores de não utilizá-lo, podendo ser usado nos casos mais graves e de má evolução.

Cudennec Y, Poncet JL, Verdalle P, *et al.* Complications locorégionales des otites. In: Encyc. Méd. Chir. Otorhinolryngologie, Paris: Elsevier. 1995. 20-135-A-10. p. 1-12.
Gouveia MCL, Caldas Neto S. Complicações das otites médias. In: Caldas Neto S, Mello Júnior JF, Martins RHG, Costa SS (eds.). Tratado de otorrinolaringologia e cirurgia cervicofacial. Vol. II. 2. ed. São Paulo: Roca. 2011. p. 141-54.
Penido N, Borin A, Iha LCD, *et al.* Intracranial complications of otitis media: 15 years of experience in 33 patients. Otolaryngol Head Neck Surg. 2005;132:37-42.

251) A sigla inglesa DFN é usada para:

a. Perda de audição hereditária sindrômica.
b. Perda de audição hereditária não sindrômica autossômica dominante.
c. Perda de audição hereditária não sindrômica autossômica recessiva.
d. Perda de audição hereditária não sindrômica.

Comentários

Esta sigla é convenção mundial e designa surdez neurossensorial hereditária não sindrômica.

Schuknecht's Pathology of the Ear. Merchant and Nadoil, USA: Editors People's Medical Publishing House. 3; ed. Cap. 4. p. 141.

252) Em casos de perda auditiva profunda detectada durante a infância o quadro histopatológico do osso temporal inclui:

a. Comprometimento vascular da cóclea.
b. Doença autoimune caracterizada por complexos imunes aderidos a tecidos da cóclea.
c. Labirintite bacteriana meningocócica.
d. Alterações compatíveis com cocleíte viral.

Comentários

O quadro histopatológico descrito por Oliveira e Schuknnecht nestes casos é o mesmo encontrado nos casos de surdez por caxumba e sarampo: degeneração cocleovestibular.

Oliveira CA, Schuknecht HF. Pathology of profound sensori neural hearing loss in infancy and childhood. Laryngoscope. 1990;100:902-9.

Respostas
250) d; 251) d; 252) d

253) A respeito do vírus citomegálico que é a causa mais comum de surdez congênita adquirida nos Estados Unidos, é CORRETO afirmar que:
a. Menos de 1% dos casos de infecção congênita com este vírus chegam à doença grave conhecida como doença da inclusão citomegálica congênita.
b. A perda auditiva resultante da doença de inclusão citomegálica é severa, mas unilateral.
c. A doença de inclusão citomegálica compromete múltiplos órgãos e leva à surdez neurossensorial 50% das crianças que sobrevivem ao período neonatal.
d. A surdez resultante da doença de inclusão citomegálica é predominantemente condutiva.

Comentários

A única afirmação correta com respeito à surdez congênita causada pelo vírus citomegálico é a resposta C. As outras têm afirmações falsas (A, B, D) como mostra a referência fornecida.

Caldas Neto S, Mello Júnior JF, Martins RHG, Costa SS (eds.). Tratado de otorrinolaringologia e cirurgia cervicofacial. 2. ed. São Paulo: Roca. 2011. p. 230-1.

254) Em relação à epidemiologia da surdez genética, é INCORRETO afirmar que:
a. As formas sindrômicas são responsáveis por 30% dos casos.
b. Nas não sindrômicas, a herança mais comum é a autossômica recessiva.
c. Existe alta heterogeneidade genética.
d. A transmissão é sempre monogênica.

Comentários

É incorreto afirmar-se que a herança é sempre monogênica. Todas as outras afirmativas são autoexplicativas e corretas. Até meados dos anos 2000 acreditava-se no pressuposto de que todos os tipos de surdez não sindrômica se devessem a mutações em um único gene (herança monogênica). Descreveram-se famílias com mutações no *GJB2* segregando surdez com mutações presentes em somente um dos alelos (heterozigotos) dos indivíduos afetados. Em se tratando de uma forma de transmissão autossômica recessiva, esperava-se que, para desenvolver a surdez, o indivíduo teria que se apresentar homozigoto para tal mutação (ter os dois alelos mutados). Isto ocorria de 10 a 40% dos casos em diferentes séries de pacientes publicadas. Foram então descritas duas deleções no gene da conexina 30, que é muito próximo do gene da conexina 26 no cromossomo, segregando em trans com o gene *GJB2*. Ou seja, há necessidade de uma mutação em dois diferentes genes para que se desenvolva a surdez, acabando com o pressuposto da transmissão monogênica. No Brasil, a surdez em indivíduos heterozigotos para mutações no gene *GJB2* é explicada em 17,4% dos casos por mutações trans (no outro alelo) na conexina 30. Resumindo, existe um alelo mutado no gene da conexina 26, e o outro alelo tem mutação no gene da conexina 30 em alguns indivíduos, explicando então a surdez apresentada.

Caldas Neto S, Mello Júnior JF, Martins RHG, Costa SS (eds.). Tratado de otorrinolaringologia e cirurgia cervicofacial. In: Lubianca Neto JF, Kurc M. Surdez Hereditária. Vol.II. 2. ed. São Paulo: Roca. 2011. p.191-212.

255) Qual dos genes abaixo é responsável por até 20% de todos os casos de surdez sensorioneural presente ao nascimento, cuja função na cóclea é codificar proteínas que formam as junções intercelulares do tipo GAP que permitem o escoamento do potássio entre as células de sustentação do órgão de Corti (gene autossômico recessivo não sindrômico mais comum e cuja mutação mais comum no nosso meio é a 35delG) que pode ser pesquisada no teste do pezinho?
a. GJB2 (gene da conexina 26).
b. GJB6 (gene da conexina 30).
c. OTOF (gene da otoferlina).
d. PDS ou SLC26A4 (gene da pendrina).

Comentários

O enunciado da questão já é autoexplicativo, trazendo as principais características desse gene, que é o mais comumente associado à perda sensorioneural ao nascimento.

Caldas Neto S, Mello Júnior JF, Martins RHG, Costa SS (eds.). Tratado de otorrinolaringologia e cirurgia cervicofacial. Vol. II. 2 ed. São Paulo: Roca. 2011. p.191-212.

Respostas
253) c; 254) d; 255) a

256) Qual dos genes abaixo deve ser pesquisado no caso de se suspeitar de etiologia genética em um lactente que apresenta aqueduto vestibular alargado, em uma tomografia computadorizada solicitada durante a investigação etiológica da surdez sensorioneural severa-profunda simétrica apresentada?

a. *GJB2* (gene da conexina 26).
b. *GJB6* (gene da conexina 30).
c. *OTOF* (gene da otoferlina).
d. *PDS* ou *SLC26A4* (gene da pendrina).

Comentários

Na situação descrita, o gene a ser pesquisado é o *SLC26A4*, gene recessivo, que também é o responsável pela síndrome de Pendred e codifica a proteína chamada pendrina. Sendo a herança recessiva, o paciente em questão pode ser o primeiro afetado por surdez na família, não sendo necessária a presença de outros indivíduos afetados. Está associado a malformações de orelha interna, principalmente aqueduto vestibular alargado e malformação de Mondini. Acredita-se que seja a causa da surdez em até 20% dos pacientes que apresentam tomografia computadorizada com aqueduto vestibular alargado, enquanto, que, em pacientes com a mutação presente, até 80% apresentam alterações supracitadas na tomografia computadorizada diagnóstica. O gene *COCH* tem transmissão dominante, logo tem mais indivíduos afetados na família, e a clínica (fenótipo) é semelhante à doença de Ménière, cursando com surdez associada à vestibulopatia, porém com audiometria típica, demonstrando ao contrário do Ménière, perda em agudos. Já o gene *OTOF*, caracteristicamente é o gene associado à neuropatia auditiva.

Caldas Neto S, Mello Júnior JF, Martins RHG, Costa SS (eds.). Tratado de otorrinolaringologia e cirurgia cervicofacial. In: Lubianca Neto JF, Kurc M. Surdez Hereditária. Vol. II. 2 ed. São Paulo: Roca. 2011. p.191-212.

257) Em relação à perda auditiva causada pela mutação A1555 G no gene mitocondrial 12S rRNA, qual é a alternativa correta?

a. É uma das formas mais frequentes de perda auditiva hereditária.
b. Tem sido associada a uma maior suscetibilidade à ototoxicidade induzida por aminoglicosídeos.
c. Acomete as frequências graves e geralmente a perda é assimétrica.
d. A perda auditiva é congênita porque tipicamente os distúrbios mitocondriais não são progressivos.

Comentários

Mutações em genes mitocondriais podem causar deficiência auditiva sindrômica ou não sindrômica. As mitocôndrias são pequenas organelas localizadas no citoplasma de uma célula e são responsáveis pela respiração celular. São independentes do núcleo e possuem o seu próprio DNA, o DNA mitocondrial (mtDNA) que é um pequeno genoma circular localizado no interior da mitocôndria. Esse genoma é transmitido exclusivamente pela mãe,em decorrência de sua localização, pois apenas o citoplasma do oócito é transmitido de uma geração para a próxima. O espermatozoide não possui citoplasma, assim não contribui com mtDNA para a prole. A história típica familiar de uma mutação mitocondrial é que todas as crianças de uma mãe afetada são afetadas, e as crianças de um pai afetado nunca são afetadas. A taxa de mutação no mtDNA é dez vezes maior que no DNA nuclear, e as células contêm tanto cópias normais, como cópias mutantes, uma condição conhecida como heteroplasmia. Em razão da heteroplasmia, a mãe e a prole de um indivíduo afetado podem apresentar somente sintomas leves ou mesmo nenhum sintoma. A mutação A1555G, localizada no gene ribossômico *12S rRNA* (MTRNR1), foi a primeira mutação identificada como responsável pela surdez, em 1993. Mutações no gene *12S rRNA* podem estar associadas à perda auditiva que ocorre logo após a administração mesmo de baixas doses de aminoglicosídeos. A mutação A1555G resulta em alteração da estrutura secundária do *12S RNAr* que aumenta o tamanho do sítio de ligação do aminoglicosídeo, resultando em uma ligação mais forte da droga. Isto ocasiona o término prematuro da síntese proteica. Outras mutações mitocondriais, como a T961delT>C(n) e a T961G, também estão associadas à surdez induzida por aminoglicosídeos.

Lubianca Neto JF, Kurc M. Surdez hereditária. In: Caldas Neto S, Mello Júnior JF, Martins RHG, Costa SS (eds.). Tratado de otorrinolaringologia e cirurgia cervicofacial. Volume II. 2. ed. São Paulo: Roca, 2011; p. 191-212.

Respostas
256) d; 257) b

258) Em países desenvolvidos qual a porcentagem aproximada de perdas auditivas no recém-nascido que se acredita ser de origem primariamente genética?
a. 10%.
b. 30%.
c. 60%.
d. 90%.

Comentários

A prevalência da perda auditiva genética varia entre os relatos publicados, mas acredita-se que pelo menos 60% das perdas são genéticas. Estudos recentes mostram que, com a melhora das condições de saúde, a proporção da etiologia genética na perda auditiva profunda vem crescendo por causa da redução nos casos decorrentes de fatores ambientais, em particular da rubéola. A perda auditiva é uma das doenças genéticas mais comuns, e a etiologia genética deve ser considerada para todos os pacientes com perda auditiva. Identificar a causa da perda auditiva auxilia no diagnóstico, no prognóstico e potencialmente no tratamento.

Lubianca Neto JF, Kurc M. Surdez hereditária. In: Caldas Neto S, Mello Júnior JF, Martins RHG, Costa SS (eds.). Tratado de otorrinolaringologia e cirurgia cervicofacial. Vol. II. 2. ed. São Paulo: Roca. 2011. p. 191-212.

259) Aproximadamente qual a porcentagem de perdas auditivas genéticas não sindrômicas no recém-nascido?
a. 5%.
b. 30%.
c. 70%.
d. 95%.

Comentários

A surdez genética pode ser classificada em sindrômica, quando associada a outras alterações fenotípicas e não sindrômica, quando isolada. As formas ditas sindrômicas perfazem aproximadamente 30% dos casos de surdez, e o déficit auditivo é, na grande maioria, condutivo ou misto. As formas não sindrômicas são responsáveis pelos 70% dos casos restantes, representando, em geral, cocleopatias e, por isso, fenotipicamente aparecendo como perdas auditivas de tipo neurossensorial.

Lubianca Neto JF, Kurc M. Surdez hereditária. In: Caldas Neto S, Mello Júnior JF, Martins RHG, Costa SS (eds.). Tratado de otorrinolaringologia e cirurgia cervicofacial. Vol. II. 2. ed. São Paulo: Roca. 2011. p. 191-212.

260) A perda auditiva não sindrômica causada por mutações recessivas no gene *GJB2* (Conexina 26):
a. É sempre profunda.
b. A configuração audiométrica é sempre a mesma para os filhos afetados com perda auditiva de um mesmo casal carreador da mutação.
c. A mutação mais frequente deste gene é a 167delT que ocorre em judeus asquenazitas.
d. É responsável pela maioria das perdas auditivas genéticas congênitas.

Comentários

O gene da conexina 26 (Cx26), também chamado *GJB2* (*gap junction protein* beta-2), já foi identificado como contendo mutações com heranças autossômicas dominantes (DFNA3) e recessivas (DFNB1) de perda auditiva. Foi identificado, em 1997, representando o primeiro gene relacionado com perda auditiva não sindrômica conhecido. Sua frequência é alta, sendo responsável por 80% de todas as perdas auditivas não sindrômicas autossômicas recessivas. O gene da conexina 26 parece ser o gene mais comprometido na gênese da surdez hereditária. O envolvimento do gene *GJB2* nos casos de surdez não sindrômica varia de 0 a 40% em diversas populações, e esta heterogeneidade genética também é enfatizada pela variação da frequência de mutações específicas entre diferentes grupos étnicos. Mais de 70 mutações nesse gene já foram relatadas e, embora a maioria delas seja rara, quatro mutações estão presentes em alta frequência em grupos étnicos específicos. A mutação 35delG está presente em aproximadamente 70% dos alelos mutados no sul e norte da Europa, assim como na população caucasoide americana, com uma frequência de portadores que varia de 2,3 a 4%. Interessantemente, em italianos em torno de 85% das vezes a mutação responsável pela DNFB1 é a 35delG. No Brasil, estudo de Campinas demonstrou que tal mutação é a causa de 80% dos casos de DFNB1. Outro estudo brasileiro envolvendo 49 crianças implantadas demonstrou que 18 (36,7%) tinham mutações no gene *GJB2*, e a mutação 35delG estava presente em 16 (88,9%) desses casos. A mutação apareceu em homozigose em metade deles e em heterozigose nos outros 50%. As três outras mutações, 167delT, 235delC e R143W, representam os alelos patogênicos mais comuns nas populações de judeus asquenazitas, asiáticos e africanos, respectivamente.

Lubianca Neto JF, Kurc M. Surdez hereditária. In: Caldas Neto S, Mello Júnior JF, Martins RHG, Costa SS (eds.). Tratado de otorrinolaringologia e cirurgia cervicofacial. Vol. II. 2. ed. São Paulo: Roca. 2011. p. 191-212.

Respostas
258) c; 259) c; 260) d

261) Mulher, 36 anos, apresenta como queixa principal zumbido severo (8-10) em orelha esquerda do tipo subjetivo, constante e semelhante a chiado de TV, de início súbito logo pela manhã. A otoscopia e o exame físico apresentam-se normais. Nega HAS ou diabetes *melittus* ou qualquer outra doença sistêmica e IVAS recente. Procurou então auxílio médico com 12 horas após o início do quadro. Com base no quadro clínico e nos exames complementares. Qual é o seu diagnóstico e a melhor conduta terapêutica neste caso?

a. Metástase cerebelar/encaminhar ao oncologista.
b. Tumor de ângulo pontocerebelar/conduta expectante.
c. Tumor de ângulo pontocerebelar/avaliação para possível ressecção cirúrgica.
d. Cisto aracnóideo/conduta expectante.

Comentários

Trata-se de tumor de ângulo pontocerebelar em uma de suas formas de apresentação mais comuns, manifestando-se através de surdez neurossensorial súbita, com zumbido como sintoma mais predominante. Neste caso como se trata de paciente jovem será conduzida a possível ressecção cirúrgica.

Charles W. Cummings, Bruce H. Haughey, J. Regan Thomas, Lee A. Harker, Paul W. Flint MO Mosby. Cummings Otolaryngology Head and Neck Surgery. St Louis – EUA. Vol. 4. p. 3153-6.

262) Um paciente de 12 anos de idade, sexo masculino, apresentando como queixa principal zumbido do tipo objetivo, que lembra ao "tic-tac" de um relógio. A mãe que o acompanha à consulta relatou que a criança apresenta este sintoma desde o nascimento. Apresentou muitas infecções principalmente em orelha esquerda. O zumbido objetivo era provocado pela fala, deglutição e movimentos da cabeça. A otoscopia revela perfuração moderada central e seca em orelha esquerda. Apresentando-se sem alterações ao exame neurológico e otoneurológico, Romberg e Romberg sensibilizado normais, teste de Fukuda e Utemberg normais. Ausência de nistagmo espontâneo. E o exame físico apresenta-se normal. Qual o provável diagnóstico e a conduta terapêutica?

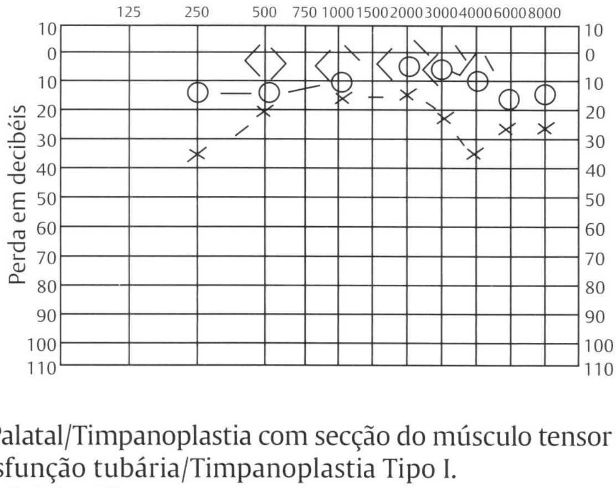

a. OMC e Mioclonia Palatal/Timpanoplastia com secção do músculo tensor do tímpano + Clonazepam.
b. OMC Simples e disfunção tubária/Timpanoplastia Tipo I.
c. Disfunção Tubária Atípica/Clonazepam.
d. OMC e Mioclonia Palatal/Timpanoplastia com secção do m. tensor do tímpano.

Comentários

Trata-se de uma das causas mais comuns de zumbido objetivo, causado por mioclonia palatal, os pacientes devem ser submetidos à secção do músculo tensor do tímpano e ansiolítico. Neste caso como o paciente também é portador de otite média crônica simples deverá ser submetido à timpanoplastia.

Caldas Neto S, Mello Júnior JF, Martins RHG, Costa SS (eds.). Tratado de otorrinolaringologia e cirurgia cervicofacial. Vol. I e II. 2. ed. São Paulo: Roca. 2011.

Respostas
261) c; 262) a

263) Mulher, 52 anos, apresentando surdez neurossensorial progressiva, bócio tireoidiano e casos esparsos na família realizou tomografia computadorizada que revelou aqueduto vestibular alargado. Qual é o diagnóstico?
   a. Síndrome de Usher.
   b. Síndrome de Pendred.
   c. Surdez autoimune.
   d. Síndrome de Alstrom.

Comentários

A síndrome de Pendred (SP) é uma doença autossômica recessiva caracterizada por surdez neurossensorial, bócio e defeito de organificação do iodo. A perda auditiva está associada a anormalidades da orelha interna, desde a dilatação isolada do aqueduto vestibular (DAV) até uma típica displasia coclear.

Lofrano-porto A, et al. Pendred Syndrome in a large consanguineous Brazilian family caused by a homozygous mutation in the SLC26A4 gene. Vol. 52, n. 8. São Paulo: Arq Bras Endocrinol Metab. 2008 Nov.

264) Uma criança de 5 anos de idade apresenta microtia e atresia aural esquerdas, pavilhão auricular normal e orelhas externa, média e interna normais à direita e apêndices periauriculares e alterações oculares e também vertebrais. Possui leve assimetria facial e hipoplasia malar e mandibular esquerdas. Qual o diagnóstico mais provável?
   a. Síndrome de Goldenhar.
   b. Síndrome de Waardenburg.
   c. Síndrome de Wallenberg.
   d. Síndrome de Usher.

Comentários

A displasia óculo-aurículo-vertebral (também chamada de Síndrome de Goldenhar) é um distúrbio de desenvolvimento raro, relacionado com um defeito genético e que pode causar graves anomalias na coluna vertebral e também assimetria facial. Foi descrita pela primeira vez por Goldenhar (em 1952) como uma combinação de tumores epibulbares dérmicos, apêndices periauriculares e pavilhões auriculares com malformação.

Hunt JA, Hobar PC. Common craniofacial anomalies: the facial dysostoses. Plat Reconstr Surg. 2002;110:1714-25.
Rollnick BR, Kaye CL, Nagatoshi K, Hauck W, Martin AO. Oculoauriculovertebral dysplasia and variants: Phenotypic characteristics of 294 patients. Am J Med Genet. 1993;26:361-75.

265) Homem, 35 anos, apresenta zumbido subjetivo contínuo e perda condutiva em OD há 5 anos. Relata vertigem episódica, principalmente quando exposto a ruídos intensos. Apresenta otoscopia normal. Reflexo acústico presente. Submetido à timpanotomia exploradora e subsequente estapedotomia, sem melhora do padrão auditivo. Qual o diagnóstico mais provável?
   a. Deslocamento da prótese.
   b. Síndrome da deiscência do canal semicircular superior.
   c. Síndrome do aqueduto vestibular alargado.
   d. Otosclerose coclear.

Comentários

A síndrome da deiscência do canal semicircular superior apresenta surdez tipo condutiva, com otoscopia normal e reflexos acústicos presentes.

Cummings CW, Haughey BH, Thomas JR, Harker LA, Flint PW. Cummings Otolaryngology Head and Neck Surgery . St Louis – EUA: MO Mosby. Vol. 4. p. 3133-4.

Respostas
263) b; 264) a; 265) b

266) A terapia gênica por definição trata-se de estratégia experimental/clínica que envolve a introdução de material genético nas células ou tecido hospedeiro para regular para mais ou para menos a expressão de gene(s) específico(s) tendo como principal objetivo o tratamento ou a prevenção de doenças em humanos. A introdução de gene (fragmento de DNA) na célula-alvo é feita por meio de um "carreador" ou "vetor". Dentre eles, os vírus são os mais comuns e eficientes vetores, e foram modificados geneticamente para minimizar o risco da terapia gênica. A terapia gênica teve início, na década de 1970. Entretanto, sua aplicabilidade nas perdas auditivas neurossensoriais só teve início há 1 década com a descoberta do gene Atoh1, indutor do fenótipo "célula ciliada" na cóclea (Bermingham, *et al.*, 1999). A terapia gênica com Atoh1 na cóclea de mamíferos mostrou-se eficaz em induzir a formação de novas células ciliadas em modelo animal de surdez, inclusive com melhora dos limiares auditivos cerebrais. Na terapia gênica com Atoh1 para regenerar o órgão de Corti, quais são as células-alvo e qual o mecanismo de ação deste tipo de estratégia?
a. Células de suporte/Divisão assimétrica.
b. Células ciliadas/Transdiferenciação fenotípica.
c. Células de suporte e células epiteliais não sensoriais adjacentes/Transdiferenciação fenotípica.
d. Células ciliadas/Divisão assimétrica.

Comentários

Os estudos mostram que cobaias adultas surdas cujas cócleas foram transfectadas com adenovírus com expressão forçada de Atoh1 apresentam mais células ciliadas que os animais controles. As novas células ciliadas formadas apresentam estrutura e morfologia similares às células de suporte, com o núcleo próximo à membrana basilar; entretanto com cílios formados na superfície apical, similar ao visto nas células ciliadas. Resultados estes que sugerem que a terapia gênica com Atoh1 na cóclea induz a transdiferenciação direta de células de suporte em células ciliadas (Izumikawa, *et al.*, 2005); ou seja, células de suporte quiescentes podem-se diferenciar diretamente em novas células ciliadas sem a necessidade de reentrada no ciclo celular. Tal fato foi recentemente confirmado usando outro tipo de estratégia de terapia gênica; atuando na via Notch de sinalização demonstrou-se que as novas células ciliadas formadas tinham origem em células de suporte adjacentes (Mizutari K, *et al.*, 2013). Também foi demonstrado que o mesmo efeito não pôde ser observado em cócleas desprovidas de células de suporte (Izumikawa, Batts, Miyazawa, Swiderski & Raphael, 2008); mais um indicador de que a presença de células de suporte constituem pré-requisito na terapia gênica com Atoh1 para regenerar células ciliadas do órgão de Corti.

Bermingham NA, Hassan BA, Price SD, et al. Math1: An essential gene for the generation of inner ear hair cells. Science. 1999;284:1837-184.
Izumikawa M, Batts SA, Miyazawa T, Swiderski DL, Raphael Y. Response of the flat cochlear epithelium to forced expression of Atoh1. Hear Res. 2008;240:52-56. PMID: 18430530.
Izumikawa M, Minoda R, Kawamoto K, et al. Auditory hair cell replacement and hearing improvement by Atoh1 gene therapy in deaf mammals. Nat Med 2005;11:271-6.
Mizutari K, Fujioka M, Hosoya M, Bramhall N, Okano HJ, Okano H, Edge AS. Notch inhibition induces cochlear hair cell regeneration and recovery of hearing after acoustic trauma. Neuron. 2013 Jan 9;77(1): 58-69. Erratum in: Neuron. 2013 Apr 24;78(2):403.
Oiticica J. Células-tronco e terapia gênica: perspectivas no tratamento da surdez. In: Caldas Neto S, Mello Júnior JF, Martins RHG, Costa SS (eds.). Tratado de otorrinolaringologia e cirurgia cervicofacial. Vol. II. 2. ed. São Paulo: Roca; 2011. p. 457-67.
Parker MA. Biotechnology in the treatment of sensorineural hearing loss: foundations and future of hair cell regeneration. J Speech Lang Hear Res. 2011 Dec;54(6):1709-31. 8 março de 2011. Epub. Review.
Sun H, Huang A, Cao S. Current status and prospects of gene therapy for the inner ear. Hum Gene Ther. 2011 Nov;22(11): 1311-22. Epub 19 de maio de 2011. Review.

Respostas
266) c

267) Na busca pela regeneração coclear tendo como estratégia a terapia gênica, dois principais mecanismos podem ser abordados: (1) estímulo à diferenciação das células existentes e remanescentes em células ciliadas; (2) estímulo à proliferação e reentrada no ciclo celular (mitose) para reparo e reconstituição do epitélio sensorial auditivo lesionado. Este 2º mecanismo ganhou força graças à descoberta da interferência por RNA (RNAi, RNA interference); processo biológico natural e altamente conservado de inativação gênica, que está presente em plantas, leveduras, invertebrados e mamíferos; e que protege as células contra a expressão inadequada de sequências repetitivas e elementos transponíveis (Fire & Mello, 1998). O RNAi é um processo de 2 etapas que converte moléculas de RNA de cadeia dupla precursoras, em pequenos RNAs de interferências funcionais (siRNAs, small interfering RNA). Os siRNA são pequenos fragmentos de RNA que medem aproximadamente 23 pares de nucleotídeos, produtos da clivagem de longas moléculas de RNA dupla fita, pela ação da nuclease Dicer, e estão envolvidos num mecanismo de controle da expressão gênica conhecido como RNAi. RNAs sintéticos de fita dupla podem ser introduzidos na cóclea e mimetizar siRNA, para reduzir intencionalmente a expressão de genes-alvo para a pesquisa ou aplicações terapêuticas. Existem pelo menos 3 pesquisas pré-clínicas em andamento com a estratégia de siRNA em teste, para silenciamento transitório de genes *(p53, p27kip1, RB1)* implicados no bloqueio do ciclo celular (mitose) e na quiescência mitótica de células do órgão de Corti. Em que células atuam predominantemente os 3 genes-alvo citados e com que finalidade, respectivamente?

a. Célula ciliada externa/prevenção de apoptose; células de suporte/regeneração das células ciliadas; células ciliadas/prevenção de apoptose e regeneração das células ciliadas.
b. Célula ciliada interna/prevenção de apoptose; células de suporte/regeneração das células ciliadas; células de suporte/prevenção de apoptose e regeneração das células ciliadas.
c. Células de suporte/prevenção de apoptose; células ciliadas/regeneração das células ciliadas; células de suporte/prevenção de apoptose e regeneração das células ciliadas.
d. Nenhuma das alternativas anteriores.

Comentários

O AHLi-11 é uma droga sintética em teste pré-clínico (Borenstein JT, 2011) do tipo siRNA que atua através de iRNA, e age inibindo temporária e reversivelmente a expressão do gene humano *p53* (fator de transcrição e supressor tumoral implicado no reparo do DNA e no mecanismo de apoptose). A apoptose (morte celular) das células ciliadas cocleares compreende um entre os inúmeros fatores-chave por trás da perda auditiva aguda, e desencadeia uma cascata de mecanismos moleculares associados à resposta ao estresse mediado e dependente do *p53*. A inibição temporária do *p53* previne a apoptose, favorecendo o reparo normal do DNA e a integridade celular. Trata-se, portanto, de modalidade potencial na prevenção da perda auditiva induzida por ototoxicidade, além de trauma acústico. Já foi demonstrado experimentalmente que partículas de siRNA administradas por via coclear em ratos atingem as células ciliadas externas, e previne a morte celular por apoptose induzida por cisplatina (Kaur, *et al.*, 2011). O SPL128 também é uma droga sintética em teste pré-clínico (Borenstein JT, 2011) do tipo siRNA, que age inibindo transitoriamente a expressão do inibidor de quinase dependente de ciclina (CKI, *cyclin dependente kinase inhibitor*), conhecido como p27kip1; o que resulta na proliferação de células de suporte, previamente demonstrada em animais. Recentemente cientistas demonstraram que o p27kip1 encontra-se expresso na orelha interna de humanos adultos e idosos, inclusive nos órgãos sensorial auditivo e vestibular. O padrão de expressão encontra-se restrito ao núcleo das células de suporte do órgão de Corti. Estes achados são idênticos aos observados e relatados para roedores neonatos e adultos. O fato de o p27kip1 estar expresso na orelha interna de pacientes com mais de 80 anos de idade sugere que o mesmo ainda esteja ativo mesmo no final da vida; inibindo a regeneração proliferativa do órgão de Corti ao longo da vida, constituindo alvo interessante para farmacoterapia quando se pensa em estimular a proliferação de células de suporte e a regeneração de células ciliadas. Em 2005, Sage *et al.* (2005) identificaram a proteína do retinoblastoma (pRb), codificada pelo gene *RB1*, como forte candidato regulador e indutor da saída definitiva das células ciliadas do ciclo celular (quiescência mitótica/diferenciação terminal). Os autores demonstraram experimentalmente que células ciliadas diferenciadas e funcionais de camundongos, quando submetidas à deleção do alvo *RB1*, entram no ciclo celular, e ainda continuam altamente diferenciadas e funcionais. A pRb é uma proteína supressora tumoral, cuja função é prevenir o crescimento celular excessivo, através da inibição da progressão do ciclo celular. Foi um dos primeiros artigos a sugerir que a manipulação da via pRb poderia ser usada na regeneração de células ciliadas de mamíferos. O *knockdown* do *RB1* usando siRNA interfere temporariamente na transição da fase G1/S para G2/M do ciclo celular, na replicação e no reparo do DNA, mitose e apoptose. Estudos experimentais pré-clínicos estão em andamento para testar RB1 siRNA na prevenção da perda auditiva por apoptose.

Borenstein JT. Intracochlear drug delivery systems. Expert Opin Drug Deliv. 2011 Sep;8(9):1161-74.
Fire A, XU S, Montgomery MK, Kostas SA, Driver SE, Mello CC. Potent and specific genetic interference by double-stranded RNA in Caenorhabditis elegans. Nature. 1998;391:806-11.
Kaur T, Mukherjea D, Sheehan K, Jajoo S, Rybak LP, Ramkumar V. Short interfering RNA against STAT1 attenuates cisplatin-induced ototoxicity in the rat by suppressing inflammation. Cell Death Dis. 2011 Jul 21;2:e180.
Maass JC, Berndt FA, Cánovas J, Kukuljan M. p27Kip1 Knockdown Induces Proliferation in the Organ of Corti in Culture after Efficient shRNA Lentiviral Transduction. J Assoc Res Otolaryngol. 24 de abril de 2013. [Epub ahead of print].
Oiticica J. Células-tronco e terapia gênica: perspectivas no tratamento da surdez. In: Caldas Neto S, Mello Júnior JF, Martins RHG, Costa SS (eds.). Tratado de otorrinolaringologia e cirurgia cervicofacial. Vol II. 2. ed. São Paulo: Roca. 2011. p. 457-67.
Sage C, Huang M, Karimi K, Gutierrez G, Vollrath MA, Zhang DS, García-Añoveros J, et al. Proliferation of functional hair cells in vivo in the absence of the retinoblastoma protein. Science. 2005 fevereiro 18;307(5712):1114-8. Epub 13 de janeiro de 2005.

Respostas

267) a

268) A ototoxicidade é um efeito adverso frequente no tratamento com cisplatina. Até o presente não existe terapia disponível para a ototoxicidade induzida por cisplatina. A terapia gênica tem despontado como uma opção terapêutica futura potencial para estes casos. No entanto, as pesquisas disponíveis ainda estão restritas ao patamar experimental. Dentre os diferentes genes-alvo candidatos a este tipo de estratégia, quais os que demonstraram benefício como forma de terapia gênica aplicada à ototoxicidade induzida por cisplatina?

a. *NTF3, GDNF, HO-1, XIAP.*
b. *Trpv1, BCL2, Otos, Nfe2 L2.*
c. *Nox1, Nox3, Nox4, Ctr1.*
d. Todas as alternativas estão corretas.

Comentários

Em revisão sistemática recente investigou-se o potencial da manipulação da expressão gênica no tratamento da ototoxicidade induzida por cisplatina. Os estudos *in vitro* e *in vivo* demonstraram haver 12 genes-alvo potenciais com benefícios documentados e eficazes como forma de terapia gênica para ototoxicidade induzida por cisplatina, pelo menos experimentalmente. Dentre eles *NTF3, GDNF, HO-1, XIAP, Trpv1, BCL2, Otos, Nfe2 L2, Nox1, Nox3, Nox4, and Ctr1*. Entretanto, estudos adicionais precisam ser conduzidos para que segurança, imunogenicidade, e os efeitos decorrentes da manipulação genética sobre a orelha interna possam ser avaliados.

Oiticica J. Células-tronco e terapia gênica: perspectivas no tratamento da surdez. In: Caldas Neto S, Mello Júnior JF, Martins RHG, Costa SS (eds.). Tratado de otorrinolaringologia e cirurgia cervicofacial. Volume II. 2. ed. São Paulo: Roca; 2011. p. 457-67.
Waissbluth S, Pitaro J, Daniel SJ. Gene therapy for cisplatin-induced ototoxicity: a systematic review of in vitro and experimental animal studies. Otol Neurotol. 2012 Abril;33(3):302-10.

269) O quadro de ototoxicidade ou ototoxicose é definido pela perda da função auditiva e/ou vestibular, decorrente de lesões das estruturas da orelha interna. Sua importância para o conhecimento do médico otorrinolaringologista e de médicos de outras especialidades é justificada por:

a. Conhecimento das ototoxicoses permitirá um tratamento efetivo e reversível, assim que a perda auditiva é detectada, considerada a característica da perda e a característica genética individual.
b. Conhecimento médico da ototoxicidade permite a contraindicação de determinados medicamentos ou mesmo de sua imediata suspensão quando a perda auditiva é identificada.
c. Perda da função auditiva na ototoxicidade pode ser parcial ou total, simétrica ou não, temporária ou permanente, dependendo da composição química da substância, da dose, do tempo de exposição e da via de administração, além da característica genética individual.
d. Estima-se que mais de um milhão de pessoas a cada ano apresentem perda de audição decorrente das drogas ototóxicas, e seu diagnóstico é de exclusão, o indivíduo não deve apresentar outras comorbidades do sistema auditivo como exposição ao ruído, presbiacusia e radioterapia.

Comentários

É importante para o profissional que prescreve medicamentos com potencial ototóxico reconhecer que esta aparece independente de outras causas de perdas auditivas. As manifestações clínicas da lesão ototóxica para a orelha interna são variadas, e reconhecer a individualidade de resposta de cada pessoa à agressão para a orelha interna é fundamental, pois nem todos desenvolverão o mesmo grau de lesão e, consequentemente, o mesmo quadro clínico. Deve-se considerar que se reconhecida logo no início a perda auditiva pode até mesmo ser revertida, ou sua progressão pode ser evitada, não havendo necessariamente a interrupção do tratamento quimioterápico, muitas vezes necessitando somente de um ajuste nas doses da medicação com potencial ototoxidade. Além disso, é fundamental na ototoxicidade identificar pacientes com risco aumentado de perda auditiva, orientando sua prevenção, uma vez que não existe um tratamento efetivo, depois de ocorrida a lesão da orelha interna, esta é irreversível.

Kasse CA, Hyppolito MA. Ototoxicidade e otoproteção. In: Caldas Neto S, Mello Júnior JF, Martins RHG, Costa SS (eds.). Tratado de otorrinolaringologia e cirurgia cervicofacial. Vol. II. 2. ed. São Paulo: Roca. 2011. p. 232-50.
Oliveira JAA, Bernal TMO. Ototoxicidade de aminoglicosídeos e otoproteção. In: Campos CAH, Costa HOO (eds.). Tratado de otorrinolaringologia. Vol. II. 1. ed. São Paulo: Roca. 2003. p. 148-67.
Rybak LP, Husain K, Morris C, et al. Effect of protective agents against cisplatin ototoxicity. Am J Otol. 2000;21:513-20.

Respostas
268) d; 269) c

270) Para o diagnóstico da ototoxidade deve-se considerar:

a. Em adultos, uma perda auditiva neurossensorial acima de 25 dB NA em mais de uma frequência, principalmente nas agudas, associada ou não aos sintomas vestibulares, como vertigem, tontura ou desequilíbrio, após a ingestão ou contato com uma substância potencialmente ototóxica.
b. Em crianças uma perda auditiva neurossensorial acima de 25 dB NA em mais de uma frequência, após a ingestão ou contato com uma substância potencialmente ototóxica.
c. Em adultos e crianças uma perda auditiva com curva audiológica do tipo plana a partir de 60 dB NA, após a ingestão ou contato com uma substância potencialmente ototóxica.
d. Em adultos e crianças uma perda auditiva com comprometimento da discriminação sonora que somente é percebida quando a droga ototóxica compromete células ciliadas presentes na espira coclear média, representativa de comprometimento de frequências sonoras a partir de 1.000 Hz.

Comentários

Saber os critérios diagnósticos precisos de ototoxicidade permitem ao médico instaurar medidas que possam reverter ou estacionar a perda auditiva e aliviar os outros sintomas, como zumbidos, vertigens ou tonturas associados, lembrando que em crianças qualquer suspeita de perda auditiva deve ser imediatamente investigada cessando temporariamente o uso da droga ototóxica, até que o diagnóstico seja firmado e medidas preventivas possam ser instauradas, discutindo-se com o paciente e os familiares o risco e benefício do tratamento.

Kasse CA, Hyppolito MA. Ototoxicidade e otoproteção. In: Caldas Neto S, Mello Júnior JF, Martins RHG, Costa SS (eds.). Tratado de otorrinolaringologia e cirurgia cervicofacial. Vol. II. 2. ed. São Paulo: Roca. 2011. p. 232-50.
Oliveira JAA, Bernal TMO. Ototoxicidade de aminoglicosídeos e otoproteção. In: Campos CAH, Costa HOO (eds.). Tratado de otorrinolaringologia. Vol. II. 1. ed. São Paulo: Roca. 2003. p. 148-67.
Rybak LP, Husain K, Morris C, et al. Effect of protective agents against cisplatin ototoxicity. Am J Otol. 2000;21:513-20.

271) São considerados riscos para o desenvolvimento de ototoxicidade ou de ototoxicoses:

a. A ototoxicose ocupacional ocorre por iatrogenia pelo contato por ingestão, inalação ou pela absorção cutânea, de substâncias geradas na indústria manufatureira.
b. A presença de otosclerose fenestral é fator de risco para ototoxicidade, pelas alterações no metabolismo do cálcio que interferem com a absorção do agente ototóxico no meio endolinfático.
c. Em recém-nascidos com afecções graves, o baixo peso, a prematuridade, a insuficiência renal, a exposição ao ruído da incubadora e o pós-cirúrgico são considerados de risco, ao optar-se pelo uso de medicações com potencial efeito ototóxico.
d. O uso de gotas auriculares contendo antibióticos da classe das quinolonas, quando na presença de pólipo na mucosa da orelha média, leva à lesão ototóxica com poucos dias de utilização da mesma.

Comentários

A ototoxicidade pode ser classificada em ocupacional e iatrogênica. Como as lesões causadas às células ciliadas externas cocleares são irreversíveis, é importante o reconhecimento dos fatores de risco para a ototoxicidade, para uma atuação antes de as mesmas serem atingidas, sendo os mais importantes em crianças prematuras e com baixo peso ou na presença de situações que, concomitantemente, podem agredir a orelha interna, como infecções, ruído, lesões metabólicas ou por distúrbios de oxigenação. Algumas condições que promovam aumento da espessura da membrana da janela redonda na orelha média evitam a entrada do agente agressor para a orelha interna.

Kasse CA, Hyppolito MA. Ototoxicidade e otoproteção. In: Caldas Neto S, Mello Júnior JF, Martins RHG, Costa SS (eds.). Tratado de otorrinolaringologia e cirurgia cervicofacial. Vol. II. 2. ed. São Paulo: Roca. 2011. p. 232-50.
Oliveira JAA, Bernal TMO. Ototoxicidade de aminoglicosídeos e otoproteção. In: Campos CAH, Costa HOO (eds.). Tratado de otorrinolaringologia. Vol. II. 1. ed. São Paulo: Roca. 2003. p. 148-67.
Rybak LP, Husain K, Morris C, et al. Effect of protective agents against cisplatin ototoxicity. Am J Otol. 2000;21:513-20.

Respostas
270) a; 271) c

272) Os antibióticos aminoglicosídeos apresentam como efeitos colaterais importantes a nefrotoxicidade e a ototoxicidade, tanto do aparelho vestibular, como auditivo, mas em graus diferentes, dependendo de sua composição química.

a. A estreptomicina, que associada a outras medicações, trata de maneira eficaz a tuberculose, apresenta um efeito cocleotóxico importante e é indicada somente em casos resistentes a outras medicações antituberculosas (bacilo metilcilina resistentes).
b. A gentamicina e a tobramicina afetam preferencialmente o sistema vestibular, o que ofereceu aos pacientes com a doença de Ménière de difícil controle uma outra opção de tratamento, menos agressiva que o cirúrgico.
c. A neomicina não é cocleotóxica, mas é mais vestibulotóxica que a própria gentamicina, sendo proibidas em casos de perfuração timpânica e cavidades abertas por tempo prolongado.
d. Quando os pacientes aplicam um agente ototóxico, a medicação, ao atravessar uma perfuração timpânica, penetra na orelha média, é absorvida pela janela redonda e entra em contato com a orelha interna, o paciente irá queixar-se de tontura, vertigem e perda de audição por volta de 30 dias após a aplicação, período necessário para o estabelecimento da lesão às células ciliadas.

Comentários

É importante reconhecer que além da suscetibilidade individual, fatores inerentes à estrutura química do agente ototóxico levam o mesmo a ser mais ou menos cócleo ou vestibulotóxico. Este conhecimento é importante, pois alterações nesta estrutura química podem determinar o desenvolvimento de drogas efetivas e desprovidas deste efeito colateral. Destaca-se também a importante aplicação da gentamicina que é predominante vestibulotóxica, no tratamento da doença de Ménière, ressaltando que, por ser também cocleotóxica, sua indicação é mais adequada em pacientes com Ménière e perda auditiva sensorioneural já instalada.

Kasse CA, Hyppolito MA. Ototoxicidade e otoproteção. In: Caldas Neto S, Mello Júnior JF, Martins RHG, Costa SS (eds.). Tratado de otorrinolaringologia e cirurgia cervicofacial. Vol. II. 2. ed. São Paulo: Roca. 2011. p. 232-50.
Oliveira JAA, Bernal TMO. Ototoxicidade de aminoglicosídeos e otoproteção. In: Campos CAH, Costa HOO (eds.). Tratado de otorrinolaringologia. Vol. II. 1. ed. São Paulo: Roca. 2003. p. 148-67.
Rybak LP, Husain K, Morris C, et al. Effect of protective agents against cisplatin ototoxicity. Am J Otol. 2000;21:513-20.

273) Quanto à otoproteção e aplicação clínica:

a. Algumas drogas ototóxicas causam estresse oxidativo intracelular pela interação da droga com radicais intracelulares comprometendo as defesas antioxidantes da célula, e o agente otoprotetor ideal deve bloquear a entrada do agente quimioterápico no meio intracelular.
b. Para que ocorra a otoproteção é necessária a prevenção da formação de oxigênio reativo intracelular, neutralizando os produtos tóxicos da peroxidação aldeído lipídica e/ou bloqueando mecanismos intracelulares que levam à apoptose.
c. Drogas otoprotetoras sistêmicas são mais efetivas que as de aplicação intracoclear por bloquear os efeitos ototóxicos antes que o agente chegue em concentrações tóxicas à orelha interna.
d. Atualmente as drogas otoprotetoras são uma realidade na prática clínica, principalmente para drogas antineoplásicas, são efetivas e não interferem no tratamento quimioterápico, contribuindo para que a perda auditiva bilateral, que ocorre às altas frequências 4 KHz-8 KHz, seja temporária.

Comentários

As drogas otoprotetoras são motivo de extensiva investigação, mas ainda não são uma realidade. A droga otoprotetora não deverá interferir com os efeitos antitumorais do quimioterápico, por exemplo. As drogas de aplicação local através da janela redonda podem permitir proteção específica coclear, sem interferir com a efetividade do quimioterápico ou do antibiótico sistêmico. Estudos em humanos já vêm sendo realizados, mas não existe até o momento uma droga otoprotetora liberada para uso com tal finalidade.

Kasse CA, Hyppolito MA. Ototoxicidade e otoproteção. In: Caldas Neto S, Mello Júnior JF, Martins RHG, Costa SS (eds.). Tratado de otorrinolaringologia e cirurgia cervicofacial. Vol. II. 2. ed. São Paulo: Roca. 2011. p. 232-50.
Oliveira JAA, Bernal TMO. Ototoxicidade de aminoglicosídeos e otoproteção. In: Campos CAH, Costa HOO (eds.). Tratado de otorrinolaringologia. Vol. II. 1. ed. São Paulo: Roca. 2003. p. 148-67.
Rybak LP, Husain K, Morris C, et al. Effect of protective agents against cisplatin ototoxicity. Am J Otol. 2000; 21: 513-20.

Respostas
272) b; 273) b

274) A definição de surdez súbita é:

a. Surdez severa ou profunda instalada de forma súbita.
b. Qualquer tipo de perda auditiva instalada abruptamente, decorrente de trauma induzido por ruído.
c. Perda auditiva maior do que 50 dB em cinco frequências consecutivas com instalação abrupta ou rapidamente progressiva em até 30 dias.
d. Perda auditiva neurossensorial de pelo menos 30 dB em pelo menos três frequências consecutivas, de instalação abrupta, com flutuação ou rapidamente progressiva em até 3 dias.

Comentários

Surdez súbita (SS) é definida como uma perda auditiva maior que 30 dB em pelo menos três frequências adjacentes de instalação súbita ou em um tempo máximo de até 72 horas, e, na verdade, representa um sintoma comum a diversas doenças e não uma entidade nosológica própria.

Almeida CIR, Almeida RR. Surdez súbita. In: Campos AH, Costa HOO (eds.). Tratado de otorrinolaringologia. 1. ed. São Paulo: Roca. 2003. p. 338-45.

275) Um paciente chega à consulta, no 4º dia de evolução, queixando-se de surdez súbita. Qual a conduta apropriada a ser tomada?

a. Confirmar a perda auditiva com exames eletrofisiológicos, pedir exames metabólicos e imagem com urgência, mas em caráter ambulatorial, enfatizando que estes devem ser realizados antes do início do tratamento para não haver mascaramento dos sinais que possibilitem o diagnóstico de infecção viral ou neuroma do acústico.
b. Iniciar o tratamento com corticoide oral, independentemente de contraindicações, deixando os exames subsidiários e orientação quanto a possíveis fatores etiológicos para aqueles casos em que se observa persistência da perda auditiva, apesar do tratamento precocemente iniciado.
c. Internação para investigação etiológica e expansão plasmática com Dextran 40, alertando o paciente para riscos de complicação neurológica e não recuperação da audição, caso o tratamento não seja instalado em até 72 horas.
d. Documentar a perda auditiva com audiometria de urgência, orientar a necessidade do início precoce de tratamento inespecífico com corticoide oral, até como fator prognóstico, avaliando riscos e efeitos colaterais. Enfatizar a necessidade de investigação etiológica independentemente da recuperação de limiares auditivos.

Comentários

Apesar de 25 a 50% dos pacientes apresentarem recuperação espontânea dos limiares auditivos, existe evidência clínica de que a SS deve ser tratada precocemente. Os resultados são sempre melhores, quando o tratamento é instituído dentro dos dez primeiros dias de evolução, diminuindo a taxa de sequela auditiva, independentemente de sua etiologia. A investigação etiológica deve ocorrer, portanto, em paralelo ao início do tratamento clínico destes pacientes.

Almeida CIR, Almeida RR. Surdez súbita. In: Campos AH, Costa HOO (eds.). Tratado de otorrinolaringologia. 1. ed. São Paulo: Roca. 2003. p. 338-45.

276) Quanto à etiologia da surdez súbita, podemos afirmar que:

a. Por definição, surdez súbita são as perdas auditivas neurossensoriais de instalação súbita e idiopáticas.
b. As causas mais comuns são as imunomediadas, mas as causas infecciosas não podem ser afastadas.
c. Neuroma do acústico deve ser afastado naqueles casos em que se observa a surdez acompanhada de vertigem súbita.
d. Deve ser exaustivamente pesquisada mesmo que haja recuperação total dos limiares auditivos.

Comentários

O mecanismo fisiopatológico e o diagnóstico etiológico são firmados em apenas 15 a 20% dos casos. Embora a SS seja considerada na maioria dos casos idiopática, a investigação etiológica é obrigatória para o diagnóstico diferencial com doenças infecciosas, neoplásicas, degenerativas, metabólicas ou genéticas que apresentem uma SS e que mereçam cuidados também para proteção da orelha contralateral e da saúde geral do indivíduo.

Stacher R, et al. Clinical Practice Guideline: Sudden Hearing Loss. Otolaryngology Head and Neck Surgery. 2012;146:S1.

Respostas
274) d; 275) d; 276) d

277) Os fatores prognósticos frente a um quadro de surdez súbita que devem ser considerados são:
a. Idade do paciente e comorbidades.
b. Precocidade de início do tratamento.
c. Padrão e severidade da perda auditiva e da discriminação vocal.
d. Todas as anteriores.

Comentários

São sinais de bom prognóstico: idade jovem, sexo masculino, perda maior em graves; tratamento precoce; detecção da onda V do potencial evocado auditivo de tronco encefálico (PEATE) na primeira semana de evolução, e respostas normais do potencial evocado miogênico vestibular (VEMP); e de *mau prognóstico:* curvas audiométricas do tipo descendente ou plana com má discriminação vocal; perdas severas, profundas ou anacusia (quanto maior a perda, pior o prognóstico); demora na recuperação dos limiares tonais e dos potenciais evocados auditivos e vestibulares; acometimento em extremos de idade, ou seja, em crianças e idosos; crise vertiginosa, zumbido intenso e distorção auditiva.

Penido NO, Cruz OL, Zanoni A, Inoue DP. Classification and hearing evolution of patients with sudden sensorineural hearing loss. Braz J Med Biol Res. 2009 Agosto;42(8): 712-6.

278) Quais as estruturas da orelha que podem ser acometidas na surdez súbita:
a. Orgão de Corti e membrana tectória.
b. Estria vascular.
c. Nervo auditivo e gânglio.
d. Todas as alternativas anteriores.

Comentários

A surdez súbita tem numerosas causas, e cada uma delas pode agredir estruturas diferentes, causando diversos quadros clínicos.

Caldas N, Caldas S. Surdez súbita. In: Costa SS, Cruz HLM, Oliveira JAA (eds.). Otorrinolaringologia princípios e prática. 2. ed. Porto Alegre: Artmed. 2006. p. 421-9.

Respostas
277) d; 278) d

279) MS, 73 anos, veio em consulta, acompanhada da filha, por queixa de hipoacusia e dificuldade para entender o que falam. Refere que a hipoacusia ocorreu de forma progressiva em orelha direita há aproximadamente 2 anos e que há mais de 10 anos não ouve bem à esquerda, o que ocorreu de forma abrupta. Refere ter tido otites na infância. AP: HAS, controlada com medicamentos; nega DM ou alterações metabólicas; nega tabagismo. AF: nega alterações auditivas na família. À otoscopia observam-se membranas timpânicas ligeiramente despolidas. Realizou audiometria no dia, conforme a seguir:

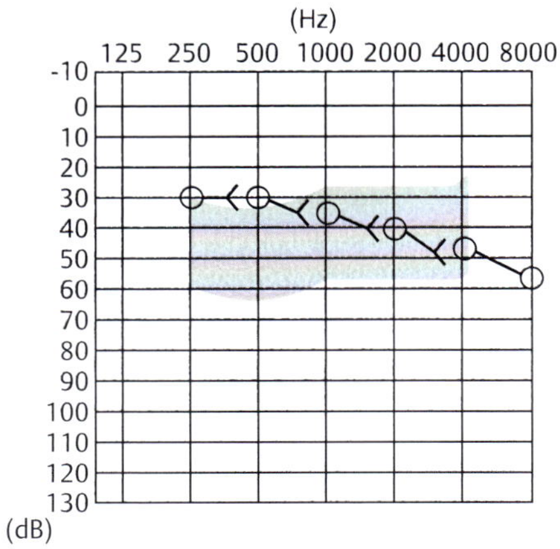

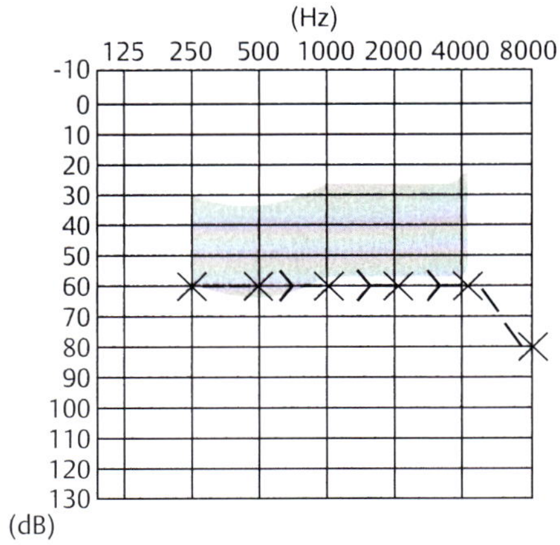

	OD			(c/masc)
	%	dB	%	dB
Modo	92	75	40	100
Diss	--	--	48	100

Quais são as hipóteses diagnósticas?

a. Surdez súbita (OD) e otosclerose coclear (OE).
b. Otosclerose coclear (OD) e presbiacusia sensorial (OE).
c. Presbiacusia neural (OD) e presbiacusia sensorial (OE).
d. Presbiacusia (OD) e surdez súbita (OE).

Comentários

É possível estabelecer as hipóteses diagnósticas, com base nos dados da história clínica e nos achados do exame audiométrico. Na presbiacusia geralmente a perda auditiva é progressiva, insidiosa, lenta, bilateral e simétrica. A porcentagem de reconhecimento da fala é inferior em pacientes com lesão retrococlear.

Gândara MER, Alves FRA. Presbiacusia. In: Caldas Neto S, Mello Júnior JF, Martins RHG, Costa SS (eds.). Tratado de otorrinolaringologia e cirurgia cervicofacial. Vol. II. 2. ed. São Paulo: Roca. 2011. p. 302-13.

Respostas
279) d

280) Considerando o paciente da questão anterior, qual(is) exame(s) julga necessário(s)?
   a. Exames laboratoriais e PEATE.
   b. PEATE.
   c. RM de crânio para estudo do VIII par.
   d. TC dos ossos temporais.

Comentários

Não se devem negligenciar os sintomas ou sinais suspeitos de schwannoma do VIII par, principalmente no que diz respeito a disacusias neurossensoriais assimétricas ou nas perdas súbitas da audição.

Bento RF, Miniti A, Bogar P. Experiência em 115 casos de cirurgia para exérese de neuroma do acústico. BJORL. 1995;61 (3):204-17.
Caldas Neto S, Câmara FAR. Schwannoma do VIII Nervo. In: Caldas Neto S, Mello Júnior JF, Martins RHG, Costa SS (eds.). Tratado de otorrinolaringologia e cirurgia cervicofacial. Vol. II. 2. ed. São Paulo: Roca. 2011. p. 596-612.

281) Exame de RM mostra imagem isointensa no T1, com realce intenso e homogêneo pelo gadolínio, localizada no VIII par à esquerda de aproximadamente 5 mm e VIII par à direita com imagem normal. Quais as hipóteses diagnósticas?
   a. Perda auditiva neurossensorial em orelha direita e alça vascular em orelha esquerda.
   b. Presbiacusia em orelha direita e alça vascular em orelha esquerda.
   c. Presbiacusia em orelha direita e schwannoma do VIII par em orelha esquerda.
   d. Perda auditiva neurossensorial em orelha direita e granuloma de colesterol em orelha esquerda.

Comentários

A perda súbita da audição ocorre em aproximadamente 10% dos casos de schwannoma do VIII par, mas apenas 1 a 2% dos casos de surdez súbita têm como etiologia o schwannoma vestibular. Nos idosos, às vezes, a outra orelha pode estar acometida por algum outro motivo.

Caldas Neto S, Câmara FAR. Schwannoma do VIII Nervo. In: Caldas Neto S, Mello Júnior JF, Martins RHG, Costa SS (eds.). Tratado de otorrinolaringologia e cirurgia cervicofacial. Vol. II. 2. ed. São Paulo: Roca. 2011. p. 596-612.

282) Foi realizada orientação quanto ao diagnóstico. A paciente manifesta interesse em usar prótese auditiva e relata necessidades de comunicação com os familiares e atividades na igreja que frequenta. Como conduziria o caso?
   a. Orientaria a reabilitação através de prótese auditiva bilateral, esclarecendo que pode haver limitações no resultado à esquerda. Ressaltaria que nessa faixa etária o schwannoma do VIII par apresenta crescimento lento e será necessário acompanhamento.
   b. Indicaria a cirurgia para o schwannoma do VIII par à esquerda e reabilitação com prótese auditiva à direita.
   c. Indicaria reabilitação com prótese auditiva apenas na orelha direita.
   d. Indicaria cirurgia para o schwannoma do VIII par à esquerda.

Comentários

Este tumor apresenta em determinados casos e em determinadas faixas etárias crescimento lento, podendo ser observada sua evolução, esperando evidência de seu crescimento para operá-lo. A experiência clínica mostra que o tumor cresce menos nos pacientes idosos. A reabilitação auditiva é parte de um programa multiprofissional e deve contemplar o treinamento auditivo personalizado.

Gândara MER, Alves FRA. Presbiacusia. In: Caldas Neto S, Mello Júnior JF, Martins RHG, Costa SS (eds.). Tratado de otorrinolaringologia e cirurgia cervicofacial. Vol. II. 2. ed. São Paulo: Roca. 2011. p. 302-13.

Respostas
280) c; 281) c; 282) a

283) Sobre as otoemissões acústicas transientes (OEAT), é FALSO:
   a. Exame de rápida realização, sem necessidade de sedação, que avalia frequências de 1.000 Hz a 6.000 Hz por meio de sons de baixa intensidade colhidos no meato acústico externo.
   b. Originam-se de cócleas fisiologicamente normais ou próximas da normalidade.
   c. As OEAT avaliam apenas o sistema auditivo periférico, incluindo orelhas externa e média e as células ciliadas internas da cóclea.
   d. Alterações de orelha média, como secreção, disfunção tubária, rigidez de cadeia ossicular, perfurações amplas de membrana timpânica podem interferir com o resultado das OEAT.

Comentários

As células ciliadas externas da cóclea estão associadas às OEA.

Caldas Neto S, Mello Júnior JF, Martins RHG, Costa SS (eds.). Tratado de otorrinolaringologia e cirurgia cervicofacial. In: Maia FCZ. Emissões otoacústicas. Vol. I. 2. ed. São Paulo: Roca. 2011. p.431-40.

284) Sobre as otites externas difusas agudas, é FALSO:
   a. Costumam ser unilaterais em 90% dos pacientes e estão frequentemente associadas à umidade, alta temperatura, natação e trauma local.
   b. Seus principais agentes causadores em ordem decrescente de frequência são o *S. Aureus, S. pneumoniae* e fungos, como *Aspergilus* sp. e *Candida* sp.
   c. Caracterizam-se por otalgia intensa, prurido, perda auditiva condutiva e plenitude auricular pelo edema.
   d. A disseminação medial do processo para a fossa infratemporal leva ao envolvimento de nervos cranianos do IX ao XII com risco de osteomielite da base do crânio.

Comentários

Cerca de 38% das otites externas difusas agudas são causadas por *P. aeruginosa* (esta porcentagem aumenta para 50% ao se considerar orelhas com isolamento de apenas um agente). Os estafilococos encontram-se em segundo lugar. *Aspergilus* e *Candida* foram os únicos fungos isolados e correspondem a menos de 1% das infecções.

Caldas Neto S, Mello Júnior JF, Martins RHG, Costa SS (eds.). Tratado de otorrinolaringologia e cirurgia cervicofacial. In: Melo AA, Widolin LC. Afecções inflamatórias da orelha externa. Vol. II. 2. ed. São Paulo: Roca. 2011. p.32-47.

285) Sobre as otites externas malignas necrotizantes, é VERDADEIRO:
   a. A paralisia facial ocorre quando há o envolvimento do forame estilomastóideo, resultando em infecção do segmento intratemporal do NC VII.
   b. Os nervos cranianos IX, X, XI e XII podem ser acometidos quando há envolvimento do forame jugular.
   c. Os NC V e VI são afetados se a doença se propagar ao ápice petroso do osso temporal.
   d. A cintilografia com gálio 97 (Ga97) faz o diagnóstico precoce de osteomielite com alta sensibilidade e é um indicador da resolução da doença.

Comentários

A paralisia facial ocorre quando há o envolvimento do forame estilomastóideo, resultando em infecção do segmento extratemporal do NC VII.
Os nervos cranianos IX, X e XI podem ser acometidos quando há envolvimento do forame jugular. O XII pode ser acometido quando há acometimento do canal do hipoglosso. A cintilografia com tecnécio 99 m (Tc) faz o diagnóstico precoce de osteomielite com alta sensibilidade, mas não é um indicador da resolução da doença, já que se mantém positivo por aproximadamente um ano, e em áreas onde ocorra remodelamento ósseo, como em traumas.

Caldas Neto S, Mello Júnior JF, Martins RHG, Costa SS (eds.). Tratado de otorrinolaringologia e cirurgia cervicofacial. In: Melo AA, Widolin LC. Afecções inflamatórias da orelha externa. Vol. II. 2. ed. São Paulo: Roca. 2011. p.32-47.

Respostas
283) c; 284) b; 285) c

286) São características radiológicas dos tumores do ângulo pontocerebelar, EXCETO:

a. Os granulomas de colesterol apresentam-se hiperintensos na ressonância magnética em T1, sem realce quando utilizado gadolínio, e hipointenso em T2.
b. Os schwannoma do VIII nervo apresentam-se isointensos ou discretamente hipointensos na ressonância magnética em T1.
c. Os meningiomas apresentam-se mais vascularizados e menos brilhantes que os schwannomas na ressonância magnética em T1 com gadolínio, além da característica "cauda dural" de realce pelo contraste.
d. Os cistos epidermoides apresentam-se hipointensos na ressonância magnética em T1, não realçam com contraste, e na sequência em T2 apresentam-se hiperintenso com brilho característico.

Comentários

Os granulomas de colesterol apresentam-se hiperintensos na ressonância magnética em T1 e T2, sem realce quando utilizado contraste (gadolínio).

Caldas Neto S, Mello Júnior JF, Martins RHG, Costa SS (eds.). Tratado de otorrinolaringologia e cirurgia cervicofacial. In: Costa SS, Silva MNL, Selaimen FA. Lesões do ápice petroso. Vol. II. São Paulo: Roca. 2011. p. 625-36.

287) São afirmativas verdadeiras sobre os quemodectomas, EXCETO:

a. São também denominados paragangliomas não cromafins e originam-se nas células dos quimiorreceptores localizados ao longo dos nervos cranianos IX e X, no bulbo da veia jugular.
b. São os tumores benignos mais comuns do osso temporal.
c. O sintoma inicial é, na maioria das vezes, o zumbido pulsátil, principalmente nos casos de glômus jugular que não invadem orelha média.
d. Metástases ocorrem em 20 a 45% dos casos.

Comentários

Os quemodectomas são tumores de crescimento lento e destrutivo, ocorrendo metástases em 4 a 6,5% dos casos e podendo ter recorrência até 10 anos após a sua ressecção.

Caldas Neto S, Mello Júnior JF, Martins RHG, Costa SS (eds.). Tratado de otorrinolaringologia e cirurgia cervicofacial. In: Borin A, Cruz OLM. Tumores do forame jugular. Vol. II. 2. ed. São Paulo: Roca. 2011. p. 618-24.

288) São afirmações verdadeiras sobre o implante coclear, EXCETO:

a. Em pacientes pós-linguais, o implante coclear está indicado em casos de surdez sensorioneural bilateral com resultado igual ou menor que 50% de reconhecimento de palavras em formato fechado com uso de aparelho de amplificação sonora em ambas as orelhas.
b. Em adolescentes a partir de 12 anos de idade e em adultos com surdez pré-lingual é necessária a presença de código linguístico estabelecido para a indicação do implante coclear.
c. Anomalias cocleovestibulares e neuropatia auditiva não constituem contraindicação para o implante coclear.
d. A necrose do *flap* muscular é a complicação pós-operatória mais frequente da cirurgia.

Comentários

O implante coclear está indicado em casos de surdez sensorioneural bilateral com resultado igual ou menor que 50% de reconhecimento de sentenças em formato aberto com uso de aparelho de amplificação sonora em ambas as orelhas.

Caldas Neto S, Mello Júnior JF, Martins RHG, Costa SS (eds.). Tratado de otorrinolaringologia e cirurgia cervicofacial. In: Bento RF, Tsuji RK, Goffi-Gomez MVS. Implante coclear em adultos e implante auditivo de tronco encefálico. Vol. II. São Paulo: Roca. 2011. p.414-31.

Respostas
286) a; 287) e; 288) a

289) São afirmativas verdadeiras sobre o implante de tronco encefálico, EXCETO:

a. Em sua maioria, apresentam resultados melhores em termos de percepção de fala quando comparados aos implantes cocleares.
b. Estão indicados em casos de aplasia de nervo auditivo.
c. Os nervos cranianos VII, XI, X e XI devem ser monitorizados durante a cirurgia.
d. A ativação do dispositivo deve ser realizada sob monitorização cardíaca, de pressão arterial e oximetria de pulso.

Comentários

O implante coclear apresenta resultados superiores em termos de discriminação de fala quando comparado ao implante de tronco encefálico.

Caldas Neto S, Mello Júnior JF, Martins RHG, Costa SS (eds.). Tratado de otorrinolaringologia e cirurgia cervicofacial. In: Bento RF, Tsuji RK, Goffi-Gomez MVS. Implante coclear em adultos e implante auditivo de tronco encefálico. Vol.II. São Paulo: Roca. 2011. p.414-31.

290) São indicações de implante de tronco encefálico, EXCETO:

a. Aplasia do nervo coclear.
b. Neurofibromatose tipo II.
c. Ossificação coclear total.
d. Cavidades radicais pós-operatórias instáveis do ponto de vista infeccioso.

Comentários

O implante coclear está indicado em casos de surdez sensorioneural bilateral associada a cavidades radicais pós-operatórias instáveis do ponto de vista infeccioso, entretanto, pode ser realizado pela fossa craniana média, ou associada à obliteração da cavidade mastóidea.

Bento RF, Bittencourt AG, Goffi-Gomez MV, Samuel P, Tsuji RK, de Brito R. Cochlear implantation via the middle fossa approach: surgical and programming considerations. Otol Neurotol. 2012; 33(9): 1516-24.

291) São afirmações verdadeiras sobre a cirurgia do implante de tronco encefálico, EXCETO:

a. O conjunto de eletrodos deve ser posicionado no complexo do núcleo coclear, composto pelo núcleo coclear ventral e dorsal.
b. O forame de Luschka situa-se entre as saídas dos nervos facial e glossofaríngeo.
c. Geralmente toda a extensão do nervo coclear é visualizada.
d. Os potenciais evocados auditivos realizados no intraoperatório auxiliam e fornecem informações sobre a posição do conjunto de eletrodos.

Comentários

Geralmente apenas um coto do nervo coclear é identificado, podendo ser usado como referência ao recesso lateral, para o posicionamento do conjunto de eletrodos.

Caldas Neto S, Mello Júnior JF, Martins RHG, Costa SS (eds.). Tratado de otorrinolaringologia e cirurgia cervicofacial. In: Bento RF, Tsuji RK, Goffi-Gomez MVS. Implante coclear em adultos e implante auditivo de tronco encefálico. Vol. II. São Paulo: Roca. 2011. p.414-31.

Respostas
289) a; 290) d; 291) c

292) Os critérios de indicação para implante coclear vêm sofrendo modificações, especialmente em relação à idade e ao grau de perda auditiva, mas ainda é considerada uma contraindicação para o procedimento?
   a. Perda auditiva profunda unilateral.
   b. Perda visual associada à perda auditiva profunda.
   c. Aplasia coclear.
   d. Perda auditiva severa bilateral.

Comentários

As modificações nos critérios de seleção para implante coclear são decorrentes de melhorias nos métodos diagnósticos das perdas auditivas, bem como desenvolvimento e renovação de tecnologias para reabilitação auditiva. A utilização de implante coclear em casos de perda auditiva unilateral é uma modalidade recente de reabilitação para pacientes que tinham poucas opções, como BAHA ou CROS (envio contralateral de sinais). Nesta situação o implante coclear tem mostrado bons resultados em relação à melhora das habilidades auditivas comparativamente às outras opções. A perda visual não representa contraindicação ao uso de implante coclear, apesar de ser fator limitante ao treinamento da leitura orofacial. Nestes casos a reabilitação por meio do implante coclear pode inclusive ser uma das únicas formas de promover a reintegração social destes pacientes. A aplasia coclear, a hipoplasia severa da cóclea e a falta de integridade do nervo coclear, que ocorre, por exemplo, nos casos de neurofibromatose II, são contraindicações de implante coclear, e estes pacientes podem ser candidatos ao implante de tronco cerebral (ABI – *Auditory Brainstem Implant*). Atualmente, além dos casos clássicos de perda auditiva profunda, os pacientes com perda auditiva severa que apresentam rendimento limitado com uso de aparelhos de amplificação sonora individual podem ser candidatos ao implante coclear.

Arndt S, Aschendorff A, Laszig R, Beck R, Schild C, Kroeger S, et al. Comparison of pseudobinaural hearing to real binaural hearing rehabilitation after cochlear implantation in patients with unilateral deafness and tinnitus. Otol Neurotol. 2011;32(1):39-47.
Merkus P, Lella FD, Trapani GD, Pasanisi E, Beltrame MA, Zanetti D, et al. Indications and contraindications of auditory brainstem implants: systematic review and illustrative cases. Eur Arch Otorhinolaryngol. 2013.
Nguyen Y, Mosnier I, Borel S, Ambert-Dahan E, Bouccara D, Bozorg-Grayeli A et al. Evolution of electrode array diameter for hearing preservation in cochlear implantation. Acta Otolaryngol. 2013;133(2):116-22.
Sampaio AL, Araújo MF, Oliveira CA. New criteria of indication and selection of patients to cochlear implant. Int J Otolaryngol. 2011:573968.
Semaan MT, Gehani NC, Tummala N, Coughlan C, Fares SA, Hsu DP, et al. Cochlear implantation outcomes in patients with far advanced otosclerosis. Am J Otolaryngol. 2012;33(5) 608-14.
Wiley S, Meinzen-Derr J, Stremel-Thomas K, Schalock M, Bashinski SM, Ruder C. Outcomes for children with deaf blindness with cochlear implants: a multisite observational study. Otol Neurotol. 2013;34(3) 507-15.
Wu CC, Liu TC, Wang SH, Hsu CJ, Wu CM. Genetic characteristics in children with cochlear implants and the corresponding auditory performance. Laryngoscope. 2011;121(6) 1287-93.

Respostas
292) c

293) Existem diversas marcas e modelos de implante coclear, cada um com suas indicações específicas. Podemos considerar correta qual das alternativas abaixo?

a. O implante híbrido é indicado para perda auditiva profunda unilateral.
b. O implante com feixe curto de eletrodos pode ser boa opção para casos de meningite.
c. Não existe alternativa de implante para pacientes com obliteração da cóclea, ainda que parcial.
d. O implante curto é o mais indicado para perda auditiva na infância, pois a cóclea ainda não se desenvolveu completamente.

Comentários

O implante híbrido combina em um único equipamento a amplificação acústica e o implante coclear, sendo indicado para casos de perda auditiva neurossensorial em rampa descendente em que as frequências graves estão preservadas, mas as médias e agudas bastante comprometidas. Pacientes com perda auditiva decorrente de meningite podem ter restrição à inserção completa do feixe de eletrodos de tamanho habitual, em virtude de ossificação ou fibrose na luz coclear. O implante curto tem a distância entre os eletrodos comprimida e assim aumenta a chance de inserção completa e, consequentemente, estimulação coclear mais adequada. As malformações ou obliterações cocleares podem receber implantes especialmente desenvolvidos para essas situações, como os de duplo feixe de eletrodos ou os implantes mais curtos. A cóclea da criança tem dimensões semelhantes à do adulto, portanto, salvo em caso de malformações, o implante coclear utilizado habitualmente independe da idade do paciente.

Arndt S, Aschendorff A, Laszig R, Beck R, Schild C, Kroeger S, *et al.* Comparison of pseudobinauralhearing to real binaural hearing rehabilitation after cochlear implantation in patients with unilateral deafness and tinnitus. Otol Neurotol. 2011 32(1) 39-47.

Merkus P, Lella FD, Trapani GD, Pasanisi E, Beltrame MA, Zanetti D, *et al.* Indications and contraindications of auditory brainstem implants: systematic review and illustrative cases. Eur Arch Otorhinolaryngol. 2013.

Nguyen Y, Mosnier I, Borel S, Ambert-Dahan E, Bouccara D, Bozorg-Grayeli A, *et al.* Evolution of electrode array diameter for hearing preservation in cochlear implantation. Acta Otolaryngol. 2013;133(2) 116-22.

Sampaio AL, Araújo MF, Oliveira CA. New criteria of indication and selection of patients to cochlear implant. Int J Otolaryngol. 2011;573968.

Semaan MT, Gehani NC, Tummala N, Coughlan C, Fares SA, Hsu DP, *et al.* Cochlear implantation outcomes in patients with far advanced otosclerosis. Am J Otolaryngol. 2012; 33(5): 608-14.

Wiley S, Meinzen-Derr J, Stremel-Thomas K, Schalock M, Bashinski SM, Ruder C. Outcomes for children with deaf blindness with cochlear implants: a multisite observational study. Otol Neurotol. 2013 34(3) 507-15.

Wu CC, Liu TC, Wang SH, Hsu CJ, Wu CM. Genetic characteristics in children with cochlear implants and the corresponding auditory *performance*. Laryngoscope. 2011;121(6):1287-93.

Respostas

293) b

294) Com relação à perda auditiva unilateral, podemos considerar correta qual das alternativas abaixo?

a. O implante coclear é superior à reabilitação com aparelho de amplificação sonora individual.
b. A perda unilateral associada a zumbido não é boa indicação para implante coclear.
c. Pacientes com perda unilateral profunda, severa ou moderada podem ser candidatos ao implante coclear unilateral.
d. A reabilitação por meio de implante coclear em pacientes com perda unilateral pode ser mais demorada que em casos de surdez bilateral.

Comentários

Os aparelhos de amplificação sonora individual podem oferecer ótimos benefícios para reabilitação da perda unilateral, e cada caso deve ser avaliado individualmente. Não devem-se submeter ao implante coclear os pacientes que tenham bom desempenho auditivo com outros meios de reabilitação unilateral. O zumbido permanece como um dos maiores desafios em termos de diagnóstico e tratamento em otorrinolaringologia. O implante coclear para casos selecionados de zumbido e perda auditiva unilateral tem-se apresentado como uma boa ferramenta, pois o dispositivo é capaz de promover a supressão do zumbido por meio da estimulação elétrica. A indicação de implante coclear unilateral deve ser bastante criteriosa, pois o paciente não deve ter um desempenho pior com o implante coclear do que teria sem ele. Os aparelhos de amplificação sonora individuais sempre devem ser testados, pois em casos de perda auditiva moderada ou severa ainda podem ser boas opções de reabilitação. Pacientes portadores de perda auditiva unilateral, submetidos ao implante coclear, podem ter uma adaptação mais demorada ao uso do equipamento, pois tendem a priorizar o ouvido com audição normal, portanto a seleção dos candidatos ao procedimento deve ser bastante criteriosa.

Arndt S, Aschendorff A, Laszig R, Beck R, Schild C, Kroeger S, *et al*. Comparison of pseudobinaural hearing to real binaural hearing rehabilitation after cochlear implantation in patients with unilateral deafness and tinnitus. Otol Neurotol. 2011;32(1) 39-47.
Merkus P, Lella FD, Trapani GD, Pasanisi E, Beltrame MA, Zanetti D, *et al*. Indications and contraindications of auditory brainstem implants: systematic review and illustrative cases. Eur Arch Otorhinolaryngol. 2013.
Nguyen Y, Mosnier I, Borel S, Ambert-Dahan E, Bouccara D, Bozorg-Grayeli A, *et al*. Evolution of electrode array diameter for hearing preservation in cochlear implantation. Acta Otolaryngol. 2013;133(2):116-22.
Sampaio AL, Araújo MF, Oliveira CA. New criteria of indication and selection of patients to cochlear implant. Int J Otolaryngol. 2011; 2011:573968.
Semaan MT, Gehani NC, Tummala N, Coughlan C, Fares SA, Hsu DP, *et al*. Cochlear implantation outcomes in patients with far advanced otosclerosis. Am J Otolaryngol. 2012;33(5): 608-14.
Wiley S, Meinzen-Derr J, Stremel-Thomas K, Schalock M, Bashinski SM, Ruder C. Outcomes for children with deafblindness with cochlear implants: a multisite observational study. Otol Neurotol. 2013;34(3) 507-15.
Wu CC, Liu TC, Wang SH, Hsu CJ, Wu CM. Genetic characteristics in children with cochlear implants and the corresponding auditory *performance*. Laryngoscope. 2011;121(6) 1287-93.

Respostas
294) d

295) As perdas auditivas podem ser diagnosticadas também em pacientes com outras deficiências. Como devemos proceder para decidir pelo implante coclear?

a. Algumas deficiências associadas ao problema auditivo podem limitar a cirurgia de implante coclear, por aumento dos riscos cirúrgicos e anestésicos em relação aos benefícios auditivos do equipamento.
b. Se reabilitamos o paciente com perda auditiva, sempre estaremos melhorando a qualidade de vida do paciente e integração na sociedade.
c. As deficiências neurológicas centrais não devem ser fatores limitantes à indicação de implante coclear, pois se o nervo auditivo estiver íntegro o desempenho com implante coclear sempre será satisfatório.
d. Na Síndrome de Usher há, além da perda auditiva, atraso no desenvolvimento motor e retinopatia progressiva. Esses pacientes devem ser encaminhados para treinamento de linguagem de sinais, pois o implante coclear proverá poucos benefícios.

Comentários

Candidatos ao implante coclear devem ser avaliados de maneira individualizada, mas principalmente em casos de múltiplas deficiências ou comorbidades, os riscos e benefícios do procedimento devem ser ponderados.
Alguns pacientes não obterão melhorias em sua qualidade de vida apenas por serem implantados, portanto uma avaliação de equipe multidisciplinar composta por otorrinolaringologista, fonoaudióloga, psicóloga, assistente social entre outras especialidades, é essencial para a decisão final. Comprometimentos neurológicos múltiplos podem ser fatores limitantes ao bom desempenho com o implante coclear, devendo ser avaliados criteriosamente. A implantação coclear precoce é o fator prognóstico mais importante para um melhor desempenho oral e auditivo de pacientes com Síndrome de Usher, sendo os melhores resultados observados em casos implantados antes dos 3 anos de idade.

Arndt S, Aschendorff A, Laszig R, Beck R, Schild C, Kroeger S, *et al.* Comparison of pseudobinaural hearing to real binaural hearing rehabilitation after cochlear implantation in patients with unilateral deafness and tinnitus. Otol Neurotol. 2011 32(1) 39-47.
Merkus P, Lella FD, Trapani GD, Pasanisi E, Beltrame MA, Zanetti D, *et al.* Indications and contraindications of auditory brainstem implants: systematic review and illustrative cases. Eur Arch Otorhinolaryngol. 2013.
Nguyen Y, Mosnier I, Borel S, Ambert-Dahan E, Bouccara D, Bozorg-Grayeli A, *et al.* Evolution of electrode array diameter for hearing preservation in cochlear implantation. Acta Otolaryngol. 2013;133(2):116-22.
Sampaio AL, Araújo MF, Oliveira CA. New criteria of indication and selection of patients to cochlear implant. Int J Otolaryngol. 2011;573968.
Semaan MT, Gehani NC, Tummala N, Coughlan C, Fares SA, Hsu DP, *et al.* Cochlear implantation outcomes in patients with far advanced otosclerosis. Am J Otolaryngol. 2012;33(5):608-14.
Wiley S, Meinzen-Derr J, Stremel-Thomas K, Schalock M, Bashinski SM, Ruder C. Outcomes for children with deaf blindness with cochlear implants: a multisite observational study. Otol Neurotol. 2013;34(3):507-15.
Wu CC, Liu TC, Wang SH, Hsu CJ, Wu CM. Genetic characteristics in children with cochlear implants and the corresponding auditory *performance*. Laryngoscope. 2011;121(6):1287-93.

Respostas
295) a

296) Com relação a implantes cocleares e o espectro da neuropatia auditiva (ENA):

a. A cirurgia de implante coclear nos pacientes com ENA apresenta ótimo resultado auditivo pós-operatório, comparável às demais etiologias.
b. O ENA é uma doença que causa grande comprometimento no reconhecimento de fala, pois afeta toda a via auditiva central.
c. O diagnóstico do ENA é conclusivo ao se observar presença de emissões otoacústicas associada à alteração de reconhecimento de fala na logoaudiometria.
d. A origem da perda auditiva dos casos de ENA na faixa etária pediátrica tem forte relação com fatores peri/neonatais, como prematuridade, anóxia de parto, hiperbilirrubinemia e necessidade de internação em UTI neonatal.

Comentários

Observamos em nossa prática clínica diária pacientes que apresentam evidências de função coclear normal e alterações na transmissão da informação auditiva pelas vias auditivas centrais. Esta condição clínica recebeu diversas denominações ao longo do tempo (neuropatia auditiva, dissincronia auditiva) e atualmente é conhecida como Espectro da Neuropatia Auditiva por causa da multiplicidade de etiologias, evolução e achados clínicos. O diagnóstico de ENA é firmado ao encontrarmos evidência de função coclear normal (emissões otoacústicas presentes ou presença de microfonismo coclear nos PEATE), associados à alteração/ausência das ondas no PEATE. O sítio da lesão que leva a este achado pode ser múltiplo. Alterações nas células ciliadas internas, nas suas sinapses e no VIII par craniano podem apresentar esta mesma gama de achados. Na faixa etária pediátrica, observa-se grande associação da ENA com fatores peri/neonatais, como prematuridade, anóxia de parto, hiperbilirrubinemia e necessidade de internação em UTI neonatal. Existem vários estudos indicando que o implante coclear pode ser uma forma de reabilitação auditiva adequada para os pacientes com diagnóstico de ENA, porém, quando agrupamos os resultados, observamos que os pacientes portadores de ENA apresentam resultados inferiores aos pacientes implantados por outras etiologias. Isto se deve provavelmente ao fato de existir diversas topografias de lesão associada ao ENA.

Hamerschmidt R. Fundamentos da estimulação elétrica do nervo coclear. In: Caldas Neto S, Mello Júnior JF, Martins RHG, Costa SS (eds.). Tratado de otorrinolaringologia e cirurgia cervicofacial. Vol. II. 2. ed. São Paulo: Roca; 2011. p. 381-5.

297) Em relação aos implantes cocleares bilaterais:

a. Sua indicação deve ser feita apenas em poucos casos selecionados.
b. A implantação bilateral apresenta benefícios na localização sonora e na discriminação em ambientes ruidosos em comparação à implantação unilateral.
c. A implantação sequencial sempre apresenta resultados auditivos piores em comparação à implantação simultânea.
d. Normalmente o segundo implante apresenta rendimento isolado melhor que o primeiro implante.

Comentários

Já está bem definido que a reabilitação auditiva bilateral apresenta benefícios em relação à reabilitação unilateral, e este princípio já foi observado para pacientes implantados, principalmente no que se refere à localização sonora e discriminação auditiva em ambientes ruidosos. Diversos estudos mostram que, via de regra, a implantação bilateral sequencial não apresenta resultados auditivos significativamente piores que a implantação simultânea apesar da ideia de que a menor privação auditiva bilateral seria mais benéfica. A principal desvantagem da implantação sequencial é o custo hospitalar dobrado por causa de duas internações. A principal vantagem é a possibilidade de verificar o rendimento do primeiro implante coclear. Normalmente os resultados audiológicos com o segundo implante são mais modestos do que os do primeiro implante.

Hamerschmidt R. Fundamentos da estimulação elétrica do nervo coclear. In: Caldas Neto S, Mello Júnior JF, Martins RHG, Costa SS (eds.). Tratado de otorrinolaringologia e cirurgia cervicofacial. Vol. II. 2. ed. São Paulo: Roca; 2011. p. 381-5.

Respostas
296) d; 297) b

298) O tempo de privação sonora, ou seja, o período de tempo que o paciente apresenta perda auditiva profunda sem estimulação sonora de suas vias auditivas, é um fator importante na decisão de realizar a cirurgia de implante coclear. Em relação ao tempo de privação sonora:
a. Em perdas auditivas pré-linguais devemos sempre tentar implantar o quanto antes, de preferência antes dos 2-3 anos de idade.
b. Adultos com perdas auditivas profundas pré-linguais também apresentam grandes benefícios com a cirurgia de implante coclear.
c. Pacientes com perdas pós-linguais têm resultados auditivos piores que os pacientes pré-linguais.
d. Existe um período definido de cerca de 5 anos desde o início de perdas auditivas progressivas para se obterem resultados auditivos expressivos com implantes cocleares.

Comentários

Existem evidências que crianças com perda auditiva bilateral profunda pré-lingual implantadas até os 2-3 anos de idade apresentam aquisição de habilidades de audição/comunicação mais adequada que pacientes implantados acima desta idade, sendo que os resultados são em geral piores quanto maior foi o tempo de privação sonora. Isto significa que existe uma expectativa muito restrita de reabilitação auditiva com implantes cocleares em adultos com perdas auditivas profundas pré-linguais. Os pacientes pós-linguais normalmente apresentam resultados muito bons com implantes cocleares, a depender (é claro) da integridade das vias auditivas centrais e tempo de privação sonora (prevalecendo a mesma regra, quanto maior o tempo de privação sonora, pior o resultado esperado). No caso das perdas progressivas não existe um tempo de evolução definido que impeça a realização do implante coclear, valendo a mesma regra de tempo de privação.

Hamerschmidt R. Fundamentos da estimulação elétrica do nervo coclear. In: Caldas Neto S, Mello Júnior JF, Martins RHG, Costa SS (eds.). Tratado de otorrinolaringologia e cirurgia cervicofacial. Vol. II. 2. ed. São Paulo: Roca; 2011. p. 381-5.

299) O que faz um implante coclear?
a. Amplia o som que chega ao ouvido.
b. Transforma a vibração sonora que chega à cóclea em energia elétrica.
c. Estimula eletricamente o nervo acústico através da cóclea.
d. Estimula elétrica e diretamente os centros cerebrais.

Comentários

Em perda auditiva profunda temos ausência ou mínima quantidade de células na cóclea e vamos estimular eletricamente os remanescentes celulares ganglionares e neurais.

Hamerschmidt R. Fundamentos da estimulação elétrica do nervo coclear. In: Caldas Neto S, Mello Júnior JF, Martins RHG, Costa SS (eds.). Tratado de otorrinolaringologia e cirurgia cervicofacial. Vol. II. 2. ed. São Paulo: Roca; 2011. p. 381-5.

300) Em que pacientes temos bom prognóstico nos resultados do implante coclear?
a. Em pacientes com malformações tipo Michel.
b. Em ausência dos nervos auditivos.
c. Em pacientes com alteração genética da conexina 26 (alteração do gene *GJB2* do cromossomo 13q12).
d. Adultos com surdez profunda bilateral pré-linguais sem código linguístico estabelecido.

Comentários

Crianças com surdez profunda relacionada com as mutações da conexina 26 apresentam excelentes resultados com implante coclear. O prejuízo isolado da mutação do gene *GJB2* na cóclea preserva a função cognitiva central. Dessa forma, os resultados com o implante coclear são superiores nesses pacientes quando comparados a outros casos de surdez não sindrômica.

Christiani TV, Alexandrino F, Oliveira CA, et al. Molecular study in Brazilian cochlear implant recipients. Am J Med Genet A. 2007; 15(143A):1580-2.
Lavinsky L, Lavinsky M, Lavinsky J. Avaliação para indicação de implante coclear. In: Caldas Neto S, Mello Júnior JF, Martins RHG, Costa SS (eds.). Tratado de otorrinolaringologia e cirurgia cervicofacial. Vol. II. 2. ed. São Paulo: Roca; 2011. p. 386-400.
Motta LHC, Lavinsky L, Félix TM, Souza LT, Lavinsky M, Costa-Motta FM, Faria MR. Prevalence of the 35 delG mutation in deaf South Brazilian infants submitted to cochlear implantation. International Journal of Pediatric Otorhinolaryngology (Print). 2012;76:287-90.

Respostas
298) a; 299) c; 300) c

RINOLOGIA E BASE DE CRÂNIO

CAPÍTULO 2

301) Fazem parte do protocolo de análise tomográfica pré-operatório, de uma cirurgia endoscópica endonasal dos seios paranasais os seguintes parâmetros:
   a. Classificação de Keros, localização da artéria etmoidal anterior.
   b. Localização do *agger nasi* no seio maxilar.
   c. Identificação de possíveis células de Haller (célula localizada no etmoide posterior que pode se insinuar ao seio esfenoidal).
   d. Identificação da célula de Onodi inferior ao seio maxilar.

Comentários

b. *Agger nasi* não fica no seio maxilar, **c**. células de Haller se localizam entre órbita e seio maxilar; **d**. célula de Onodi se localiza no etmoide posterior/seio esfenoidal.

Romano FR, Netto AATC, Lavinsky J. Práticas em cirurgia da base de crânio: abordagens para base anterior e lateral. Brasil: Thieme Revinter; 2021.
Tratado de Otorrinolaringologia e Cirurgia Cérvico-Facial da ABORL-CCF. Brasil: Elsevier Editora Ltda; 2017.

302) Paciente do sexo masculino, 15 anos com queixa de obstrução nasal à esquerda há 3 meses. Na tomografia observa-se alargamento do forame esfenopalatino e lesão de caráter expansivo invadindo fossa pterigopalatina. Qual é a hipótese diagnóstica mais provável?
   a. Carcinoma de rinofaringe.
   b. Estesioneuroblastoma.
   c. Pólipo de Killian.
   d. Nasoangiofibroma.

Comentários

Adolescentes do sexo masculino com lesões nasais hipervascularizadas unilaterais, com origem no foramen esfenopalatino/fossa pterigopalatina, são apresentações típicas do nasoangiofibroma.

Romano FR, Netto AATC, Lavinsky J. Práticas em cirurgia da base de crânio: abordagens para base anterior e lateral. Brasil: Thieme Revinter; 2021.
Tratado de Otorrinolaringologia e Cirurgia Cérvico-Facial da ABORL-CCF. Brasil: Elsevier Editora Ltda; 2017.

Respostas
301) a; 302) d

303) Considerando a análise endoscópica intraoperatória de uma fossa nasal esquerda após etmoidectomia, a estrutura apontada é:

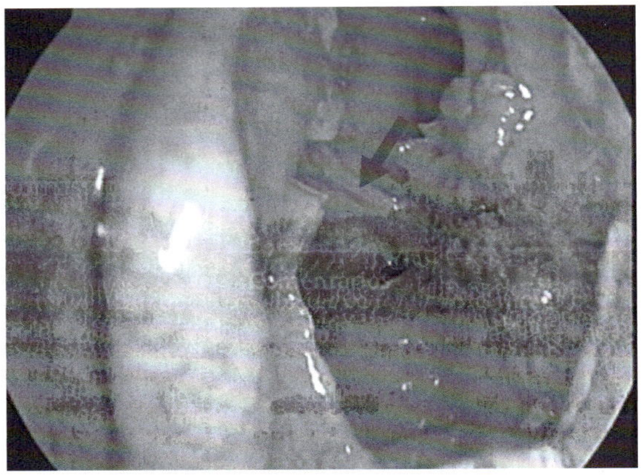

a. Nervo olfatório.
b. Artéria nasosseptal.
c. Artéria etmoidal anterior.
d. Artéria nasal lateral posterior.

Comentários

A artéria etmoidal anterior faz parte do protocolo de estudo pré-operatório na etmoidectomia para evitar lesões inadvertidas, a endoscopia acima demonstra uma apresentação típica da artéria etmoidal anterior.

Romano FR, Netto AATC, Lavinsky J. Práticas em cirurgia da base de crânio: abordagens para base anterior e lateral. Brasil: Thieme Revinter; 2021.
Tratado de Otorrinolaringologia e Cirurgia Cérvico-Facial da ABORL-CCF. Brasil: Elsevier Editora Ltda; 2017.

304) Sobre o nasoangiofibroma é CORRETO afirmar que:
a. Geralmente acompanha alargamento do complexo osteomeatal.
b. Acomete jovens predominantemente do sexo feminino.
c. Tumor vascular que geralmente ocupa parte da fossa pterigomaxilar.
d. Geralmente envolve a artéria etmoidal anterior.

ComentárioS

O nasoangiofibroma não costuma alargar complexo osteomeatal, não costuma acometer sexo feminino e não costuma envolver artéria etmoidal anterior.

Romano FR, Netto AATC, Lavinsky J. Práticas em cirurgia da base de crânio: abordagens para base anterior e lateral. Brasil: Thieme Revinter; 2021.
Tratado de Otorrinolaringologia e Cirurgia Cérvico-Facial da ABORL-CCF. Brasil: Elsevier Editora Ltda; 2017.

305) Sobre o estesioneuroblastoma, é CORRETO afirmar que:
a. Tratamento cirúrgico conservador sem margens é a melhor opção.
b. Tratamento conservador é a melhor opção.
c. O tumor geralmente envolve a artéria esfenopalatina.
d. Tumor da fossa craniana anterior.

Comentários

a. A cirurgia do estesioneuroblastoma deve ser radical e com margens; **b.** o tratamento conservador não é a melhor opção; **c.** o tumor não costuma envolver a artéria esfenopalatina.

Romano FR, Netto AATC, Lavinsky J. Práticas em cirurgia da base de crânio: abordagens para base anterior e lateral. Brasil: Thieme Revinter; 2021.
Tratado de Otorrinolaringologia e Cirurgia Cérvico-Facial da ABORL-CCF. Brasil: Elsevier Editora Ltda; 2017.

Respostas
303) c; 304) c; 305) d

306) Sobre a cirurgia da polipose nasal, qual a alternativa MAIS CORRETA?
a. A cirurgia é a primeira opção terapêutica.
b. O Draf 3 geralmente é indicado como primeira opção terapêutica.
c. A artéria etmoidal anterior não é um parâmetro anatômico importante no planejamento cirúrgico.
d. É uma opção terapêutica na falha de tratamentos clínicos.

Comentário

A cirurgia é uma opção terapêutica na falha de tratamentos clínicos, Draf 3 geralmente é reservado para casos secundários.

Romano FR, Netto AATC, Lavinsky J. Práticas em cirurgia da base de crânio: abordagens para base anterior e lateral. Brasil: Thieme Revinter; 2021.
Tratado de Otorrinolaringologia e Cirurgia Cérvico-Facial da ABORL-CCF. Brasil: Elsevier Editora Ltda; 2017.

307) Você é chamado pela equipe de neurocirurgia para realizar um acesso endoscópico endonasal para esse tumor, são pontos anatômicos que devem ser estudados:

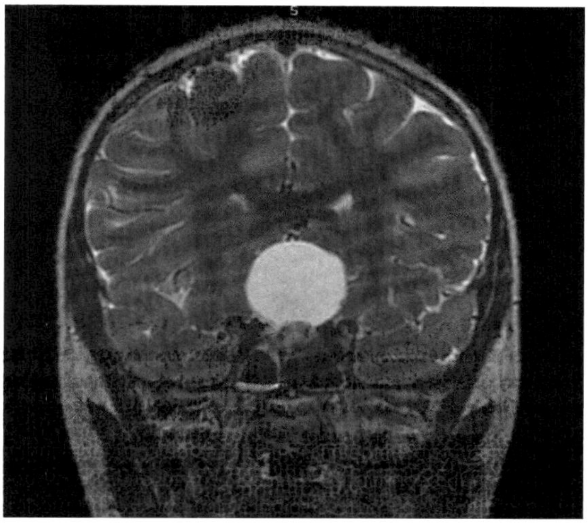

a. Artéria carótida externa e sua relação com o nervo óptico.
b. Artéria carótida externa e sua relação com o III nervo craniano.
c. Nervo óptico e clinoide anterior.
d. Artéria nasal lateral posterior e sua relação com a parede anterior do seio esfenoidal.

Comentários

a. O nervo óptico não tem relação íntima com a a. carótida extena **b**. o III nervo craniano não tem relação íntima com a a. carótida externa; **c**. o nervo óptico e clinoide anterior devem ser estudados para o acesso que será realizado no tumor demonstrado na RM; **d**. a artéria nasal lateral posterior não se localiza na parede anterior do seio esfenoidal.

Romano FR, Netto AATC, Lavinsky J. Práticas em cirurgia da base de crânio: abordagens para base anterior e lateral. Brasil: Thieme Revinter; 2021.
Tratado de Otorrinolaringologia e Cirurgia Cérvico-Facial da ABORL-CCF. Brasil: Elsevier Editora Ltda; 2017.

308) Sobre as artérias etmoidais é CORRETO afirmar que:
a. A artéria etmoidal anterior tem relação íntima com o nervo óptico.
b. A artéria etmoidal posterior é originária da artéria carótida externa.
c. As artérias etmoidais são ramos da artéria oftálmica.
d. As artérias etmoidais devem ser cauterizadas na primeira tentativa de tratamento do epistaxe.

Comentários

a. A artéria etmoidal anterior não tem relação íntima com o nervo óptico; **b**. a artéria etmoidal posterior é originária da artéria oftálmica e, consequentemente, da artéria carótida interna; **c**. correta; **d**. a cauterização das artérias etmoidais não costumam ser o primeiro tratamento para epistaxe.

Romano FR, Netto AATC, Lavinsky J. Práticas em cirurgia da base de crânio: abordagens para base anterior e lateral. Brasil: Thieme Revinter; 2021.
Tratado de Otorrinolaringologia e Cirurgia Cérvico-Facial da ABORL-CCF. Brasil: Elsevier Editora Ltda; 2017.

Respostas
306) d; 307) c; 308) c

309) Sobre os acessos numerados abaixo, o número 3 é:

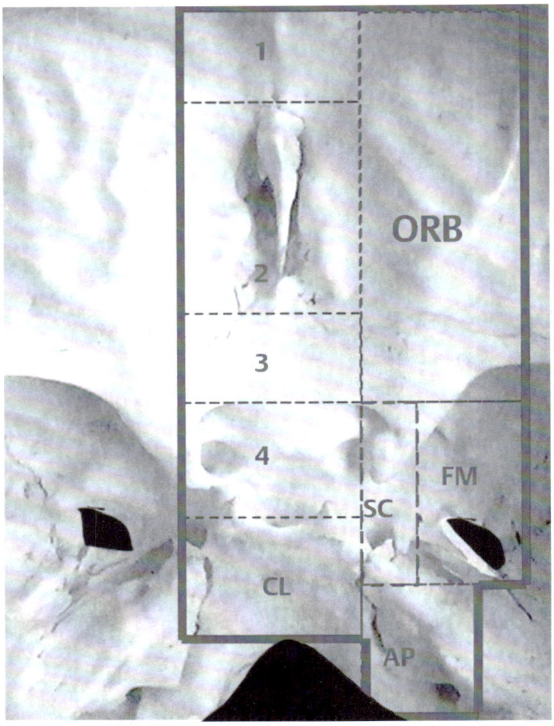

a. Transclival.
b. Transcribriforme.
c. Transplano.
d. Transfronal.

Comentários

O acesso é transplano (através do plano esfenoidal).

Romano FR, Netto AATC, Lavinsky J. Práticas em cirurgia da base de crânio: abordagens para base anterior e lateral. Brasil: Thieme Revinter; 2021.
Tratado de Otorrinolaringologia e Cirurgia Cérvico-Facial da ABORL-CCF. Brasil: Elsevier Editora Ltda; 2017.

Respostas
309) c

310) Paciente tem duas cirurgias prévias de papiloma invertido e apresenta nova TC com recidiva de lesão. Qual das alternativas abaixo corresponde à conduta mais apropriada?

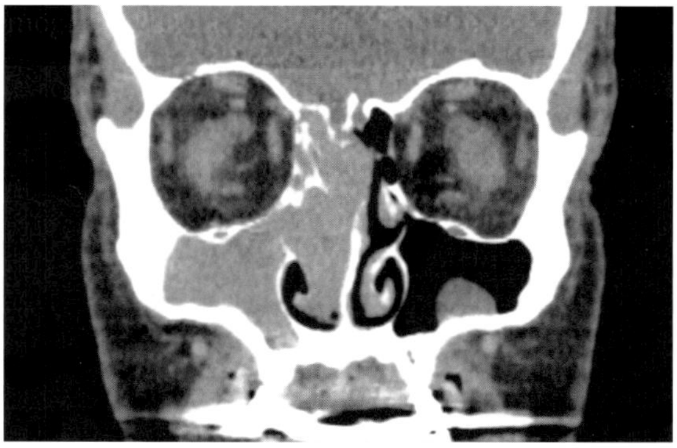

a. O tumor tem chance de malignização, a conduta cirúrgica deve ser prioridade.
b. Cirurgia conservadora, focando na preservação de toda a mucosa próxima ao tumor.
c. Conduta expectante, pois é um tumor benigno sem risco de malignização.
d. Radioterapia, devido à refratariedade ao tratamento cirúrgico.

Comentários

O tumor pode malignizar, especialmente após múltiplas cirurgias. A cirurgia deve ser mais agressiva que as primeiras, removendo toda a mucosa adjacente.

Romano FR, Netto AATC, Lavinsky J. Práticas em cirurgia da base de crânio: abordagens para base anterior e lateral. Brasil: Thieme Revinter; 2021.
Tratado de Otorrinolaringologia e Cirurgia Cérvico-Facial da ABORL-CCF. Brasil: Elsevier Editora Ltda; 2017.

311) O retalho nasosseptal, descrito por Haddad *et al.* em 2006, é amplamente utilizado para reconstrução em cirurgias endoscópicas da base do crânio. Esse retalho é pediculado na seguinte artéria:
a. Artéria etmoidal posterior.
b. Artéria septal posterior.
c. Artéria nasal lateral posterior.
d. Artéria palatina maior.

Comentários

O retalho nasosseptal, descrito por Haddad et al. em 2006, é pediculado na artéria septal posterior.

Hadad G, Bassagasteguy L, Carrau RL, Mataza JC, Kassam A, Snyderman CH et al. A novel reconstructive technique after endoscopic expanded endonasal approaches: Vascular pedicle nasoseptal flap. Laryngoscope 2006;116(10):1882-6.

312) Com relação à confecção do retalho vascularizado nasosseptal durante a correção de defeitos da base do crânio, é correto afirmar:
a. Reduziu de forma significativa a taxa de fístulas liquóricas.
b. É superior ao uso de enxertos livres.
c. É indicado no fechamento de defeitos da base do crânio > 1 cm^2 ou fístula liquórica de alto débito no intraoperatório.
d. Todas as anteriores.

ComentárioS

A confecção do retalho vascularizado nasosseptal durante a correção de defeitos da base do crânio reduziu as taxas de fístula liquórica de 40-50% para menos de 3%. Estudos mostram que esse retalho é superior aos enxertos livres. A confecção do retalho é indicada no fechamento de defeitos da base do crânio > 1 cm^2 ou fístula liquórica de alto débito no intraoperatório, além do fechamento de perfurações septais extensas e também para evitar um *blow-out*, quando ocorre a da artéria carótida interna.

Dolci RLL, Lessa MM, Sant'Anna GD. Práticas em cirurgia da base de crânio. Retalho nasosseptal. São Paulo: Revinter; 2021.

Respostas
310) a; 311) c; 312) d

313) O seio esfenoidal pode ser classificado em diferentes tipos, a depender do seu grau de pneumatização. No adulto, qual o tipo de pneumatização mais comum?
a. Conchal.
b. Pré-selar.
c. Selar.
d. Clival.

Comentários

A depender do grau de pneumatização, o seio esfenoidal pode ser classificado em 3 tipos: conchal, pré-selar e selar. No tipo conchal, a área abaixo da sela é um bloco sólido de osso, sem aeração significativa. É mais comum em crianças abaixo de 12 anos. O tipo pré-selar compreende uma cavidade aérea que não vai, posteriormente, além do plano perpendicular à parede selar (ocorre em 11 a 24% dos casos). O tipo selar é o mais comum, ocorre em 76 a 86% dos casos. Ocorre quando o esfenoide é aerado, embaixo da sela, estendendo-se, posteriormente, até o clivo.

Martins C, Alencastro LP, Cardoso ACC et al. Anatomia da cavidade nasal e dos seios paranasais. In: Stamm AC, Rhoton AL (Apr.). [Tradução de Oliveira NG, et al]. Cirurgia endoscópica transnasal da base do crânio e do cérebro. Rio de Janeiro: Revinter, 2013. p. 15-35.

314) Os tumores hipofisários são neoplasias frequentes e são classificados de acordo com suas características morfológicas e funcionais. Quais dos tumores abaixo respondem melhor à terapia clínica com agonistas dopaminérgicos?
a. Tumores secretores de GH.
b. Tumores secretores de ACTH.
c. Tumores secretores de prolactina.
d. Adenomas não funcionantes.

Comentários

Os prolactinomas, tumores secretores de prolactina, são os tumores hipofisários que melhor respondem aos agonistas dopaminérgicos, especialmente a cabergolina. O tratamento medicamentoso tanto reduz o tamanho do tumor quanto normaliza os níveis de prolactina, em até 80% dos casos.

Bronstein MD. Disorders of prolactina secretion and prolactinomas. In: Degroot LJ, Jameson JL (Eds.). Endocrinology. Philadelphia: Elsevier/Saunders; 2006. p. 485-510.
Bronstein MD. Tumores hipofisários - Indicações cirúrgicas. In: Stamm AC, Rhoton AL (Apr.). [Tradução de Oliveira NG, et al]. Cirurgia endoscópica transnasal da base do crânio e do cérebro. Rio de Janeiro: Revinter, 2013. p. 230-3.

315) Homem, 61 anos, apresenta queixa de obstrução nasal à direita, associada à eliminação de crostas e alguns episódios de epistaxe autolimitada ipsilateral há 1 ano. À rinoscopia anterior, apresentava granulações grosseiras em região septal anterior direita e assoalho nasal ipsilateral. Neste caso, qual seria a melhor conduta?
a. Biopsiar a lesão para estudo anatomopatológico.
b. Completar a anamnese questionando sobre área de procedência e se já apresentou lesões cutâneas prévias de difícil cicatrização.
c. Realizar orofaringoscopia para avaliar outras lesões de mucosa.
d. Todas acima.

Comentários

Frente à suspeita de uma doença granulomatosa, a biópsia para estudo anatomopatológico é imprescindível. O diagnóstico de algumas doenças granulomatosas como a leishmaniose mucosa deve ser feito com base no quadro clinicoepidemiológico, além dos exames complementares. Dessa forma, investigar a procedência do paciente se o paciente já tiver paresentado ou ainda apresenta lesões cutâneas ou outras lesões mucosas, é fundamental na elucidação diagnóstica e adequado tratamento.

Brasil. Ministério da Saúde. Secretaria de Vigilância em Saúde. Departamento de Vigilância das Doenças Transmissíveis. Manual de vigilância da leishmaniose tegumentar [recurso eletrônico]/Ministério da Saúde, Secretaria de Vigilância em Saúde. Departamento de Vigilância das Doenças Transmissíveis. Brasília: Ministério da Saúde, 2017. 189 p.: il.
Lima C, Cincura C, Lessa MM, Carvalho EM. Diagnóstico e tratamento da leishmaniose mucosa. In: Costa SS, Lessa MM, Cruz OLM, Steffen N (Org.). Programa de Atualização em Otorrinolaringologia, Ciclo 6, Módulo 2. Porto Alegre: Artmed; 2012. v. C6M2. p. 69-100.

Respostas
313) c; 314) c; 315) d

316) Em pacientes com leishmaniose mucosa, sem comorbidades, acima de 12 anos e inferior a 50 anos, o tratamento preconizado no Brasil inicialmente é:
a. Antimonial pentavalente.
b. Antimonial pentavalente + pentoxifilina.
c. Pentamidina.
d. Miltefosina.

Comentários

No Brasil, desde 2017, o Ministério da Saúde recomenda como primeira escolha no tratamento de pacientes acima de 12 anos e abaixo de 50 anos, sem comorbidades, o uso da terapia combinada no antiomonial pentavalente com a pentoxifilina, por 30 dias.

Brasil. Ministério da Saúde. Secretaria de Vigilância em Saúde. Departamento de Vigilância das Doenças Transmissíveis. Manual de vigilância da leishmaniose tegumentar [recurso eletrônico]/Ministério da Saúde, Secretaria de Vigilância em Saúde, Departamento de Vigilância das Doenças Transmissíveis. Brasília: Ministério da Saúde, 2017. 189 p.: il.

317) Paciente adulto, sexo feminino, com queixa de epistaxe volumosa é atendido no pronto-atendimento. Mesmo com o tamponamento nasal anterior a paciente mantinha o sangramento. Em relação à conduta, assinale a alternativa CORRETA.
a. A conduta deve ser expectante por pelo menos 24 horas.
b. Pode-se realizar o tamponamento nasal anteroposterior. Caso este não seja efetivo, cirurgia para a ligadura da esfenopalatina, ou embolização arterial são opções terapêuticas.
c. A cirurgia para a ligadura da carótida externa apresenta menos complicações que a ligadura da esfenopalatina.
d. A taxa de sucesso da cirurgia para ligadura da esfenopalatina é muito superior quando comparada à embolização arterial.

Comentários

Se o sangramento persiste mesmo após o tamponamento anterior, pode-se realizar o tamponamento anteroposterior. Caso o sangramento ainda assim persista, a ligadura da esfenopalatina ou embolização arterial são opções terapêuticas. Esses procedimentos apresentam taxa de sucesso semelhante (aproximadamente 90%). A ligadura da artéria carótida externa apresenta maiores taxas de complicações e falhas terapêuticas quando comparada à ligadura da esfenopalatina.

Lessa MM, Barreto CC. Epistaxe. In: Piltcher OB, Costa SS, Maahs GS, Kuhl G (Org.). Rotinas em otorrinolaringologia. Porto Alegre: Artmed; 2015. v. 1. p. 198-206.

318) Em relação à Dacriocistorrinostomia (DCR) endoscópica, é CORRETO afirmar que:
a. Apresenta melhores resultados na obstrução anatômica da via lacrimal, principalmente na região do ducto nasolacrimal.
b. Apresenta taxas de sucesso bem inferiores à via externa.
c. Não permite o tratamento combinado de patologias nasossinusais.
d. Apresenta a desvantagem de deixar uma cicatriz externa, quando comparada à via externa.

Comentários

A DCR endoscópica apresenta melhores resultados na obstrução anatômica da via lacrimal, principalmente na região do ducto nasolacrimal, com taxas de sucesso semelhantes à via externa. Permite o tratamento de possíveis patologias nasossinusais associadas e tem a vantagem de não deixar cicatrizes externas.

Wormald PJ. Dacriocistorrinostomia endoscópica com uso de intrumentos monitorizados. In: Wormald P-J. Cirurgia endoscópica nasossinusal: anatomia, reconstrução tridimensional e técnica cirúrgica. 4. ed. Rio de Janeiro, Thieme Revinter Publicações; 2018. p. 161-76.

Respostas
316) b; 317) b; 318) a

319) Com relação às indicações para descompressão orbitária na Doença Ocular Tireoidiana (DOT), é correto afirmar que:
 a. Suas principais indicações são neuropatia óptica compressiva, ceratopatia de exposição e subluxação do globo ocular.
 b. A proptose desfigurante também é uma indicação por razões estéticas.
 c. Quando a indicação da descompressão orbitária ocorre em função da neuropatia óptica compressiva, a descompressão até o ápice orbitário deve ser realizada.
 d. Todas acima.

Comentários

A DOT, também conhecida como orbitopatia de Graves, é uma orbitopatia inflamatória autoimune, associada, na maioria das vezes, à doença de Graves. A descompressão orbitária está indicada principalmente nos casos de neuropatia óptica compressiva, ceratopatia de exposição, subluxação do globo ocular e proptose desfigurante.

Barreto CC, Carvalho PMF, Sardinha M, Lessa MM. Tratamento cirúrgico da doença ocular tireoidiana. In: Lessa MM, Pinna FR, Abrahão M, Caldas Neto SS (Orgs.). PRO-ORL: Programa de atualização em Otorrinolaringologia: Ciclo 8. Porto Alegre: Artmed Panamericana, 2014. v. 4. p. 133-63.

320) Sobre as complicações da cirurgia endoscópica nasossinusal para descompressão orbitária, é correto afirmar que:
 a. Rinossinusite e mucocele maxilar e frontal podem ser complicações do procedimento.
 b. Fístula liquórica e redução da acuidade visual são as complicações mais comuns.
 c. A diplopia é a complicação menos frequente e ocorre em pacientes em que a periórbita foi mais preservada.
 d. Não há relatos de epífora como complicação pós-operatória.

Comentários

Rinossinusite e mucocele frontal ou maxilar são possíveis complicações da cirurgia endoscópica nasossinusal para descompressão orbitária, mas podem ser evitadas se for feita antrostomia maxilar ampla e com a limitação da manipulação próxima ao recesso do frontal. A diplopia é a complicação mais frequente, variando de 15 a 63%, a depender do estudo. Outras complicações mais raras são epífora e fístula liquórica.

Barreto CC, Carvalho PMF, Sardinha M, Lessa MM. Tratamento cirúrgico da doença ocular tireoidiana. In: Lessa MM, Pinna FR, Abrahão M, Caldas Neto SS (Orgs.). PRO-ORL: Programa de atualização em Otorrinolaringologia: Ciclo 8. Porto Alegre: Artmed Panamericana, 2014. v. 4. p. 133-63.

321) Paciente MSN, 38 anos, previamente hígido, iniciou quadro de asma de difícil controle há 2 anos, evoluindo com episódios de escarro sanguinolento, pneumonias e rinossinusites agudas de repetição. Há cerca de 6 meses, relata que os sintomas nasossinusais de rinorreia, gotejamento posterior, pressão em face e hiposmia são constantes. Apresenta, desde o último mês, hipoestesia persistente em membro superior e púrpura palpável com petéquias em membros inferiores.
 Diante do cenário clínico acima, qual sua principal hipótese diagnóstica?
 a. Síndrome de Kartagener.
 b. Doença respiratória exacerbada pela aspirina.
 c. Granulomatose eosinofílica com poliangeíte.
 d. Síndrome de Woakes.

Comentários

Estamos diante de um clássico quadro de Granulomatose Eosinofílica com Poliangeíte (GEPA), antiga Síndrome de Churg-Strauss. Asma tardia de difícil controle, sintomas nasossinusais, neuropatia periférica e manifestações cutâneas clássicas de vasculite de pequenos vasos.

Groh M, Pagnoux C, Baldini C, Bel E, Bottero P, Cottin V *et al.* Eosinophilic granulomatosis with polyangiitis (Churg–Strauss) (EGPA) Consensus Task Force recommendations for evaluation and management. European Journal of Internal Medicine 2015 Set;26(7):545-53.
Patrocinio LG, Patrocinio TG, Patrocinio JA, Maniglia JV. Granulomatoses nasais. In: Pignatari S, Anselmo-Lima W. Tratado de otorrinolaringologia. 3. ed. Rio de Janeiro: Elsevier; 2017.
Wechsler ME, Akuthota P, Jayne D, Khoury P, Klion A, Langford CA et al. Mepolizumab or placebo for eosinophilic granulomatosis with polyangiitis. N Engl J Med. 2017 May 18;376(20):1921-32.

Respostas
319) d; 320) a; 321) c

322) Na investigação diagnóstica do caso acima, é comum encontrar:
   a. ANCA-C positivo.
   b. Hemograma com eosinofilia (> 10%).
   c. Radiografia de tórax com derrame pleural.
   d. Nasofibroscopia sem evidência de rinossinusite.

Comentários

Na GEPA é comum encontrar ANCA-P positivo. Há aumento significativo dos eosinófilos periféricos e o hemograma costuma apresentar valores maiores que 10%. Os achados comuns na radiografia de tórax são granulomas e infiltrações. Nasofibroscopia apresenta sinais de rinossinusite crônica e, frequentemente, polipose.

Groh M, Pagnoux C, Baldini C, Bel E, Bottero P, Cottin V et al. Eosinophilic granulomatosis with polyangiitis (Churg–Strauss) (EGPA) Consensus Task Force recommendations for evaluation and management. European Journal of Internal Medicine 2015 Set;26(7):545-53.
Patrocinio LG, Patrocinio TG, Patrocinio JA, Maniglia JV. Granulomatoses nasais. In: Pignatari S, Anselmo-Lima W. Tratado de otorrinolaringologia. 3. ed. Rio de Janeiro: Elsevier; 2017.
Wechsler ME, Akuthota P, Jayne D, Khoury P, Klion A, Langford CA et al. Mepolizumab or placebo for eosinophilic granulomatosis with polyangiitis. N Engl J Med. 2017 May 18;376(20):1921-32.

323) O manejo inicial de pacientes com granulomatose eosinofílica com poliangeíte é feito com o uso de:
   a. Anti-inflamatórios não hormonais por 3 meses.
   b. Corticoides endovenosos por 3 dias e orais na sequência.
   c. Anti-histamínicos por 3 meses.
   d. Antibióticos orais por longos períodos.

Comentários

Os pacientes costumam responder bem ao tratamento com corticosteroides, sendo iniciada a dose de ataque por via endovenosa e de manutenção por via oral. Se os corticosteroides não puderem ser reduzidos gradualmente para ≤ 10 mg/dia de prednisolona, pode-se lançar mão de metrotexato ou azatioprina. Ainda uma realidade distante em muitos centros, o imunobiológico mepolizumb pode ser considerado em pacientes com doença mais resistente.

Groh M, Pagnoux C, Baldini C, Bel E, Bottero P, Cottin V *et al.* Eosinophilic granulomatosis with polyangiitis (Churg–Strauss) (EGPA) Consensus Task Force recommendations for evaluation and management. European Journal of Internal Medicine 2015 Set;26(7):545-53.
Patrocinio LG, Patrocinio TG, Patrocinio JA, Maniglia JV. Granulomatoses nasais. In: Pignatari S, Anselmo-Lima W. Tratado de otorrinolaringologia. 3.ed. Rio de Janeiro: Elsevier; 2017.
Wechsler ME, Akuthota P, Jayne D, Khoury P, Klion A, Langford CA *et al.* Mepolizumab or placebo for eosinophilic granulomatosis with polyangiitis. N Engl J Med. 2017 May 18;376(20):1921-32.

324) Paciente 36 anos, ciclista sempre muito ativo, percebeu diminuição da disposição, fadiga precoce, febre intermitente e perda de peso há cerca de 6 meses. Desde então apresenta rinorreia purulenta, eventualmente sanguinolenta, formação de crostas no septo nasal anterior e tosse. Fez vários ciclos de antibiótico prescritos pelo seu médico ortomolecular para tratar a sinusite, mas sem resposta satisfatória. Único período de acalmia veio após um ciclo de corticoide oral. Em seu consultório você identificou uma perfuração no septo nasal ampla incluindo, principalmente, a região do vômer, discreto selamento do dorso nasal, aumento da pressão arterial e edema difuso com sinal de cacifo. Diante do cenário clínico acima, qual sua principal hipótese diagnóstica?
   a. Linfoma de células NK.
   b. Rinosporidiose.
   c. Rinoscleroma.
   d. Granulomatose com poliangeíte.

Comentários

História clínica muito característica de Granulomatose com Poliangeíte (GPA), antiga Síndrome de Wegener. Paciente com sintomas constitucionais prodrômicos, sintomas em tratos respiratórios alto e baixo e disfunção renal. Chama ainda atenção a perfuração nasal com selamento com acometimento posterior sugerindo reabsorção óssea.

Patrocinio LC, Patrocinio TG, Patrocinio JA, Maniglia JV. Granulomatoses nasais. In: Pignatari S, Anselmo-Lima W. Tratado de otorrinolaringologia. 3. ed. Rio de Janeiro: Elsevier; 2017.
Yates M, Watts RA, Bajema IM, Cid MC, Crestani B, Hauser T et al. EULAR/ERA-EDTA recommendations for the management of ANCA-associated vasculitis. Ann Rheum Dis [Internet]. 2016 June 23;75(9):1583-94.

Respostas
322) b; 323) b; 324) d

325) Na investigação diagnóstica do quadro acima, espera-se encontrar:
a. Exame de urina com leucocitúria.
b. ANCA-C com titulação elevada.
c. TC de tórax com atelectasia.
d. Audiometria com perda neurossensorial severa.

Comentários

O exame de urina costuma apresentar hematúria e proteinúria devido a lesão renal. O marcador laboratorial mais relacionado com GPA é o ANCA-C. Na tomografia de tórax são encontrados nódulos pulmonares e infiltrados. Alteração audiométrica mais frequente é do tipo condutiva devido a disfunção da tuba auditiva e otites serosas.

Patrocinio LG, Patrocinio TG, Patrocinio JA, Maniglia JV. Granulomatoses nasais. In: Pignatari S, Anselmo-Lima W. Tratado de otorrinolaringologia. 3. ed. Rio de Janeiro: Elsevier; 2017.
Yates M, Watts RA, Bajema IM, Cid MC, Crestani B, Hauser T et al. EULAR/ERA-EDTA recommendations for the management of ANCA-associated vasculitis. Ann Rheum Dis [Internet]. 2016 June 23;75(9):1583-94.

326) O exame de tomografia computadorizada é de grande valor no diagnóstico e acompanhamento dos pacientes com fibrose cística. Seu achado tomográfico mais comumente encontrado nesses pacientes é:
a. Pseudomucocele dos seios maxilares.
b. Pneumatização dos processos clinoides anteriores.
c. Deiscência do nervo ótico no seio esfenoide.
d. Erosão focal da lâmina papirácea.

Comentários

A pseudomucocele é uma alteração bastante característica da fibrose cística, pode acontecer em todas as faixas etárias, especialmente em crianças, e é descrita como um remodelamento e afinamento da parede óssea lateral da cavidade nasal com uma projeção medial da mesma. É visto um velamento com densidades de atenuações diferentes (hiperdensidade no centro com halo de hipodensidade ao redor).

Tamashiro E, Ortiz E, Sakano E, Sampaio MH, Oliveira SB. Rinossinusite crônica e doenças sistêmicas. In: Pignatari S, Anselmo-Lima W. Tratado de otorrinolaringologia. 3. ed. Rio de Janeiro: Elsevier; 2017.

327) O papiloma invertido é uma lesão de caráter benigno que pode acometer a cavidade nasal e os seios paranasais com potencial de malignização em uma pequena porcentagem de casos. Em relação ao seu tratamento, é correto afirmar:
a. O tratamento pode ser tanto clínico quanto cirúrgico.
b. A ressecção do periósteo no local de inserção reduz a chance de recidiva.
c. Estadiamento de Krouse não influencia na agressividade da cirurgia.
d. Lesão com invasão da órbita deve ser abordada com exenteração orbital concomitante.

Comentários

O tratamento do papiloma invertido é sempre cirúrgico. Existe uma relação direta de proporcionalidade entre o estadiamento de Krouse e o risco de recidiva e malignização dos papilomas invertidos. A cirurgia em pacientes com lesões Krouse III ou IV demanda uma abordagem mais agressiva e extensa, especialmente nos sítios de inserção da lesão. As lesões com invasão de órbita podem ter manejo conservador do conteúdo orbitário, desde que a lesão preserva a periórbita e não apresente áreas de adesão ou inserção na mesma.

Granato L, Telles Junior J. Papiloma nasossinusal. In: Pignatari S, Anselmo-Lima W. Tratado de otorrinolaringologia. 3. ed. Rio de Janeiro: Elsevier; 2017.

Respostas
325) b; 326) a; 327) b

328) A rinossinusite fúngica invasiva aguda (RSFIA) é uma doença com alta taxa de letalidade que acomete predominantemente pacientes imunocomprometidos. O diagnóstico e a abordagem precoces são peças fundamentais na tentativa de cura do paciente. Sobre o diagnóstico da rinossinusite fúngica invasiva aguda é correto afirmar que:
a. A tomografia computadorizada fornece poucos subsídios para o diagnóstico.
b. O "sinal do corneto negro", na tomografia computadorizada, confirma o diagnóstico.
c. A galactomanana está presente em infecções por *Aspergillus* e *Zygomicetos*.
d. O exame anatomopatológico com a pesquisa de fungos no estroma é que estabelece o diagnóstico definitivo.

Comentários

A tomografia computadorizada fornece informações que elevam a suspeição diagnóstica. Existem, inclusive, modelos bastante acurados de avaliação tomográfica com fins diagnósticos. O sinal do corneto negro está presente na ressonância magnética e apenas aumenta a suspeição. A galactomana está presente apenas em infecções por *Aspergillus*, mas falsos positivos podem ocorrer com o uso de antibióticos (piperacilina/tazobactama e outros β-lactâmicos) e nos casos de reação cruzada com outros fungos de parede celular semelhante ao *Aspergillus*, como o *Histoplasma capsulatum*.

Granato L, Telles Junior J. Papiloma nasossinusal. In: Pignatari S, Anselmo-Lima W. Tratado de otorrinolaringologia. 3. ed. Rio de Janeiro: Elsevier; 2017.
Middlebrooks EH, Frost CJ, De Jesus RO, Massini TC, Schmalfuss IM, Mancuso AA. Acute invasive fungal rhinosinusitis: a comprehensive update of CT findings and design of an effective diagnostic imaging model. AJNR Am J Neuroradiol [Internet]. 2015 Apr 16;36(8):1529-35.

329) Sobre a abordagem cirúrgica do seio frontal pela técnica do Lothrop modificado *outside-in* ou Draf 3 *outside-in*, pode-se afirmar que:
a. O limite posterior do broqueamento do *frontal beak* é a artéria etmoidal anterior.
b. Confere maior segurança em doenças que ocupem e remodelem o recesso do frontal.
c. Utilizam-se brocas cortantes, mantendo o mais amplo e com máximo de osso desnudo.
d. Tem a vantagem de preservar o septo intacto, sem necessidade de janela septal.

Comentários

O limite posterior do broqueamento do *frontal beak* é a primeira fibra do nervo olfatório, que é encontrada após confecção de uma incisão em "U" invertido no teto da cavidade e o descolamento posterior até a mesma. São utilizadas brocas diamantadas em razão do menor risco de lesão da pele e estruturas nobres em dissecções mais agressivas e evitam-se ao máximo áreas extensas de osso desnudo. Nas cirurgias de seio frontal com ressecção do frontal beak como Lothrop Modificado ou Draf 3, quer seja pela técnica *Inside-out* ou *Outside-in*, sempre é removida uma janela septal.

Macoto E, Santos MCJ. Cirurgia endoscópica do seio frontal. In: Pignatari S, Anselmo-Lima W. Tratado de otorrinolaringologia. 3. ed. Rio de Janeiro: Elsevier; 2017.

330) Sobre os acessos endoscópicos endonasais aos tumores de região selar, qual opção é a mais correta?
a. A confecção de retalho nasosseptal é realizada apenas em falhas extensas da base do crânio.
b. O acesso endoscópico pode ser realizado por uma combinação das vias transnasal, transetmoidal ou transeptal.
c. O retalho nasosseptal de Haddad é irrigado pela artéria etmoidal anterior.
d. A ressecção de septações ósseas intraesfenoidais é feita, preferencialmente, com brocas cortantes.

Comentários

O retalho nasosseptal é utilizado na reconstrução de falhas de tamanhos variados. Caso ocorra fístula liquórica intraoperatória, independente do tamanho da falha, o retalho nasosseptal ganha especial importância. O mesmo é irrigado pela artéria septal posterior e seus ramos. No interior do seio esfenoide evita-se o uso de brocas cortantes em razão do risco aumentado de lesão à distância por fragmentos ósseos, traços de fratura ou mesmo contato direto da broca com estruturas neurovasculares.

Stamm AC, Abucham J, Balsalobre L, Vellutini E. Tumores de hipófise e acesso endoscópico às regiões selar e parasselar. In: Pignatari S, Anselmo-Lima W. Tratado de otorrinolaringologia. 3. ed. Rio de Janeiro: Elsevier; 2017.

Respostas
328) d; 329) b; 330) b

331) Paciente, 53 anos, diabético controlado, com queixa de dor em região maxilar direita e descarga nasal posterior, foi submetido à sinusectomia maxilar endonasal, na qual foi identificado material denso enegrecido dentro do seio maxilar e enviado para exame anatomopatológico descrito abaixo: Material composto por denso emaranhado de hifas fúngicas sem invasão do epitélio pseudoestratificado ciliado e/ou granuloma.
Com base nestes dados, qual o diagnóstico deste paciente?
a. Rinossinusite fúngica alérgica.
b. Bola fúngica.
c. Rinossinusite fúngica invasiva aguda.
d. Rinossinusite fúngica invasiva crônica.

Comentários

A sintomatologia da bola fúngica é inespecífica, podendo ser semelhante a outras rinossinusites com descarga retrofaríngea e dor maxilar. O diagnóstico só pode ser concluído após o procedimento cirúrgico, cujo acho macroscópico é uma massa ou pasta acinzentada/enegrecida dentro do seio e o anatomopatológico mostra hifas sem invasão mucosa e nem granulomas.

Deutsch PG, Whittaker J, Prasad S. Invasive and non-invasive fungal rhinosinusitis — A review and update of the evidence. Medicina (Kaunas). 2019 June 28;55(7):319.

332) O diagnóstico de rinossinusite fúngica invasiva aguda é confirmado através de:
a. Tomografia computadorizada e ressonância magnética de seios paranasais.
b. Endoscopia nasossinusal.
c. Anatomopatológico da mucosa nasossinusal com invasão da mucosa, submucosa, vascular e/ou óssea pelo fungo.
d. Cultura de muco ou mucosa para fungo.

Comentários

A rinossinusite fúngica invasiva aguda é caracterizada pela invasão do fungo na mucosa, submucosa, vasos sanguíneos ou ossos dos seios paranasais observada pelo exame anatomopatológico. A tomografia e a ressonância não apresentam alterações patognomônicas, apesar de poderem mostrar erosão óssea. A endoscopia nasal mostra alterações de mucosa que sugerem fortemente, porém, não concluem o diagnóstico. A cultura especifica o fungo, mas não mostra a invasão.

EPOS 2020- Rhinology. 2020 Feb 20;58(Suppl S29):1-464.
Deutsch PG, Whittaker J, Prasad S. Invasive and non-invasive fungal rhinosinusitis — A review and update of the evidence. Medicina (Kaunas). 2019 June 28;55(7):319.

333) Os fungos mais frequentes na rinossinusite fúngica invasiva são:
a. *Aspergillus* sp. *Zygomicetos* (*Mucor*, *Rhizopus*, *Rhizomucor*), *Fusarium* sp.
b. *Candida albicans*, *Aspergillus* sp. e *Fusarium* sp.
c. *Mucor*, *Rhizopus*, *Candida albicans* e *Aspergillus* sp.
d. *Fusarium*, *Zygomicetos* e *Candida albicans*.

Comentários

Os patógenos mais comuns na rinossinusite fúngica invasiva aguda *são os Zygomycetos* (*Rhizopus*, *Mucor*, *Rhizomucor*), e os *Aspergillus* e *Fusarium*.

Anselmo-Lima WT, Lopes RP, Valera FC, Demarco RC. Invasive fungal rhinosinusitis in immunocompromised patients. Rhinology. 2004;42(3):141-4.
EPOS 2020 - Rhinology. 2020 Feb 20;58(Suppl S29):1-464.

Respostas
331) b; 332) c; 333) a

334) A rinossinusite fúngica invasiva aguda, na sua fase inicial, acomete, predominantemente:
   a. Cabeça das conchas médias e inferiores e septo anterior.
   b. Cauda de concha inferior.
   c. Seios maxilar e etmoidal.
   d. Parede lateral e meato médio nasal.

Comentários

A concha média é classicamente a primeira estrutura envolvida pela rinossinusite fúngica invasiva seguida de septo anterior e cabeça da concha inferior, pois, teoricamente, seriam locais de maior contato com fluxo aéreo e contágio pelo fungos transportados pelo ar.

Deutsch PG, Whittaker J, Prasad S. Invasive and non-invasive fungal rhinosinusitis — A review and update of the evidence. Medicina (Kaunas). 2019 June 28;55(7):319.
EPOS 2020- Rhinology. 2020 Feb 20;58(Suppl S29):1-464.
Silveira MLC, Anselmo-Lima WT, Faria FM, Queiroz DLC, Nogueira RL, Leite MGJ et al. Impact of early detection of acute invasive fungal rhinosinusitis in immunocompromised patients. BMC Infect Dis. 2019 Apr 5;19(1):310.

335) Dentre os 10 sinais de alerta para desconfiar que o paciente pode apresentar uma imunossupressão primária, quais são os sinais relacionados com doenças nasossinusais?
   a. Duas ou mais rinossinusites graves em 1 ano; uso de antibióticos durante 2 ou mais meses com pouco efeito; necessidade de uso de antibióticos endovenosos para resolver a infecção.
   b. Rinossinusite recorrente e uso de antibiótico endovenoso.
   c. Rinossinusite aguda bacteriana mensal.
   d. Uso de antibiótico por mais de 1 mês e rinossinusite recorrente bacteriana.

Comentários

De acordo com a Fundação Jeffrey Modell, possível diagnóstico de imunodeficiência primária se o indivíduo apresentar dois ou mais dos 10 sinais de alerta. Os três sinais de alerta que envolvem a rinologia são: duas ou mais rinossinusites graves em 1 ano; uso de antibióticos durante 2 ou mais meses com pouco efeito; necessidade de uso de antibióticos endovenosos para resolver a infecção.

http://downloads.info4pi.org/pdfs/JMF_10Signs_Generic_082421_v2.pdf

336) Paciente em pós-operatório de ressecção endoscópica transesfenoidal de macroadenoma hipofisário evoluiu com poliúria e hipernatremia. Estamos diante de qual complicação?
   a) Fístula liquórica.
   b) Diabetes *insipidus*.
   c) Síndrome da secreção inapropriada do hormônio antidiurético.
   d) Síndrome do choque tóxico.

Comentários

O diabetes *insipidus* transitório no pós-operatório das cirurgias hipofisárias é a complicação endocrinológica mais frequente (4-20%). A diminuição do hormônio antidiurético pela manipulação cirúrgica leva ao sintoma de poliúria e, consequentemente, à hipernatremia.

Stamm AC, Abucham J, Balsalobre L, E Vellutini. Tumores de hipófise e acesso endoscópico às regiões selar e parasselar. In: Tratado de otorrinolaringologia. 3. ed. Rio de Janeiro: Elsevier; 2018. p. 2784-815.

Respostas
334) a; 335) a; 336) b

337) Sobre os testes alérgicos para detecção de IgE específica, é correto afirmar:
   a. Quando positivos, confirmam o diagnóstico de rinite alérgica.
   b. O teste cutâneo intradérmico tem menor probabilidade de reação adversa grave quando comparado ao teste epicutâneo (*Prick-test*).
   c. A determinação sérica de IgE específica é influenciada pelo uso de medicações sistêmicas como os anti-histamínicos.
   d. Os testes cutâneos têm sensibilidade e especificidade semelhante à determinação sérica de IgE específica.

Comentários

Os testes alérgicos utilizados para detecção de IgE específica, quando positivos, confirmam a sensibilização do paciente a determinado alérgeno. Porém, para a confirmação de que este é a causa da doença, é preciso haver a correlação entre a manifestação clínica e a exposição a este alérgeno. O teste cutâneo intradérmico tem maior probabilidade de reação adversa grave quando comparado ao teste epicutâneo (*Prick-test*) e ambos são influenciados por medicações de uso sistêmico e por doenças cutâneas. Diferente da determinação sérica de IgE específica em que, apesar do seu maior custo, não há necessidade de suspender o uso de medicações sistêmicas e não há risco de reação adversa grave.

Junior JFM, Mion O, Salgado DC. Rinites. In: Tratado de otorrinolaringologia. 3. ed. Rio de Janeiro: Elsevier; 2018. p. 2212-40.
Sakano E, Sarinho ES, Cruz AA, Pastorino AC, Tamashiro E, Kuschnir F et al. IV Brazilian Consensus on Rhinitis - an update on allergic rhinitis. Braz J Otorhinolaryngol. 2018;84:3-14.

338) De acordo com a embriologia nasal, podemos afirmar que:
   a. O processo frontonasal é derivado do primeiro arco branquial.
   b. Os placoides nasais são duas elevações de origem ectodérmica que formarão as fossas nasais.
   c. A crista maxiloturbinal dá origem à concha média, superior e suprema bilateralmente.
   d. As cristas etmoidoturbinais dão origem às conchas inferiores.

Comentários

O processo frontonasal é derivado da proliferação de células mesenquimais. A crista maxiloturbinal é única de cada lado, desenvolve-se diretamente do osso maxilar e dá origem às conchas inferiores. Já as cristas etmoidoturbinais são múltiplas (pelo menos 6), derivadas da cápsula cartilaginosa e dão origem às conchas médias, superiores e supremas.

Leite MGJ, Lessa RM, FCP Valera. Embriologia nasal e sinusal. In: Tratado de otorrinolaringologia. 3.ed. Rio de Janeiro: Elsevier; 2018. p. 1878-95.

339) Sobre o papiloma invertido, é correto afirmar:
   a. É o tumor benigno mais comum da região nasossinusal.
   b. Seu local de origem mais comum é no seio maxilar.
   c. Não há risco de malignização.
   d. A área de hiperostose focal, quando presente, sugere seu sítio de implantação.

Comentários

O tumor benigno nasossinusal mais comum é o osteoma. O local de origem mais comum do papiloma invertido é na parede lateral do nariz. No local de sua inserção pode haver uma área de hiperostose focal que deve ser identificada e removida durante o procedimento cirúrgico de exérese da lesão. De acordo com a literatura, há risco de malignização do tumor em torno de 10 a 15%.

Granato L, Filho JT. Papiloma nasossinusal. In: Tratado de otorrinolaringologia. 3. ed. Rio de Janeiro: Elsevier; 2018. p. 2513-30.

Respostas
337) d; 338) b; 339) d

340) Paciente de 43 anos, sexo feminino, obesa e com diagnóstico de fístula liquórica nasal espontânea. Qual comorbidade deve ser investigada?
a. Fibrose cística.
b. Hipertensão intracraniana idiopática.
c. Rinossinusite crônica.
d. Adenoma hipofisário.

Comentários

As fístulas liquóricas nasais espontâneas frequentemente estão relacionadas com o quadro de hipertensão intracraniana idiopática. Esta, por sua vez, é mais frequente em pacientes obesos, de meia-idade e do sexo feminino, como no caso apresentado.

Guimarães RES, Becker HMG, Becker CG. Fístulas liquóricas nasais. In: Tratado de otorrinolaringologia. 3. ed. Rio de Janeiro: Elsevier; 2018. p. 2615-32.

341) O sinal de Furstenberg está positivo em qual malformação nasossinusal?
a. Glioma.
b. Cisto dermoide.
c. Atresia de coana.
d. Meningoencefalocele.

Comentários

Meningoencefalocele é a protrusão do conteúdo craniano além dos limites normais do crânio. Por haver comunicação com o sistema nervoso central, ao realizar a manobra de Valsalva ou ao comprimir a veia jugular ao nível cervical, observa-se aumento do volume da lesão (sinal de Furstenberg) pela endoscopia nasal.

Balsalobre L, Pignatari S, Stamm AC, Cedin AC, Leal APB. Malformações congênitas nasais. In: Tratado de otorrinolaringologia. 3. ed. Rio de Janeiro: Elsevier; 2018. p. 2140-80.

342) Paciente com história de transplante de medula óssea com neutropenia grave apresenta quadro de rinorreia purulenta, obstrução nasal e dor facial sem melhora com antibioticoterapia de amplo espectro. Neste caso, qual o primeiro exame a ser realizado?
a. Tomografia computadorizada dos seios paranasais.
b. Ressonância magnética dos seios paranasais.
c. Endoscopia nasal.
d. Cultura de meato médio.

Comentários

Devido ao quadro de imunossupressão associada aos sintomas nasais persistentes, o diagnóstico de rinossinusite fúngica invasiva aguda deve ser suspeitado. Os achados mais precoces são encontrados na endoscopia nasal, pelas alterações da coloração da mucosa nasal, ulcerações, granulações e crostas enegrecidas. Quando encontradas, deve-se proceder com a biópsia nasal para confirmação diagnóstica. Os exames de imagem podem não estar alterados nas fases mais iniciais do quadro. Porém, ao longo da investigação, são utilizados para programação cirúrgica e avaliação de possíveis extensões para áreas adjacentes.

Araujo E, Myake MM, Migliavacca RO. Rinossinusite fúngica. In: Tratado de otorrinolaringologia. 3. ed. Rio de Janeiro: Elsevier; 2018. p. 2335-67.

Respostas
340) b; 341) d; 342) c

343) A imagem abaixo de uma tomografia computadorizada de seios paranasais corte coronal, sugere qual diagnóstico?

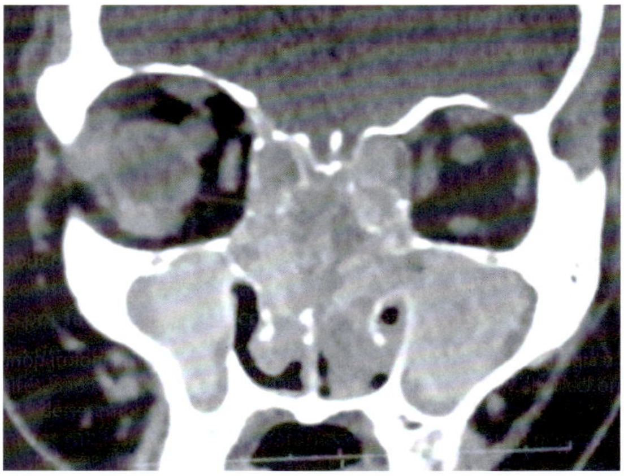

a. Rinossinusite crônica sem pólipos nasais.
b. Rinossinusite aguda.
c. Rinossinusite fúngica alérgica.
d. Rinossinusite aguda com complicação orbitária.

Comentários

Na rinossinusite fúngica alérgica, a tomografia computadorizada geralmente mostra acometimento de múltiplos seios paranasais com áreas de hiperatenuação heterogêneas, mucoceles e lesões expansivas que geram erosões ósseas por compressão. O seio etmoidal é o mais comprometido e a órbita e a fossa craniana anterior os espaços adjacentes mais atingidos.

Araujo E, Myake MM, Migliavacca RO. Rinossinusite fúngica. In: Tratado de otorrinolaringologia. 3. ed. Rio de Janeiro: Elsevier; 2018. p. 2335-67.

344) Na cirurgia de dacriocistorrinostomia, qual o principal parâmetro anatômico para a localização do saco lacrimal?
a. Célula de *agger nasi*.
b. Processo uncinado.
c. Processo frontal da maxila.
d. Inserção da porção vertical da concha média.

Comentários

O saco lacrimal consiste em uma dilatação sacular membranosa, situada verticalmente na fossa lacrimal (porção mais anterior da parede medial da órbita). Na cirurgia de dacriocistorrinostomia, o principal parâmetro anatômico para a localização do saco lacrimal é a borda posterior do processo frontal da maxila (linha maxilar) que se estende inferiormente, desde a concha inferior, até superiormente, próxima à inserção da concha média.

Almeida WLC, Leite MF, Betelli R. Dacriocistorrinostomia. In: Tratado de otorrinolaringologia. 3. ed. Rio de Janeiro: Elsevier; 2018. p. 2730-56.

Respostas
343) c; 344) c

345) Paciente de 43 anos com queixa de rinorrea, facialgia e hiposmia há 1 ano. Na endoscopia nasal apresenta pólipos em meato médio, bilateralmente, e no exame de tomografia computadorizada observa-se pansinusopatia. Refere diagnóstico recente de asma e apresenta melhora significativa dos sintomas respiratórios quando faz uso de corticosteroides sistêmicos. De acordo com o quadro clínico apresentado, qual o provável fenótipo da rinossinusite crônica?

a. Rinossinusite crônica eosinofílica.
b. Rinossinusite crônica não eosinofílica.
c. Doença atópica do compartimento central.
d. Rinossinusite crônica mediada por IgE.

Comentários

A rinossinusite crônica eosinofílica é uma condição inflamatória causada por resposta TH2 e mediada por eosinófilos. O início da doença geralmente é tardio (entre 30 e 50 anos) e coincide com o aparecimento da asma. O acometimento da doença é pansinusal com pólipos em meato médio e presença de mucina eosinofílica espessa. Apresentam, comumente, eosinofilia sérica e tecidual (> 100 eosinófilos/hpf). E estes pacientes costumam ter boa resposta com tratamento com corticosteroides.

Grayson JW, Cavada M, Harvey RJ. Clinically relevant phenotypes in chronic rhinosinusitis. J Otolaryngol Head Neck Surg. 2019 May 29;48(1):23.

346) Paciente do sexo masculino, 45 anos, em uso de dupilumabe por rinossinusite crônica com pólipo nasal associada à asma. Após 6 meses de tratamento, ele refere melhora dos sintomas nasossinusais (SNOT-22 diminuiu de 67 para 52) e do olfato (de anosmia para hiposmia moderada). No entanto, à endoscopia, os pólipos nasais persistiam com o mesmo tamanho.
Neste momento, qual seria a conduta mais apropriada?

a. Troca o tratamento para mepolizumabe.
b. Continua com o tratamento atual.
c. Indica o tratamento cirúrgico.
d. Associa pulso de corticoide sistêmico.

Comentários

De acordo com a Diretriz Brasileira e com o EUFOREA (referências abaixo), o paciente tem dois critérios de melhora, o que suporta a continuidade do tratamento com o biológico.

Anselmo-Lima WT, Tamashiro E, Romano FR et al. Guideline for the use of immunobiologicals in chronic rhinosinusitis with nasal polyps (CRSwNP) in Brazil. Braz J Otorhinolaryngol 2021 Apr 3:S1808-8694(21)00062-8.
Bachert C, Han JK, Wagenmann M *et al.* EUFOREA expert board meeting on uncontrolled severe chronic rhinosinusitis with nasal polyps (CRSwNP) and biologics: Definitions and management. J Allergy Clin Immunol 2021 Jan;147(1):29-36. Epub 2020 Nov 20. Erratum in: J Allergy Clin Immunol 2021 May;147(5):1981-2.

Respostas
345) a; 346) b

347) Paciente do sexo feminino, 34 anos, refere obstrução nasal, hiposmia e rinorreia posterior. Nega outros sintomas nasais ou pulmonares. Já fez uso de corticoide tópico (*spray*), com melhora muito discreta dos sintomas. Você faz endoscopia e há pólipos nasais bilateralmente, Grau III. Diante da persistência dos sintomas, você indica cirurgia endoscópica. Paciente tem hemograma com 150 eosinófilos/mL, e biópsia do pólipo nasal com 5 eosinófilos por campo de maior aumento.
Após a cirurgia, das alternativas abaixo seria a melhor opção terapêutica?
a. Corticoide tópico (lavagem).
b. Biológico.
c. Dessensibilização com aspirina.
d. Antileucotrieno.

Comentários

De acordo com a Diretriz Brasileira e com o EUFOREA (referências abaixo), o paciente não RSCcPN eosinofílica, e, portanto, não teria indicação de biológicos; a mesma lógica segue para a dessensibilização com aspirina. De acordo com o ICAR 2021, o antileucotrieno não tem evidência de benefício para pacientes. Já o corticoide tópico é o medicamento recomendado para o perioperatório, de acordo com o mesmo ICAR 2021.

Anselmo-Lima WT, Tamashiro E, Romano FR et al. Guideline for the use of immunobiologicals in chronic rhinosinusitis with nasal polyps (CRSwNP) in Brazil. Braz J Otorhinolaryngol 2021 Apr 3:S1808-8694(21)00062-8.
Bachert C, Han JK, Wagenmann M *et al.* EUFOREA expert board meeting on uncontrolled severe chronic rhinosinusitis with nasal polyps (CRSwNP) and biologics: definitions and management. J Allergy Clin Immunol 2021 Jan;147(1):29-36. Epub 2020 Nov 20. Erratum in: J Allergy Clin Immunol 2021 May;147(5):1981-2.
Orlandi RR, Kingdom TT, Smith TL *et al.* International consensus statement on allergy and rhinology: rhinosinusitis 2021. Int Forum Allergy Rhinol 2021 Mar;11(3):213-739.

348) Paciente de 6 anos, do sexo masculino, com trombastenia de Glanzmann, dá entrada no pronto-socorro com sangramento nasal de grande volume pela fossa nasal esquerda, após ter coçado o nariz. Pais referem que a criança tem rinite e os sintomas estavam descompensados nos últimos dias.
Qual o provável local do sangramento desse paciente?
a. Plexo de Woodruff.
b. Artéria etmoidal anterior.
c. Ponto S.
d. Plexo de Kiesselbach.

Comentários

A epistaxe anterior (localizada no plexo de Kiesselbach) é a predominante, principalmente nessa faixa etária, e após um microtrauma na região (por causa do prurido nasal). O grande volume da epistaxe deve-se pela doença de base, e não por ser epistaxe posterior.

Loures CN, Castro TC, Luz-Matsumoto GR et al. Systematic endoscopic assessment of bleeding sites in severe epistaxis: the role of the S-point and the superior epistaxis. Rhinology 2020 Oct 1;58(5):477-81.
Tratado de Otorrinolaringologia. 3. ed. Elservier; 2017. c. 68.

349) Paciente do sexo feminino, 66 anos de idade. Dá entrada no pronto atendimento, com sangramento nasal de grande volume, pela fossa nasal direita. Após medidas iniciais de atendimento de urgência, você opta pelo tamponamento nasal. No entanto, mesmo com tamponamento anteroposterior, paciente persiste com sangramento nasal anterior. Você faz endoscopia nasal e vê que o sangramento tem origem no ponto S.
Qual a sua conduta?
a. Indicar embolização da artéria etmoidal anterior.
b. Retamponar com tampão maior.
c. Cauterizar a região acometida em centro cirúrgico.
d. Colocar um hemostasiante (como surgicel) no local.

Comentários

O sangramento do S *point* (ponto S) é um sangramento de grande volume, no geral, de ramos da artéria etmoidal anterior. A conduta mais indicada para o caso é a cauterização elétrica do local, em ambiente cirúrgico.

Loures CN, Castro TC, Luz-Matsumoto GR et al. Systematic endoscopic assessment of bleeding sites in severe epistaxis: the role of the S-point and the superior epistaxis. Rhinology 2020 Oct 1;58(5):477-81.
Tratado de Otorrinolaringologia. 3. ed. Elservier; 2017. c. 68.

Respostas
347) a; 348) d; 349) c

350) Criança do sexo feminino, 3 meses de idade, obstrução nasal à esquerda desde o nascimento. Na endoscopia nasal você observa massa pulsátil ocupando toda a fossa nasal, aparentemente fundida ao septo nasal.
Qual o processo embriológico que não ocorreu nessa criança?
a. Reabsorção da cápsula cartilaginosa.
b. Fusão das cristas etmoidoturbinais.
c. Rompimento da membrana bucofaríngea.
d. Fusão do forame cécum com o frontículo nasal.

Comentários

A malformação observada é uma meningocele/meningoencefalocele, resultado de falha no processo de fusão do forame cécum com o frontículo nasal. A cápsula cartilaginosa não é reabsorvida durante o desenvolvimento embiológico. A fusão das cristas etmoidoturbinais e o rompimento da membrana bucofaríngea são fases embrionárias para a formação das conchas nasais e da coana, respectivamente.

Tratado de otorrinolaringologia. 3. ed. Elservier; 2017. c. 48.

351) Paciente do sexo feminino, 23 anos de idade. Entra no pronto atendimento, com sintomas de febre, rinorreia anterior e posterior de aspecto purulento de moderada quantidade, congestão nasal e cefaleia há 4 dias. Mas refere piora acentuada da cefaleia, que agora tornou-se insuportável, além da piora considerável da febre (agora chegando facilmente a 39ºC). Refere, ainda, algum grau de letargia, e os parentes referem alteração do comportamento.
Qual exame essencial para essa fase diagnóstica?
a. Endoscopia nasal.
b. Punção liquórica.
c. Tomografia de crânio com contraste.
d. Tomografia dos seios da face sem contraste.

Comentários

A pessoa possui sintomas de rinossinusite aguda, com complicação intracraniana. Dentre elas, a complicação mais frequente é o abscesso intracraniano, que é corroborado pelos sintomas de letargia e alteração do comportamento. O exame de escolha para descartar esse diagnóstico é a tomografia de crânio com contraste.

Fokkens WJ, Lund VJ, Hopkins C et al. European position paper on rhinosinusitis and nasal polyps 2020. Rhinology 2020 Feb 20;58(Suppl S29):1-464.
Orlandi RR, Kingdom TT, Smith TL et al. International consensus statement on allergy and rhinology: rhinosinusitis 2021. Int Forum Allergy Rhinol 2021 Mar;11(3):213-739.
Tratado de otorrinolaringologia. 3. ed. Elservier; 2017. c. 62.

Respostas
350) d; 351) c

352) Paciente de 42 anos de idade, do sexo feminino. Refere rinorreia hialina à esquerda, que se iniciou durante a gestação, mas que persiste mesmo após nascimento do filho, há 1 ano. Disse que "pinga secreção do nariz" quando abaixa, ou quando faz esforço em especial. Vem com essa tomografia de seios da face, com o achado a seguir:

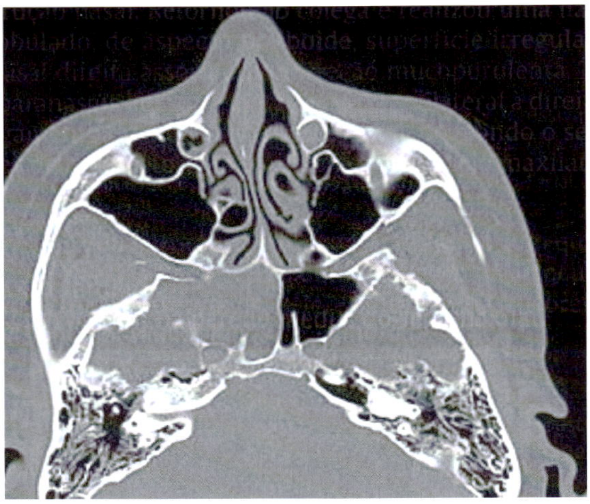

Diante do quadro, qual o provável diagnóstico?

a. Rinossinusite aguda esfenoidal.
b. Fístula liquórica.
c. Bola fúngica.
d. Papiloma invertido.

Comentários

A tomografia evidencia densidade de partes moles em esfenoide à esquerda, com falha em região lateral. Considerando o achado tomográfico e os sintomas, com rinorreia hialina unilateral, com piora aos esforços, o diagnóstico mais provável é o de fístula liquórica.

Tratado de otorrinolaringologia. 3. ed. Elservier; 2017. c. 67.

Respostas
352) b

353) Paciente com 23 anos, sexo feminino. Refere rinorreia purulenta, obstrução nasal e cefaleia há mais de 1 ano, apenas em fossa nasal direita. Ao exame físico, você evidencia pólipos nasais e secreção purulenta em meato médio à direita, mas sem alterações no lado esquerdo.
Seguem exames de tomografia da paciente:

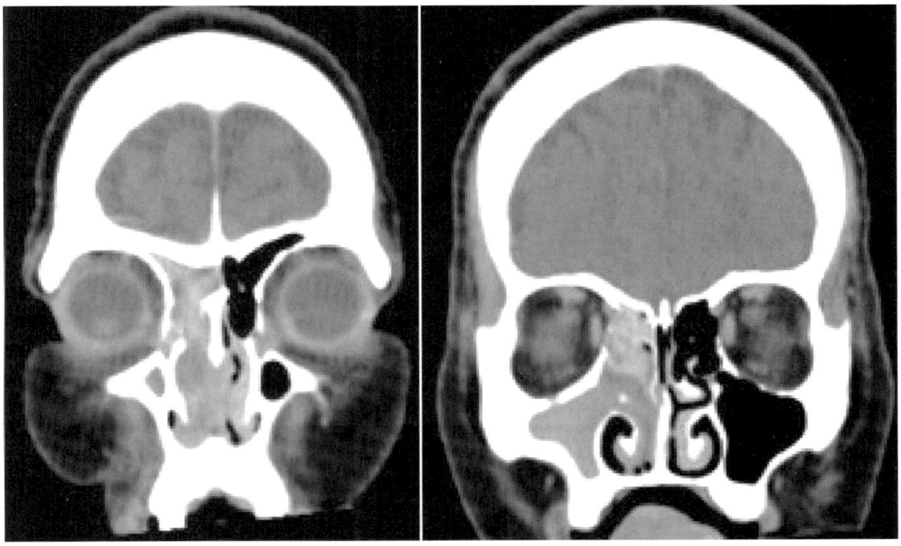

Qual achado de exame adicional você esperaria para o quadro?

a. *Prick* teste positivo para fungos.
b. Pólipo neutrofílico à biópsia nasal.
c. Cultura positiva para *Pseudomonas*.
d. Ressonância com falha em teto do etmoide.

Comentários

A paciente apresenta rinosssinusite crônica com pólipo nasal (RSCcPN) unilateral e tomografia com densidade heterogênea em etmoide. Os achados clínicos são compatíveis com rinossinusite fúngica alérgica, e o *prick* teste positivo para fungos é um critério diagnóstico importante, que corrobora com o quadro clínico.

Fokkens WJ, Lund VJ, Hopkins C et al. European position paper on rhinosinusitis and nasal polyps 2020. Rhinology 2020 Feb 20;58(Suppl S29):1-464.
Orlandi RR, Kingdom TT, Smith TL et al. International consensus statement on allergy and rhinology: rhinosinusitis 2021. Int Forum Allergy Rhinol 2021 Mar;11(3):213-739.
Tratado de otorrinolaringologia. 3. ed. Elservier; 2017. c. 59.

Respostas
353) a

354) Homem, 25 anos. Refere cefaleia e rinorreia posterior há mais de 1 ano. Refere também obstrução nasal, espirros e prurido nasal de longa data. Ao exame físico você evidencia concha média polipoide bilateralmente. A tomografia confirma que a doença localiza-se em etmoide anterior e meato médio, sem acometimento dos demais seios da face. *Prick* teste é positivo para ácaros e baratas e a biópsia do pólipo veio com 50 eosinófilos por maior campo de aumento.
Qual o diagnóstico mais provável?
a. Rinossinusite fúngica alérgica.
b. Pólipo antrocoanal.
c. Doença alérgica do compartimento central.
d. Fibrose cística.

Comentários

A doença alérgica do compartimento central caracteriza-se por rinossinusite eosinofílica bilateral, localizada em região do complexo osteomeatal, e com *prick* teste positivo, e acomete, principalmente, paciente adultos jovens.

Fokkens WJ, Lund VJ, Hopkins C et al. European position paper on rhinosinusitis and nasal polyps 2020. Rhinology 2020 Feb 20;58(Suppl S29):1-464.
Orlandi RR, Kingdom TT, Smith TL et al. International consensus statement on allergy and rhinology: rhinosinusitis 2021. Int Forum Allergy Rhinol 2021 Mar;11(3):213-739.

355) Paciente do sexo feminino, 16 anos de idade, com obstrução nasal, rinorreia anterior e posterior mucopurulenta e dor em pressão, todos à esquerda. Refere, ainda, hiposmia. Apresenta endoscopia com pólipo nasal ocupando toda a cavidade nasal esquerda, sendo visível pela coana do lado direito também.
Apresenta seguinte tomografia dos seios da face.

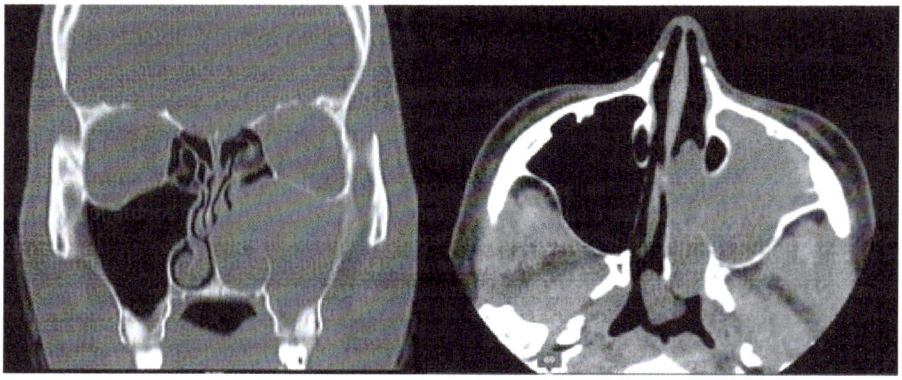

Qual o diagnóstico mais provável?
a. Papiloma invertido.
b. Pólipo antrocoanal.
c. Meningoencefalocele.
d. Nasoangiofibroma.

Comentários

A paciente possui um pólipo unilateral, com localização no seio maxilar, e que sai pelo óstio acessório para ocupar a cavidade nasal em direção à coana. É uma típica tomografia de pólipo antrocoanal. Não há indícios de acometimento com a base do crânio ou da fossa pterigopalatina, descartando os diagnósticos diferenciais.

Orlandi RR, Kingdom TT, Smith TL et al. International consensus statement on allergy and rhinology: rhinosinusitis 2021. Int Forum Allergy Rhinol. 2021 Mar;11(3):213-739.
Tratado de otorrinolaringologia. 3. ed. Elservier; 2017. c. 64.

Respostas
354) c; 355) b

356) O ciclo nasal é uma condição fisiológica das cavidades nasais de congestão e descongestão alternantes, que ocorrem em cada lado do nariz, em média, a cada 3 a 4 horas, resultantes de mudanças do tônus simpático. Qual a condição abaixo abole temporariamente o ciclo nasal?

a. Anestesia tópica.
b. Oclusão nasal.
c. Exercício físico.
d. Decúbito.

Comentários

O ciclo nasal é abolido temporariamente por exercício físico, substâncias vasoativas e hiperventilação. Está ausente em paciente com perfuração septal, rinite atrófica e traqueostomizados. Persiste durante a respiração oral, oclusão nasal e anestesia tópica. A amplitude do ciclo é menor na posição ortostática e maior no decúbito.

Starzewski Junior A, Augusto AGLBS, Campos CAH, Demarco RC, Anselmo-Lima WT. Histologia e fisiologia da mucosa nasossinusal e olfação. In: Pignatari SSN, Anselmo-Lima WT. Tratado de otorrinolaringologia. 3. ed. Rio de Janeiro: Elsevier; 2018. c. 50.

357) Paciente RL, 45 anos, sexo masculino, procedente de São Paulo e natural de Minas Gerais, tabagista, refere obstrução nasal à esquerda associada à rinorreia anterior com laivos de sangue há 4 meses. Endoscopia nasal evidencia lesão ulcerada em septo nasal à esquerda com fundo granuloso e avermelhado. Biópsia de lesão de mucosa nasal evidencia brotamento múltiplo em "roda de leme". Qual o diagnóstico mais provável?

a. Histoplasmose.
b. Tuberculose.
c. Leishmaniose.
d. Paracoccidioidomicose.

Comentários

A paracoccidioidomicose é uma doença granulomatosa causada pelo fungo *Paracoccioides brasiliensis*. A exposição ao fungo está relacionada com o manejo de solo contaminado e a transmissão ocorre por inalação de esporos. A infecção normalmente é contraída nas primeiras duas décadas de vida, porém, a evolução é incomum nesta idade, ocorrendo mais tardiamente em adultos entre 30 e 50 anos como reativação de foco endógeno latente. Tabagismo e etilismo são fatores de risco associados. O diagnóstico ocorre pela visão direta do fungo em exame histopatológico ("aspecto de roda de leme") e/ou pela cultura. Exames indiretos como a reação de precipitação, reação de fixação de complemento, eletroforese de proteínas e intradermorreação com a paracoccidioidina auxiliam no diagnóstico, estadiamento e acompanhamento.

Patrocinio LG, Patrocinio TG, Patrocinio JA, Maniglia JV. Granulomatoses nasais. In: Pignatari SSN, Anselmo-Lima WT. Tratado de otorrinolaringologia. 3. ed. Rio de Janeiro: Elsevier; 2018. c. 63.

Respostas
356) c; 357) d

358) Menino, 8 anos com edema palpebral e eritema em olho direito há 2 dias. Refere quadro de obstrução nasal e rinorreia há 1 semana, com melhora progressiva. Nega comorbidades. Ao exame físico otorrinolaringológico: oroscopia e otoscopia sem alterações; rinoscopia anterior com mucosa hiperemiada, com secreção em meato médio direito. Edema bipalpebral e eritema à direita, proptose com deslocamento inferolateral do olho direito e dor e restrição à movimentação ocular direita. Ausência de quemose e acuidade visual preservada. Diante do quadro clínico e do exame tomográfico abaixo, qual o diagnóstico mais provável?

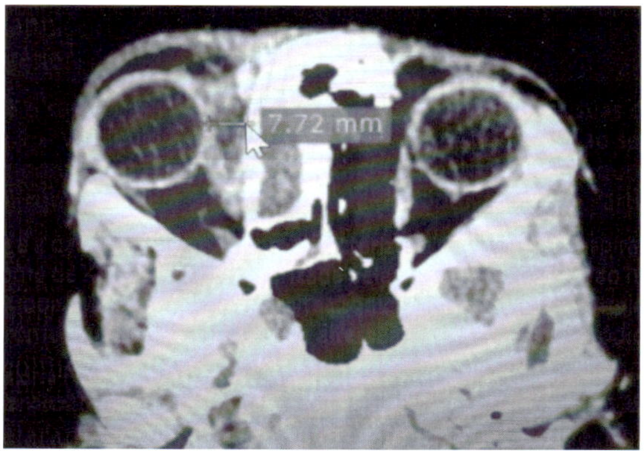

a. Edema inflamatório.
b. Celulite orbitária.
c. Abscesso subperiosteal.
d. Abscesso orbitário.

Comentários

Pelo quadro clínico e exame tomográfico, o diagnóstico mais provável é de abscesso subperiosteal, abscesso formado entre a lâmina papirácea e a periórbita (septo fibroso que envolve o conteúdo orbitário). Além do edema e eritema bipalpebral, no abscesso subperiosteal frequentemente observa-se proptose com o deslocamento inferolateral do olho, restrição e dor à movimentação ocular.

Kosugi EM, Meirelles RC. Complicações de rinossinusite. In: Pignatari SSN, Anselmo-Lima WT. Tratado de otorrinolaringologia. 3. ed. Rio de Janeiro: Elsevier; 2018. c. 62.

359) Ainda em relação ao enunciado da questão anterior, qual o tratamento mais indicado?
a. Antibioticoterapia oral.
b. Antibioticoterapia e costicosteroide oral.
c. Internação hospitalar para antibioticoterapia endovenosa (associada ou não ao corticosteroide endovenoso).
d. Internação hospitalar para antibioticoterapia endovenosa (associada ou não a corticosteroide endovenoso) e drenagem cirúrgica do abscesso.

Comentários

Em complicações orbitárias de rinossinusite, a intervenção cirúrgica torna-se necessária na presença de abscesso (salvo raras exceções), na ausência de melhora clínica em 48 horas de antibioticoterapia endovenosa, na piora mesmo na vigência de antibioticotepia endovenosa ou se diminuição da acuidade visual. Em casos selecionados de abscessos subperiosteais (abscessos mediais pequenos [largura do abscesso em corte axial 4 mm], com visão e pressão intraocular normais, ausência de restrição da motricidade ocular extrínseca e proptose discreta), o tratamento clínico é uma opção inicial, com acompanhamento rigoroso da evolução clínica. Se houver piora do quadro na vigência de tratamento clínico adequado, a abordagem cirúrgica é indicada. O uso de corticosteroide endovenoso é controverso, não havendo fortes evidências, mas parece ser benéfico na redução do edema e proptose.

Kosugi EM, Meirelles, RC. Complicações de rinossinusite. In: Pignatari SSN, Anselmo-Lima WT. Tratado de otorrinolaringologia. 3. ed. Rio de Janeiro: Elsevier; 2018. c. 62.

Respostas
358) c; 359)d

360) Paciente com rinossinusite fúngica alérgica (RSFA) apresenta exames de imagem demostrando:
- Tomografia computadorizada (TC) com áreas hiperdensas, associado a remodelamento ósseo;
- Ressonância magnética (RM) com hipossinal em T1 com realce periférico após contraste e hipossinal ou ausência de sinal em T2.

Qual alternativa explica melhor os achados da RM na RSFA?
a. Grande concentração de proteínas e pequena quantidade de água na mucina alérgica, associado a grande quantidade de água na mucosa sinusal edemaciada circundante.
b. Pequena concentração de proteínas e grande quantidade de água na mucina alérgica, associado a grande quantidade de água na mucosa sinusal edemaciada circundante.
c. Grande concentração de proteínas e grande quantidade de água na mucina alérgica, associada à grande quantidade de água na mucosa sinusal edemaciada circundante.
d. Pequena concentração de proteínas e pequena quantidade de água na mucina alérgica, associada à grande quantidade de água na mucosa sinusal edemaciada circundante.

Comentários

A RM apresenta boa especificidade no diagnóstico de RSFA, especialmente quando combinado com a TC. Observam-se conteúdos heterogêneos com áreas centrais de baixa intensidade, rodeados de um halo periférico com intensidade aumentada. Tal achado deve-se à grande concentração de proteínas e à pequena quantidade de água na mucina alérgica, associada à grande quantidade de água na mucosa sinusal edemaciada circundante. Desta forma, há uma redução do sinal (majoritariamente em T2) nas áreas preenchidas pelo material fúngico, rodeado por áreas de sinal aumentado, que representam a mucosa edemaciada.

Cintra MB, Santos AC. Diagnóstico por imagem da cavidade nasal e dos seios paranasais. In: Pignatari SSN, Anselmo-Lima WT. Tratado de otorrinolaringologia. 3. ed. Rio de Janeiro: Elsevier; 2018. c. 52.

361) O angiofibroma nasofaríngeo juvenil (ANJ) é um tumor benigno, localmente invasivo, que acomete adolescentes do sexo masculino, de origem na região do forame esfenopalatino. Qual a via de disseminação para o espaço intracraniano é, provavelmente, a mais comum?
a. Pela fossa infratemporal, através do assoalho da fossa média.
b. Pela fossa infratemporal, com acometimento da órbita, pela fissura orbitária inferior e superior.
c. Por erosão direta do teto do seio esfenoidal na região da sela túrcica e seio cavernoso.
d. Pela fossa craniana anterior, através da lâmina cribriforme.

Comentários

Todas as vias de disseminação descritas acima são possíveis caminhos para o ANJ atingir o sistema nervoso central, porém, a mais comumente observada é por erosão direta do teto do seio esfenoidal na região da sela túrcica e seio cavernoso.

Tangerina RP, Segalla DK, Santos RP. Angiofibroma nasofaríngeo juvenil. In: Ganança FF, Pontes P. Manual de otorrinolaringologia e cirurgia de cabeça e pescoço. Barueri: Manole; 2011. p. 827-37.

362) O recesso do frontal é o espaço de drenagem do seio frontal. Seus limites são:
- Anterior: *frontal beak*.
- Posterior: bula etmoidal.
- Medial: lamela vertical da concha média.
- Lateral: lâmina papirácea.

Dentre as estruturas abaixo que podem dificultar a identificação do seio frontal, qual é a mais prevalente?
a. Célula suprabular.
b. *Agger nasi*.
c. Bula etmoidal.
d. Célula supraorbitária.

Comentários

O *Agger nasi* é a célula etmoidal mais anterior, pneumatizando a região do processo frontal da maxila e osso lacrimal. É a célula etmoidal mais prevalente, estando presente em 98,7% das fossas nasais na população brasileira.

Kosugi EM, Santos MCJ. Cirurgia endoscópica do seio frontal. In: Pignatari SSN, Anselmo-Lima WT. Tratado de otorrinolaringologia. 3. ed. Rio de Janeiro: Elsevier; 2018. c. 70.

Respostas
360) a; 361) c; 362) b

363) A doença atópica do compartimento central (DACC) é um dos fenótipos da RSC primária, com endotipo dominante do tipo 2. É uma doença IgE mediada, com início precoce (antes dos 20 anos), com sintomas de rinite associados. Outras doenças atópicas podem estar correlacionadas, como asma de início na infância e dermatite. Qual dos padrões endoscópicos, radiológicos e histopatológicos descritos abaixo são mais prováveis em pacientes com DACC?

a. Presença de pólipos em meatos médios, tomografia computadorizada evidenciando pansinusite (acometimento importante de todos os seios paranasais) e ausência de eosinofilia tecidual.
b. Presença de pólipos em meatos médios, tomografia computadorizada evidenciando pansinusite (acometimento importante de todos os seios paranasais) e elevada eosinofilia tecidual.
c. Hipertrofia de conchas inferiores com mucosa nasal pálida e meatos médios sem alterações, tomografia computadorizada com seios paranasais normoaerados e ausência de eosinofilia tecidual.
d. Edema polipoide de conchas médias, tomografia computadorizada evidenciando sinal do "halo negro" (espessamento central do septo, conchas e células etmoidais com seios periféricos pouco acometidos), elevada eosinofilia tecidual.

Comentários

A DACC caracteriza-se, na endoscopia nasal, por edema de conchas médias (alterações polipoides de conchas e septo nasal), ausência de mucina espessa e mucosa sinusal normal na cirurgia. Radiologicamente, apresenta espessamento central do septo, conchas e células etmoidais, com seios periféricos pouco acometidos (sinal do "halo negro"). Na histopatologia, apresenta eosinofilia tecidual elevada sem ativação (sem agregados de eosinófilos ou cristais de Charcot-Leyden).

Fokkens WJ, Lund VJ, Hopkins C, Hellings PW, Kern R, Reitsma S et al. European position paper on rhinosinusitis and nasal polyps 2020. Rhinology 2020 Suppl. 29:1-464.
Grayson JW, Cavada M, Harvey RJ. Clinically relevant phenotypes in chronic rhinosinusitis. J Otolaryngol Head Neck Surg 2019 May 29;48(1):23. Erratum in: J Otolaryngol Head Neck Surg 2019 July 11;48(1):31.

364) A fossa pterigopalatina é uma fossa de formato piramidal localizada na face lateral do crânio entre a face infratemporal da maxila e o processo pterigoide do osso esfenoide. Contém sete forames/fissuras que permitem a passagem de nervos e vasos, sendo que um destes forames permite a passagem de um nervo que é formado pela anastomose do nervo petroso maior (que contém fibras pré-ganglionares parassimpáticas) com o nervo petroso profundo (que contém fibras pós-ganglionares simpáticas). Qual é o forame que contém o nervo descrito acima?

a. Canal pterigóideo.
b. Canal palatino.
c. Canal palatovaginal.
d. Forame redondo.

Comentários

O canal pterigóideo permite a passagem do nervo do canal pterigóideo (ou nervo vidiano) e da artéria do canal pterigóideo. O nervo vidiano é formado pela anastomose do nervo petroso maior (ramo do nervo intermédio de Wrisberg, que possui fibras pré-ganglionares parassimpáticas) com o nervo petroso profundo (que possui fibras pós-ganglionares simpáticas advindas do plexo carotídeo). O nervo vidiano faz conexão com o gânglio pterigopalatino.

Norton NS. Fossa pterigopalatina. In: Norton NS. Netter, atlas de cabeça e pescoço. 2. ed. Rio de Janeiro: Elsevier; 2012. c. 10.

Respostas
363) d; 364) a

365) As nobres relações de vizinhança dos seios paranasais são bem conhecidas e, de certa forma, temidas pelos cirurgiões. O reconhecimento de determinadas áreas vulneráveis (tanto nos exames pré-operatórios como no transoperatório) é fundamental para que se diminua a incidência de complicações orbitárias e intracranianas graves. Qual é o local mais frequente de fístula liquórica iatrogênica (trauma no transoperatório) em uma cirurgia endoscópica nasossinusal para tratamento de rinossinusite crônica com polipose extensa?
a. Lamela lateral da placa cribriforme.
b. Limite lateral do canal ósseo da artéria etmoidal anterior.
c. Área de transição entre as células etmoidais posteriores e o seio esfenoidal.
d. Células de Onodi.

Comentários

A lamela lateral da placa cribriforme costuma ser o local mais frequente de fístula liquórica por trauma transoperatório. Nesta região, o osso que separa o etmoide anterior do cérebro é extremamente fino e vulnerável a traumas. A avaliação adequada no pré-operatório é fundamental para antecipar maior risco de penetração intracraniana. A tomografia computadorizada permite avaliar a extensão da lamela lateral da placa cribriforme. O anatomista Keros, em 1962, classificou-a de acordo com sua extensão: Keros I, 1 a 3 mm; Keros II, 4 a 7 mm; e Keros III, 8 a 16 mm. Quanto maior a extensão da lamela, maior o risco cirúrgico na área.

Roithmann R, Lessa MM. Princípios da cirurgia endoscópica das cavidades paranasais. In: Pignatari SSN, Anselmo-Lima WT. Tratado de otorrinolaringologia. 3. ed. Rio de Janeiro: Elsevier; 2018. c. 69.

366) As fístulas não traumáticas do recesso lateral do seio esfenoidal são resultantes da associação de:
a. Pneumatização do recesso lateral do seio esfenoidal, persistência do canal craniofaríngeo lateral e malformação de Arnold-Chiari.
b. Pneumatização do recesso lateral do seio esfenoidal, adelgaçamento da parede superior e lateral do seio esfenoidal e presença de depressões aracnóideas.
c. Pneumatização do recesso lateral do seio esfenoidal, persistência do canal craniofaríngeo lateral e presença de depressões aracnóideas.
d. Pneumatização do recesso lateral do seio esfenoidal, persistência do canal craniofaríngeo lateral e *ecchordosis physaliphora*.

Comentários

As fístulas do recesso lateral do seio esfenoidal estão relacionadas com a elevação da pressão intracraniana. Na avaliação radiológica geralmente se observam sela vazia, depressões aracnoides e atenuação do osso da base do crânio. O canal craniofaríngeo lateral ou de Sternberg localiza-se medialmente à fissura orbitária superior, já as fístulas do recesso lateral do seio esfenoidal são encontradas lateralmente à divisão maxilar do nervo trigêmeo. Deste modo, essas fístulas são resultado da pneumatização do recesso lateral do seio esfenoidal, adelgaçamento da parede superior do seio esfenoidal e presença de depressões aracnóideas.

Illing E, Schlosser RJ, Palmer JN, Curé J, Fox N, Woodworth BA. Spontaneous sphenoid lateral recess cerebrospinal fluid leaks arise from intracranial hypertension, not Sternberg's canal. Int Forum Allergy Rhinol. 2014;4:246-250.

367) Os locais mais comuns de fístula liquórica não traumática são, exceto:
a. Lamela lateral da fossa olfatória, lâmina crivosa e recesso lateral do seio esfenoidal.
b. Lamela lateral da fossa olfatória, parede posterior do seio frontal, recesso lateral do seio esfenoidal.
c. Lâmina crivosa, parede posterior do seio frontal e recesso clival do seio esfenoidal.
d. Recesso lateral do seio esfenoidal, tubérculo selar e lâmina crivosa.

Comentários

Em razão do aumento da pressão intracraniana, a base do crânio dos pacientes com fístulas liquóricas não traumáticas geralmente é delgada e atenuada. Além disso, depressões aracnóideas são identificadas ao longo da base do crânio. A força pulsátil da hipertensão intracraniana adelgaça as áreas mais frágeis da base do crânio como a lamela lateral da fossa olfatória, a lâmina crivosa e o recesso lateral do seio esfenoidal, acarretando a herniação da aracnoide por falhas na dura-máter e osso da base do crânio.

Wise SK, Schlosser RJ. Evaluation of spontaneous nasal cerebrospinal fluid leaks. Curr Opin Otolaryngol Head Neck Surg. 2007 Feb;15(1):28-34.

Respostas
365) a; 366) b; 367) a

368) A alteração radiológica que predispõe à rinossinusite aguda recorrente é:
  a. Desvio posterior do septo nasal.
  b. Concha média bolhosa.
  c. Bula etmoidal proeminente.
  d. Célula infraorbitária.

Comentários

A prevalência de desvio posterior do septo nasal e a concha média bolhosa é igual entre pacientes com rinossinusites agudas recorrentes e controles. Dentre as alterações radiológicas dos seios paranasais, a presença de célula infraorbitária e o estreitamento do complexo osteomeatal estão associadas à rinossinusite aguda de repetição.

Alkire BC, Bhattacharyya N. An assessment of sinonasal anatomic variants potentially associated with recurrent acute rhinosinusitis. Laryngoscope 2010 Mar;120(3):631-4.

369) O local de inserção mais comum do pólipo antrocoanal é:
  a. Parede lateral do seio maxilar.
  b. Parede anterior do seio maxilar.
  c. Parede posterior do seio maxilar.
  d. Parede superior do seio maxilar.

Comentários

O pólipo antrocoanal surge nas paredes do seio maxilar, provavelmente por obstrução de uma glândula mucosa, com formação de um cisto de retenção que se exterioriza pelo óstio acessório. O tratamento se baseia na exérese total da lesão, incluindo sua inserção, cujo local mais comum é na parede posterior do seio maxilar. A principal causa de recorrência é exérese incompleta de sua inserção da lesão no interior do seio maxilar.

Pinna FR, Voegels RL. Tumores benignos nasossinusais. In: Pignatari SSN e Anselmo-Lima WT. Tratado de otorrinolaringologia. 3. ed. Rio de Janeiro: Grupo Editorial Nacional; 2020. p. 399-410.

370) Qual dos seguintes causa rinite induzida por drogas?
  a. Clonidina.
  b. Brometo de ipratrópio.
  c. Salbutamol.
  d. Tansulosina.

Comentários

A regulação do fluxo sanguíneo da rede vascular na mucosa nasal é mediada, principalmente, pelo sistema simpático, que controla a capacitância do tecido venoso erétil das conchas inferiores, médias e do septo nasal. A estimulação adrenérgica dos receptores alfa-adrenérgicos causa vasoconstrição e redução do volume sanguíneo com subsequente redução da resistência aérea. A rinite induzida por drogas é ocasionada pelo uso de drogas sistêmicas, especialmente os antagonistas α-adrenérgicos (fentolamina, doxazosina, tansulosina, prazosina), antagonistas β-adrenérgicos (atenolol, metoprolol, carvedilol, propranolol), inibidores seletivos da fosfodiesterase-5 (sildenafil e tadalafil), reserpina, guanitidina e clorpromazina.

Mello JR JF, Mion O, Caudoro DS. Rinites. In: Pignatari SSB e Anselmo-Lima WT. Tratado de otorrinolaringologia. 3. ed. Rio de Janeiro: Grupo Editorial Nacional; 2020. p. 342-52.

371) Qual a principal complicação da secção do nervo vidiano?
  a. Xeroftalmia.
  b. Obstrução nasal.
  c. Ptose palpebral.
  d. Diplopia.

Comentários

O nervo vidiano consiste na junção de fibras pré-sinápticas parassimpáticas do nervo petroso superficial maior e fibras pós-sinápticas simpáticas do nervo petroso profundo. No gânglio pterigopalatino, as fibras nervosas unem-se às ramificações da divisão maxilar do nervo trigêmeo, dividindo-se em três nervos: nervo nasal, nervo lacrimal e nervo palatino maior, que inervarão as respectivas estruturas. A queixa de olho seco é a complicação mais comum, afetando entre 12-35% dos pacientes.

Dolci RLL, Castro Neto NP, Leite MGJ. Tratamento das deformidades septais e hipertrofia de conchas inferiores. In: Pignatari SSN e Anselmo-Lima WT. Tratado de otorrinolaringologia; 3. ed. Rio de Janeiro: Grupo Editorial Nacional; 2020. p. 353-64.

Respostas
368) d; 369) c; 370) d; 371) a

372) Sobre rinite eosinofílica não alérgica, assinale a alternativa CORRETA:
a. A IgE sérica está aumentada.
b. O teste alérgico cutâneo apresenta forte reatividade para *Blomia tropicalis*.
c. Existe relação com rinossinusite crônica com polipose nasal e intolerância ao ácido acetilsalicílico.
d. O sintoma predominante é a obstrução nasal, sendo rara a presença de espirros e prurido nasal.

Comentários

A RENA caracteriza-se pela presença de eosinofilia nasal, associada a testes alérgicos cutâneos e níveis de IgE normais. Acomete indivíduos acima dos 20 anos de idade. Os sintomas perenes de espirros, rinorreia e prurido nasal são desencadeados por irritantes inespecíficos. A fisiopatologia da RENA não está definida. Sabe-se que aproximadamente 30% dos pacientes apresentam pólipos nasais e alguns evoluem para intolerância ao ácido acetilsalicílico. Existe ainda uma associação à hiper-reatividade brônquica inespecífica em 50% dos casos.

Mello Jr JF, Mion O, Caudoro DS. Rinites. In: Pignatari SSN e Anselmo-Lima WT. Tratado de otorrinolaringologia; 3. ed. Rio de Janeiro: Grupo Editorial Nacional; 2020. p. 342-52.

373) Quais os seios mais acometidos pela bola fúngica, em ordem decrescente?
a. Maxilar, esfenoidal, frontal e etmoidal.
b. Maxilar, etmoidal, frontal e esfenoidal.
c. Esfenoidal, maxilar, frontal e etmoidal.
d. Frontal, maxilar, esfenoidal e etmoidal.

Comentários

A bola fúngica é caracterizada por um emaranhado de hifas no interior do seio, sem invasão tecidual e com mínima reação inflamatória da mucosa. O seio envolvido geralmente é único e o estado imunológico do hospedeiro, na maioria das vezes, é competente e não atópico. Os seios mais atingidos são os maxilares, seguidos pelos esfenoidais, frontais e, raramente, etmoidais. O tratamento da bola fúngica, mesmo em pacientes assintomáticos, consiste em remoção cirúrgica e aeração do seio comprometido.

Araujo E, Miake MM, Migliavacca RO. Rinossinusite fúngica. In: Pignatari SSN e Anselmo-Lima WT. Tratado de otorrinolaringologia; 3. ed. Rio de Janeiro: Grupo Editorial Nacional, 2020. p. 381.

374) Atualmente, mais de 1800 mutações relacionadas ao gene CFTR já foram identificadas como causadoras da fibrose cística, que podem ser agrupadas em 6 classes funcionais distintas. A mutação mais comum, a F508del, promove qual tipo de alteração funcional na proteína CFTR?
a. Síntese da proteína CFTR defeituosa ou ausente – Classe I.
b. CFTR é degradado prematuramente ou não alcança o ápice celular – Classe II.
c. Síntese normal, mas a função no transporte de cloro é disfuncional – Classe IV.
d. Meia-vida do CFTR é reduzida – Classe VI.

Comentários

Nas alterações genéticas da fibrose cística, a mutação F508del promove alterações no processamento proteico da CFTR, seja no enovelamento desorganizado ou na maturação defeituosa, levando a degradação prematura ou não posicionamento da CFTR na superfície apical celular. Na classe III a CFTR exibe tempo de abertura iônico reduzido, e na classe V possui síntese ou expressão reduzida de receptores na superfície. Todas as descrições das desordens funcionais acima estão corretas.

Araujo E, Miake MM, Migliavacca RO. Rinossinusite fúngica. In: Pignatari SSN e Anselmo-Lima WT. Tratado de otorrinolaringologia; 3. ed. Rio de Janeiro: Grupo Editorial Nacional; 2020. p. 381.

375) Qual o mecanismo de resistência do *Streptococcus pneumoniae* aos betalactâmicos?
a. Produção de betalactamase.
b. Alteração da permeabilidade da membrana bacteriana.
c. Alteração da proteína de ligação da penicilina.
d. Alteração da subunidade 30S do RNA ribossomal.

Comentários

A alteração da proteína de ligação da penicilina é o principal mecanismo de resistência bacteriana aos betalactâmicos nos Gram-positivos. A impermeabilidade da membrana externa ocorre quando bactérias passam a não produzir os habituais canais da membrana externa bacteriana (porinas), locais por onde penetram os betalactâmicos. Este mecanismo de resistência é mais comumente observado entre amostras de *Pseudomonas aeruginosa*. As betalactamases são enzimas que catalisam a hidrólise do anel betalactâmico, impossibilitando a atividade antimicrobiana.

Romano FR, Nakajima V. Rinossinusite aguda. In: Pignatari SSN e Anselmo-Lima WT. Tratado de otorrinolaringologia. 3. ed. Rio de Janeiro: Grupo Editorial Nacional; 2020. p. 365-71.

Respostas
372) c; 373) a; 374) b; 375) c

376) Paciente do sexo feminino refere início de quadro nasal com prurido, espirros, coriza e obstrução nasal após os 30 anos de idade. O quadro é persistente e a incomoda muito para dormir. Os sintomas surgiram quando se mudou para São Paulo. Os principais fatores desencadeantes são ar seco e poluição atmosférica. Pesquisa de IgE específica sérica negativa para ácaros, fungos, gramíneas, animais domésticos e barata. Qual o diagnóstico mais provável?

a. Rinite alérgica.
b. Rinite alérgica local.
c. Rinite irritativa.
d. Rinossinusite crônica.

Comentários

Quadro clínico de início tardio, ausência de antecedentes pessoais atópicos, pesquisa de IgE específica negativa e desencadeamento dos sintomas por fatores inespecíficos sugerem rinite irritativa.

Associação Brasileira de Alergia e Imunopatologia (ASBAI)/Associação Brasileira de Otorrinolaringologia e Cirurgia Cérvico-Facial (ABORL-CCF). III Consenso Brasileiro sobre Rinites. São Paulo, 2012. BJORL. Disponível em: http://www.aborlccf.org.br/consensos/Consenso_sobre_Rinite-SP-2014-08.pdf. Acessado em: 15 de setembro de 2021.

377) Recentemente optou-se por utilizar o conceito de doença controlada ou não controlada para nortear o tratamento da rinite alérgica. Em qual parâmetro isto é baseado?

a. Tempo de duração dos sintomas.
b. Intensidade dos sintomas.
c. Alterações anatômicas observadas ao exame físico.
d. Fatores desencadeantes dos sintomas.

Comentários

A avaliação do controle ou não da doença se faz através de escala visual analógica apontada pelo paciente quanto à intensidade dos seus sintomas nasais, oculares, pulmonares, além do impacto no trabalho, sono e atividades diárias.

Associação Brasileira de Alergia e Imunopatologia (ASBAI)/Associação Brasileira de Otorrinolaringologia e Cirurgia Cérvico-Facial (ABORL-CCF). III Consenso Brasileiro sobre Rinites. São Paulo, 2012. BJORL. Disponível em: http://www.aborlccf.org.br/consensos/Consenso_sobre_Rinite-SP-2014-08.pdf. Acessado em: 15 de setembro de 2021.

378) Como diferenciar a rinite alérgica da rinite alérgica local?

a. Presença de sintomas quando em contato com os alérgenos.
b. Nível de eosinófilos nasais avaliado pela citologia da secreção.
c. Teste de provocação nasal e presença de IgE específica avaliada pelo teste cutâneo de hipersensibilidade imediata ou testes séricos (RAST ou ImmunoCap).
d. Hipersensibilidade a desencadeadores inespecíficos.

Comentários

O diagnóstico da rinite alérgica é clínico. A ausência de marcadores da sensibilização (IgE específica) sistêmica sugere fortemente o quadro de doença localizada. O padrão ouro para o diagnóstico é o teste de provocação nasal positivo na ausência de IgE sérica específica.

Associação Brasileira de Alergia e Imunopatologia (ASBAI)/Associação Brasileira de Otorrinolaringologia e Cirurgia Cérvico-Facial (ABORL-CCF). III Consenso Brasileiro sobre Rinites. São Paulo, 2012. BJORL. Disponível em: http://www.aborlccf.org.br/consensos/Consenso_sobre_Rinite-SP-2014-08.pdf. Acessado em: 15 de setembro de 2021.

Respostas
376) c; 377) b; 378) c

379) Em relação ao uso de anti-histamínicos de primeira geração no tratamento da rinite alérgica, é correto afirmar que:
a. Devem ser prescritos para crianças que ficam muito agitadas pelos seus sintomas.
b. É melhor administrá-los à noite para que a criança possa dormir.
c. Sua administração com alimentos minimiza a sedação.
d. Não devem ser prescritos para o tratamento da rinite alérgica.

Comentários

Os anti-histamínicos de primeira geração devem ser evitados no tratamento da rinite alérgica, pois estão associados à sedação, diminuição da atenção, cognição, aprendizagem, memória e desempenho psicomotor. Outros possíveis efeitos adversos são secura de mucosas, retenção urinária, taquicardia sinusal, midríase, constipação intestinal, ganho de peso, tonturas e hipotensão.

Associação Brasileira de Alergia e Imunopatologia (ASBAI)/Associação Brasileira de Otorrinolaringologia e Cirurgia Cérvico-Facial (ABORL-CCF). III Consenso Brasileiro sobre Rinites. São Paulo, 2012. BJORL. Disponível em: http://www.aborlccf.org.br/consensos/Consenso_sobre_Rinite-SP-2014-08.pdf. Acessado em: 15 de setembro de 2021.

380) A rinite gustativa é uma?
a. Alergia alimentar.
b. Variante da rinite alérgica.
c. Rinite irritativa.
d. Rinite idiopática.

Comentários

Na rinite gustativa há o surgimento de rinorreia por estimulação de terminações nervosas após ingestão de alimentos quentes ou condimentados.

Associação Brasileira de Alergia e Imunopatologia (ASBAI)/Associação Brasileira de Otorrinolaringologia e Cirurgia Cérvico-Facial (ABORL-CCF). III Consenso Brasileiro sobre Rinites. São Paulo, 2012. BJORL. Disponível em: http://www.aborlccf.org.br/consensos/Consenso_sobre_Rinite-SP-2014-08.pdf. Acessado em: 15 de setembro de 2021.

381) Qual o único tratamento da rinite alérgica que altera o curso natural da doença?
a. Corticosteroide tópico intranasal.
b. Antagonista de receptor de leucotrieno (montelucaste).
c. Higiene ambiental.
d. Imunoterapia específica com alérgenos.

Comentários

Com a imunoterapia específica com alérgenos há diversas alterações imunológicas que reduzem a sensibilização do paciente aos alérgenos aos quais é sensível.

Associação Brasileira de Alergia e Imunopatologia (ASBAI)/Associação Brasileira de Otorrinolaringologia e Cirurgia Cérvico-Facial (ABORL-CCF). III Consenso Brasileiro sobre Rinites. São Paulo, 2012. BJORL. Disponível em: http://www.aborlccf.org.br/consensos/Consenso_sobre_Rinite-SP-2014-08.pdf. Acessado em: 15 de setembro de 2021.

382) Criança com 8 meses de idade. Há dois meses vem apresentando coriza e congestão nasal com duração de 2 a 3 dias de forma recidivante. Os pais negam sintomas oculares, de vias aéreas inferiores ou sistêmicos. O diagnóstico mais provável é:
a. Rinite viral.
b. Rinite não infecciosa não alérgica.
c. Rinite alérgica.
d. Hiperplasia de adenoide.

Comentários

A rinite alérgica nas crianças é pouco provável antes dos 3 a 4 anos de idade. Como no presente caso não há nenhum outro sintoma que sugira quadro infeccioso, o diagnóstico mais provável é de uma rinite não infecciosa não alérgica. Nestes casos os sintomas são desencadeados por fatores inespecíficos como irritantes nasais.

Associação Brasileira de Alergia e Imunopatologia (ASBAI)/Associação Brasileira de Otorrinolaringologia e Cirurgia Cérvico-Facial (ABORL-CCF). III Consenso Brasileiro sobre Rinites. São Paulo, 2012. BJORL. Disponível em: http://www.aborlccf.org.br/consensos/Consenso_sobre_Rinite-SP-2014-08.pdf. Acessado em: 15 de setembro de 2021.

Respostas
379) d; 380) d; 381) d; 382) b

383) Paciente com 35 anos de idade desenvolveu quadro de coriza, obstrução nasal e leve prurido com espirros há cerca de 2 anos. Algumas vezes apresenta tosse seca sem chiado no peito. Neste período começou a trabalhar com produtos de limpeza, sendo que melhora quando não está trabalhando. O diagnóstico mais provável é:

a. Rinite alérgica ocupacional.
b. Rinite irritativa ocupacional.
c. Rinossinusite crônica.
d. Rinite eosinofílica não alérgica.

Comentários

A rinite alérgica nas crianças é pouco provável antes dos 3 a 4 anos de idade. Como no presente caso não há nenhum outro sintoma que sugira quadro infeccioso o diagnóstico mais provável é de uma rinite não infecciosa não alérgica. Nestes casos os sintomas são desencadeados por fatores inespecíficos como irritantes.

Associação Brasileira de Alergia e Imunopatologia (ASBAI)/Associação Brasileira de Otorrinolaringologia e Cirurgia Cérvico-Facial (ABORL-CCF). III Consenso Brasileiro sobre Rinites. São Paulo, 2012. BJORL. Disponível em: http://www.aborlccf.org.br/consensos/Consenso_sobre_Rinite-SP-2014-08.pdf. Acessado em: 15 de setembro de 2021.

384) Qual dos seguintes grupos de medicamentos devem ser evitados no tratamento da rinite em atletas segundo a Agência Mundial Anti-*Doping*?

a. Antagonista de receptor de leucotrieno (montelucaste).
b. Corticosteroides tópicos intranasais.
c. Corticosteroides sistêmicos.
d. Anti-histamínicos de segunda geração.

Comentários

Quando prescrevemos medicamentos para o tratamento da rinite em atletas devemos ter em mente que a droga não deve constar das listas de medicações proibidas (lista de *doping*) e que não deve ter efeito adverso que afete o desempenho do atleta. Os corticosteroides sistêmicos (oral, parenteral etc.) são proibidos.

Associação Brasileira de Alergia e Imunopatologia (ASBAI)/Associação Brasileira de Otorrinolaringologia e Cirurgia Cérvico-Facial (ABORL-CCF). III Consenso Brasileiro sobre Rinites. São Paulo, 2012. BJORL. Disponível em: http://www.aborlccf.org.br/consensos/Consenso_sobre_Rinite-SP-2014-08.pdf. Acessado em: 15 de setembro de 2021.

385) Em casos graves de rinite alérgica, quais destas classes de medicamentos devem ser evitadas?

a. Descongestionantes sistêmicos.
b. Corticosteroides tópicos intranasais.
c. Corticosteroides sistêmicos por via oral.
d. Corticosteroides sistêmicos por via parenteral.

Comentários

Os corticosteroides sistêmicos por via parenteral não devem ser utilizados em decorrência de seus efeitos adversos.

Associação Brasileira de Alergia e Imunopatologia (ASBAI)/Associação Brasileira de Otorrinolaringologia e Cirurgia Cérvico-Facial (ABORL-CCF). III Consenso Brasileiro sobre Rinites. São Paulo, 2012. BJORL. Disponível em: http://www.aborlccf.org.br/consensos/Consenso_sobre_Rinite-SP-2014-08.pdf. Acessado em: 15 de setembro de 2021.

Respostas
383) b; 384) c; 385) d

386) Sobre tumores congênitos da linha média, assinale a alternativa INCORRETA:

a. As encefaloceles são 3 vezes mais frequentes no sexo masculino que no feminino, sem tendência familiar.
b. Os gliomas são massas não compressíveis, avermelhadas, firmes, que não transiluminam nem ingurgitam com choro ou Valsalva. E a pele que cobre a lesão pode apresentar telangiectasias.
c. Apesar das diferenças clínicas, o diagnóstico só será confirmado com exames radiológicos. Enquanto a ressonância permite melhor avaliação de uma eventual conexão com o SNC, a TC é essencial para avaliação dos limites ósseos da base do crânio e planejamento cirúrgico.
d. Nos casos de meningoencefalocele independente do tipo de abordagem cirúrgica, é importante lembrar que o tecido neural herniado é viável, portanto, sua exérese traz comprometimento neurológico adicional.

Comentários

O tecido neural que é herniado nos casos de meningoencefalocele não é viável, desta forma, sua remoção pode ser feita sem repercussões neurológicas adicionais ao paciente.

Avelino MAG, Maunsell R. Malformações e tumores congênitos da linha média. In: Balsalobre L, Tepedino MS (Orgs.). Rinologia 360º: aspectos clínicos e cirúrgicos. Rio de Janeiro: Thieme Revinter; 2022. c. 40. p. 507-16.

387) Sobre os tumores nasossinusais na infância, assinale a afirmativa CORRETA:

a. Ambos os sexos são acometidos de forma semelhante, alguns estudos indicam discreto predomínio no sexo masculino. Inclusive nos casos de angiofibroma nasofaríngeo juvenil.
b. Os principais sintomas incluem obstrução nasal, epistaxe, rinorreia, deformidade nasal, respiração oral e dificuldade de alimentação. Os pacientes também podem apresentar sintomas oculares, como diplopia e proptose.
c. Os teratomas são os tumores de células germinativas mais comuns da infância, são benignos, porém, costumam sofrer transformação maligna em 30-40% dos casos.
d. Os tumores benignos apresentam sintomas mais arrastados e um crescimento lento da lesão. Os pacientes normalmente referem obstrução nasal de longa data e rinorreia. Já as lesões malignas apresentam história de crescimento tumoral rápido, sintomas com pouco tempo de evolução e o relato de sangramento é incomum.

Comentários

Sobre a alternativa **a**: ambos os sexos são acometidos de forma semelhante, exceto pelo angiofibroma nasofaríngeo juvenil que ocorre exclusivamente em pacientes do sexo masculino. Alternativa **b**: correta. Alternativa **c**: os teratomas são tumores benignos e têm taxa de transformação maligna próxima aos 5%. Alternativa **d**: nos tumores malignos é comum a queixa de sangramento nasal.

Marquez GJ, Balsalobre L, Fujita RR. Tumores nasossinusais na população pediátrica. In: Balsalobre L, Tepedino MS (Orgs.). Rinologia 360º: aspectos clínicos e cirúrgicos. Rio de Janeiro: Thieme Revinter; 2022. c. 42. p. 523-34.

388) Paciente com 1 mês de vida ainda internado em UTI neonatal acompanhado da mãe, que refere história de desconforto respiratório, com dificuldade para mamar e crises recorrentes de cianose que melhoram durante o choro. A suspeita inicial é de atresia de coanas. Assinale a afirmativa CORRETA:

a. O tratamento é sempre cirúrgico e uma emergência médica.
b. É incomum a atresia de coana estar associada a outras malformações, aproximadamente 5-10% dos casos. Contudo, nos casos unilaterais é mais provável estar relacionada com a síndrome CHARGE.
c. Uma vez realizada a endoscopia nasal, a TC sem contraste não fornece informações adicionais.
d. A principal complicação da cirurgia é a reestenose coanal, que varia na literatura de 9 a 36%, com média de 4 a 6 reoperações por paciente.

Comentários

Alternativa **a**: o tratamento é sempre cirúrgico, contudo, apesar de haver consenso para que seja realizado o mais precocemente possível, não é uma emergência médica. Alternativa **b**: não é incomum a atresia de coana estar relacionada com outras malformações, podendo acontecer em 20-50% dos casos, especialmente nas atresias bilaterais, que podem estar relacionadas com a síndrome CHARGE. Alternativa **c**: a TC sem contraste complementa a investigação fornecendo informações relevantes em relação ao tipo de atresia (mista ou membranosa) auxiliando o planejamento cirúrgico. Alternativa **d**: correta.

Balsalobre L, Pignatari S, Stamm A. Atresia de coana. In: Balsalobre L, Tepedino MS (Orgs.). Rinologia 360º: aspectos clínicos e cirúrgicos. Rio de Janeiro: Thieme Revinter; 2022. c. 41. p. 517-21.

Respostas

386) d; 387) b; 388) d

389) Sobre cisto do ducto lacrimal, assinale a alternativa INCORRETA:

a. Nos casos de dacriocistite congênita, a obstrução das vias lacrimais pode ocorrer em dois níveis: proximal (mais raro) e na membrana de Hasner.
b. Geralmente é unilateral, podendo estar evidente já nas primeiras semanas de vida. O que gera obstrução nasal pelo crescimento do cisto. Nos casos bilaterais, a obstrução nasal pode ser mais acentuada.
c. O exame de escolha para o diagnóstico é a ressonância magnética.
d. O tratamento pode ser feito com massagens do saco lacrimal para rompimento do cisto. Caso haja evolução favorável com essa manobra, está indicada a marsupialização do cisto por via endoscópica.

Comentários

O exame endoscópico nasal é o de escolha para o diagnóstico.

Antonio MA, Sakano E. Obstrução nasal na população pediátrica. In: Balsalobre L, Tepedino MS (Orgs.). Rinologia 360º: aspectos clínicos e cirúrgicos. Rio de Janeiro: Thieme Revinter; 2022. c. 38. p. 487-94.

390) Sobre variações anatômicas dos seios paranasais, assinale a alternativa CORRETA:

a. A célula de *agger nasi* é a célula etmoidal mais anterior e tem relação com os ossos lacrimal, nasal, frontal, etmoidal, maxilar e esfenoidal.
b. A célula de Haller pode ser definida como parte do osso maxilar situada na região infraorbitária lateralmente ao processo uncinado.
c. A célula de Onodi é uma variante do seio esfenoidal quando o mesmo apresenta um septo que delimita essa estrutura.
d. A célula frontal-etmoidal tipo 2 é aquela que fica abaixo do óstio frontal e duas células acima do *agger nasi*.

Comentários

O *agger nasi* é a célula etmoidal mais anterior, porém, não faz relação com o osso esfenoide. A célula de Haller é uma célula etmoidal que fica na região infraorbitária tendo íntima relação com o seio maxilar. A célula de Onodi também faz parte do osso etmoidal, é definida como a célula etmoidal mais posterior e contígua ao canal óptico, sua expansão é para trás, acima ou lateral ao seio esfenoidal.

Stamm AC. Cirurgia endoscópica transnasal da base do crânio e do cérebro. Rio de Janeiro: Revinter; 2011.

391) Sobre as abordagens do seio esfenoidal nas cirurgias da base do crânio, assinale a alternativa INCORRETA:

a. A abordagem transnasal direta tem a vantagem de fornecer ampla exposição do seio esfenoidal, porém, a desvantagem de potencial formação de sinéquia e necessidade de realizar perfuração septal posterior.
b. A abordagem transpterigoide, quando utilizada em conjunto com a transetmoidal, permite acesso ao recesso esfenoidal lateral, seio cavernoso, cavo de Meckel e ápice petroso.
c. Na abordagem transetmoidal, o corneto médio não deve ser removido, mesmo que parcialmente.
d. O nervo vidiano pode ser uma boa referência para o forame lacerado e a porção petrosa da artéria carótida interna.

Comentários

A abordagem transetmoidal envolve a ressecção das células etmoidais e o corneto médio pode ser parcial ou completamente removido.

Stamm AC. Cirurgia endoscópica transnasal da base do crânio e do cérebro. Rio de Janeiro: Revinter; 2011.

Respostas
389) c; 390) d; 391) c

392) Os exames de imagem são fundamentais na rinologia moderna, assinale a alternativa CORRETA sobre o tema:

a. A ressonância magnética nos casos de mucocele são caracteristicamente marcadas por conteúdo com hipersinal em T1 e realce após contraste.
b. Nos casos de rinossinusite fúngica não invasiva (micetoma) podemos ver a RM com hipersinal em T1 e T2. A tomografia é marcada por sinal hipodenso sem calcificações lineares no interior do seio paranasal acometido.
c. Os osteomas são vistos nos exames topográficos como lesão expansiva de alta densidade. Isso porque são lesões ósseas benignas formadas por osso maduro. São encontradas, principalmente, no seio etmoidal (80%).
d. O angiofibroma nasofaríngeo juvenil pode ser visto como uma lesão expansiva na parede posterior da cavidade nasal ao redor do forame esfenopalatino, podendo alargar o forame. É possível observar erosão e remodelamento ósseo na tomografia computadorizada. Na RM pode ter sinal heterogêneo em T1 e T2 com áreas de ausência de sinal e intenso realce após contraste.

Comentários

Alternativa **a**: a mucocele apresenta hipersinal em T2 e realce após contraste. Isso porque seu interior contém secreção e células descamativas. Alternativa **b**: nos casos de micetoma, a RM é marcada por hipossinal em T1 e T2 e TC com sinal hiperdenso e há presença de calcificações lineares no interior do seio paranasal. Alternativa **c**: o local mais comum de aparecimento dos osteomas são os seios frontais em 80% dos casos. Alternativa **d** é a correta.

ABORL. Tratado de otorrinolaringologia da Associação Brasileira de Otorrinolaringologia e Cirurgia Cérvico-Facial. 3. ed. Editora Elsevier; 2017.

393) O Professor Wolfgang Draf, em 1991, sistematizou tipos de acessos cirúrgicos aos seios frontais. Sobre a cirurgia do recesso e seio frontal, assinale a alternativa CORRETA:

a. A cirurgia do tipo Draf IIb é a mais utilizada pelos otorrinolaringologistas e essa técnica inclui a ressecção de todas as células etmoidais anteriores na região do recesso frontal, entre a lâmina papirácea e a concha média laterolateralmente.
b. A cirurgia do tipo Draf IIa estende a ressecção das células etmoidais além da drenagem natural do seio frontal. A abertura vai acontecer da lâmina papirácea até o septo nasal, ocorrendo a ressecção da axila e a porção mais superior da concha média.
c. O Draf III pode ser realizado pelas técnicas *inside-out* e *outside-in* sendo que o objetivo final de ambas é a união dos dois seios frontais pela ressecção de todas as células etmoidais anterior, parte das conchas superiores, assoalho dos seios frontais e a porção anterossuperior do septo nasal.
d. O Draf I é indicado nos casos onde a doença no seio frontal é mínima. Pois seu objetivo é a melhor drenagem do recesso frontal ao infundíbulo etmoidal.

Comentários

As cirurgias do seio frontal podem ser classificadas, segundo Draf, em tipo I, IIa, IIb e III. O tipo I nada mais é que a etmoidectomia anterior com o objetivo de arear a região do recesso frontal sem que esse seja efetivamente ressecado. O tipo IIa é a técnica mais utilizada nas cirurgias do seio frontal. Consiste em ressecar todas as células etmoidais anteriores que obstruem a drenagem do seio frontal, e inclui a remoção das células etmoidais na região do recesso frontal entre a lâmina papirácea, a concha média, a base do crânio e o frontal *beak*. O tipo IIb é estendido e inclui a ressecção do assoalho do seio frontal além de sua drenagem natural. A abertura vai da lâmina papirácea até o septo nasal, incluindo a remoção da axila e parte anterossuperior da concha média. O Draf III é definido pela comunicação dos dois seios frontais através da ressecção das células etmoidais anteriores, a parte anterossuperior da concha média, os assoalhos dos seios frontais, a porção anterossuperior do septo nasal e o septo intersinusal. Existem duas técnicas de Draf III, o *inside-out* e o *outside-in*. As conchas superiores não são removidas nas cirurgias de Draf III.

Dassi, CS, Demarco FR, Marconato F, Coy G, Mangussi-Gomes J, Balsalobre L, Stamm A. Cirurgia do recesso e seio frontal. In: Balsalobre L, Tepedino MS (Orgs.). Rinologia 360º: aspectos clínicos e cirúrgicos. Rio de Janeiro: Thieme Revinter; 2022. c. 26. p. 289-301.

Respostas
392) d; 393) d

394) Paciente do sexo masculino com 53 anos de idade queixou-se em consulta com o otorrinolaringologista de obstrução nasal há aproximadamente 5 meses, associado a alguns episódios de sangramento nasal e secreção mucopurulenta. Conta que desde a juventude apresenta sintomas nasais alérgicos e teve um diagnóstico prévio de rinite alérgica. Foi tratado, nos últimos 2 meses, com furoato de fluticasona *spray* nasal e por duas ocasiões com antibiótico via oral, porém, não apresentou melhora dos sintomas de obstrução nasal. Retornou ao colega e realizou uma nasofibrolaringoscopia, onde se observou tumor lobulado, de aspecto polipoide, superfície irregular e consistência firme que ocupava a cavidade nasal direita associado à secreção mucopurulenta. Também foi solicitada uma tomografia dos seios paranasais que apresentava massa unilateral à direita com densidade de partes moles, causando alargamento do complexo osteomeatal, ocupando o seio maxilar e parte da cavidade nasal direita. Área de hiperostose na parede medial do seio maxilar direito. Qual o diagnóstico mais provável?

a. Pólipo antrocoanal à direita.
b. Mucocele maxilar direita.
c. Bola fúngica em maxilar direito.
d. Papiloma invertido com origem na parede medial do seio maxilar.

Comentários

Os papilomas invertidos são neoplasias epiteliais benignas que surgem do epitélio pseudoestratificado derivado do ectoderma. Costumam apresentar sintomas nasais como obstrução e epistaxe e são mais comuns entre a 5ª e 6ª décadas de vida e com predileção para o sexo masculino. A etiologia é desconhecida, entretanto, discute-se sua relação com a infecção pelo papilomavírus humano. Essa lesão geralmente apresenta tomografia computadorizada como uma massa unilateral com densidade de partes moles e alargamento do complexo osteomeatal. Não necessariamente há presença de hiperostose focal no local de origem da lesão, contudo, esse achado corrobora o diagnóstico e colabora no planejamento cirúrgico.

Balsalobre L, Tepedino MS (Orgs.). Rinologia 360º: aspectos clínicos e cirúrgicos. Rio de Janeiro: Thieme Revinter; 2022. c. 30. p. 338-41.

395) Paciente do sexo masculino com 53 anos de idade queixou-se em consulta com o otorrinolaringologista de obstrução nasal há aproximadamente 5 meses, associado a alguns episódios de sangramento nasal e secreção mucopurulenta. Conta que desde a juventude apresenta sintomas nasais alérgicos e teve diagnóstico prévio de rinite alérgica. Foi então tratado nos últimos 2 meses com furoato de fluticasona *spray* nasal e por 2 ocasiões com antibiótico via oral. Porém, não apresentou melhora dos sintomas de obstrução nasal. Retornou ao colega e realizou uma nasofibrolaringoscopia, onde se observou tumor lobulado, de aspecto polipoide, superfície irregular e consistência firme que ocupava a cavidade nasal direita associado à secreção mucopurulenta. Também foi solicitada uma tomografia dos seios paranasais que apresentava massa unilateral à direita com densidade de partes moles, causando alargamento do complexo osteomeatal, ocupando o seio maxilar e parte da cavidade nasal direita. Área de hiperostose na parede medial do seio maxilar direito. Sobre o caso, assinale a alternativa INCORRETA:

a. O local de origem mais comum dessa lesão é a parede nasal lateral e caracteriza-se por ser localmente agressivo e ter baixo índice de recidivas.
b. A etiologia dessa lesão é desconhecida, porém, discute-se a possibilidade de relação com a infecção pelo papilomavírus humano (HPV). Inclusive alguns trabalhos sugerem que os casos onde há transformação maligna são relacionados com subtipos 11 e 16.
c. Na ressonância magnética pode-se observar padrão cerebriforme. Esse achado está relacionado com a alternância de camadas de epitélio mataplásico e estroma.
d. O tratamento cirúrgico tem como objetivo remover a lesão completamente e também do periósteo na região onde a lesão apresenta sua inserção.

Comentários

O quadro clínico descreve um caso de suspeita de papiloma invertido. Esse tumor é benigno e costuma ter crescimento lento, porém, pode ser localmente agressivo, apresenta altos índices de recidivas e potencial de malignização.

Balsalobre L, Tepedino MS (Orgs.). Rinologia 360º: aspectos clínicos e cirúrgicos. Rio de Janeiro: Thieme Revinter; 2022. c. 30. p. 338-41.

Respostas
394) d; 395) a

396) No planejamento da abordagem cirúrgica aos seios da face, a análise de qual parâmetro anatômico na tomografia computadorizada permite minimizar o risco de lesão iatrogênica do nervo óptico?
a. Classificação de Keros.
b. Células de Onodi.
c. *Agger nasi.*
d. Células de Haller.

Comentários

A presença das células de Onodi está associada à ocorrência do nervo óptico deiscente nesta célula etmoidal, condição que, caso não seja diagnosticada no exame tomográfico pré-operatório, aumenta a chance de lesão iatrogênica inadvertida deste nervo pelo cirurgião.

Tratado de Otorrinolaringologia e Cirurgia Cérvico-facial da ABORL-CCF. Brasil: Elsevier Editora Ltda; 2017.

397) A classificação de Keros gradua o risco de fístula liquórica iatrogênica durante a abordagem cirúrgica do etmoide anterior, com base no comprimento da lamela lateral da placa cribriforme. Qual a classificação que apresenta maior risco de fístula liquórica no intraoperatório para a cirurgia endonasal?
a. Keros I.
b. Keros II.
c. Keros III.
d. Keros IV.

Comentários

Quanto maior o comprimento da lamela lateral, maior o risco da fístula iatrogênica. Keros I: 1 a 3 mm; Keros II: 4 a 7 mm; Keros III 8 a 16 mm. Não existe Keros IV.

Tratado de Otorrinolaringologia e Cirurgia Cérvico-facial da ABORL-CCF. Elsevier Editora Ltda; 2017.

398) Na cirurgia endoscópica do seio frontal, a técnica de Lothrop modificada (ou Draf III):
a. Consiste na remoção da porção superior do septo nasal, assoalho de ambos os seios frontais e do septo interfrontal.
b. Consiste na remoção do assoalho de ambos os seios frontais e do septo interfrontal, preservando a porção superior do septo nasal.
c. Demanda acesso externo, não podendo ser realizada exclusivamente por via endonasal.
d. Consiste na remoção da porção superior do septo nasal, assoalho de ambos os seios frontais, do septo interfrontal e de parte das lâminas papiráceas, bilateralmente.

Comentários

A classificação de Draf:

- Draf I - etmoidectomia anterior, incluindo células etmoidais do recesso frontal.
- Draf IIa - Draf I + ressecção do assoalho do seio frontal entre a lâmina papirácea e o corneto médio.
- Draf IIb - Draf IIa + extensão de ressecção do assoalho do seio frontal do corneto médio até o septo nasal.
- Draf III - Draf IIb bilateral + comunicação entre eles através da ressecção do septo nasal superior e do septo intersinusal. Pode ser realizado tanto por via externa quanto por via endonasal.

Draf W. Endonasal frontal sinus drainage type I-III According to Draf. In: Kountakis SE, Senior BA, Draf W (Eds.). The frontal sinus [Internet]. Berlin/Heidelberg: Springer-Verlag; 2005. p. 219-32.

Respostas
396) b; 397) c; 398) a

399) Os distúrbios do olfato ganharam expressivo enfoque nos anos de 2020 e 2021, com a pandemia de COVID-19. Se por um lado, felizmente, a maioria dos pacientes tem uma recuperação total ou quase total do olfato após algumas semanas ou meses, alguns pacientes apresentam sintomas olfatórios crônicos. A parosmia é uma delas e é caracterizada pela seguinte queixa:

a. "Não consigo sentir nenhum cheiro, nem os bons e nem os ruins."
b. "Sinto cheiros aleatórios e sem exposição a eles. De repente, mesmo sem nenhum estímulo olfatório, sinto cheiro de esgoto quando ninguém sente."
c. "O mesmo café que faço há 10 anos está com cheiro de terra após a infecção pelo SARS-CoV-2."
d. "Minha percepção olfatória tem flutuado, alguns dias está melhor, outros pior."

Comentários

A parosmia, caracterizada pela distorção da percepção olfatória, é descrita na queixa do item "c". O item "a" descreve uma situação de anosmia, ou a perda total da percepção olfatória. O item "b" descreve uma queixa de fantosmia, ou a percepção olfatória mesmo sem nenhum estímulo. E o item "d" descreve a flutuação da percepção olfatória, que apesar de também poder estar presente na infecção pelo SARS-CoV-2, não caracteriza a parosmia.

Tratado de Otorrinolaringologia e Cirurgia Cérvico-facial da ABORL-CCF. Brasil: Elsevier Editora Ltda; 2017.

400) Qual o mecanismo fisiopatogênico mais provável da perda olfatória secundária ao vírus SARS-CoV-2?

a. Condutivo, pela inflamação da mucosa nasal, impedindo que as partículas odoríferas atinjam o epitélio olfatório adequadamente.
b. Sensorial, pelo acometimento das células de sustentação, células-tronco e perivasculares do epitélio olfatório.
c. Neural, através da invasão viral dos receptores dos neurônios olfatórios, que expressam as proteínas ACE2 e TMPRSS2 no epitélio olfatório.
d. Central, em virtude da lesão no bulbo olfatório causada pelo vírus.

Comentários

O mecanismo fisiopatológico que acomete a maioria dos pacientes com perda olfatória secundária ao vírus SARS-CoV-2 é a lesão do epitélio olfatório, através da invasão das células de sustentação, células-tronco e perivasculares pelo vírus. Essas células expressam as proteínas ACE-2 e TMPRSS2, associadas à invasão celular do SARS-CoV-2. Por outro lado, os receptores dos neurônios olfatórios não expressam tais proteínas, sugerindo que a lesão do epitélio olfatório decorra de causa não neuronal. Apesar de alguns estudos radiológicos e *post mortem* em pacientes com COVID-19 indicarem a presença do vírus na via olfatória, especialmente no bulbo olfatório, a rápida recuperação e o bom prognóstico da maior parte dos pacientes com anosmia pós-COVID corroboram para a hipótese de que a lesão sensorial não neuronal do epitélio olfatório seja o principal mecanismo.

Brann DH, Tsukahara T, Weinreb C, Lipovsek M, Van den Berge K, Gong B et al. Non-neuronal expression of SARS-CoV-2 entry genes in the olfactory system suggests mechanisms underlying COVID-19-associated anosmia. Sci Adv 2020 July 31;6(31):eabc5801. Epub 2020 Jul 24. PMID: 32937591.

Respostas
399) c; 400) b

401) Paciente de 65 anos, masculino, com histórico de internação por COVID-19 grave há 4 meses, tendo permanecido intubado por 10 dias. Paciente obeso e com antecedente de diabetes. Após a alta, vem apresentando queixa de dispneia aos esforços e uso de broncodilatadores e corticoide sistêmico por conta própria. Há uma semana, refere obstrução nasal, dor em face, rinorreia, inchaço e febre, além de turvação visual à direita. Na endoscopia nasal apresenta mucosa com aspecto enegrecido e necrótico difusamente, com secreção purulenta em ambas cavidades nasais. Em relação ao tratamento da provável hipótese diagnóstica:

a. O corticosteroide sistêmico endovenoso deve ser prescrito para controle da possível complicação ocular da rinossinusite aguda.
b. A terapia antifúngica com anfotericina lipossômica, quanto mais precocemente iniciada, tem valor preditivo para a sobrevida do paciente.
c. Por se tratar de uma complicação direta da infecção pelo vírus SARS-CoV-2, terapias antivirais ou com imunobiológicos deveriam ser prescritas.
d. O desbridamento cirúrgico da mucosa necrótica deve ser indicado apenas em último caso, pois em geral são pacientes debilitados e com alto risco de sangramento.

Comentários

A rinossinusite fúngica invasiva por zigomicetos, como o Rhizopus, Mucor e Rhizomucor, acomete pacientes imunocomprometidos, principalmente com diabetes ou malignidade hematológica. Ganhou grande notoriedade com relatos de pacientes com este diagnóstico após apresentarem COVID-19 grave, em geral diabéticos descontrolados que receberam altas doses de corticoide para controle do quadro respiratório causado pelo SARS-CoV-2. Portanto, nesses casos, a rinossinusite fúngica invasiva não é uma complicação direta da infecção viral, mas das altas doses desta classe de medicação e o consequente descontrole dos níveis glicêmicos. Neste diagnóstico, a suspensão dos corticosteroides para controle rigoroso da diabetes, bem como o tratamento antifúngico com a anfotericina (se possível, lipossômica) e o desbridamento cirúrgico são fatores determinantes para o aumento da sobrevida dos pacientes.

Fokkens WJ, Lund VJ, Hopkins C, Hellings PW, Kern R, Reitsma S et al. European position paper on rhinosinusitis and nasal polyps 2020. Rhinology 2020 Feb 20;58(Suppl S29):1-464.

402) Paciente de 45 anos, brasileiro, masculino, com queixa de obstrução nasal bilateral de longa data, associada à secreção nasal abundante e hiposmia. Nega queixas de espirros e prurido, nega intolerância conhecida a medicações, refere asma sem a necessidade de tratamento medicamentoso contínuo. Já realizou diversos tratamentos com corticosteroides nasais e sistêmicos prévios, que conferem um alívio temporário dos sintomas. Ao exame, apresenta pólipos nasais obstruindo parcialmente as cavidades nasais bilateralmente. O provável mecanismo inflamatório associado à rinossinusite crônica do paciente é:

a. Reação de hipersensibilidade do tipo II, mediada por IgE, histamina, prostaglandina, leucotrienos e citocinas, que provocam infiltração celular de eosinófilos, linfócitos Th2 e outras células inflamatórias.
b. Reação inflamatória tipo II, mediada por linfócitos Th1, caracterizada por neutrofilia, IL-6, IL-8 e TNF-α.
c. Reação inflamatória tipo II, caracterizada por aumento das citocinas IL-4, IL-5 e IL-13, além da ativação e recrutamento de eosinófilos e mastócitos.
d. Reação inflamatória tipo III, que inclui IL-17A e IL-22, com efeito imunológico direcionado contra bactérias e fungos extracelulares.

Comentários

O quadro clínico descrito sugestiona o padrão inflamatório de rinossinusite crônica mais prevalente no ocidente, o tipo II, como descrito na opção "c". As opções "a", "b" e "d" descrevem o padrão inflamatório da alergia e das reações inflamatórias tipos I e III, respectivamente.

Fokkens WJ, Lund VJ, Hopkins C, Hellings PW, Kern R, Reitsma S et al. European position paper on rhinosinusitis and nasal polyps 2020. Rhinology 2020 Feb 20;58(Suppl S29):1-464.

Respostas
401) b; 402) c

403) Paciente de 28 anos, brasileiro, masculino, com queixa de rinorreia purulenta e pneumonias de repetição desde a adolescência. Nega outras comorbidades ou uso crônico de medicações, com exceção da necessidade de inalações com broncodilatador e fisioterapia respiratória para melhora do quadro de chiado e dispneia. Ao exame físico apresenta secreção purulenta em ambos os meatos médios e, na ausculta pulmonar, murmúrio vesicular reduzido globalmente com sibilos difusos. Apresenta hemograma, imunoglobulinas, alfa-1 antitripsina e dosagem de sódio e cloro no suor normal. Foi realizada biópsia, para avaliação em microscopia eletrônica de transmissão, com alteração da ultraestrutura dos cílios. Foi observada azoospermia no espermograma. A principal hipótese diagnóstica é:
a. Síndrome de Kallmann.
b. Síndrome de Kartagener.
c. Síndrome de Young.
d. Fibrose cística.

Comentários

A principal hipótese diagnóstica é a de síndrome de Young, caracterizada por doenças respiratórias recorrentes, rinossinusite crônica e azoospermia. A síndrome de Kallmann é caracterizada pela anosmia associada ao hipogonadismo hipogonadotrófico. A Síndrome de Kartagener, por bronquiectasias, sinusite crônica e *situs inversus* completo. E a fibrose cística, principal diagnóstico diferencial da Síndrome de Young, apresentaria alteração na dosagem de sódio e cloro no suor.

Balbani AP, Marone SA, Butugan O, Saldiva PH. Síndrome de Young: infecções respiratórias de repetição e azoospermia [Young's syndrome: recurrent respiratory tract infections and azoospermia]. Rev Assoc Med Bras (1992). 2000 Jan-Mar;46(1):88-9.

404) Paciente de 56 anos, feminino, foi submetida à rinosseptoplastia há 25 anos, evoluindo com sensação de "colabamento" da asa nasal bilateralmente durante a inspiração. Ao exame, após rinoscopia e realização da manobra de Cottle modificada, é diagnosticada insuficiência de válvula nasal interna. Referente a este diagnóstico, quais opções de enxerto são indicados para sua correção cirúrgica?
a. *Alar batten graft.*
b. *Lateral crura strut graft* (*strut de crus lateral*).
c. *Spreader graft.*
d. *Alar rim graft* (enxerto de contorno).

Comentários

Dentre as opções propostas, o único enxerto indicado para a correção da insuficiência de válvula nasal interna é o *spreader graft*. As demais opções são indicadas para a abordagem da crura lateral e, consequentemente, da válvula nasal externa.

Dolci ELL, Dolci JEL. Algorithm for the treatment of external nasal valve insufficiency. Braz J Otorhinolaryngol. 2020 Sep-Oct;86(5):579-86.

405) Paciente masculino de 33 anos, queixa-se de rinorreia líquida intermitente apenas à direita, associada à hipoacusia no mesmo lado. Refere que há 2 anos sofreu trauma cranioencefálico, após queda de uma escada, quando perdeu a consciência e desde então mantém as queixas. Ao exame, não apresentava alterações em cavidades nasais no exame nasofibroscópico e, na otoscopia, observou-se imagem sugestiva de otite média serosa à direita, sem alterações à esquerda. Em tomografia computadorizada de seios da face, não foram visualizados sinais de fratura em fossa anterior de base do crânio ou velamento de seios paranasais. Entretanto, apresentava velamento de células mastóideas e possível sinal de fratura transversal em osso temporal à direita. Qual o provável diagnóstico?
a. Fístula liquórica paradoxal.
b. Fístula liquórica de fossa anterior de base de crânio de difícil diagnóstico.
c. Rinite alérgica e otite média serosa não associadas ao trauma.
d. Fístula liquórica espontânea.

Comentários

A rinoliquorreia de origem otológica, também chamada de fístula paradoxal, ocorre quando o líquor de origem em base lateral do crânio, usualmente secundária a trauma, na presença de membrana timpânica íntegra, drena pela tuba auditiva e, consequentemente, pela cavidade nasal.

Tratado de Otorrinolaringologia e Cirurgia Cérvico-facial da ABORL-CCF. Elsevier; Editora Ltda; 2017.

Respostas
403) c; 404) c; 405) a

406) Ao se realizar a cirurgia endoscópica do nariz e seios paranasais, deve-se atentar para não causar dano, seja por instrumentos ou colocação de algodões com adrenalina, no neuroepitélio olfatório, localizado:
a. Na concha inferior, média e parte anterior do septo.
b. Na concha superior, parte superior da concha média e septo superior.
c. Na parte posterossuperior do septo e porção horizontal da concha média.
d. No recesso esfenoetmoidal inferior.

Comentários

Atualmente, sabe-se que os neurônios bipolares do epitélio olfatório e seus cílios imóveis com os receptores responsáveis pela função olfatória estão localizados, principalmente, na região superior do septo nasal e na concha superior. Algumas fibras olfatórias também se direcionam em menor quantidade à parte mais alta e medial da concha média, porém, não ocorre prejuízo da função olfatória quando retirada.

Mariano FC, Hamerschmidt R, Soares CMC, Moreira AT. The middle turbinate resection and its repercussion in olfaction with the University of Pennsylvania Smell Identification Test (UPSIT). Int Arch Otorhinolaryngol 2018 July;22(3):280-83.
Pinna FR, Ctenas B, Weber R, Saldiva PH, Voegels RL. Olfactory neuroepithelium in the superior and middle turbinates: which is the optimal biopsy site? Int Arch Otorhinolaryngol 2013;17:131-8.

407) Entre os exames de imagem na avaliação de um paciente com diminuição da capacidade olfatória, está a ressonância magnética de crânio com medição dos bulbos olfatórios. Nela, procura-se:
a. Verificar melhor prognóstico quando cada bulbo for menor que 45 mm^3.
b. Não avaliar o prognóstico, mas descartar tumores encefálicos de fossa craniana anterior.
c. Evidenciar atrofia de massa encefálica e auxiliar no diagnóstico precoce de demência.
d. Mensurar a oscilação do tamanho do bulbo olfatório na rinossinusite crônica.

Comentários

A ressonância é um exame bastante útil nos pacientes com perda olfatória. Nela podemos prever desde a evolução da disfunção, quantificar o dano encefálico em um trauma até descartar tumores ou doenças neurodegenerativas. Um bulbo olfatório maior do que 45 mm^3 associou-se à melhor prognóstico dos pacientes com essa queixa.

Huart C, Rombaux P, Hummel T. Plasticity of the human olfactory system: the olfactory bulb. Molecules 2013;18(9):11586.
Hummel T, Whitcroft KL, Andrews P, Altundag A, Cinghi C, Costanzo RM *et al.* Position paper on olfactory dysfunction. Rhinol Suppl 2017 Mar;54(26):1-30.

408) Homem, marceneiro, 24 anos, apresenta-se ao pronto-socorro com cefaleia importante durante quadro de rinossinusite aguda associada à rigidez de nuca. Não estava em uso de nenhuma medicação previamente. Sua conduta nesse caso é:
a. Amoxicilina-clavulanato por 14 dias, retorno em 2 dias para reavaliação do quadro.
b. Tomografia de nariz e seios paranasais, provável internação para antibioticoterapia endovenosa.
c. Tomografia de nariz e seios paranasais, provável cirurgia funcional dos seios paranasais.
d. Encaminhamento imediato para centro cirúrgico para drenagem de seios paranasais.

Comentários

O quadro é característico de meningite, uma complicação intracraniana de uma rinossinusite aguda e a conduta inicial, nesses casos, é o tratamento clínico para estabilização do paciente. A cirurgia é reservada a pacientes refratários ao tratamento clínico.

Bennett S, Meghji S, Syeda F, Bhat N. Neurological complications of acute rhinosinusitis: meningitis. Allergy Rhinol (Providence) 2021;12:2152656721996258. Published 2021 Feb 24.
Rhinosinusitis: evidence and experience: October 18 and 19, 2013 - São Paulo. Braz J Otorhinolaryngol [Internet] 2015;81:S1-49. Available from: https://www.sciencedirect.com/science/article/pii/S1808869415000051.

Respostas
406) b; 407) c; 408) b

409) Na epistaxe não é aconselhado tamponamento nasal anterior na seguinte situação:
   a. Decorrente de trauma craniano grave por acidente automobilístico.
   b. Epistaxe causada por emergência hipertensiva com risco de AVC hemorrágico.
   c. Presença de malformação arteriovenosa com história de epistaxes volumosas de repetição.
   d. Paciente em uso de alta dose anticoagulante oral.

Comentários

Na presença de trauma severo facial e craniano, deve-se evitar a realização de tamponamento nasal antes da realização da tomografia de nariz e seios paranasais. O exame de imagem possibilita visualizar, por exemplo, fraturas de base do crânio com restos de osso na cavidade, que poderiam ser introduzidos na fossa craniana durante um tamponamento.

Veeravagu A, Joseph R, Jiang B et al. Traumatic epistaxis: Skull base defects, intracranial complications and neurosurgical considerations. Int J Surg Case Rep 2013;4(8):656-61.

410) Em relação aos tumores ósseos do nariz e seios paranasais:
   a. No fibroma ossificante, aconselha-se abordagem precoce pelo risco de malignização.
   b. O osteoma é um tumor ósseo menos prevalente que o fibroma ossificante, displasia fibrosa e condroma.
   c. O osteossarcoma encontra-se entre as malignidades mais prevalentes e letais nessa região.
   d. Na displasia fibrosa, opta-se pela conduta conservadora caso não apresente dor e obstrução de seios.

Comentários

Por se tratar de uma lesão benigna e com crescimento indolente, o manejo da displasia fibrosa é ditado pelo comportamento da lesão. Geralmente, na displasia nasossinusal aborda-se cirurgicamente quando a massa deforma a face ou gera rinossinusite. Não há relatos de malignização do fibroma ossificante, o osteoma é o tumor ósseo mais frequente no nariz e seios paranasais e o osteossarcoma é uma neoplasia maligna rara nessa região.

Lee JS, FitzGibbon EJ, Chen YR et al. Clinical guidelines for the management of craniofacial fibrous dysplasia. Orphanet J Rare Dis 2012;7 Suppl 1(Suppl 1):S2.

411) Segundo os *guidelines* EPOS 2020 e ICAR-RS 2021, qual tratamento abaixo tem maior evidência de benefício no tratamento da rinossinusite crônica com polipose?
   a. Amoxicilina 1 g VO 8/8 horas.
   b. Amoxicilina + clavulanato 875 mg/125 mg 1 cp VO 8/8 horas.
   c. Soro hipertônico 3%, 3 jatos em cada narina 4×/dia.
   d. Lavagem com soro fisiológico em alto volume 3-4×/dia.

Comentários

O uso de antibiótico não é recomendado nos casos de rinossinusite crônica com polipose, apesar de ser uma das opções de tratamento. O uso de corticosteroide tanto oral (ciclo curto) quanto tópico em *spray* ou alto volume e baixa pressão continuam sendo o tratamento mais preconizado.

Fokkens WJ, Lund VJ et al. European position paper on rhinosinusitis and nasal polyps 2020. Rhinology 2020 Feb 20;58(Suppl S29):1-464.
Orlandi RR, Kingdom TT et al. International consensus statement on allergy and rhinology: rhinosinusitis 2021. Int Forum Allergy Rhinol 2021 Mar;11(3):213-739.

Respostas
409) a; 410) d; 411) d

412) Dentre imunobiológicos disponíveis para pacientes com rinossinusite crônica com inflamação do tipo 2, refratários a tratamento clínico convencional, qual das opções abaixo tem a melhor evidência de melhora do olfato?
a. Omalizumabe.
b. Dupilumabe.
c. Mepolizumabe.
d. Rituximabe.

Comentários

Os estudos fase 2 e 3 do dupilumabe, inibidor das interleucinas 4 e 13, foram os que apresentaram maior variação positiva nos testes de função olfatória. Os benefícios do anti-IL5 (mepolizumabe) e do anti-IgE (omalizumabe) na função olfatória não são tão eficazes quanto a inibição da IL-4 e IL-13. O rituximabe, que atua contra os linfócitos B, não é uma medicação utilizada para as rinossinusites crônicas primárias.

Anselmo-Lima WT, Tamashiro E, Romano FR, Miyake MM, Roithmann R, Kosugi EM et al. Guideline for the use of immunobiologicals in chronic rhinosinusitis with nasal polyps (CRSwNP) in Brazil. Braz J Otorhinolaryngol 2021 Apr 3:S1808-8694(21)00062-8.

413) As três etiologias mais frequentes de perda olfatória clinicamente significativa são:
a. Uso de drogas tóxicas no nariz, rinite e pós-traumática.
b. Rinossinusite crônica, pós-traumática e doenças neurodegenerativas.
c. Rinossinusite crônica, perda pós-infecciosa e pós-traumática.
d. Doenças neurodegenerativas, rinite e pós-traumática.

Comentários

Entre os pacientes que procuram o otorrinolaringologista com perda olfatória, deve-se sempre pensar, inicialmente, em rinossinusite crônica, infecção viral da cavidade nasal e trauma craniano. A mais frequente é a rinossinusite crônica seguida da pós-infecciosa e pós-traumática. A perda olfatória clinicamente significativa é de 4 ou mais pontos no Teste de Identificação do Olfato da Universidade da Pensilvânia ou de 6 ou mais no Sniffin' Sticks.

Fornazieri MA, Borges BB, Bezerra TF, Pinna Fde R, Voegels RL. Main causes and diagnostic evaluation in patients with primary complaint of olfactory disturbances. Braz J Otorhinolaryngol. 2014 May-June;80(3):202-7. English, Portuguese.

414) Paciente masculino, 14 anos, foi trazido pela mãe ao seu consultório por se queixar de nunca ter sentido nenhum cheiro. Ele refere o nariz um pouco obstruído, mas nega secreção. Nesse caso, deve-se pensar em:
a. Hipertrofia de tonsila faríngea.
b. Rinossinusite crônica.
c. Síndrome de Kallmann.
d. Autismo.

Comentários

A hipertrofia de adenoide pode gerar um decréscimo da função olfatória, principalmente quando ocupa mais de 50% da rinofaringe. Contudo, é uma perda parcial e não total como relatado. A rinossinusite crônica e o autismo cursam com déficit olfatório, mas, na maioria dos casos, também parciais. Além da síndrome de Kallmann, outros diagnósticos de perda olfatória total desde a infância são algumas ciliopatias e após trauma, como uma criança com história de queda do berço.

Crow AJD, Janssen JM, Vickers KL, Parish-Morris J, Moberg PJ, Roalf DR. Olfactory dysfunction in neurodevelopmental disorders: a meta-analytic review of autism spectrum disorders, attention deficit/hyperactivity disorder and obsessive-compulsive disorder. J Autism Dev Disord 2020 Aug;50(8):2685-97.
Della Valle E, Vezzani S, Rochira V, Granata AR, Madeo B, Genovese E et al. Prevalence of olfactory and other developmental anomalies in patients with central hypogonadotropic hypogonadism. Front Endocrinol (Lausanne) 2013;4:70.
Fornazieri MA, Araújo RG, Lima JVF, Favareto FB, Pinna FR, Voegels RL, Doty RL. The effects of adenoidectomy on the smell perception of children. Int Forum Allergy Rhinol 2019 Jan;9(1):87-92.

Respostas
412) b; 413) c; 414) c

415) Após a infecção pelo SARS-CoV-2, uma das sequelas presentes é a perda olfatória persistente e, eventualmente, associada à parosmia e fantosmia. Nos casos de perda olfatória pós-infeciosa, como da COVID-19, e outras causas dessa disfunção, as opções de tratamento com mais evidência de eficácia são:
a. Ácido alfa-lipoico e treinamento olfatório.
b. Corticosteroide sistêmico e ácido alfa-lipoico.
c. Costicosteroide e treinamento olfatório.
d. Zinco quelado em alta dose, teofilina e ômega-3.

Comentários

O treinamento olfatório é o que apresenta mais ensaios clínicos mostrando sua eficácia na recuperação da função olfatória. O uso dos corticosteroides nas perdas pós-infecciosas ainda é controverso, mas é bem estabelecido nos déficits quimiossensoriais presentes na rinossinusite crônica.

Doty RL. Treatments for smell and taste disorders: a critical review. Handb Clin Neurol 2019;164:455-79.

416) Os critérios anatômicos de acesso ao acesso ao frontal têm como parâmetros anatômicos estruturas de difícil variação em relação à sua presença. São referências anatômicas seguras para o acesso e identificação do seio frontal:
a. Bula etmoidal e processo uncinado.
b. Células do *agger nasi* e bula etmoidal.
c. Periórbita e artéria etmoidal anterior.
d. Periórbita e dura-máter.

Comentários

Somente a dura-máter e a periórbita são referências seguras para acesso ao seio frontal.

Felippu A. Nasal centripetal endoscopic sinus surgery. Annals of Otology, Rhinology & Laryngology 2011;120(9):581-5.

417) No acesso ao seio esfenoidal é correto afirmar:
a. De rotina se liga à artéria nasal lateral posterior.
b. No acesso transeptal necessita de remoção do corneto superior bilateral.
c. No acesso transnasal a remoção da quilha do vômer se torna necessária.
d. No acesso transnasal o óstio sempre está medial ao corneto superior.

Comentários

A abertura do óstio do seio esfenoidal fica sempre medial e inferior à inserção do corneto superior.

García-Garrigós E, Arenas-Jiménez JJ, Monjas-Cánovas I, Abarca-Olivas J, Cortés-Vela JJ, De la Hoz-Rosa J, Guirau-Rubio MD. RadioGraphics 2015;35:4, 1170-85.
Landeiro JÁ et al. Esfenoidotomia anterior para acesso aos tumores selares: nota técnica. Arquivos de NeuroPsiquiatria [online] 2001;59(2ª) [Acesso 11 Outubro 2021], p. 286-8. Disponível em: <https://doi.org/10.1590/S0004-282X2001000200030>. Epub 07 Jun 2001. ISSN 1678-4227.
Transphenoidal Approach in Endoscopic Endonasal Surgery for Skull Base Lesions: What Radiologists and Surgeons Need to Know

418) Na anatomia do seio esfenoidal é correto afirmar, sobre o corte coronal em relação à anatomia dos pares cranianos:
a. Nervo abducente é o mais medial.
b. Nervo oculomotor é o mais medial.
c. O nervo oftálmico V1 é o mais medial.
d. O nervo maxilar V2 é o mais medial.

Comentários

No corte coronal o VI par fica mais medial em relação aos outros pares próximos ao esfenoide.

Wiebracht ND, Zimmer LA. Complex anatomy of the sphenoid sinus: a radiographic study and literature review. J Neurol Surg B Skull Base 2014;75(6):378-82.

Respostas
415) c; 416) d; 417)d; 418) a;

419) Sobre cirurgia do seio maxilar é correto afirmar:
a. A meatotomia inferior causa recirculação.
b. Óstio acessório de Giraldes em seio maxilar assintomático deve ser operado.
c. Síndrome do seio silencioso não rebaixa assoalho de órbita.
d. A meatotomia inferior dá acesso à artéria maxilar interna.

Comentários

A abertura do meato inferior com preservação ou não do ducto lacrimal e corneto inferior dá acesso direto à artéria maxilar interna na fossa pterigopalatina.

Iwanaga J, Wilson C, Lachkar S, Tomaszewski KA, Walocha JA, Tubbs RS. Clinical anatomy of the maxillary sinus: application to sinus floor augmentation. Anat Cell Biol 2019;52(1):17-24.

420) Na anatomia das vias lacrimais é correto afirmar sobre a sequência valvular de superior para inferior:
a. Hasner, Krauser e Arnold.
b. Arnold, Krauser e Hasner.
c. Krause, Hasner e Taillefer.
d. Krause, Taillefer e Hasner.

Comentários

O sistema lacrimal possui três válvulas, a primeira fica acima do sacolacrimal, Krause, após o saco a válvula de Taillefer e na abertura no meato inferior a de Hasner.

Francisco, Fabiano Celli et al. Avaliação da via lacrimal pelos métodos radiológicos. Radiologia Brasileira [online] 2007;40(4):273-8. [Acesso em 11 Outubro 2021]. Available from: <https://doi.org/10.1590/S0100-39842007000400014>. Epub 21 Sept 2007. ISSN 1678-7099.

421) Sobre a anatomia cirúrgica do seio etmoidal é correto afirmar em relação às lamelas basais:
a. A primeira lamela é a bula etmoidal.
b. A segunda lamela é o corneto superior.
c. A terceira lamela é a inserção do corneto médio na órbita.
d. A primeira lamela é o corneto supremo.

Comentários

A primeira lamela é o uncinado, a segunda é a bula etmoidal, a terceira é a inserção do corneto médio na órbita, a quarta é o corneto superior e a quinta o supremo.

Kim SS, Lee JG, Kim KS, Kim HU, Chung IH, Yoon JH. Computed tomographic and anatomical analysis of the basal lamellas in the ethmoid sinus. Laryngoscope 2001 Mar;111(3):424-9.

Respostas
419) d; 420) d; 421) c

422) Em relação à anatomia nasal da parede lateral é correto afirmar:

a. O óstio principal do seio maxilar abre-se no interior do infundíbulo, que por sua vez abre-se no meato inferior através do hiato semilunar.
b. Seguindo o infundíbulo, posteroinferiormente, o processo unciforme termina em uma área membranosa, assim denominada pela ausência de estrutura óssea.
c. O meato médio tem início na inserção da cauda da concha nasal média.
d. Posterossuperiormente à bolha etmoidal, pode haver um espaço – o seio lateral –, cujo teto e parede posterossuperior são limitados pela lamela basal da concha nasal média.

Comentários

O seio lateral é relevante para o entendimento da localização da artéria etmoidal anterior e base de crânio. Este espaço fica posterior à abertura do ducto do frontal.

Miranda CMNR et al. Variações anatômicas das cavidades paranasais à tomografia computadorizada multislice: o que procurar? Radiologia Brasileira [online] 2011;44(4): 256-62. [Acessado 11 Outubro 2021]. Disponível em: <https://doi.org/10.1590/S0100-39842011000400012>. Epub 15 Set 2011. ISSN 1678-7099.
Stammberger H, Posawetz W. Functional endoscopic sinus surgery. Concept, indications and results of the Messerklinger technique. Eur Arch Otorhinolaryngol 1990;247(2):63-76.

423) Na anatomia do nariz e seios paranasais é incorreto afirmar:

a. A célula etmoidal mais posterior pode ser extremamente pneumatizada e expandir-se em direção ao esfenoide, ao seio maxilar e ao processo pterigóideo.
b. O infundíbulo etmoidal é um espaço tridimensional, delimitado pelo processo unciforme, anteriormente; pela parede anterior da bolha etmoidal, posterossuperiormente; e a lâmina orbital do esfenoide com o osso lacrimal, lateralmente.
c. As células etmoidais posteriores são maiores e em menor número, de 3 a 4.
d. A lamela lateral da lâmina crivosa é facilmente danificada, constituindo potencial área de iatrogenia na cirurgia do etmoide.

Comentários

Osso etmoidal. Relação anatômica do seio etmoidal é de suma importância para se ter referencial teórico da anatomia cirúrgica. O seio etmoidal é o seio paranasal de maior índice de complicação cirúrgica.

Stamm Aldo. Cirurgia microendoscópica dos seios paranasais: conceitos básicos. Revista Brasileira de Otorrinolaringologia [online] 2002;68(3):299-302. [Acesso em 11 Outubro 2021]. Disponível em: <https://doi.org/10.1590/S0034-72992002000300002>. Epub 16 Ago 2002. ISSN 0034-7299.

424) Em relação à anatomia da parede lateral do nariz é incorreto afirmar:

a. As conchas nasais são usualmente em número de três: inferior, média e superior; mas, ocasionalmente, podem existir quatro ou mesmo cinco conchas.
b. O arcabouço ósseo da concha nasal inferior é independente dos outros e prende-se à parede lateral do seio maxilar.
c. A concha nasal superior é apêndice do complexo etmoidal.
d. A estrutura óssea das conchas é recoberta por mucosa ricamente vascularizada, que é provida de *shunts* arteriovenosos e sinusoides venosos.

Comentários

Parede medial. O arcabouço ósseo da concha nasal inferior é independente dos outros e prende-se à parede MEDIAL do seio maxilar.

Ooi E. Endoscopic sinus surgery: anatomy, three-dimensional reconstruction, and surgical technique, 3rd ed. P-J Wormald: Thieme, 2012. ISBN 978 1 60406 687 6 pp 304 Price £127.99. The Journal of Laryngology & Otology. 128(S1), S59-S59.

Respostas
422) d; 423) b; 424) b

425) Em relação à concha média e à cirurgia da concha média é incorreto afirmar:
   a. Pode causar síndrome do nariz vazio.
   b. Pode ser realizada com anestesia local e sedação.
   c. Favorece a lavagem nasal após cirurgia do seio frontal.
   d. Concha média não pode ser usada como retalho de base de crânio.

Comentários

A concha média pode ser utilizada na reconstrução da base de crânio, muitas vezes como um enxerto livre.

Prevedello DM, Barges-Coll J, Fernandez-Miranda JC, Morera V, Jacobson D, Madhok R et al. Middle turbinate flap for skull base reconstruction: cadaveric feasibility study. Laryngoscope 2009 Nov;119(11):2094-8.

426) Qual é o sítio de origem mais comum do papiloma invertido?
   a. Fontanela anterior.
   b. Fontanela posterior.
   c. Seio maxilar.
   d. Septo nasal.

Comentários

O sítio de origem mais comum do papiloma invertido é a parede lateral da cavidade nasal, na fontanela posterior. O seio maxilar é o segundo local mais envolvido e os seios frontal e esfenoide raramente são envolvidos primariamente. Frequentemente a lesão envolve mais de um seio, sendo difícil identificar seu local de origem.

Tratado de otorrinolaringologia da Associação Brasileira de Otorrinolaringologia e Cirurgia Cérvico-Facial. 3. ed. Editora Elsevier; c. 64b.

427) Paciente de 8 anos com queixa de obstrução nasal e IVAS de repetição. Em consulta com otorrinolaringologista, foi realizado exame de fibronasolaringoscopia que detectou pólipos em ambas as cavidades nasais associados à rinorreia espessa e esverdeada. A tomografia de seios da face demonstrou os achados abaixo. Qual exame deverá ser solicitado a seguir para confirmar a principal hipótese diagnóstica?

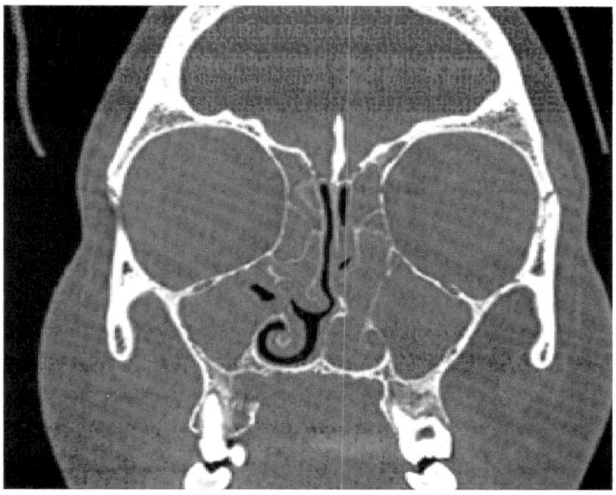

   a. Citologia nasal.
   b. Dosagem de óxido nítrico nasal.
   c. Dosagem de cloro no suor.
   d. Microscopia eletrônica da cavidade nasal.

Comentários

A polipose nasossinusal em criança saudável é rara e, caso exista, o diagnóstico de fibrose cística deverá ser lembrado. A incidência de pólipos nasais na fibrose cística varia entre 7 e 67% dos casos e é pouco frequente antes dos 5 anos de idade. Na suspeita de fibrose cística, deve ser solicitado o teste do suor, sendo que a dosagem de cloreto por métodos quantitativos ≥ 60 mmol/l, em duas amostras, confirma o diagnóstico.

Tratado de otorrinolaringologia da Associação Brasileira de Otorrinolaringologia e Cirurgia Cérvico-Facial. 3. ed. Editora Elsevier; c. 60.

Respostas
425) d; 426) b; 427) c

428) Paciente de 35 anos, sexo masculino, com queixa de cefaleia e sensação de plenitude em região frontal há longa data. História prévia de trauma de face. A tomografia de seios da face revelou lesão frontal à direita, expansiva, bem delimitada, ocasionando erosão e remodelamento ósseo da parede do seio. Na ressonância magnética, a lesão apresentava hipossinal em T1, hipersinal em T2, e ausência de realce pelo contraste. Com base no caso clínico, o diagnóstico mais provável é:

a. Tumor de Pott.
b. Carcinoma espinocelular.
c. Mucocele.
d. Osteoma.

Comentários

Mucoceles são lesões benignas, encapsuladas, expansivas, localmente destrutivas, frequentemente unilaterais e mais comuns nos seios frontais. Apresentam forte associação à história de trauma local.
Tumor de Pott é uma forma rara de complicação da rinossinusite aguda: corresponde ao abscesso frontal subperiosteal, associado à osteomielite, com edema e aumento de volume frontal de partes moles. São comuns áreas de falha ou rarefação, além de sequestro ósseo. A lesão apresenta realce periférico pelo contraste.
CEC corresponde a 80% dos tumores malignos dos seios paranasais, é mais comum nos seios maxilares e na cavidade nasal. Na TC apresenta-se como lesão expansiva irregular, com realce heterogêneo pós-contraste, associado a áreas de destruição óssea e necrose.
Osteomas são tumores benignos vistos na tomografia como lesão expansiva hiperdensa. A maioria é assintomática.

Tratado de otorrinolaringologia da Associação Brasileira de Otorrinolaringologia e Cirurgia Cérvico-Facial. 3. ed. Editora Elsevier; 2017. c. 62, 65, 64b, 135a.

429) A grande maioria dos casos de epistaxe ocorre ao longo da região anteroinferior do septo nasal, no plexo de Kiesselbach ou área de Little. Marque a alternativa que contém apenas artérias que fazem parte desse plexo:

a. Ramo septal da artéria labial superior, artéria angular, artéria palatina maior.
b. Artéria palatina maior, ramos terminais da artéria esfenopalatina e ramos da artéria etmoidal anterior.
c. Ramo septal da artéria labial superior, ramos terminais da artéria esfenopalatina e ramos da artéria etmoidal posterior.
d. Artéria palatina maior, ramos da artéria etmoidal anterior e artéria nasal lateral posterior.

Comentários

A epistaxe é comumente classificada conforme a sua localização. As epistaxes anteriores são as que ocorrem no plexo de Kiesselbach, formado pela anastomose de quatro artérias: ramo septal da artéria labial superior (proveniente da artéria facial) que atinge o septo nasal anterior através do vestíbulo nasal; artéria palatina maior (ramo da artéria maxilar) que passa pelo forame incisivo para chegar ao septo nasal; artéria septal posterior que é um ramos terminal da artéria esfenopalatina; e ramos septais da artéria etmoidal anterior, proveniente da artéria oftálmica.
A artéria angular é um ramo da artéria facial que segue até o ângulo interno do olho para suprir as pálpebras.
A artéria etmoidal posterior e seus ramos septais irrigam a porção mais posterior do septo nasal.
A artéria nasal lateral posterior é ramo da artéria esfenopalatina e assume um trajeto descendente logo após ultrapassar o forame esfenopalatino, distribuindo-se pela concha média, parede lateral do meato médio e dorso da concha inferior.

Tratado de otorrinolaringologia da Associação Brasileira de Otorrinolaringologia e Cirurgia Cérvico-Facial. 3. ed. Editora Elsevier; 2017. c. 68.

Respostas
428) c; 429) b

430) Lactente, 1 ano e 2 meses, com história de obstrução nasal desde o nascimento associada à rinorreia bilateral e piora durante a alimentação, sem episódios de cianose ou alterações ponderoestaturais. De acordo com as imagens abaixo, marque a melhor hipótese diagnóstica para o caso:

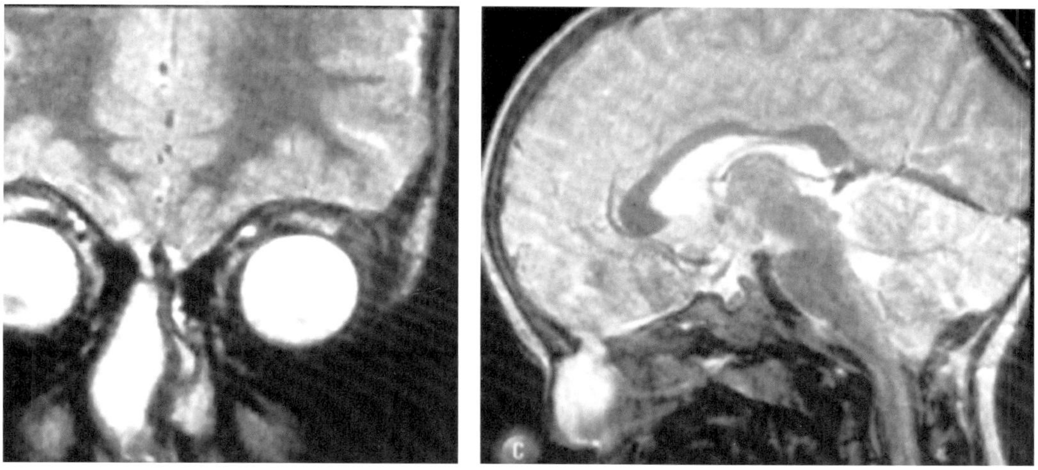

a. Glioma nasal, uma vez que não há conexão com o SNC.
b. Meningocele, demonstrada pela presença de conteúdo hipersinal em T2, sugestivo de líquido cefalorraquidiano, em comunicação ao SNC.
c. Tumor maligno nasal que invade a base anterior do crânio e erode as estruturas etmoidais da fossa nasal direita.
d. Meningoencefalocele, demonstrada pela presença de conteúdo hipersinal em T2, sugestiva de conteúdo encefálico, em comunicação com o SNC.

Comentários

A lesão apresenta conexão com o SNC e conteúdo homogêneo com hipersinal em T2, em cortes coronal e sagital, respectivamente, sugestivo de liquor. Portanto, o diagnóstico de meningocele é imperativo.
Em geral, o glioma apresenta-se como massa extranasal em 60% dos casos, intranasal em 30% e combinada em 10%. Não apresentam herniação da dura-máter, porém, podem apresentar conexão com o SNC por uma fina haste de tecido neural em alguns casos.
Nas imagens apresentadas não se observa erosão óssea e invasão das estruturas adjacentes, o que torna o diagnóstico de tumor maligno nasal improvável.

Tratado de otorrinolaringologia da Associação Brasileira de Otorrinolaringologia e Cirurgia Cérvico-Facial. 3. ed. Editora Elsevier; 2017. c. 53.

Respostas
430) b

431) A estrutura número 4 é:

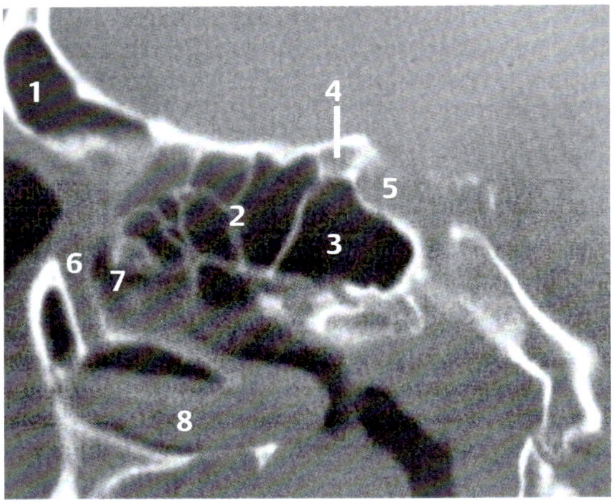

a. Célula de Onodi.
b. Célula de Haller.
c. Canal óptico.
d. Pneumatização do osso esfenoide.

Comentários

1: seio frontal, 2: células etmoidais posteriores, 3: seio esfenoide, 4: canal óptico, 5: fossa hipofisária com glândula hipofisária, 6: ducto nasolacrimal, 7: células *agger nasi*, 8: concha inferior.
A célula de Onodi é uma célula etmoidal posterior que ultrapassa o limite anterior do seio esfenoidal, não estando presente nesse exame.
A célula de Haller corresponde a uma pneumatização infraorbital do etmoide e não é bem visualizada neste corte.

Dunnebier EA. Diagnóstico por imagem para otorrinolaringologistas. Rio de Janeiro: Editora Revinter; 2012.

432) A manipulação do seio frontal exige conhecimento amplo sobre sua anatomia. Sobre a anatomia do seio frontal e do seu recesso, marque a alternativa CORRETA:
a. O recesso do frontal é delimitado, medialmente, pela lâmina papirácea, posteriormente pela bula etmoidal, lateralmente pela porção vertical da concha média e anteriormente pelo frontal *beak*.
b. A união do remanescente superior do processo uncinado com a parede medial do *agger nasi* forma uma estrutura conhecida como barra vertical.
c. A sinusotomia frontal Draf IIa engloba o espaço entre a lâmina papirácea e o septo nasal, sendo necessária a remoção parcial da concha média.
d. A técnica da bula intacta permite acesso ao seio frontal associado à proteção da artéria etmoidal anterior, uma vez que a etmoidectomia posterior é realizada preferencialmente antes da remoção da bula etmoidal.

Comentários

O recesso do frontal é delimitado, lateralmente, pela lâmina papirácea, posteriormente pela bula etmoidal, medialmente pela porção vertical da concha média e, anteriormente, pelo frontal *beak*.
A sinusotomia frontal Draf IIb engloba o espaço entre a lâmina papirácea e o septo nasal, com remoção parcial da concha média. A sinusotomia Draf IIa envolve a manipulação entre a lâmina papirácea e a concha média, com ressecção do uncinado e *agger nasi*.
Na técnica da bula intacta é realizada a sinusotomia frontal antes da ressecção da bula etmoidal, a fim de proteger a artéria etmoidal anterior e a base do crânio. A etmoidectomia posterior é realizada num segundo momento, se necessário.

Tratado de otorrinolaringologia da Associação Brasileira de Otorrinolaringologia e Cirurgia Cérvico-Facial. 3. ed. Editora Elsevier; 2017. c. 70.

Respostas
431) c; 432) b

433) Paciente masculino, 62 anos, história de cefaleia retrorbitária intensa há 6 meses. Relata trauma craniofacial há 4 anos. Foi avaliado pela equipe da neurologia que solicitou RM de seios da face e órbita, evidenciando lesão expansiva hiperintensa em T2 com captação periférica de contraste. Tomografia de seios da face apresentou essa imagem em corte axial.

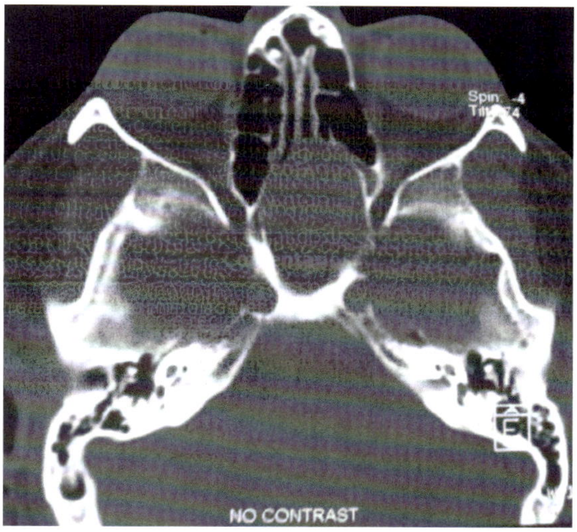

De acordo com a principal hipótese diagnóstica, a melhor conduta é:
a. Biópsia da lesão para definir diagnóstico e melhor tratamento.
b. Tratamento cirúrgico endoscópico endonasal para ressecção/drenagem da lesão.
c. Tratamento clínico com antibiótico, corticoide e lavagem nasal com soro fisiológico.
d. Tratamento da dor com analgésicos e repetir exames de imagem periodicamente.

Comentários

Pelas características da lesão e história de trauma prévio, a hipótese principal é de mucocele do seio esfenoidal. Portanto, o tratamento de escolha seria cirúrgico para drenagem. A biópsia para estudo da lesão seria indicada diante de suspeita de tumor maligno, diagnóstico não sugestivo diante dos achados de imagem descritos. O tratamento clínico não é indicado para regressão dos quadros de mucocele e o tratamento da dor sem drenagem da lesão não é efetivo.

Tratado de otorrinolaringologia da Associação Brasileira de Otorrinolaringologia e Cirurgia Cérvico-Facial. 3. ed. Editora Elsevier; 2017. c. 65.

434) O tratamento da fístula liquórica nasal compreende medidas clínicas e cirúrgicas complexas, a depender da sua etiologia, localização, débito, entre outros. Assim sendo, marque a alternativa CORRETA:
a. É mandatória antibioticoprofilaxia para meningite nos casos de fístula liquórica traumática.
b. Os resultados do tratamento nos casos de fístulas liquóricas idiopáticas são piores que das fístulas traumáticas, evidenciando maior recidiva.
c. Independente de sua etiologia, a vacinação antimeningocócica deve ser indicada para reduzir o risco de meningite nos casos de fístula liquórica.
d. O tratamento sempre é cirúrgico.

Comentários

As fístulas espontâneas primárias, idiopáticas, apresentam mais índice de recidiva ou recorrência que as fístulas traumáticas. O uso do antibiótico profilático é controverso e não deve ser indicado de rotina nos casos de fístula liquórica independente da etiologia. A vacinação de rotina a ser realizada é a antipneumocócica, uma vez que as meningites provenientes de fístula liquórica são causadas por pneumococo. O tratamento, em grande parte dos casos, é cirúrgico, porém, nas fístulas traumáticas agudas, apenas medidas clínicas de redução da pressão intracraniana costumam ser efetivas para o fechamento, estando a cirurgia indicada para os casos refratários.

Tratado de otorrinolaringologia da Associação Brasileira de Otorrinolaringologia e Cirurgia Cérvico-Facial. 3. ed. Editora Elsevier; 2017. c. 67.

Respostas
433) b; 434) b

435) O nasoangiofibroma juvenil é um tumor benigno que acomete exclusivamente pacientes do sexo masculino. O seu principal sintoma é:
a. Abaulamento facial.
b. Epistaxe.
c. Obstrução nasal.
d. Rinorreia.

Comentários

O principal sintoma do nasoangiofibroma juvenil é a obstrução nasal unilateral e progressiva. As epistaxes são recorrentes e vão aumentando de frequência e intensidade conforme o crescimento tumoral e a ocorrência de ulcerações e traumas locais.

Tratado de otorrinolaringologia da Associação Brasileira de Otorrinolaringologia e Cirurgia Cérvico-Facial. 3. ed. Editora Elsevier; 2017. c. 64b.

436) Um paciente jovem e hígido deu entrada no pronto atendimento com quadro de edema e hiperemia bipalpebral à esquerda associados à restrição e dor à movimentação ocular e proptose inferolateral, com acuidade e reflexo pupilar preservados. Refere sintomas nasais prévios. De acordo com o caso, o diagnóstico correto é:

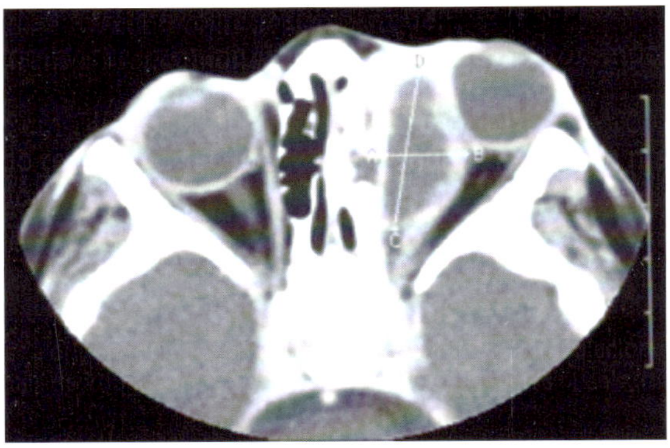

a. Abscesso orbital.
b. Celulite orbital.
c. Celulite subperiosteal.
d. Abscesso subperiosteal.

Comentários

As características descritas são clássicas do abscesso superiosteal e a imagem da TC demonstra uma coleção entre a lâmina papirácea e a periórbita, o que confirma o diagnóstico. No abscesso e na celulite orbital ocorre acometimento dentro do cone orbitário e pode haver comprometimento da acuidade e do reflexo pupilar no abscesso. Na celulite subperiosteal não há formação de uma coleção, como demonstrado na imagem.

Tratado de otorrinolaringologia da Associação Brasileira de Otorrinolaringologia e Cirurgia Cérvico-Facial. 3. ed. Editora Elsevier; 2017. c. 62.

Respostas
435) c; 436) d

437) Paciente masculino, 63 anos, morador de zona rural no interior de Minas Gerais, apresenta queixa de obstrução nasal crônica e episódios frequentes de epistaxe. Ao exame físico observa-se selamento do dorso nasal associado à ptose de ponta, infiltração edematosa e espessamento da pele da pirâmide nasal, além de perfuração do septo. Diante do quadro, a hipótese diagnóstica mais provável é:

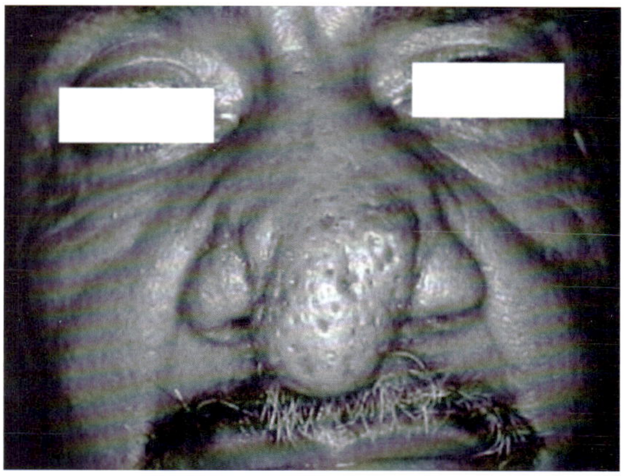

a. Sífilis.
b. Paracoccidioidomicose.
c. Leishmaniose.
d. Actinomicose.

Comentários

Os sintomas e as características da lesão descritas são achados clássicos da leishmaniose cutânea. Na imagem observa-se o famoso "nariz de anta" ou "nariz de tapir", que decorre da perda de sustentação nasal em virtude da infiltração edematosa, com aumento do volume da pirâmide nasal.
O acometimento nasal na sífilis é raro e, no adulto, pode apresentar-se como perfuração septal e lesões em mucosa (goma ou sífilis secundária).
A paracoccidioidomicose caracteriza-se por ulcerações com fundo granuloso, acompanhado por pontilhado hemorrágico típico (estomatite moriforme) e, em geral, as mucosas nasal e oral são quase sempre acometidas.
O acometimento do nariz pela actinomicose é raro e geralmente decorre de lesões na mucosa oral do palato ou de infecções de dentes na maxila, levando a rinossinusite crônica, necrose de maxila, fístula oroantral e deformidades externas do nariz.

Tratado de otorrinolaringologia da Associação Brasileira de Otorrinolaringologia e Cirurgia Cérvico-Facial. 3. ed. Editora Elsevier; 2017. c. 63.

438) Paciente 65 anos com história de epistaxes progressivas há 6 meses, por fossa nasal esquerda. Endoscopia nasal revela lesão expansiva, friável, em região de meato médio esquerdo. Submetido à exérese por cirurgia endoscópica endonasal, com diagnóstico de hemangioma cavernoso. Sobre este tumor é correto afirmar que:
a. O tipo cavernoso é o mais frequente, em geral localizado na parede nasal lateral.
b. São tumores benignos, com origem exclusivamente venosa.
c. A ressonância magnética revela hipersinal em T2 e hipossinal em T1.
d. Podem ocorrer durante a gestação e, em geral, não apresentam resolução após o parto.

Comentários

Os hemangiomas são tumores benignos que, em geral, se apresentam com obstrução nasal unilateral e epistaxe, que podem ter origem arterial ou venosa. Os mais comuns são do subtipo capilar, sendo o cavernoso o menos comum. Podem aparecer no terceiro trimestre da gestação, com regressão espontânea após o parto. O diagnóstico é feito por endoscopia nasal e exames de imagem. A RM revela hipersinal em T2 e hipossinal em T1, com realce pós-contraste.

Tratado de otorrinolaringologia, 52 Diagnóstico por Imagem da Cavidade Nasal e dos Seios Paranasais | Shirley Shizue Nagata Pignatari, Wilma Terezinha Anselmo-Lima.

Respostas
437) c; 438) c

439) O seio maxilar pode ser acometido por diversas doenças de origem inflamatória e tumoral, benignas ou malignas. Quando o tratamento envolve a abordagem cirúrgica do mesmo, o acesso por via endoscópica endonasal pode ser realizado através das seguintes técnicas:

a. Mega-antrostomia maxilar endoscópica, que envolve a ampliação da antrostomia maxilar em direção à parede posterior do seio maxilar e ao assoalho da cavidade nasal, incluindo a remoção parcial do corneto inferior.
b. Maxilectomia medial endoscópica clássica, que envolve a remoção completa da parede medial do seio maxilar, preservando o corneto inferior e o ducto nasolacrimal.
c. Maxilectomia medial endoscópica reversível que apresenta como característica apenas a manutenção do componente ósseo da parede medial do seio maxilar.
d. A abordagem endoscópica de Denker, que possibilita ampla exposição da parede anterior do seio maxilar, mas que não possibilita o acesso às fossas pterigopalatina e infratemporal.

Comentários

São inúmeras as técnicas endoscópicas para abordagem do seio maxilar, cada uma com suas indicações e particularidades. A mega-antrostomia maxilar endoscópica envolve a ampliação da antrostomia maxilar em direção à parede posterior do seio maxilar e ao assoalho da cavidade nasal, incluindo a remoção parcial do corneto inferior, enquanto a maxilectomia medial endoscópica clássica envolve a remoção completa da parede medial do seio maxilar, com remoção do corneto inferior e do ducto nasolacrimal. A maxilectomia medial endoscópica reversível é uma técnica recentemente descrita que tem como característica a manutenção dos componentes ósseo e mucoso da parede medial do seio maxilar. Por fim, a abordagem endoscópica de Denker, que possibilita, além de ampla exposição da parede anterior do seio maxilar, o acesso direto às fossas pterigopalatina e infratemporal.

Tepedino MS, Ferrão ACM. Novos acessos endoscópicos ao seio maxilar. In: Associação Brasileira de Otorrinolaringologia e Cirurgia Cérvico-Facial, Pinna FR, Bezerra TFP, Frizzarini R, Lourençone LFM (Orgs.). PRO-ORL Programa de Atualização em Otorrinolaringologia: Ciclo 15. Porto Alegre: Artmed Panamericana, 2021. p. 9-58. (Sistema de Educação Continuada a Distância, v. 4).

440) Homem, 57 anos, com quadro de parestesia em região malar direita há 6 meses. Ressonância magnética revelou realce pelo contraste em um nervo craniano sugerindo invasão tumoral perineural. A fim de diagnosticar essa neoplasia, qual nervo deve ser biopsiado?

a. V1, primeira divisão do trigêmio.
b. V2, segunda divisão do trigêmio.
c. V3, terceira divisão do trigêmio.
d. VII, nervo facial.

Comentários

O nervo craniano maior, responsável pela inervação sensitiva da face é a segunda divisão do trigêmeo (V2). O V1 participa da inervação sensitiva da testa, região frontal, e o V3 tem como principal função a inervação motora dos músculos da mastigação. O VII é responsável pela mímica facial.

Tratado de otorrinolaringologia, 52 Diagnóstico por Imagem da Cavidade Nasal e dos Seios Paranasais | Shirley Shizue Nagata Pignatari, Wilma Terezinha Anselmo-Lima.

441) A compreensão das epistaxes evoluiu nos últimos anos. Uma origem frequente de sangramento volumoso descrita na literatura recente é o *S-Point*, região septal superior na projeção da axila da concha média. Qual a principal artéria nutridora dessa região?

a. Artéria etmoidal anterior.
b. Artéria esfenopalatina.
c. Artéria septal posterior.
d. Artéria maxilar.

Comentários

Existem diversas anastomoses entre as artérias nutridoras do septo nasal, porém a maior irrigadora do *S-Point* é a artéria etmoidal anterior, ramo da artéria oftálmica que, por sua vez, é ramo da carótida interna.

Rinologia 360°: Aspectos Clínicos e Cirúrgicos/Leonardo Balsalobre, Miguel Soares Tepedino. Rio de Janeiro: Thieme Revinter Publicações Ltda; 2022.

Respostas
439) a; 440) b; 441) a

442) Levando-se em consideração um paciente com acuidade visual preservada, qual a localização mais favorável ao acesso transnasal em caso de lesão do ápice orbitário?
a. Superior ao nervo óptico.
b. Medial ao nervo óptico.
c. Superior e lateral ao nervo óptico.
d. Inferior e lateral ao nervo óptico.

Comentários

De maneira geral, as lesões localizadas mais próximas ao ápice orbitário e mediais ao nervo óptico têm como principal indicação a ressecção transnasal endoscópica.

Balsalobre L, Tepedino MS. Rinologia 360°: aspectos clínicos e cirúrgicos. Rio de Janeiro: Thieme Revinter Publicações Ltda; 2022.

443) Paciente, 91 anos, com quadro de diplopia e dificuldade de mobilização do olho esquerdo, com impossibilidade de mirar o olho esquerdo para lateral. Demais movimentos oculares e acuidade visual preservados. Apresentava história de rinossinusite crônica e cirurgia prévia há 10 anos. Foi realizada tomografia computadorizada de seios paranasais que demonstrou lesão em seio esfenoidal esquerdo sugestiva de mucocele esfenoidal. Qual o nervo craniano mais provavelmente acometido?
a. VI nervo craniano.
b. III nervo craniano.
c. IV nervo craniano.
d. II nervo craniano.

Comentários

O VI nervo craniano é aquele que tem o trajeto mais medial no seio cavernoso e fissura orbitária superior, sendo, portanto, frequentemente o primeiro nervo acometido frente a alterações expansivas no seio esfenoidal.

Balsalobre L, Tepedino MS. Rinologia 360°: aspectos clínicos e cirúrgicos. Rio de Janeiro: Thieme Revinter Publicações Ltda; 2022.

444) JAD, 81 anos, história de confusão mental, rebaixamento sensorial e epistaxe. Exames de imagem constataram tumor nasal com extensão para fossa anterior. Foi realizado acesso transcribriforme por via transnasal com ressecção completa do tumor e fechamento da base do crânio com retalho nasosseptal. Qual o nome da artéria nutridora deste retalho?
a. Artéria septal posterior.
b. Artéria esfenopalatina.
c. Artéria etmoidal anterior.
d. Artéria nasal lateral posterior.

Comentários

O retalho nasosseptal (ou retalho de Hadad-Bassagasteguy) é um retalho pediculado na artéria septal posterior, ramo da esfenopalatina, nutrida pelo sistema carotídeo externo.

Balsalobre L, Tepedino MS. Rinologia 360°: aspectos clínicos e cirúrgicos. Rio de Janeiro: Thieme Revinter Publicações Ltda; 2022.

Respostas
442) b; 443) a; 444) a

445) Dentre as causas de obstrução nasal crônica, os desvios septais são muito prevalentes, podendo estar associados a eventos traumáticos ou relacionados com alterações durante o crescimento facial. Sobre a classificação de Cottle, que descreve a localização dos desvios septais, é correto afirmar que:
a. A área 1 corresponde à região do vestíbulo nasal, que corresponde ao septo ósseo e columela.
b. A área 2 corresponde à válvula nasal externa.
c. A área 3 corresponde ao átrio, enquanto a área 4 é relacionada com a região das conchas nasais.
d. A área 5 compreende a região esfenopalatina, relacionada com a região da cauda das conchas nasais médias e coanas.

Comentários

A classificação de Cottle divide o septo nasal em cinco regiões, de acordo com as suas características anatomofisiológicas, da seguinte forma: área 1 – Vestíbulo nasal ou caudal: área correspondente ao septo membranoso e columela; área 2 – Válvula nasal interna: porção septal medial à cabeça do corneto inferior e borda caudal da cartilagem nasal lateral superior; área 3 – Átrio: corresponde à porção mais alta do septo, inferior à cartilagem nasal lateral superior e osso próprio nasal; área 4 – Região das conchas: corresponde à região de projeção do corpo das conchas nasais inferiores e concha média; área 5 – Região esfenopalatina: corresponde à região da cauda da conchas nasais inferiores e coanas.

Pignatari SSN, Anselmo-Lima WT. Tratado de otorrinolaringologia, 56 tratamento das deformidades septais e da hipertrofia de conchas nasais.

446) Paciente do sexo masculino, 53 anos, com queixa de obstrução nasal, pior à direita, e coriza. Endoscopia nasal evidenciou lesão polipoide obliterando a fossa nasal direita. As imagens da tomografia computadorizada revelaram o preenchimento do seio maxilar esquerdo, com alargamento do complexo osteomeatal por uma formação polipoide com extensão para a fossa nasal e rinofaringe deste lado. Tendo o pólipo antrocoanal como principal hipótese diagnóstica, quais aspectos devem ser levados em consideração durante a abordagem cirúrgica?
a. Sendo a inserção mais comum, a parede posterior do seio maxilar, o acesso endoscópico não possui bons resultados.
b. Como as taxas de recorrência são altas, o acesso deve ser sempre estendido.
c. Deve-se sempre identificar a inserção da lesão, uma vez que a principal causa de recorrência é exérese incompleta da lesão.
d. Mesmo nos casos nos quais a visualização da inserção do pólipo é dificultosa, o acesso externo não está indicado.

Comentários

O tratamento do pólipo antrocoanal é essencialmente cirúrgico, com exérese total da lesão, preferencialmente pelo acesso endoscópico, incluindo a inserção da lesão e que possui baixas taxas de recorrência. No caso dos pólipos antrocoanais, sua inserção é mais comum na parede posterior do seio maxilar. Em raros casos nos quais a visualização da inserção do pólipo é dificultosa, deve-se lançar mão de uma sinusoscopia ou de um acesso externo conservado para remoção da porção remanescente do pólipo com o intuito de evitar recrudescências.

Pignatari SSN, Anselmo-Lima WT. Tratado de otorrinolaringologia, 64b Tumores Benignos Nasossinusais.

447) As alterações fisiológicas que ocorrem no organismo feminino durante a gestação geram uma série de sintomas, incluindo a obstrução nasal. Sobre a rinite gestacional, pode-se afirmar:
a. Ocorre, principalmente, no primeiro e segundo trimestres.
b. É explicada pelos efeitos da progesterona, que relaxa a musculatura lisa dos vasos nasais e do estrógeno, que provoca predomínio simpático, ocasionando edema da mucosa nasal.
c. Atinge cerca de 30-40% das gestantes, principalmente em multíparas.
d. O corticosteroide tópico nasal é um método seguro de tratamento, sendo que a fluticasona é o único aprovado para o uso em gestantes.

Comentários

A rinite gestacional ocorre mais comumente durante o segundo e o terceiro trimestres de gestação e é explicado pelas ações da progesterona, que relaxa a musculatura lisa dos vasos nasais e do estrógeno, provoca predomínio do parassimpático, ocasionando edema da mucosa nasal. O tratamento baseia-se no uso de corticosteroide tópico nasal, sendo a budesonida o único aprovado para o uso em gestantes.

Pignatari SSN, Anselmo-Lima WT. Tratado de otorrinolaringologia, 55 Rinites.

Respostas
445) c; 446) c; 447) c

448) O suprimento arterial do nariz provém, em grande parte, do sistema da carótida externa, através da artéria esfenopalatina. Qual destas artérias é ramo da artéria esfenopalatina:
a. Artéria lingual.
b. Artéria nasal lateral.
c. Artéria etmoidal posterior.
d. Artéria palatina maior.

Comentários

A artéria esfenopalatina, principal responsável pela irrigação nasossinusal, lança dois ramos principais após o nível do forame esfenopalatino: artéria septal, que vai no sentido posterossuperior da cavidade nasal, e a artéria nasal lateral, que vai no sentido posteroinferior.

Kosugi EM, Nakao LH, Suguri VM. Epistaxe. In: Ganançá FF, Pontes P (Orgs.). Manual de otorrinolaringologia e cirurgia de cabeça e pescoço. Barueri: Manole, 2011.
Simmen DB, Jones NS. Epistaxis. In: Cummings otolaryngology - Head & Neck Surgery. 5th ed. Philadelphia: Mosby Elsevier; 2005.

449) Das artérias abaixo relacionadas, assinale aquela que faz anastomose com os sistemas carótida interna e externa:
a. Artéria etmoidal posterior.
b. Artéria vidiana.
c. Artéria incisiva.
d. Artéria lingual.

Comentários

A artéria vidiana, derivada do ramo petroso da artéria carótida interna, ao final do seu trajeto, muitas vezes apresenta uma anastomose com a artéria maxilar interna na região da fossa pterigopalatina.

Simmen DB, Jones NS. Epistaxis. In: Cummings otolaryngology - Head & Neck Surgery. 5th ed. Philadelphia: Mosby Elsevier; 2005.

450) Paciente do sexo masculino, 17 anos, com quadro de obstrução nasal, unilateral, de início há 1 ano, de caráter progressivo. Durante a rinoscopia foi visualizado um tumor ocupando parte da fossa nasal esquerda. Dentre as hipóteses diagnósticas, podemos citar:
a. Papiloma invertido.
b. Desvio do septo nasal.
c. Rinite alérgica.
d. Nasoangiofibroma juvenil.

Comentários

O nasoangiofibroma juvenil é um tumor benigno que acomete, preferencialmente, jovens do sexo masculino. Tem característica de ser unilateral, muitas vezes associado a epistaxes.
O papiloma invertido costuma acometer faixa etária a partir da quinta década de vida, e tem potencial de malignizar.
O desvio do septo nasal pode causar, também, obstrução nasal unilateral, porém, a visualização de uma massa na rinoscopia nos faz pensar em outro diagnóstico.
A rinite alérgica muitas vezes causa obstrução nasal bilateral seja na fase aguda, pelas crises, ou cronicamente, por hipertrofia crônica dos cornetos nasais inferiores.

Tangerina RP, Segalla DK, Santos RP. Angiofibroma nasofaríngeo juvenil. In: Ganançá FF, Pontes P (Orgs.). Manual de otorrinolaringologia e cirurgia de cabeça e pescoço. Barueri: Manole; 2011.

451) Das estruturas abaixo, assinale aquela que não faz parte do septo nasal:
a. Lâmina perpendicular do osso etmoide.
b. Osso vômer.
c. Lâmina horizontal do osso palatino.
d. Cartilagem quadrangular.

Comentários

O septo nasal é uma estrutura osteocartilaginosa composta pelo vômer (osso), etmoide – lâmina perpendicular (osso) e cartilagem quadrangular do septo.

Russel W, Kridel H, Kelly PE, Holzapfel AM. The nasal septun. In: Cummings otolaryngology - Head & Neck Surgery. 5th ed. Philadelphia: Mosby Elsevier; 2005.

Respostas
448) b; 449) b; 450) d; 451) c.

452) Sobre a atresia coanal é correto afirmar que:
   a. Pode ser tratada clinicamente nos casos unilaterais.
   b. O diagnóstico geralmente é feito após a puberdade.
   c. Pode estar associada a outras malformações.
   d. É uma malformação incompatível com a vida.

Comentários

A atresia coanal é uma malformação geralmente diagnosticada nos primeiros dias de vida, muitas vezes na sala de parto. Seu tratamento é sempre cirúrgico. A cirurgia é feita precocemente nos casos bilaterais e pode ser postergada nos casos unilaterais.

A atresia coanal pode vir associada a outras malformações congênitas, entre elas de trato geniturinário, alterações cardíacas e até malformações de orelhas.

Balsalobre L, Pignatari SSN, Stamm AC, Cedin AC, Leal APB. Malformações congênitas nasais. In: Pignatari SSN, Anselmo-Lima T (Orgs.). Tratado de otorrinolaringologia. 3. ed. Rio de Janeiro: GEN; 2020.
Pignatari SSN, Cedin AC. Atresia coanal congênita. In: Ganançã FF, Pontes P (Orgs.). Manual de otorrinolaringologia e cirurgia de cabeça e pescoço. Barueri: Manole, 2011.

453) DVR, 35 anos, sexo feminino, negra, em acompanhamento com a pneumologia em decorrência de fibrose pulmonar idiopática e aumento dos linfonodos intratorácicos. Também faz acompanhamento com o nefrologista em decorrência de hipercalcemia, hipercalciúria e aumento nos níveis de ECA (enzima conversora da angiotensina).

Solicitou encaminhamento ao otorrinolaringologista em decorrência de várias crostas no nariz e sangramentos recorrentes.

Ao exame endoscópico nasal apresentava mucosa bastante fríavel e presença de crostas em região de septo e corneto inferior.

A biópsia de duas lesões nodulares presentes na cavidade nasal demonstrou granuloma não caseoso.

Qual a hipótese diagnóstica mais provável?
   a. Granulomatose de Wegener.
   b. Doença de Churg-Strauss.
   c. Sarcoidose.
   d. Tuberculose.

Comentários

A sarcoidose é uma doença multissistêmica inflamatória caracterizada por granulomas não caseosos de etiologia desconhecida. Pode atingir a mucosa nasal em até 20% dos casos. Além das alterações pulmonares, que são as mais frequentes, muitas vezes apresenta alterações no metabolismo do cálcio e aumento nos níveis de ECA (enzima conversora de angiotensina).

Baughman RP, Lower EE. Sarcoidose. In: Longo D et al (Orgs.). Manual de medicina de Harrison. 18. ed. Porto Alegre: AMGH; 2013.

454) JW, 42 anos, sexo masculino, HIV-positivo, em uso irregular de terapia antirretroviral. Refere internações recentes por infecções oportunistas. Sorologias para CMV e Epstein-Barr positivas. Procura o otorrinolaringologista em razão de sangramentos nasais recorrentes em fossa nasal esquerda. Ao exame endoscópico nasal é visualizada, em vestíbulo nasal esquerdo, lesão nodular violácea com sinal de sangramento recente em sua superfície. O resultado da biópsia desta lesão provavelmente será:
   a. Melanoma.
   b. Linfoma de Burkitt.
   c. Angiofibroma.
   d. Sarcoma de Kaposi.

Comentários

O sarcoma de Kaposi é uma neoplasia secundária, geralmente associada a quadros de AIDS sintomática ou infecção por HIV em estágio avançado.

Fauci AS, Lane HS. Infecção por HIV e AIDS. In: Longo D et al (Orgs.). Manual de medicina de Harrison. 18. ed. Porto Alegre: AMGH; 2013.

Respostas
452) c; 453) c; 454) d

455) Durante uma esfenoidotomia endoscópica, a ocorrência de um sangramento provavelmente se deve à lesão:
a. Da artéria esfenoidal, ramo da esfenopalatina que passa acima do óstio natural do seio esfenoide.
b. Da artéria esfenoidal, ramo da artéria etmoidal posterior que passa acima do óstio natural do seio esfenoide.
c. Do ramo septal da artéria etmoidal posterior que passa acima do óstio do seio esfenoide.
d. Do ramo septal da artéria esfenopalatina que passa abaixo do óstio natural do seio esfenoide.

Comentários

Em decorrência de seu trajeto próximo à borda inferior do óstio do seio esfenoidal, a artéria septal muitas vezes é lesionada durante a sinusotomia esfenoidal.

Navarro JAC, Navarro PL, Navarro ML. Anatomia da Cavidade Nasal e Seios Paranasais. In: Pignatari SSN, Anselmo-Lima T (Orgs.). Tratado de otorrinolaringologia, 3.ed. Rio de Janeiro: GEN, 2020.

456) Num quadro de mucormicose nasal invasiva, em um paciente neutropênico febril, pós-transplante de medula óssea por leucemia, qual etapa do tratamento é mais importante na tentativa de conter o prognóstico ruim da doença?
a. Desbridamento precoce das áreas necróticas, removendo todo o tecido desvitalizado em nariz e seios paranasais.
b. Administracão de Granulokine com o intuito de aumentar os índices leucométricos e possibilitar melhora da imunidade de base do paciente.
c. Introdução de antifúngico de amplo espectro, de preferência a anfotericina B lipossomal, que possui menor toxicidade do que a anfotericina B simples.
d. Aguardar o resultado da cultura de fungos para determinar a sensibildade do *Mucor* sp. ao antifúngico específico, nos casos de multirresistência, o fármaco de escolha é o voriconazole ou caspifungina.

Comentários

Nos quadros de rinossinusite fúngica, o fator principal para determinar o prognóstico do caso é a melhora das condições da doença de base. No caso de um diabetes *mellitus* descompensado é o controle glicêmico adequado. No caso de uma neutropenia febril seria a melhora nos níveis de granulócitos.

Kosugi EM, Nakao LH, Saraceni-Neto P. Rinossinusites em pacientes imunocomprometidos. In: Ganançå FF, Pontes P (Orgs.). Barueri: Manual de otorrinolaringologia e cirurgia de cabeça e pescoço. Manole; 2011.
Yamaoka WY, Kosugi EM, Santos RP. Rinossinusite fúngica. In: Ganançå FF, Pontes P (Orgs.). Manual de otorrinolaringologia e cirurgia de cabeça e pescoço. Barueri: Manole; 2011.

457) O tratamento das lesões ósseas nasossinusais constituem desafio na prática clínica diária. O uso dos bifosfonados, medicações que atuam inibindo a ação dos osteoclastos. Em qual destas doenças o uso do bifosfonados pode ser benéfico:
a. Osteoma.
b. Displasia fibrosa.
c. Osteoma ossificante.
d. Osteossarcoma.

Comentários

Os bifosfonatos (p. ex., alendronato, ácido zolendrônico) são medicações consagradas no tratamento da osteoporose. Entretanto, apresentam resultados positivos em alguns casos de displasia fibrosa óssea.

Yamaoka WY, Souza MMA, Santos RP. Tumores ósseos nasais. In: Ganançå FF, Pontes P (Orgs.). Manual de otorrinolaringologia e cirurgia de cabeça e pescoço. Barueri: Manole, 2011.

Respostas
455) d; 456) b; 457) b

458) Na atresia coanal congênita, a placa atrésica apresenta como limites anatômicos as seguintes estruturas?

a. Limite superior: porção horizontal do osso palatino; Limite lateral: lâmina pterigóidea lateral; Limite medial: vômer; limite inferior: superfície inferior do corpo esfenoidal.
b. Limite superior: superfície inferior do corpo esfenoidal; Limite lateral: lâmina pterigóidea medial; Limite medial: lâmina pterigóidea medial; Limite inferior: porção horizontal do osso palatino.
c. Limite superior: porção horizontal do osso palatino; Limite lateral: lâmina pterigóidea lateral; Limite medial: lâmina pterigóidea medial; limite inferior: superfície inferior do corpo esfenoidal.
d. Limite superior: superfície inferior do corpo esfenoidal; Limite lateral: lâmina pterigoidea medial; Limite medial: vômer; limite inferior: porção horizontal do osso palatino.

Comentários

A atresia coanal congênita corresponde à falha no desenvolvimento da comunicação entre a cavidade nasal e a nasofaringe. Apresenta incidência de aproximadamente 1:8.000 nascidos, com predomínio no sexo feminino na proporção de 2:1. A atresia pode ocorrer pela formação de um septo ósseo e/ou membranoso entre o nariz e a nasofaringe. Segundo classificação tomográfica, possui composição óssea em 30% dos casos, e mista (ósseo-membranosa) em 70%, há maior incidência na forma unilateral.
A atresia de coana é suspeitada com base na apresentação clínica do quadro, principalmente nos casos bilaterais, em que o quadro clínico é mais exuberante com cianose cíclica, desconforto respiratório ou obstrução respiratória grave. O diagnóstico pode ser confirmado pela dificuldade na progressão de sondas pela narina e ausência de fluxo aéreo pela fossa nasal. Entre os exames complementares temos: radiografia de coanas associada ao uso de contraste radiopaco instilado em fossas nasais, nasofibroscopia e TC de seios paranasais, que acaba sendo o mais usado e o melhor. Os critérios tomográficos incluem: estreitamento de abertura nasal posterior, presença de osso pterigoide anormalmente alargado e espessado na região da coana, e espessamento da região posterior do osso vômer com ou sem componente membranoso central.

Anderhuber W, Stammberger H. Endoscopic surgery of uni- and bilateral choanal atresia. Auris Nasus Larynx 1997;24(1):13-9.
Moreddu E, Rizzi M, Adil E, Balakrishnan K, Chan K, Cheng A et al. International Pediatric Otolaryngology Group (IPOG) consensus recommendations: Diagnosis, pre-operative, operative and post-operative pediatric choanal atresia care. Int J Pediatr Otorhinolaryngol 2019 Aug;123:151-5.
Stamm A, Mehktarian Neto L, Pato CF. Microcirurgia transnasal no tratamento da atresia coanal. Rev Bras Otorrinolaringol 1988;54(2):43-50.

459) O grupo mais susceptível a apresentar fístula liquórica nasal espontânea são:

a. Homens, IMC baixo, 40 a 60 anos.
b. Mulheres, IMC baixo, 40 a 50 anos.
c. Mulheres, IMC elevado, 40 a 50 anos.
d. Homens, IMC elevado, 40 a 60 anos.

Comentários

A fístula liquórica espontânea nasal (não traumática) é de aparecimento insidioso e pode permanecer sem diagnóstico por anos. As queixas podem ser de coriza, cefaleia ou em decorrência de quadro clínico de meningite prévia. A quantidade de fluido que sai pelo nariz pode ser maior nos casos de fístulas não traumáticas do que em casos traumáticos.
A fístula liquórica não traumática causando rinorreia tende a ocorrer em adultos com mais de 40 anos de idade, com preponderância feminina de 2:1 e aumento do índice de massa corporal (IMC), pois ocasiona aumento da pressão intracraniana e, desse modo, acaba sendo facilitada por áreas de deiscência congênita ou alterações anatômicas com herniação da dura-máter.

Campbell RG, Farquhar D, Zhao N, Chiu AG, Adappa ND, Palmer JN. Cerebrospinal fluid rhinorrhea secondary to idiopathic intracranial hypertension: Long-term outcomes of endoscopic repairs. Am J Rhinol Allergy 2016 July;30(4):294-300.
Georgalas C, Oostra A, Ahmed S, Castelnuovo P, Dallan I, van Furth W et al. International Consensus Statement: Spontaneous Cerebrospinal Fluid Rhinorrhea. Int Forum Allergy Rhinol 2021 Apr;11(4):794-803.

Respostas
458) d; 459) c

460) O recesso lateral do esfenoide, quando presente, encontra-se entre quais estruturas?
a. Porção petrosa da artéria carótida interna e nervo mandibular (V3).
b. Nervo oftálmico (V1) e parede medial do seio cavernoso.
c. Nervo óptico e porção parasselar da artéria carótida interna.
d. Nervo do canal pterigóideo (vidiano) e nervo maxilar (V2).

Comentários

O recesso lateral do esfenoide fica compreendido entre o nervo do canal pterigóideo (vidiano) e o ramo maxilar do nervo trigêmeo e tem uma relação direta com a pneumatização da região, ou seja, em alguns casos pode não estar presente, ou variar conforme a extensão da pneumatização.
No recesso lateral a área de menor resistência é o canal de Sternberg que, durante o desenvolvimento embriológico da região esfenoidal, não apresenta seu fechamento completo com osso, sendo apenas fechado por tecido conjuntivo assim se tornando uma área de mínima resistência.
Associação entre persistência do canal de Sternberg, pneumatização elevada do esfenoide, aumento da pressão intracraniana e obesidade favorecem o aparecimento de rinoliquorreia e meningoencefaloceles nesta região.

Wang J, Bidari S, Inoue K, Yang H, Rhoton Jr A. Extensions of the sphenoid sinus: a new classification. Neurosurgery 2010 Apr;66(4):797-816.
Schick B, Brors D, Prescher A. Sternberg's canal – cause of congenital sphenoidal meningocele. Eur Arch Otorhinolaryngol 2000;257(8):430-2.

461) Entre as alternativas abaixo, quais são os ramos arteriais e a origem correspondente da irrigação nasal:
a. Artéria nasosseptal e nasal lateral posterior – artéria esfenopalatina – artéria maxilar – artéria carótida externa.
Artéria etmoidal anterior e posterior – artéria oftálmica – artéria carótida interna.
b. Artéria nasosseptal e nasal lateral posterior – artéria esfenopalatina - artéria maxilar – artéria carótida interna.
Artéria etmoidal anterior e posterior – artéria oftálmica – artéria carótida externa.
c. Artéria etmoidal anterior e posterior – artéria esfenopalatina – artéria maxilar – artéria carótida externa.
Artéria nasosseptal e nasal lateral posterior – Artéria etmoidal anterior e posterior – artéria oftálmica – artéria carótida interna.
d. Artéria nasosseptal e nasal lateral posterior – artéria esfenopalatina -– artéria oftálmica – artéria carótida externa.

Comentários

Artéria etmoidal anterior e posterior – artéria maxilar – artéria carótida interna.
A artéria esfenopalatina é um ramo da terceira porção da artéria maxilar na fossa pterigopalatina e geralmente se divide em dois ramos principais dentro da fossa pterigopalatina: a artéria septal posterior e a artéria nasal lateral posterior, suprindo o septo e a parede nasal lateral, respectivamente. A artéria maxilar é um ramo da artéria carótida interna.
A artéria carótida interna na região parasselar, tem como ramo direto a artéria oftálmica que entra na órbita junto com o nervo óptico, através do canal óptico e dá origem à artéria etmoidal anterior e posterior.

MacArthur FJD, McGarry GW. The arterial supply of the nasal cavity. Eur Arch Otorhinolaryngol. Feb;274(2):809-15.

Respostas
460) d; 461) a

462) Na síndrome da fissura orbitária superior quais são os nervos acometidos?
a. II, III, V1, V2.
b. III, IV, V2, VI.
c. III, IV, V1, VI.
d. II, III, V1, V2.

Comentários

A síndrome da fissura orbitária superior é resultante da compressão ou processo infeccioso ocasionando alteração das estruturas que passam nessa região (fissura orbitária superior) e paralisia dos nervos cranianos III, IV, V1 e VI. Esta síndrome manifesta-se por amaurose, oftalmoplegia, dor ocular intensa e distúrbios sensitivos no território do nervo oftálmico (V1), que pode variar de anestesia à nevralgia.
Ao exame físico o paciente pode apresentar olho congelado (imobilidade), pupilas dilatadas e não reagentes à luz, ptose, hipoestesia palpebral, córnea e conjuntiva. O diagnóstico diferencial é com a síndrome do ápice orbitário, sendo a principal diferença a inclusão das estruturas que passam no forame óptico, já que o ápice orbitário inclui a fissura orbitária superior e o forame óptico.

Badakere A, Patil-Chhablani P. Orbital apex syndrome: a review. Eye Brain 2019 Dec 12;11:63-72.

463) Quais são os reparos anatômicos para identificarmos o nervo do vidiano?
a. Plano proximal: lâmina pterigóidea medial, Lâmina pterigóidea lateral.
Plano profundo: seio cavernoso.
b. Plano proximal: vômer e osso palatino vertical.
Plano profundo: clivo.
c. Plano proximal: osso palatino horizontal e parede posterior do seio maxilar.
Plano profundo: hipófise.
d. Plano proximal: lâmina pterigóidea medial do assoalho do esfenoide.
Plano profundo: segmento paraclival da artéria carótida interna.

Comentários

O nervo do canal pterigóideo ou nervo do vidiano é formado pela junção do nervo petroso profundo e nervo superficial maior, e na cirurgia endoscópica nasal é um reparo anatômico importante, pois de anterior para posterior vai justamente na transição do segmento paraclival da artéria carótida interna e segmento petroso da artéria carótida interna, região do forame lácero.
Podemos encontrar o nervo do vidiano entre a junção do processo pterigóideo medial e o assoalho do esfenoide no plano mais anterior e no plano profundo o segmento paraclival da artéria carótida interna.

Kassam AB, Vescan AD, Carrau RL, Prevedello DM, Gardner P, Mintz AH et al. Expanded endonasal approach: vidian canal as a landmark to the petrous internal carotid artery. Neurosurg 108(1):177-83.

464) O nervo do canal pterigóideo (vidiano) é um importante reparo anatômico para identificação:
a. Transição do seio cavernoso e parede medial da hipófise.
b. Transição do clivo e assoalho do esfenoide.
c. Transição da fossa pterigopalatina e fossa infratemporal.
d. Transição do segmento paraclival da artéria carótida interna e segmento petroso da artéria carótida interna.

Comentários

O nervo do canal pterigóideo ou nervo do vidiano é formado pela junção do nervo petroso profundo e nervo superficial maior, e na cirurgia endoscópica nasal é um reparo anatômico importante, pois de anterior para posterior vai justamente na transição do segmento paraclival da artéria carótida interna e segmento petroso da artéria carótida interna, região do forame lácero.
Podemos encontrar o nervo do vidiano entre a junção do processo pterigóideo medial e o assoalho do esfenoide no plano mais anterior e, no plano profundo, o segmento paraclival da artéria carótida interna.

Kassam AB, Vescan AD, Carrau RL, Prevedello DM, Gardner P, Mintz AH et al. Expanded endonasal approach: vidian canal as a landmark to the petrous internal carotid artery. Neurosurg. 108(1):177-83.

Respostas
462) c; 463) d; 464) d

465) O retalho Hadad-Bassagasteguy, utilizado para o fechamento de defeitos da base do crânio, é pediculado na artéria:
a. Artéria nassoseptal.
b. Artéria nasal lateral.
c. Artéria etmoidal anterior.
d. Artéria etmoidal posterior.

Comentários

O retalho Hadad-Bassagasteguy, também conhecido por nassoseptal em decorrência da artéria que realiza a nutrição do mesmo, foi criado em 2006 para diminuir as taxas de fístula liquórica nas cirurgias endoscópicas da base do crânio, e proporcionou uma revolução, já que uma diminuiu de 40% para menos de 5% nos grandes centros.

Hadad G, Bassagasteguy L, Carrau RL, Mataza JC, Kassam A, Snyderman CH, Mintz A. A novel reconstructive technique after endoscopic expanded endonasal approaches: vascular pedicle nasoseptal flap. Laryngoscope 2006;116(10):1882-6.

466) Em relação à fibrose cística e aos seios paranasais é correto afirmar que:
a. Ocorre uma discinesia ciliar favorecendo a rinossinusite crônica com pólipos e predomínio do infiltrado inflamatório neutrofílico.
b. Nas crianças a colonização por *Pseudomonas aeruginosa* é considerada um fator de pior prognóstico quando comparada à colonização por *Staphylococcus aureus.*
c. Em decorrência da hiperviscosidade, pacientes são aconselhados a não fazerem lavagens nasais, pois aumentariam o risco de disseminar a colonização bacteriana.
d. Na tomografia computadorizada os principais achados são: hipoplasia de seio frontal e esfenoidal, erosão da parede nasal lateral e pseudomucocele.

Comentários

A fibrose cística (FC) ou mucoviscidose é uma doença autossômica recessiva causada por mutações na proteína *cystic fibrosis transmembrane conductance regulator* (CFTR, reguladora de condutância transmembrana da FC) cujo gene responsável por sua codificação localiza-se no braço longo do cromossomo 7, no locus q31.
Inicialmente, em crianças, a colonização se dá pela flora bacteriana normal, e a colonização por *Staphylococcus aureus* é considerada de pior prognóstico. Mais tardiamente, a colonização predominante é por gram-negativos, sendo a mais patogênica a *Pseudomonas aeruginosa.*

Lyczak JB, Cannon CL, Pier GB. Lung infections associated with cystic fibrosis. Clin Microbiol Rev 2002;15(2):194-222.
Riordan JR, Rommens JM, Kerem B, Alon N, Rozmahel R, Grzelczak Z et al. Identification of the cystic fibrosis gene: cloning and characterization of complementary DNA. Science 1989;245(4922):1066-73.

467) Quais estruturas que passam, respectivamente, no forame redondo, oval e espinhoso?
a. Nervo oftálmico (V1), nervo maxilar (V2) e segmento petroso da artéria carótida interna.
b. Nervo mandibular (V3), nervo do canal pterigóideo (vidiano) e artéria patovaginal.
c. Nervo abducente, nervo troclear e artéria basilar.
d. Nervo maxilar (V2), nervo mandibular (V3) e artéria meníngea média.

Comentários

A divisão maxilar do nervo trigêmio (V2) é puramente sensorial no terço médio da face, além de a arcada dentária superior e gengiva.
A divisão mandibular do nervo trigêmio (V3) apresenta estímulos sensoriais e motores. Os ramos motores correspondem aos músculos que se originaram do primeiro arco faríngeo. Os ramos sensoriais suprem o terço inferior da face, mento, boca, arcada dentária inferior e gengiva.
Já o ramo oftálmico é a primeira divisão do nervo trigêmeo. É um nervo puramente sensorial que carrega estímulos de dor, tato e temperatura da córnea, das pálpebras superiores e fronte e até o vértice da cabeça. Também é responsável pelas fibras nervosas simpáticas ao corpo ciliar, glândulas lacrimais, córnea e conjuntiva do olho e cavidade nasal, e passa pela fissura orbitária superior.
A artéria meníngea média é o ramo da primeira porção da artéria maxilar e a principal artéria que supre a durá-mater.

Bathla G, Hegde AN. The trigeminal nerve: an illustrated review of its imaging anatomy and pathology. Clin Radiol 2013 Feb;68(2):203-13.
Bonasia S, Smajda S, Ciccio G, Robert T. Middle meningeal artery: anatomy and variations. AJNR Am J Neuroradiol 2020;41(10):1777-85.

Respostas
465) a; 466) d; 467) d

468) Qual a principal diferença entre as encefaloceles e os gliomas?
a. A incidência de encefaloceles é maior em descendentes de europeus, e os gliomas em asiáticos.
b. Os gliomas tendem a se expandir com o choro, ao contrário da encefalocele.
c. O glioma não apresenta comunicação patente com o espaço subaracnóideo ao contrário das encefaloceles.
d. O glioma geralmente é occiptal e a encefalocele sincipital.

Comentários

As encefaloceles e os gliomas compartilham a mesma origem embriológica e frequentemente se manifestam como lesões tumorais na linha média da face. Diferentemente das encefaloceles, os gliomas não apresentam conexão patente com o SNC, embora até 20% deles mantenham um feixe fibroso remanescente não funcional conectado à dura-máter.

Flint P, Haughey B, Lund V, Robbins K, Thomas R, Lesperance M, Francis W. Cummings. Otolaryngology head and neck surgery. 7th ed. Elsevier; 2021

469) A estenose congênita da abertura piriforme pode estar associada a outras alterações de desenvolvimento. As mais conhecidas incluem:
a. Hipertelorismo e atresia de coana.
b. Hipertelorismo e incisivo maxilar central único.
c. Microtia e agenesia de cadeia ossicular.
d. *Coloboma auris* e malformação de asa do nariz.

Comentários

A estenose congênita do seio piriforme resulta do desenvolvimento inadequado do palato primário e do crescimento exagerado do processo nasal da maxila. Entre as várias alterações associadas incluem-se: incisivo central único grande, ciclopia e hipertelorismo e alterações da glândula hipófise.

Flint P, Haughey B, Lund V, Robbins K, Thomas R, Lesperance M, Francis W. Cummings. Otolaryngology Head and Neck Surgery. 7th ed. Elsevier; 2021.

470) Cistos dermoides nasais são cistos de inclusão nasofrontais originários de elementos ectodérmicos e mesodérmicos. No diagnóstico histológico é muito comum a presença de elementos como:
a. Folículos pilosos e glândulas sebáceas.
b. Folículos pilosos e tecido glial.
c. Glândulas sudoríparas e tecido glial.
d. Tecido dentígero e folículos pilosos.

Comentários

Como os cistos dermoides nasais apresentam origem ecto e mesodérmicas, a presença de elementos como folículos pilosos e glândulas sebáceas são muito frequentes. Diferentemente dos teratomas, não apresentam elementos alheios ao local de origem (dentes), e das encefaloceles e gliomas, que apresentam origem neural.

Flint P, Haughey B, Lund V, Robbins K, Thomas R, Lesperance M, Francis W. Cummings. Otolaryngology Head and Neck Surgery. 7th ed. Elsevier; 2021.

471) No planejamento cirúrgico para o tratamento de um cisto dermoide nasal, os exames de imagem são de fundamental importância. Qual a principal razão?
a. Avaliar a presença de infecção fúngica.
b. Avaliar a presença de calcificação da calota craniana.
c. Avaliar a extensão da lesão, particularmente intracraniana.
d. Avaliar a presença de malformações associadas como encefalocele e atresia de ducto nasolacrimal.

Comentários

A tomografia computadorizada e a ressonância magnética fornecem informação complementar. Crista Galli bífida e alargamento do forame cécum podem indicar extensão intracraniana da lesão. Hipersinal em T1 é altamente sugestivo de invasão intracraniana.

Flint P, Haughey B, Lund V, Robbins K, Thomas R, Lesperance M, Francis W. Cummings. Otolaryngology Head and Neck Surgery. 7th ed. Elsevier; 2021.

Respostas
468) c; 469) b; 470) a; 471) c

472) A atresia de coana se caracteriza pela ausência de comunicação entre a região posterior da cavidade nasal e a rinofaringe. Em relação à suspeita diagnóstica dessa malformação:
a. Geralmente é clínica, confirmada por nasofibroscopia e exames de imagem.
b. Clinicamente o paciente se apresenta com rinorreia, dificuldade respiratória e sibilos inspiratórios.
c. À nasofibroscopia, nota-se um obstáculo à passagem da fibra já no vestíbulo nasal, logo após a cabeça da concha inferior.
d. A tomografia computadorizada não permite diferenciar entre placas atrésicas membranosas ou ósseas.

Comentários

A suspeita inicial de atresia de coana, principalmente bilateral, é realizada pela intensa dificuldade respiratória e impossibilidade da progressão da sonda de aspiração nasal. A endoscopia nasal (nasofibroscopia) confirma o diagnóstico, assim como os exames de imagem. Os exames de imagem também permitem identificar a natureza (óssea, membranosa ou mista) e a espessura da placa atrésica.

Flint P, Haughey B, Lund V, Robbins K, Thomas R, Lesperance M, Francis W. Cummings. Otolaryngology Head and Neck Surgery. 7th ed. Elsevier; 2021.

473) Estima-se que mais de 50% dos pacientes com atresia de coana apresentem malformações associadas, incluindo a síndrome CHARGE. Fazem parte dessa síndrome:
a. Malformações de orelha e alterações cardíacas.
b. Coloboma ocular e malformações gengivais.
c. Atresia de ducto lacrimal e retinopatias.
d. Hidrops linfático e alterações genitais.

Comentários

A síndrome CHARGE de malformações associadas à atresia de coana (*__C__oloboma, __H__eart defects, __A__tretic choana, __R__etardation of growth and development, __G__enitourinary disorders, __E__ar abnormalities)* foi descrita por Pagon em 1981, referindo-se a uma série de malformações associadas à atresia de coana.

Flint P, Haughey B, Lund V, Robbins K, Thomas R, Lesperance M, Francis W. Cummings. Otolaryngology Head and Neck Surgery. 7th ed. Elsevier; 2021.

474) A atresia de coana pode ser uni ou bilateral. Em relação ao quadro clínico, quais as principais diferenças?
a. Não há diferenças, as manifestações são as mesmas.
b. Se bilateral, o esforço e a dificuldade respiratória intensos se manifestam logo ao nascimento. A unilateral pode passar desapercebida.
c. Se bilateral, ao nascimento, a rinorreia bilateral e roncos e sibilos são intensos. Na unilateral, a rinorreia é unilateral.
d. Se bilateral, o choro da criança não melhora a hipóxia e a cianose, ao contrário da unilateral, que melhora muito quando a criança chora.

Comentários

Pacientes com atresia de coana bilateral geralmente se apresentam com intenso esforço respiratório, retração torácica e cianose. Melhoram quando choram (respiram pela boca). Casos unilaterais podem passar desapercebidos e o quadro obstrutivo é bem menos intenso inicialmente; durante o desenvolvimento ou mesmo na vida adulta, a obstrução nasal e a rinorreia viscosa intensa do lado obstruído ficam mais evidentes.

Flint P, Haughey B, Lund V, Robbins K, Thomas R, Lesperance M, Francis W. Cummings. Otolaryngology Head and Neck Surgery. 7th ed. Elsevier; 2021.

Respostas
472) a; 473) a; 474) b

475) Na rinossinusite aguda bacteriana, em que condições você consideraria o uso de antimicrobianos?
- a. Obstrução nasal, rinorreia mucopurulenta que ultrapassam 5 dias.
- b. Febre acima de 39°C e dor intensa facial unilateral.
- c. Congestão nasal, tosse e rinorreia purulenta aos 5 dias de evolução.
- d. Usaria antibióticos em qualquer caso com rinossinusite aguda bacteriana.

Comentários

Atualmente há uma tendência universal de evitar o uso de antibióticos em infecções respiratórias de vias aéreas superiores bacterianas não graves, uma vez que grande parte dos casos apresenta melhora com medidas adjuvantes como *spray* nasal de corticosteroide, solução salina nasal, entre outros. A suspeita de infecção bacteriana aguda sinusal grave inclui 3 ou mais condições: febre acima de 38°C, dupla piora do quadro clínico, unilateralidade, dor importante, aumento do PCR e VHS.

EPOS 2020. Rhinology 2020 Feb 20;58(Suppl S29):1-464.

476) Quais os microrganismos mais frequentes nas rinossinusites agudas bacterianas e quais as opções de tratamento antimicrobiano inicial, quando indicados?
- a. *Staphilococcus aureus* e Pneumococo; amoxicilina e cefalosporinas de terceira geração.
- b. *Haemophilus influenzae* e *Streptococcus pyogenes*; amoxicilina/inibidor de betalactamase e fluoroquinolonas.
- c. Pneumococos e *Haemophilus influenzae*; dose dobrada de amoxicilina e fluoroquinolona.
- d. Pneumococos e *Haemophilus influenzae*; amoxicilina/inibidor de betalactamase e cefalosporinas de segunda geração.

Comentários

Os agentes etiológicos mais frequentes nas rinossinusites agudas bacterianas são Pneumococo, *Haemophilus influenzae* e *Moraxella catarrhalis*, e com menor frequência *Streptococcus pyogenes* e *Staphilococcus aureus*. Entre as opções de tratamento antimicrobiano inicial incluem-se a amoxicilina/inibidor de betalactamase e cefalosporinas de segunda geração (*haemophilus i.* produtores de betalactamase). A dose dobrada de amoxicilina se justificaria no tratamento contra pneumococo com resistência leve e intermediária às penicilinas). As fluoroquinolonas não devem ser utilizadas em infecções respiratórias a menos que não haja outra opção.

https://www.aborlccf.org.br/imageBank/EXPERT-OPINION-ANTIBIOTICOTERAPIA-PARA-RINOSSINUSITE-AGUDA-BACTERIANA-EM-ADULTOS-2017.PDF) (Cummings, Otolaryngology Head and Neck Surgery; 2021)

477) Em relação aos exames de imagens para o diagnóstico de rinossinusite, qual a afirmativa é a CORRETA?:
- a. Devem ser realizados sempre que possível nos quadros agudos, particularmente a tomografia computadorizada (TC).
- b. Devem ser realizados na suspeita de complicações intracranianas e orbitárias de rinossinusite aguda bacteriana.
- c. A ressonância magnética (RM) é a modalidade de escolha no planejamento de uma cirurgia de rinossinusite crônica.
- d. A rinossinusite fúngica alérgica mostra sinal de alta densidade em T2 na ressonância magnética.

Comentários

O diagnóstico dos quadros agudos é baseado em parâmetros clínicos e não radiológicos; os exames de imagem devem ser reservados para casos com suspeita de complicações orbitárias ou intracranianas. A TC é o melhor exame de imagem para planejamento cirúrgico sinusal (detalhes ósseos). A rinossinuste fúngica alérgica se caracteriza por alta densidade na TC, e na RM sinal diminuído em T2 e baixo ou intermediário em T1.

Flint P, Haughey B, Lund V, Robbins K, Thomas R, Lesperance M, Francis W. Cummings. Otolaryngology Head and Neck Surgery. 7th ed. Elsevier; 2021.

Respostas
475) b; 476) d; 477) b

478) Paciente de 59 anos, do sexo masculino, nega doenças anteriores e uso prévio de medicamentos. Dá entrada em pronto-socorro com sangramento abundante pela fossa nasal direita e pela boca. No exame físico geral, apresenta-se com mucosa pálida, FC = 148 bpm e PA = 170 × 110. Qual a conduta correta frente a esse caso?

a. Gelo em dorso nasal e anti-hipertensivo. Caso não melhore, encaminhar a hospital terciário especializado.
b. Solução salina endovenosa, uso de anti-hipertensivo e aguardo da melhora clínica. Caso não melhore, tamponamento anterior.
c. Solução salina endovenosa, uso de anti-hipertensivo e tampão anteroposterior. Caso não melhore, encaminhar a hospital terciário especializado.
d. Solução salina e tampão anteroposterior. Caso não melhore, anti-hipertensivo e internar paciente em unidade de terapia intensiva.

Comentários

Paciente que se apresenta com sangramento importante, tanto pelo nariz quanto pela boca, significa que está com sangramento anterior e posterior, portanto, necessita de tamponamento anterior e posterior, além dos primeiros cuidados com estabilização de suas condições hemodinâmicas.

Pignatari S, Anselmo-Lima W. Tratado de otorrinolaringologia. 3. ed. Guanabra Koogan; 2017. c. 68

479) Assinale a questão correta:

a. Bolha etmoidal corresponde à terceira lamela etmoidal e é considerada a célula mais pneumatizada e constante do etmoide.
b. O complexo etmoidal recebe seu suprimento sanguíneo das artérias etmoidais e de ramos da artéria maxilar.
c. O processo uncinado está anterossuperiormente inserido na concha inferior, formando a parede inferomedial do *agger nasi*.
d. Na parede superior e lateral do seio esfenoidal encontra-se o nervo óptico; na lateral, a artéria carótida interna e o forame redondo, por onde emerge o nervo vidiano.

Comentários

Todas as células etmoidais anteriores e posteriores são vascularizadas tanto pelas artérias etmoidais quanto pelos ramos da artéria maxilar.

Pignatari S, Anselmo-Lima W. Tratado de otorrinolaringologia. 3. ed. Guanabra Koogan; 2017. c. 49.

480) Paciente adulto com rinossinusite aguda bacteriana nos seios etmoidais e esfenoidais, apresentam dor, respectivamente:

a. Nas regiões do canto interno dos olhos e maxilares.
b. Nas regiões do canto interno dos olhos e fundo dos olhos.
c. Nas regiões da fronte e fundo dos olhos.
d. Nas regiões do canto interno dos olhos e occipital.

Comentários

Por conta de muita secreção purulenta nos seios paranasais comprimindo os filetes nervosos, a dor nos seios etmoidais é referida no canto interno dos olhos e nos seios esfenoidais em direção à região occiptal.

Pignatari S, Anselmo-Lima W. Tratado de otorrinolaringologia. 3. ed. Guanabra Koogan; 2017. c. 57.

Respostas
478) c; 479) b; 480) d

481) Nos quadros de suspeita de complicações agudas de rinossinusite aguda é correto afirmar:
a. Avaliar o paciente diariamente após iniciar antibioticoterapia oral.
b. Internar o paciente, solicitar radiografia simples, pedir avaliação do neurologista e oftalmologista.
c. A síndrome do ápice orbitário é uma forma localizada de celulite orbitária, na qual ocorrem lesões vasculonervosas do II, IV e VI nervos e do ramo oftálmico do V nervo, que passam pela fissura orbital superior e forame óptico.
d. O abscesso subperiosteal em crianças não é uma indicação absoluta para imediata intervenção cirúrgica. As medidas conservadoras podem ser seguras e eficazes se usadas adequadamente, dependendo das características do paciente, os achados dos exames, o curso clínico e a imagem.

Comentários

Vários estudos recentes mostraram bons resultados com antibióticos intravenosos em crianças com abscessos subperiosteais. Nesses casos, e desde que haja melhora clínica evidente dentro de 24 a 48 horas; ausência de piora na acuidade visual; pequeno (< 0,5-1 mL em volume); abscesso subperiosteal medialmente localizado; ausência de envolvimento sistêmico significativo; a decisão pode ser a de esperar a drenagem cirúrgica e monitorar de perto o paciente.

EPOS, 2020. Capítulo 4.7. Complicações da RSA bacteriana, pág. 112.

482) Em relação aos papilomas nasais é correto afirmar que:
a. A presença do papilomavírus humano (HPV) é tida como cofator importante na patogenia dos papilomas.
b. O HPV está presente em 14% dos papilomas do tipo exofítico e em 100% dos papilomas invertidos.
c. O papiloma invertido tem como seu local mais frequente a parede medial nasal.
d. O papiloma invertido é um tumor localmente agressivo, com tendência a recidivar e que apresenta, em aproximadamente 50% dos casos, associação maligna.

Comentários

A teoria mais aceita para explicar a origem do papiloma invertido é a viral. Ele está relacionado com o HPV, que é um DNA-vírus. Hoje estão catalogados mais de 200 subtipos de HPV nos papilomas nasossinusais, mas os mais conhecidos são HPV 11, 6, 16 e 18.

Pignatari S, Anselmo-Lima W. Tratado de otorrinolaringologia. 3. ed. Guanabra Koogan; 2017. c. 64a.

483) Queixas do paciente com rinossinusite crônica:
a. Tosse crônica, febre há 3 dias, secreção pós-nasal e cacosmia.
b. Perda do olfato, secreção pós-nasal, tosse crônica e cacosmia.
c. Febre há 2 dias, falta de apetite, secreção pós-nasal e cacosmia.
d. Perda do olfato, chiado no peito, secreção pós-nasal e cacosmia.

Comentários

Pacientes com quadros clínicos de rinossinusite crônica, só apresentam febre se estiverem em exacerbação aguda. Chiado no peito é clínica de asma e deve ser investigada quando houver.

Pignatari S, Anselmo-Lima W. Tratado de otorrinolaringologia. 3. ed. Guanabra Koogan; 2017. c. 58.

484) Entre as complicações maiores pós-cirurgia dos seios paranasais estão:
a. Fístula liquórica, sangramento que requer revisão, lesão do ducto nasolacrimal.
b. Fístula liquórica, sinéquia e lesão cerebral.
c. Síndrome do choque tóxico, diplopia e equimose palpebral.
d. Pneumoencéfalo, lesão da artéria carótida interna e rinite atrófica.

Comentários

Segundo o EPOS 2020, complicação de Grau II é a complicação maior (tratamento intraoperatório ou revisão, sem danos persistentes). Entre as complicações maiores estão: sangramento difuso ou arterial > 1.000 mL ; sangramento que requer cauterização/clipagem seletiva da artéria esfenopalatina ou artéria etmoidal anterior; sangramento que requer revisão; vazamento de LCR; lesão do ducto lacrimal.

EPOS, 2020. Complicações da cirurgia - Aguda e crônica. Capítulo 6.2.1.20. p. 314.

Respostas
481) d; 482) a; 483) b; 484) a

485) Em relação à DREA – doença respiratória exacerbada pela aspirina ou anti-inflamatórios não hormonais, é correto afirmar:

a. O tratamento com aspirina após dessensibilização (TAPD) com aspirina oral é eficaz para melhorar a qualidade de vida (QOL), mas não melhora o escore total de sintomas nasais em pacientes com DREA.
b. A patogênese da DREA está relacionada com alteração da síntese de eicosanoides, levando à inflamação eosinofílica das membranas nasossinusais e a aumento da produção de leucotrienos, que é ainda mais acentuada pelo inibidor da ciclo-oxigenase (COX)-1 (aspirina ou AINEs).
c. Em média, os sintomas respiratórios superiores são melhores, e a extensão à tomografia computadorizada e a recorrência dos pólipos nasais após a cirurgia são tão frequentes no DREA quanto em pacientes com RSCcPN tolerantes a AINEs.
d. O diagnóstico é baseado, principalmente, na história do paciente e os testes de provocação de aspirina são necessários sempre para confirmação.

Comentários

Segundo o EPOS 2020, a patogênese da DREA está totalmente relacionada com a alteração da síntese de eicosanoides, apesar de alguns trabalhos já apontarem a possibilidade de causa genética. O TAPD melhora sim o escore de todos os sintomas nasais. Os testes de provocação de aspirina nem sempre são necessários para confirmação, apenas quando a história não está clara.

EPOS, 2020. Doença respiratória exacerbada por anti-inflamatórios não esteroidais (AINE) (DREA). c. 5.1.2.3. p. 118.

486) Em relação ao capítulo das rinossinusites fúngicas é correto afirmar:

a. A neoosteogênese da parede do seio maxilar é rara na bola fúngica em comparação aos pacientes normais e é independente da coinfecção bacteriana.
b. Rinossinusite fúngica invasiva é qualquer estado no qual as hifas fúngicas podem ser vistas "dentro" e fora do tecido da mucosa, demonstrando angioinvasão clássica ou outros padrões infiltrativos.
c. A rinossinusite fúngica alérgica é um subconjunto de rinossinusite crônica polipoide que é caracterizada pela presença de mucina eosinofílica com hifas fúngicas invasivas dentro dos seios e hipersensibilidade do tipo I aos fungos.
d. A mucina da RSFA é o produto de uma reação de hipersensibilidade alérgica aos fungos, em oposição a um simples crescimento excessivo de elementos miceliais, como é observado nas bolas fúngicas.

Comentários

Segundo o EPOS 2020, a neo-osteogênese da parede do seio maxilar é comum na bola fúngica; rinossinusite fúngica invasiva é qualquer estado no qual as hifas fúngicas podem ser vistas apenas "dentro" do tecido da mucosa. Na rinossinusite fúngica alérgica as hifas fúngicas não invadem a mucosa nos seios.

EPOS, 2020. Rinossinusite fúngica. c. 8.6. p. 380.

Respostas
485) b; 486) d

487) Em relação aos distúrbios olfativos e suas diferentes causas é correto afirmar que:

a. O mecanismo que leva ao comprometimento olfativo da RSC é triplo: inflamatório, mecânico e dano na via olfatória do sistema nervoso central, desde o nervo até o bulbo olfatório. (perda neural).

b. A primeira particularidade encontrada principalmente na disfunção olfativa relacionada com a causa pós-infecciosa é a flutuação da queixa olfativa.

c. Olfato distorcido ocorrendo independentemente de uma fonte de odor é conhecido como parosmia.

d. A medição da função olfativa da maneira mais completa possível deve ser feita para avaliar a função olfativa mensurável, uma vez que a simples queixa não é representativa do que eventualmente pode ser medido.

Comentário

O mecanismo que leva ao comprometimento olfativo da RSC é duplo: inflamatório e puramente mecânico, com obstrução da fenda olfativa.

A primeira particularidade encontrada principalmente na disfunção olfativa relacionada com a RSC é a flutuação da queixa olfativa (470-473). Quase nunca é encontrada flutuação em causas pós-traumáticas, pós-infecciosas e congênitas ou neurodegenerativas.

Olfato distorcido ocorrendo independentemente de uma fonte de odor é fantosmia. Olfato distorcido desencadeado por uma fonte de odor é parosmia.

Pignatari S, Anselmo-Lima W. Tratado de otorrinolaringologia. 3. ed. Guanabra Koogan; 2017. c. 10.

488) Em relação ao epitélio respiratório, que recobre a mucosa dos seios paranasais, é CORRETO afirmar que:

a. É formado por uma camada de células ciliares entremeada com células glandulares repletas de mucina gelatinosa, importante para a umidificação nasal.

b. É constituído pelo epitélio pseudoestratificado ciliado composto de células ciliadas, células não ciliadas e células caliciformes.

c. Existe uma mistura de epitélio ciliado e epitélio escamoso principalmente na região mais anterior.

d. Quatro tipos de epitélio são identificados na mucosa sinusal: epitélio pseudoestratificado ciliado, estratificado cuboide, estratificado pavimentoso queratinizado e não queratinizado.

Comentários

É importante não confundir com o epitélio da mucosa nasal que apresenta vários tipos diferentes; nos seios paranasais é apenas o pseudoestratificado ciliado.

Augusto AGLBS, Campos CAH, Demarco RC, Starzewski Jr A, Anselmo-Lima, WT. Histologia e fisiologia da mucosa nasossinusal e olfação. In: Caldas Neto S, Mello Júnior JF, Martins RHG, Costa SS (Eds.). Tratado de otorrinolaringologia. 2. ed. São Paulo: Roca; 2011. v. I. p. 641-61.

489) Em relação à cobertura da mucosa nasal é INCORRETO afirmar que:

a. A espessura da membrana basal pode variar de acordo com a região estudada e está relacionada com o tipo de epitélio de revestimento.

b. A lâmina própria é uma camada de tecido conjuntivo que está localizada na parte interna da membrana nasal, contendo glândulas, vasos sanguíneos e leucócitos, principalmente linfócitos.

c. Numerosos capilares de paredes finas e vênulas, com fibras musculares lisas, conferem a essa mucosa um mecanismo erétil e de turgescência próprios.

d. Quanto às glândulas na lâmina própria, há um predomínio de glândulas mucosas sobre as serosas nas regiões anterior e posterior da cavidade nasal de pacientes com inflamação aguda.

Comentários

Há um predomínio de glândulas serosas sobre as glândulas mucosas nas regiões anterior e posterior da cavidade nasal de indivíduos sadios.

Augusto AGLBS, Campos CAH, Demarco RC, Starzewski Jr A, Anselmo-Lima. Histologia e fisiologia da mucosa nasossinusal e olfação. In: Caldas Neto S, Mello Júnior JF, Martins RHG, Costa SS (Eds.). Tratado de otorrinolaringologia. Volume I – Seção Rinologia. 2. ed. São Paulo: Roca, 2011. p. 641-61.

Respostas

487) d; 488) b; 489) d

490) Em relação aos mecanismos imunológicos da defesa nasal, é CORRETO afirmar que:
a. A IgA é secretada por células epiteliais localizadas no epitélio respiratório.
b. A IgA secretora é encontrada nas secreções juntamente com a IgG, porém, em menor quantidade; elas atuam inibindo a aderência de microrganismos à superfície celular, prevenindo sua entrada no organismo.
c. A lactoferrina é produzida localmente e inibe o crescimento bacteriano por meio de mecanismos depletores de ferro.
d. Agentes imunológicos, como eosinófilos, neutrófilos e macrófagos são específicos, mas encontrados em pequena quantidade na mucosa nasal.

Comentários

A IgA é secretada por células plasmáticas da lâmina própria do epitélio. De fato, a produção da lactoferrina é local. A IgA secretora é encontrada nas secreções juntamente com a IgG, porém, em maior quantidade. Agentes imunológicos, como eosinófilos, neutrófilos e macrófagos são específicos e encontrados em grande quantidade na mucosa nasal.

Augusto AGLBS, Campos CAH, Demarco RC, Starzewski Jr A, Anselmo-Lima. Histologia e fisiologia da mucosa nasossinusal e olfação. In: Caldas Neto S, Mello Júnior JF, Martins RHG, Costa SS (Eds;). Tratado de otorrinolaringologia. Volume I – Seção Rinologia. 2. ed. São Paulo: Roca; 2011. p. 641-61.

491) Qual afirmação abaixo está INCORRETA quanto à relação de agentes físicos com batimento ciliar?
a. Temperaturas acima de 33°C e abaixo de 28°C podem afetar o batimento ciliar.
b. Baixa umidade do ambiente diminui o batimento ciliar.
c. O batimento ciliar não sofre interferência da osmolaridade de soluções nasais.
d. Anestésicos locais podem diminuir o batimento mucociliar.

Comentários

O ideal é que as soluções nasais sejam isotônicas, pois soluções hiper ou hipotônicas podem interferir no batimento ciliar; dependendo da concentração, os anestésicos interferem na função mucociliar; as variações de temperatura e de umidade do ar também diminuem o batimento mucociliar, o que corrobora a piora dos sintomas nasossinusais em pacientes que usam ar-condicionado.

Augusto AGLBS, Campos CAH, Demarco RC, Starzewski Jr A, Anselmo-Lima WT. Histologia e fisiologia da mucosa nasossinusal e olfação. In: Caldas Neto S, Mello Júnior JF, Martins RHG, Costa SS (Eds.). Tratado de otorrinolaringologia. 2. ed. São Paulo: Roca; 2011.

492) Qual é a característica ideal de umidificação do ar ambiente para a inspiração nasal?
a. A variação de umidade do ar ambiente não é relevante.
b. Umidade relativa de 50%.
c. Umidade relativa de 70%.
d. Umidade relativa de 85%.

Comentários

A umidade relativa ideal do ar inspirado ideal é de 85%, quando se consegue melhor oxigenação pulmonar, assegurando uma eficiente hematose e uma via aérea hidratada.

Augusto AGLBS, Campos CAH, Demarco RC, Starzewski Jr A, Anselmo-Lima WT. Histologia e fisiologia da mucosa nasossinusal e olfação. In: Caldas Neto S, Mello Júnior JF, Martins RHG, Costa SS (Eds.). Tratado de otorrinolaringologia, 2. ed. São Paulo: Roca, 2011. v. I. p. 649.

493) A filtração do ar inspirado se dá pelas seguintes estruturas, EXCETO:
a. Vibrissas.
b. Ação bactericida do muco.
c. Ação ciliar do epitélio de revestimento.
d. Ação fagocitária do epitélio nasal.

Comentários

A filtração do ar inspirado se dá pelas vibrissas, que removem partículas grandes, e a ação mucociliar complementa, retendo de partículas menores.

Augusto AGLBS, Campos CAH, Demarco RC, Starzewski Jr A, Anselmo-Lima WT. Histologia e fisiologia da mucosa nasossinusal e olfação. In: Caldas Neto S, Mello Júnior JF, Martins RHG, Costa SS (Eds.). Tratado de otorrinolaringologia. 2. ed. São Paulo: Roca; 2011. v. I. p. 649.

Respostas
490) c; 491) c; 492) d; 493) d

494) Em relação às fibras autonômicas, é CORRETO afirmar que o nervo vidiano é composto por:
   a. Fibras parassimpáticas pré-ganglionares e fibras simpáticas pós-ganglionares.
   b. Fibras parassimpáticas pós-ganglionares e fibras simpáticas pré-ganglionares.
   c. Fibras parassimpáticas e simpáticas pós-ganglionares.
   d. Fibras parassimpáticas e simpáticas pré-ganglionares.

Comentários

O nervo vidiano, também denominado de nervo do canal pterigóideo, é formado por fibras pós-ganglionares parassimpáticas oriundas do nervo petroso superficial maior (nervo facial) e de fibras pós-ganglionares simpáticas originárias do nervo petroso profundo (plexo simpático pericarótico). Esse nervo percorre um trajeto ósseo (canal pterigóideo) dentro do osso esfenoidal, fazendo limite inferolateral com o seio esfenoidal.

Navarro JAC, Navarro PL, Navarro ML. Anatomia da cavidade nasal e seios paranasais. In: Caldas Neto S, Mello Jr JF, Martins RHG, Costa SS. Tratado de otorrinolaringologia. 2. ed. São Paulo: Roca; 2011. p. 626.

495) Qual é a alternativa CORRETA em relação às conchas nasais?
   a. A concha média não tem relação com o olfato, apenas a concha superior.
   b. A concha inferior apresenta abundância de sinusoides venosos, ao contrário da concha média.
   c. A cauda da concha inferior é uma referência chave para a identificação da artéria nasal lateral posterior.
   d. A porção óssea da concha média é geralmente maior do que a da concha inferior.

Comentários

A concha inferior é considerada a principal estrutura fisiológica do nariz, muito em função da abundante presença de sinusoides venosos na sua estrutura anatômica. O mesmo não é observado na concha média. Essa é uma das razões para se observar sangramento mais intenso na cirurgia de concha inferior do que na de concha média. Epitélio olfativo tem sido demonstrado tanto na concha média quanto na concha superior. A referência para a artéria nasal lateral posterior é a cauda da concha média. A porção óssea da concha inferior é usualmente bem maior do que a da concha média.

Roithmann R. Cirurgia das conchas nasais. Otorrinolaringologia – Princípios e prática. 2. ed. In: Costa SS, Mendonça Cruz OL, Oliveira JA et al. (CIDADE?): Artmed, 2006. C. 30. p. 707-15.

496) A lâmina papirácea faz parte de qual osso?
   a. Esfenoide.
   b. Orbital.
   c. Maxilar.
   d. Etmoide.

Comentários

A lâmina papirácea faz parte do osso etmoide e também é chamada de lâmina lateral do osso etmoide ou lâmina orbitária do osso etmoide.

Atherino CCT. Implicações anátomo-cirúrgicas da parede medial da órbita: relações de suas estruturas com as dimensões orbitárias e cranianas. International Archives of Otorhinolaryngology 2002;6(1):179-86.

497) Qual dos ossos a seguir não faz parte da parede lateral nasal?
   a. Esfenoide.
   b. Lacrimal.
   c. Palatino.
   d. Vômer.

Comentários

A parede lateral do nariz é formada pelos ossos maxilar, lacrimal, etmoide, palatino, esfenoide e concha nasal inferior. O vômer ajuda a formar a parede medial da cavidade nasal e faz parte do segmento ósseo do septo nasal.

Martins C et al. Anatomy of the nasal cavity and paranasal sinuses. In: Stamm AC. Transnasal endoscopic skull base and brain surgery. Nova York: Thieme, 2011. p. 15-35.

Respostas
494) a; 495) b; 496) d; 497) d

498) Em relação aos ossos que constituem as paredes da órbita, qual é a opção que NÃO faz parte de seus limites?
a. Frontal.
b. Zigomático.
c. Nasal.
d. Esfenoide.

Comentários

As paredes da órbita são formadas pelos ossos frontal, zigomático, esfenoide, lacrimal, etmoide, palatino e maxila. O osso nasal não faz parte dos limites da órbita.

Stamm AC. Transnasal endoscopic skull base and brain surgery. Tips and pearls. Nova York: Thieme, 2011. p. 133-57.

499) Qual afirmação em relação ao fluxo aéreo da cavidade nasal está INCORRETA?
a. Ele é laminar no vestíbulo nasal.
b. O fluxo que atinge o teto da cavidade nasal é a corrente principal.
c. Se apresenta com maior velocidade na região da válvula nasal.
d. Fatores anatômicos podem interferir no fluxo nasal.

Comentários

O ar atravessa o vestíbulo nasal de forma laminar e apresenta aumento de sua velocidade na região da válvula nasal em razão do estreitamento anatômico, para, em seguida, seguir um fluxo turbulento com uma corrente principal de concavidade para baixo com ápice no meato médio, além de outras duas correntes acessórias – uma que segue a concha nasal inferior e outra em direção ao teto da cavidade nasal, onde se encontra a fossa olfatória.

Hirschberg A, Roithmann R, Parikh S. The airflow resistance profile of healthy nasal cavities. Seção Rinologia. 1995;33:10-3.

500) Qual a área de maior resistência ao fluxo aéreo nasal?
a. Concha nasal inferior.
b. Concha nasal média.
c. Coana.
d. Válvula nasal.

Comentários

A válvula nasal é o ponto de maior resistência ao fluxo de toda via aérea, correspondendo a até 50% de sua resistência. O vestíbulo nasal corresponde à válvula externa e à válvula nasal interna: é delimitada lateralmente pela porção anterior da concha inferior, medialmente pelo septo nasal, superiormente pelo ângulo entre septo nasal e bordo caudal da cartilagem lateral superior e, inferiormente, pelo assoalho nasal.

Hirschberg A, Roithmann R, Parikh S. The airflow resistance profile of healthy nasal cavities. Seção Rinologia. 1995;33:10-3.

501) A região da válvula nasal é responsável por qual porcentagem da resistência nasal ao fluxo aéreo em indivíduos normais, em repouso?
a. 10%.
b. 25%.
c. 50%.
d. 90%.

Comentários

A região da válvula nasal se estende desde o ângulo formado pelo bordo caudal do septo nasal com o bordo inferior da cartilagem lateral superior (válvula nasal clássica descrita por Mink há mais de 100 anos), até o orifício piriforme no assoalho do nariz, onde, em condições normais, está a cabeça da concha inferior. Essa região tem comportamento altamente dinâmico, tanto pela complacência das cartilagens laterais como pelas alterações cíclicas da mucosa nasal promovida pelos vasos de capacitância das conchas inferiores. Esta região é um sítio comum responsável por obstrução nasal e deve ser cautelosamente avaliada nos pacientes com esta queixa.

Roithmann R. Avaliação da função respiratória nasal. In: Campos CAH, Costa HOO. Tratado de otorrinolaringologia. São Paulo: Roca, 2002. c. 51. v. I. p. 640-56.

Respostas
498) c; 499) b; 500) d; 501) c

502) Qual é a afirmação INCORRETA sobre o ciclo nasal?
a. Fatores emocionais podem afetar o ciclo.
b. A não percepção do ciclo nasal deve ser considerada como patológica.
c. Posições do corpo podem afetar o ciclo.
d. O ingurgitamento tecidual predomina nas conchas nasais inferiores.

Comentários

O ciclo nasal é uma alternância do ingurgitamento dos tecidos nasais, presente, predominantemente, nas conchas nasais inferiores, denominadas sinusoides, demonstrado em até 80% das pessoas, gerando diminuição do fluxo aéreo nasal unilateral alternadamente, podendo resultar ou não em sintomas de obstrução nasal unilateral alternada. Alterações no ciclo nasal podem ocorrer de acordo com o estado emocional, a atividade física ou sexual, assim como mudanças na posição corporal. Sua função permanece desconhecida e postula-se que sua regulação ocorra no tronco cerebral e hipotálamo, mediada através do sistema autonômico.

Fisher EW, Scadding GK, Lund VJ. The role of acoustic rhinometry in studying the nasal cycle. Seção Rinologia. 1993;31:57-61.

503) Qual é a relação existente entre esforço físico e resistência nasal?
a. Não há correlação.
b. O exercício físico aumenta a resistência.
c. Maratonistas podem apresentar vasodilatação rebote.
d. Após o término dos exercícios o tônus demora a retornar ao normal.

Comentários

O exercício físico diminui a resistência nasal ao fluxo nasal inspiratório e, em torno de 1 hora depois, a resistência retorna aos níveis basais. Em atletas de longo esforço físico, como maratonistas, pode ocorrer uma vasodilatação persistente, levando à queixa de obstrução nasal.

III Consenso Brasileiro sobre Rinites 2012. Brazilian Journal of Otorhinolaryngology 2012;75(6):1-56.

504) Alguns pacientes referem alteração da obstrução nasal de acordo com a postura corporal. Qual afirmação está INCORRETAMENTE correlacionada?
a. Os relatos são subjetivos, não havendo nenhuma relação física.
b. Mudança de postura pode alterar a pressão venosa jugular.
c. Mudança de postura pode acarretar mudanças reflexas do tônus simpático.
d. A resistência nasal se altera com o decúbito dorsal.

Comentários

Mudanças de postura acarretam reflexos mediados por pressão cutânea, que necessitam de certa intensidade, área e duração do estímulo para o desencadeamento da ação. Dessa forma, mudanças posturais marcantes podem influenciar a resistência nasal.

Navarro JAC, Navarro PL, Navarro ML. Anatomia da cavidade nasal e seios paranasais. In: Caldas Neto S, Mello Jr JF, Martins RHG, Costa SS. Tratado de otorrinolaringologia. 2. ed. São Paulo: Roca, 2011. v. I. p. 653.

Respostas
502) b; 503) c; 504) a

505) Qual é a alternativa CORRETA na qual as duas drogas citadas podem gerar obstrução nasal?
a. Amitriptilina e sertralina.
b. Ácido acetilsalicílico e codeína.
c. Propranolol e enalapril.
d. Sildenafil e levotiroxina.

Comentários

Uma série de drogas está associada à obstrução nasal – anticoncepcionais orais; anti-hipertensivos: betabloqueadores orais e tópicos (p. ex., propranolol), prazosin, metildopa, guanetidina, hidralazina, reserpina, inibidores da enzima conversora da angiotensina (p. ex., enalapril); antidepressivos tricíclicos (p. ex., amitriptilina); ácido acetilsalicílico e outros anti-inflamatórios não hormonais; agentes beta-adrenérgicos (sistêmicos); nicotina e cocaína; agentes alfa-adrenérgicos tópicos (descongestionantes nasais tópicos pelo efeito rebote); drogas para disfunção erétil (p. ex., sildenafil). Na questão apresentada, codeína, sertralina e levotiroxina não se enquadram no grupo de drogas que comumente geram obstrução nasal. A história clínica é parte fundamental da avaliação da obstrução nasal e os pacientes devem ser questionados quanto ao uso de drogas locais e sistêmicas.

Roithmann R, Chapnik J. Obstrução nasal: aspectos gerais. Otorrinolaringologia – Princípios e Prática, 2.ed. In: Costa SS, Mendonça Cruz OL, Oliveira JA et al. Artmed 2006. c. 22.

506) Qual é a alternativa CORRETA em relação à avaliação da obstrução nasal pela tomografia computadorizada (TC) dos seios paranasais?
a. A TC dos seios paranasais quantifica de forma objetiva o sintoma obstrutivo nasal.
b. A TC dos seios paranasais não precisa ser interpretada em função dos achados clínicos dos pacientes com obstrução nasal.
c. A TC dos seios paranasais não fornece uma dissecção anatômica precisa da cavidade nasal, dos seios paranasais e dos órgãos de vizinhança.
d. Os achados da TC de seios paranasais nem sempre se correlacionam com os sintomas obstrutivos nasais apresentados pelos pacientes.

Comentários

TC dos seios paranasais é atualmente considerada o exame padrão ouro de imagem para a dissecção anatômica da cavidade nasal e dos órgãos de vizinhança. O exame mostra de forma minuciosa a posição do septo nasal e suas relações com a parede lateral do nariz, as porções óssea e mucosa das conchas inferiores, médias e superiores e suas relações com os meatos correspondentes e seios paranasais. Todos os seios paranasais, seus espaços de drenagem e suas relações com a órbita e estruturas intracranianas são claramente visualizados. É um exame essencial na avaliação de rinossinusite aguda complicada e crônica, processos expansivos, entre outros. Contudo, a relação dos achados da TC com o sintoma obstrutivo nasal, nem sempre é observada. A TC é um exame estático que define fundamentalmente a anatomia e não a fisiologia. O sintoma obstrutivo nasal depende, em parte, da anatomia intranasal, porém, outros fatores são também importantes, como a percepção de respiração nasal, a função mucociliar, entre outros. Mais ainda, as alterações do ciclo nasal fisiológico são detectadas pela tomografia computadorizada. Portanto, no que se refere à aferição de obstrução nasal, as alterações encontradas na TC de seios paranasais devem ser valorizadas em função dos achados clínicos.

Roithmann R, Chapnik J. Obstrução nasal: aspectos gerais e cirurgia das conchas nasais. Otorrinolaringologia – Princípios e Prática. 2. ed. In: Costa SS, Mendonça Cruz OL, Oliveira JA et al. Artmed; 2006, c. 22 e 30.

Respostas
505) c; 506) d

507) Em relação à rinite idiopática, qual é a alternativa CORRETA?
a. Costuma acometer pacientes de todas as idades, mas é mais comum nas crianças.
b. Tem um componente de hiper-reatividade neural, associado a uma alteração do sistema nervoso simpático e parassimpático nasal.
c. Apesar de a causa ser conhecida, o paciente costuma reagir bastante a irritantes inespecíficos, como mudanças de temperatura e fumaça.
d. Tem teste alérgico positivo para alérgenos inalantes.

Comentários

A rinite idiopática tem um componente de hiper-reatividade neural, associado a uma alteração do sistema nervoso simpático e parassimpático nasal. Esse componente de hiper-reatividade leva a um descompasso entre o simpático e o parassimpático, gerando, além de reação das terminações nervosas neurais, alterações de vasodilatação e hipersecreção glandular. A rinite idiopática costuma acometer pacientes de todas as idades, mas é mais comum nos adultos. Apesar de a causa ser desconhecida, o paciente costuma reagir bastante a irritantes inespecíficos, como mudanças de temperatura e fumaça. Existe teste alérgico negativo para alérgenos inalantes.

Mion O, Mello Jr. JF. Rinites não alérgicas. In: Tratado de otorrinolaringologia. Roca; 2011. v. III. p. 47-64.

508) Em relação à rinite eosinofílica não alérgica (RENA), qual é a alternativa CORRETA?
a. Não está associada à polipose nasal.
b. Seu diagnóstico é confirmado pela presença de mastócitos no muco nasal.
c. O tratamento com corticosteroides tópicos intranasais é indicado para o tratamento desse tipo de rinite.
d. O diagnóstico é feito pela presença de eosinofilia sanguínea.

Comentários

O tratamento com corticosteroides tópicos intranasais é indicado para o tratamento da RENA, pois, sendo um potente anti-inflamatório para a mucosa nasal, os corticosteroides tópicos têm ação não somente na inflamação nasal, mas também na redução dos eosinófilos localmente. RENA está associada à polipose nasal. Seu diagnóstico é confirmado pela presença de eosinófilos no muco nasal, portanto, o diagnóstico não é feito pela presença de eosinofilia sanguínea.

Mion O, Mello Jr JF. Rinites não alérgicas. In: Tratado de otorrinolaringologia. 2. ed. São Paulo: Roca; 2011. v. III. p. 47-64.

509) Em relação à rinite irritativa, qual é a alternativa CORRETA?
a. Costuma acometer pacientes de todas as idades, mas é mais comum nos idosos.
b. Não pode ser causa de rinite ocupacional.
c. O diagnóstico é de exclusão, pois a pesquisa de IgE específica é negativa, e a citologia nasal é negativa.
d. É a chamada rinite vasomotora.

Comentários

O diagnóstico é de exclusão, pois a pesquisa de IgE específica é negativa e a citologia nasal é negativa. Esse tipo de rinite é causado por irritação direta da mucosa nasal e das terminações nervosas. Dessa maneira, não está associada a nenhum mecanismo alérgico ou celular direto, portanto, os exames para identificação de alergia e presença de células no muco são negativos. A rinite irritativa costuma acometer pacientes de todas as idades, mas é mais comum nos adultos. Pode ser causa de rinite ocupacional. O termo rinite vasomotora caiu em desuso, estando associado à rinite idiopática, e não à rinite irritativa.

Mion O, Mello Jr. JF. Rinites não alérgicas. In: Tratado de otorrinolaringologia. 2. ed. São Paulo: Roca; 2011. p. 47-64.

Respostas
507) b; 508) c; 509) c

510) Em relação à rinite do lactente, qual é a CORRETA?
   a. Acomete crianças alérgicas.
   b. Pode estar associada a episódios de infecções bacterianas.
   c. Costuma acometer crianças após o período de amamentação.
   d. O tratamento com lavagens nasais é eficaz.

Comentários

O tratamento com lavagens nasais é eficaz para a rinite do lactente. Devido a uma imaturidade do sistema simpático e parassimpático nasal do lactente, os estímulos virais tornam-se muito importantes na rinite do lactente. A lavagem nasal retira os vírus do nariz e elimina a secreção nasal, ocasionando menor reatividade nasal do lactente. A rinite do lactente costuma acometer crianças no período de amamentação, ou seja, acomete crianças que ainda são muito jovens para serem sensibilizadas. Por esse motivo, as crianças ainda não são alérgicas. Pode estar associada a episódios de infecções virais.

Mion O, Carvalho T. Rinopatias em lactentes. In: Tratado de otorrinolaringologia, 2.ed. São Paulo: Roca, 2011. v. III. p. 47-64.

511) Em relação à rinite gustativa, qual é a alternativa CORRETA:
   a. Acomete pacientes adultos ou idosos que têm rinorreia abundante e espirros quando ingerem alimentos quentes ou muito condimentados.
   b. É um tipo de alergia alimentar.
   c. Pode ser tratado com sintomáticos, como o descongestionante tópico nasal.
   d. Seu real mecanismo ainda é desconhecido, mas existe um estímulo alérgico para vasodilatação e hipersecreção glandular.

Comentários

A rinite gustativa acomete pacientes adultos ou idosos que têm rinorreia abundante e espirros quando ingerem alimentos quentes ou muito condimentados. Acredita-se que esse estímulo seja exclusivamente neural, que se inicia por estímulo das terminações nervosas na mucosa nasal e causam reflexo, levando à vasodilatação e hipersecreção glandular. Não é um tipo de alergia alimentar. Pode ser tratada com sintomáticos, como o brometo de ipratrópio nasal. Seu real mecanismo ainda é desconhecido, mas existe um estímulo neural para vasodilatação e hipersecreção glandular.

Mion O, Mello Jr JF. Rinites não alérgicas. In: Tratado de otorrinolaringologia. 2. ed. São Paulo: Roca; 2011. v. III. p. 47-64.

512) Em relação à rinite do idoso, qual é a alternativa CORRETA?
   a. Pode acometer pacientes alérgicos ou não alérgicos.
   b. O idoso tem uma incidência maior de rinites alérgicas.
   c. O uso de corticosteroides tópicos, anti-histamínicos ou antileucotrienos não é indicado.
   d. A pesquisa da IgE específica para diagnóstico não está indicada no idoso.

Comentários

A rinite do idoso pode acometer pacientes alérgicos ou não alérgicos. O idoso tem uma incidência maior de rinites não alérgicas como, por exemplo, a rinite idiopática ou a rinite gustativa. O uso de corticosteroides tópicos, anti-histamínicos ou antileucotrienos pode estar indicado. A pesquisa da IgE específica para diagnóstico também está indicada no idoso.

Mion O, Mello Jr JF. Rinites não alérgicas. In: Tratado de otorrinolaringologia. 2. ed. São Paulo: Roca; 2011. v. III. p. 47-64.

513) Em relação aos métodos diagnósticos dos diferentes subtipos de rinites, qual é a alternativa CORRETA?
   a. O exame da IgE específica é inconclusivo para rinites não alérgicas.
   b. A presença de eosinófilos no muco pode fazer o diagnóstico de rinite alérgica e rinite eosinofílica não alérgica (RENA).
   c. A rinite irritativa tem os exames positivos, sendo o diagnóstico definido laboratorialmente.
   d. A rinite idiopática é diagnosticada pela IgE total baixa no sangue.

Comentários

A presença de eosinófilos no muco pode fazer o diagnóstico de RENA. A atração de eosinófilos para a mucosa nasal e para o muco pode ter estímulo por via alérgica, IgE mediada, ou por via não alérgica, mediada por outros mediadores inflamatórios. No diagnóstico diferencial dos subtipos de rinites, o exame da IgE específica é negativo para as rinites não alérgicas. A rinite irritativa tem os exames negativos, sendo o diagnóstico clínico pela identificação do agente irritante. A rinite idiopática, assim como todas as rinites, não é diagnosticada pela IgE total no sangue.

Mion O. Rinite: como diagnosticar e tratar. Rev Bras Med 2013;70(5):154-63.

Respostas
510) d; 511) a; 512) a; 513) b

514) Em relação à rinite gestacional, qual é a alternativa CORRETA?
   a. É a rinite que acomete a gestante a partir do 3º mês de gravidez e termina após o parto.
   b. É desencadeada por mecanismos alérgicos ou autoimunes.
   c. O soro fisiológico, tanto isotônico quanto hipertônico, não é indicado em seu tratamento.
   d. Os corticosteroides tópicos estão contraindicados na rinite gestacional, pelo risco de interferência na gravidez ou no feto.

Comentários

A rinite gestacional acomete a gestante a partir do 3º mês de gravidez e termina após o parto. Acredita-se que a origem seja pelas alterações hormonais da gravidez e está associada a gestantes com hábitos tabagistas. Pode acometer gestantes alérgicas e não alérgicas. O soro fisiológico, tanto isotônico quanto hipertônico, é indicado no tratamento. Não existe evidência de que o uso dos corticosteroides tópicos cause algum efeito ou dano na gravidez, tanto na mãe quanto no feto. Entretanto, não devem ser usados no início da gravidez e sempre se deve consultar o obstetra para que o mesmo autorize seu uso. A FDA classifica a budesonida como nível B, ou seja, sem evidência de risco na gestação. Os outros corticosteroides tópicos ainda são nível C.

Orban N, Maughan E, Bleach N. Pregnancy-induced rhinitis. Seção Rinologia. 2013 June;51(2):111-9.

515) Em relação à rinite ocupacional, qual é a alternativa CORRETA?
   a. A rinite ocupacional não tem caráter alérgico.
   b. O diagnóstico de rinite ocupacional inclui os exames de identificação de IgE específica e citologia nasal.
   c. O teste de provocação nasal não tem utilidade para o diagnóstico.
   d. Os equipamentos de proteção não são eficazes na prevenção e no tratamento.

Comentários

A rinite ocupacional pode ser de origem alérgica e não alérgica. O diagnóstico de rinite ocupacional inclui os exames de identificação de IgE específica e de citologia nasal. O teste de provocação nasal pode ser utilizado para o diagnóstico. Os equipamentos de proteção são eficazes na prevenção e no tratamento.

Moscato G, Vandenplas O, Gerth Van Wijk R, Malo JL, Perfetti L, Quirce S et al. EAACI position paper on occupational rhinitis. Respiratory Research 2009;10:16.

516) Quanto à clínica da rinite alérgica, é INCORRETO afirmar que:
   a. As linhas de Dennie-Morgan, pregas na pálpebra inferior, são características de pacientes atópicos.
   b. A rinite alérgica é uma das doenças associadas a alterações do crescimento craniofacial.
   c. Se a pesquisa de IgE específica (teste cutâneo ou RAST) for positiva, o paciente está com rinite alérgica.
   d. O grau de eosinofilia na secreção nasal está associado à exposição aos antígenos.

Comentários

A presença de IgE específica (teste cutâneo ou RAST) significa sensibilização e não necessariamente doença, pois seu valor preditivo positivo é próximo a 50%. A positividade aos antígenos nos exames deve ser concordante com a história clínica.

Mello Jr JF, Mion O. Rinites alérgicas. In: Tratado de otorrinolaringologia. 2. ed. São Paulo: Roca; 2011. p. 64-73.

517) Quanto ao tratamento da rinite alérgica, podemos afirmar que:
   a. A orientação para higiene ambiental é indicada apenas nos casos mais graves.
   b. Os pacientes com rinite alérgica não devem praticar natação.
   c. Nas orientações para a realização da higiene ambiental devemos incluir a redução do contato com antígenos e irritantes nasais inespecíficos.
   d. O uso de solução salina para lavagem nasal, quer seja isotônica ou hipertônica é prejudicial à fisiologia da barreira mucociliar nasal.

Comentários

Devemos orientar os pacientes portadores de rinite alérgica a evitar, ou reduzir ao máximo, o contato com antígenos (ácaros, fungos etc.) e irritantes inespecíficos nasais (fumaças, cheiros fortes etc.), pois ambos são capazes de desencadear seus sintomas.

Mello Jr JF, Mion O. Rinites alérgicas. In: Tratado de otorrinolaringologia. 2. ed. São Paulo: Roca; 2011. v. III. p. 64-73.

Respostas
514) a; 515) b; 516) c; 517) c

518) Quanto ao tratamento medicamentoso da rinite alérgica, podemos afirmar que:
a. Os anti-histamínicos são medicamentos cujo mecanismo de ação é muito rápido.
b. Os anti-histamínicos de segunda geração são moléculas pequenas e, portanto, mais seguras no desencadeamento dos efeitos adversos comuns aos de primeira geração.
c. Os anti-histamínicos competem com a histamina pelos seus receptores, portanto, devem ser utilizados preventivamente.
d. Os anti-histamínicos associados aos descongestionantes sistêmicos não devem ser utilizados por tempo prolongado, pois podem causar intoxicação nas crianças e efeito rebote na obstrução nasal.

Comentários

Os anti-histamínicos são considerados uma das drogas como padrão ouro no tratamento da rinite alérgica, pois atuam em diversos sintomas da doença e têm rápido início de ação.

Mello Jr JF, Mion O. Rinites alérgicas. In: Tratado de otorrinolaringologia. 2. ed. São Paulo: Roca; 2011. v. III. p. 64-73.

519) Em relação ao tratamento medicamentoso da rinite alérgica, podemos afirmar que:
a. Os corticosteroides tópicos intranasais são considerados padrão ouro no tratamento da rinite alérgica, pois controlam adequadamente todos os sintomas e têm um rápido início de ação, inclusive nas rinites perenes e persistentes.
b. Os corticosteroides tópicos intranasais são medicamentos anti-inflamatórios, usados de forma preventiva, que possuem bom perfil de segurança clínica.
c. Os antileucotrienos têm efeito clínico semelhante aos anti-histamínicos, controlando adequadamente a obstrução nasal, os espirros, o prurido e a coriza.
d. No tratamento da rinite alérgica não devemos levar em consideração as preferências dos pacientes quanto ao uso de medicamentos para uso tópico ou sistêmico.

Comentários

Os corticosteroides tópicos intranasais têm bom perfil de segurança, sendo alguns deles liderados para uso em crianças com mais de 2 anos de idade. São efetivos no controle dos sintomas por terem efeito anti-inflamatório, controlando, inclusive, a atração e a ativação de eosinófilos.

Mello Jr JF, Mion O. Rinites alérgicas. In: Tratado de otorrinolaringologia. 2. ed. São Paulo: Roca; 2011. v. III. p. 64-73.

520) Quanto à imunoterapia alérgeno-específica (ITAE) para rinite alérgica, podemos afirmar que:
a. A ITAE é indicada apenas nos casos graves.
b. A ITAE não deve ser utilizada por tempo prolongado pelos riscos de efeitos adversos.
c. A ITAE é capaz de reduzir a sensibilidade do paciente ao alérgeno aplicado.
d. A ITAE altera o padrão linfocitário do paciente de TH1 para TH2 para o alérgeno aplicado.

Comentários

ITAE reduz a sensibilidade do paciente ao alérgeno aplicado. Com isso consegue reduzir a necessidade de medicação para controle dos sintomas ou até mesmo aboli-la. Segundo a Organização Mundial da Saúde, é a única terapia capaz de alterar a história natural da doença alérgica. Acredita-se que um dos mecanismos de ação seja a mudança do padrão TH2 para TH1 para o antígeno aplicado.

Mello Jr JF, Mion O. Rinites alérgicas. In: Tratado de otorrinolaringologia, 2.ed. São Paulo: Roca, 2011, v. III. p. 64-73.

521) Quanto às doenças associadas à rinite alérgica, é INCORRETO afirmar que:
a. A rinite alérgica representa um fator de risco para asma.
b. A rinite alérgica não está associada a alterações de crescimento craniofacial.
c. A rinite alérgica não está associada à polipose nasossinusal.
d. O correto tratamento nasal dos pacientes com rinite alérgica e asma reduz o risco para crises graves de asma.

Comentários

A rinite alérgica está associada a 60% dos casos de respirador oral. Além das alterações do crescimento craniofacial em crianças, também acarreta alterações funcionais na respiração, mastigação e deglutição.

Mello Jr JF, Mion O. Rinites alérgicas. In: Tratado de otorrinolaringologia. 2. ed. São Paulo: Roca; 2011. v. III. p. 64-73.

Respostas
518) a; 519) b; 520) c; 521) b

522) Nas rinossinusites agudas, é CORRETO afirmar que:
a. As espécies mais comuns de bactérias isoladas dos seios maxilares dos pacientes são *Streptococcus pneumoniae, Haemophilus influenzae* e *S. aureus*, a última sendo mais comum em crianças.
b. Na rinossinusite viral aguda (resfriado comum), os sintomas duram menos de 10 dias e deve ser tratada no início com antibioticoterapia para evitar complicações.
c. O diagnóstico é sempre clínico; exames complementares, como radiografia simples, não são necessários e apresentam baixa sensibilidade e especificidade.
d. A terapia com antibiótico deve ser respaldada com um exame de cultura positivo, colhido por meio de *swab* nasal.

Comentários

O diagnóstico de rinossinusite aguda é sempre clínico e não requer qualquer exame complementar. Rinossinusite viral nunca deve ser tratada com antibióticos.

Nakajima V, Tagliarini JV. Rinossinusites agudas. In: Caldas Neto S, Mello Júnior JF, Martins RHG, Costa SS (Eds.). Tratado de otorrinolaringologia. 2. ed. São Paulo: Roca; 2011. v. III. p. 93-100.

523) A etiologia mais comum da rinossinusite aguda é:
a. Bacteriana.
b. Fúngica.
c. Viral.
d. Causada por agentes físicos externos.

Comentários

Apesar da ampla utilização de antibióticos na rinossinusite aguda, acredita-se que em torno de 90% dos casos sejam de etiologia viral, sendo o rinovírus o mais comum.

Fokkens WJ, Lund VL, Mullol J, Bachert C et al. European position paper on rhinosinusitis and nasal polyps 2012. Rhinology 2012;50(supplement 23):1-298.

524) Para a obtenção de material para cultura em um quadro de rinossinusite aguda, a forma mais adequada atualmente é:
a. Citologia nasal da mucosa nasal.
b. Microscopia de contato.
c. Coleta de espécimes de meato médio guiada por endoscopia.
d. Lavagem nasal.

Comentários

Apesar de a punção do seio maxilar ser o padrão ouro para a coleta de secreção do seio maxilar, vários estudos recentes têm mostrado uma correlação muito estreita da microbiologia do meato médio coletada com visão endoscópica, com a microbiologia do seio acometido, além de ser um procedimento menos invasivo.

Fokkens WJ, Lund VL, Mullol J, Bachert C et al. European position paper on rhinosinusitis and nasal polyps 2012. Rhinology 2012;50(supplement 23):1-298.

525) Dos sintomas abaixo com surgimento súbito, os que melhor definem a rinossinusite aguda na infância são:
a. Febre, hiposmia e obstrução nasal.
b. Rinorreia anterior, odontalgia e febre.
c. Rinorreia, obstrução nasal e tosse.
d. Rinorreia, obstrução nasal e hiposmia.

Comentários

A rinossinusite aguda na infância é definida pelo início súbito de 2 ou mais dos seguintes sintomas: obstrução nasal/congestão facial, rinorreia anterior/posterior, dor/pressão facial e tosse. Pelo menos um dos sintomas deve, obrigatoriamente, ser obstrução nasal/congestão facial ou rinorreia anterior/posterior.

Fokkens WJ, Lund VL, Mullol J, Bachert C et al. European position paper on rhinosinusitis and nasal polyps 2012. Rhinology 2012:50(supplement 23):5.

Respostas
522) c; 523) c; 524) c; 525) c

526) Após a massificação das vacinas antiestreptocócicas, houve uma variação da incidência microbiológica na rinossinusite bacteriana aguda. Qual das afirmações abaixo NÃO ocorreu?
a. Houve um aumento significativo da ocorrência do *Staphylococcus aureus*.
b. Outras cepas de *Streptococcus* que não são cobertas pela vacina apresentaram um aumento de sua incidência.
c. A *Moraxella catarrhalis* manteve sua incidência inalterada.
d. O *Haemophilus* tornou-se o agente mais frequente.

Comentários

Após a massificação da vacina antiestreptococos, houve aumento de cepas de *Streptococcus* que não são cobertas pela vacina, e aumento significativo da incidência de estafilococos, sendo que a *Moraxella* se manteve inalterada e houve um pequeno aumento da incidência do *Haemophilus*.

Peña MT, Preciado D, Orestes M, Choi S. Orbital complications of acute sinusitis. JAMA Otolaryngology Head Neck Surg 2013;139(3):223-7.

527) Em relação ao papel dos exames de imagem nas rinossinusites, qual é a alternativa CORRETA?
a. Radiografias de seios paranasais apresentam alta especificidade e alta sensibilidade no diagnóstico das rinossinusites.
b. A tomografia computadorizada deve ser solicitada caso a criança não esteja apresentando melhora com o tratamento clínico adequado para a rinossinusite.
c. A ultrassonografia de seios paranasais pode ser útil para o diagnóstico da rinossinusite em todos os seios paranasais, sendo um método alternativo, sem irradiação.
d. A ressonância magnética é indicada como primeira escolha na suspeita de complicações das rinossinusites.

Comentários

Espera-se que o quadro clínico de rinossinusite aguda bacteriana apresente algum sinal de melhora após 72 horas da introdução do tratamento clínico com antibiótico. Quando não há melhora do quadro clínico em 72 horas, ou após a troca do antibiótico, deve-se suspeitar de complicação de uma rinossinusite e, nesse caso, a tomografia computadorizada é indicada. A radiografia simples de seios paranasais apresenta baixa sensibilidade e baixa especificidade no diagnóstico da rinossinusite, não sendo indicado. A ressonância magnética é recomendada na suspeita de complicações intracranianas das rinossinusites e nos casos de complicações orbitárias com diagnósticos incertos após a tomografia computadorizada de seios paranasais.

Fokkens WJ, Lund VL, Mullol J, Bachert C et al. European position paper on rhinosinusitis and nasal polyps 2012. Rhinology 2012;50(supplement 23):45-51.

528) Em relação à indicação de tomografia computadorizada dos seios paranasais nas rinossinusites, qual é a alternativa INCORRETA?
a. Em pacientes imunocomprometidos.
b. Nas suspeitas de complicações das rinossinusites.
c. No diagnóstico de rinossinusite crônica.
d. No diagnóstico da rinossinusite aguda.

Comentários

Pacientes imunocomprometidos geralmente apresentam sintomas frustros de rinossinusite e podem apresentar com maior frequência infecção fúngica. Assim, a suspeita clínica associada ao exame de tomografia computadorizada dos seios paranasais deve ser solicitada. Pacientes com rinossinusite crônica, em que a adenoide não é a responsável, devem ser submetidos à tomografia computadorizada dos seios paranasais para exclusão de outros fatores causais.

Fokkens WJ, Lund VL, Mullol J, Bachert C et al. European position paper on rhinosinusitis and nasal polyps 2012. Rhinology 2012;50(supplement 23):212.

Respostas
526) d; 527) b; 528) d

529) Em relação à rinossinusite na infância, qual é a alternativa CORRETA?
   a. As infecções de vias aéreas superiores isoladas são comuns em pacientes com imunodeficiência celular.
   b. Dentro das imunodeficiências humorais, a mais comum é a agamaglobulinemia.
   c. Pacientes em quimioterapia ou na vigência de transplante de medula óssea são mais propensos a apresentar infecções fúngicas invasivas.
   d. A deficiência de antipolissacárides pode aumentar a prevalência de infecções por bactérias anaeróbias.

Comentários

Pacientes com imunodeficiência celular têm infecções generalizadas habitualmente mais graves, e não apenas rinossinusites de repetição. As imunodeficiências humorais mais comuns são as deficiências de IgA e de subclasses de IgG. As infecções fúngicas invasivas ocorrem mais comumente em pacientes com imunodeficiência celular, e uma das principais causas é a quimioterapia e as neoplasias hematológicas. A deficiência de antipolissacárides aumenta a prevalência de infecções bactérias Gram-positivas (p. ex., pneumococo), e não por bactérias anaeróbias.

Fokkens WJ, Lund VL, Mullol J, Bachert C et al. European position paper on rhinosinusitis and nasal polyps 2012. Rhinology 2012;50(supplement 23):1-298.

530) Em relação à indicação cirúrgica de abordagem do nariz e dos seios paranasais na infância, qual é a alternativa INCORRETA?
   a. Pacientes com complicações das rinossinusites, especialmente com abscessos orbitários e complicações intracranianas, são candidatos à drenagem dos seios paranasais e de abscesso, se presente.
   b. Deve-se evitar a drenagem dos seios paranasais na infância, uma vez que isso gera alteração no crescimento facial.
   c. A adenoidectomia, com ou sem lavagem antral, é considerada por muitos autores a primeira indicação cirúrgica no paciente com sintomas de rinossinusite crônica.
   d. Na falha da adenoidectomia, com ou sem lavagem antral, a drenagem dos seios paranasais na infância está indicada de forma conservadora, na maior parte das vezes se limitando ao seio maxilar e etmoide anterior.

Comentários

Estudos recentes mostram que não há alteração no crescimento facial de crianças submetidas à cirurgia endoscópica funcional dos seios paranasais. De forma geral, na rinossinusite crônica em crianças, indica-se primeiramente a adenoidectomia com ou sem lavagem antral. Na falha da mesma, após descartar doenças sistêmicas associadas, indica-se a abordagem de seios paranasais (especialmente seios maxilar e etmoide anterior) de forma conservadora.

Anselmo-Lima WT, Valera FCP. Tratamento cirúrgico da rinossinusite crônica na criança. In: Marone AS (Coord.). Otorrinolaringologia para o pediatra. 2. ed. São Paulo: Editora Atheneu; 2013. (série atualizações pediátricas). p. 141-5.
Fokkens WJ, Lund VL, Mullol J, Bachert C et al. European position paper on rhinosinusitis and nasal polyps 2012. Rhinology 2012;50(supplement 23):1-298.
Pádua FGM. Rinossinusites na infância. In: Marone AS (Coord.). Otorrinolaringologia para o pediatra. 2. ed. São Paulo: Editora Atheneu; 2013. (série atualizações pediátricas). p. 117-34.

Respostas
529) c; 530) b

531) Em relação ao tratamento clínico/cirúrgico das rinossinusites na infância, qual é a alternativa CORRETA?

a. Pólipos antrocoanais são possíveis causadores de sintomas de rinossinusite crônica na infância e devem ser tratados inicialmente com corticoide tópico nasal e corticoide sistêmico para regressão do mesmo.
b. Pacientes com fibrose cística devem sempre ser submetidos à drenagem dos seios paranasais para a melhora da obstrução nasal e da resolução da pseudomucocele de seios maxilares.
c. Crianças com rinossinusite crônica, com tomografia computadorizada de seios paranasais mostrando velamento pansinusal e aumento de adenoides, devem ser submetidas à adenoidectomia e à drenagem de todos os seios paranasais acometidos.
d. Estudos mostram biofilmes na adenoide das crianças com rinossinusite crônica, o que faz a adenoidectomia ser a primeira indicação cirúrgica nessas crianças.

Comentários

Pólipos coanais são sempre cirúrgicos, sem resposta ao tratamento clínico. Pacientes com fibrose cística são submetidos ao procedimento cirúrgico quando apresentam obstrução nasal grave, que não melhora com tratamento clínico. A indicação não deve ser baseada somente em tomografia computadorizada, uma vez que a grande maioria apresenta velamento de seios paranasais. Crianças com rinossinusite crônica, já excluídas e tratadas outras possíveis causas como rinite e imunodeficiência, têm como primeira indicação cirúrgica adenoidectomia com ou sem lavagem antral. A abordagem dos seios paranasais deve ser conservadora, especialmente maxilar e etmoide anterior quando estritamente necessário.

Anselmo-Lima WT, Valera FCP. Tratamento cirúrgico da rinossinusite crônica na criança. In: Marone AS. Otorrinolaringologia para o Pediatra. 2. ed. São Paulo: Editora Atheneu; 2013. (série atualizações pediátricas). p. 141-5.
Fokkens WJ, Lund VL, Mullol J, Bachert C et al. European position paper on rhinosinusitis and nasal polyps 2012. Rhinology 2012;50(supplement 23):1-298.

532) Em relação à fibrose cística (FC), é CORRETO afirmar que:

a. A suspeita de FC é feita através do quadro clínico e da história familiar. O diagnóstico é confirmado pela dosagem de sódio e cloro no suor.
b. Em pacientes com FC, as secreções são extremamente espessas. Calcula-se que a viscosidade do muco respiratório seja 12 vezes maior do que em indivíduos normais.
c. O defeito observado na FC é uma mutação no gene localizado na porção q31 do cromossomo 13, que codifica a proteína reguladora da condutância iônica transmembrana.
d. Entre os sintomas otorrinolaringológicos da FC, descreve-se a produção de secreção salivar espessa ainda na infância, com dilatação e fibrose dos ductos glandulares. A sialografia é indicada em sua realização de rotina, fora da fase aguda do processo infeccioso.

Comentários

Nesse exame, é feita estimulação das glândulas sudoríparas pela aplicação de pilocarpina na pele do antebraço, com coleta do suor para iontoforese. Valores de cloro acima de 60 mEq/L confirmam o diagnóstico, enquanto valores entre 40 e 60 mEq/L são duvidosos, estando indicada a repetição do exame. Valores inferiores a 40 mEq/L são considerados normais. A dosagem de sódio e cloro no suor tem sensibilidade diagnóstica de aproximadamente 98%. Resultados falso-negativos podem ocorrer quando a técnica para coleta do suor for inadequada (massa de suor inferior a 100 mg) ou em pacientes com edema resultante de hipoalbuminemia. Falso-positivos ocorrem nas situações de doença celíaca, síndrome nefrótica, hipotireoidismo e outros distúrbios metabólicos.

Letícia B, Ney PCJ. Diagnóstico de rinossinusite crônica em pacientes com fibrose cística: Correlação entre anamnese, nasofibroscopia e tomografia computadorizada. Rev Bras Otorrinolaringol 2005 Nov./Dez.;71(6).

Respostas
531) d; 532) a

533) Entre as explicações abaixo sobre as complicações orbitárias nas rinossinusites agudas, a única alternativa INCORRETA é:
   a. Íntima relação anatômica entre as estruturas vizinhas envolvidas.
   b. Presença de suturas e forames neurovasculares.
   c. Deiscências congênitas na lâmina papirácea e assoalho da órbita.
   d. O sistema venoso valvular possibilita o fluxo em direção ao endocrânio ou ao pescoço e pode contribuir para a disseminação da doença.

Comentários

Na verdade, o sistema venoso é avalvular.

Atherino CCT, Meirelles RC. Complicações das rinossinusites. In: Caldas Neto S, Mello Júnior JF, Martins RHG, Costa SS (Eds.). Tratado de otorrinolaringologia. 2. ed. São Paulo: Roca; 2011. v. III. p. 168-76.

534) Os microrganismos mais frequentemente cultivados nos pacientes com rinossinusite e fibrose cística são:
   a. *S. pneumoniae*, *S. pyogenes* e *Pseudomonas aeruginosa*.
   b. *S. pneumoniae*, *H. influenzae* e *M. catarrahalis*.
   c. *S. aureus*, *H. influenza* e *Pseudomonas aeruginosa*.
   d. S. *pneumoniae*, *S. aureus* e *Pseudomonas aeruginosa*.

Comentários

A microbiologia das sinusites nos pacientes com FC é bastante peculiar, com elevada prevalência de pacientes colonizados por agentes como *Pseudomonas aeruginosa*, *Staphylococcus aureus* e *Haemophilus influenzae*. A explicação para esse fato reside na produção de fatores de virulência pela *P. aeruginosa* (elastase, proteases, lipopolissacárides, entre outros), além da liberação de citocinas pelos leucócitos presentes na mucosa respiratória, desencadeando intensa reação inflamatória. Essa reação lesa o epitélio, expondo receptores de membrana celular e fibronectina da membrana basal, aos quais a bactéria se adere por meio de fímbrias e adesinas.

Letícia B, Ney PCJ. Diagnóstico de rinossinusite crônica em pacientes com fibrose cística: correlação entre anamnese, nasofibroscopia e tomografia computadorizada. Rev Bras Otorrinolaringol (São Paulo) 2005 Nov./Dez.;71(6).

535) Como deve ser estabelecido o diagnóstico de rinossinusite crônica (RSC)?
   a. O diagnóstico da RSC é clínico, baseado no tempo de evolução dos sintomas (> 6 meses) e pela presença de 2 ou mais sintomas incluindo cefaleia persistente, obstrução nasal e rinorreia anterior e posterior.
   b. O diagnóstico da RSC é clínico e tomográfico, baseado no tempo da evolução dos sintomas (> 6 meses) e na presença de velamento radiográfico total ou parcial de pelo menos 2 seios paranasais.
   c. O diagnóstico de RSC é eminentemente clínico, baseado na intensidade dos sintomas, geralmente mais intensos do que na rinossinusite aguda, particularmente rinorreia purulenta, cefaleia e febre intermitente, por um período superior a 3 meses.
   d. O diagnóstico é suspeitado, clinicamente, pela presença de sinais e sintomas nasossinusais (p. ex., obstrução/congestão nasal, rinorreia anterior/posterior) que se prolongam além de 3 meses, confirmados por alterações endoscópicas ou tomográficas.

Comentários

O diagnóstico inicial da RSC sem pólipos é eminentemente clínico, baseado no tempo de evolução (> 3 meses) dos sintomas nasossinusais, geralmente de menor intensidade que nos quadros agudos. Estudos têm demonstrado que a acurácia do diagnóstico aumenta quando posteriormente confirmado por exames endoscópicos (edema, secreção em áreas de drenagem sinusal) e/ou tomográficos (edema mucoso do revestimento sinusal).

Fokkens WJ, Lund VL, Mullol J, Bachert C et al. European position paper on rhinosinusitis and nasal polyps 2012. Rhinology 2012;50(supplement 23):1-298.

Respostas
533) d; 534) c; 535) d

536) Em relação à doença respiratória exacerbada pela aspirina ou AERD (*aspirin exacerbated respiratory disease*), qual é a alternativa INCORRETA?

a. É altíssima a associação de asma à polipose nesses pacientes.
b. A diminuição da COX-2 e o aumento de leucotrienos nos pólipos desses pacientes traduz-se na melhora dos sintomas quando associamos antileucotrienos na terapêutica de pacientes com AERD.
c. Anos antes do diagnóstico de AERD, é comum que esses pacientes sejam diagnosticados com RENA (rinite eosinofílica não alérgica).
d. O diagnóstico é clínico e pode ser confirmado pelo teste de provocação.

Comentários

Antes denominada de tríade de Samter (asma, pólipo nasal e intolerância à aspirina), a doença respiratória exacerbada pela aspirina tem alta associação entre polipose nasossinusal e asma. Apesar de a diminuição de COX-1 e o aumento de leucotrienos estarem documentados nessa síndrome, o tratamento com antileucotrienos não tem demonstrado benefício real para todos os pacientes. O teste de provocação é indicado para casos em que a clínica não foi suficiente para o diagnóstico.

Fokkens WJ, Lund VL, Mullol J, Bachert C et al. European position paper on rhinosinusitis and nasal polyps 2012. Rhinology 2012;50(supplement 23):1-298.

537) Na rinossinusite crônica sem pólipos:

a. Não existem evidências de que o fungo apresenta relação direta com o desenvolvimento da doença.
b. A terapêutica com antibióticos geralmente é o principal tratamento.
c. Dor facial é frequente e a tosse é um sintoma incomum.
d. O perfil de citocinas predominante é Th2.

Comentários

Com a identificação de várias espécies de fungos na cavidade nasossinusal, foi sugerido que a inflamação sinusal fosse induzida por antígenos fúngicos. Entretanto, até o momento, não existem evidências de que o fungo tenha relação direta com o desenvolvimento ou perpetuação da doença.

Araújo E, Pignatari SSN, Mariante AP. Rinossinusite crônica sem polipose. In: Caldas Neto S, Mello Jr JF, Martins RHG, Costa SS. Tratado de otorrinolaringologia. 2. ed. São Paulo: Roca; 2011. v. III. p. 102-5.

538) Sobre as lesões encontradas na mucosa nasal de pacientes com rinossinusite crônica, é CORRETO afirmar que:

a. As alterações histológicas na mucosa dos seios paranasais de pacientes com rinossinusite crônica sem pólipo nasal mostram a presença de padrão inflamatório tipo Th2 com remodelamento completo à custa de edema.
b. As alterações histológicas na mucosa dos seios paranasais de pacientes com rinossinusite crônica com pólipo nasal mostram na maioria das vezes a presença de padrão inflamatório tipo Th2 com remodelamento completo à custa de edema.
c. As alterações histológicas na mucosa dos seios paranasais de pacientes com rinossinusite crônica sem pólipo nasal mostram a presença de padrão inflamatório tipo Th1 com remodelamento completo à custa de edema.
d. As alterações histológicas na mucosa dos seios paranasais de pacientes com rinossinusite crônica com pólipo nasal mostram a presença de padrão inflamatório tipo Th1 com remodelamento completo à custa de edema.

Comentários

O padrão inflamatório mais encontrado na rinossinusite crônica com pólipo nasal é Th2, remodelamento com edema no final. Na rinossinusite crônica sem pólipo nasal o padrão inflamatório é tipo Th1 e o remodelamento e à custa de fibrose.

Fokkens WJ, Lund VL, Mullol J, Bachert C et al. European position paper on rhinosinusitis and nasal polyps 2012. Rhinology 2012;50(supplement 23):1-298.

Respostas
536) b; 537) a; 538) b

539) Em relação ao diagnóstico micológico nas rinossinusites fúngicas, qual é a alternativa CORRETA?
a. A identificação do agente fúngico não tem nenhuma importância, independentemente do tipo de processo fúngico nasossinusal suspeito.
b. A forma mais rápida de identificação do agente fúngico é através de cultura, com incubação em Agar chocolate.
c. Através do exame citológico é possível identificar a celularidade e a presença de cristais de Charcot-Leyden, além de características dos fungos, eliminando a necessidade de outros exames.
d. Parte do material deve ser enviada para histopatologia, pois se faz necessário afastar a possibilidade de quadros invasivos.

Comentários

A identificação do agente fúngico envolvido influencia na escolha do tratamento, assim como na determinação do prognóstico. Apesar de necessário para identificação da espécie fúngica, a cultura é um exame com resposta demorada, sendo mais indicado o meio Sabouraud. A análise histopatológica é essencial para descartar quadros fúngicos invasivos, o que não é possível apenas pelo exame citológico. A necessidade de um exame histopatológico pode ser considerada, do ponto de vista prático, um exagero diante de quadros de aspecto puramente inflamatórios (fúngicos eosinofílicos), mas academicamente sempre é necessário afastar a possibilidade de algum quadro invasivo e suas consequências nas opções terapêuticas.

Araujo E, Miyake MAM, Migliavacca RO. Rinossinusites fúngicas. In: Caldas Neto S, Mello Júnior JF, Martins RHG, Costa SS (Eds.). Tratado de otorrinolaringologia. 2. ed. São Paulo: Roca; 2011. v. III. p. 121-36.

540) A classificação das rinossinusites fúngicas engloba os seguintes diagnósticos, EXCETO:
a. Rinossinusite fúngica alérgica ou eosinofílica.
b. Bola fúngica.
c. Rinossinusite fúngica crônica indolente.
d. Candidíase nasossinusal sistêmica.

Comentários

As rinossinusites fúngicas podem ser subdivididas em formas invasivas e não invasivas, e em formas agudas e crônicas. Apesar de a candidíase sistêmica afetar também a via aérea superior, não existe classificação isolada para essa condição.

De Shazo RD, O'Brien M, Chapin K, Soto-Aguilar M, Gardner L, Swain R. Arch Otolaryngol Head Neck Surg 1997 Nov;123(11):1181-8.

541) Quanto à fisiopatogenia dos quadros fúngicos nasossinusais, todas são corretas, EXCETO:
a. Os fungos podem, somente pela colonização nasossinusal, desencadear uma resposta inflamatória importante semelhante à causada pela invasão tecidual.
b. As rinossinusites fúngicas começam pela inalação de esporos e sua nidação na mucosa respiratória.
c. A nidação desses esporos independe de seu número, tamanho e virulência, assim como da integridade da mucosa respiratória.
d. Outros fatores como uso de corticosteroides sistêmicos, atopia, cetoacidose diabética, AIDS, entre outros, podem favorecer tipos específicos de infecção por fungos.

Comentários

Na fisiopatogenia das rinossinusites fúngicas o processo começa pela inalação de esporos e sua nidação. Para essa etapa são determinantes o número de esporos, o tamanho, a virulência e a integridade da mucosa respiratória.

Araujo E, Miyake MAM, Migliavacca RO. Rinossinusites fúngicas. In: Caldas Neto S, Mello Júnior JF, Martins RHG, Costa SS (Eds.). Tratado de otorrinolaringologia. 2. ed. São Paulo: Roca; 2011. v. III. p. 121-36.

Respostas
539) d; 540) d; 541) c

542) As infecções fúngicas nasossinusais são facilitadas por algumas doenças ou condições do hospedeiro. Qual alternativa NÃO apresenta relação definida?
a. Intolerância ao glúten.
b. AIDS.
c. Uso de corticosteroides.
d. Alergia respiratória.

Comentários

A intolerância ao glúten não tem qualquer relação com imunossupressão ou alterações de mucosa que facilitem o processo patogênico com fungos, como nas demais alternativas.

Araujo E, Miyake MAM, Migliavacca RO. Rinossinusites fúngicas. In: Caldas Neto S, Mello Júnior JF, Martins RHG, Costa SS (Eds.). Tratado de otorrinolaringologia; 2. ed. São Paulo: Roca; 2011. v. III. p. 121-36.

543) Em relação ao diagnóstico das rinossinusites fúngicas, o uso de imagem pode ser útil por diferentes razões. Qual alternativa é INCORRETA nesse contexto?
a. Nos quadros invasivos, a tomografia computadorizada ou ressonância nuclear magnética não são diagnósticas, mas auxiliam na determinação da extensão e agressividade do processo.
b. Áreas centrais de alta atenuação são compatíveis com o diagnóstico de bola fúngica ou rinossinusite fúngica alérgica.
c. Comprometimento intraocular ou com reabsorção óssea, não sendo por um quadro fúngico agudo invasivo, afasta a etiologia fúngica.
d. A ressonância pode auxiliar no diagnóstico mais precoce de comprometimento de áreas vizinhas nos quadros agudos invasivos e também nos quadros alérgicos fúngicos pelas diferenças de imagem ocasionadas pelas concentrações proteicas elevadas que determinam sinal baixo em T1 e perda de sinal em T2.

Comentários

Não são apenas os quadros invasivos agudos que determinam invasão de espaço orbitário e reabsorção óssea.

Araujo E, Miyake MAM, Migliavacca RO. Rinossinusites fúngicas. In: Caldas Neto S, Mello Júnior JF, Martins RHG, Costa SS (Eds.). Tratado de otorrinolaringologia. 2. ed. São Paulo: Roca; 2011. v. III. p. 121-36.

544) Em relação à bola fúngica, qual é a alternativa INCORRETA?
a. Acomete pacientes imunocompetentes e a manifestação clínica não é capaz de distinguir de outros quadros de rinossinusite crônica.
b. O papel do fungo nesse quadro não é saprófita.
c. A persistência de esporos e posterior germinação são descritas como possível patogênese.
d. Imagem metálica dentro de um único seio paranasal acometido por material com densidade de partes moles é bastante indicativo, mas também pode ser compatível com quadros fúngicos alérgicos/eosinofílicos.

Comentários

O papel do fungo nesse tipo de rinossinusite fúngica não invasiva é saprófito.

DeShazo RD, O'Brien M, Chapin K, Soto-Aguilar M, Gardner L, Swain R. A new classification and diagnostic criteria for invasive fungal sinusitis. Arch Otolaryngol Head Neck Surg 1997 Nov;123(11):1181-8.

Respostas
542) a; 543) c; 544) b

545) Apesar de bastante discutida como entidade nosológica, as rinossinusites fúngicas alérgicas (RSFA) apresentam critérios estabelecidos. Qual alternativa NÃO faz parte desses critérios segundo Bent & Kuhn?

a. Hipersensibilidade tipo I a fungo confirmada em testes.
b. Ausência de invasão da mucosa e presença de muco eosinofílico na histopatologia.
c. Identificação de fungos no exame direto ou cultura.
d. Citológico nasal com ausência de neutrófilos.

Comentários

Segundo Bent & Kuhn, o exame citológico nasal não faz parte dessa investigação, não sendo útil a diferenciação citológica de eosinófilos e neutrófilos.

Bent JP 3rd, Kuhn FA. Diagnosis of allergic fungal sinusitis. Otolaryngol Head Neck Surg 1994 Nov;111(5):580-8.

546) A alteração imunológica à rinossinusite fúngica invasiva mais suscetível de o paciente desenvolver é:

a. Contagem de neutrófilos sérico menor que 500/dL.
b. Contagem de linfócitos sérico menor que 500/dL.
c. Diminuição da imunoglobulina A (IgA).
d. Aumento da imunoglobulina E (IgE).

Comentários

A neutropenia (contagem de neutrófilos sérico < 500/dL) é descrita na literatura como principal fator predisponente para desenvolvimento da rinossinusite fúngica.

Chen et al. Invasive fungal sinusitis in patients with hematological malignancy: 15 years experience in a single university hospital in Taiwan. BMC Infect Dis 2011;22:11:250.

547) O diagnóstico de rinossinusite fúngica invasiva é feito por meio de qual exame?

a. Tomografia computadorizada dos seios paranasais.
b. Endoscopia nasal.
c. Pesquisa anatomopatológica de invasão vascular pelo fungo na mucosa nasossinusal.
d. Cultura de muco ou mucosa para fungo.

Comentários

A rinossinusite fúngica invasiva é caracterizada pela invasão do fungo na mucosa nasossinusal observada pelo exame anatomopatológico. A tomografia não apresenta alterações ptognomônicas. A endoscopia nasal mostra alterações de mucosa que sugerem fortemente, mas não concluem o diagnóstico. A cultura específica mostra o fungo, mas não a invasão.

DeShazo RD, O'Brien M, Chapin K, Soto-Aguilar M, Gardner L, Swain R. A new classification and diagnostic criteria for invasive fungal sinusitis. Arch Otolaryngol Head Neck Surg 1997 Nov;123(11):1181-8.

548) Sobre a fisiologia aplicada da septoplastia, são fatores importantes para melhor resultado cirúrgico, EXCETO:

a. Preservar a área de *key stone*.
b. Afinar a lâmina perpendicular do etmoide.
c. Corrigir desvios septais nas áreas das válvulas nasais.
d. Remover desvios septais posteriores sempre que identificado, pois geralmente causam sintomas.

Comentários

A padronização da cirurgia é fundamental para evitar complicações como nariz em sela, desvio em válvula nasal ou mesmo perfuração septal. A região posterior do septo nasal geralmente não oferece importante resistência à passagem de ar, sendo em geral, assintomáticos.

Pasinato R et al. Septoplastia. In: Caldas Neto S, Mello Júnior JF, Martins RHG, Costa SS (Eds.). Tratado de otorrinolaringologia. 2. ed. São Paulo: Roca; 2011. v. III. p. 75-85.

Respostas
545) d; 546) a; 547) c; 548) d

549) Nas complicações de septoplastia, as condutas a serem tomadas são as seguintes, com EXCEÇÃO de:

a. No caso de hematoma de septo nasal, deve-se proceder com drenagem do hematoma com incisão em mucosa nasal em "L", de preferência realizada em centro cirúrgico.

b. Se houver um abscesso de septo nasal pós-septoplastia, a conduta deve ser: drenagem em centro cirúrgico com o paciente sedado, revisar a cavidade nasal e iniciar antibioticoterapia.

c. Perfurações e lacerações de mucosa de septo nasal devem, se possível, ser realizadas já durante o procedimento com suturas de aproximação de bordos ou rotações de retalhos, se necessário.

d. Em caso de fístula nasoliquórica iatrogênica, a melhor conduta seria tamponar a cavidade nasal e instalar uma derivação liquórica lombar externa.

Comentários

Complicação de septoplastia sempre deve ser resolvida o mais precocemente, sempre que possível, em centro cirúrgico.

Pasinato R et al. Septoplastia. In: Caldas Neto S, Mello Júnior JF, Martins RHG, Costa SS (Eds.). Tratado de otorrinolaringologia. 2. ed. São Paulo: Roca; 2011. v. III. p. 75-85.

550) Sobre a abordagem terapêutica inicial nos sangramentos nasais, é INCORRETO afirmar que:

a. A maioria das epistaxes é autolimitada e de pequena quantidade, e geralmente não demanda atendimento médico especializado.

b. Os sangramentos volumosos podem trazer riscos como aspiração, hipotensão arterial, infarto agudo do miocárdio, anemia e choque hipovolêmico.

c. Nos sangramentos volumosos é importante a aplicação do *Advanced Trauma Life Support* (ATLS).

d. A primeira medida a ser tomada em qualquer episódio de epistaxe é o controle do sangramento nasal.

Comentários

A epistaxe volumosa deve ter uma conduta tanto local quanto sistêmica, respeitando a sequência do ATLS.

Mendonça ML, Andrade NA. Epistaxe. In: Caldas Neto S, Mello Júnior JF, Martins RHG, Costa SS (Eds.). Tratado de otorrinolaringologia. 2. ed. São Paulo: Roca; 2011. v. III. p. 275-83.

551) Na abordagem terapêutica ao sangramento nasal, é INCORRETO afirmar que:

a. No sangramento ativo após a retirada de tampão nasal anteroposterior está indicada a cirurgia de ligadura arterial.

b. Após retirada de tampão antes de 48 horas e sem sangramento nasal ativo, a conduta pode ser expectante.

c. Para diagnóstico topográfico definido de sangramento nasal superior, a ligadura da artéria esfenopalatina é a melhor escolha.

d. A ligadura da carótida externa tem grande desvantagem por estar afastada do ponto de sangramento.

Comentários

O sangramento nasal superior tem grande chance de ser originado da artéria etmoidal anterior. Assim, a ligadura da artéria esfenopalatina não seria a primeira escolha.

Mendonça ML, Andrade NA. Epistaxe. In: Caldas Neto S, Mello Júnior JF, Martins RHG, Costa SS (Eds.). Tratado de otorrinolaringologia. 2. ed. São Paulo: Roca; 2011. v. III. p. 275-83.

Respostas

549) d; 550) d; 551) c

552) A causa mais comum de perda de olfato em adultos é:
a. Traumática.
b. Pós-viral.
c. Uso de medicamento tópico.
d. Causas obstrutivas e doenças sinusais.

Comentários

A causa mais comum de perda de olfato em adultos é em virtude de quadros obstrutivos nasais ou decorrente de quadros inflamatórios nasossinusais, seguidos de infecções pós-virais e traumatismos cranianos.

Flint P, Haughey B, Lund V, Niparko J et al. Cummings Otolaryngology – Head and Neck Surgery. 5th ed. Elsevier; 2010. c. 41. 624-39.

553) Qual das doenças neurodegenerativas abaixo estão relacionadas com alterações do olfato nos estágios iniciais:
a. Alzheimer e esclerose múltipla.
b. Esclerose lateral amiotrófica e Parkinson.
c. Parkinson e Alzheimer.
d. Esclerose múltipla e esclerose lateral amiotrófica.

Comentários

Cerca de 90% dos pacientes com doença de Parkinson apresentam problemas no olfato no estágio inicial da enfermidade, podendo ser um bom biomarcador. Não existe perda da memória olfativa, só não há percepção do odor.
Um dos primeiros danos da doença de Alzheimer é a perda da memória olfativa.

Flint P, Haughey B, Lund V, Niparko J et al. Cummings Otolaryngology – Head and Neck Surgery. 5th ed. Elsevier; 2010. c. 41.

554) Uma paciente de 14 anos procurou o serviço de otorrinolaringologia com queixa de anosmia de longa data. Negava quaisquer outras queixas otorrinolaringológicas. O exame físico ORL não apresentou alterações. O teste do olfato comprovou anosmia. A endoscopia nasossinusal e a tomografia computadorizada do nariz e seios paranasais não mostraram alterações. A ausência de caracteres sexuais normais para a idade, como desenvolvimento mamário, chamava atenção. Questionada, a paciente negou a menarca. Diante do caso, qual será a provável conduta utilizada e o provável diagnóstico?
a. RM do crânio e avaliação neurológica; provável meningioma da goteira olfatória.
b. RM do crânio e avaliação neurológica; hipótese de doença neurovegetativa intracraniana.
c. Avaliação oftalmológica e neurológica; provável síndrome de Foster Kennedy (anosmia, atrofia óptica e papiledema).
d. Avaliação endócrino-ginecológica; provável síndrome de Kallmann.

Comentários

A síndrome de Kallmann caracteriza-se pela associação de hipogonadismo hipogonadotrófico associado à anosmia ou hiposmia. O traço é transmitido geneticamente de forma recessiva ligada ao X ou como um caráter autossômico dominante limitado ao sexo masculino, podendo ocorrer a heterogeneidade genética. É causada por um defeito na migração dos neurônios que produzem o hormônio de liberação de gonadotrofinas (GnRH) e dos neurônios que formam os nervos olfatórios.

Bailey BJ. Head & Neck Sugery – Otolaryngology. 4th ed. Lippincott; 2006.
Roithmann R, Roth Y, Cole P, Chapnik J, Hyde M. Anosmia. In: Irwin R, Curley F, Grossman R. Diagnosis and treatment of symptoms of the respiratory tract. Nova York: Armonk; 1997. p. 557-80.

Respostas
552) d; 553) c; 554) d

555) Quais são os seios paranasais mais acometidos por mucocele?
   a. Seio frontal e etmoidal.
   b. Seio esfenoidal e frontal.
   c. Seio maxilar e esfenoidal.
   d. Seio maxilar e etmoidal.

Comentários

Os seios frontais são comprometidos em 60 a 65% dos casos, seguido dos seios etmoidais em 20 a 30%.

Fernandes AM, Guimarães RES, Santos RP. Mucoceles dos seios paranasais. In: Caldas Neto S, Mello Júnior JF, Martins RHG, Costa SS (Eds.). Tratado de otorrinolaringologia. 2. ed. São Paulo: Roca; 2011. v. III. p. 234-8.

556) As complicações de mucocele se devem a:
   a. Erosão óssea da parede dos seios e compressão de estruturas próximas.
   b. Infecção do conteúdo da mucocele.
   c. Presença de tumor associado à mucocele.
   d. Proximidade com estruturas importantes.

Comentários

A erosão óssea se dá na porção mais delgada do seio acometido. Pode apresentar, por compressão de estruturas nobres, complicações graves como perda de visão progressiva ou total nas mucoceles esfenoidais.

Fernandes AM, Guimarães RES, Santos RP. Mucoceles dos seios paranasais. In: Caldas Neto S, Mello Júnior JF, Martins RHG, Costa SS (Eds.). Tratado de otorrinolaringologia. 2. ed. São Paulo: Roca; 2011. v. III. p. 234-8.

557) Qual é o tratamento padronizado para mucocele dos seios paranasais?
   a. Tratamento clínico isolado.
   b. Tratamento clínico. Caso não haja melhora, optar por cirurgia.
   c. Tratamento cirúrgico de eleição, com marsupialização de sua mucosa.
   d. Realizar tratamento somente quando estiver apresentando complicações.

Comentários

O tratamento de eleição é a realização de cirurgia, através da técnica de marsupialização da mucosa do seio paranasal acometido.

Fernandes AM, Guimarães RES, Santos RP. Mucoceles dos seios paranasais. In: Caldas Neto S, Mello Júnior JF, Martins RHG, Costa SS (Eds.). Tratado de otorrinolaringologia. 2. ed. São Paulo: Roca; 2011. v. III. p. 234-8.

558) Quais são os cuidados pré, trans e pós-operatórios que podem levar à diminuição do sangramento em cirurgia endoscópica nasossinusal?
   a. Procurar operar o paciente fora de períodos de reagudização em casos de rinossinusite crônica com ou sem polipose nasal.
   b. Utilizar anestesia endovenosa total, com propofol e remifentanil.
   c. Evitar esforço físico por 10 a 14 dias no pós-operatório.
   d. Todas as alternativas estão corretas.

Comentários

Os cuidados pré-operatórios mais importantes para diminuir o sangramento transoperatório são a suspensão de medicamentos que alteram a coagulação sanguínea (AAS e outros anti-inflamatórios não esteroidais, ginko-biloba, entre outros). A utilização de corticoide oral e, eventualmente, antibióticos também pode reduzir o sangramento transoperatório e, usualmente, se evita, caso não existam complicações, operar pacientes em fase de reagudização, pois tendem a sangrar mais. Estudos têm demonstrado que, quando utilizada anestesia geral, as drogas que produzem menor sangramento são o propofol e o remifentanil. Outros cuidados transoperatórios são a realização de uma boa vasoconstricção (algodões com adrenalina diluída 1:2.000 antes de se incisar a mucosa), manter a frequência cardíaca ao redor de 60 batimentos por minuto e utilizar técnicas não traumáticas (p. ex., pinças cortantes e microdesbridadores).
Os cuidados pós-operatórios são os mesmos das cirurgias de septo e conchas nasais, ou seja, evitar assoar o nariz, espirrar de boca aberta, evitar esforço físico por 10 a 14 dias, não forçar a remoção de crostas nasais, entre outros.

Roithmann R, Lessa M. Princípios da cirurgia endoscópica das cavidades paranasais. Tratado de ORL e Cirurgia Cérvico-facial. 2. ed. São Paulo: Roca; 2011. c. 29, 284-95.

Respostas
555) a; 556) a; 557) c; 558) d

559) Qual é a alternativa CORRETA em relação à identificação do óstio natural de drenagem do seio maxilar?

a. A ressecção completa da apófise unciforme, em especial, de sua porção horizontal, é muito importante para a identificação do óstio natural de drenagem do seio maxilar.
b. A antrostomia maxilar com a inclusão do óstio natural de drenagem do seio maxilar pode ser seguramente realizada com fibra ótica de 0°.
c. Não existe maior problema quando se realiza a antrostomia maxilar intranasal sem a inclusão do óstio natural de drenagem do seio maxilar.
d. Seio maxilar hipoplásico não traz maior risco à realização da antrostomia via meato médio intranasal.

Comentários

Uma das complicações mais frequentes observadas em cirurgia endoscópica sinusal para o tratamento de rinossinusite crônica, com e sem polipose nasal, é a antrostomia maxilar sem a inclusão do óstio natural de drenagem do mesmo. A não inclusão do óstio natural de drenagem pode resultar em persistência do quadro sinusal crônico e até de piora do mesmo, em virtude da potencial ocorrência do fenômeno de recirculação de muco. Os passos seguros para a visualização do óstio natural de drenagem do seio maxilar são os seguintes: ressecção completa da apófise unciforme, incluindo sua porção horizontal, seguido de inspeção com ótica de 30°, 45° ou especialmente 70°. O óstio é usualmente muito mais lateral e superior do que se imagina. Portanto, a antrostomia com ótica de 0 grau nem sempre inclui o mesmo. A bula etmoidal é também um ótimo guia para o óstio natural, visto que o mesmo está, usualmente, logo abaixo da inserção da bula etmoidal na lâmina papirácea. A identificação tomográfica de hipoplasia do seio maxilar, assim como a presença ou não e a posição da apófise unciforme são importantes, pois ambos podem aumentar o risco de penetração orbitária durante a antrostomia maxilar.

Wormald PJ. Cirurgia endoscópica nasossinusal – Anatomia, reconstrução tridimensional e técnica cirúrgica. Rio de Janeiro: Revinter; 2005. c. 5. p. 25-34.

560) Durante a realização de um acesso endoscópico ao seio frontal, o cirurgião se depara com um sangramento abrupto, de forte intensidade e proveniente do teto do etmoide. Após vasoconstrição com algodão embebido em solução de adrenalina/xilocaína, percebe-se que o sangramento cessou. No entanto, inicia-se também uma abrupta proptose ocular e quemose. Nesse momento da cirurgia, qual seria a melhor conduta?

a. Avaliação oftalmológica e cantotomia medial.
b. Descompressão da lâmina papirácea e, se não houver melhora, cantotomia lateral.
c. Cantotomia lateral imediata.
d. Suspender a cirurgia e fazer uma avaliação oftalmológica depois.

Comentários

Sangramentos nasais são considerados complicações intraoperatórias da cirurgia endoscópica nasal, e podem ser classificados como menores (sangramentos venosos) ou maiores (sangramento arterial).

Sangramentos profusos no acesso ao recesso frontal podem ser observados nas artérias etmoidais. A artéria etmoidal anterior, quando possui trajeto intranasal cruzando o recesso frontal, fica bastante vulnerável a lesões. Caso ocorra, realiza-se pressão local com algodões com vasoconstritor e cauterização bipolar. É possível, porém raro, que ocorra retração arterial para dentro da órbita, causando hematoma intraorbitário. Nesse caso, deve-se proceder à descompressão orbitária de imediato, permitindo herniação da gordura periorbitária e redução da pressão intraorbitária. Se não houver melhora, realizar cantotomia lateral com abertura do septo orbitário na pálpebra inferior.

Almeida WLC, Gama Jr W. Complicações da cirurgia endoscópica nasossinusal e seus aspectos médico-legais. In: Caldas Neto S, Mello Júnior JF, Martins RHG, Costa SS (Eds.). Tratado de otorrinolaringologia. 2. ed. Volume III – Rinologia – Cirurgia Craniomaxilofacial – Cirurgia Plástica da Face. São Paulo: Roca; 2011. p. 327-31.

Respostas
559) a; 560) b

561) O local mais comum de lesão do nervo óptico durante a cirurgia endoscópica dos seios paranasais é:
a. Seio esfenoide.
b. Etmoide posterior.
c. Etmoide anterior.
d. Seio maxilar.

Comentários

A maior parte das lesões ao nervo óptico não ocorre no esfenoide, onde os cirurgiões normalmente são mais cautelosos, mas no etmoide posterior. Dano cirúrgico ao nervo óptico pode ocorrer na área de junção do etmoide posterior com o esfenoide, onde o canal é obscurecido. Deve-se ter maior cuidado quando se constatar células de Onodi (pneumatização de células etmoidais posteriores que se localizam lateral e superiormente ao esfenoide). Nesses casos deve-se ter maior cuidado para não lesionar o nervo óptico no etmoide posterior. Programa de Atualização em Otorrinolaringologia (PRO--ORL). Tratamento das complicações das cirurgias endoscópicas nasossinusais.

Tatiana RT. Abdo. CICLO 3 - Módulo 3. Artmed; 2009. p. 126.
Almeida WLC, Gama Jr W. Complicações da cirurgia endoscópica nasossinusal e seus aspectos médico-legais. In: Caldas Neto S, Mello Júnior JF, Martins RHG, Costa SS (Eds.). Tratado de otorrinolaringologia. 2. ed. Volume III – Rinologia – Cirurgia Craniomaxilofacial – Cirurgia Plástica da Face. São Paulo: Roca; 2011. p. 327-31.

562) Sobre as granulomatoses nasais, qual é alternativa INCORRETA?
a. As granulomatoses nasais são doenças inflamatórias nasais crônicas específicas em que, histologicamente, há formação de granulomas.
b. O granuloma é caracterizado pela presença de eosinófilos transformados em células epitelioides que podem se fundir e formar células gigantes.
c. Podem ser classificadas conforme a etiologia em: infecciosa, autoimune, induzida por trauma e idiopática.
d. As queixas mais frequentes são obstrução nasal, crostas, cacosmia e rinorreia mucossanguinolenta.

Comentários

O granuloma é uma área focal de inflamação crônica caracterizada pela presença de macrófagos transformados em células semelhantes a células epiteliais (células epitelioides) cercados por um colar de linfócitos. Essas células epitelioides podem-se fundir e formar as células gigantes, caracterizadas por abundante citoplasma e presença de 20 ou mais núcleos distribuídos na periferia (células gigantes de Langerhans) ou ao acaso (célula gigante do tipo corpo estranho).

Patrocínio LG, Patrocínio TG, Patrocinio JA, Maniglia JV. Granulomatoses nasais. In: Caldas Neto S, Mello Júnior JF, Martins RHG, Costa SS (Eds.). Tratado de otorrinolaringologia. 2. ed. São Paulo: Roca; 2011. v. III. p. 177-95.

563) Em relação à rinite atrófica primária, é CORRETO afirmar que:
a. Apresenta atrofia moderada da mucosa nasal, com comprometimento ósseo ou cartilaginoso, com formação de crostas e sem fetidez.
b. Apresenta atrofia moderada da mucosa nasal, com comprometimento ósseo ou cartilaginoso, com formação de crostas e sem fetidez, geralmente assintomática.
c. Apresenta atrofia moderada da mucosa nasal, sem comprometimento ósseo ou cartilaginoso, sem formação de crostas e sem fetidez, geralmente assintomática e de etiologia desconhecida.
d. Apresenta atrofia moderada da mucosa nasal, sem comprometimento ósseo ou cartilaginoso, com formação de crostas e sem fetidez e de etiologia desconhecida.

Comentários

A rinite atrófica primária apresenta atrofia moderada da mucosa nasal, sem comprometimento ósseo ou cartilaginoso, sem formação de crostas e sem fetidez, geralmente assintomática e de etiologia desconhecida.

Meirelles RC, Atherino CCT. Rinites atróficas. In: Caldas Neto S, Mello Júnior JF, Martins RHG, Costa SS (Eds.). Tratado de otorrinolaringologia. 2. ed. São Paulo: Roca; 2011. p. 65-73.

Respostas
561) b; 562) b; 563) c

564) Diante de uma fístula iatrogênica diagnosticada durante o acesso cirúrgico endoscópico ao seio frontal, qual é a melhor conduta?
a. Deixar sempre o paciente com derivação lombar.
b. Corrigir no mesmo ato cirúrgico.
c. Não prescrever antibiótico.
d. Adotar conduta expectante.

Comentários

Durante abordagem à região do recesso frontal, o cirurgião deve estar atento para evitar, saber reconhecer e tratar de modo eficiente as complicações maiores intraoperatórias relacionadas com a abordagem inadequada à região do recesso frontal, como a fístula liquórica em decorrência da lesão da lamela lateral da placa cribriforme ou da fóvea etmoidal. A prevenção da fístula liquórica inicia-se com o estudo anatômico da base do crânio através da tomografia computadorizada, devendo-se atentar aos seguintes parâmetros: classificação de Keros, áreas de deiscência óssea na base do crânio e presença de tecidos moles que podem corresponder a encefaloceles.

Lessa MM, Roithmann R. Cirurgia endoscópica do seio frontal. In: Caldas Neto S, Mello Júnior JF, Martins RHG, Costa SS (Eds.). Tratado de otorrinolaringologia. Volume III – Rinologia – Cirurgia Craniomaxilofacial – Cirurgia Plástica da Face. 2. ed. São Paulo: Roca; 2011. p. 296-309.

565) A fístula liquórica espontânea primária é mais frequente em:
a. Mulheres com baixo índice de massa corporal e com aproximadamente 20 a 30 anos de idade.
b. Homens com índice de massa corporal elevado e com aproximadamente 40 anos de idade.
c. Pacientes com passado de trauma antigo e com crises repetitivas de meningite.
d. Mulheres com índice de massa corporal elevado e na quarta década de vida.

Comentários

Fístulas espontâneas primárias são encontradas, preferencialmente, em mulheres de meia-idade, com IMC elevado.

Guimarães RES, Becker HMG, Becker CG. Fístulas liquóricas nasais. In: Caldas Neto S, Mello Júnior JF, Martins RHG, Costa SS (Eds.). Tratado de otorrinolaringologia. 2. ed. São Paulo: Roca; 2011. v. III. p. 269-74.

566) Sobre as fístulas liquóricas espontâneas, é correto afirmar, EXCETO que:
a. São mais comuns no canal de Sternberg.
b. Sintomas como cefaleia, zumbido pulsátil, distúrbios visuais e de equilíbrio podem estar presentes.
c. São mais associadas à formação de encefalocele.
d. Estão relacionadas com a síndrome de hipertensão intracraniana benigna.

Comentários

O canal de Sternberg é uma estrutura formada pela fusão incompleta na formação do osso esfenoide e está localizado na parede posterior do esfenoide, lateral e inferior ao nervo maxilar (V2). Estudos recentes não mostram uma alta relevância de fístulas neste local, e sim nas áreas mais frágeis da base do crânio (recesso lateral do esfenoide e placa cribiforme).

Wise SK, Schlosser RJ. Evaluation of spontaneous nasal cerebrospinal fluid leaks. Curr Opin Otolaryngol Head Neck Surg 2007 Feb;15(1):28-34.

Respostas
564) b; 565) d; 566) a

567) Em relação à atresia de coana, qual é a alternativa CORRETA:

a. A sua associação a outras alterações genéticas é rara, em torno de apenas 10% dos pacientes têm síndromes associadas.
b. A tomografia computadorizada em corte coronal e com contraste é fundamental para diagnóstico dessa malformação.
c. O tratamento cirúrgico mais recomendado na atualidade para essa malformação é a ressecção via transpalatina.
d. O componente ósseo é importante, estando presente em quase todos os casos, seja medial (osso vômer) ou lateral (processo pterigóideo do osso esfenoidal).

Comentários

Mais de 50% dos casos com atresia de coana tem alguma outra malformação associada. Acredita-se que quase todas as atresias de coana tenham os componentes ósseo e membranoso, em proporções diferentes, sendo o componente ósseo mais importante. Para fins diagnósticos, a TC é um exame ideal para visualização da atresia, principalmente no corte axial. O tratamento cirúrgico mais recomendado atualmente é pela via transnasal endoscópica.

Ramsden JD, Campisi P. Choanal atresia and choanal stenosis. Otolaryngol Clin N Am 2009;42:339-52.

568) Em relação às malformações de teto nasal, qual é a alternativa CORRETA?

a. A presença de pelo em linha média é sinal patognomônico de glioma nasal.
b. Os cistos dermoides são preferencialmente intranasais e se manifestam como massas azuladas e pulsáteis.
c. O diagnóstico dessas lesões, sejam intra ou extranasais, deve ser confirmado com ressonância magnética.
d. As meningoceles são muito mais frequentes que as meningoencefaloceles.

Comentários

Os cistos dermoides ocorrem em qualquer local da linha média, com sinal de uma massa não pulsátil. A presença de pelo em uma lesão de linha média é sinal patognomônico de cisto dermoide. Massas pulsáteis e azuladas têm como principal diagnóstico meningoceles/meningoencefaloceles. O melhor exame diagnóstico para confirmar a localização da lesão, sua constituição e extensão intracraniana, quando existente, é a ressonância magnética. As meningoencefaloceles são mais frequentes que as meningoceles.

Hedlund G. Congenital frontonasal masses: developmental anatomy. Pediatr Radiol 2006;36:647-62.

Respostas
567) d; 568) c

569) Em relação à atresia de coana, é CORRETO afirmar que:

a. É uma anormalidade congênita pouco frequente, que se caracteriza pela ausência (uni ou bilateral) de patência da porção posterior da cavidade nasal. A placa atrésica pode ser óssea, mucosa ou osteomucosa. A parte óssea é formada pela parte posterior do septo, pelo osso palatino e pela extensão medializada do pterigoide.
b. Trata-se de uma malformação congênita que pode acometer a cavidade nasal em qualquer ponto de sua extensão, desde a abertura nasal anterior até a rinofaringe. Se bilateral, pode ser incompatível com a vida.
c. É uma anormalidade genética, extremamente frequente, mas pouco diagnosticada, pois na maioria dos casos a placa atrésica é mucosa, o que permite uma absorção ao longo dos anos.
d. É uma malformação congênita decorrente de um defeito no fechamento da base do crânio, permitindo, dessa forma, que o tecido cerebral se hernie para dentro da cavidade nasal, formando placas atrésicas posteriores. Quase sempre há uma comunicação com tecidos funcionantes cerebrais.

Comentários

Embora não se saiba exatamente a causa da persistência permanente (não absorvível) da placa atrésica (mucosa, óssea ou osteomucosa) ao nível da região posterior da cavidade nasal, acredita-se que esta malformação congênita ocorra em decorrência de uma falha nos eventos iniciais da embriogênese facial, resultando em múltiplas potenciais anomalias, incluindo a atresia de coana. Entre as principais teorias figuram a da persistência da membrana bucofaríngea, a da persistência da membrana buconasal e a da persistência ou ectopia de adesões mesodérmicas na região coanal secundária à predisposição genética.

Cedin AC, Atallah ÁN, Andriolo RB, Cruz OL, Pignatari SN. Surgery for congenital choanal atresia. Cochrane Database of Systematic Reviews 2012, Issue 2. Nasal septal cross-over flap technique: a choanal atresia microendoscopic surgical repair. Am J Rhinol 2001 Mar-Apr;15(2):143-8.

570) Como é confirmado o diagnóstico de atresia de coana em crianças?

a. Geralmente é um achado de exame ou achado intracirúrgico.
b. Ressonância magnética é o exame de escolha.
c. Ultrassonografia das cavidades nasais atualmente é o melhor exame diagnóstico.
d. A melhor combinação é através de endoscopia nasal e tomografia computadorizada.

Comentários

O diagnóstico inicial da atresia de coana geralmente é feito pelo neonatologista, particularmente pela dificuldade respiratória nasal. A confirmação do diagnóstico é realizada pelo exame de endoscopia nasal, preferencialmente por fibra flexível, e por exames de imagem (tomografia computadorizada).

Cedin AC, Atallah ÁN, Andriolo RB, Cruz OL, Pignatari SN. Surgery for congenital choanal atresia. Cochrane Database of Systematic Reviews 2012, Issue 2. Nasal septal cross-over flap technique: a choanal atresia microendoscopic surgical repair. Am J Rhinol 2001 Mar-Apr;15(2):143-8.

571) Em relação às malformações do teto nasal em crianças, qual é a alternativa CORRETA?

a. Aproximadamente 80% das encefaloceles ocorrem no crânio.
b. As encefaloceles sincipitais ou frontoetmoidais raramente podem ser visualizadas externamente.
c. As encefaloceles basais podem causar obstrução nasal ou passar despercebidas por anos.
d. Os cistos dermoides nasais nunca apresentam conexão com o sistema nervoso central.

Comentários

Apenas 20% das encefaloceles ocorrem no crânio. As encefaloceles basais apresentam-se, clinicamente, como lesões dentro da cavidade nasal, que podem causar obstrução nasal ou, dependendo do tamanho, passar despercebidas por anos.

Balsalobre LS, Stamm MLS. Meningoencefaloceles e outras malformações nasossinusais. In: Caldas Neto S, Mello Júnior JF, Martins RHG, Costa SS (Eds.). Tratado de otorrinolaringologia. 2. ed. São Paulo: Roca; 2011. v. III. p. 3-10.

Respostas

569) a; 570) d; 571) c

572) São as causas mais comuns da obstrução do sistema de drenagem lacrimal:
a. Tumores das vias lacrimais, trauma e malformações congênitas.
b. Tumores nasais, inflamação aguda e crônica das vias lacrimais, trauma.
c. Inflamação aguda e crônica das vias lacrimais, trauma e malformações.
d. Tumores nasais, trauma e tumores das vias lacrimais.

Comentários

A estenose do sistema de drenagem lacrimal é encontrada na prática clínica por oftalmologistas e otorrinolaringologistas. A inflamação aguda e crônica, o trauma e as malformações congênitas constituem as causas mais frequentes do processo construtivo.

Almeida WLC, Oliveira RE. Dacriocistorrinostomia. In: Caldas Neto S, Mello Júnior JF, Martins RHG, Costa SS (Eds.). Tratado de otorrinolaringologia. 2. ed. São Paulo: Roca; 2011. v. III. p. 310-7.

573) Qual a única alternativa em que todas são vantagens da técnica da dacriocistorrinostomia por via endonasal?
a. Ausência da cicatriz externa, menor traumatismo local e preservação da veia angular.
b. Menor tempo de cirurgia, menor sangramento e ausência de cicatriz externa.
c. Preservação da veia angular, menor traumatismo local e menor sangramento.
d. Menor tempo de cirurgia, ausência de cicatriz externa e preservação da veia angular.

Comentários

A dacriocistorrinostomia endoscópica aborda a via lacrimal sem promover cortes externos e provocando menor traumatismo, pois a visão endoscópica permite maior precisão. Essa via de acesso não atravessa a topografia da veia angular, sítio comum de sangramento na abordagem externa.

Knijnik D. Analyzing endoscopic dacryocystorhinostomy: difficulties and solutions. Arq Bras Oftalmol 2007 May-June;70(3):391-4.

574) Constitui a principal desvantagem da dacriocistorrinostomia endoscópica:
a. Não permitir a abordagem dos canalículos superior e inferior ou comum.
b. Não permitir a abordagem do saco lacrimal.
c. Não ser tão bem-sucedida quanto à dacriocistorrinostomia externa.
d. Não preservar a bomba lacrimal.

Comentários

A técnica de dacriocistorrinostomia endoscópica não permite a abordagem dos canalículos superior e inferior ou comum, constituindo uma contraindicação dessa técnica quando há alterações específicas nessa topografia.

Almeida WLC, Oliveira RE. Dacriocistorrinostomia. In: Caldas Neto S, Mello Júnior JF, Martins RHG, Costa SS (Eds.). Tratado de otorrinolaringologia. 2. ed. São Paulo: Roca; 2011. v. III. p. 310-7.

575) Em relação ao papiloma invertido, podemos afirmar que:
a. Acomete mais o sexo masculino.
b. Ilhas de tecido epitelial afloram do estroma.
c. Com frequência acometem ambas as fossas nasais.
d. Sofre malignização em mais da metade dos casos.

Comentários

O papiloma invertido é um tumor epitelial benigno, mas agressivo localmente, e pode causar destruição óssea por erosão. Ele compromete o sexo masculino 4 a 5 vezes mais que o sexo feminino e surge na faixa etária mais avançada, entre a 5ª e a 6ª década.

Granato L, Teles Jr J. Papilomas nasais. In: Caldas Neto S, Mello Júnior JF, Martins RHG, Costa SS (Eds.). Tratado de otorrinolaringologia. 2. ed. São Paulo: Roca; 2011. v. III. p. 196-205.

Respostas
572) c; 573) a; 574) a; 575) a

576) Em relação aos papilomas nasais é CORRETO afirmar que:
   a. A presença do papilomavírus humano (HPV) é tida como cofator importante na patogenia dos papilomas.
   b. O HPV está presente em 14% dos papilomas do tipo exofítico e em 100% dos papilomas invertidos.
   c. O papiloma invertido tem como seu local mais frequente a parede medial nasal.
   d. O papiloma invertido é um tumor localmente agressivo, com tendência a recidivar, mas que não apresenta potencial de malignização.

Comentários

O papiloma está relacionado com o papilomavírus humano (HPV, *human papillomavirus*), que é um vírus de ácido desoxirribonucleico e tem característica de epiteliotrófico. São vários os métodos empregados para detectar o vírus e os mais utilizados são reação em cadeia da polimerase, hibridização *in situ*, hibridização Southern Blot, reações com imuno-histoquímica etc.

Granato L, Teles Jr J. Papilomas nasais. In: Caldas Neto S, Mello Júnior JF, Martins RHG, Costa SS (Eds.). Tratado de otorrinolaringologia,.2. ed. São Paulo: Roca; 2011. v. III. p. 196-205.

577) Uma mulher na quarta década de vida apresenta TC mostrando lesão expansiva bem definida, com densidade mista de partes moles e osso. Unilocular, paredes espessas circundando centro fibroso hipodenso. O diagnóstico mais provável é:
   a. Nasoangiofibroma juvenil.
   b. Osteoma.
   c. Fibroma ossificante.
   d. Rinossinusite fúngica alérgica.

Comentários

O fibroma ossificante acomete principalmente mulheres ente 30 e 40 anos e é composto de uma mistura de osso maduro e tecido fibroso, encapsulados. São, em sua maioria, mandibulares (75%) ou maxilares (20%).

Cintra MB, Santos AC. Diagnóstico por imagem da cavidade nasal e dos seios paranasais. In: Caldas Neto S, Mello Júnior JF, Martins RHG, Costa SS (Eds.). Tratado de otorrinolaringologia. 2. ed. São Paulo: Roca; 2011. v. III. p. 669-95.

578) Tumor caracterizado por ser originário dos remanescentes embrionários da notocorda primitiva. Pode acometer a coluna, sacro ou base do crânio, onde um terço deles ocorre – clivo. Essa descrição está relacionada com o:
   a. Condroma.
   b. Condrossarcoma.
   c. Displasia fibrosa.
   d. Cordoma.

Comentários

O cordoma é um tumor ósseo muito raro (0,2% dos tumores nasofaríngeos), provavelmente originário dos remanescentes embrionários da notocorda primitiva. Podem acometer a coluna, sacro ou base do crânio (um terço deles ocorre na base do crânio – clivo). A idade média de apresentação é 60 anos de idade, mas, nos cordomas de base de crânio, têm início mais precoce, podendo acometer crianças e adolescentes. Geralmente o curso clínico é lento e com acometimento local. A diplopia é o sintoma mais frequente, seguido pela cefaleia fronto-occipital, alterações de campo visual e obstrução nasal. Ao exame, pode ser visualizada massa em rinofaringe, recoberta por mucosa normal, com destruição óssea. A TC é fundamental para confirmação diagnóstica, sendo que a RM também é importante para o entendimento das margens do tumor e relação da lesão tumoral com o parênquima cerebral, vasos e nervos da base do crânio.

Pinna FR, Voegels RL. Outros tumores benignos de nariz e seios paranasais. In: Caldas Neto S, Mello Júnior JF, Martins RHG, Costa SS (Eds.). Tratado de otorrinolaringologia. 2. ed. São Paulo: Roca; 2011. V. III. p. 220-33.

Respostas
576) a; 577) c; 578) d

579) Na displasia fibrosa, há a forma monostótica e poliostótica. Qual é a alternativa CORRETA?
a. A forma poliostótica é a mais comum (75%).
b. A monostótica é a mais comum (75% a 85%), quando acomete apenas um osso da face.
c. A monostótica é a mais comum (75% a 85%) quando acomete um osso ou ossos contíguos.
d. A poliostótica sempre está associada à síndrome de McCune-Albright.

Comentários

A displasia fibrosa é uma lesão pseudoneoplásica de caráter benigno e recidivante, caracterizada pelo desenvolvimento de tecido fibroso e traves osteoides irregularmente mineralizadas que substituem gradualmente o osso medular normal. É classificada em dois tipos: monostótica (75 a 85%), quando ocorre em um osso único ou ossos contíguos; e poliostótica, quando ocorre em múltiplos ossos. A forma poliostótica, quando associada à presença de manchas cutâneas hiperpigmentadas e à puberdade precoce no sexo feminino, caracteriza a síndrome de McCune-Albright. O envolvimento da cabeça e pescoço é comum, em cerca de 10 a 30% das monostóticas e 50 a 100% das poliostóticas.

Pinna FR, Voegels RL. Outros tumores benignos de nariz e seios/paranasais. In: Caldas Neto S, Mello Júnior JF, Martins RHG, Costa SS (Eds.). Tratado de otorrinolaringologia. 2. ed. São Paulo: Roca; 2011. v. III. p. 220-33.

580) Referente ao tratamento cirúrgico nasossinusal de alguns tumores benignos nasossinusais, em quais diagnósticos a exérese total da lesão não é o objetivo primordial?
a. Displasia óssea e osteoma.
b. Fibroma ossificante e pólipo antro coanal.
c. Hemagiopericitoma e tumor reparativo de células gigantes.
d. Cisto nasolabial e granuloma piogênico.

Comentários

São raras as situações em que se indica cirurgia como tratamento de osteomas e displasia fibrosa. A indicação cirúrgica está relacionada com a dor, queixas estéticas, ou, eventualmente sinais clínicos de compressão de par craniano, como o nervo óptico nas displasias fibrosas. Em qualquer uma dessas situações, o objetivo é sanar essas queixas sem que seja necessária a remoção total da lesão, o que pode ocorrer no caso de lesões de tamanho pequeno, mas não é mandatório se a ressecção parcial já for suficiente para tratar o motivo pelo qual se indica a cirurgia. Nas outras entidades diagnósticas apontadas, a exérese total da lesão é sempre o objetivo primordial. No caso de hemangiopericitomas, se não foi possível a ressecção total da lesão, pode-se lançar mão de radioterapia adjuvante. No cisto nasolabial, granuloma piogênico, tumor reparativo de células gigantes e fibroma ossificante a ressecção total da lesão é primordial, pois em casos de ressecção parcial a probabilidade de recorrência é elevada.

Pinna FR, Voegels RL. Outros tumores benignos de nariz e seios paranasais. In: Caldas Neto S, Mello Júnior JF, Martins RHG, Costa SS (Eds.). Tratado de otorrinolaringologia. 2. ed. São Paulo: Roca; 2011. v. III. p. 220-33.

581) Quais desses tumores não podem ser entendidos como neoplasia benigna?
a. Osteoma.
b. Hemangioma.
c. Condroma.
d. Displasia fibrosa.

Comentários

A displasia fibrosa é uma lesão pseudoneoplásica de caráter benigno e recidivante, caracterizada pelo desenvolvimento de tecido fibroso e traves osteoides irregularmente mineralizadas que substituem gradualmente o osso medular normal. Ou seja, ocorre uma substituição de tecido fibroso no lugar do tecido ósseo em detrimento da atividade osteoblástica. Assim, podemos definir que a displasia fibrosa está associada a uma substituição de tecido que se comporta como uma lesão benigna, mas que, histologicamente, pelas razões acima descritas, não podem ser classificadas como uma neoplasia genuína.

Pinna FR, Voegels RL. Outros tumores benignos de nariz e seios paranasais. In: Caldas Neto S, Mello Júnior JF, Martins RHG, Costa SS (Eds.). Tratado de otorrinolaringologia. 2. ed. São Paulo: Roca; 2011. v. III. p. 220-33.

Respostas
579) c; 580) a; 581) a

582) São achados típicos do estesioneuroblastoma, EXCETO:
a. Padrão expansivo com centro na região da concha superior de um dos lados (área olfatória).
b. Aspecto de halteres ou ampulheta, superior e inferiormente à placa cribriforme.
c. Densidade isodensa ou levemente hiperdensa em relação ao parênquima cerebral, com realce heterogêneo pós-contraste.
d. Formações císticas periféricas na região de invasão intracraniana.

Comentários

O estesioneuroblastoma costuma ser central, tendo origem na placa cribriforme.

Cintra MB, Santos AC. Diagnóstico por imagem da cavidade nasal e dos seios paranasais. In: Caldas Neto S, Mello Júnior JF, Martins RHG, Costa SS (Eds.). Tratado de otorrinolaringologia. 2. ed. São Paulo: Roca; 2011. v. III. p. 669-95.

583) Qual o local mais aceito como origem dos nasoangiofibromas juvenis?
a. Parede lateral do seio maxilar.
b. Canal do nervo vidiano.
c. Fossa pterigopalatina.
d. Complexo osteomeatal.

Comentários

Diversos autores apontam a fossa pterigopalatina como origem do tumor, no recesso posterior ao gânglio esfenopalatino, na saída do canal pterigóideo.

Granato L. Nasoangiofibroma juvenil. In: Caldas Neto S, Mello Júnior JF, Martins RHG, Costa SS (Eds.). Tratado de otorrinolaringologia. 2. ed. São Paulo: Roca; 2011. v. III. p. 206-19.

584) Qual o acesso cirúrgico mais indicado para a ressecção de um nasoangiofibroma juvenil com estádio II de Fisch?
a. Acesso endoscópico exclusivo.
b. Acesso externo tipo *degloving*.
c. Acesso externo tipo rinotomia lateral.
d. Qualquer um dos citados acima.

Comentários

Na escolha do acesso ideal devemos considerar não só as características do tumor, mas também a experiência do cirurgião com cada um dos métodos e as condições do local em que a cirurgia será realizada. Muitas vezes é possível associar técnicas, como a utilização do endoscópio em momentos específicos de uma cirurgia por acesso externo.

Granato L. Nasoangiofibroma juvenil. In: Caldas Neto S, Mello Júnior JF, Martins RHG, Costa SS (Eds.). Tratado de otorrinolaringologia. 2. ed. São Paulo: Roca; 2011. v. III. p. 206-19.

Respostas
582) a; 583) c; 584) d

585) Em relação ao estesioneuroblastoma olfatório, qual é a opção CORRETA?

a. Trata-se de uma neoplasia rara e bem diferenciada, de baixo grau de malignidade com história clínica de meses de evolução na maioria dos pacientes, e que em 50% dos casos acomete ambas as fossas nasais. Metástases cervicais são frequentes, sendo a ressecção endoscópica com esvaziamento cervical, seguidos de quimioterapia e radioterapia estereotáxica, os tratamentos de eleição.
b. Trata-se de neoplasia relativamente frequente e bem diferenciada, de baixo grau de malignidade, história clínica recente, cujos principais sintomas são obstrução nasal unilateral, sinusites de repetição e dor mediofacial. Biópsia ambulatorial e posteriormente radioterapia exclusiva são os tratamentos padrão ouro.
c. Trata-se de neoplasia rara e bem diferenciada, de alto grau de malignidade, história clínica crônica, com sintomas inespecíficos como obstrução nasal bilateral, epistaxe, cefaleia holocraniana e parestesia facial. Ressecção endoscópica *debulking* e quimioterapia são os tratamentos de eleição.
d. Trata-se de neoplasia rara, indiferenciada, de provável etiologia no epitélio olfatório, de alta agressividade, com sintomas iniciais inespecíficos como obstrução nasal, epistaxe unilaterais. Metástases cervicais são raras, mas geralmente sinalizam pior prognóstico. Sem tratamento padrão definido, embora cirurgia craniofacial, cirúrgica e endoscópica ou mesmo ambas, associadas à radioterapia adjuvante são os mais conhecidos.

Comentários

Estesioneuroblastoma olfatório trata-se de uma neoplasia rara, de provável etiologia neuroectodérmica, do epitélio olfatório, com alto grau de malignidade. Acomete igualmente ambos os sexos, geralmente entre a terceira e quinta décadas de vida; metástases cervicais são raras (5%). Recidiva locorregional justifica radioterapia neoadjuvante como rotina. Tratamento padrão ainda pouco definido, sendo a ressecção craniofacial o mais conhecido, com avanços da técnica endoscópica.

Ow TJ, Bell D, Kupferman ME, Demonte F, Hanna EY. Esthesioneuroblastoma. Neurosurg Clin N Am 2013;24(1):51-65.

586) Em relação aos meningiomas da goteira olfatória, qual é a alternativa CORRETA?

a. Correspondem a 30% dos meningiomas intracranianos, sendo a parosmia seu sintoma mais precoce.
b. Geralmente são diagnosticados precocemente. Epistaxe e obstrução nasal, seguidos de hiposmia, são os principais sintomas.
c. Representam 8-18% dos meningiomas intracranianos, geralmente diagnosticados quando atingem grandes tamanhos, tendo como sintomas cefaleia, alterações visuais, distúrbio do comportamento e, por último, alterações do olfato.
d. Anosmia, obstrução nasal e epistaxe são sintomas frequentes, tendo a ressecção endoscópica como técnica cirúrgica associada à radioterapia estereotáxica.

Comentários

Meningiomas são tumores benignos (13 a 26% das neoplasias benignas intracranianas), comuns em adultos, principalmente no sexo feminino.
Podem acometer a goteira olfatória e a anosmia (o que como único sintoma é raro), mas pode acontecer. Podem ser esporádicos ou associados a síndromes genéticas.

Solero CL, Giombini S, Morello G. Suprasellar and olfactory meningioma. Report of a series of 153 personal cases. Acta Neurochir (Wien) 1993;67:181-194.
Hentschel SJ, DeMonte F. Olfactory groove meningiomas. Neurosurg Focus 2003;6.

Respostas
585) d; 586) c

587) Em relação ao cordoma de clivo, qual é a alternativa CORRETA?
a. Sua apresentação clínica mais comum é através de meningites de repetição.
b. Tumores primários do basisfenoide frequentemente dão como sinais iniciais a paralisia de nervos cranianos altos.
c. Cordomas de clivo só podem ser totalmente ressecados através do acesso transnasal endoscópico.
d. Não há disseminação hematogênica metastática dos cordomas de clivo.

Comentários

Os cordomas de clivo podem mudar sua apresentação clínica dependendo da sua localização. Lesões primárias do basisfenoide que crescem em direção ao clivo superior podem afetar nervos cranianos altos, glândula hipófise e hipotálamo, enquanto lesões do basioccipito que crescem inferiormente em direção ao clivo inferior afetam nervos cranianos baixos primeiramente.

Lund VJ, Stammberger H, Nicolai P, Castelnuovo P, Stamm AC et al. European Position Paper on endoscopic management of tumors of the nose, paranasal sinus and skull base. Rhinol Suppl 2010;(22):1-143.
Stippler M, Gardner P, Snyderman CH, Carrau RL, Prevedello DM, Kassam AB. Endoscopic Endonasal Approach for clival chordomas. Neurosurgery 2009;64:268-78.

588) Uma paciente de 56 anos apresenta diplopia há 2 semanas. Ao exame físico apresenta dificuldade da abdução do olho esquerdo (paralisia de 6º nervo esquerdo). À RM mostra lesão com epicentro em clivo, erosiva, hipointensa em T1 sem contraste, e captação heterogênea de contraste com padrão de favo de mel. Na sequência T2 mostra alto sinal. Tal lesão se estende para a junção petroclival esquerda e seio esfenoidal. Qual é a alternativa INCORRETA?
a. Biópsia pré-tratamento ou biópsia por congelação intraoperatória devem ser realizadas.
b. Mucocele de seio esfenoidal com erosão de clivo faz parte do diagnóstico diferencial.
c. Cordoma é a principal hipótese diagnóstica.
d. A avaliação neuro-oftalmológica deve ser realizada.

Comentários

Radiologicamente, os cordomas apresentam iso ou hipossinal em imagens T1. As sequências T2 demonstram alto sinal. Com gadolínio, a captação é heterogênea em padrão de favo de mel. As mucoceles podem ter diferentes sinais em T1 e T2 dependendo da concentração proteica da secreção, porém, não captam contraste em seu interior.

Lund VJ, Stammberger H, Nicolai P, Castelnuovo P, Stamm AC et al. European Position Paper on endoscopic management of tumors of the nose, paranasal sinus and skull base. Rhinol Suppl 2010;(22):1-143.

589) Em relação aos tumores nasossinusais, qual é a alternativa CORRETA?
a. Os tumores malignos do trato nasossinusal são classificados pelo clássico sistema TNM, porém, tal classificação tem pouco valor prognóstico.
b. A associação entre marceneiros e carcinoma de células escamosas está bem estabelecida.
c. Estesioneuroblastomas não são considerados tumores malignos.
d. Carcinomas nasossinusais indiferenciados são tratados, primariamente, com cirurgia.

Comentários

O nariz e os seios paranasais são incluídos no convencional sistema de classificação TNM, mas há menos valor prognóstico quando comparado com outros locais na cabeça e no pescoço, em razão do grande número de lesões, lesões primárias relativamente grandes e pouca disseminação metastática inicial.

Lund VJ. Malignant sinunasal tumors. In: Kennedy DW, Hwang PH (Eds.). Rhinology, disease of the nose, sinuses and skull base. Nova York: Thieme; 2012. p. 409-24.

Respostas
587) b; 588) b; 589) a

590) Na cirurgia endoscópica da base do crânio, é CORRETO afirmar que:
a. Os seios esfenoidais possuem um papel crítico na cirurgia da base do crânio, por sua localização central estratégica e por não estarem relacionados com estruturas neurovasculares importantes.
b. A ressonância magnética é a técnica mais adequada para se avaliar pequenos detalhes ósseos e lesões fibro-ósseas. A TC é mais adequada para avaliação de tecidos moles, particularmente na diferenciação de tecido neoplásico ou inflamatório e secreções retidas. As duas modalidades são complementares e utilizadas em conjunto para muitas lesões da base do crânio.
c. Uma ampla exposição do seio esfenoidal melhora a visualização e facilita o acesso de dois cirurgiões.
d. Estudos angiográficos (ressonância magnética, angio-TC e angiografia convencional) são dispensáveis nesse tipo de cirurgia.

Comentários

Uma ampla exposição do seio esfenoidal é essencial para oferecer uma visualização adequada e facilitar o acesso simultâneo de dois cirurgiões, nesse tipo de cirurgia.

Stamm AC. Transnasal endoscopic skull base and brain surgery. Tips and pearls. Nova York: Thieme; 2011. p. 121-9.

591) Sobre a abordagem endoscópica da base do crânio:
a. A abordagem transnasal direta não é a primeira escolha de acesso para o tratamento da maioria dos pacientes portadores de fístulas liquóricas pequenas e bem delimitadas.
b. O acesso transpterigóideo-transmaxilar lateral está indicado para a remoção de tumores localizados mais lateralmente, especialmente aqueles que se estendem para a região do seio cavernoso.
c. O acesso transpterigóideo-transmaxilar não permite a exposição completa do segmento vertical anterior da artéria carótida interna.
d. A abordagem transesfenoidal estendida com extensão anterior do *planum sphenoidale* e da região suprasselar é indicada para a remoção de tumores que se estendem para a região do seio cavernoso.

Comentários

Esse acesso cirúrgico é indicado em pacientes com tumores que estão localizados lateralmente, na base do crânio, ou lesões da linha média com extensão lateral. Em sua maioria, esses tumores são adenomas hipofisários e meningiomas com extensão ao seio cavernoso, além de cordomas e condrossarcomas, localizados mais lateralmente.

Stamm AC. Transnasal endoscopic skull base and brain surgery. Tips and pearls. Nova York: Thieme; 2011. p. 56-63.

592) Em relação às cirurgias endoscópicas dos adenomas hipofisários, qual é a alternativa INCORRETA?
a. A abordagem endoscópica transnasal para tumores da hipófise é uma abordagem de equipe multidisciplinar e deve ser feita por neurocirurgiões em conjunto com otorrinolaringologistas.
b. Na ampliação do óstio do seio esfenoidal devemos tomar cuidado para evitar a lesão da artéria septal.
c. Os limites da remoção do assoalho selar são o plano esfenoidal, superiormente, o clivo inferiormente, e a proeminência da artéria carótida, lateralmente.
d. Devemos iniciar pela remoção da extensão suprasselar do tumor (quando houver), e só depois remover a lesão junto ao assoalho selar.

Comentários

Na cirurgia endoscópica dos adenomas hipofisários, devemos iniciar pela remoção do tumor junto ao assoalho selar, prosseguindo em sua extensão selar e só então remover a extensão suprasselar, pois o diafragma pode descer rapidamente, dando a impressão de que o tumor foi completamente removido, quando, de fato, bolsas de tumor semissólido ou bolsas onde o tumor estava aderente ao diafragma podem ser deixadas para trás.

Stamm AC. Transnasal endoscopic skull base and brain surgery. Tips and pearls. Nova York: Thieme; 2011. p. 228-34.

Respostas
590) c; 591) b; 592) d

593) Na cirurgia dos tumores hipofisários, é considerada contraindicação para o acesso endoscópico endonasal:
a. Rinossinusite esfenoidal.
b. Apoplexia tumoral.
c. Erosão óssea da sela.
d. Adenoma hipofisário recidivado.

Comentários

São consideradas contraindicações para o acesso endoscópico endonasal rinossinusite esfenoidal e anormalidades vasculares intrasselares.

Voegels RL, Lessa MM. Rinologia e cirurgia endoscópica dos seios paranasais. São Paulo: Revinter; 2006. p. 185-96.

594) Dentre as complicações abaixo, qual não está relacionada com a cirurgia endoscópica dos tumores da região selar?
a. Fístula liquórica.
b. Sangramento nasal.
c. Anestesia do lábio superior.
d. Hiposmia.

Comentários

O acesso endoscópico endonasal da região selar, diferentemente do acesso microscópico tradicional, não utiliza incisão sublabial, espéculos nasais e retratores, o que não resulta em perfuração septal, anestesia de lábio e dentes superiores, fratura de órbita e diástase de maxila.

Voegels RL, Lessa MM. Rinologia e cirurgia endoscópica dos seios paranasais. São Paulo: Revinter; 2006. p. 185-96.

595) Em relação aos tumores hipofisários, qual é a alternativa CORRETA?
a. São considerados microadenomas quando possuem diâmetro inferior a 20 mm.
b. Não apresentam uma cápsula verdadeira.
c. Os mais prevalentes são os secretores de GH.
d. O tratamento de escolha da doença de Cushing é medicamentoso.

Comentários

Os tumores hipofisários não apresentam cápsula verdadeira e sim uma pseudocápsula formada por células hipofisárias e uma rede de reticulina.

Stamm AC. Transnasal endoscopic skull base and brain surgery. Tips and pearls. Nova York: Thieme; 2011. p. 224-7.

Respostas
593) a; 594) c; 595) b

596) Uma criança de 9 anos com histórico de respiração oral e obstrução nasal persistente apresenta desvio septal obstrutivo, hipertrofia de cornetos inferiores, hipertrofia de tonsila faríngea com obstrução de 80% do *cavum* e tonsilas palatinas grau IV. Qual é a alternativa CORRETA quanto aos sintomas apresentados?

a. Se o desvio septal estiver acompanhado de rinoescoliose óssea, a fratura dos ossos próprios nasais poderá ser associada à septoplastia sem que isso interfira no desenvolvimento nasal.
b. Septoplastia pode ser realizada, estando indicada a remoção de porções generosas da cartilagem quadrangular para evitar rinoescolioses futuras.
c. Septoplastia em nariz infantil ou em crescimento nunca deve ser realizada, devendo-se aguardar o crescimento nasal definitivo após a puberdade.
d. A zona do septo nasal na criança que tem maior potencial de crescimento compreende a porção mais fina da cartilagem quadrangular na zona I do septo.

Comentários

O mais importante é reforçar que uma criança (não importa a idade) que tem um desvio septal obstrutivo com desvio de pirâmide nasal deve ser submetida à correção cirúrgica o mais breve possível, lembrando sempre das áreas que devem ser preferencialmente preservadas.

Maniglia CP, Maniglia JV. Rinosseptoplastia reparadora em crianças. In: Caldas Neto S, Mello Júnior JF, Martins RHG, Costa SS (Eds.). Tratado de otorrinolaringologia. 2. ed. São Paulo: Roca; 2011. v. III. p. 571-6.

597) Na avaliação dinâmica nasal observamos a ação do músculo depressor do septo nasal. É CORRETO afirmar que:

a. Das três variações anatômicas descritas do músculo depressor do septo nasal, o tipo II (inserção no periósteo da maxila) apresenta o maior efeito na ptose da ponta.
b. Das três variações anatômicas descritas do músculo depressor do septo nasal, o tipo I (inserção no músculo orbicular da boca) é o menos frequente.
c. Um encurtamento labial durante o sorriso é uma contraindicação para abordagem cirúrgica.
d. Alterações na projeção e rotação da ponta podem ser acentuadas durante uma avaliação dinâmica.

Comentários

A ação do músculo depressor do septo nasal promove uma diminuição na projeção e da rotação da ponta.

Rohrich RJ, Adams Jr WP, Huynh B, Muzaffar AR. Importância dos músculos depressores do septo nasal - uma pesquisa anatômica e de aplicação clínica. In: Gunter JP, Rohrich RJ, Adams Jr WP (Eds.). Dallas Rinoplastia – Cirurgia do Nariz pelos Mestres, 2006. c. 47. p. 567-74;

598) Dentre as possíveis causas de obstrução nasal em paciente com queixa estética, a insuficiência de válvula nasal deve ser lembrada e avaliada sistematicamente antes de uma rinoplastia. Dito isso, é CORRETO afirmar que:

a. A válvula nasal externa é o ponto de maior resistência ao fluxo aéreo na inspiração.
b. Uma causa comum de obstrução nasal pós-rinoplastia é a diminuição da área da válvula nasal interna.
c. Uma piora na respiração durante a manobra de Cottle sugere insuficiência na válvula nasal interna.
d. A manobra de Cottle é o teste "padrão ouro" para avaliar insuficiência de válvula.

Comentários

A válvula nasal interna é o ponto de maior resistência ao fluxo aéreo e 75 a 85% dos pacientes submetidos à rinoplastia apresentam redução em sua área.

Carpes OLF, Shwartsmann CC, Berg C. Insuficiência valvar. In: Caldas Neto S, Mello Júnior JF, Martins RHG, Costa SS (Eds.). Tratado de otorrinolaringologia. 2. ed. São Paulo: Roca; 2011. v. III. p. 577-83.

Respostas

596) a; 597) d; 598) b

599) Qual alternativa contém etiologias do nariz em sela?

a. Hematoma/abscesso de septo nasal, granulomatoses nasais e turbinectomia.
b. Fratura de nariz, síndrome de Pierre Robin e hanseníase virchowiana.
c. Síndrome de Binder, leishmaniose cutaneomucosa e uso crônico de cocaína.
d. Granulomatose de Wegener, síndrome de Treacher-Collins e iatrogenia cirúrgica.

Comentários

As etiologias do nariz em sela podem ser classificadas em: congênitas/hereditárias e adquiridas. As primeiras são divididas em raciais (afrodescendentes, asiáticos) e malformações (fissura labiopalatal, síndrome de Binder, displasia frontonasal). As adquiridas são divididas em traumáticas (fraturas, iatrogênica cirúrgica), inflamatórias (granulomatose de Wegener, uso crônico de cocaína), infecciosas (abscesso septal, granulomatoses nasais infecciosas) e neoplásicas (tumores benignos e malignos). Em geral, síndrome de Pierre Robin, turbinectomia e Síndrome de Treacher-Collins não são etiologia do nariz em sela.

Pereira Filho EJ, Jurado JRP, Lima LFR. Nariz em sela. In: Caldas Neto S, Mello Júnior JF, Martins RHG, Costa SS (Eds.). Tratado de otorrinolaringologia. 2. ed. São Paulo: Roca; 2011. v. III. p. 547-58.
Patrocínio JA, Patrocínio LG. Nariz em sela. In: Campos CAH, Costa HOO (Eds.). Tratado de otorrinolaringologia. São Paulo: Roca; 2002. v. 5. p. 727-38.

600) Ao avaliar um paciente que se apresente com obstrução nasal e de que se suspeite de disfunção de válvula, devem-se pesquisar as possíveis causas, EXCETO:

a. Abertura piriforme estreita.
b. Paralisia facial.
c. Desvio de septo.
d. Cirurgia nasal prévia.

Comentários

O desvio de septo nasal junto com a hipertrofia de cornetos inferiores são os maiores responsáveis pelas cirurgias para melhora da respiração nasal. Porém, a obstrução, nesses casos, não é por disfunção valvular.

Carpes OLF, Shwartsmann CC, Berg C. Insuficiência valvular. In: Caldas Neto S, Mello Júnior JF, Martins RHG, Costa SS (Eds.). Tratado de otorrinolaringologia. 2. ed. São Paulo: Roca; 2011. v. III. p. 577-83.

Respostas
599) c; 600) c

CIRURGIA DE CABEÇA E PESCOÇO

CAPÍTULO 3

CÂNCER DE BOCA

601) Sobre a incidência dos tumores malignos de boca , é correto afirmar que:

a. Com a mudança do perfil social das mulheres, hoje elas são a população mais acometida.
b. A região norte apresenta a maior incidência e mortalidade principalmente relacionada com o consumo de castanhas.
c. Ainda é maior em homens, apesar de um aumento na incidência em mulheres.
d. O HPV não é mais um fator de risco.

Comentários

Estima-se 11.180 casos novos da doença em homens e 4.010 em mulheres para cada ano do triênio 2020-2022. As regiões Sudeste e Sul apresentam as maiores taxas de incidência e de mortalidade da doença. Infecção por HPV apresenta-se como um fator de risco principalmente na população mais jovem.

Atty A et al. PAINEL-Oncologia: uma ferramenta de gestão. Revista Brasileira de Cancerologia 2020;66(2).
Inca. www.inca.gov.br, estimativa. 2020.

602) A maior parte dos tumores malignos da cavidade oral é constituída pelo carcinoma epidermoide; levando em conta a classificação histológica, qual das alternativas abaixo apresenta melhor prognóstico quando realizado o diagnóstico e instaurado o tratamento:

a. Bem diferenciado.
b. Moderadamente diferenciado.
c. Pouco diferenciado.
d. Anaplásico.

Comentários

O valor prognóstico da classificação histológica do carcinoma epidermoide oral (bem, moderadamente ou mal diferenciado) é controverso. No entanto, a identificação de alguns subtipos histológicos infrequentes de carcinomas de células escamosas, bem como a ampla gama de características tumorais, como margens cirúrgicas, espessura, infiltração perineural, embolização vascular e padrão de invasão têm sido associadas ao risco de metástase linfonodal e prognóstico. Número, tamanho, localização e presença de disseminação extracapsular de metástase linfonodal regional também estão correlacionados com baixas taxas de sobrevivência.

Associação Brasileira de Otorrinolaringologia e Cirurgia Cérvico-Facial – ABORL-CCF. Tratado de otorrinolaringologia, 3.ed. Rio de Janeiro: Editora Elsevier, 2017.
Agra IM, Carvalho AL, Kowalski LP et al. Prognostic factors in salvage surgery for recurrent oral and oropharyngeal cancer. Head Neck 2006.

Respostas
601) c; 602) a

603) Lesões pré-malignas podem associar-se ao câncer de cavidade oral. Qual apresenta maior risco de malignização?
a. Eritroplasia.
b. Leucoplasia.
c. Líquen plano.
d. Leucoplasia verrucosa.

Comentários

O risco de malignização de leucoplasias varia de 5 a 30% e o das eritroplasias em 90%. O líquen plano na mucosa oral está associado a maior risco de desenvolvimento de câncer. A leucoplasia verrucosa proliferativa é mais comum na população idosa, apresentando-se como placas múltiplas e assimétricas que se tornam verrucosas, com aspecto muito semelhante ao carcinoma verrucoso.

Associação Brasileira de Otorrinolaringologia e Cirurgia Cérvico-Facial – ABORL-CCF. Tratado de otorrinolaringologia, 3.ed. Rio de Janeiro: Editora Elsevier, 2017.

604) Apesar do tratamento de escolha para a maioria dos tumores de cavidade oral ser a ressecção cirúrgica; qual dos abaixo apresenta boa resposta à quimioterapia:
a. Tumor de glândula salivar menor.
b. Sarcoma cavidade oral.
c. Linfoma de Hodgkin.
d. Melanoma de mucosa.

Comentários

A maior parte das neoplasias malignas da boca são carcinomas epidermoides. Menos de 5% dos casos são tumores originados em glândulas salivares menores, melanoma, sarcomas ou linfomas. Com exceção dos linfomas, todos os demais são tratados por cirurgia, obedecendo aos mesmos princípios gerais quanto à ressecção do tumor primário.

Associação Brasileira de Otorrinolaringologia e Cirurgia Cérvico-Facial – ABORL-CCF. Tratado de otorrinolaringologia, 3.ed. Rio de Janeiro: Editora Elsevier, 2017.
Agra IM, Carvalho AL, Kowalski LP et al. Prognostic factors in salvage surgery for recurrent oral and oropharyngeal cancer. Head Neck, 2006.
Flint P, Haughey B, Lund V et al. Cummings otolaryngology: head and neck surgery, 7th ed. Elsevier, 2020.

605) Sobre o câncer de cavidade oral, podemos afirmar:
a. Os principais fatores predisponentes ao câncer de cavidade oral são tabagismo e etilismo, sendo que o tempo de interrupção do tabagismo para o risco se igualar novamente ao da população geral é de 30 anos.
b. Cerca de 10 a 20% dos pacientes portadores de câncer das vias aerodigestivas irão apresentar segundos tumores primários, dos quais 20% serão sincrônicos.
c. As leucoplasias apresentam potencial de malignização muito maior que as eritroplasias, correspondendo a carcinoma *in situ* em até 90% dos casos.
d. A osteorradionecrose é uma complicação menor do tratamento radioterápico na boca.

Comentários

O tempo de interrupção do tabagismo para igualar a população geral é cerca de 10 a 15 anos. Embora a maioria dessas lesões seja isolada, existe considerável risco de neoplasias malignas primárias múltiplas. Por essa razão, todos os pacientes devem ser submetidos a exame direto cuidadoso do restante da mucosa do trato aerodigestivo superior, incluindo uma nasofibrolaringoscopia. Eritroplasias apresentam potencial maior de malignização. A osteorradionecrose é a principal complicação da radioterapia na mandíbula, que pode levar à fratura patológica e à osteomielite.

Associação Brasileira de Otorrinolaringologia e Cirurgia Cérvico-Facial – ABORL-CCF. Tratado de otorrinolaringologia. 3. ed. Rio de Janeiro: Editora Elsevier; 2017.
Agra IM, Carvalho AL, Kowalski LP *et al.* Prognostic factors in salvage surgery for recurrent oral and oropharyngeal cancer. Head Neck 2006.

Respostas
603) a; 604) c; 605) b

606) Paciente com carcinoma epidermoide realizou a ressecção completa e com margem de 1 cm. A lesão apresentava 2 cm com profundidade acima de 3 mm com pescoço clinicamente negativo. Em qual dos sítios abaixo a drenagem linfática é baixa?
a. Dorso de língua.
b. Lábio inferior.
c. Palato duro.
d. Assoalho de boca.

Comentários

A indicação de esvaziamento cervical é dividida em terapêutica, quando metástases linfonodais são encontradas nos exames pré-operatórios; e eletiva, quando os linfonodos metastáticos não são diagnosticados clinicamente ou por imagem, mas o risco de doença microscópica oculta é maior que 20%. A dissecção eletiva do pescoço tem sido utilizada se a lesão for clinicamente superior a 2 cm ou se a espessura estimada for superior a 3 a 4 mm. Não se indica esvaziamento cervical nos casos de tumores de palato com pescoço clinicamente negativo.

Associação Brasileira de Otorrinolaringologia e Cirurgia Cérvico-Facial – ABORL-CCF. Tratado de otorrinolaringologia. 3. ed. Rio de Janeiro: Editora Elsevier; 2017.
Agra IM, Carvalho AL, Kowalski LP et al. Prognostic factors in salvage surgery for recurrent oral and oropharyngeal cancer. Head Neck 2006.

607) Sobre o rastreamento do câncer de boca na população geral:
a. Deve ser realizado através de exames de imagem anuais.
b. Deve ser realizado através de consultas periódicas com profissionais da saúde incluindo dentistas, otorrinolaringologistas e cirurgiões de cabeça e pescoço.
c. Deve-se realizar testes com hibridização para HPV periódicos.
d. Não há necessidade de rastreio.

Comentários

Não há recomendação para o rastreamento do câncer de boca, pois as evidências científicas atuais não são suficientes para avaliar os riscos e os benefícios do rastreamento em pessoas assintomáticas. As revisões sistemáticas publicadas pela Cochrane 2013 (Brocklehurst, 2013) e pela Força-Tarefa Americana (USTaskForce, 2014) encontraram apenas um ensaio clínico, realizado na Índia, com alto risco de viés, no qual o rastreamento não foi capaz de reduzir significativamente a mortalidade por câncer de boca na população em geral.

Moyer VA. Screening for oral cancer: U.S. Preventive Services Task Force recommendation statement. Ann Intern Med 2014;160(1):55-60.
Brocklehurst P et al. Screening programmes for the early detection and prevention of oral cancer. Cochrane Database of Systematic Reviews [Internet] 2013;(11).

608) Qual o melhor indicador a respeito da sobrevida em pacientes com carcinoma epidermoide de cavidade oral:
a. Estadiamento do tumor primário.
b. Consumo atual de tabaco.
c. Presença de metástase linfática cervical.
d. Doença cardiopulmonar agressiva.

Comentários

A identificação de alguns subtipos histológicos infrequentes de carcinomas de células escamosas, bem como uma ampla gama de características tumorais, como margens cirúrgicas, espessura, infiltração perineural, embolização vascular, padrão de invasão, têm sido associadas ao risco de metástase linfonodal, fator mais importante relacionado com a sobrevida nesses casos.

Associação Brasileira de Otorrinolaringologia e Cirurgia Cérvico-Facial – ABORL-CCF. Tratado de otorrinolaringologia, 3.ed. Rio de Janeiro: Editora Elsevier, 2017.
Agra IM, Carvalho AL, Kowalski LP et al. Prognostic factors in salvage surgery for recurrent oral and oropharyngeal cancer. Head Neck 2006.

Respostas
606) c; 607) d; 608) c

609) Em cirurgia de cabeça e pescoço, a biópsia de linfonodo sentinela visa, principalmente:
a. Detecção de metástases subclínicas.
b. Diagnóstico precoce do subtipo tumoral.
c. Quantificar o número de linfonodos acometidos.
d. Estadiar a doença.

Comentários

A biópsia do linfonodo sentinela é uma técnica minimamente invasiva realizada em conjunto com a injeção de radiotraçador e linfocintigrafia, que permite identificação, excisão e análise histológica do(s) linfonodo(s) da primeira estação de drenagem linfática a partir de determinado tumor, visando à detecção de metástases subclínicas. Considerando-se o alto valor preditivo negativo do método (90-100%) e que o linfonodo sentinela representa as demais cadeias linfonodais, o uso dessa técnica pode evitar a morbidade associada ao esvaziamento eletivo desnecessário nos pacientes portadores de neoplasias malignas de cavidade oral e orofaringe. No entanto, a técnica ainda é considerada experimental.

Associação Brasileira de Otorrinolaringologia e Cirurgia Cérvico-Facial – ABORL-CCF. Tratado de otorrinolaringologia, 3.ed. Rio de Janeiro: Editora Elsevier, 2017.

CÂNCER DE LARINGE

610) Homem, 60 anos, tabagista há 40 anos, 1 maço por dia, chegou em consulta com história de rouquidão com início há 3 meses, e que há 20 dias tem evoluído com dificuldade de deglutição (disfagia). Com base no caso clínico acima, assinale a alternativa CORRETA:
a. Provavelmente se trata de um câncer inicialmente glótico, que com a evolução atingiu a supraglote.
b. Seriam áreas de restrição/resistência ao crescimento de tumor glótico: ventrículo laríngeo, cone elástico, membrana quadrangular e ligamento de Broyle.
c. A hipótese diagnóstica mais provável deste caso não é neoplásica, e sim doença do refluxo faringolaríngeo.
d. É um caso típico de câncer de seio piriforme em decorrência de disfagia.

Comentários

Paciente de na 6ª década de vida, tabagismo intenso e prolongado pertence a um grupo de risco para desenvolvimento de neoplasia maligna, especialmente de cabeça e pescoço. Rouquidão iniciada há 3 meses sugere lesão na glote, ao passo que disfagia sugere lesão na supraglote. Assim, a hipótese mais provável é de um tumor de glote com crescimento transglótico acometendo a supraglote.

Realmente, áreas fibrosas como ligamentos têm menor vascularização e acabam atuando como áreas de resistência ao crescimento e disseminação tumoral, especialmente na glote. Portanto, os ligamentos vocais, cone elástico e membrana quadrangular atuam desta forma. A comissura anterior sempre gera certa discussão, porque o ligamento de Bröyle atua como área de resistência, ao passo que os vasos perfurantes epiglóticos permitem uma área de fragilidade para invasão do espaço pré-epiglótico, bem como o ventrículo atua como área de fragilidade para invasão do espaço paraglótico.

Quanto à hipótese de refluxo faringolaríngeo, nunca deve ser a primeira hipótese em pacientes de risco e dificilmente causam uma disfonia persistente.

Mor N, Blitzer A. Functional anatomy and oncologic barriers of the larynx. Otolaryngol Clin North Am 2015;48(4):533-45.
Steuer CE, El-Deiry M, Parks JR et al. An update on larynx cancer. CA Cancer J Clin 2017;67(1):31-50.

Respostas
609) a; 610) a

611) Homem, 60 anos, tabagista há 40 anos, 1 maço por dia, chegou em consulta com história de rouquidão com início há 3 meses, e que há 20 dias tem evoluído com dificuldade de deglutição (disfagia). Realizado exame de nasofibroscopia e evidenciada lesão de aspecto infiltrativo acometendo prega vocal esquerda do terço médio até comissura anterior, abaulamento da prega vestibular de mesmo lado e paralisia de hemilaringe esquerda, com mobilidade preservada à direita. Valécula glossoepiglótica livre. Recesso piriforme aparentemente livre bilateralmente. Pescoço sem evidências de linfonodomegalia à palpação. Qual a melhor conduta agora?

a. Claramente se trata de uma neoplasia maligna de laringe, e está indicada laringectomia total com esvaziamento cervical radical bilateral.
b. Claramente se trata de uma neoplasia maligna de laringe, e está indicado tratamento com quimiorradioterapia para protocolo de preservação de órgãos.
c. Apesar de a hipótese de neoplasia maligna de laringe ser bem provável, é essencial a confirmação histopatológica antes de qualquer tratamento, bem como exames de imagem e endoscopia digestiva alta para estadiamento.
d. Trata-se, provavelmente, de uma neoplasia maligna de laringe e será necessário tratamento com radioterapia exclusiva com as melhoras respostas para este paciente.

Comentários

A história e o exame físico são fortemente sugestivos de neoplasia maligna de laringe, sendo o carcinoma espinocelular o tipo histológico mais comum. No entanto, é imperativo ter sempre o diagnóstico histopatológico antes de se realizar qualquer tratamento mais invasivo, seja ele cirúrgico ou quimiorradioterapia. Lembrar que doenças granulamatosas podem ser diagnóstico diferencial das neoplasias malignas, bem como outras neoplasias mais raras, como o plasmocitoma de laringe, o que muda completamente o prognóstico e o tratamento. Além disso, a realização de exames de imagem, tomografia de cortes finos com contraste (mais fácil acesso, e maior parte dos cirurgiões acostumados à leitura do exame) ou ressonância magnética permitem melhor avaliação do pescoço na procura de metástases não palpáveis, bem como auxílio na avaliação do tamanho da lesão e estruturas adjuntas. A realização de endoscopia digestiva alta é muito importante para avaliação do esôfago cervical tanto por extensão da doença, caso acometa os seios piriformes, como a avaliação de tumor esofágico sincrônico.

Silverman DA, Zhan KY, Puram SV et al. Predictors of postoperative radiation following laser resection in early-stage glottic cancer. Otolaryngol – Head Neck Surg (United States) 2020;163(6):1218-25.
Zhou J, Wen Q, Wang H et al. Prognostic comparison of transoral laser microsurgery for early glottic cancer with or without anterior commissure involvement: A meta-analysis. Am J Otolaryngol – Head Neck Med Surg 2021;42(2):1-8.
Nomura T, Ishikawa J, Ohki M et al. Multifactorial analysis of local control and survival in patients with early glottic cancer. Laryngoscope 2020;130(7):1701-6.
Abrahão R, Perdomo S, Pinto LFR et al. Predictors of survival after head and neck squamous cell carcinoma in South America: The interchange study. J Glob Oncol 2020;6:486-99.

612) Homem, 60 anos, tabagista há 40 anos, 1 maço por dia, chegou em consulta com história de rouquidão com início há 3 meses, e que há 20 dias tem evoluído com dificuldade de deglutição (disfagia). Realizado exame de nasofibroscopia e evidenciada lesão de aspecto infiltrativo acometendo prega vocal esquerda do terço médio até comissura anterior, abaulamento da prega vestibular de mesmo lado e paralisia de hemilaringe esquerda, com mobilidade preservada à direita. Valécula glossoepiglótica livre. Recesso piriforme aparentemente livre bilateralmente. Pescoço sem evidências de linfonodomegalia à palpação. A biópsia confirmou carcinoma espinocelular de laringe, e ausência de linfonodos suspeitos ao exame de imagem sem infiltração de cartilagem. Qual provável estadiamento clínico:

a. cT1N0Mx.
b. cT2N0Mx.
c. cT3N0Mx.
d. cT4N0Mx.

Comentários

Trata-se de um tumor transglótico, com fixação da hemilaringe esquerda, que ocorreu por extravasamento e invasão do espaço paraglótico esquerdo, caracterizando um estádio T3. A pesquisa clínica com palpação cervical e exames de imagem, permite afirmar ausência de metástases cervicais clínicas. Como não foi realizado nenhum outro exame para pesquisa de metástase a distância, caracteriza-se cT3N0Mx.

Huang S H, O'Sullivan B. Overview of the 8th Edition TNM Classification for Head and Neck Cancer. Curr Treat Options Oncol 2017;18(7).
Brierley JD, Gospodarowicz MK, Wittekind C. TNM Classification of Malignant Tumors, 8th ed. 2016. 272 Pages Wiley-Blackwell.

Respostas
611) c; 612) c

613) Homem, 60 anos, tabagista há 40 anos, 1 maço por dia, chegou em consulta com história de rouquidão com início há 3 meses, e que há 20 dias tem evoluído com dificuldade de deglutição (disfagia). Realizado exame de nasofibroscopia e evidenciada lesão de aspecto infiltrativo acometendo prega vocal esquerda do terço médio até comissura anterior, abaulamento da prega vestibular de mesmo lado e paralisia de hemilaringe esquerda, com mobilidade preservada à direita. Valécula glosso-epiglótica livre. Recesso piriforme aparentemente livre bilateralmente. Pescoço sem evidências de linfonodomegalia à palpação. A biópsia confirmou carcinoma espinocelular de laringe, e ausência de linfonodos suspeitos ao exame de imagem sem infiltração de cartilagem. Assinale a alternativa CORRETA:

a. Por se tratar de um caso de câncer de laringe avançado, está contraindicado o tratamento com quimiorradioterapia para preservação de órgãos, sendo a laringectomia total o único tratamento possível.
b. Por se tratar de um caso de câncer de laringe avançado, está contraindicada qualquer tentativa de cirurgia parcial, sendo a laringectomia total o único tratamento possível.
c. Por se tratar de um caso de câncer de laringe avançado, porém, com hemilaringe direita funcionante, pode ser pensado protocolo de preservação e órgãos com quimiorradioterapia ou radioterapia exclusiva. Além disso, se na análise clínica da epiglote estiver livre, pode-se pensar em laringectomia horizontal parcial supracricóidea.
d. Por se tratar de um caso de câncer de laringe avançado, está indicada apenas quimioterapia exclusiva em caráter de paliação, pois não há proposta de tratamento curativo para o paciente proposto.

Comentários

O protocolo de preservação de órgãos foi proposto, inicialmente, no estudo do VA com radioterapia exclusiva justamente para casos de câncer avançado de laringe com pelo menos parte dela funcionante, na tentativa de evitar a laringectomia total. Foi um divisor de águas ao demonstrar sobrevida em 5 anos com laringe funcionante em 64% casos. Posteriormente, Forastiere e Pignon demonstraram aumento de sobrevida de 4 a 7% ao acrescentar quimioterapia no protocolo de preservação de órgãos. Cirurgias parciais de laringe não são contraindicadas somente por se tratar de estádio avançado. O que limita sua indicação: condição pulmonar do paciente, afinal toda cirurgia parcial cursa com microaspiração (publicação de Laccourreye preconiza que o paciente consiga subir dois lances de escada sem dispneia ou ter de parar) e condições anatômicas: lembrar que a laringectomia horizontal supracricóidea não retira completamente o espaço pré-epiglótico, enquanto a parcial horizontal supraglótica não retira completamente espaço paraglótico.

Pignon JP, Maître A le, Maillard E, Bourhis J. Meta-analysis of chemotherapy in head and neck cancer (MACH-NC): an update on 93 randomised trials and 17,346 patients. Radiother Oncol [Internet] 2009;92(1):4-14.
Forastiere AA, Weber RS, Trotti A. Organ preservation for advanced larynx cancer: Issues and outcomes. J Clin Oncol 2015;33(29):3262-8.
Chen MM, Holsinger FC, Laccourreye O. Salvage conservation laryngeal surgery after radiation therapy failure. Otolaryngol Clin North Am [Internet] 2015;48(4):667-75.

Respostas
613) c

614) Paciente de 65 anos de idade, com carcinoma espinocelular de laringe estadiado como T3N0M0, foi tratado com quimio e radioterapia. Evoluiu com abaulamento de prega vestibular esquerda (sítio original do tumor), mantendo paralisia da hemilaringe esquerda. Realizado PET-TC, 3 meses após término do tratamento que evidenciou lesão em hemilaringe com SUV 12. Ausência de outras lesões.

a. Trata-se de recidiva tumoral, e, portanto, está indicada cirurgia de laringectomia total com esvaziamento cervical bilateral, não sendo necessária biópsia prévia.
b. Trata-se de persistência tumoral e está indicada reirradiação, não sendo necessária biópsia.
c. Trata-se somente de cicatriz em laringe, no pós-operatório, e o PET-TC foi realizado ainda muito precoce.
d. Trata-se, provavelmente, de persistência tumoral, indicado pelo exame físico descrito, bem como pelo valor elevado do SUV no PET-TC, sendo recomendável confirmação por biópsia para tratamento definitivo, como a laringectomia total de resgate a mais indicada.

Comentários

O PET-TC é um excelente exame para acompanhamento pós-preservação de órgãos, por ser um exame extremamente sensível. Em geral utiliza a 18 FDG glicose, que é captada, porém, não metabolizada pelas células. Assim, se "acumula" nas células, especialmente aquelas com maior atividade metabólica, que aparece nos valores de SUV (*Standard uptake value* – ou unidade de captação padrão). Apesar de não haver um número que indique inflamação ou doença tumoral, em geral valores baixos sugerem benignidade, ao passo que valores elevados acima de 10 ou 12 sugerem doença maligna. Em geral é recomendadqa sua realização de 8 a 12 semanas após o término do tratamento radioterápico, pois, neste período, ainda há ação residual da radiação. Assim, 12 semanas após seu término, com exame com SUV de 12, com abaulamento e fixação de hemilaringe, em paciente com CEC prévio em mesma região, a hipótese mais provável é de persistência tumoral e deve ser sempre confirmada por biópsia. O tratamento agora é cirurgia de resgate, sendo a laringectomia total a mais indicada, porém, sendo possível, em casos selecionados, a cirurgia parcial (laringectomia horizontal supracricóidea).

Steuer CE, El-Deiry M, Parks JR et al. An update on larynx cancer. CA Cancer J Clin 2017;67(1):31-50.
Nomura T, Ishikawa J, Ohki M et al. Multifactorial analysis of local control and survival in patients with early glottic cancer. Laryngoscope 2020;130(7):1701-6.
Chen MM, Holsinger FC, Laccourreye O. Salvage conservation laryngeal surgery after radiation therapy failure. Otolaryngol Clin North Am [Internet] 2015;48(4):667-75.
Tsetsos N, Poutoglidis A, Vlachtsis K et al. Twenty-year experience with salvage total laryngectomy: lessons learned. J Laryngol Otol 2021;135(8):729-36.
Jain T, Singh G, Goyal S et al. Should fluorodeoxyglucose positron emission tomography/computed tomography be the first-line imaging investigation for restaging the laryngeal carcinoma patients? World J Nucl Med 2021;20(2):164.

615) Paciente de 65 anos de idade, com carcinoma espinocelular de laringe estadiado como T3N0M0 foi tratado com quimio e radioterapia. Evoluiu com abaulamento de prega vestibular esquerda (sítio original do tumor), mantendo paralisia da hemilaringe esquerda. Realizada PET-TC 3 meses após término do tratamento que evidenciou lesão em hemilaringe com SUV 12. Ausência de outras lesões. Realizada a biópsia e confirmado o CEC. Paciente tem *status* clínico bom, porém, não consegue subir dois lances de escada sem parar para descanso, razão pela qual foi indicada laringectomia total como cirurgia de resgate. Quanto ao tratamento do pescoço:

a. Não está indicado nenhum tratamento cirúrgico do pescoço, por se tratar de um pescoço clinicamente N0 já tratado com radioterapia.
b. Está indicado esvaziamento cervical radical modificado bilateral, pois apesar de não haver metástase clinicamente evidente, por se tratar de cirurgia de resgate, temos de ser o mais radical possível.
c. Está indicado esvaziamento cervical seletivo bilateral já que se trata de pescoço clinicamente N0, e não se pode considerar o pescoço tratado somente pela radioterapia.
d. Está indicada a realização reirradiação das cadeias linfáticas de maior risco após a laringectomia total, compreendendo os níveis II, III e IV.

Comentários

Para pacientes com pescoço clinicamente N0, a eficácia da radioterapia se assemelha à do esvaziamento cervical. Assim podemos considerar o pescoço tratado, e não é necessária, neste caso, a abordagem cervical. Caso houvesse linfonodo positivo previamente ao tratamento radioterápico, este é um fator independente de risco para metástase cervical oculta. No entanto, temos aqui um ideal, com PET-TC negativo no pescoço, o que favorece ainda mais a não abordagem cervical.

Sharma S, Chaukar DA, Bal M, D'Cruz AK. Is routine neck dissection warranted at salvage laryngectomy? J Laryngol Otol 2021;135(9):785-90.

Respostas
614) d; 615) a

616) Paciente com quadro de CEC de prega vocal esquerda, T1N0 ocupando terço médio com comissura anterior livre. Sobre o tratamento cirúrgico:
   a. Trata-se de tumor inicial de laringe, e a utilização de *laser* transoral é uma boa opção por gerar menor lesão tecidual nas margens cirúrgicas.
   b. A presença de margens livres, menores que 5 mm, especialmente na margem profunda, é relacionada como principal fator de recidiva.
   c. Uma vez removido o tumor com margem livre acima de 5 mm, este paciente pode receber alta ambulatorial.
   d. A presença de invasão perineural é indicativa de quimioterapia adjuvante.

Comentários

O uso do *laser* transoral para tratamento cirúrgico do câncer inicial de laringe está bem estabelecido por garantir um bom campo cirúrgico, boa hemostasia e menor lesão tecidual, o que permite menor número de artefatos na análise de margens anatomopatológicas, bem como menor lesão no tecido remanescente e menor fibrose, melhorando o pós-operatório. No entanto, na ausência de *laser*, o uso de bisturi elétrico (monocautério) mesmo com aumento por lesão de térmica, ou mesmo bisturi frio podem ser utilizados. Cabe ressaltar que margens livres, especialmente a margem profunda, são o principal fator de recidiva/recorrência tumoral. Margens coincidentes são sempre muito discutidas, e vale muito a experiência do cirurgião e sua visão da microlaringoscopia, pois o tecido sempre sofre retração de alguns milímetros na análise histopatológica, que pode causar essa análise de margens coincidentes, especialmente as superficiais. No entanto, mesmo com margens livres, a taxa de recorrência varia pela literatura de 3 a 20%, portanto, o acompanhamento destes pacientes com laringoscopia (telelaringosopia ou nasofibroscopia) se faz essencial.

Zhou J, Wen Q, Wang H et al. Prognostic comparison of transoral laser microsurgery for early glottic cancer with or without anterior commissure involvement: A meta-analysis. Am J Otolaryngol – Head Neck Med Surg 2021;42(2):1-8.
Locatello LG, Bruno C, Gallo O. Early glottic cancer recurrence: A critical review on its current management. Crit Rev Oncol Hematol [Internet] 2021;160.
Fiz I, Koelmel JC, Sittel C. Nature and role of surgical margins in transoral laser microsurgery for early and intermediate glottic cancer. Curr Opin Otolaryngol Head Neck Surg 2018;26(2):78-83.
Vaish R, Shah S, Chaukar D. Prognostic significance of surgical margins after transoral laser microsurgery for early-stage glottic cancer. Oral Oncol [Internet] 2020;100.

617) Paciente com quadro de CEC de prega vocal esquerda, T1N0 ocupando terço médio com comissura anterior livre. Se o paciente optar por tratamento com radioterapia:
   a. A radioterapia para este caso, de tumor inicial e sem envolvimento de comissura anterior garante cura e preservação vocal semelhante à cirurgia.
   b. Radioterapia é contraindicada neste caso, pois aumenta muito efeitos colaterais e boca seca, já que o campo irradiado envolve todo o pescoço.
   c. Radioterapia isolada para carcinoma inicial de laringe está indicada somente em pacientes com contraindicação para uso de terapia sistêmica associada (quimioterapia).
   d. A radioterapia é contraindicada em tumor inicial de laringe em razão dos riscos de ela causar neoplasias radioinduzidas na região da cabeça e do pescoço.

Comentários

Para tumores iniciais de laringe, o tratamento com radioterapia realmente oferece níveis de cura e preservação vocal semelhantes à cirurgia. Tem baixos efeitos colaterais, já que o campo irradiado é pequeno, localizado somente no "estojo" glótico. No entanto, requer algumas sessões para entregar a dose de radiação, em comparação com a cirurgia, que em um tempo realiza a remoção da lesão. Nos casos iniciais, não está indicado o uso de quimioterapia. Quanto à comissura anterior, citada na afirmação I, por conta de um risco de invasão de cartilagem tireóidea, poderia explicar menor resposta da radioterapia em alguns casos, pois apesar de inicialmente estadiados como T1, acabam sendo T3 (invasão espaço pré-epiglótico) ou mesmo T4 (invasão cartilagem tireoide), e lembrar que tecidos ósseo e cartilaginoso respondem pior à radioterapia.

Nomura T, Ishikawa J, Ohki M et al. Multifactorial analysis of local control and survival in patients with early glottic cancer. Laryngoscope 2020;130(7):1701-6.

Respostas
616) a; 617) a

618) O tipo histológico mais comum dos tumores de laringe e fatores de risco:
  a. Linfoma, exposição ocupacional a produtos químicos.
  b. Carcinoma espinocelular, tabagismo e etilismo.
  c. Plasmocitoma, exposição prévia à radiação.
  d. Melanoma, antecedente familiar.

Comentários

O CEC é, sem dúvida, o tipo histológico mais comum, é muito associado à exposição ao tabaco e etilismo, sendo que alguns estudos demonstram que a associação sinérgica do etilismo ao tabaco aumenta o risco do CEC em relação ao tabagismo isolado.
Apesar de ser o mais comum, o CEC não é o único tipo de malignidade da laringe, podendo ocorrer linfoma, melanoma, sarcoma.

Steuer CE, El-Deiry M, Parks JR et al. An update on larynx cancer. CA Cancer J Clin 2017;67(1):31-50.

CÂNCER DE TIREOIDE

619) Deve-se suspeitar fortemente de carcinoma anaplásico de tireoide em qualquer paciente que se apresente com crescimento rápido da glândula tireoide. A confirmação diagnóstica deve-se basear:
  a. Na história clínica: pacientes mais velhos com massas cervicais grandes, de crescimento rápido e com sintomas compressivos.
  b. Na avaliação inicial com citologia obtida por punção com agulha fina.
  c. Na avaliação patológica tecidual obtida por *core biopsy*.
  d. No exame de congelação do tecido tireoidiano obtido no intraoperatório.

Comentários

A citologia obtida por punção com agulha fina pode desempenhar um papel diagnóstico importante na avaliação inicial de carcinoma anaplásico de tireoide, mas a biópsia tecidual (*core biopsy*) paralela pode ser necessária para o diagnóstico definitivo e para obter material suficiente para a avaliação molecular. Todo esforço deve ser feito para estabelecer um diagnóstico por biópsia antes de prosseguir com a ressecção cirúrgica e excluir outras entidades tratáveis, pois a ressecção cirúrgica pode ser inadequada.

Bible KC, Kebebew E, Brierley J et al. American thyroid association guidelines for management of patients with anaplastic thyroid cancer. Thyroid 2021;31(3):337-86.

620) Pacientes com carcinoma anaplásico de tireoide apresentam rápida evolução, geralmente com sobrevida entre 6 a 12 meses. Quanto ao tratamento cirúrgico:
  a. Não deve ser realizado em decorrência de prognóstico ruim.
  b. Recomenda-se para pacientes com doença locorregional (estágios IVA/IVB), em que a ressecção completa do tumor pode ser prevista (R0/R1).
  c. Recomenda-se com o objetivo de redução da massa tumoral (***debulking***).
  d. Recomenda-se ressecção radical, incluindo laringectomia, ressecções traqueais, esofágicas, vasculares ou mediastinais.

Comentários

Ressecção cirúrgica é recomendada fortemente apenas para pacientes com carcinoma anaplásico de tireoide confinado (estágio IVA/IVB) em que a ressecção R0/R1 é prevista. A ressecção radical, incluindo laringectomia, ressecções traqueais, esofágicas e/ou grandes ressecções vasculares ou mediastinais, geralmente não é recomendada em decorrência do prognóstico ruim do carcinoma anaplásico de tireoide e deve ser considerada apenas muito seletivamente após discussão com equipe multidisciplinar, também considerada à luz de novas informações com base nas mutações presentes e na disponibilidade de terapias direcionadas.

Bible KC, Kebebew E, Brierley J et al. American thyroid association guidelines for management of patients with anaplastic thyroid cancer. Thyroid 2021;31(3):337-86.

Respostas
618) b; 619) c; 620) b

621) A cirurgia recomendada para pacientes com carcinoma medular da tireoide, sem evidência de metástases em linfonodos cervicais à ultrassonografia e sem evidência de metástases à distância é:
a. Lobectomia.
b. Tireoidectomia total.
c. Tireoidectomia total e dissecção dos linfonodos no compartimento central (nível VI).
d. Tireoidectomia total e dissecção dos linfonodos nos compartimentos laterais (níveis II-V) se calcitonina sérica acima de 20 pg/mL.

Comentários

Pacientes com carcinoma medular da tireoide sem evidência de metástases de linfonodos cervicais por exame ultrassonográfico e sem evidência de metástases à distância devem fazer tireoidectomia total e dissecção dos linfonodos no compartimento central (nível VI). Nesses casos, não há consenso em relação à dissecção dos linfonodos nos compartimentos laterais (níveis II-V) com base nos níveis séricos de calcitonina.

Wells Jr. SA, Asa SL, Dralle H et al. American thyroid association guidelines task force on medullary thyroid carcinoma. Revised American Thyroid Association guidelines for the management of medullary thyroid carcinoma. Thyroid 2015;25(6):567-610.

622) Em relação ao hiperparatireoidismo primário presente na neoplasia endócrina múltipla 2A (carcinoma medular de tireoide e feocromocitoma), a cirurgia deve ter como objetivo:
a. Ressecar apenas as glândulas paratireoides visivelmente aumentadas.
b. Ressecar todas as paratireoides.
c. Ressecar as paratireoides aumentadas apenas se houver associação ao feocromocitoma.
d. Ressecar as paratireoides aumentadas apenas se dosagem sérica de paratormônio acima de 250 pg/mL.

Comentários

Em pacientes com neoplasia endócrina múltipla 2A com hiperparatireoidismo, apenas as glândulas paratireoides visivelmente aumentadas devem ser ressecadas. Se todas as quatro glândulas forem aumentadas, as opções cirúrgicas incluem paratireoidectomia subtotal com um pedaço de uma glândula deixada *in situ* em um pedículo vascular ou paratireoidectomia total com autoenxerto heterotópico.

Wells Jr. SA, Asa SL, Dralle H et al. American thyroid association guidelines task force on medullary thyroid carcinoma. Revised American Thyroid Association guidelines for the management of medullary thyroid carcinoma. Thyroid 2015;25(6):567-610.

623) Paciente com nódulo tireoidiano com citologia Bethesda V (suspeito para carcinoma papilífero) será submetido à tireoidectomia. Quanto à avaliação pré-operatória:
a. São necessários apenas os exames séricos de rotina.
b. É necessário realizar cintilografia tireoidiana com I131 para excluir nódulo funcionante.
c. É necessário realizar ultrassonografia cervical para identificação de linfonodos cervicais nos compartimentos centrais e laterais.
d. É necessário realizar nova punção do nódulo para confirmação do diagnóstico citológico.

Comentários

Carcinoma papilífero de tireoide desenvolve metástases em linfonodos cervicais em 20 a 50% dos pacientes, mesmo em tumor primário pequeno e restrito à tireoide e, ainda, micrometástases (< 2 mm) podem estar presentes em até 90%. Assim, recomenda-se a realização de ultrassonografia cervical pré-operatória para linfonodos cervicais, compartimentos cervicais centrais e especialmente laterais a todos os pacientes a serem submetidos à tireoidectomia por malignidade ou suspeita de malignidade por achados citológicos ou moleculares.

Haugen BR, Alexander EK, Bible K C et al. 2015 American Thyroid Association Management Guidelines for Adult Patients with Thyroid Nodules and Differentiated Thyroid Cancer: The American Thyroid Association Guidelines Task Force on Thyroid Nodules and Differentiated Thyroid Cancer. Thyroid 2016;26(1):1-133.
Braverman LE, Cooper DS, Kopp PA. Werner & Ingbar's the thyroid: a fundamental and clinical text, 11th ed. Philadelphia, PA: Wolters Kluwer, 2021.

Respostas
621) c; 622) a; 623) c

624) Paciente com diagnóstico citológico de carcinoma papilífero de tireoide (Bethesda VI) será submetido à tireoidectomia. Em relação à avaliação pré-operatória da voz:

a. Deve ser realizada em todos os pacientes como parte do exame físico.
b. Deve ser realizada apenas nos pacientes com alterações de voz.
c. Deve ser realizada apenas nos pacientes com cirurgia cervical ou torácica superior prévia.
d. Deve ser realizada apenas nos pacientes em que há risco de lesão do nervo laríngeo recorrente ou nervo vago em risco.

Comentários

Todos os pacientes submetidos à cirurgia da tireoide devem ter avaliação pré-operatória da voz como parte do exame físico pré-operatório. Essa avaliação deve incluir a descrição do paciente de suas alterações vocais, bem como a avaliação médica da voz.

Haugen BR, Alexander EK, Bible KC et al. American Thyroid Association Management Guidelines for Adult Patients with Thyroid Nodules and Differentiated Thyroid Cancer: The American Thyroid Association Guidelines Task Force on Thyroid Nodules and Differentiated Thyroid Cancer. Thyroid 2016;26(1):1-133.

625) O acompanhamento de pacientes com carcinoma papilífero de tireoide após tireoidectomia total e radioiodoterapia ablativa sob tratamento com levotiroxina é realizado com as dosagens séricas de tireoglobulina (Tg) e do anticorpo antitireoglobulina (AcTg):

a. Mas, o AcTg é um marcador tumoral mais fidedigno do que a Tg.
b. Pois a presença de AcTg diminui falsamente as determinações de Tg sérica em ensaios imunométricos.
c. Pois Tg e AcTg são marcadores de persistência tumoral igualmente fidedignos e complementares.
d. Porém, tanto Tg quanto AcTg não servem como marcadores de persistência tumoral.

Comentários

A elevação das dosagens periódicas da tireoglobulina sérica sob terapia com hormônio tireoidiano durante o acompanhamento de pacientes com carcinoma diferenciado de tireoide submetidos à tireoidectomia total e ablação com radioiodo são sugestivos de crescimento de tecido tireoidiano ou neoplásico. A presença de anticorpos anti-Tg, que ocorrem em 25% dos pacientes com câncer de tireoide e 10% da população em geral, reduz falsamente as determinações de Tg sérica em ensaios imunométricos. O anticorpo anti-Tg sérico deve ser medido em conjunto com o ensaio de Tg sérica por um método imunométrico.

Haugen BR, Alexander EK, Bible KC et al. 2015 American Thyroid Association Management Guidelines for Adult Patients with Thyroid Nodules and Differentiated Thyroid Cancer: The American Thyroid Association Guidelines Task Force on Thyroid Nodules and Differentiated Thyroid Cancer. Thyroid 2016;26(1):1-133.

626) A tireotrofina (TSH) é um potente fator de crescimento das células tireoidianas normais e neoplásicas. Baseando-se nesse fato, no carcinoma diferenciado de tireoide:

a. Todos os pacientes devem ser mantidos com TSH sérico abaixo de 0,1 mU/L durante todo o acompanhamento.
b. Em pacientes livres de doença, o TSH perde seu efeito no crescimento tumoral.
c. Pacientes com resposta estrutural incompleta à terapia, o TSH sérico deve ser mantido abaixo de 0,1 mU/L indefinidamente na ausência de contraindicações específicas.
d. O TSH sérico não se relaciona com o desenvolvimento de metástases.

Comentários

Existe associação entre terapia de supressão de hormônio tireoidiano e redução dos principais eventos clínicos adversos, sobretudo em pacientes com resposta estrutural incompleta à terapia, o TSH sérico deve ser mantido abaixo de 0,1 mU/L indefinidamente na ausência de contraindicações específicas.

Haugen BR, Alexander EK, Bible KC et al. American Thyroid Association Management Guidelines for Adult Patients with Thyroid Nodules and Differentiated Thyroid Cancer: The American Thyroid Association Guidelines Task Force on Thyroid Nodules and Differentiated Thyroid Cancer. Thyroid 2016;26(1):1-133.

Respostas
624) a; 625) b; 626) c

627) Paciente com carcinoma papilífero de tireoide foi submetido à tireoidectomia total e radioiodoterapia há 3 anos. Há 1 mês o exame ultrassonográfico de rotina evidenciou presença de linfonodos cervicais em compartimentos central e laterais superiores a 1,5 cm. Dentre as alternativas abaixo, qual seria a melhor conduta para este paciente?

a. Deve-se proceder ao esvaziamento cervical após a comprovação com a punção dos linfonodos e dosagem de tireoglobulina no aspirado.
b. Deve-se proceder ao esvaziamento cervical sem a necessidade de comprovação citológica.
c. Deve-se realizar o acompanhamento com ultrassonografia cervical semestral.
d. Pode ser mantido acompanhamento de rotina com dosagens de tireoglobulina, anticorpo antitireoglobulina e ultrassonografia cervical.

Comentários

Dissecção cervical central e/ou lateral compartimental terapêutica em um compartimento previamente operado, poupando estruturas vitais não envolvidas, deve ser realizada para pacientes com doença persistente ou recorrente comprovada por biópsia para linfonodos cervicais centrais ≥ 8 mm e linfonodos cervicais laterais ≥ 10 mm na menor dimensão que pode ser localizado em imagens anatômicas.

Haugen BR, Alexander EK, Bible KC et al. American Thyroid Association Management Guidelines for Adult Patients with Thyroid Nodules and Differentiated Thyroid Cancer: The American Thyroid Association Guidelines Task Force on Thyroid Nodules and Differentiated Thyroid Cancer. Thyroid 2016;26(1):1-133.

HIPERPARATIREOIDISMO PRIMÁRIO, SECUNDÁRIO E TERCIÁRIO

628) Em relação ao manejo do hiperparatireoidismo secundário em pacientes renais crônicos dialíticos, assinale a CORRETA:

a. O tratamento cirúrgico (paratireoidectomia total) é indicado quando existe lesões de órgão-alvo como calcificação ectópica, dor articular ou fraturas ósseas, independente do nível de PTH.
b. Níveis consistentes de PTH acima de 800 pg/mL com hipercalcemia ou hiperfosfatemia refratários ao tratamento clínico indicam necessidade de tratamento cirúrgico.
c. Quando o paciente é corretamente tratado com medicamentos calcimiméticos, quelantes de fosfato e reposição adequada de vitamina D, não haverá necessidade de tratamento cirúrgico.
d. É objetivo do tratamento medicamentoso manter os níveis de PTH dentro dos limites de normalidade nesses pacientes.

Comentários

Indicações de paratireoidectomia em pacientes dialíticos são níveis de PTH acima de 500 pg/mL com um ou mais dos sintomas: hipercalcemia e/ou hiperfosfatemia refratárias ao tratamento clínico/hipercalcemia e/ou hiperfosfatemia durante pulsoterapia com calcitriol, não responsiva a quelante de fósforo/calcificações extraósseas/doença óssea progressiva.

Komaba H, Kakuta T, Fukagawa M. Management of secondary hyperparathyroidism: how and why? Clin Exp Nephrol 2017;21:37-45.

629) Em relação ao hiperparatireoidismo primário (HPP), assinale a CORRETA:

a. O tratamento é sempre cirúrgico para os pacientes hipercalcêmicos, enquanto os casos de hiperparatireoidismo normocalcêmicos devem ser acompanhados, independentemente de sintomas clínicos.
b. O diagnóstico do HPP deve ser confirmado com exame localizatório de imagem como a cintilografia com SESTAMIBI-Tecnécio.
c. Sugere-se restrição de ingestão de leites e derivados para esses pacientes com o intuito de não piorar a hipercalcemia.
d. O adenoma da paratireoide sem topolocalização na cintilografia pré-operatória mantém a indicação da paratireoidectomia.

Comentários

A indicação para o tratamento cirúrgico do hiperparatireoidismo primário não é dada por exames de imagem, esses apenas podem auxiliar o cirurgião em relação à localização do adenoma.

Fuleihan GE, Arnold A. Pathogenesis and etiology of primary hyperparathyroidism. In: UpToDate, Post TW (Ed), UpToDate, Waltham, MA. 2018.

Respostas
627) a; 628) b; 629) d

630) Mulher de 55 anos, vem encaminhada do endocrinologista para avaliação de alterações em exames laboratoriais. Sem queixas no momento. Antecedente de HAS e transplante renal bem-sucedido há 2 anos. Exames: hemoglobina 11,0 g/dL; ureia 68 mg/dL; creatinina 1,2 mg/dL; sódio 138 mg/dL; potássio 4,0 mg/dL; cálcio total 11,0 mg/dL (8,6-10,3); PTH 180 pg/mL (10-65), 25-OH-vitamina D 34 ng/mL (30-60), fósforo 3,5 mg/dL. Com esses dados, assinale a alternativa CORRETA:

a. A principal hipótese é um adenoma de paratireoide e devem ser solicitados exames localizatórios para planejamento cirúrgico.
b. O caso tem indicação cirúrgica e o procedimento indicado é paratireoidectomia total com auto-enxerto ou subtotal.
c. Deve ser solicitado cálcio urinário de 24 horas, pois a hipercalcemia hipocalciúrica familiar é a principal hipótese diagnóstica.
d. Inicialmente, deve ser indicado tratamento clínico com cinacalcet para avaliação de resposta.

Comentários

Trata-se de um caso de hiperparatireoidismo pós-transplante renal também conhecido por hiperparatireoidismo terciário, nesses casos após 1 ano do transplante e o paciente mantendo hiperparatireoidismo com hipercalcemia está indicado o procedimento cirúrgico.

Komaba H, Kakuta T, Fukagawa M. Management of secondary hyperparathyroidism: how and why? Clin Exp Nephrol 2017;21:37-45.

631) Sobre o hiperparatireoidismo primário, selecione a alternativa CORRETA:

a. Carcinoma de paratireoide deve ser suspeitado em casos com dosagem de PTH acima de 3 vezes o limite superior da normalidade, sendo indicada a realização de tireoidectomia e esvaziamento cervical recorrente.
b. O cisto de paratireoide é uma causa frequente de hiperparatireoidismo primário e deve ser tratado cirurgicamente.
c. O PTH intraoperatório é um bom método auxiliar, no entanto, muda a conduta em uma pequena porcentagem de casos.
d. A doença multiglandular é frequente, razão pela qual sempre deve ser realizada exploração bilateral das paratireoides ou dosagem intraoperatória de PTH.

Comentários

O PTH intraoperatório não é imprescindível para o procedimento cirúrgico de exérese de adenoma de paratireoide, nos casos em que não tem disponível a cirurgia deve ser realizada da mesma maneira tentando identificar as quatro paratireoides e realizar a exérese da glândula mais sugestiva de hiperplasia, assim como os exames localizatórios pré-operatórios negativos não contraindicam o procedimento cirúrgico.

Fuleihan GE, Arnold A. Pathogenesis and etiology of primary hyperparathyroidism In: UpToDate, Post TW (Ed), UpToDate, Waltham, MA. 2018.

632) Em relação ao hiperparatireoidismo secundário à doença renal crônica, selecione a alternativa CORRETA:

a. Em pacientes dialíticos com fósforo não muito elevado, pode-se tentar inibir a produção de PTH através do uso de altas doses de calcitriol.
b. Em casos com exames localizatórios positivos para uma glândula, pode ser feita ressecção focalizada.
c. O uso dos agonistas de receptores de cálcio não está indicado nesses pacientes por gerar aumento da reabsorção renal de fósforo.
d. O tratamento é cirúrgico e a paratireoidectomia total com criopreservação de tecido paratireoideano é o procedimento padrão ouro.

Comentários

Como o fósforo é muito abundante nos alimentos, nem sempre se consegue diminuir o nível do fósforo através da limitação da dieta. São adicionados medicamento quelantes do fósforo, ingeridos com a alimentação. Esses compostos ligam-se ao fósforo na luz intestinal e evitam sua absorção. Existem diversos compostos, mas o mais comum é o sevelamer. Em doentes com fósforo não muito elevado, pode-se tentar inibir a produção de PTH pelas paratireoides por meio de compostos ativos da vitamina D. Em nosso meio, o disponível é o calcitriol.

Komaba H, Kakuta T, Fukagawa M. Management of secondary hyperparathyroidism: how and why? Clin Exp Nephrol 2017;21:37-45.

Respostas
630) b; 631) c; 632) a

633) O exame demonstrado abaixo foi solicitado na investigação de um quadro de hipercalcemia. Dessa forma, assinale a alternativa que corretamente descreve, respectivamente, o nome do exame e as estruturas apontadas na seta:

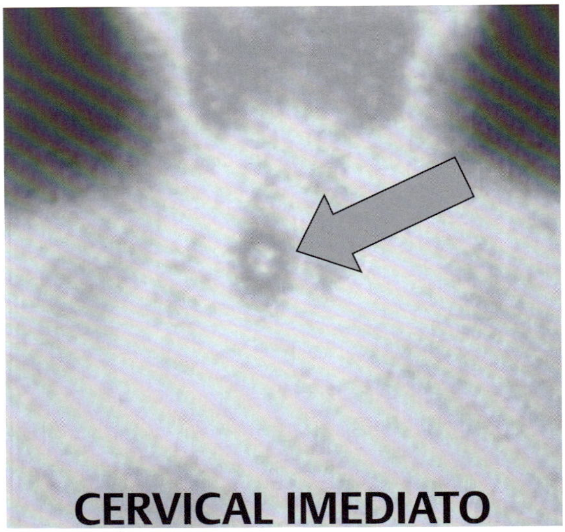

a. PET-*scan*; lobo direito da tireoide.
b. RM; lobo direito da tireoide.
c. Cintilografia; paratireoide direita.
d. Cintilografia; paratireoide superior direita.

Comentários

Trata-se de um exame de cintilografia, e nesses exames não podemos dizer se é uma paratireoide inferior ou superior por ser um exame planar, portanto, apenas inferimos a lateralidade.

Fuleihan GE, Arnold A. Pathogenesis and etiology of primary hyperparathyroidism. In: UpToDate, Post TW (Ed), UpToDate, Waltham, MA. 2018.

634) Sobre o hiperparatireoidismo secundário, selecione a alternativa CORRETA:
a. Os níveis de PTH podem atingir valores acima de 1.000 pg/dL nos pacientes com insuficiência renal em diálise.
b. O carcinoma de paratireoide é um importante diagnóstico diferencial pelos níveis muito elevados de cálcio.
c. A insuficiência renal crônica é a única causa.
d. A hipovitaminose D pode gerar aumento do PTH, mas não o hiperparatireoidismo secundário.

Comentários

O hiperparatireoidismo secundário, como o próprio nome diz, é secundário a alguma causa e não somente à doença renal crônica (causa mais comum, porém não única), principalmente em estágio V em diálise. Outras causas menos frequentes são a deficiência de cálcio e vitamina D, uso de medicamentos como lítio ou reposição de fósforo.

Komaba H, Kakuta T, Fukagawa M. Management of secondary hyperparathyroidism: how and why? Clin Exp Nephrol 2017;21:37-45.

Respostas
633) c; 634) a

635) Mulher de 62 anos, assintomática, encaminhada para avaliação em razão dos seguintes achados nos exames laboratoriais: Ca Ionizado: 1,41 mmol/L (1,11-1,40); PTH: 102 pg/mL (10-65); Ca Total: 10,3 mg/dL (8,6-10,3); 25-OH-Vitamina D: 39 ng/mL (30-60); Creatinina: 1,28 mg/dL (0,70-1,30); Ca Urina: 175 mg/24 horas (55-220). Qual a hipótese diagnóstica?

a. Hiperparatireoidismo primário.
b. Hiperparatireoidismo secundário.
c. Hiperparatireoidismo terciário.
d. Neoplasia endócrina múltipla tipo I.

Comentários

Trata-se de uma paciente mulher com idade avançada, função renal normal e Vitamina D normal com Cálcio alto e PTH alto, portanto, a principal hipótese diagnóstica é o hiperparatireoidismo primário.

Fuleihan GE, Arnold A. Pathogenesis and etiology of primary hyperparathyroidism In: UpToDate, Post TW (Ed), UpToDate, Waltham, MA. 2018.

636) Em relação à anatomia e à embriologia das paratireoides:

a. As paratireoides superiores têm origem na quarta bolsa de cada lado da faringe primitiva e as paratireoides inferiores originam-se da terceira bolsa junto ao timo. As ectopias das paratireoides inferiores são mais comuns.
b. As paratireoides superiores têm origem na terceira bolsa de cada lado da faringe primitiva e as paratireoides inferiores originam-se da quarta bolsa junto ao timo. As ectopias das paratireoides inferiores são mais comuns.
c. As paratireoides superiores têm origem na quarta bolsa de cada lado da faringe primitiva e as paratireoides inferiores originam-se da terceira bolsa junto ao timo. As ectopias das 0 paratireoides superiores são mais comuns.
d. As paratireoides superiores têm origem na terceira bolsa de cada lado da faringe primitiva e as paratireoides inferiores originam-se da quarta bolsa junto ao timo. As ectopias das paratireoides superiores são mais comuns.

Comentários

Trata-se de uma questão conceitual, as paratireoides originam-se da terceira e da quarta bolsa branquial. Em geral, o indivíduo adulto terá quatro paratireoides, sendo duas superiores e duas inferiores. As paratireoides superiores têm origem na quarta bolsa de cada lado da faringe primitiva. As inferiores originam-se da terceira bolsa, junto ao timo. Durante o desenvolvimento ocorre uma alteração na posição dessas glândulas, as paratireoides da IV bolsa descem até a porção posterior de cada polo superior da glândula tireoide e as paratireoides da III bolsa acompanham a descida do timo e tendem a situar-se próximas ao polo inferior direito e esquerdo da tireoide respectivamente. Essa "migração" parece justificar as ectopias da glândula, mais comum nas inferiores.

Fuleihan CE, Arnold A. Pathogenesis and etiology of primary hyperparathyroidism. In: UpToDate, Post TW (Ed), UpToDate, Waltham, MA. 2018.

CÂNCER DE OROFARINGE

637) Qual a principal estrutura que possui íntima relação como barreira à disseminação tumoral na parede posterior da orofaringe que, quando invadida, acomete a fáscia pré-vertebral com possível fixação à coluna cervical e provável irressecabilidade dos tumores de orofaringe?

a. Fáscia faringobasilar.
b. Fáscia bucofaríngea.
c. Camada submucosa.
d. Músculo constritor da faringe superior.

Comentários

A composição da parede posterior da orofaringe é delgada, sobrepondo-se pelas camadas mucosa, submucosa, fáscia faringobasilar, músculo constritor da faringe superior e fáscia bucofaríngea; esta última de grande importância como barreira à disseminação tumoral. Tumores dessa região que invadem a profundidade da musculatura têm maior respeito por essa fáscia que, quando ultrapassada, acomete a fáscia pré-vertebral com possível fixação à coluna cervical e provável irressecabilidade.

Associação Brasileira – ABORL-CCF. Tratado de Otorrinolaringologia e Cirurgia Cérvico-facial, 3.ed. Rio de Jameiro: GEN Guanabara Koogan, 2017. Edição impressa. p. 673.

Respostas
635) a; 636) a; 637) b

638) Uma das queixas de pacientes com neoplasia de orofaringe é a otalgia ipsilateral à lesão. Qual o nervo responsável por esse sintoma, em que um de seus ramos realiza anastomose com o nervo timpânico no nível do gânglio petroso?

a. Acessório.
b. Hipoglosso.
c. Glossofaríngeo.
d. Facial.

Comentários

O sintoma mais comum dos tumores de orofaringe é dor persistente, em geral unilateral, que, na maioria das vezes, é refratária aos analgésicos usuais. A dor na garganta mal definida pode estar associada à otalgia homolateral e essa relação se deve à anastomose, ramo ascendente do glossofaríngeo, com o nervo timpânico no nível do gânglio petroso.

Associação Brasileira. Tratado de Otorrinolaringologia e Cirurgia Cérvicofacial da ABORL-CCF. GEN Guanabara Koogan. 3. ed. Edição impressa. 2017:678.

639) Em relação ao carcinoma epidermoide de orofaringe, qual sítio primário tende a produzir metástases cervicais mais precocemente?

a. Tumores da base da língua.
b. Tumores tonsilares.
c. Tumores da parede posterior da orofaringe.
d. Tumores do palato fibroso.

Comentários

Os tumores da base da língua tendem a produzir metástases mais precocemente, em decorrência do fato de pequenos comprometimentos da profundidade já atingirem o plano muscular, sendo muito frequentemente diagnosticado pela presença da metástase cervical.

Associação Brasileira – ABORL-CCF. Tratado de Otorrinolaringologia e Cirurgia Cérvico-Facial;, 3.ed. Rio de Janeiro: GEN Guanabara Koogan, 2017. p. 677. Edição impressa.

640) Dentre os tumores malignos de glândulas salivares em orofaringe, qual o tipo histológico mais comum?

a. Carcinoma mucoepidermoide.
b. Carcinoma adenoide cístico.
c. Adenocarcinoma.
d. Carcinoma de células acinares.

Comentários

O mais comum tipo histológico de neoplasia maligna de glândula salivar na orofaringe é o carcinoma adenoide cístico. Ele apresenta um comportamento de disseminação que segue ao longo dos linfáticos perineurais na bainha de mielina, com ressurgimento em espaços do trajeto nervoso, na base do crânio, intracraniais ou partes moles. Podem apresentar metástases para linfonodos, pulmão e ossos, sendo normalmente bem tardias. O carcinoma mucoepidermoide vem em seguida, com um comportamento mais agressivo, proporcional ao grau de diferenciação, tanto localmente como na produção de metástases para linfonodos, usando as vias linfáticas convencionais para isso. O adenocarcinoma é o de maior malignidade.

Associação Brasileira – ABORL-CCF. Tratado de Otorrinolaringologia e Cirurgia Cérvico-Facial, 3.ed. Rio de Janeiro: GEN Guanabara Koogan, 2017. p. 677. Edição impressa.

Respostas
638) c; 639) a; 640) b

641) A respeito das lesões neoplásicas da orofaringe, é correto afirmar:
a. Massas submucosas dessa região nos devem fazer pensar em tumores de glândulas salivares, sendo o carcinoma mucoepidermoide o mais comum dentre os malignos.
b. Enquanto as leucoplasias são lesões pré-malignas, as eritroplasias estão associadas a fatores irritativos locais, tendo risco muito alto de malignização.
c. A parede posterior e o palato mole são os locais mais acometidos pelo carcinoma epidermoide.
d. A orofaringe é o sítio de linfomas em menor proporção do que qualquer outro local do trato aerodigestivo.

Comentários

O tumor maligno de glândula salivar, quando presente na orofaringe, se apresenta de forma muito característica, com massa submucosa que preserva a superfície mucosa em estágios iniciais e pode apresentar ulceração central com a progressão em decorrência de adelgaçamento da mucosa pelo efeito de crescimento, sendo o carcinoma adenoide cístico o tipo mais comum, seguido pelo carcinoma mucoepidermoide. O carcinoma epidermoide é o tipo histológico derivado do tecido epitelial estratificado que recobre a orofaringe, sendo o mais comum desta região e tendo a base da língua e região tonsilar como os subsítios mais frequentes. Em razão da grande concentração de tecido linfoide, a orofaringe concentra a maior proporção de linfomas de todo o trato aerodigestivo. Dentre as lesões pré-malignas, as leucoplasias têm baixo risco de malignização (em torno de 5%), ao contrário das eritroplasias, que apresentam alta taxa de transformação para câncer (cerca de 50%).

Rosa de Noronha MJ et al. Neoplasias malignas da orofaringe. In: Pignatari SS, Anselmo-Lima WT. Tratado de otorrinolaringologia, 3.ed. Rio de Janeiro: Grupo Editorial Nacional, 2020. p. 676-7.

642) Sobre os dados epidemiológicos do câncer de orofaringe, é correto afirmar:
a. Graças à sintomatologia e à dificuldade de detecção ao exame físico, a grande maioria dos casos é detectada em estágio avançado.
b. O diagnóstico é mais comum em homens entre 20 e 40 anos.
c. O número de casos vem diminuindo, sobretudo em populações mais jovens.
d. A relação de casos entre homens e mulheres vem aumentando.

Comentários

Os pacientes típicos de carcinoma de orofaringe são homens, idosos, com história de exposição prolongada ao fumo e bebidas alcoólicas. Contudo, o número de casos vem aumentando, principalmente, entre populações mais jovens, em casos relacionados com a infecção pelo HPV. A mudança de hábitos culturais e sociais vem provocando aumento de casos na população feminina e redução na relação entre homens e mulheres, que no passado chegava a 11:1 e, atualmente, gira em torno de 4:1. Infelizmente, não são raros os casos de pacientes que recebem diagnóstico e tratamento já em estágios avançados, seja por ausência de sintomas em estágios iniciais, baixa suspeição médica, ausência de campanhas preventivas, mas também pela precariedade nos encaminhamentos dentro do nosso sistema de saúde.

Rosa de Noronha MJ et al. Neoplasias malignas da orofaringe. In: Pignatari SS, Anselmo-Lima WT. Tratado de otorrinolaringologia, 3.ed. Rio de Janeiro: Grupo Editorial Nacional, 2020. 133. p. 675-6.

643) Qual das opções abaixo contém elemento que é fator de risco para câncer de orofaringe?
a. Infecção pelo HPV 3 e 33.
b. Uso de tabaco.
c. Deficiência de vitamina C.
d. Alimentos ricos em gordura saturada.

Comentários

Já é bem demonstrado que a infecção pelo HPV, sendo os subtipos 16 e 18 os mais frequentes, tem potencial carcinogênico em tumores da orofaringe, mesmo em não fumantes, pela sua capacidade de inativar genes supressores tumorais, como o *P53*. De modo semelhante, o uso de imunossupressores também pode criar condições para o desenvolvimento de neoplasia malignas, por inibirem a reação citotóxica mediada por linfócitos dirigida contra DNA mutante.

Rosa de Noronha MJ et al. Neoplasias malignas da orofaringe. In: Pignatari SS, Anselmo-Lima WT. Tratado de otorrinolaringologia, 3.ed. Rio de Janeiro: Grupo Editorial Nacional, 2020. 133. p. 675.

Respostas
641) b; 642) a; 643) b

644) Na avaliação de um nódulo metastático de carcinoma epidermoide no nível II do pescoço, muitas vezes não identificamos a origem do tumor primário, embora em um grande percentual estejam ocultos na orofaringe. É exame útil e correto na avaliação de um nódulo cervical metastático no nível II de tumor primário desconhecido:
a. Videofaringolaringoscopia.
b. Biópsia incisional da lesão.
c. Ultrassonografia de abdome total.
d. Endoscopia digestiva alta.

Comentários

Frente a um paciente com nódulo cervical suspeito para neoplasia maligna e com tumor primário oculto, a chance de este estar localizado na orofaringe é maior do que em todas as outras áreas anatômicas da cabeça e pescoço. Dessa forma, em nível de consultório, devemos lançar mão de todos os recursos para identificação da lesão na orofaringe, iniciando pela simples oroscopia, palpação digital à procura de áreas de consistência endurecida e exames de endoscopia, seja rígida ou flexível. A biópsia incisional de um linfonodo suspeito deve ser evitada, pois poderia acarretar extravasamento tumoral, influenciando negativamente no estadiamento do nosso doente. A punção aspirativa por agulha fina, principalmente quando guiada por ecografia, tem bom poder de diagnóstico, sem incidir em prejuízo ao paciente.

Rosa de Noronha MJ et al. Neoplasias malignas da orofaringe. In: Pignatari SS, Anselmo-Lima WT. Tratado de otorrinolaringologia, 3.ed. Rio de Janeiro: Grupo Editorial Nacional, 2020. p. 676-7. 133. p. 678-9.

CÂNCER DE SEIOS PARANASAIS, CAVIDADE NASAL, BASE ANTERIOR DE CRÂNIO

645) Os tumores malignos dos seios paranasais são patologias raras. Eles são mais comuns na Ásia e na África do que nos Estados Unidos, onde cerca de 2.000 americanos desenvolvem essas doenças malignas a cada ano. Qual a localização mais comum dos cânceres dos seios paranasais?
a. Seio etmoidal.
b. Seio maxilar.
c. Seio esfenoidal.
d. Seio frontal.

Comentários

Aproximadamente 60-70% das neoplasias nasossinusais ocorrem no seio maxilar e 20-30% ocorrem na própria cavidade nasal. Estima-se que ocorram 10-15% nas células aéreas etmoidais (sinusais), com a minoria restante de neoplasias encontradas nos seios frontal e esfenoidal.

Dulguerov P, Jacobsen MS, Allal AS, Lehmann W, Calcaterra T. Nasal and paranasal sinus carcinoma: are we making progress? A series of 220 patients and a systematic review. Cancer 2001;92(12):3012-29.

646) Fatores de risco para neoplasias nasossinusais têm sido amplamente investigados. Eles são complicados, multifatoriais e um pouco controversos. Em relação aos carcinomas epidermoides e aos adenocarcinomas: qual atividade profissional está relacionada com o aumento do risco de desenvolver um câncer de seio nasal?
a. Exposição a pó de carvão.
b. Exposição à irradiação.
c. Exposição a pólen.
d. Exposição a pó de madeira.

Comentários

A ideia de que o carcinoma espinocelular (CEC) e o adenocarcinoma estão associados à exposição a poeira de níquel, gás mostarda, torotraste, óleo de isopropila, cromo ou sulfeto de diclorodietila está bem estabelecida. Verificou-se que a exposição à poeira de madeira, em particular, aumenta o risco de CEC 21 vezes e o risco de adenocarcinoma 874 vezes. Muitos desses produtos são encontrados na indústria de fabricação de móveis, na indústria de couro e na indústria têxtil. Um histórico social e de emprego cuidadoso deve ser solicitado a todos os pacientes que apresentam sintomas relacionados com doenças malignas nasossinusais.

Llorente JL, López F, Suárez C, Hermsen MA. Sinonasal carcinoma: clinical, pathological, genetic and therapeutic advances. Nat Rev Clin Oncol 2014;11(8):460-72.
IARC Working Group on the Evaluation of Carcinogenic Risks to Humans. Arsenic, metals, fibres, and dusts. IARC Monogr Eval Carcinog Risks Hum 2012;100:11.

Respostas
644) a; 645) b; 646) d

647) Qual tumor dos seios paranasais apresentou uma mudança dramática em relação aos seus índices de sobrevida a partir dos anos de 1970, com a adição de novas técnicas cirúrgicas de ressecções craniofaciais?
a. Melanoma.
b. Tumor neuroendócrino sinonasal.
c. Estesioneuroblastoma.
d. Carcinoma espinocelular.

Comentários

O tratamento da estesioneuroblastoma mudou drasticamente na década de 1970 com o advento da ressecção craniofacial, o que aumentou, de forma significativa, sobrevida em 5 anos. Na revisão de Broich, as taxas de sobrevida em 5 anos foram de 72%, 62% e 53%, respectivamente, para tumores Kadish Stage A, B e C. Uma metanálise de Dulguerov *et al.* de publicações entre 1990 e 2000 comparou cirurgia isolada, radiação isolada e cirurgia combinada com radiação pós-operatória e encontrou um benefício estatisticamente significativo para cirurgia e radiação combinadas; a sobrevida em 5 anos foi de 65%, 48% e 37% para terapia combinada, cirurgia e TRX, respectivamente.

Turner JH, Reh DD. Incidence and survival in patients with sinonasal cancer: a historical analysis of population-based data. Head Neck 2012;34:877.
Youlden DR, Cramb SM, Peters S et al. International comparisons of the incidence and mortality of sinonasal cancer. Cancer Epidemiol 2013;37:770.

648) Nos casos de carcinoma espinocelular de seio maxilar, qual dos fatores abaixo é considerado como um fator de piora do prognóstico?
a. Invasão de cavidade nasal.
b. Invasão de osso etmoidal.
c. Invasão de dura-máter.
d. Invasão de osso maxilar.

Comentários

Dulguerov P *et al.* publicaram, em 2006, uma revisão mostrando os principais fatores de piora do prognóstico do tratamento dos cânceres nasossinusais. Entre eles estavam: *Status of surgical margins, Intracranial extent, Orbital involvement. Local factors that were associated with a worse prognosis: extension to the pterygomaxillary fossa, extension to the frontal and sphenoid sinuses, the erosion of the cribriform plate, invasion of the dura, neck metastasis.*

Dulguerov P, Jacobsen MS, Allal AS, Lehmann W, Calcaterra T. Nasal and paranasal sinus carcinoma: are we making progress? A series of 220 patients and a systematic review. Cancer 2001;92(12):3012-29.

649) Qual a fossa craniana mais frequentemente comprometida pelos tumores malignos da base do crânio?
a. Fossa craniana anterior.
b. Fossa craniana média.
c. Fossa craniana posterior.
d. Mais de uma fossa concomitantemente.

Comentários

Em trabalho publicado pelo Grupo Colaborativo Internacional de Cirurgia de Base de Crânio, onde foram avaliados 1.307 pacientes, mostraram que a idade mediana dos pacientes foi de 54 anos (intervalo de 1 a 98 anos), que a maioria dos tumores (87%) envolveu a fossa craniana anterior. Carcinoma espinocelular (29%) e adenocarcinoma (16%) foram os tipos histológicos mais comuns.

Ganly I, Patel SG, Singh B et al. Craniofacial resection for malignant paranasal sinus tumors: Report of an International Collaborative Study. Head Neck 2005;27(7):575-84.

Respostas
647) c; 648) c; 649) a

650) Qual dos eventos abaixo foi determinante na mudança de conduta cirúrgica nos tumores avançados da base de crânio?

a. Introdução da radioterapia por IMRT.
b. Técnicas de reconstrução com retalhos microcirúrgicos.
c. Introdução de quimioterapia de indução.
d. Introdução de imunoterapia.

Comentários

Hardesty, Jones e Ramasastry publicam, em 1987, o trabalho intitulado: *Microsurgery for macrodefects: microvascular free-tissue transfer for massive defects of the head and neck*, um marco na mudança de paradigma no tratamento dos tumores da base de crânio, possibilitando a ressecção de lesões antes consideradas irressecáveis, por impossibilidade de reconstrução da falha operatória. Apesar da localização do defeito e do medo de criar defeitos maciços complexos, a cobertura de grandes áreas de perda de tecidos moles, com ou sem calvária, dura-máter e cérebro expostos, pode ser reconstruída de forma confiável com transferência de tecido livre microvascular. Esta técnica permite a separação da oronasofaringe do conteúdo intracraniano, cobertura de enxertos durais, restauração da perda de tecido composto e obtenção de resultados estéticos superiores em um único estágio. Ao escolher locais de anastomose vascular, a transferência de retalho livre permite maior latitude na orientação, alfaiataria e inserção do retalho do que é possível ao usar retalhos de rotação pediculados fixos. Quando confrontado com uma malignidade profundamente invasiva ou gigantesca, uma abordagem de equipe multidisciplinar é ideal. O risco associado a procedimentos operatórios ablativos e reconstrutivos sofisticados se justifica ao lidar com lesões potencialmente curáveis. O sucesso desses procedimentos extensivos está relacionado não apenas com o resultado funcional e com a aparência estética, mas, o mais importante, com a qualidade de vida resultante que eles permitem.

Jones NF, Hardesty RA, Swartz WM et al. Extensive and complex defects of the scalp, middle third of the face, and palate: the role of microsurgical reconstruction. Plastic and Reconstructive Surgery 1988;82(6):937-52.

651) Homem, 42 anos de idade, com queixa de epistaxe, perda de olfato, dor leve em olho esquerdo e sensação de obstrução nasal há cerca de 45 dias. Os exames de imagem demonstraram um tumor de etmoide, com comprometimento da placa cribriforme, com mínima invasão do assoalho da fossa craniana anterior e sem comprometimento das órbitas. O diagnóstico histopatológico mostrava um estesioneuroblastoma. Qual das opções abaixo é a melhor opção de acesso cirúrgico aberto para o tratamento deste tumor?

a. Ressecção craniofacial combinada.
b. Translocação facial estendida unilateral.
c. Acesso subfrontal.
d. Acesso orbitozigomático.

Comentários

Esta abordagem é usada, principalmente, para tumores da base anterior do crânio com envolvimento intracraniano. Tem a vantagem de minimizar a retração cerebral em razão da exposição mais ampla do assoalho da fossa craniana anterior. A craniotomia é realizada envolvendo as paredes anterior e posterior dos seios frontais. Quando o tumor se estende mais inferiormente para as órbitas e a área crivosa, osteotomias nasais são realizadas ao longo da porção média dos ossos nasais e ao longo da linha de sutura nasolacrimal. A dura-máter é dissecada do osso e, em seguida, osteotomias orbitárias são feitas, ou seja, o teto e a parede lateral de cada órbita são removidos. Nessa fase, o tumor é amplamente exposto e extirpado.

Ganly I, Patel SG, Singh B et al. Craniofacial resection for malignant paranasal sinus tumors: Report of an International Collaborative Study. Head Neck. 2005 July;27(7):575-84.

Respostas
650) b; 651) c

CÂNCER DE RINOFARINGE

652) O câncer da nasofaringe se origina no epitélio da nasofaringe. A classificação histopatológica desta neoplasia compreende os seguintes tipos segundo a atual classificação utilizada pela Organização Mundial da Saúde:

a. Carcinoma indiferenciado, carcinoma espinocelular não queratinizado e carcinoma espinocelular queratinizado.
b. Carcinoma escamoso queratinizado, carcinoma escamoso não queratinizado e carcinoma basaloide escamoso.
c. Carcinoma indiferenciado, carcinoma escamoso queratinizado e carcinoma escamoso não queratinizado.
d. Carcinoma indiferenciado, carcinoma escamoso queratinizado e carcinoma basaloide escamoso.

Comentários

De acordo com a Organização Mundial da Saúde, existem três subtipos patológicos de carcinoma nasofaríngeo: queratinizante escamoso, não queratinizante e basaloide escamoso. Carcinoma nasofaríngeo não queratinizante pode ser dividido em neoplasias diferenciadas e indiferenciadas. O subtipo queratinizante é responsável por menos de 20% dos casos em todo o mundo e é relativamente raro em áreas endêmicas como o sul da China; o subtipo não queratinizante constitui a maioria dos casos em áreas endêmicas (> 95%) e está predominantemente associado à infecção pelo vírus Epstein-Barr (EBV).

Yu-Pei C et al. Nasopharyngeal carcinoma review. Lancet 2019;394:64-80.

653) O câncer de nasofaringe é uma neoplasia pouco frequente e conhecida por estar associada a vários fatores etiológicos. Quais são as etiologias associadas a este tumor?

a. Tabagismo, vírus Epstein-Barr, embutidos, bebidas alcoólicas e peixe.
b. Tabagismo, peixe salgado chinês, bebidas alcoólicas e vírus de Epstein-Barr.
c. Tabagismo, vírus de Epstein-Barr, conserva de peixe salgado e suscetibilidade genética.
d. Suscetibilidade genética, bebidas alcoólicas, peixe salgado chinês e tabagismo.

Comentários

Vários estudos sugerem várias etiologias na gênese do câncer de nasofaringe, incluindo suscetibilidade genética, infecção por EBV, tabagismo e consumo durante muitos anos de conserva de peixe salgado que faz parte da dieta na população que vive no sul da China. Outros fatores ambientais, como exposição ocupacional a pó de madeira, formaldeído, calor, fumaça, poeira e vapores químicos, são também relacionados como fatores contribuintes/causadores potenciais de câncer de nasofaringe.

Petersson F. Nasopharyngeal carcinoma: a review. Semin Diagn Pathol 2015;32:54-73.

654) O câncer de nasofaringe apresenta diferentes manifestações clínicas. A maioria dos casos se apresenta no diagnóstico com doença locorregional avançada. Quais são sintomas relacionados com a extensão da neoplasia para a base do crânio?

a. Epistaxe, hipoacusia, diplopia, cefaleia e parestesia.
b. Obstrução nasal, diplopia, hipoacusia, paralisia do VI par craniano.
c. Zumbido, diplopia, cefaleia, hiperestesia da face e epistaxe.
d. Diplopia, cefaleia, dor facial e parestesia.

Comentários

A sintomatologia de pacientes com câncer da nasofaringe pode ser dividida em 4 categorias principais: 1. relacionado com a massa na faringe (epistaxe, obstrução e descarga), 2. relacionado com a disfunção da tuba auditiva (diminuição da audição, zumbido), 3. envolvimento da base do crânio (erosão) com comprometimento do 5º e 6º nervos cranianos (cefaleia, diplopia, dor facial e sono ness/parestesia) e 4. massa cervical.

Petersson F. Nasopharyngeal carcinoma: a review. Semin Diagn Pathol 2015;32:54-73.

Respostas
652) b; 653) c; 654) d

655) O câncer de nasofaringe é uma neoplasia pouco frequente e com frequência apresenta vários sintomas clínicos no diagnóstico. Qual alternativa está CORRETA:

a. Os sintomas de apresentação são frequentemente múltiplos, incluindo rouquidão (77%) sintomas otológicos, (73%), cefaleia (60%) e tosse (63%).
b. A duração média desses sintomas é de 2-3 meses. Cerca de 90% dos pacientes estavam nos estágios III ou IV na apresentação inicial.
c. Os pacientes são tratados, principalmente, por quimioterapia.
d. Os pacientes são tratados, preferencialmente, com cirurgia.

Comentários

Os sintomas de apresentação são frequentemente múltiplos, incluindo sintomas nasais (77%) e sintomas otológicos (73%), cefaleia (60%) e massa cervical (63%). A duração média desses sintomas foi de 2-3 meses, e 90% dos pacientes estavam nos estágios III ou IV na apresentação. Todos os pacientes foram tratados, principalmente, por radioterapia. Entre eles, 44 pacientes morreram da doença e o tempo médio de morte foi de 18 meses.

Petersson F. Naso-pharyngeal carcinoma: a review. Semin Diagn Pathol 2015;32:54-73.

656) Exames de imagem como tomografia computadorizada (TC) com contraste e ressonância magnética (RM) são muito empregados no estadiamento clínico dos pacientes. Mais recentemente alguns autores têm discutido a utilização da tomografia com emissão de prótons (PET-TC). Assinale a alternativa CORRETA:

a. Ultrassonografia e cintilografia são exames de imagem utilizados no estadiamento dos pacientes.
b. A TC é melhor para avaliar a extensão do tumor primário e para avaliar metástase em linfonodo parafaríngeo.
c. PET-TC tem desempenho melhor que a RM na avaliação das metástases cervicais.
d. Cintilografia com gálio tem um desempenho melhor que o dos exames convencionais (p. ex., radiografia de tórax, ultrassonografia abdominal, cintilografia esquelética) para o diagnóstico de metástases à distância.

Comentários

RM, TC e o PET-TC são os exames de imagens mais comumente utilizados para o estadiamento do carcinoma nasofaríngeo e planejamento da radioterapia. Com alta resolução de tecidos moles, a ressonância magnética é melhor para avaliar a extensão do tumor primário e metástase de linfonodo retrofaríngeo do que a TC, enquanto eles compartilham uma precisão semelhante na detecção de metástases linfáticas cervicais. PET-TC tem um desempenho melhor que os exames convencionais (p. ex., radiografia de tórax, ultrassonografia abdominal, cintilografia esquelética) para o diagnóstico de metástases à distância, e também é relativamente mais sensível e preciso para detectar pequenas metástases em linfonodo e lesões residuais locais, recorrência da doença ou ambos.

Yu-Pei C et al. Nasopharyngeal carcinoma review. Lancet 2019;394:64-80.

Respostas
655) b; 656) c

657) O câncer de nasofaringe (CNF) é associado à presença de sintomas otológicos e à otite média em adultos. Em um estudo clínico realizado em Taiwan foi observada uma chance 11 vezes maior de diagnosticar CNF em adultos que haviam sido previamente diagnosticados com otite média (OM) em comparação com participantes de controle. Ciente deste dado estatístico para CNF, podemos afirmar que:

a. Ao avaliar OM em adultos, é recomendável audiometria e tratamento com corticoide.
b. Uma possível explicação é a obstrução mecânica. Os tumores podem invadir diretamente, obstruindo a tuba auditiva.
c. O câncer pode prejudicar a função do músculo elevador do palato mole; o músculo controla a função da tuba auditiva.
d. A obstrução da tuba auditiva causa uma redução do fluxo de ar através desta, criando assim uma pressão positiva no ouvido médio seguida de derrame na orelha média.

Comentários

Os mecanismos subjacentes de CNF subsequente em pacientes com OM adulto permanecem obscuros. Uma possível explicação é a obstrução mecânica. Os tumores podem invadir diretamente, comprimir a tuba ou prejudicar a função dos músculos que controlam a função da tuba auditiva, particularmente o tensor *veli* palatini. Esses efeitos podem inibir o fluxo de ar através da tuba auditiva, criando assim uma negativa pressão no ouvido médio seguida de derrame. Assim, é possível que OM seja uma manifestação clínica precoce de CNF. Contudo, o risco significativamente aumentado para NPC que foi observado entre a coorte de OM mesmo 5 anos após o diagnóstico inicial pode indicar uma etiologia multifatorial. Entre a coorte de OM, embora a maioria de eventos NPC subsequentes tenham ocorrido dentro de 2 anos após o diagnóstico de OM, um número significativo de eventos ocorreu entre 3 e 5 anos. Esses dados implicam que alguns pacientes possam sofrer de diagnóstico tardio de CNF.

Huang WY *et al.* Association between adult otitis media and nasopharyngeal cancer: a nationwide population-based co-hort study. Radiother Oncol 2012;104:338-42.

658) A incidência de carcinoma nasofaríngeo (CNF) está diminuindo de forma gradual e progressiva. Acompanha-se também uma redução substancial da mortalidade provavelmente em decorrência das mudanças ambientais, do estilo de vida e por uma melhor compreensão dos fatores de risco e da patogênese da doença. Ocorreram, ainda, avanços nas técnicas de diagnóstico e individualização das estratégias de tratamento como podemos ver:

a. O CNF é tratado com quimioterapia exclusiva.
b. O CNF é tratado com radioterapia seguida de cirurgia radical.
c. O CNF é tratado com quimioterapia de indução seguida de radioterapia e cirurgia endoscópica.
d. O CNF é tratado com associação de quimioterapia e radioterapia. A cirurgia é indicada como tratamento das metástases cervicais residuais.

Comentários

A incidência de carcinoma nasofaríngeo diminuiu gradualmente, acompanhada por redução substancial da mortalidade reduzida, que provavelmente é causada pelo estilo de vida e por mudanças ambientais, melhor compreensão da patogênese e dos fatores de risco, triagem populacional, avanços nas técnicas de diagnóstico individualizado e estratégias abrangentes de quimiorradioterapia. Contudo, considerando a atual falta de evidências confiáveis, várias questões sobre a patogênese do carcinoma nasofaríngeo e gestão clínica ainda precisam ser abordadas.

Yu-Pei C et al. Nasopharyngeal carcinoma review. Lancet 2019;394:64-80.

Respostas
657) b; 658) d

659) O carcinoma nasofaríngeo (CNF) não queratinizante é subdividido em diferenciado e indiferenciado. O câncer não queratinizado compreende a grande maioria dos casos e está relacionado com a infecção pelo vírus Epstein-Barr (EBV). É correto afirmar que:

a. O EBV pode ser identificado pela presença de RNA do vírus no tecido da nasofaringe.
b. A etiologia do EBV é identificada por meio de exame sorológico do plasma sanguíneo.
c. O papel das variantes genômicas do EBV no desenvolvimento de CNF não foi completamente esclarecido; no entanto, todo o sequenciamento do genoma de EBV revelou alta variabilidade em muitas regiões genômicas de espécimes de biópsia de CNF.
d. O CNF indiferenciado está associado ao herpes papilomavírus.

Comentários

O termo carcinoma nasofaríngeo refere-se a todos os cânceres de células escamosas que são categorizados em queratinizado e não queratinizado (subdividido em diferenciado e indiferenciado) e subtipos de carcinoma basaloide. O câncer de queratinização é mais frequente em pacientes não endêmicos do que em áreas endêmicas, enquanto os queratinizados compreendem a grande maioria dos casos e estão relacionados com a infecção por EBV. O papel das variantes genômicas do EBV no desenvolvimento de CNF não foi completamente esclarecido; no entanto, todo o sequenciamento do genoma do EBV revelou alta variabilidade em muitas regiões genômicas de espécimes de biópsia das neoplasias.

Bossi P et al. Nasopharyngeal carcinoma: ESMO-EURACAN Clinical Practice Guidelines for diagnosis, treatment and follow-up. Ann Oncol 2021;32(4):452-64.

TUMORES MALIGNOS DE PELE EM CABEÇA E PESCOÇO

660) Mulher de 52 anos apresenta lesão plana de 2 cm, eritematosa, bem delimitada, com áreas exulceradas e com crostículas no centro, localizada no lábio superior. A lesão tem 1 ano de evolução e aumentou lentamente. O exame histopatológico mostrou proliferação de células basaloides com núcleos grandes e nucléolos evidentes, paliçada na periferia, multifocal ao longo da epiderme. Sobre o diagnóstico clínicopatológico, assinale a alternativa CORRETA:

a. Carcinoma basocelular superficial.
b. Doença de Bowen.
c. Doença de Paget.
d. Ceratose actínica.

Comentários

Um quarto de todos os tumores é câncer de pele, e destes o carcinoma basocelular é a neoplasia cutânea mais comum, correspondendo a aproximadamente 80%. O carcinoma basocelular sólido nodular é a forma clínica mais comum, geralmente caracterizado por lesões papulosas ou tumorais, eritematosas com telangiectasias e brilhante. O carcinoma superficial caracteriza-se por placa eritematosa plana, levemente descamativa ou com exulcerações, ainda com brilho. Ainda existem os tipos pigmentado, esclerosante, esclerodermiforme, micronodular e infiltrativo. As características histológicas de ceratose actínica (proliferação de queratinócitos atípicos na epiderme), doença de Bowen (carcinoma espinocelular *in situ*) e doença de Paget (adenocarcinoma intraepitelial).

Belda Jr. W, Di Chiacchio N, Criado PR. Tratado de dermatologia, 3.ed. São Paulo: Ed. Atheneu, 2018. p. 2223-47.
Bolognia JL, Jorizzo JL, Schaffer JV. Dermatology, 4th ed. Philadelphia, PA: Elsevier Saunders, 2018. p. 1641-61.

661) Carcinoma espinocelular pode-se originar de uma dermatose inflamatória precursora. Sobre uma lesão inflamatória com risco de transformação para esta malignização, assinale a alternativa CORRETA:

a. Acne conglobata.
b. Dermatite seborreica.
c. Lúpus crônico discoide.
d. Psoríase em placa.

Comentários

Em torno de 1% das neoplasias malignas cutâneas podem surgir sobre pele cronicamente inflamada e, destas, 95% são CEC. Cicatrizes, queimaduras, úlceras crônicas, fístulas, dermatoses inflamatórias como líquen escleroso e lúpus eritematoso discoide.

Belda Jr. W, Di Chiacchio N, Criado PR. Tratado de dermatologia. 3. ed. São Paulo: Ed. Atheneu, 2018. p. 2223-47.
Bolognia JL, Jorizzo JL, Schaffer JV. Dermatology, 4th ed. Philadelphia, PA: Elsevier Saunders, 2018. p. 1641-61.

Respostas
659) c; 660) a; 661) c

662) O tumor de células basaloides com arranjo em forma de cordões, com pouca nitidez na formação da paliçada periférica, de comportamento biológico agressivo, invadindo a profundidade, é um carcinoma basocelular agressivo e recidivante. Sobre o subtipo histológico que corresponde a essa descrição, assinale a alternativa CORRETA:

a. Sólido.
b. Infiltrativo.
c. Metatípico.
d. Micronodular.

Comentários

Carcinoma basocelular infiltrativo é o de comportamento biológico mais agressivo, com blocos de células atípicas, desorganizadas, infiltrando a derme e as estruturas subjacentes, perdendo limite com estroma. Pode advir de outra variante histológica como esclerosante ou escleordermiforme, ou mesmo nodular e micronodular. Caracteriza-se por recidivas frequentes e destruição local. O carcinoma metatípico ou basoescamoso tem componente histológico de basocelular e espinocelular, é agressivo localmente e com potencial metastizante. O micronodular é formado por pequenos blocos tumorais que invadem a derme, sendo mais agressivo e recidivante do que o tipo nodular. O tipo sólido é o mais comum, assim como o superficial, e mostra proliferação de células basaloides, bem delimitadas, cercada por células na periferia arranjadas em paliçada, que se expandem para a superfície, lateral e profundidade.

Belda Jr. W, Di Chiacchio N, Criado PR. Tratado de dermatologia. 3.ed. São Paulo: Ed. Atheneu, 2018. p. 2223-47.
Bolognia JL, Jorizzo JL, Schaffer JV. Dermatology, 4th ed. Philadelphia, PA: Elsevier Saunders, 2018. p. 1641-61.

663) A papilomatose oral florida é considerada uma variante de:

a. Candidíase mucocutânea crônica.
b. Carcinoma verrucoso.
c. Condiloma acuminado.
d. Doença de Bowen.

Comentários

O carcinoma verrucoso é um carcinoma espinocelular bem diferenciado de comportamento biológico indolente, raramente metastatizante, mas com potencial de invasão local e recidivas. Pode aparecer em vários sítios anatômicos, como mucosa oral (chamado papilomatose oral florida), região genital (tumor de Buschke-Lowenstein), região plantar (epitelioma *cuniculatum*). A lesão tem crescimento lento, exofítico, verrucoso, em couve-flor. Está relacionada com o HPV, tanto oncogênico (16 e 18) quanto não oncogênico (6 e 11), além de outros fatores como imunossupressão, inflamações crônicas, agentes químicos e queimaduras.

Belda Jr. W, Di Chiacchio N, Criado PR. Tratado de dermatologia. 3.ed. São Paulo: Ed. Atheneu, 2018. p. 2223-47.
Bolognia JL, Jorizzo JL, Schaffer JV. Dermatology, 4th ed. Philadelphia, PA: Elsevier Saunders, 2018. p. 1641-61.

664) Homem de 72 anos, trabalhador rural, fototipo II de Fitzpatrick, apresentou um carcinoma espinocelular operado no dorso nasal há 6 meses. Apresenta múltiplas lesões de ceratoses actínicas na fronte e na calva, que caracterizam um campo cancerizável. Assinale a alternativa CORRETA sobre o que é considerado opção de tratamento deste campo de risco para novas neoplasias:

a. Cauterização química com ácido tricloroacético.
b. Criocirurgia com nitrogênio líquido.
c. *Laser* de CO_2 ablativo.
d. Tratamento tópico com 5-fluorouracila 5%.

Comentários

O tratamento do campo cancerizável tem a finalidade de diminuir a chance de ocorrência de novos carcinomas em uma área que já teve tumor ou tem lesões pré-malignas. A região afetada foi exposta aos mesmos fatores de risco como exposição a UV e tem a mesma predisposição genética. O conceito se refere tratarão tratamento de toda a área de risco onde há lesões clínicas e subclínicas, e não apenas às lesões focalmente visíveis. São opções para tratamento de campo: 5-fluorouracil creme 5% por 4 semanas, imiquimode 5% por 8 a 12 semanas, diclofenaco gel 3% por 12 semanas, terapia fotodinâmica com substância fotossensibilizante (ácido delta-aminolevulínico) e *laser*. A criocirurgia, o *laser* de CO_2 e mesmo a cauterização química com ácido tricloroacético tratam focalmente as lesões já estabelecidas e visíveis, sendo, portanto, considerados tratamento focal e não de campo.

Belda Jr. W, Di Chiacchio N, Criado PR. Tratado de dermatologia. 3.ed. São Paulo: Ed. Atheneu, 2018. p. 2223-47.

Respostas
662) b; 663) b; 664) d

665) Homem de 88 anos apresentou tumor de crescimento rápido, vegetante, ulcerado, sangrante, no couro cabeludo, que foi biopsiado e o resultado do exame histopatológico evidenciou neoplasia indiferenciada de células redondas. O exame imuno-histoquímico foi positivo para citoqueratina 20 (CK20+). Sobre diagnóstico deste tumor maligno da pele, assinale a alternativa CORRETA:

a. Angiossarcoma.
b. Carcinoma de Merkel.
c. Carcinoma sebáceo.
d. Fibro-histiocitoma maligno.

Comentários

O carcinoma de Merkel é um tumor neuroendócrino raro e agressivo, que se origina de células de Merkel presentes na epiderme ao longo da camada basal, com funções mecanoceptoras do sistema neurossensorial. Acomete, predominantemente, idosos, imunossuprimidos e pacientes com doenças hematológicas. É um tumor de crescimento rápido, localizado nas áreas expostas, sendo mais comum na cabeça e no pescoço do que nas extremidades. A diferenciação com outros carcinomas ou outros tumores de células redondas pode ser difícil à histologia e imuno-histoquímica, com marcação positiva para citoqueratina 20 sugere o diagnóstico.

Belda Jr. W, Di Chiacchio N, Criado PR. Tratado de dermatologia. 3.ed. São Paulo: Ed. Atheneu, 2018. p. 2223-47.
Bolognia JL, Jorizzo JL, Schaffer JV. Dermatology, 4th ed. Philadelphia, PA: Elsevier Saunders, 2018. p. 1641-61.

666) Homem de 67 anos apresenta no lábio inferior área leucoplásica, seca, hiperqueratótica, sem limite entre o vermelhão e a pele ao redor, tendo o diagnóstico de queilite actínica. Sobre esse diagnóstico, assinale a alternativa CORRETA:

a. Alterações histológicas com atipias e desorganização arquitetural acometem toda a espessura do epitélio.
b. Há variantes clínicas como pigmentada e proliferativa.
c. Áreas exulceradas ou infiltradas não sugerem carcinoma invasor.
d. O principal fator de risco é imunossupressão.

Comentários

A queilite actínica é uma condição pré-maligna, cujos principais fatores de risco são fotoexposição crônica e tabagismo. As alterações histológicas com atipias e desorganização arquitetural acometem parte do epitélio e quando há ulcerações ou infiltrações, suspeita-se de carcinoma invasor. Há variantes clínicas, como a pigmentada e a proliferativa.

Belda Jr. W, Di Chiacchio N, Criado PR. Tratado de dermatologia, 3.ed. São Paulo: Ed. Atheneu, 2018. p. 2223-47.
Bolognia JL, Jorizzo JL, Schaffer JV. Dermatology, 4th ed. Philadelphia, PA: Elsevier Saunders, 2018. p. 1641-61.

667) Radiodermite crônica pode ser área de risco para neoplasias da pele, sendo mais comum:

a. Angiofibrossarcoma.
b. Carcinoma espinocelular.
c. Dermatofibrossarcoma.
d. Linfoma de células T.

Comentários

Áreas de radiodermite crônica são de risco para a ocorrência de tumores epiteliais, sendo mais comum o carcinoma espinocelular. Também se observam recidivas sobre áreas de radiodermite após tratamento de carcinoma epitelial, basocelular, principalmente do carcinoma basocelular esclerosante e/ou esclerodermiforme.

Belda Jr. W, Di Chiacchio N, Criado PR. Tratado de dermatologia. 3.ed. São Paulo: Ed. Atheneu, 2018. p. 2223-47.
Bolognia JL, Jorizzo JL, Schaffer JV. Dermatology, 4th ed. Philadelphia, PA: Elsevier Saunders, 2018. p. 1641-61.

Respostas
665) b; 666) b; 667) b

668) Sobre o melanoma de cabeça e pescoço, assinale a alternativa CORRETA:
a. Os melanomas de cabeça e pescoço acometem, por ordem decrescente de frequência, mucosas, orelha, face, couro cabeludo e pescoço.
b. O melanoma na mucosa tem incidência inferior a 1,5% e, destes, mais da metade ocorrem na região genital.
c. Os locais mais comumente acometidos pelo melanoma na mucosa são nariz e seios paranasais.
d. Melanomas de mucosa são mais comuns em caucasoides do que em asiáticos ou negros.

Comentários

Na pele, a distribuição da localização do melanoma é a seguinte: face (52%), couro cabeludo (19%), pescoço (17%), orelha (9%) e lesões da mucosa (3%). Melanoma primário das mucosas (PMM) é uma doença rara, respondendo por 0,03% de todos os diagnósticos de câncer e 0,8 a 3,7% de todos os melanomas. O USA *Cancer Database* relatou que 1,3% dos melanomas eram de mucosa, dos quais 55% surgiram na região da cabeça e do pescoço. O nariz e os seios paranasais são os locais de origem mais comuns, seguidos pela cavidade oral. Em contraste com a baixa taxa de metástases nodais de melanomas nasossinusais, 25% dos pacientes com melanomas da cavidade oral apresentam metástases em linfonodos.
A maioria das séries relata uma distribuição semelhante entre homens e mulheres. Os tumores se desenvolvem, principalmente, entre a quinta e a oitava décadas de vida, com idade mediana de apresentação em aproximadamente 60 anos, embora possam ocorrer em qualquer faixa etária.
A incidência de PMM varia entre as raças. PMMs constituem uma proporção maior (8%) de todos os melanomas em pacientes japoneses em comparação com brancos (1%); 7,5% de todos os melanomas e os japoneses surgem na cavidade oral contra < 1% nos brancos.

López F, Rodrigo JP, Cardesa A et al. Update on primary head and neck mucosal melanoma. Head Neck 2016;38(1):147-55.

RECONSTRUÇÃO DE CÂNCER DE PELE EM FACE

669) O retalho bilobado foi descrito pela primeira vez por Esser, em 1918, para uso na reconstrução de defeito em face e, posteriormente, seu uso foi estendido para outras regiões. Na reconstrução facial, o retalho bilobado é mais útil em qual região anatômica?
a. Pavilhão auricular.
b. Região malar.
c. Ponta nasal.
d. Lábio.

Comentários

O retalho bilobado foi descrito pela primeira vez por Esser, em 1918, para uso na reconstrução de defeito da ponta nasal. Zimany, McGregor e Soutar estenderam os princípios desse procedimento para outras áreas de reconstrução. Tal retalho é basicamente um *flap* de rotação que "espalha a carga", mascarado como dois *flaps* de transposição. Cada aba pode girar 90 graus ou menos. A técnica é muito útil, principalmente para a região nasal, onde a frouxidão da região do dorso é transpostada para o defeito na ponta nasal mais fixa.

Jackson IT. Local Flaps in head and neck reconstruction. 2nd ed. New York: Thieme, 2007. General considerations. p. 6-32.
Fernandes R. Local and regional flaps in head and neck reconstruction: a practical approach. Ames: John Wiley & Sons; Bilobed flap, 2015. p. 5-11.

670) Técnica cirúrgica utilizada na correção de cicatrizes inestéticas com o objetivo principal de promover o alongamento da cicatriz e produzir uma linha quebrada. Muito utilizada em contraturas cicatriciais e cirurgias reparadoras. Qual é o nome desta técnica?
a. Retalho V-Y.
b. Zetaplastia.
c. Retalho romboide duplo.
d. Retalho de Karapandzic.

Comentários

A zetaplastia consiste na transposição de dois ou mais retalhos triangulares com o objetivo de modificar o eixo da cicatriz final. Os retalhos das zetaplastias frequentemente têm ângulo de 60° entre si, determinando um alongamento da cicatriz. Tais retalhos podem ser elevados com segurança na pele cicatricial, tomando-se a precaução de mantê-los com as seguintes características: espessura adequada, pontas arredondadas em vez de ângulo agudo, sutura sem tensão.

Jackson IT. Local flaps in head and neck reconstruction, 2nd ed. New York: Thieme, 2007. General considerations. p. 6-32.
Fernandes R. Local and regional flaps in head and neck reconstruction: a practical approach. Ames: John Wiley & Sons; Bilobed flap. 2015. p. 2-4.

Respostas
668) c; 669) c; 670) b

671) Paciente de 65 anos submetido à ressecção de carcinoma basocelular de dimensões 2 cm x 2 cm, em região infraorbital direita, com acometimento até região medial da face. Com base na topografia da lesão, qual o retalho mais indicado para reconstrução?
a. Retalho de Mustardé.
b. Retalho médio-frontal.
c. Retalho glabelar.
d. Retalho nasogeniano.

Comentários

O retalho de Mustardé se caracteriza por ser um dos principais retalhos para reconstrução de defeitos cirúrgicos na região infraorbital e na região da bochecha. Sua irrigação é proveniente, principalmente, da artéria facial.

Fernandes R. Local and regional flaps in head and neck reconstruction: a practical approach. Ames: John Wiley & Sons; Bilobed flap, 2015. p. 92-102.

672) Os retalhos para reconstrução de defeitos cirúrgicos na face podem ter suprimento vascular randomizado, com uma rede aleatória de pequenos vasos; ou suprimento vascular axial com um vaso sanguíneo anatomicamente identificável. Qual dos exemplos abaixo pode ser considerado como retalho com vascularização tipo axial?
a. Retalho de Limberg.
b. Retalho de Durfourmentel.
c. Retalho de avanço triangular.
d. Retalho temporofrontal.

Comentários

O retalho temporofrontal (RTF) ou frontal com base temporal é um retalho miocutâneo pediculado, irrigado pela artéria temporal superficial, ramo da artéria carótida externa. É composto pela pele da região frontal e pelo músculo frontal subjacente, sendo sua viabilidade mantida por uma conexão vascular. Pode ser utilizado para um grande número de reconstruções no segmento da cabeça e do pescoço, como cavidade orbitária, região geniana, mucosa jugal e assoalho da boca. A grande desvantagem é a deformidade estética na área doadora do paciente, que, obrigatoriamente, necessita ser enxertada. Os retalhos de Limberg, de Dourfourmentel (variações do romboide) e de avanço triangular possuem vascularização randômica.

McGregor JA, Reid WH. The use of temporal flap in primary repair of full-thickness defects of the cheek. Plast Reconstr Surg 1966;38(1):1-9.

673) O retalho mediofrontal ou "indiano", muito utilizado na reconstrução de defeitos no dorso, paredes nasais laterais, ponta e columela nasal, possui suprimento vascular principal a partir de qual ramo arterial?
a. Artéria infratroclear.
b. Artéria supratroclear.
c. Artéria infraorbital.
d. Artéria angular.

Comentários

A primeira descrição em inglês do retalho mediofrontal apareceu no *Madras Gazette*, em 1793, sendo popularizado nos EUA por Kazanjian, em 1946. Tal retalho eleva o tecido da linha frontal média e tem vascularização baseada nos vasos supratrocleares bilateralmente. Sua base é desenhada na altura das sobrancelhas e seu comprimento é limitado pela linha de implantação do cabelo. Para atingir a região nasal, sofre uma torção de 180°. Algumas modificações no desenho do retalho foram feitas com o objetivo de compensar suas limitações. Ele pode ser efetivamente alongado através da modificação de sua angulação, conseguindo, com essa manobra, baixar seu ponto de rotação, trazê-lo mais próximo da área receptora e reduzir a torção do pedículo.

Costa MJM. Versatilidade do retalho médio-frontal nas reconstruções faciais. Rev Bras Cir Plást 2016;31(4):474-80.
Theissing J, Rettinger G, Werner JA. Técnicas cirúrgicas em otorrinolaringologia e cirurgia de cabeça e pescoço: procedimentos essenciais. In: Cirurgia plástica reconstrutiva da face. Rio de Janeiro: Revinter, 2013. p. 9-42.

Respostas
671) a; 672) d; 673) b

674) Enxertos cutâneos são tecidos livremente transplantados, sem pedículo vascular nutridor. Uma vez que não possuem seu próprio suprimento vascular, eles dependem de condições prevalentes no sítio recipiente para sua nutrição. Após a enxertia de pele, a integração do enxerto ao seu leito possui três fases, que são, respectivamente, em ordem cronológica:

a. 1ª Embebição/2ª Inosculação/3ª Angiogênese.
b. 1ª Inosculação/2ª Embebição/3ª Angiogênese.
c. 1ª Embebição/2ª Angiogênese/3ª Inosculação.
d. 1ª Inosculação/2ª Angiogênese/3ª Embebição.

Comentários

A integração do enxerto é dividida em 3 fases: **1ª Fase – Embebição:** responsável pela sobrevivência do enxerto nas primeiras 48 horas. O enxerto é nutrido através do exsudado plasmático. **2ª Fase – Inosculação:** ocorre do 2º ao 6º dia, com surgimento de conexões vasculares entre o enxerto e o leito receptor. A inosculação também pode ser chamada de "processo de anastomose". **3ª Fase – Angiogênese:** ocorre após o 6º dia, com a formação de novos capilares. Também chamada de neovascularização. Alguns autores destacam uma 4ª fase, que ocorre após a integração do enxerto: **4ª Fase – Maturação:** o enxerto se remodela e sofre retração. A maturação completa pode levar até 1 ano ou mais.

Filho J, Dadalti P, Souza D et al. Skin grafts in cutaneous oncology. An Bras Dermatol 2006;5:465-72.
Theissing J, Rettinger G, Werner JA. Técnicas cirúrgicas em otorrinolaringologia e cirurgia de cabeça e pescoço: procedimentos essenciais. In: Cirurgia plástica reconstrutiva da face. Rio de Janeiro: Revinter; 2013. p. 9-42.

675) Homem, 70 anos, apresentando carcinoma basocelular em região frontotemporal à esquerda, com dimensões de 3 × 2 cm, submetido à exérese da lesão com margens apropriadas. Para reconstrução optou-se por enxertia de pele de espessura parcial. Sobre o enxerto foi realizado curativo tipo *tie-over* (curativo de Brown). No 3º dia de pós-operatório, ao abrir-se o curativo observam-se bolhas de conteúdo hemático sob o epitélio superficial. Dentre as condutas abaixo, qual delas melhor pode contribuir para a integração do enxerto?

a. Retirada deste enxerto e confecção de novo enxerto.
b. Drenagem do conteúdo e iniciar antibioticoterapia.
c. Manutenção do curativo mais 4 dias.
d. Esvaziamento do conteúdo hemático e manutenção deste curativo de Brown.

Comentários

Alguns fatores estão relacionados com a falha do enxerto. Destacam-se o hematoma entre a área receptora e o enxerto, o cisalhamento, seromas, infecção e vascularização insuficiente da área receptora. A preparação adequada do leito, como hemostasia meticulosa, curativo adequado, imobilização durante o período de cicatrização ajudam a minimizar a maioria dessas complicações. No caso específico da questão, o mais adequado seria retirar o conteúdo hemático, manter o curativo por mais alguns dias e a vigilância sobre o enxerto.

Filho J, Dadalti P, Souza D et al. Skin grafts in cutaneous oncology. An Bras Dermatol 2006;5:465-72.
Theissing J, Rettinger G, Werner JA. Técnicas cirúrgicas em otorrinolaringologia e cirurgia de cabeça e pescoço: procedimentos essenciais. In: Cirurgia plástica reconstrutiva da face. Rio de Janeiro: Revinter, 2013. p. 9-42.

Respostas
674) a; 675) d

676) Nos tumores de lábio, uma das técnicas mais realizadas é a excisão em cunha com encerramento direto. No caso de tumores de maiores dimensões, outras técnicas são utilizadas. As imagens abaixo demonstram a programação de uma reconstrução de defeito em lábio inferior, antes e após a retirada da lesão. Qual o nome do retalho utilizado?

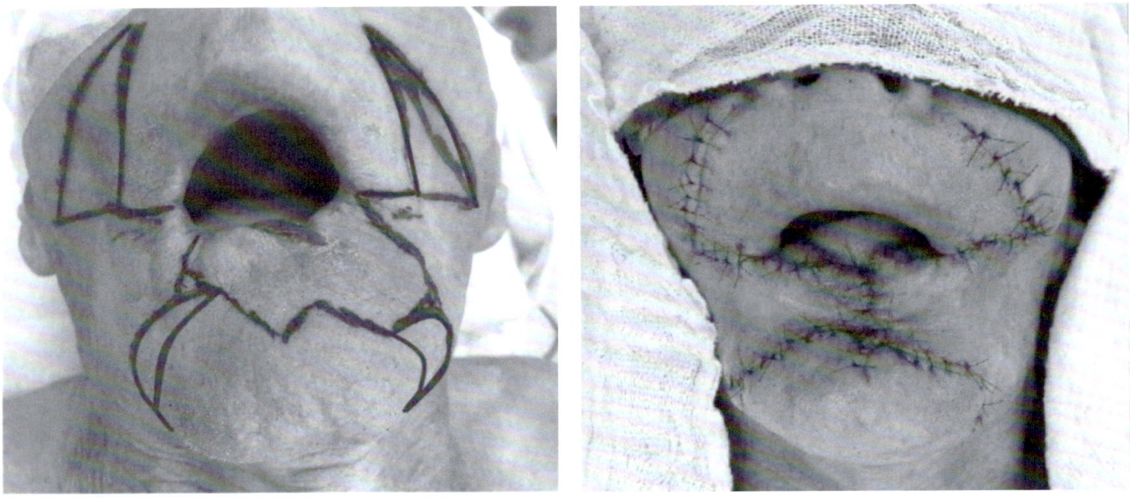

a. Retalho de Karapandzic.
b. Retalho de Bernard-Webster.
c. Retalho de Abbé-Estlander.
d. Retalho de Gillies.

Comentários

Em 1853, Bernard descreveu sua técnica com uma incisão triangular de espessura total (triângulos de Burrow) nos sulcos nasolabiais, permitindo o avanço medial de retalhos malares. Em 1960, essa abordagem foi modificada por Webster: a incisão triangular passou a ser de espessura parcial e os retalhos de mucosa e os princípios de Schuchardt foram aplicados para a reconstrução do vermelhão labial e para o avanço da região cutânea paranasal, respectivamente. Desde então, o retalho de Bernard-Webstervem sendo utilizado mundialmente para reconstruir defeitos do lábio inferior.

Brinca A, Andrade P, Vieira R, Figueiredo A. Retalho de Karapandzic e retalho de Bernard-Burrow-Webster na reconstrução do lábio inferior. An Bras Dermatol 2011;86(4-1):S156-9.
Denadai R, Sarmento GS, Buzzo CL et al. Retalho de Bernard-Webster para reconstrução do lábio inferior após exérese de carcinoma espinocelular: uma análise dos resultados funcionais. Rev Bras Cir Plást 2015;30(1):8-17.

677) Nos últimos anos, a utilização de técnicas de transferência de tecidos, utilizando anastomoses vasculares, aumentou significativamente a gama de opções terapêuticas, especialmente no âmbito da cirurgia reparadora da face. Qual retalho se enquadra na descrição acima?
a. Retalho miocutâneo de peitoral maior.
b. Retalho miocutâneo de grande dorsal.
c. Retalho deltopeitoral.
d. Retalho microcirúrgico antebraquial.

Comentários

Descrito em 1981, por Yang, o retalho livre microcirúrgico antebraquial é um retalho livre fasciocutâneo que teve sua utilização popularizada por McGregor e Soutar nas reconstruções em cabeça e pescoço, principalmente em pele, cavidade oral e orofaringe. Tem seu pedículo vascular baseado na artéria radial e veias concomitantes. Uma de suas principais vantagens é o fato de ser pouco espesso, o que permite moldá-lo para a reconstrução de defeitos.
O retalho miocutâneo de peitoral maior, retalho miocutâneo de grande dorsal e o retalho deltopeitoral são retalhos pediculados, nos quais o suprimento vascular de origem mantém-se conectado e preservado, o que limita seu alcance.

Aki FE, Besteiro JM, Pinto FR et al. Emprego do retalho microcirúrgico antebraquial na reconstrução em cabeça e pescoço: experiência de 11 casos. Rev Assoc Med Bras 2000;46(2):182-5.
Theissing J, Rettinger G, Werner JA. Técnicas cirúrgicas em otorrinolaringologia e cirurgia de cabeça e pescoço: procedimentos essenciais. In: Cirurgia plástica reconstrutiva da face. Rio de Janeiro: Revinter, 2013. p. 9-42.

Respostas
676) b; 677) d

678) Os enxertos de pele podem ser classificados de acordo com a sua espessura. Os enxertos de pele tipo espessura total são formados pela epiderme e toda a derme. Dentre as características citadas abaixo, é uma vantagem do enxerto de espessura total sobre os de espessura parcial:

a. Integração mais rápida.
b. Exigência de leito cutâneo menos vascularizado.
c. Menor retração.
d. Maior percentual de integração.

Comentários

Os enxertos de pele de espessura total são compostos pela epiderme e toda a derme subjacente. São mais resistentes, apresentam menor contratura, boa cosmética e carregam consigo anexos cutâneos. No entanto, o processo de integração leva mais tempo, exige uma área receptora mais vascularizada e seu percentual de integração é menor. Já os enxertos de pele espessura parcial são compostos pela epiderme e parte da derme. Integram-se de forma mais rápida e possuem maior percentual de integração, no entanto, apresentam maior contratura e são mais sensíveis.

Theissing J, Rettinger G, Werner JA. Técnicas cirúrgicas em otorrinolaringologia e cirurgia de cabeça e pescoço: procedimentos essenciais. In: Cirurgia plástica reconstrutiva da face. Rio de Janeiro: Revinter, 2013. p. 9-42.

NEOPLASIAS BENIGNAS E MALIGNAS DAS GLÂNDULAS SALIVARES

679) Paciente feminina de 30 anos procura atendimento em decorrência do nódulo próximo ao ângulo da mandíbula direita, com crescimento lento nos últimos 2 anos. Apresenta exame de ultrassom com nódulo localizado na porção superficial da parótida direita com 2 cm, hipoecoico e bordas regulares. Considerando as neoplasias de parótida, o diagnóstico mais provável seria:

a. Adenoma de células basais.
b. Adenoma pleomórfico.
c. Cistoadenoma papilífero.
d. Oncocitoma.

Comentários

Adenoma pleomórfico é o tumor mais comum das glândulas salivares, representando 45 a 75% das neoplasias. Também é a neoplasia mais comum na glândula parótida.

Costa HOO, Vianna MR. Tumores das glândulas salivares. In: Pignatari SSN, Anselmo-Lima WT (Orgs.). Tratado de otorrinolaringologia. 3. ed. Rio de Janeiro: Elsevier, 2018. p. 156-211.

680) O tumor de Warthin se caracteriza por apresentar:

a. Metástase linfonodal frequente.
b. Invasão perineural em 30% dos casos.
c. Ocorrência bilateral sincrônica ou tardia.
d. Localização mais comum na glândula submandibular.

Comentários

Tumor de Warthin é a segunda neoplasia benigna mais comum das glândulas parótidas, sendo mais comum em pacientes masculinos e tabagistas, ocorrendo de forma bilateral em até 20% dos casos.

Costa HOO, Vianna MR. Tumores das glândulas salivares. In: Pignatari SSN, Anselmo-Lima WT (Orgs.). Tratado de otorrinolaringologia. 3. ed. Rio de Janeiro: Elsevier, 2018. p. 156-211.

Respostas
678) c; 679) b; 680) c

681) O exame de imagem mais recomendado para a investigação inicial das neoplasias de glândulas salivares seria:
a. Ultrassonografia.
b. Tomografia computadorizada.
c. Ressonância nuclear magnética.
d. Cintilografia com tecnécio.

Comentários

O exame de ultrassom realizado por examinador experiente em avaliações de neoplasias de cabeça e pescoço é recomendado para a avaliação inicial dos tumores de glândulas salivares, pois pode oferecer importantes informações sobre as características da lesão primária e detectar a presença de linfonodomegalias atípicas.

Sood S, McGurk M, Vaz F. Management of salivary gland tumours: United Kingdom National Multidisciplinary Guidelines. J Laryngol Otol 2016;130(S2):S142-S149.

682) A conduta mais indicada para a investigação diagnóstica de um paciente com achado de lesão nodular em exame clínico e/ou ultrassonográfico de glândula parótida ou submandibular seria a realização de:
a. Biópsia excisional.
b. Biópsia incisional.
c. *Core* biópsia.
d. Citologia de punção aspirativa.

Comentários

O exame citológico de material obtido por punção aspirativa, em geral guiada por ultrassom, é recomendado para a investigação dos tumores de glândulas salivares. A biópsia excisional é contraindicada em decorrência do risco de extravasamento tumoral e recidiva associada a focos não contíguos. A biópsia incisional também é evitada pelas mesmas razões. A core biópsia pode ser indicada nos casos em que a punção aspirativa é inadequada, ou quando se deseja uma confirmação histológica para planejamento de tratamento na suspeita de tumores malignos, ou na suspeita de linfoma.

Sood S, McGurk M, Vaz F. Management of salivary gland tumours: United Kingdom National Multidisciplinary Guidelines. J Laryngol Otol 2016;130(S2):S142-S149.

683) A parotidectomia superficial encontra-se entre as principais formas de tratamento cirúrgico recomendado para as neoplasias benignas da parótida. A principal complicação no pós-operatório inicial é:
a. Disfunção do nervo facial.
b. Infecção da incisão cirúrgica.
c. Fístula salivar.
d. Seroma.

Comentários

A disfunção temporária do nervo facial é a complicação mais comum das parotiectomias superficiais, ocorrendo entre 20 e 65% dos pacientes. A parotidectomia superficial é considerada uma cirurgia limpa com risco de infecção em menos de 0,2% dos casos, não sendo indicado o uso de antibiótico profilático. Fístula salivar e seroma também são pouco frequentes.

Chiesa-Estomba CM, Larruscain-Sarasola E, Lechien JR et al. Facial nerve monitoring during parotid gland surgery: a systematic review and meta-analysis. Eur Arch Otorhinolaryngol 2021;278(4):933-43.

Respostas
681) a; 682) d; 683) a

684) A complicação tardia mais comum após a parotidectomia superficial é:
  a. Disfunção do nervo facial.
  b. Sudorese gustativa.
  c. Fístula salivar.
  d. Xerostomia.

Comentários

A sudorese gustativa é a complicação tardia mais comum após as parotidectomias. Também descrita como síndrome de Frey, ou síndrome auriculotemporal, ocorre em 4 a 62% dos pacientes. Em geral se manifesta após 6-18 meses após a cirurgia e se caracteriza por rubor e sudorese na área pré-auricular durante a mastigação ou outro estímulo salivar, e se deve à reinervação aberrante de neurônios parassimpáticos pós-glanglionares para as glândulas sudoríparas e vasos cutâneos da região operada.

Motz KM, Kim YJ. Auriculotemporal syndrome (Frey Syndrome). Otolaryngol Clin North Am 2016;49(2):501-9.

685) O tratamento cirúrgico com margens livres é considerado a terapia de escolha para as neoplasias malignas das glândulas salivares. Para os pacientes com tumores malignos da parótida, o manejo intraoperatório do nervo facial deve ser:
  a. Ressecção do nervo facial com função normal de rotina para margem livre.
  b. Preservação de nervo facial com disfunção pré-operatória.
  c. Ressecção de nervos disfuncionais ou com invasão macroscópica.
  d. Preservação de nervos com invasão para tratamento radioterápico adjuvante.

Comentários

A preservação de nervo facial com função pré-operatória intacta deve ser tentada sempre que possa ser criado um plano de dissecção entre o nervo e o tumor. Todavia, é recomendada a ressecção dos ramos do nervo facial que apresentem disfunção pré-operatória ou que apresentem invasão grosseria por neoplasia maligna. Nestes casos a reconstrução imediata com interposição microcirúrgica de enxerto neural está indicada.

Geiger JL, Ismaila N, Beadle B et al. Management of salivary gland malignancy: ASCO Guideline. J Clin Oncol 2021;39(17):1909-41.

686) A linfadenectomia eletiva para pacientes sem linfonodomegalia no exame clínico e de imagem pré-operatório pode ser associada à ressecção cirúrgica da neoplasia maligna primária de parótida nos casos de:
  a. Carcinomas de células acinares < 2 cm.
  b. Carcinomas 2 cm de extensão.
  c. Carcinomas de células claras < 2 cm.
  d. Carcinomas 4 cm de extensão.

Comentários

O tratamento eletivo dos linfonodos cervicais com linfadenectomia cervical ou radioterapia adjuvante é recomendado para as neoplasias malignas clinicamente T3 (tumores ≥ 4 cm ou com extensão extraparenquimatosa para partes moles) ou T4a (invasão de pele, nervo facial, mandíbula, meato auditivo externo), ou tumores de alto grau de malignidade (p. ex.: carcinoma adenoide cístico, carcinoma mucoepidermoide de alto grau, adenocarcinoma de alto grau, carcinoma pouco diferenciado, carcinoma ductal, carcinossarcoma).
Os carcinomas de células acinares e de células claras são considerados de baixa agressividade particularmente nos estágios iniciais < 4 cm.

Geiger JL, Ismaila N, Beadle B et al. Management of salivary gland malignancy: ASCO Guideline. J Clin Oncol 2021;39(17):1909-41.

Respostas
684) b; 685) c; 686) d

687) O ponto de referência mais próximo do tronco do nervo facial e que nos auxilia nas dissecções anterógradas do mesmo durante as parotidectomias é:
   a. Ponta cartilaginosa do trágus.
   b. Ventre posterior do digástrico.
   c. Junção osteocartilaginosa do meato da orelha externa.
   d. Fissura timpanomastoideia.

Comentários

Estudos avaliando quatro marcos anatômicos: a) ponta do "trágus" da cartilagem da orelha externa; b) o ventre posterior do músculo digástrico; c) a junção entre a parte óssea e cartilaginosa do meato auditivo externo; d) a fissura timpanomastoideia determinaram que as distâncias entre estas estruturas e o tronco do NF foram de 10,9 +/- 1,7 mm para transição osteocartilaginosa do meato auditivo externo, 6,9 +/- 1,8 mm para a ponta do trágus, 5,5 +/- 2,1 mm para o ventre posterior do digástrico, e de 2,5 +/- 0,4 mm para a fissura timpanomastoideia. Resultados semelhantes demonstrando a proximidade da fissura timapanomastoideia e o NF foram observados em estudos em cadáveres e em vivos durante cirurgias, com distâncias variando entre 1,8 e 3,9 mm e sugerindo que este seria o referencial mais próximo e previsível para a localização do tronco do nervo facial durante parotidectomias.

Rea PM, McGarry G, Shaw-Dunn J. The precision of four commonly used urgical landmarks for locating the facial nerve in anterograde parotidectomy inMhumans. Ann Anat 2010;192(1):27-32.
de Ru JA, van Benthem PP, Bleys RL et al. For parotid gland surgery. J Laryngol Otol 2001;115(2):122-5.

LINFOMA EM CABEÇA E PESCOÇO

688) De acordo com a última revisão da Organização Mundial da Saúde de 2016, os linfomas são classificados de acordo com sua apresentação clínica, grau de diferenciação das células tumorais, aspectos histomorfológicos, forma de apresentação clínica, fenótipo tumoral e __________. Assinale a alternativa CORRETA:
   a. Genótipo tumoral.
   b. Idade do paciente.
   c. Volume tumoral.
   d. Nível de LDH (desidrogenase lática).

Comentários

A classificação da OMS (2016) separa os linfomas de acordo com: grau de diferenciação das células tumorais, aspectos histomorfológicos, forma de apresentação clínica, fenótipo tumoral e genótipo tumoral.

Swerdlow SH, Campo E, Pileri SA et al. The 2016 revision of the World Health Organization classification of lymphoid neoplasms. Blood 2016;127(20):2375-90.

689) Sobre o linfoma extranodal nasal de células T/NK é correto afirmar:
   a. Seu tratamento deve incluir resseção cirúrgica ampla com margens livres.
   b. É uma doença indolente pouco agressiva com sobrevida superior a 90% em 5 anos.
   c. O vírus Epstein-Barr e suas proteínas oncogênicas está envolvido em sua patologia.
   d. É uma doença bastante frequente na Europa mediterrânea.

Comentários

O linfoma extranodal nasal de células T/NK é uma doença relacionada com o vírus Epistein-Barr extremamente agressivo de prognóstico muito ruim, com crescimento local rápido e frequentemente metastático. É bastante frequente no leste asiático. Seu tratamento é quimioterápico e imunoterápico e pode incluir a radioterapia nas doenças localizadas.

Yamaguchi M, Suzuki R, Oguchi M. Advances in the treatment of extranodal NK/T-cell lymphoma, nasal type. Blood 2018;131(23):2528-40.

Respostas
687) d; 688) a; 689) c

690) Homem de 21 anos, auxiliar de escritório, apresentou emagrecimento, sudorese e febre noturna há 2 meses. Notou aparecimento de nódulos no pescoço e axilas e procurou atendimento médico no pronto-socorro , sendo encaminhado para o otorrinolaringologista. Foi submetido à biópsia excisional de um grande linfonodo cervical que mostrou: linfonodo com cápsula fibrosa espessa e arquitetura distorcida à custa de proliferação linfoide densa, por vezes esboçando nódulos, constituída por predomínio de células linfoides pequenas com eosinófilos de permeio. Em meio a essas células, há abundante quantidade de células linfoides grandes, com citoplasma moderado e eosinofílico e núcleos vesiculosos, focalmente lobulados e com um ou mais nucléolos eosinofílicos evidentes (células de Reed-Sternberg). Qual o diagnóstico?

a. Doença da arranhadura do gato.
b. Tuberculose ganglionar.
c. Linfoma de Hodgkin.
d. Linfoma não Hodgkin difuso de grandes células T.

Comentários

O linfoma de Hodgkin é bastante frequente e tem distribuição etária bimodal acometendo mais jovens de 15 a 30 anos ou idosos com mais de 65 anos. As células de Reed-Sternberg são células gigantes multinucleadas encontradas no linfoma de Hodgkin, definindo seu diagnóstico histológico.

Eichenauer DA et al. Hodgkin's lymphoma: ESMO Clinical Practice Guidelines for diagnosis, treatment and follow-up. Annals of Oncology 2014;25(3):iii70-iii75.

691) O tipo mais comum de neoplasia de glândula parótida associada à síndrome de Sjögren é:

a. Carcinoma ex-adenoma pleomórfico.
b. Linfoma não Hodgkin.
c. Carcinoma adenoide cístico.
d. Mioepitelioma.

Comentários

A síndrome de Sjörgren é caracterizada pela infiltração linfocítica nos tecidos e a produção de autoanticorpos. Aproximadamente 90% dos pacientes portadores de SS são do sexo feminino, entre 40 e 50 anos de idade. O aumento de volume das glândulas salivares é, constantemente, um grande problema na doença em razão do risco de transformação em linfoma não Hodgkin. O tipo mais comum de linfoma nesses casos é o linfoma extranodal de zona marginal.

Caldas Neto S, Mello Jr. JF, Martins RHG, Costa SS. Tratado de otorrinolaringologia e cirurgia cervicofacial. 2. ed. São Paulo: Roca; 2011. v. IV. p. 73.

692) Mulher de 69 anos apresenta quadro de hipoacusia e roncopatia de início recente e hipoacusia progressiva no último mês. Ao exame físico apresenta secreção hialina retrotimpânica bilateral, tonsilas palatinas grau 3 bilateral e rinoscopia normal. Realizada a videolaringoscopia que mostrou hipertrofia de tecido linfoide e tonsila faríngea e hipertrofia de amígdala lingual. Qual o diagnóstico mais provável?

a. Adenotonsilite crônica.
b. Tuberculose.
c. Linfoma de Hodgkin.
d. Linfoma não Hodgkin.

Comentários

Os linfomas não Hodgkin se apresentam em mais de 30% dos casos com acometimento no anel de Waldeyer, enquanto o linfoma de Hodgkin é bem mais raro nessa localização (< 5%).

Swerdlow SH, Campo E, Pileri SA et al. The revision of the World Health Organization classification of lymphoid neoplasms. Blood 2016;127(20):2375-90.

Respostas
690) c; 691) b; 692) d

693) Paciente com 7 anos de idade apresentou quadro de odinofagia e desconforto faríngeo há 10 dias, foi avaliado no pronto-socorro e medicado com analgésico e antibiótico. Sem melhora, evoluiu com voz abafada e procurou um otorrinolaringologista. Ao exame apresentava amígdala direita grau 4 e esquerda grau 1. Foi solicitada tomografia, que mostrou aumento de tecido linfoide em tonsila palatina direita e descartou possibilidade de abscesso faríngeo. Qual a melhor conduta:

a. Amigdalectomia esquerda para biópsia e diagnóstico.
b. Tratamento endovenoso com corticoide em alta dose.
c. Punção biópsia de agulha fina para diagnóstico.
d. Radioterapia exclusiva.

Comentários

A assimetria de amígdalas com crescimento progressivo precisa ser investigada pois pode significar acometimento neoplásico do anel de Waldeyer. Em crianças a possibilidade de acometimento neoplásico mais provável nessa região é o linfoma não Hodgkin. A punção com agulha fina não consegue material para definição histopatológica e genotípica da maioria dos linfomas.

Swerdlow SH, Campo E, Pileri SA et al. The revision of the World Health Organization classification of lymphoid neoplasms. Blood 2016;127(20):2375-90.

694) Criança de 5 anos, filha de pais angolanos, apresenta dor facial a esquerda associada a edema e crescimento progressivo de maxila à esquerda e amolecimento de dentes. Qual o provável diagnóstico?

a. Linfoma de Burkitt.
b. Estesioneuroblastoma.
c. Melanoma mucoso.
d. Schwannoma.

Comentários

O linfoma de Burkitt foi descrito em 1958, em Uganda. Ele está associado à infecção do vírus Epstein-Bar. A sua forma endêmica (é diferente da variante associada à AIDS) é uma das neoplasias infantis mais frequentes na África Subsaariana, acomete, principalmente, crianças de 3 a 10 anos e o envolvimento de ossos da face acontece em 50% dos casos.

Orem J, Mbidde EK, Lambert B, de Sanjose S, Weiderpass E. Burkitt's lymphoma in Africa, a review of the epidemiology and etiology. Afr Health Sci. 2007;7(3):166-75.

695) O anel de Waldeyer frequentemente é acometido por linfomas não Hodgkin. Qual o sítio mais comum de acometimento?

a. Tonsila faríngea.
b. Tonsila lingual.
c. Tecido linfoide posterior da faringe.
d. Tonsilas palatinas.

Comentários

Os linfomas não Hodgkin extranodais acometem a região da cabeça e pescoço em 30% dos casos. O local mais comum de acometimento é o anel de Waldeyer (aproximadamente 80%), sendo a tonsila palatina acometida em mais de 50% dos casos.

Caldas Neto S, Mello Júnior JF, Martins RHG, Costa SS. Tratado de otorrinolaringologia e cirurgia cérvico-facial. 2. ed. São Paulo: Roca; 2011. v. IV. p. 73.

Respostas

693) a; 694) a; 695) d

696) Paciente feminina com 68 anos apresentou massa cervical supraesternal em linha média indolor de crescimento progressivo há aproximadamente 40 dias. Tem lúpus, hipertensão arterial sistêmica, e hipotireoidismo usando levotiroxina 100 mcg/dia há mais de 20 anos. TSH e o T4 livre estão em níveis normais, anticorpo antitiroperoxidase aumentados (80 UI/mL – VR < 35). O ultrassom mostrou tireoide com parênquima heterogêneo com extenso acometimento de istmo e lobo esquerdo por massa infiltrativa com extensão extraglandular e infiltração de musculatura pré-tireoidiana. Qual o diagnóstico mais provável?

a. Carcinoma papilífero de tireoide.
b. Neoplasia de células de Hürtle.
c. Carcinoma anaplásico de tireoide.
d. Linfoma não Hodgkin de tireoide.

Comentários

A paciente que é portadora de tireoidite de Hashimoto (hipotireoidismo e anticorpos antitiroperoxidase aumentados) apresenta aumento repentino da glândula ao ultrassom, mostrando um tumor agressivo, devendo-se pensar em um tumor não diferenciado da tireoide. Os linfomas da tireoide são mais frequentes que o carcinoma anaplásico de tireoide (linfomas 3% × carcinoma anaplásico < 1%). Nesse caso, para o diagnóstico, uma biópsia aberta ou biópsia de agulha grossa seriam mais eficientes que a punção por agulha fina.

Stein SA, Wartofsky L. Primary thyroid lymphoma: a clinical review. J Clin Endocrinol Metab 2013;98(8):3131-8.

METÁSTASES CERVICAIS

697) Em relação ao câncer de cabeça e pescoço e sua disseminação linfática cervical, assinale a alternativa CORRETA:

a. Dentre os métodos de detecção de metástases linfáticas cervicais disponíveis, a palpação bimanual do pescoço continua sendo o método de eleição, pois possui acurácia de 70 a 80%, semelhante aos métodos de diagnóstico de imagem como TC, US, RM e PET-TC, tornando-os dispensáveis na avaliação do paciente com câncer de cabeça e pescoço.
b. A presença de uma metástase cervical comprovada histopatologicamente mantém a sobrevida dos pacientes com câncer de cabeça e pescoço ao daqueles sem metástases linfáticas. Há diminuição na sobrevida quando há múltiplas metástases linfáticas ou na presença de extensão extracapsular.
c. A abordagem do pescoço clinicamente negativo (N0) está sempre indicada quando a possibilidade de metástase cervical oculta for maior que 20%, pois nesses casos há ganho de sobrevida. Recentemente, a técnica de biópsia do linfonodo sentinela, combinando linfocintilografia pré-operatória e identificação intraoperatória do linfonodo tem-se mostrado uma alternativa viável para os pacientes cN0, relacionando-se com menores morbidade e tempo de internação, pois evita ampla dissecção cervical.
d. No esvaziamento cervical radical clássico são removidos os linfonodos dos níveis cervicais I a V, o músculo esternoclidomastoídeo, a veia jugular interna e o nervo acessório, além dos linfonodos suboccipitais, periparotídeos e retrofaríngeos, locais onde comumente se encontram metástases cervicais ocultas.

Comentários

O manejo do pescoço N0 continua sendo um desafio ao cirurgião de câncer de cabeça e pescoço, pois a presença de metástases ocultas foi bem documentada nesses tumores, variando em incidência de acordo com o sítio primário do tumor e seu estadiamento inicial. Entretanto, sabe-se que nos pacientes com tumores que apresentem chance de metastatização oculta superior a 20% o tratamento do pescoço acarreta ganho de sobrevida geral e livre de doença. O aperfeiçoamento da técnica de biópsia do linfonodo sentinela mostra-se uma alternativa viável à dissecção cervical eletiva nesses pacientes, com menores taxas de morbimortalidade, complicações cirúrgicas, tempo de internação e gastos hospitalares, possuindo, ainda, valor preditivo positivo de 95 a 100% na detecção de metástases ocultas em relação ao corte seriado dos espécimes de esvaziamento cervical. Exames de PET-TC e ultrassom podem ter sensibilidade maior que a palpação cervical. A presença de uma única metástase cervical tem diminuição de sobrevida. Na presença de múltiplas metástases ou extensão extracapsular da metástase, a diminuição é maior, conforme o estadiamento do paciente. O esvaziamento cervical radical clássico não remove cadeias suboccipitais, retroauriculares e periparotídeas. Estes são removidos no esvaziamento cervical radical ampliado.

Tratado de otorrinolaringologia e cirurgia cérvico-facial. 3. ed. Guanabara Koogan; 2017. c. 140.

Respostas
696) d; 697) c

698) Em relação ao tumor primário oculto, assinale a alternativa CORRETA:

a. Quando o tipo histológico da metástase cervical for carcinoma epidermoide, os principais sítios do primário são pulmão, trato gastrointestinal e fígado.
b. A investigação, nesses casos, é feita com tomografia computadorizada de seios paranasais, rinofaringe e pescoço, endoscopia digestiva alta e broncoscopia.
c. O tratamento é feito com radioterapia no local da massa cervical e dos possíveis sítios do tumor primário, reservando-se o tratamento cirúrgico ao resgate nos casos sem resposta completa à radioterapia.
d. Na grande maioria dos casos o tumor primário pode ser localizado após investigação diagnóstica adequada. Em quase 50% dos pacientes este se localiza no anel linfático de Waldeyer, isto é, tonsilas palatinas, base da língua e rinofaringe.

Comentários

O tumor primário não é revelado em apenas 5% dos casos após investigação diagnóstica. De acordo com a tabela 72.5 da página 856 podemos observar que em aproximadamente metade dos casos o sítio do tumor primário é um dos órgãos do anel linfático de Waldeyer.

Tratado de otorrinolaringologia e cirurgia cérvico-facial. 3. ed. Guanabara Koogan; 2017. c. 140.

699) Em relação ao manejo do pescoço clinicamente positivo, assinale a CORRETA:

a. Até o presente momento não há respaldo na literatura para o uso de PET-TC no acompanhamento dos pacientes tratados inicialmente com radioquimioterapia e que obtiveram resposta completa da metástase cervical, estando sempre indicado o esvaziamento cervical planejado, independente do estádio N inicial.
b. O esvaziamento planejado reserva-se aos pacientes inicialmente N2 e N3 que tenham obtido resposta completa à radioquimioterapia, pois a chance de permanência de células metastáticas viáveis encontra-se em torno de 30%. Os pacientes N1 com resposta completa podem ser seguidos clínica e radiologicamente, poupando-lhes a morbidade de um esvaziamento cervical.
c. Nas neoplasias malignas bem diferenciadas da glândula tireoide que se apresentem com metástases cervicais não há necessidade de se realizar esvaziamento cervical dos níveis acometidos, pois esses tumores têm comportamento indolente e crescimento lento, e o uso de radioiodoterapia no pós-operatório elimina as metástases presentes por completo.
d. Na presença de massa cervical persistente após radioquimioterapia, sempre se deve realizar esvaziamento cervical radical ou radical modificado, independente das estruturas adjacentes acometidas pela massa.

Comentários

Estudos recentes com pacientes inicialmente N1 que tenham obtido resposta completa após radioquimioterapia apresentam baixo risco de recorrência da metástase cervical. Esses pacientes devem realizar PET-TC de 3 a 6 meses após o término do tratamento. Caso o exame não mostre captação aumentada do radiofármaco, eles podem ser acompanhados de perto, sem necessidade de esvaziamento cervical planejado, o que diminui a morbidade do tratamento. Nos pacientes N2 ou N3 após tratamento com radioquimioterapia, quando não há possibilidade da realização de PET-TC em quatro meses após o término do tratamento, prescinde-se a realização de esvaziamento cervical planejado.

Tratado de otorrinolaringologia e cirurgia cérvico-facial. 3. ed. Guanabara Koogan; 2017. c. 140.

Respostas
698) d; 699) b

700) Leia o caso clínico abaixo e assinale a alternativa CORRETA:
Homem, 64 anos de idade, ex-etilista – várias doses de destilado por dia por 25 anos – e ex-tabagista de 60 anos-maço relata disfonia há 6 meses, com rouquidão importante, soprosidade vocal e dispneia aos grandes esforços. Relata também disfagia para sólidos e, há 3 meses, surgimento de nodulação cervical direita. Ao exame físico apresenta oroscopia sem lesões visíveis ou palpáveis e palpação cervical com nódulo endurecido e aderido aos planos profundos, com 4 cm na transição do nível II para nível III à direita, e nódulo de características semelhantes no nível II à esquerda, com 2 cm. Nasofibroscopia com lesão vegetante infiltrativa acometendo toda a prega vocal direita, com extensão à banda ventricular e região subglótica. Há imobilidade da hemilaringe direita. Tomografia computadorizada confirma a presença das massas e mostra cartilagem tireóidea íntegra. Tomografia de crânio e tórax sem alterações. Biópsia da lesão mostrou tratar-se de carcinoma espinocelular.

a. O estadiamento clinicorradiológico desse paciente é T3N2cM0. O tratamento inicial proposto é radioquimioterapia, pois apresenta melhores resultados oncológicos e de sobrevida em relação à opção cirúrgica, com menor morbimortalidade.
b. O estadiamento é T3N2cM0 e a cirurgia do tumor primário com esvaziamento cervical bilateral é o tratamento que oferece maiores chances de cura e maior sobrevida, seguido ou não de radioquimioterapia adjuvante de acordo com os achados anatomopatológicos.
c. Caso esse paciente não seja candidato ao tratamento cirúrgico e realize radioquimioterapia com resposta completa do tumor primário e das metástases cervicais, não há necessidade de esvaziamento cervical planejado.
d. Deve-se investigar presença de outros tumores concomitantes, pois as neoplasias malignas de laringe dificilmente apresentam metástases nos níveis citados, sendo mais frequentes no nível VI e nas cadeias occipitais e retrofaríngeas.

Comentários

O estadiamento dos tumores de laringe, ao contrário de outros tumores de cabeça e pescoço, baseia-se no acomentimento das estruturas adjacentes, e não nas dimensões tumorais. De acordo com o estadiamento TNM da AJCC revisado em 2018, os tumores laríngeos com fixação da prega vocal sem acometimento da cartilagem tireóidea são classificados como T3. De acordo com a mesma classificação, a presença de metástase cervical entre 3 e 6 cm contralateral ao tumor ou bilateral é classificada como N2c. Sendo assim, chegamos ao estadiamento T3N2c – estádio IVa. A modalidade terapêutica com melhores respostas do ponto de vista oncológico para os tumores avançados de laringe é a cirurgia com radioquimioterapia adjuvante de acordo com os achados anatomopatológicos.

Tratado de otorrinolaringologia e cirurgia cervicofacial. 2. ed. Roca; 2011. c. 72. v. IV. p. 840-59.

701) Em relação à distribuição das metástases linfáticas no pescoço de acordo com o sítio primário do tumor, assinale a alternativa CORRETA:

a. Os tumores de orofaringe metastatizam, preferencialmente, para os níveis II, III e IV, sendo que para os tumores localizados na tonsila palatina a cadeia submandibular também é considerada de risco para metástases.
b. Nos tumores da cavidade oral, orofaringe, hipofaringe e laringe, mesmo na presença de dois ou mais níveis cervicais de I a IV acometidos por metástases, a chance de acometimento do nível V é muito baixa, por isso a recomendação da sua dissecção é contraindicada.
c. Os tumores de hipofaringe enviam metástases, preferencialmente, aos níveis II, III e IV ipsilaterais, sem drenagem contralateral nesse sítio.
d. Os tumores glóticos são os que apresentam as maiores taxas de metastatização linfática, e isso ocorre em decorrência da ausência de barreiras anatômicas locorregionais que dificultem esse fenômeno.

Comentários

Os estudos de Lindberg, Byers e Shah determinaram os principais locais de acometimento de metástases linfáticas cervicais de acordo com o sítio primário do tumor. Essa documentação permitiu a realização de esvaziamentos cervicais seletivos, o que diminui a agressividade do tratamento cirúrgico dos pacientes com neoplasias malignas de cabeça e pescoço. A chance de comprometimento do nível V, está relacionada com a presença de múltiplas metástases cervicais. Tumores da hipofaringe, orofaringe e supraglote apresentam chances maiores de metástases linfáticas bilaterais em razão de drenagem linfática cruzada. Na laringe as maiores taxas de metastatização são na supraglote e subglote. A região glótica apresenta as menores taxas de metastastização, pois sua drenagem linfática na mucosa é pobre, onde é maior na região paraglótica.

Tratado de otorrinolaringologia e cirurgia cervicofacial. 3. ed. Guanabara Koogan; 2017. c. 140.

Respostas
700) b; 701) a

702) Foi realizada uma cirurgia com ressecção de linfonodos dos níveis I, II e III, veia jugular interna e nervo acessório. Em relação ao esvaziamento cervical realizado, assinale a alternativa CORRETA:

a. Esvaziamento cervical radical modificado.
b. Esvaziamento cervical supraomo-hióideo.
c. Esvaziamento cervical lateral.
d. Esvaziamento cervical superseletivo.

Comentários

Quanto à nomenclatura dos esvaziamentos cervicais seletivos, ela se refere aos níveis cervicais removidos. Não se refere às estruturas não linfáticas removidas. Os níveis cervicais removidos foram os I, II e III, e mesmo que tenham removido músculo esternoclidomastoideo, veia jugular interna e nervo acessório, continuam como esvaziamento cervical seletivo.

Tratado de otorrinolaringologia e cervicofacial. 3. ed. Guanabara Koogan; 2017. c. 140.

703). Qual nervo se encontra sobre o músculo escaleno anterior em direção anteroinferior?

a. Nervo acessório.
b. Nervo vago.
c. Nervo hipoglosso.
d. Nervo frênico.

Comentários

Sobre o músculo escaleno anterior, inferiormente, há o nervo frênico, responsável pela inervação do diafragma, originado dos ramos cervicais C3, C4 e C5.

Stranding S. Gray's anatomy, 41st ed. E-Book. Ed. Elsevier; 2015.

Respostas
702) b; 703) d

704) O que é o ponto de Erb no pescoço?
   a. É um referencial anatômico para localização cirúrgica do nervo vago.
   b. É um referencial anatômico para localização cirúrgica do nervo hipoglosso.
   c. É um referencial anatômico para localização cirúrgica do nervo glossofaríngeo.
   d. É um referencial anatômico para localização cirúrgica do nervo acessório.

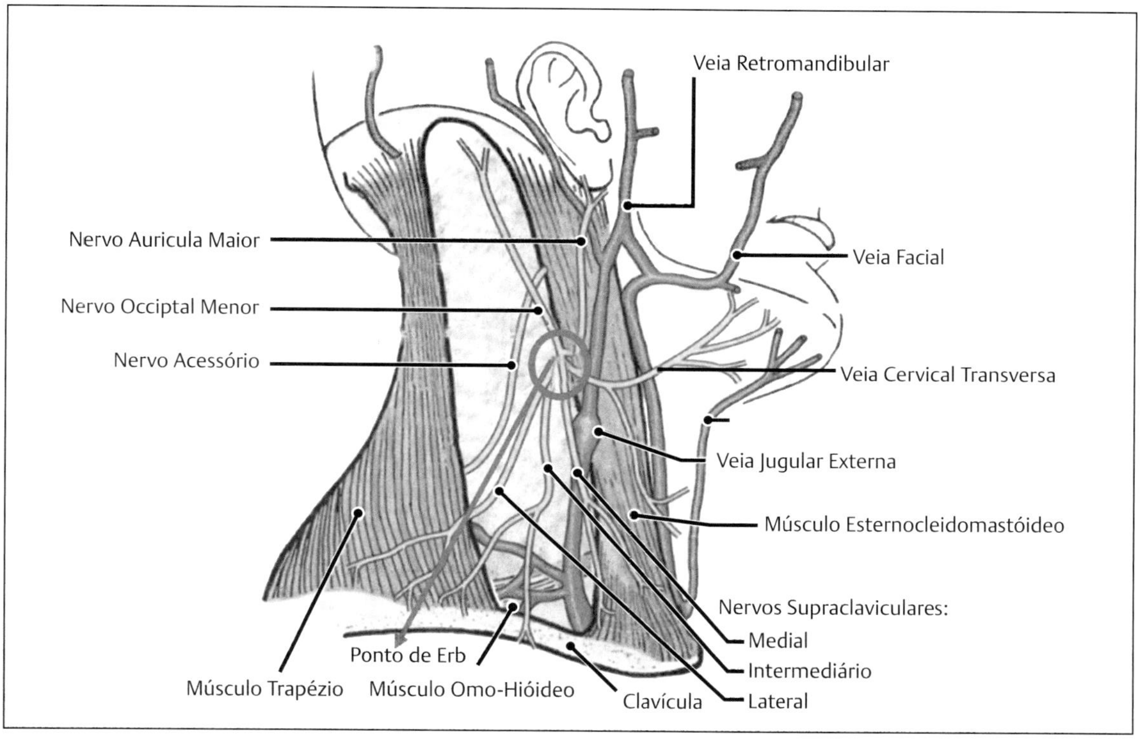

Comentários

O ponto de Erb é o cruzamento dos nervos cervicais profundos, occipital menor, auricular magno, transverso do pescoço, supraclavicular na borda posterior de músculo esternocleidomastóideo. É um importante referencial anatômico para a localização do nervo acessório, 0,5 a 1 cm acima deste ponto.

Stranding S. Gray's anatomy, 41st ed. E-Book. Ed. Elsevier; 2015.

Respostas
704) d

705) O plexo braquial encontra-se entre quais estruturas musculares?
   a. Músculo esternotireóideo e omo-hióideo.
   b. Músculo esternoclidomastoideo e trapézio.
   c. Músculo escaleno anterior e médio.
   d. Músculo longo do pescoço e trapézio.

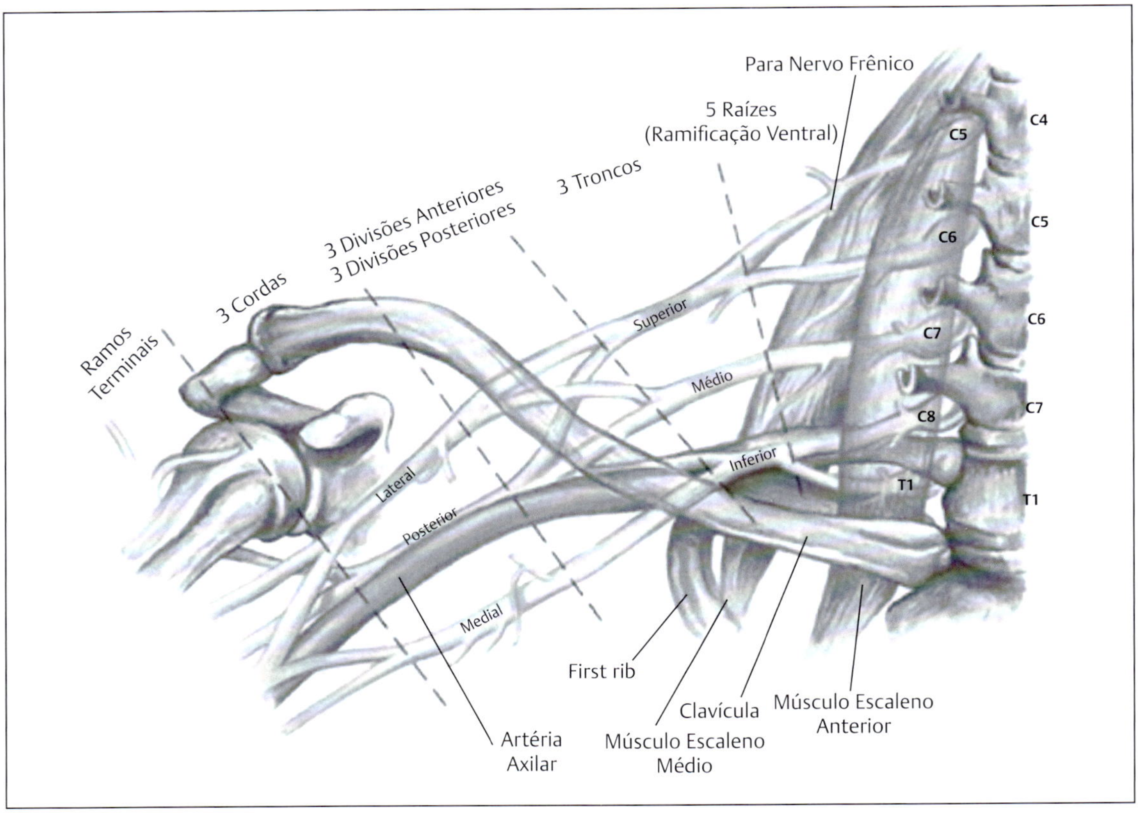

Comentários

O plexo braquial, originário de nervos cervicais C5 a C8, encontra-se entre o músculo escaleno anterior e médio. Essa referência é importante para evitar sua lesão durante uma dissecção cervical mais interior

Stranding S. Gray's anatomy, 41st ed. E-Book. Ed. Elsevier; 2015).

Respostas
705) c

706) Paciente de 74 anos, homem, tabagista e etilista, encontra-se com massa cervical de 4 cm em nível II à esquerda de crescimento progressivo há 2 meses; indolor. Paciente é diabético descontrolado, sem uso de medicação, hipertenso, com PA 180 × 110. Está com creatinina de 2,0 mgr/dL. Potassemia de 5,5 mmol/L. Não há sinais flogísticos sobre a pele do pescoço. Exame físico completo de cabeça e pescoço, com exceção da massa cervical endurecida, é normal. A massa está livre de planos superficiais e profundos. Há mobilidade anteroposterior, mas a mobilidade vertical está limitada. Exame de nasofibrolaringoscopia é normal. Que exame dos listados abaixo pode ser realizado para diagnóstico da massa cervical neste momento?

a. Biópsia incisional.
b. Biópsia excisional.
c. PAAF da massa.
d. Broncoscopia.

Comentários

Paciente encontra-se clinicamente instável. Tem hipercalemia, desconhece-se o estado glicêmico, e provável insuficiência renal, o ideal é realizar o procedimento que possa trazer um diagnóstico histopatológico. A biópsia incisional não deve ser feita, pois piora o prognóstico do paciente, causando extensão extranodal de tecido neoplásico, se for neoplasia maligna. A biópsia excisional é recomendada em centro cirúrgico com anestesia geral. A broncoscopia não será diagnóstica, pois, pela localização, antecedentes e exame físico do paciente a massa cervical, nestas circunstâncias, na maioria, será metástase de primário de cabeça e pescoço. Assim a punção aspirativa com agulha fina terá sensibilidade próxima a 95% para diagnóstico de metástase cervical de carcinoma epidermoide de cabeça e pescoço. O uso de tomografia computadorizada ou exames de imagem neste paciente, em decorrência de nefropatia, é contraindicado em razão de contraste, a não ser o uso de ressonância nuclear magnética.

Tratado de otorrinolaringologia e cirurgia cervicofacial. 3. ed. Guanabara Koogan; 2017. c. 140.

Respostas
706) c

REABILITAÇÃO DE LARINGECTOMIZADOS TOTAIS

707) Em pacientes laringectomizados totais, em qual situação devemos contraindicar a punção traqueo-esofágica para acolocação de prótese fonatória?

a. Pacientes irradiados.
b. Pacientes submetidos à quimioterapia.
c. Espasmo do segmento faringoesofágico.
d. Estenose do segmento faringoesofágico.

Comentários

A estenose do segmento faringoesofágico dificulta muito a obtenção da voz em pacientes laringectomizados, e, portanto, deve-se evitar o uso de próteses nestas situações. É sempre melhor, inicialmente, tentar corrigir a estenose.

Shuxin Xi. Effectiveness of voice rehabilitation on vocalisation in postlaryngectomy pacients: a sistematic review. Int J Evid Based Healthc 2010- Dec;8(4):256-8.
Taito M, Taito S, Banno M, Fujiwara T, Okamura H, Tsujimoto H, Kataoka Y, Tsujimoto Y. Voice rehabilitation for laryngeal cancer after radiotherapy: a systematic review and meta-analysis. Eur Arch Otorhinolaryngol 2019 June;276(6):1573-83.

708) Qual das técnicas abaixo relacionadas está indicada no tratamento do espasmo do segmento faringoesofágico em laringectomizados totais?

a. Aplicação de corticoide.
b. Dilatação esofágica.
c. Infiltração com ácido hialurônico.
d. Aplicação de toxina botulínica.

Comentários

A aplicação de toxina botulínica, assim como a miotomia do músculo cricofaríngeo e a neurectomia são indicadas para o tratamento do espasmo em laringectomizados totais, com a possibilidade de melhora quando presente o espasmo nestes pacientes. Somente o corticoide não causa nenhum efeito benéfico nestas situações.

Serra A, Di Mauro P, Spataro D, Maiolino L, Cocuzza S. Post-laryngectomy voice rehabilitation with voice prosthesis: 15 years experience of the ENT Clinic of University of Catania. Retrospective data analysis and literature review. Acta Otorhinolaryngol Ital 2015 Dec;35(6):412-9.
Benyamini L, Gil Z, Cohen JT. Management of aphonic patients following total laryngectomy and trachea esophageal puncture. Isr Med Assoc J 2014 Dec;16(12):768-70.

709) Dentre os métodos de avaliação vocal em laringectomizados totais, qual o de maior valor prognóstico?

a. Manometria.
b. Ultrassonografia.
c. Videofluoroscopia.
d. Videofaringoestroboscopia.

Comentários

Dos testes possíveis na avaliação do segmento faringoesofágico, todos os descritos na questão são possíveis, mas o que proporciona o melhor prognóstico de voz é o exame de videofluoroscopia no processo de reabilitação vocal.

Fouquet ML, Gonçalves AJ, Behlau M.Relation between videofluoroscopy of the esophagus and the quality of esophageal speech. Folia Phoniatr Logop 2009;61(1):29-36.
Spector ME, Callaway E, McKean EL, Prince ME. Videofluoroscopic-guided botulinum toxin injections for pharyngoesophageal spasm after total laryngectomy. Laryngoscope 2013 Feb;123(2):394-7.

Respostas
707) d; 708) d; 709) c

710) Das complicações relacionadas com o uso de prótese fonatória em pacientes laringectomizados totais, qual a de maior frequência?
a. Vazamento ao redor da prótese fonatória.
b. Granulomas.
c. Colonização de fungos.
d. Deslocamento anteroposterior da prótese fonatória.

Comentários

Apesar da ocorrência de todos os itens relacionados, como complicações na questão, a colonização de fungos é a de maior relevância e a mais frequente.

Bauters TG, Moerman M, Vermeersch H, Nelis HJ. Colonization of voice prostheses by albicans and non-albicans Candida species. Laryngoscope 2002 Apr;112(4):708-12.
Miyazaki T, Haji T, Satou S, Ichimaru K, Chiyoda T, Nishimura K et al. A review of the complications and candida colonization associated with voice rehabilitation using a voice prosthesis]. Nihon Jibiinkoka Gakkai Kaiho 2014 Jan;117(1):34-40.

711) Dentre os critérios de seleção para a reabilitação com prótese fonatória em laringectomizados, qual dos itens abaixo está contraindicado:
a. Paciente acima de 75 anos.
b. Paciente com deficiência visual.
c. Ausência de destreza manual.
d. Uso contínuo de eletrolaringe.

Comentários

Somente a falta de destreza manual é um impeditivo maior, pela dificuldade na oclusão do traqueostoma, e consequentemente a impossibilidade de emissão de voz nos laringectomizados. Os outros ítens da questão não são impeditivos para a emissão de voz.

Balm AJ, van den Brekel MW, Tan IB, Hilgers FJ.The indwelling voice prosthesis for speech rehabilitation after total laryngectomy: a safe approach. Otolaryngol Pol. 2011 Nov-Dec;65(6):402-9.
Taito M, Taito S, Banno M, Fujiwara T, Okamura H, Tsujimoto H, Kataoka Y, Tsujimoto Y.Voice rehabilitation for laryngeal cancer after radiotherapy: a systematic review and meta-analysis.Eur Arch Otorhinolaryngol. 2019 Jun;276(6):1573-1583.

712) A reabilitação do paciente laringectomizado nos aspectos de voz e disfagia, depende da atuação da equipe multidisciplinar para ensinar, instruir e treinar o paciente e cuidador informal, incluindo-os como elementos principais no processo. Em qual momento do tratamento o paciente deve ser encaminhado ao acompanhamento pela equipe multidisciplinar:
a. No pós-cirúrgico imediato.
b. No 30º dia de pós-operatório.
c. Após o diagnóstico médico e antes do início do tratamento oncológico.
d. Somente em caso de dúvidas trazidas pelo paciente e/ou familiares.

Comentários

A cirurgia de laringectomia total traz impactos significativos na vida do paciente e, portanto, é de extrema importância que o apoio ao paciente seja realizado por uma equipe multiprofissional desde o momento do diagnóstico da doença. Desta forma, cada membro da equipe poderá contribuir na melhor condução no processo de aceitação da doença, buscando não somente a cura, assim como a melhor qualidade de vida do paciente em todas as fases do tratamento.

Silveira BG, Bettinelli LA. Manifestações de pacientes laringectomizados. Mundo Saúde (Impr) 2004 28(3):315-24.

Respostas
710) c; 711) d; 712) c

713) Nos últimos anos várias foram as pesquisas com métodos na reabilitação vocal dos laringectomizados. Dos abaixo relacionados, qual proporciona a maior porcentagem de reabilitação:
a. Reabilitação com a eletrolaringe.
b. Reabilitação com voz esofágica.
c. Reabilitação com voz traqueoesofágica.
d. Reabilitação com voz faríngea.

Comentários

Apesar de a voz com eletrolaringe ser chamada de voz robotizada, a mesma proporciona voz em aproximadamente 100% dos pacientes, ao passo que a voz esofágica, 30-35%, e a voz traqueoesofágica em 65-85% dos pacientes.

Lorenz KJ.Voice rehabilitation after total laryngectomy: a chronological review of medical history. HNO 2015 Oct;63(10):663-4, 666-80.
Hurren A, Miller N. Voice outcomes post total laryngectomy. Curr Opin Otolaryngol Head Neck Surg 2017 June;25(3):205-10.

MONITORIZAÇÃO NEUROFISIOLÓGICA INTRAOPERATÓRIA

714) A transmissão neuromuscular pode ser bloqueada por agentes farmacológicos: bloqueadores competitivos, bloqueadores despolarizantes e toxina botulínica. Qual dos fármacos abaixo relacionados **pode ser utilizado** para monitorização neurofisiológica intraoperatória tanto por eletromiografia quanto por potenciais evocados?
a. Agentes anestésicos inalatórios.
b. Propofol.
c. Barbitúricos.
d. Ketamina.

Comentários

A intubação poderá ser realizada com o auxílio de bloqueadores de ação rápida ou adequada "profundidade" anestésica, proporcionada pela ação de propofol e remifentanil, por exemplo. Agentes reversores também podem ser utilizados quando outros bloqueadores forem utilizados.

Heidi Yu Wing-hay1, Chun-kwong EC. Introdução ao monitoramento neurofisiológico intraoperatório para anestesistas. Tutorial 397. 2019.

715) Os dados obtidos durante a monitorização neurofisiológica intraoperatória que tem maior importância na condução operatória são:
a. Latência (em ms)/amplitude do sinal (em μV).
b. Impedância dos eletrodos (em ohms)/voltagem aplicada (ddp em volts).
c. Intensidade de corrente (em mA)/estimulação com eletrodos bipolares.
d. Estimulação na frequência de 4 Hz/promediação de sinais para redução do sinal/ruído.

Comentários

Os fundamentos para uma adequada monitorização intraoperatória incluem eletrodos com baixa impedância e bem posicionados, estimulação elétrica metódica, análise das amplitudes e latências obtidas durante toda a cirurgia e comparação das mínimas estimulações necessárias à obtenção das respostas eletromiográficas a partir do início do ato operatório (mínimos limiares necessários para desencadear o potencial de ação).

Pinto LC et al. Neurofisiologia clínica, 2. ed. Rio de Janeiro: Atheneu, 2010.
Beck DL. Handbook of intraoperative monitoring. Singular Publishing Group. 1994.

Respostas
713) a; 714) b; 715) a

716) A monitorização contínua do nervo vago, técnica utilizada em determinadas situações cirúrgicas, acrescenta à técnica habitual um eletrodo que, junto ao nervo vago (dissecado junto ao feixe vasculho-nervoso cervical), produz estimulações constantes, sequenciadas e ininterruptas, levando ao cirurgião informações precoces de dano neural. Quais os parâmetros analisados por esta estimulação demonstram este dano precoce?

a. Diminuição da latência e diminuição da amplitude.
b. Aumento da latência e aumento da amplitude.
c. Aumento da latência e diminuição da amplitude.
d. A latência e a amplitude não devem servir de base para a análise de dano precoce.

Comentários

A estimulação constante do nervo vago propicia ao cirurgião uma excelente forma de aprendizado para diminuir a agressividade cirúrgica. O registro da latência e da amplitude pode ser alterado em movimentos operatórios, antes habituais, que, minimizados, normalizam estes registros.

Phelan E, Schneider R, Lorenz K et al. Continuous vagal IONM prevents recurrent laryngeal nerve paralysis by revealing initial EMG changes of impending neuropraxic injury: a prospective, multicenter study. Laryngoscope Clinical Trial 2014;124(6):1498-505.

717) Durante uma cirurgia de tireoidectomia, por abordagem cervical tradicional, programada para totalização, após a remoção de um dos lados, juntamente com o istmo glandular, a equipe cirúrgica constata a perda do sinal eletromiográfico. Não se utilizaram bloqueadores neuromusculares. Diante deste fato, qual a alternativa mais adequada?

a. Verificar todas as conexões do equipamento, bem como, eventualmente, desligá-lo e religá-lo, além de se inverter os lados conectados. Verificar também a posição dos eletrodos endolaríngeos.
b. Secar o campo operatório e após nova testagem negativa mantê-lo imerso em solução de Ringer com lactato, em temperatura controlada de 37 °C, por 15 minutos, reestimulando o nervo após este período.
c. Realizar as manobras acima descritas e prosseguir com a cirurgia no lado oposto.
d. Realizar as manobras acima descritas e suspender a cirurgia.

Comentários

A perda de sinal eletromiográfico durante um procedimento cirúrgico pode significar lesão neural. Estatisticamente esta lesão é produzida por tração ou estiramento do nervo, podendo ocorrer somente neuropraxia ou até danos neurais definitivos. Irrigações frias no campo operatório ou calor gerado pelas pinças hemostáticas também estão entre as causas possíveis de lesão neural. A prudência determina, nestes casos, uma segunda abordagem cirúrgica para o lado contrário.

Randolph GW et al. Electrophysiologic Recurrent laryngeal nerve monitoring during thyroid and parathyroid surgery: International Standards Guideline Statement. Laryngoscope 2011:121.

718) Quais os registros esperados para a monitorização intraoperatória dos nervos laríngeos e vagos, durante o transcorrer habitual de uma tireoidectomia total, com o cirurgião (experiente) utilizando-se do *probe* de estimulação monopolar a uma distância padrão da laringe?

a. Latência para o n. laríngeo inferior direito 5,0/6,0 ms.
b. Latência para os nn. laríngeos superiores 3,5/4,0 ms.
c. Latência para o nervo vago direito 2,0/3,0 ms.
d. Latência para o nervo vago esquerdo 6,0/8,5 ms.

Comentários

Deve ser do conhecimento do cirurgião os valores esperados a serem obtidos através da estimulação elétrica padronizada dos nervos sob risco. Estas estimulações deverão ser repetidas ao longo da cirurgia, sempre nos mesmos locais, observando-se os mínimos limiares que promoverão as respostas eletromiográficas e comparando seus resultados.

Gardner IH et al. Endocrinology 2016;23(5):394-9.

Respostas
716) c; 717) d; 718) d

719) Em relação à monitorização intraoperatória do VII par craniano, podemos afirmar que:
a. A estimulação elétrica não deve ser realizada com eletrodos bipolares.
b. É segura a estimulação elétrica monopolar até a intensidade de 12 mA.
c. Podem ser utilizados 4 pares de eletrodos subdérmicos na hemiface do lado operado.
d. O mapeamento neural é ineficaz nas cirurgias de parótida por abordagem reversa.

Comentários

Para a monitorização intraoperatória do n. facial devem ser utilizados eletrodos pareados, subdérmicos, posicionados nos músculos orbicular do olho, zigomático, orbicular da boca e mentual. Deve ser dada preferência à estimulação com eletrodos pareados, a fim de se evitarem respostas falsas positivas em cirurgias para Schwannomas em razão da presença de nervos adjacentes.

Kartush JM. Neuromonitoring in otology and head and neck surgery. Raven Press. 1991.

720) Com relação à monitorização neurofisiológica intraoperatória, podemos afirmar que:
a. O estímulo elétrico, conhecido como mapeamento neural, quando o nervo sob risco ainda não é visível, permite auxiliar a localização do nervo topograficamente, desde que se utilizem estímulos bipolares.
b. Aguardar o paciente despertar da anestesia geral, em cirurgias de tireoide, mantendo-se os eletrodos conectados, permitindo verificar o incremento da amplitude, bilateralmente.
c. A captação dos sinais eletromiográficos das pregas vocais independe do diâmetro externo do tubo endotraqueal.
d. A amplitude do sinal obtido (em πV) é sempre crescente à medida que se eleva o estímulo elétrico (em mA).

Comentários

Boas respostas eletromiográficas são obtidas com bons contatos dos eletrodos, em especial junto às pregas vocais. As respostas sempre terão um limiar superior que não excederá sua capacidade de resposta máxima frente a um estímulo crescente. Atingido este limiar, elevar o estímulo elétrico não produzirá efeitos.

Pinto LC et al. Neurofisiologia clínica. 2. ed. Rio de Janeiro: Atheneu, 2010.
Beck DL. Handbook of intraoperative monitoring. Singular Publishing Group; 1994.

721) Quando em cirurgias de tireoide, com monitorização dos nervos laríngeos, verifica-se que, ao se estimular o nervo vago direito, obteve-se a latência de 2 ms, pode-se estabelecer a possibilidade de:
a. Tubo endotraqueal mal posicionado.
b. Resposta eletromiográfica compatível com o ramo motor do nervo laríngeo superior.
c. Possível presença do n. recorrente não recorrente.
d. Nervo vago direito lesionado.

Comentários

A presença de respostas encurtadas para o nervo vago situado à direita representa que existe menor distância entre o local da estimulação elétrica e a resposta obtida na endolaringe, significando a presença do nervo laríngeo inferior não recorrente deste lado.

Randolph GW et al. Electrophysiologic recurrent laryngeal nerve monitoring during thyroid and parathyroid surgery: International Standards Guideline Statement. Laryngoscope 2011;121.

Respostas
719) c; 720) b; 721) c

NÓDULO DE TIREOIDE

722) Mulher, 52 anos, com queixa de tremores de extremidades, palpitações e aumento progressivo do volume cervical anterior nos últimos 12 meses. Exame físico: nodulação palpável em lobo direito, tremores finos de extremidades; FC 100 bpm. Exames laboratoriais: TSH 0,01 mUI/L (VR 0,4 a 4,0); T4 livre 2,5 ng/dL (VR 0,8 a 1,9); T3 3,1 ng/mL (VR 0,7 a 1,8); TRAb 0,2 UI/L (VR < 1,75). Ultrassonografia cervical: nódulo isoecoico em lobo direito da tireoide, margens bem delimitadas, fluxo periférico ao Doppler, 2,5 cm ao maior diâmetro. A conduta mais adequada na investigação diagnóstica do nódulo de tireoide em questão seria:

a. Punção com agulha fina e citologia oncótica.
b. Tomografia computadorizada da região cervical com contraste.
c. Cintilografia e captação de tireoide com 131I ou Tc-99 m.
d. *Core* biópsia com dosagem de tireoglobulina no lavado da agulha.

Comentários

Deve-se investigar, inicialmente, hipertireoidismo por adenoma tóxico, pois a paciente apresenta nódulo único à ultrassonografia. Nesse caso, é necessária a realização de cintilografia e captação de tireoide com 131I ou Tc-99 m para a confirmação de nódulo tireoidiano hiperfuncionante, geralmente tendo como causa mutação ativadora do receptor transmembrana do TSH ou mutação ativadora da proteína G do receptor do TSH. Esses nódulos muito raramente são malignos, não sendo indicada a punção por agulha fina para citologia.

Haugen BR, Alexander EK, Bible KC et al. 2015 American Thyroid Association Management Guidelines for Adult Patients with Thyroid Nodules and Differentiated Thyroid Cancer: The American Thyroid Association Guidelines Task Force on Thyroid Nodules and Differentiated Thyroid Cancer. Thyroid 2016;26(1):1-133.
Durante C, Grani G, Lamartina L et al. the diagnosis and management of thyroid nodules. A review. JAMA 2018;319(9):914-24.

723) A punção com agulha fina deve ser realizada para avaliação citológica dos nódulos tireoidianos que apresentam as seguintes características ultrassonográficas:

a. Sólido-cístico, isoecogênico, com dosagem de TSH abaixo dos valores de referência.
b. Nódulo únicos, independentemente das características ultrassonográficas.
c. Sólido-císticos, hiperecogênicos, de diâmetro acima de 5 mm.
d. Sólidos, hipoecogênicos, de diâmetro maior do que 10 mm.

Comentários

Devem ser avaliados por citologia os nódulos de diâmetro acima de 10 mm que apresentarem características suspeitas de malignidade detectadas ao ultrassom como hipoecogenicidade, margens irregulares, microcalcificações, mais alto que largo, limites imprecisos.

Haugen BR, Alexander EK, Bible KC et al. 2015 American Thyroid Association Management Guidelines for Adult Patients with Thyroid Nodules and Differentiated Thyroid Cancer: The American Thyroid Association Guidelines Task Force on Thyroid Nodules and Differentiated Thyroid Cancer. Thyroid 2016;26(1):1-133.
Durante C, Grani G, Lamartina L et al. The diagnosis and management of thyroid nodules. A review. JAMA 2018;319(9):914-24.

724) Homem, 32 anos, encaminhado do cardiologista por nódulo de tireoide, achado ultrassonográfico. Função tireoidiana normal. Ao ultrassom: nódulo tireoidiano sólido, isoecoico, 1,2 cm de diâmetro, margens regulares, mais largo que alto, apresentando macrocalcificações, localizado em terço médio do lobo esquerdo. A conduta mais adequada seria:

a. Acompanhamento com ultrassonografia em 1 ano.
b. Punção com agulha fina e citologia.
c. Acompanhamento com ultrassonografia em 3 meses.
d. *Core* biópsia.

Comentários

Trata-se de nódulo com características ultrassonográficas sugestivas de benignidade, não sendo necessária a punção com agulha fina, podendo ser instituído o acompanhamento ultrassonográfico regular.

Haugen BR, Alexander EK, Bible KC et al. 2015 American Thyroid Association Management Guidelines for Adult Patients with Thyroid Nodules and Differentiated Thyroid Cancer: The American Thyroid Association Guidelines Task Force on Thyroid Nodules and Differentiated Thyroid Cancer. Thyroid 2016;26(1):1-133.

Respostas
722) c; 723) d; 724) a

725) Mulher, 56 anos, assintomática, encaminhada para avaliação de nódulos tireoidianos achados ao ultrassom. Nega antecedentes pessoais ou familiares de tireoideopatia. Função tireoidiana normal. Ao ultrassom: lobo direito apresentando N1: nódulo sólido hipoecogênico, 1,5 × 1,2 × 1,7 cm, contornos regulares, ausência de microcalcificações em terço médio; N2: nódulo sólido-cístico 0,8 × 0,7 × 0,6 cm em terço superior. Lobo esquerdo sem alterações. Volume tireoidiano total: 12 cm^3. Ausência de linfonodomegalia cervical. Realizada punção com agulha fina de N1: citologia Bethesda II, benigno. Qual seria a conduta mais adequada a partir desse momento?

a. Punção de agulha fina e citologia do N2.
b. Uso de levotiroxina para supressão do TSH visando à redução do tamanho dos nódulos.
c. Acompanhamento clínico e ultrassonográfico.
d. Indicação de lobectomia direita.

Comentários

N1 é um nódulo benigno à citologia com características ultrassonográficas sugestivas de benignidade. N2 subcentimétrico ao ultrassom, não sendo necessária punção com agulha fina. O mais adequado é o acompanhamento ultrassonográfico regular. Não há benefícios comprovados no uso de levotiroxina para supressão do TSH visando à redução do tamanho dos nódulos tireoidianos.

Haugen BR, Alexander EK, Bible KC et al. 2015 American Thyroid Association Management Guidelines for Adult Patients with Thyroid Nodules and Differentiated Thyroid Cancer: The American Thyroid Association Guidelines Task Force on Thyroid Nodules and Differentiated Thyroid Cancer. Thyroid 2016;26(1):1-133.

Durante C, Grani G, Lamartina L et al. The diagnosis and management of thyroid nodules. A review. JAMA 2018;319(9):914-24.

726) Mulher, 42 anos, com nódulo de tireoide 1,5 cm de diâmetro, apresenta à citologia colhida por punção com agulha fina o resultado de carcinoma medular de tireoide. Calcitonina sérica = 580 pg/mL (valor de referência < 5 pg/mL). Pesquisa de mutação do proto-oncogene-RET demonstrou mutação no códon 634. Qual seria a conduta mais adequada nesse momento?

a. Tireoidectomia total com esvaziamento cervical.
b. Investigação de hiperparatireoidismo e feocromocitoma.
c. Investigação dos familiares de 1º grau para mutação do proto-oncogene-RET.
d. Ultrassonografia cervical para investigação de linfonodos metastáticos e hipoparatireoidismo primário.

Comentários

O carcinoma medular da tireoide que apresenta a mutação do proto-oncogene-RET pode fazer parte da Neoplasia Endocrina Múltipla (NEM) tipo 2A, composta também por feocromocitoma, hiperparatireoidismo e, menos frequentemente, líquen amiloide; ou da NEM-2B, associada a feocromocitoma, múltiplos neuromas mucosos e ganglioneuromas intestinais, hábitos marfanoides e outras anormalidades ósseas. O diagnóstico de feocromocitoma e hiperparatireoidismo realizado previamente à tireoidectomia é fundamental, pois se deve abordar cirurgicamente, antes, o feocromocitoma, evitando eventos adversos relacionados com a liberação das catecolaminas no tempo cirúrgico. Após essa investigação, deve-se indicar tireoidectomia total com esvaziamento cervical.

Machens A, Führer D, Dralle H. Medullary thyroid cancer. In: Braverman LE, Cooper DS, Kopp PA. Werner & Ingbar's the thyroid: a fundamental and clinical text, 11th ed. Philadelphia, PA: Wolters Kluwer, 2021. p. 1945-69.

Respostas
725) c; 726) b

727) Homem, 25 anos, notou crescimento de nodulação em região cervical anterior há 6 meses. Antecedente pessoal: radioterapia em região cervical por linfoma não Hodgkin aos 8 anos de idade. Função tireoidiana normal. À ultrassonografia: Lobo direito: nódulo tireoidiano hipoecogênico, 1,5 × 1,2 × 1,0 cm, com microcalcificações. Lobo esquerdo: sem alterações. Citologia obtida por punção de agulha fina do nódulo: Bethesda V, suspeito de carcinoma papilífero da tireoide. Qual seria a conduta mais adequada?

a. Lobectomia direita, local em que foi detectado o nódulo.
b. *Core* biópsia visando esclarecer o diagnóstico.
c. Tireoidectomia total, em razão de antecedente de radioterapia externa na infância.
d. Radioiodoterapia.

Comentários

Tireoidectomia total se justifica pelo antecedente de radioterapia externa na infância em nódulo suspeito de carcinoma papilífero da tireoide, ou seja, presença de fator que eleva as chances de carcinoma de tireoide, apesar de ser nódulo único e pequeno.

Haugen BR, Alexander EK, Bible KC et al. 2015 American Thyroid Association Management Guidelines for Adult Patients with Thyroid Nodules and Differentiated Thyroid Cancer: The American Thyroid Association Guidelines Task Force on Thyroid Nodules and Differentiated Thyroid Cancer. Thyroid 2016;26(1):1-133.
Durante C, Grani G, Lamartina L et al. The diagnosis and management of thyroid nodules. A Review. JAMA 2018;319(9):914-24.

728) O exame ultrassonográfico dos nódulos de tireoide auxilia no reconhecimento de características sugestivas de malignidade. Assinale a alternativa que contém apenas características sugestivas de malignidade:

a. Isoecogenicidade, microcalcificações, margens regulares.
b. Hipoecogenicidade, microcalcificações, margens irregulares.
c. Hiperecogenicidade, microcalcificações, margens irregulares.
d. Hipoecogenicidade, calcificações grosseiras, margens regulares.

Comentários

São características ultrassonográficas sugestivas de malignidade dos nódulos tireoidianos: sólido, hipoecogênico, microcalcificações, vascularização central, mais alto que largo, margens irregulares ou infiltrativas, halo incompleto.

Haugen BR, Alexander EK, Bible KC et al. 2015 American Thyroid Association Management Guidelines for Adult Patients with Thyroid Nodules and Differentiated Thyroid Cancer: The American Thyroid Association Guidelines Task Force on Thyroid Nodules and Differentiated Thyroid Cancer. Thyroid 2016;26(1):1-133.
Durante C, Grani G, Lamartina L et al. The diagnosis and management of thyroid nodules. A review. JAMA 2018;319(9):914-24.

729) A realização de cintilografia e a captação de tireoide estão indicadas na investigação diagnóstica dos nódulos de tireoide para:

a. Determinação do estado funcional dos nódulos com citologia indeterminada Bethesda IV, sobretudo na vigência de concentrações normais de TSH.
b. O diagnóstico diferencial entre nódulos benignos e malignos diante de função tireoidiana normal.
c. O diagnóstico de nódulo frio, este, de indicação cirúrgica em decorrência de alto risco de malignidade.
d. O diagnóstico de tireoide ectópica e de nódulos hiperfuncionantes.

Comentários

O diagnóstico diferencial entre tireoidite destrutiva e hipertireoidismo, diagnóstico de tireoide ectópica e de nódulos hiperfuncionantes é realizado, sobretudo, com cintilografia e captação de tireoide, pois avalia o aspecto funcional da tireoide.

Durante C, Grani G, Lamartina L et al. The diagnosis and management of thyroid nodules. A Review. JAMA 2018;319(9):914-24.

Respostas
727) c; 728) b; 729) d

730) A avaliação ultrassonográfica pré-operatória para a detecção de linfonodos dos compartimentos central e laterais da região cervical:
a. É recomendada para todos os pacientes com indicação de tireoidectomia por citologia maligna ou suspeita de malignidade.
b. Não é necessária para guiar a punção por agulha fina se há linfonodos ultrassonograficamente suspeitos, mesmo que mude a conduta.
c. É recomendada para todos os pacientes com indicação de lobectomia por neoplasia folicular ou suspeita de neoplasia folicular.
d. Não é necessária se não há linfonodos suspeitos ao exame clínico.

Comentários

A US cervical pré-operatória para linfonodos cervicais (compartimentos cervicais centrais e, especialmente, laterais) é recomendada para todos os pacientes submetidos à tireoidectomia por malignidade ou suspeita de malignidade por achados citológicos ou moleculares. A punção por agulha fina guiada por ultrassom de linfonodos suspeitos por ultrassonografia de 8 a 10 mm no menor diâmetro deve ser realizada para confirmar a malignidade, se isso mudar o manejo.

Haugen BR, Alexander EK, Bible KC *et al.* 2015 American Thyroid Association Management Guidelines for Adult Patients with Thyroid Nodules and Differentiated Thyroid Cancer: The American Thyroid Association Guidelines Task Force on Thyroid Nodules and Differentiated Thyroid Cancer. Thyroid 2016;26(1):1-133.

731) Realização de imagens pré-operatórias como tomografia computadorizada ou ressonância magnética contrastadas para nódulos tireoidianos suspeitos de malignidade:
a. É recomendada se não existir indicação de radioiodoterapia após a tireoidectomia.
b. Não é recomendada se existir suspeita de tumor primário invasivo.
c. Não é recomendada se já existir envolvimento clinicamente aparente de linfonodos múltiplos ou volumosos.
d. É recomendada como complemento da ultrassonografia em pacientes com suspeita clínica de doença avançada.

Comentários

O uso pré-operatório de estudos de imagem transversais (tomografia computadorizada ou ressonância magnética) com contraste intravenoso é recomendado como complemento da US para pacientes com suspeita clínica de doença avançada, incluindo tumor primário invasivo ou envolvimento clinicamente aparente de linfonodos múltiplos ou volumosos.

Haugen BR, Alexander EK, Bible KC et al. 2015 American Thyroid Association Management Guidelines for Adult Patients with Thyroid Nodules and Differentiated Thyroid Cancer: The American Thyroid Association Guidelines Task Force on Thyroid Nodules and Differentiated Thyroid Cancer. Thyroid 2016;26(1):1-133.

TUMORES ODONTOGÊNICOS

732) Entre as variantes histológicas dos ameloblastomas, qual apresenta comportamento biológico mais agressivo, com altos índices de recorrência e potencialmente metastático?
a. Ameloblastoma plexiforme.
b. Ameloblastoma unicístico mural.
c. Ameloblastoma periférico.
d. Ameloblastoma de células granulares.

Comentários

Quatro tipos de ameloblastoma são descritos na atual classificação 2017 da OMS para tumores odontogênicos. O tipo unicístico apresenta as variantes histológicas luminal, intraluminal e mural. Nos tipos convencional, periférico e metastático são classificados os padrões histológicos plexiforme, folicular, desmoplástico, células granulares, basaloide e acantomatoso. O tipo de células granulares representa apenas 3,5% dos ameloblastomas, mas tende a mostrar o comportamento biológico mais agressivo com altas taxas de recorrência e um potencial relativamente alto para metástase.

Kreppel M, Zöller J. Ameloblastoma-clinical, radiological, and therapeutic findings. Oral Dis 2018;24(1-2):63-6.

Respostas
730) a; 731) d; 732) d;

733) Do raro ameloblastoma maligno, também chamado metastático, podemos dizer que:
a. Apresenta comportamento biológico imprevisível e, comumente, metástases renais.
b. Tem características histopatológicas indistinguíveis do ameloblastoma convencional.
c. Apresenta metástases concomitantes ao diagnóstico do tumor primário.
d. Associa-se às variantes unicística luminal ou intraluminal.

Comentários

O ameloblastoma com potencial metastático é histologicamente indistinguível do ameloblastoma convencional, não identificando-se maior atipia ou atividade mitótica do que a observada na lesão primária. Geralmente a metástase ocorre após múltiplas recidivas, mais comumente no pulmão, e podem ocorrer com o tumor primário controlado. Em decorrência da falta de critérios morfológicos de malignidade, o comportamento biológico destes ameloblastomas não pode ser previsto e ainda não foram identificados fatores determinantes da indução tardia de metástases.

Ganjre AP, Sarode G, Sarode S. Molecular characterization of metastasizing ameloblastoma: a comprehensive review. J Cancer Res Ther 2019;15(3):455-62.

734) O terceiro mais frequente tumor odontogênico originado de tecido mesenquimal de mandíbula ou maxila, é localmente agressivo e infiltrativo com recorrência média em torno de 25%. Geralmente é identificado em pacientes assintomáticos por meio de exames radiológicos mostrando, em sua maioria, uma lesão multilocular com trabéculas e perfuração da cortical óssea, cujas características histopatológicas mostram células em forma de fuso e estreladas em um abundante estroma extracelular, poucas fibrilas de colágeno e expressão imuno-histoquímica da vimentina. Trata-se de um:
a. Tumor odontogênico primordial.
b. Cementoblastoma.
c. Mixoma odontogênico.
d. Fibroma cemento-ossificante.

Comentários

O mixoma odontogênico é uma neoplasia odontogênica listada na classificação atual como o terceiro tumor odontogênico mais frequente após odontoma e ameloblastoma. Apesar de a ressecção ter apresentado as menores taxas de recidiva, os cirurgiões devem ter em mente que a enucleação tumoral seguida de osteotomia periférica deve ser considerada como a primeira escolha de tratamento em decorrência da menor morbidade associada.

Chrcanovic BR, Gomez RS. Odontogenic myxoma: An updated analysis of 1,692 cases reported in the literature. Oral Diseases 2019;25(3):676-83.
Toro MDC, Barreto IS, Amstalden EMI et al. Odontogenic Myxoma in Children: A Case Report and Literature Review. Case Reports in Oncological Medicine vol. 2016.

Respostas
733) b; 734) c

735) As imagens tomográficas abaixo exemplificam extensa lesão mandibular recidivada após abordagem inicial extraoral. Esta lesão sofreu significativa mudança na quarta edição da classificação dos tumores de cabeça e pescoço da WHO. Potencialmente agressiva, sua marsupialização pode resultar em efetivo tratamento com baixo índice de recorrência e está associada a mutações ou inativação do gene *PTCH1* em cerca de 80% dos casos. Trata-se, provavelmente de um:

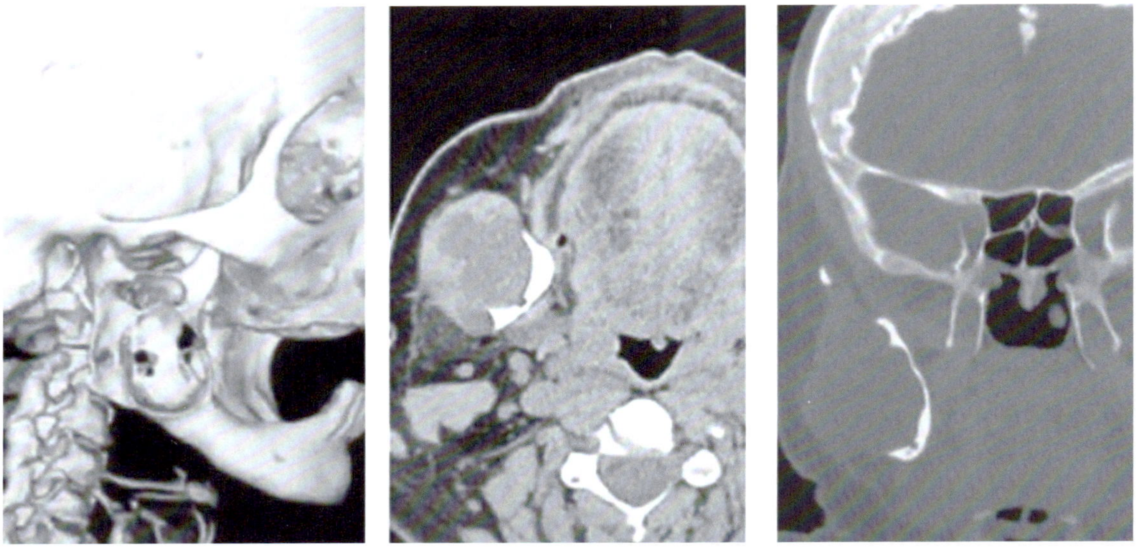

a. Tumor dentinogênico de células fantasmas.
b. Ceratocisto odontogênico.
c. Ameloblastoma.
d. Odontoma composto.

Comentários

A reclassificação de "tumor ceratocístico odontogênico" para ceratocisto odontogênico, mesmo com seu crescimento agressivo, significativa recorrência e, principalmente, mutações no gene *PTCH*, levou em consideração seu fenótipo clínico onde, ao contrário de neoplasias que não regridem espontaneamente, existem relatos de ceratocistos que involuíram completamente após descompressão com reversão do epitélio à normalidade.

Speight PM, Takata T. New tumour entities in the 4th edition of the World Health Organization Classification of Head and Neck tumours: odontogenic and maxillofacial bone tumours. Virchows Arch 2018;472(3):331-9.

Respostas
735) b

736) Após manipulação dentária, este paciente de 34 anos apresentou enorme abscesso mandibular com extensão cervical e trismo, necessitando de traqueostomia. Uma avaliação tomográfica mostrou massa em ângulo e ramo mandibular direito. Submetido à enucleação cirúrgica associada à ostectomia periférica, está em acompanhamento há mais de 3 anos e encontra-se assintomático, sem evidência de recorrência. A análise histopatológica pós-cirurgia confirmou rara lesão constituída por células epiteliais poliédricas de citoplasma eosinofílico abundante, bordas bem definidas, com presença no estroma de depósito amiloide e calcificacões em padrão concêntrico na forma de anéis de Liesegang. Trata-se de um:

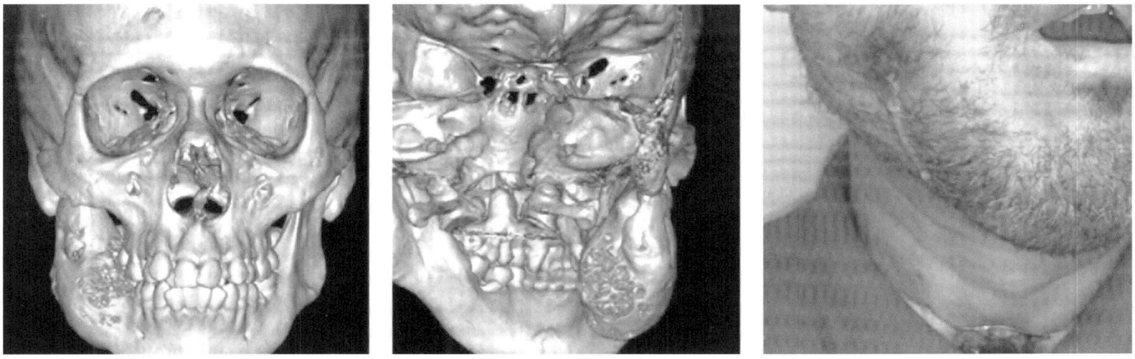

a. Tumor odontogênico epitelial calcificante.
b. Ameloblastoma maligno.
c. Tumor odontogênico adenomatoide.
d. Cisto odontogêncio calcificante.

Comentários

O tumor odontogênico epitelial calcificante é raro – cerca de 1% de todos os tumores odontogênicos, de crescimento lento, mas localmente agressivo, cuja característica histológica é a presença de depósitos amiloides no estroma associados a calcificações em padrão concêntrico na forma de anéis de Liesegang.

Amm HM, Rollins DL, Ren C et al. Establishment and characterization of a primary calcifying epithelial odontogenic tumor cell population. J Oral Pathol Med 2014;43(3):183-90.

Respostas
736) a

737) Esta paciente, de 17 anos de idade, apresenta um fibroma ossificante, lesão fibro-óssea que pode ter origem odontogência ou não. As lesões desta natureza de origem não odontogênica apresentam características histológicas distintas, com comportamento clínico mais agressivo e maior propensão à recorrência. Entre os fibromas ossificantes, aquele considerado de origem odontogênica é o:

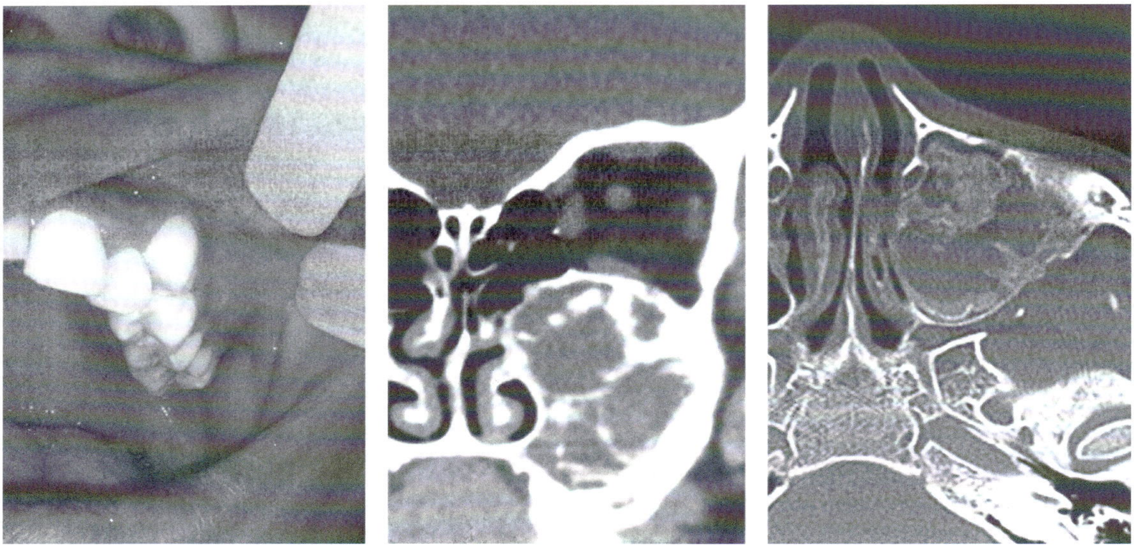

a. Fibroma ossificante juvenil trabecular.
b. Fibroma ossificante juvenil psamomatoide.
c. Fibroma cemento-ossificante.
d. Fibroma desmoplástico.

Comentários

O fibroma ossificante é uma neoplasia fibro-óssea englobando três entidades cujas características clinicopatológicas e radiológicas são distintas. A atual classificação coloca o fibroma cemento-ossificante como um tumor odontogênico mesenquimal benigno, originado do ligamento periodontal das áreas de suporte dentário dos maxilares. Os fibromas ossificantes não odontogênicos são classificados como lesões fibro e condro-osséas benignas e suas variantes conhecidas, o fibroma ossificante juvenil trabecular e o fibroma ossificante juvenil psamomatoide, podem surgir em áreas não relacionadas com os dentes, apresentando evolução eventualmente rápida e alta recorrência.

Zegalie N, Martin L, Speight PM. Ossifying fibromas of the jaws and craniofacial bones. Diagn Histopathol 2015(21):370-8.
Speight PM, Takata T. New tumour entities in the 4th edition of the World Health Organization Classification of Head and Neck tumours: odontogenic and maxillofacial bone tumours. Virchows Arch 2018;472(3):331-9.

738) Odontomas, os tumores odontogênicos mais comuns da cavidade oral são formados por vários tecidos dentários como esmalte, dentina, pulpa e cemento. Fatores inflamatórios, traumáticos e genéticos têm sido propostos para sua etiologia, ainda desconhecida. Em relação aos odontomas, podemos dizer que:
a. A ressecção cirúrgica é o tratamento de escolha e recorrências são habituais.
b. Frequentemente provocam expansão óssea com dor, edema e supuração.
c. Nos odontomas compostos, mais comuns, predomina tecido dentário desorganizado.
d. Provocam impacção ou retardo da erupção dentária e associam-se à má oclusão.

Comentários

Odontomas são tumores geralmente assintomáticos, descobertos fortuitamente durante avaliação radiológica de rotina e, após tratamento cirúrgico, têm baixa recorrência. São classificados em complexos, mais raros e compostos. Nos odontomas complexos predominam os tecidos dentários desorganizados, enquanto os compostos já apresentam formações dentárias, também desorganizadas. O diagnóstico precoce de odontomas ainda na dentição primária é crucial para evitar complicações posteriores, como impacto ou falha na erupção dentária.

Isola G, Cicciù M, Fiorillo L et al. Association between odontoma and impacted teeth. Journal of Craniofacial Surgery 2017;28(3):755-8.

Respostas
737) c; 738) d

739) Ameloblastomas apresentam características histológicas e clínicas variadas que dificultam prever seu comportamento biológico, podendo-se tornar um grande desafio terapêutico. Diversos estudos genéticos identificaram mutações associadas a estes tumores e, baseados neles, algumas substâncias foram utilizadas com sucesso no tratamento de ameloblastomas recorrentes ou metastáticas. Entre estas drogas encontra-se:

a. Itraconazol.
b. Trióxido de arsênico.
c. Dabrafenib.
d. Ciclopamina.

Comentários

Terapias moleculares usando inibidores da BRAF, uma proteína-quinase de serina/treonina que aumenta a proliferação celular, sobrevivência e transformação neoplásica em ameloblastoma com mutações tipo BRAF V600E (a mais frequente neste tumor), parecem ser promissoras. As drogas com potencial para serem usadas em terapias moleculares direcionadas contra a BRAF mutada são vemurafenibe e dabrafenibe, ambas aprovadas pelo FDA americano.

Shi HA, Ng CWB, Kwa CT, Sim QXC. Ameloblastoma: a succinct review of the classification, genetic understanding and novel molecular targeted therapies. Surgeon 2021;19(4):238-43.

740) A presença de múltiplos carcinomas basocelulares, depressões palmares ou plantares, nevos melanocíticos, calcificação da foice cerebral e anomalias esqueléticas congênitas contribuem para o diagnóstico da síndrome autossômica dominante do nevo basocelular. Além destas, outra manifestação clínica frequente nestes pacientes é o aparecimento recorrente de uma lesão odontogênica. Tratam-se de:

a. Cistos dentígeros.
b. Ceratocistos odontogênicos.
c. Fibromas odontogênicos.
d. Fibromas ossificantes.

Comentários

Tanto quanto os carcinomas basocelulares, nesta síndrome, recorrentes ceratocistos odontogênicos podem determinar situações progressivamente delicadas que exigem equilíbrio entre o acompanhamento rigoroso e a cirurgia conservadora precoce, buscando a manutenção das estruturas ósseas maxilomandibulares a longo prazo.

Fernández LT, Ocampo-Garza SS, Elizondo-Riojas G, Ocampo-Candiani J. Basal cell nevus syndrome: an update on clinical findings. Int J Dermatol 2021.

DISFAGIA EM PACIENTE COM CÂNCER DE CABEÇA E PESCOÇO

741) Quais os parâmetros observados numa disfagia orofaríngea de um paciente laringectomizado total?

a. Resíduo alimentar oral.
b. Penetração e/ou aspiração.
c. Resíduo faringoesofágico.
d. Refluxo nasal.

Comentários

A sensação de alimento parado na região faringoesofágica pode ser causada por hipertonia, espasmo ou estenose do segmento faringoesofágico e o paciente restringe a ingesta oral para alimentos mais liquidificados ou pastosos.

Anjos LF, Ferreira TMS, Pernambuco L. Biomecânica da língua durante a deglutição após laringectomia total: revisão integrativa. CoDAS 2021;33(6):1-10.

Respostas
739) c; 740) b; 741) c

742) A laringectomia supracricoide tem indicações restritas, estruturas importantes para a proteção da via aérea durante a deglutição são ressecadas. Os resultados funcionais da deglutição são heterogêneos. Qual a porcentagem de aspiração observada no primeiro mês pós-operatório?

a. 10%.
b. 25%.
c. 100%.
d. 20%.

Comentários

No primeiro mês pós-operatório, a aspiração é maciça, principalmente na ingesta de líquidos, chegando a 100%. Os parâmetros observados podem ser a aspiração traqueal, penetração laríngea, tosse ineficaz, resíduo faríngeo e escape prematuro do bolo para a faringe, sendo necessária a reabilitação da função deglutição.

Schindler A, Pizzorni N, Mozzanica F et al. Functional outcomes after supracricoid laryngectomy: what do we not know and what do we need to know? Eur Arch Otorhinolaryngol 2016;273(11):3459-75.

743) Paciente de 62 anos submetido à laringectomia supracricoide com a reconstrução de crico-hioideo-epiglotopexia, disfonia intensa. Quais os exercícios necessários para proteção da ingesta oral com segurança?

a. Exercícios orais.
b. Exercícios vocais (coaptação).
c. Exercícios miofuncionais.
d. Exercícios respiratórios.

Comentários

Para a reabilitação da voz são utilizadas técnicas do método de competência fonatória, como as técnicas de esforço (empuxo) e a deglutição incompleta sonorizada. O trabalho fonoaudiológico visa promover a aproximação das estruturas remanescentes supraglóticas para reabilitar a deglutição e a fonação do paciente.

Buzaneli ECP, Zenari MS, Kulcsar MAV et al. Supracricoid laryngectomy: the function of the remaining arytenoid in voice and swallowing. Int Arch Otorhinolaryngol 2018;22(3):303-12.
Fouquet ML, Vieira TPG, Murata CJM, Gonçalves AJ. Efeito imediato da técnica de firmeza glótica nas laringectomias parciais horizontais supracricoides: estudo inicial. Rev Soc Bras Fonoaudiol 2012;17(03):346-50.

744) O tratamento de quimioterapia e radioterapia, denominado preservação de órgãos, para tumores avançados de boca, orofaringe, laringe e hipofaringe levam à toxicidade aguda e tardia. O que leva à manutenção de uma disfagia grave e tardia, justificada por:

a. Inapetência.
b. Fibrose pós-radiação.
c. Hipertrofia muscular.
d. Alteração de olfato.

Comentários

A disfagia crônica é exemplificada pela diminuição da amplitude de movimento do complexo hiolaríngeo, constritores faríngeos e base da língua como resultado de fibrose pós-radiação, atrofia muscular e neuropatias cranianas. O processo de fibrose após a radioterapia é comumente atribuído a aberrações na cicatrização normal de feridas que induzem uma superprodução do fator de crescimento transformador β (TFG-β1). Uma vez ativado, acredita-se que o processo fibrótico seja autoinduzido e difícil de interromper.

Baudelet M, Van den Steen L, Tomassen P et al. Very late xerostomia, dysphagia, and neck fibrosis after head and neck radiotherapy. Head Neck 2019;41(10):3594-603.
Hutcheson KA, Lewin JS, Barringer DA et al. Late dysphagia after radiotherapy-based treatment of head and neck cancer. Cancer 2012;118(23):5793-9.

Respostas
742) c; 743) b; 744) b

745) Paciente de 48 anos com lesão ulcerada em língua e submetido à glossectomia subtotal com reconstrução microcirúrgica de *gracilis* e manutenção da arcada dentária. Queixa-se de dificuldade para deglutir a saliva nos primeiros 15 dias do pós-operatório. Qual o tempo de fonoterapia para restabelecimento da via oral com segurança?
a. 3 meses.
b. 6 meses.
c. 4 meses.
d. 1 mês.

Comentários

Na disfagia orofaríngea mecânica após a glossectomia, apesar da reconstrução, a ausência da língua causa grande impacto na função deglutição, pois a mesma exerce um papel fundamental de bomba injetora e pressórica durante a ingesta de saliva e/ou alimento. Os parâmetros alterados observados são resíduo oral e faríngeo, dificuldade de contenção salivar oral, diminuição do movimento oromandibular, ausência de ejeção oral, redução da elevação e anteriorização hiolaríngea, sendo assim o objetivo da fonoterapia em 3 meses será compensar e adaptar as estruturas remanescentes orais, faríngeas e laríngeas para proteger a via aérea e maximizar a ingesta oral de consistências selecionadas forma contínua.

Halczy-Kowalik L, Wiktor A, Rzewuska A et al. Compensatory mechanisms in patients after a partial or total glossectomy due to oral cancer. Dysphagia 2015;30(6):738-50.
Furia CL, Carrara-de Angelis E, Martins NM et al. Video fluoroscopic evaluation after glossectomy. Arch Otolaryngol Head Neck Surg 2000;126(3):378-83.

746) Qual das alternativas é a explicação mais provável para o tipo da abordagem de reabilitação do paciente disfágico?
a. A abordagem de reabilitação pode ser indicada quando o objetivo é manter o estado clínico e reduzir o risco de morbidade.
b. A abordagem de reabilitação para os sintomas ou sinais da disfagia pode ser organizada em ajustes, compensações e modificações.
c. A abordagem de reabilitação é sempre definitiva.
d. A abordagem de reabilitação não é indicada para pacientes que fazem o uso da dieta enteral.

Comentários

As abordagens terapêuticas ou estratégias de reabilitação para os sintomas ou sinais de disfagia são compreendidas como ajustes, compensações e modificações, pois se espera a mudança da fisiologia da deglutição a partir de mudanças posturais, manobras de proteção de via aérea ou modificação dos mecanismos da deglutição, exercícios de fortalecimento da musculatura orofacial e faringolaríngea, modificação da dieta, entre outros. Por outro lado, a abordagem compensatória pode ser indicada quando o objetivo é manter o estado clínico e reduzir o risco de morbidade.

Sia I, Carvajal P, Lacy AA et al. Hyoid and laryngeal excursion kinematics – magnitude, duration and velocity – changes following successful exercise-based dysphagia rehabilitation: MDTP. J Oral Rehabil 2015;42(5):331-9.
Mourao LF. Princípios da intervenção terapêutica fonoaudiológica na disfagia
orofaríngea neurogênica em adulto. In: Marchezan IQ, Silva HJ, Tomé MC (Orgs.). Tratado das especialidades da fonoaudiologia. São Paulo: Guanabara Koogan, 2014. p. 70-80.

Respostas
745) a; 746) b

747) Paciente glossectomizado total ou parcial se beneficia da prótese oral para maximizar a função da deglutição e fonoarticulação. Qual prótese é a indicada?

a. Prótese obturadora.
b. Prótese rebaixadora de palato.
c. Prótese dentária.
d. Prótese osteointegrada.

Comentários

A prótese rebaixadora de palato é moldada no paciente glossectomizado total ou parcial, com a participação do dentista bucomaxilo e fonoaudiólogo. A prótese rebaixadora permite a modificação intraoral quanto à dimensão vertical, ressonantal e mudança do jogo pressórico durante a deglutição com o auxílio da maximização dos bucinadores, orbiculares e a própria mandíbula.

Karino M, Kanayama J, Toda E et al. [Surgical Procedure for Postoperative Reconstruction of Swallowing Function in a Very Elderly Patient with Advanced Tongue Cancer]. Gan To Kagaku Ryoho 2020;47(13):1890-2.
Bachher GK, Dholam KP. Long term rehabilitation of a total glossectomy patient. J Indian Prosthodont Soc 2010;10(3):194-6.
Furia CLB. Disfagias mecânicas. In: Fernandes FDM, Mendes BCA, Navas ALPGP. Tratado de fonoaudiologia. São Paulo: Rocca, 2009. p. 513-28.

748) Qual a consistência utilizada usualmente e que aumenta o risco de disfagia orofaríngea após as cirurgias orais e da orofaringe e para as cirurgias laríngeas horizontais?

a. Líquido (IDDSI 0).
b. Líquido espessado (IDDSI 1 e 2).
c. Pastoso (IDDSI 3 e 4).
d. Semissólido e sólido (IDDSI 5,6,7).

Comentários

A água ou o líquido ralo podem, usualmente, ser utilizados em triagens para detecção da disfagia ororfaríngea, porém, o controle oral está ineficiente após as cirurgias orais e orofaríngeas, como também a proteção da via aérea após as cirurgias laríngeas horizontais. O uso do líquido para avaliação inicial pode levar à penetração ou aspiração antes da deglutição ou mesmo durante a deglutição, sendo contraindicado. O IDDSI (*International Dysphagia Diet Standardisation Initiative*) preconiza, desde 2017, a estrutura de oito níveis de espessura e textura que cobrem alimentos líquidos e sólidos – 0-7.

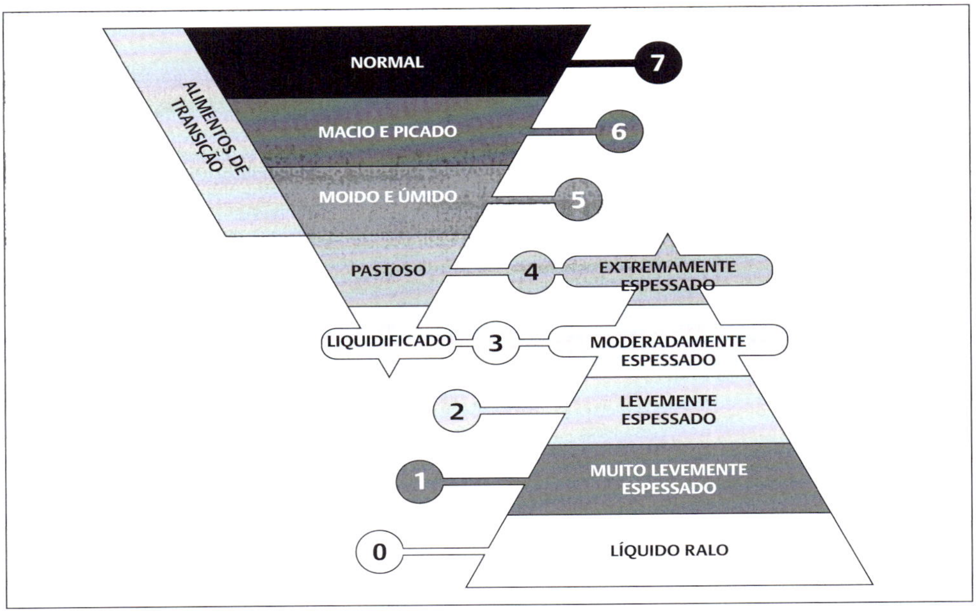

Banda KJ, Chu H, Kao CC et al. Swallowing exercises for head and neck cancer patients: A systematic review and meta-analysis of randomized control trials. Int J Nurs Stud 2021;114:103827.
Cichero JA, Lam P, Steele CM et al. Development of International Terminology and Definitions for Texture-Modified Foods and Thickened Fluids Used in Dysphagia Management: The IDDSI Framework. Dysphagia 2017;32(2):293-314.

Respostas
747) b; 748) a

749) Qual a melhor explicação para a disfagia orofaríngea induzida por radiação?
   a. O edema cervical afeta a função deglutição.
   b. Amplo espectro de déficits neurológicos afetam a deglutição.
   c. Os efeitos biomoleculares da radiação afetam os tecidos responsáveis pela função deglutição.
   d. A fibrose cervical afeta a função deglutição.

Comentários

Uma compreensão dos efeitos biomoleculares da radiação no curso do tempo de cicatrização de feridas e respostas morfológicas subjacentes do tecido que precedem o dano por radiação melhorará as opções disponíveis para o tratamento da disfagia. Edema, estenose, redução de contração e mobilidade faringolaríngea e cervical mantêm os déficits na biomecânica da deglutição durante e após o término da radioterapia isolada ou associada à quimioterapia ou cirurgia. Compreender o dano por radiação, revisar doses e modulação de doses, concomitante às abordagens preventivas e terapêuticas de reabilitação poderão minimizar as sequelas e maximizar a qualidade de vida dos pacientes.

Nachalon Y, Nativ-Zeltzer N, Evangelista LM et al. Cervical fibrosis as a predictor of dysphagia. Laryngoscope 2021;131(3):548-52.
King SN, Dunlap NE, Tennant PA, Pitts T. Pathophysiology of radiation-induced dysphagia in head and neck cancer. Dysphagia 2016;31(3):339-51.

QUIMIOTERAPIA EM CÂNCER DE CABEÇA E PESCOÇO

750) Mulher, 48 anos, com diagnóstico de carcinoma escamoso de orofaringe, EcIII. Antecedente pessoal de tabagismo de 4 anos-maço com interrupção há 26 anos. Antecedente familiar de carcinoma ductal de mama na mãe aos 65 anos e adenocarcinoma de próstata no pai aos 68 anos, 4 irmãos com idade entre 58 e 50 anos sem diagnóstico de neoplasia. Imuno-histoquímica: p16 +, p53 -. Qual o mecanismo de carcinogênese envolvido nesta neoplasia?
   a. Câncer esporádico secundário a Epstein-Baar vírus (EBV).
   b. Câncer esporádico secundário a papilomavírus humano (HPV).
   c. Câncer esporádico secundário ao tabagismo.
   d. Câncer hereditário secundário à síndrome de Li-Fraumeni.

Comentários

p16 é uma proteína supressora tumoral com função de prevenir que células danificadas progridam no ciclo celular. Hiperexpressão de p16 é um marcador altamente sensível de aumento de transcrição de células infectadas pelo HPV. Imuno-histoquímica para p16 é a técnica mais utilizada para diagnóstico de carcinoma associado ao HPV devido à sua custo-efetividade e à facilidade de aplicação. Por outro lado, os carcinomas não relacionados com o HPV costumam ser positivos para p53.

Lewis Jr. J et al. Human papillomavirus testing in head and neck carcinomas guideline from the College of American Pathologists. Arch Pathol Lab Med 2018.
Paver E et al. Human papilloma virus related squamous cell carcinomas of the head and neck: diagnosis, clinical implications and detection of HPV. Pathology 2020.

751) Mulher, 48 anos, com diagnóstico de carcinoma escamoso de orofaringe, EcIII. Apresenta-se em bom estado geral (ECOG 1). Recebe recomendação de tratamento com 3 ciclos de cisplatina 100 mg.m^2 a cada 21 dias concomitante à radioterapia. O regime antiemético a ser prescrito deve considerar que o potencial emetogênico é:
   a. Mínimo (< 10%).
   b. Baixo (10-30%).
   c. Moderado (30-90%).
   d. Alto (> 90%).

Comentários

Um dos principais eventos adversos da cisplatina são as náuseas e vômitos e a adesão ao plano terapêutico compreende seu controle. O regime antiemético recomendado em situações de alto risco emetogêncio compreende a combinação de 4 classes de drogas: antagonista do receptor NK1, antagonista do receptor de serotonina (5-HT3), dexametasona e olanzapina no D1 com repetição de dexametasona e olanzapina nos D2-4.

Hesketh P et al. Antiemetics: ASCO Guideline Update. J Clin Oncol 2020.

Respostas
749) c; 750) b; 751) d

752) Homem, 68 anos, em bom estado geral (ECOG 1), com diagnóstico de câncer de supraglote, cT3N1M0, EcIII, inicia tratamento com cisplatina concomitante à radioterapia. No sétimo dia do primeiro ciclo é admitido na Unidade de Emergência com queixa de febre há 6 horas. Ao exame apresenta-se em regular estado geral, T: 38,4°C, demais sinais vitais dentro da normalidade, desidratado ++/4, sem sinais de mucosite ou outras alterações sugestivas do sítio de infecção. Neutrófilos: 80 células.mm^3. Escore de MASCC de 18 compatível com alto risco de complicações por neutropenia febril. O tratamento clínico deve ser iniciado com qual regime de antibiótico?

a. Amoxicilina-clavulanato e ciprofloxacina.
b. Cefepime.
c. Cefepime e vancomicina.
d. Cefepime, vancomicina e metronidazol.

Comentários

Pacientes classificados pelo escore de MASCC com alto risco para complicações devem ser tratados em unidade de internação com antibioticoterapia parenteral com uma das seguintes opções: Betalactâmico com ação antipseudomonas (cefepime), carbapenêmico (meropenem ou imipenem) ou piperacilina-tazobactam. Vancomicina não é recomendada como parte do tratamento inicial, sendo indicada nas seguintes situações: infecção relacionada com cateter, de pele ou partes moles, instabilidade hemodinâmica ou pneumonia.

Freifeld A et al. Clinical Practice Guideline for the Use of Antimicrobial Agents in Neutropenic Patients with Cancer: 2010 Update by the Infectious Diseases Society of America. Clin Infect Dis 2011.

753) Homem, 58 anos, com diagnóstico de carcinoma escamoso de supraglote, EcIII, tratado com cisplatina concomitante à radioterapia é avaliado após 4 semanas do fim do tratamento. Apresenta resposta completa ao exame físico e TC de cabeça e pescoço. É solicitado PET-TC com recomendação de que seja feito quantas semanas após o fim do tratamento?

a. 6.
b. 8.
c. 10.
d. 12.

Comentários

O valor preditivo negativo do PET-TC é extremamente alto (95%), sendo exames negativos altamente sugestivos de ausência de neoplasia viável. Exames realizados a partir de 12 semanas apresentam maior acurácia diagnóstica. A sobrevida global é semelhante entre pacientes colocados em acompanhamento vigiado ou submetidos à cirurgia eletiva.

Gupta T et al. Diagnostic performance of post-treatment FDG PET or FDG PET/CT imaging in head and neck cancer: a systematic review and meta-analysis. Eur J Nucl Med Mol Imaging 2011.
Mehanna H et al. PET-CT surveillance versus neck dissection in advanced head and neck cancer. N Engl J Med 2016.

754) Homem, 66 anos, em bom estado geral (ECOG 1), com diagnóstico de carcinoma escamoso avançado de hipofaringe por acometimento de fáscia prevertebral e artéria carótida à direita e linfonodos cervicais bilaterais, o maior de 5 cm, sem metástases à distância, Ec IVb. Recebe indicação de quimioterapia de indução. Qual o regime ideal?

a. Cisplatina.
b. Cisplatina e fluorouracil.
c. Cisplatina, fluorouracil e docetaxel.
d. Cisplatina, fluorouracil, docetaxel e cetuximabe.

Comentários

Em pacientes com doença locorregional avançada considerados irressecáveis e com campo de radioterapia muito extenso, a quimioterapia de indução é recomendada. O objetivo é por alta taxa de resposta que permita terapia locorregional posterior, por isso a indicação de poliquimioterapia. As melhores evidências a partir de ensaios clínicos randomizados testaram a combinação de platina, fluorouracil e taxanos com aumento em sobrevida global.

Vermorken J et al. Cisplatin, fluorouracil, and docetaxel in unresectable head and neck cancer. N Engl J Med 2007.
Posner M et al. Cisplatin and fluorouracil alone or with docetaxel in head and neck cancer. N Engl J Med 2007.

Respostas
752) b; 753) d; 754) c

755) Homem, 59 anos, com diagnóstico de carcinoma escamoso de hipofaringe, EcIII. Apresenta-se em bom estado geral (ECOG 1). Tem diagnóstico de insuficiência renal crônica e polineuropatia diabética em pés. Recebe indicação de tratamento com cetuximabe concomitante à radioterapia. Qual o mecanismo de ação antineoplásico do cetuximabe?
a. Ativação imune.
b. Inibição de fatores de crescimento.
c. Inibição de neoangiogênese.
d. Reparo de instabilidade genômica.

Comentários

A fisiopatologia do câncer compreende uma série de características intrínsecas ao tecido neoplásico. Dentre estas, a autossuficiência a fatores de crescimento é alvo terapêutico para uma série de neoplasias. A via de sinalização do *epidermal growth factor receptor* (EGFR), um receptor de tirosina-quinase envolvido na proliferação celular, encontra-se anormalmente ativada em carcinomas epiteliais de cabeça e pescoço. O cetuximabe é um anticorpo monoclonal IgG1 contra o EGFR que demonstrou aumento da ação citotóxica da radioterapia podendo ser usado de forma concomitante.

Hanahan D, Weinberg R. Hallmarks of cancer: the next generation. Cell 2011.
Bonner J et al. Radiotherapy plus cetuximab for squamous cell carcinoma of the head and neck. N Engl J Med 2006.

756) Homem, 59 anos, com diagnóstico de carcinoma escamoso de hipofaringe, EcIII, em tratamento com cetuximabe concomitante à radioterapia. Após 1 semana de tratamento apresenta lesões pustulosas em face, pescoço e região superior de tórax acompanhadas por pruridos compatíveis com *rash* acneiforme grau 3. Qual o tratamento?
a. Hidrocortisona tópica.
b. Hidrocortisona e peróxido de benzoíla tópicos.
c. Hidrocortisona e tetraciclina tópicos.
d. Hidrocortisona tópica e tetraciclina oral.

Comentários

Erupções papulopustulosas é um dos principais eventos adversos dos inibidores do EGFR, esperados em algum grau em aproximadamente 85% dos pacientes e com gravidade em pelo menos 15% deles. A prevenção e o tratamento da toxicidade instalada são muito importantes para a qualidade de vida do paciente ao longo da radioterapia. No caso de doença instalada é importante a associação de antibióticos sistêmicos aos corticoides tópicos de baixa potência.

Cury-Martins J. Manejo dos eventos adversos dermatológicos das terapias oncológicas: recomendacões de um painel de especialistas. An Bras Dermatol 2020.
MacDonald J et al. Cutaneous adverse effects of targeted therapies. Part I: Inhibitors of the cellular membrane. J Am Acad Dermatol 2014.

757) Homem, 63 anos, apresenta múltiplos nódulos pulmonares irressecáveis 2 anos após tratamento para carcinoma escamoso de hipofaringe, EcIII. Apresenta-se em bom estado geral (ECOG 0). Recebe recomendação de tratamento com pembrolizumabe associado à cisplatina e fluorouracil. Qual o mecanismo de ação antineoplásico do pembrolizumabe?
a. Ativação imune.
b. Inibição de fatores de crescimento.
c. Inibição de neoangiogênese.
d. Reparo de instabilidade genômica.

Comentários

A fisiopatologia do câncer compreende uma série de características intrínsecas ao tecido neoplásico. Dentre estas a evasão imune é alvo terapêutico para uma série de neoplasias. Os inibidores de checkpoint imune fazem parte do portfólio de tratamento de carcinomas de cabeça e pescoço metastático ou recorrente. Dentre os representantes dos agentes antineoplásicos com ação imune está o pembrolizumabe, anticorpo monoclonal contra o *programmed cell death protein-1* (PD-1).

Szturz P, Vermorken J. Translating KEYNOTE-048 into practice recommendations for head and neck cancer. Ann Trasl Med 2020.
Burtness B et al. Pembrolizumab alone or with chemotherapy versus cetuximab with chemotherapy for recurrent or metastatic squamous cell carcinoma of the head and neck (KEYNOTE-048): a randomised, open-label, phase 3 study. Lancet 2019.

Respostas
755) b; 756) d; 757) a

758) Homem, 23 anos, com diagnóstico de carcinoma não queratinizante de nasofaringe com extensão parafaríngea e acometimento de músculo pterigoide e linfonodos cervicais bilaterais de até 2 cm, EcIII. Qual a indicação de tratamento?
  a. Cisplatina concomitante à radioterapia.
  b. Cetuximabe concomitante à radioterapia.
  c. Gemcitabina e cisplatina de indução seguido por cisplatina concomitante à radioterapia.
  d. Pembrolizumabe, cisplatina e fluorouracil de indução seguido por cisplatina concomitante à radioterapia.

Comentários

A maioria dos pacientes com carcinoma de nasofaringe é diagnosticada com doença locorregional avançada. O padrão de recidiva mais comum são as metástases à distância sendo responsável por aproximadamente 70% das mortes desses pacientes. A associação de quimioterapia de indução à radioquimioterapia definitiva demonstrou melhora em sobrevida global e sobrevida livre de recorrência nestes pacientes.

Zhang Y *et al*. Gemcitabine and cisplatin induction chemotherapy in nasopharyngeal carcinoma. N Engl J Med 2019.

RADIOTERAPIA EM CABEÇA E PESCOÇO

759) Assinale a afirmação CORRETA em relação ao uso de radioterapia em câncer de cabeça e pescoço:
  a. Seu uso exclusivo deve ser realizado no estádio pT2pN1 com margens comprometidas.
  b. O uso de dose padrão é de 80 a 90 Gy para câncer de cabeça e pescoço com doses diárias.
  c. O uso de radioterapia exclusiva definitiva é adotado para tumores em estadiamento T1 e T2N0.
  d. O uso de quimioterapia de indução é a prática mais segura para tratamento de neoplasia avançada em termos de cura.

Comentários

A radioterapia exclusiva é utilizada como tratamento primário em tumores de menor volume, em estádios iniciais I e II, pois é volume-dependente. Em tumores avançados, a taxa de controle local é baixa e apresenta alta taxa de recidivas locais. Na presença de metástases linfáticas, há indicação do uso concomitante de quimioterapia.

Gooi Z, Fakhry C, Goldenberg D, Richmon J, Kiess AP, Education Committee of the American Head and Neck Society (AHNS). AHNS Series: Do you know your guidelines? Principles of radiation therapy for head and neck cancer: a review of the National Comprehensive Cancer Network guidelines. Head Neck 2016 July;38(7):987-92.
Alterio D, Marvaso G, Ferrari A, Volpe S, Orecchia R, Jereczek-Fossa BA. Modern radiotherapy for head and neck cancer. Semin Oncol 2019 June;46(3):233-45.
Yom SS. Radiation treatment of head and neck cancer. Surg Oncol Clin N Am 2015 July;24(3):423-36.

760) Assinale a afirmativa CORRETA em relação ao câncer de orofaringe:
  a. A dose de tratamento radioterápico padrão internacional é 2D com campos opostos paralelos é de 66 a 70 Gy.
  b. Pode ser utilizada dose total menor de radioterapia para pacientes com P16 positivo no tumor avaliado por imuno-histoquímica.
  c. Pacientes com tumores HPV(+) com margens comprometidas e/ou N3 com extensão extracapsular necessitam de 70 Gy e cisplatina 100 mgrs/mt^2.
  d. Em termos de efeitos adversos, o uso de radioterapia exclusiva ou tratamento concomitante, são semelhantes em frequência e intensidade.

Comentários

Atualmente tem-se conceito de desintensificação de tratamento para pacientes com câncer de orofaringe relacionadas com o HPV, observados por exame de imuno-histoquímica com análise de proteína P16 em pelo menos 80% das células. Estes pacientes têm excelente resposta à quimioterapia e radioterapia concomitante, diferente daqueles sem HPV, relacionados com o álcool e tabaco, o que permite um tratamento menos tóxico com excelentes resultados oncológicos.

Gooi Z, Fakhry C, Goldenberg D, Richmon J, Kiess AP; Education Committee of the American Head and Neck Society (AHNS). AHNS Series: Do you know your guidelines? Principles of radiation therapy for head and neck cancer: A review of the National Comprehensive Cancer Network guidelines. Head Neck 2016 July;38(7):987-92.
Alterio D, Marvaso G, Ferrari A, Volpe S, Orecchia R, Jereczek-Fossa BA. Modern radiotherapy for head and neck cancer. Semin Oncol 2019 June;46(3):233-245.
Yom SS. Radiation treatment of head and neck cancer. Surg Oncol Clin N Am 2015 July;24(3):423-36.

Respostas
758) c; 759) c; 760) b

761) O que é hadronterapia?
   a. Uso de elétrons.
   b. Energia de fótons.
   c. Partículas de luz.
   d. Íon de carbono.

Comentários

É o uso de partículas subatômicas de maior massa que o elétron como próton, nêutron e íon de carbono. Apresenta melhoras resultados oncológicos que o fóton e são a nova promessa para o tratamento do futuro em câncer de cabeça e pescoço.

Gooi Z, Fakhry C, Goldenberg D, Richmon J, Kiess AP; Education Committee of the American Head and Neck Society (AHNS). AHNS Series: Do you know your guidelines? Principles of radiation therapy for head and neck cancer: A review of the National Comprehensive Cancer Network guidelines. Head Neck 2016 July;38(7):987-92.
Alterio D, Marvaso G, Ferrari A, Volpe S, Orecchia R, Jereczek-Fossa BA. Modern radiotherapy for head and neck cancer. Semin Oncol 2019 June;46(3):233-45.
Yom SS. Radiation treatment of head and neck cancer. Surg Oncol Clin N Am 2015 July;24(3):423-36.

762) Qual o papel da quimioterapia quando utilizada de forma concomitante à radioterapia no câncer de cabeça e pescoço?
   a. É um tratamento oncológico citorredutor e radiossensibilizante.
   b. É um tratamento oncológico localmente destrutivo, curativo e não cirúrgico.
   c. É um tratamento curativo para se somar aos efeitos da radioterapia.
   d. Seu melhor papel do ponto de vista oncológico é o uso paliativo.

Comentários

A quimioterapia em câncer de cabeça e pescoço já se mostrou sem efeito curativo, quando utilizada de forma isolada ou combinada. Seu maior efeito é tornar as células mais sensíveis aos efeitos da radiação ionizante com efeito citorredutor, ou seja, há uma diminuição progressiva na população de células neoplásicas em todo o volume tridimensional do tumor, sem ser centrífugo ou centrípeto.

Gooi Z, Fakhry C, Goldenberg D, Richmon J, Kiess AP; Education Committee of the American Head and Neck Society (AHNS). AHNS Series: Do you know your guidelines? Principles of radiation therapy for head and neck cancer: A review of the National Comprehensive Cancer Network guidelines. Head Neck 2016 July;38(7):987-92.
Alterio D, Marvaso G, Ferrari A, Volpe S, Orecchia R, Jereczek-Fossa BA. Modern radiotherapy for head and neck cancer. Semin Oncol 2019 June;46(3):233-45.
Yom SS. Radiation treatment of head and neck cancer. Surg Oncol Clin N Am 2015 July;24(3):423-36.

763) Assinale a alternativa CORRETA em relação à radioterapia exclusiva definitiva como tratamento primário em câncer avançado de cabeça e pescoço:
   a. Possui uma taxa de resposta com controle local alto e taxa de recidiva local baixa em dois anos de acompanhamento.
   b. Possui uma taxa de resposta com controle local baixo e taxa de recidiva local baixa em dois anos de acompanhamento.
   c. Possui uma taxa de resposta com controle local alto e taxa de recidiva local alta em dois anos de acompanhamento.
   d. Possui uma taxa de resposta com controle local baixo e taxa de recidiva local alta em dois anos de acompanhamento.

Comentários

Paciente com estádios III e IV não apresentam boa resposta oncológica com radioterapia exclusiva. Nestes pacientes está indicado a radioquimioterapia concomitante.

Gooi Z, Fakhry C, Goldenberg D, Richmon J, Kiess AP; Education Committee of the American Head and Neck Society (AHNS). AHNS Series: Do you know your guidelines? Principles of radiation therapy for head and neck cancer: A review of the National Comprehensive Cancer Network guidelines. Head Neck 2016 July;38(7):987-92.
Alterio D, Marvaso G, Ferrari A, Volpe S, Orecchia R, Jereczek-Fossa BA. Modern radiotherapy for head and neck cancer. Semin Oncol 2019 June;46(3):233-45.
Yom SS. Radiation treatment of head and neck cancer. Surg Oncol Clin N Am 2015 July;24(3):423-36.

Respostas
761) d; 762) a; 763) d

764) Assinale a alternativa CORRETA em relação à hadronterapia?
  a. Menor radiorresistência.
  b. Melhor custo-benefício.
  c. Maior acesso populacional.
  d. Baixo custo de manutenção.

Comentários

O tratamento radioterápico com uso de partículas de maior massa permite vencer a radiorresistência relacionada com o uso de fótons, assim como uma dose maior nos tecidos-alvo e rápido decaimento de dose fora dos tecidos alvo, e permite menor toxicidade. Os estudos atuais em séries de casos têm mostrado resultados promissores. Faltam estudos clínicos prospectivos randomizados. O custo é elevado, ainda e acesso muito restrito ainda. O equipamento tem custo elevado.

Gooi Z, Fakhry C, Goldenberg D, Richmon J, Kiess AP; Education Committee of the American Head and Neck Society (AHNS). AHNS Series: Do you know your guidelines? Principles of radiation therapy for head and neck cancer: A review of the National Comprehensive Cancer Network guidelines. Head Neck 2016 July;38(7):987-92.
Alterio D, Marvaso G, Ferrari A, Volpe S, Orecchia R, Jereczek-Fossa BA. Modern radiotherapy for head and neck cancer. Semin Oncol 2019 June;46(3):233-45.
Yom SS. Radiation treatment of head and neck cancer. Surg Oncol Clin N Am 2015 July;24(3):423-36.

765) Qual dose de radiação ionizante no corpo todo é considerada letal em unidade de Gy?
  a. A partir de 0,25.
  b. A partir de 3.
  c. A partir de 20.
  d. A partir de 100.

Comentários

A exposição à radiação de corpo todo com doses a partir de 3 Gy por 5 a 15 minutos é suficiente para sintomas de vômitos em 50% das pessoas e efeitos hematopoiéticos importantes com morte em 30 a 60 dias após exposição sem cuidados médicos. A partir de 10 Gy pode haver lesão importante de sistema nervoso central com morte rápida. Esses resultados advêm de observação de acidentes nucleares e efeitos da bomba atômica no Japão.

Gooi Z, Fakhry C, Goldenberg D, Richmon J, Kiess AP; Education Committee of the American Head and Neck Society (AHNS). AHNS Series: Do you know your guidelines? Principles of radiation therapy for head and neck cancer: A review of the National Comprehensive Cancer Network guidelines. Head Neck 2016 July;38(7):987-92.
Alterio D, Marvaso G, Ferrari A, Volpe S, Orecchia R, Jereczek-Fossa BA. Modern radiotherapy for head and neck cancer. Semin Oncol 2019 June;46(3):233-45.
Yom SS. Radiation treatment of head and neck cancer. Surg Oncol Clin N Am 2015 July;24(3):423-36.
Chang DS, Lasley FD, Das IJ, Mendonca MS, Dynlacht JR. Acute effects of Total Body Irradiation (TBI). In: Basic radiotherapy physics and biology. Springer, Cham, 2014.

766) Como é produzida a radiação ionizante externa para a radioterapia?
  a. Equipamento de acelerador linear.
  b. Implante de materiais radioativos.
  c. Acelerador de partículas atômicas.
  d. Uso de ortovoltagem médica.

Comentários

A radiação ionizante externa provém de uma fonte externa onde o fóton é direcionado linearmente para uma região-alvo. Os raios X ou tomografia computadorizada diagnóstica são exemplos de radiação ionizante, mas não é direcionada de forma linear e tem direcionamento amplo sem um alvo pontual e por isso é chamada ortovoltagem. O uso de partículas subatômicas em todas elas é um denominador comum. Não se utiliza partículas atômicas para o tratamento. Quando implantamos material radioativo, a radioterapia não é externa e chama-se braquiterapia, como *iridium* para câncer de próstata.

Gooi Z, Fakhry C, Goldenberg D, Richmon J, Kiess AP; Education Committee of the American Head and Neck Society (AHNS). AHNS Series: Do you know your guidelines? Principles of radiation therapy for head and neck cancer: A review of the National Comprehensive Cancer Network guidelines. Head Neck 2016 July;38(7):987-92.
Alterio D, Marvaso G, Ferrari A, Volpe S, Orecchia R, Jereczek-Fossa BA. Modern radiotherapy for head and neck cancer. Semin Oncol 2019 June;46(3):233-45.
Yom SS. Radiation treatment of head and neck cancer. Surg Oncol Clin N Am 2015 July;24(3):423-36.
https://www.cancernetwork.com/view/principles-radiation-therapy. Acesso em 10 jan. 2022.

Respostas
764) a; 765) b; 766) a

767) Assinale a alternativa CORRETA em relação ao uso de radioterapia ionizante externa para câncer de cabeça e pescoço.

a. Equipamento mais atual é relacionado com o uso de fonte de radiação com material radioativo cobalto.
b. O uso de tratamento concomitante está indicado no pós-operatório em margens cirúrgicas comprometidas.
c. A radioterapia exclusiva tem resultados de controle local em T1 glótico próximos de 10%.
d. Usamos radioterapia curativa em pacientes com metástases pulmonares, inclusive, se há contraindicação de quimioterapia.

Comentários

Os equipamentos atuais usam elétron que sobre uma fonte de tungstênio, há produção de fóton . Não se utilizam mais aparelhos com fontes de raios gama, produzidos por material radioativo em seu interior como cobalto. A radioterapia exclusiva tem altas taxas de resposta em termos de controle local no câncer glótico inicial, próximas a 90%, desde que a cirurgia de laringectomia faça parte de seu esquema terapêutico. No tratamento com radioterapia exclusiva, a sobrevida livre de laringectomia total é menor que com cirurgia inicial. Na presença de doença sistêmica, presença de metátases à distância, a radioterapia isolada tem pouco efeito.

Gooi Z, Fakhry C, Goldenberg D, Richmon J, Kiess AP; Education Committee of the American Head and Neck Society (AHNS). AHNS Series: Do you know your guidelines? Principles of radiation therapy for head and neck cancer: A review of the National Comprehensive Cancer Network guidelines. Head Neck 2016 July;38(7):987-92.
Alterio D, Marvaso G, Ferrari A, Volpe S, Orecchia R, Jereczek-Fossa BA. Modern radiotherapy for head and neck cancer. Semin Oncol 2019 June;46(3):233-45.
Yom SS. Radiation treatment of head and neck cancer. Surg Oncol Clin N Am 2015 July;24(3):423-36.
https://www.cancernetwork.com/view/principles-radiation-therapy. Acesso em 10 jan. 2022.

MASSAS CERVICAIS CONGÊNITAS – ALTERAÇÕES LINFONODAIS INFLAMATÓRIAS – SIALOADENITES

768) Menina, 8 anos, com surgimento de nódulo em região cervical anterior, após 5 dias do início de um quadro de infecção de via aérea superior. Ao exame físico, nódulo com cerca de 2 cm de diâmetro, amolecido, cístico e doloroso à palpação, em linha média cervical, acima da proeminência laríngea, móvel com a protrusão da língua. Qual a hipótese diagnóstica mais provável?

a. Cisto branquial.
b. Hematoma cervical.
c. Cisto do ducto tireoglosso.
d. Abscesso cervical.

Comentários

O cisto do ducto tireoglosso é a lesão congênita do pescoço mais comum em crianças, representando cerca de 70% dos tumores pediátricos congênitos no pescoço. São formados pela falha da obliteração do ducto tireoglosso, que é formado pelo caminho embrionário da glândula tireoide. Tal cisto move-se com a protrusão da língua ou deglutição, em virtude da ligação de sua base com o remanescente do ducto. A confirmação diagnóstica é feita pela ultrassonografia ou PAAF. O tratamento padrão ouro é a excisão cirúrgica do cisto.

Nujent A, El-Deiry M. Diagnóstico diferencial dos tumores cervicais. In: Flint PW, Haughey BH, Lund VJ, Niparko JK, Robbins KT, Thomas JR, Lesperance MM. Cummings otorrinolaringologia: cirurgia de cabeça e pescoço, 6.ed. Rio de Janeiro: Elsevier, 2017. p. 830-5.
Santos LRM. Anomalias congênitas em cabeça e pescoço. In: Filho VJFA, Cernea CR, Brandão LG. Manual do residente de cirurgia de cabeça e pescoço, 2.ed. Barueri, SP: Manole, 2013. p. 121-9.

Respostas
767) b; 768) c

769) As anomalias na fenda branquial são comumente encontradas na população pediátrica, e em termos de incidência perdem apenas para os cistos do ducto tireoglosso. São formados por reminiscências de tecido branquial embrionário com obliteração incompleta. Sua localização na cabeça e no pescoço está condicionada ao arco branquial anômalo. Desta forma, o arco branquial mais comumente afetado é:

a. 1° arco branquial.
b. 2° arco branquial.
c. 3° arco branquial.
d. 4° arco branquial.

Comentários

O 2° arco é o mais afetado (95% dos casos), resultando em tumor cístico ou fístula situada na parte anterior do músculo esternoclidomastóideo. As anomalias do 1° arco representam cerca de 1% de todas as anomalias no arco branquial, sendo classificadas como tipo 1 (duplicação do conduto auditivo externo e pode apresentar prolongamentos na pele) e tipo 2 (localizada na glândula parótida, profundamente ao nervo facial). As do 3° e 4° arco são extremamente raras.

Nujent A, El-Deiry M. Diagnóstico diferencial dos tumores cervicais. In: Flint PW, Haughey BH, Lund VJ, Niparko JK, Robbins KT, Thomas JR, Lesperance MM. Cummings otorrinolaringologia: cirurgia de cabeça e pescoço. 6. ed. Rio de Janeiro: Elsevier; 2017. p. 830-5.
Santos LRM. Anomalias congênitas em cabeça e pescoço. In: Filho VJFA, Cernea CR, Brandão LG. Manual do residente de cirurgia de cabeça e pescoço. 2. ed. Barueri, SP: Manole; 2013. p. 121-9.

770) Menino, 2 anos, apresentando massa cervical à esquerda, de grande volume, com crescimento progressivo. Mãe relata que ao nascimento criança apresentava pequena nodulação no mesmo local, mas não deu importância, pois achava que era uma "íngua". Ao exame físico, presença de massa, em trígono posterior à esquerda, aproximadamente 8 × 10 cm, consistência amolecida, indolor à palpação, translúcido ao teste de transiluminação. Qual a hipótese diagnóstica mais provável?

a. Linfangioma.
b. Hemangioma.
c. Cisto dermoide.
d. Teratoma.

Comentários

O linfangioma ou higroma cístico é uma anomalia congênita rara do sistema linfático, proveniente de uma falha na comunicação entre o sistema linfático e o saco jugular. Pode estar presente ao nascimento, mas em alguns casos cresce e se torna evidente durante a infância. O diagnóstico é feito clinicamente e, quando necessário, com auxílio da ultrassonografia, tomografia ou ressonância magnética. O tratamento pode incluir desde a observação da lesão até a escleroterapia e a excisão cirúrgica.

Nujent A, El-Deiry M. Diagnóstico diferencial dos tumores cervicais. In: Flint PW, Haughey BH, Lund VJ, Niparko JK, Robbins KT, Thomas JR, Lesperance MM. Cummings otorrinolaringologia: cirurgia de cabeça e pescoço. 6. ed. Rio de Janeiro: Elsevier; 2017. p. 830-5.
Santos LRM. Anomalias congênitas em cabeça e pescoço. In: Filho VJFA, Cernea CR, Brandão LG. Manual do residente de cirurgia de cabeça e pescoço, 2.ed. Barueri, SP: Manole; 2013. p. 121-9.

Respostas
769) b; 770) a

771) O cisto do ducto tireoglosso, malformação congênita mais comum do pescoço na população pediátrica, possui como tratamento de escolha a excisão cirúrgica. Qual o nome da técnica utilizada?

a. Técnica de Hayes-Martin.
b. Técnica de Blair modificada.
c. Técnica de Sistrunk.
d. Técnica de Tapia.

Comentários

A técnica de Sistrunk consiste na ressecção do cisto do ducto tireoglosso com seu trajeto até a base da língua e da porção média do osso hioide. A técnica de Hayes-Martin, descrita em 1952, destacava que nas parotidectomias a exposição do tronco do nervo facial deve ser realizada inicialmente, para evitar lesão do nervo. A incisão de Blair, e não técnica, descrita em 1912 e modificada por Bailey em 1941, consiste em uma incisão pré-auricular com extensão cervical, utilizada principalmente nas parotidectomias. A manobra de Tapia, utilizada nas laringectomias, consiste no deslocamento do pericôndrio externo das asas da cartilagem tireoide.

Nujent A, El-Deiry M. Diagnóstico diferencial dos tumores cervicais. In: Flint PW, Haughey BH, Lund VJ, Niparko JK, Robbins KT, Thomas JR, Lesperance MM. Cummings otorrinolaringologia: cirurgia de cabeça e pescoço. 6. ed. Rio de Janeiro: Elsevier; 2017. p. 830-5.
Santos LRM. Anomalias congênitas em cabeça e pescoço. In: Filho VJFA, Cernea CR, Brandão LG. Manual do residente de cirurgia de cabeça e pescoço. 2. ed. Barueri, SP: Manole; 2013. p. 121-9.

772) Paciente, 15 anos, há 2 dias com quadro de desconforto em orofaringe, disfagia leve e febre baixa. Hoje, em decorrência do surgimento de nódulo doloroso em região submandibular direita, resolveu comparecer em consulta médica. Nega patologias pregressas. À oroscopia apresenta hiperemia e edema de tonsilas palatinas. À palpação cervical apresenta nódulo submandibular à direita, com aproximadamente 1 cm de diâmetro, móvel, fibroelástico e doloroso. Com base no quadro clínico acima, qual o diagnóstico mais provável?

a. Tuberculose.
b. Doença da arranhadura do gato.
c. Toxoplasmose.
d. Linfonodopatia reacional viral.

Comentários

A linfonodopatia reacional viral é a causa mais comum de linfonodomegalia cervical, especialmente em crianças. Normalmente surge no cenário de infecções respiratórias causadas por adenovírus, rinovírus ou enterovírus. Tais infecções virais causam sintomas por 1 a 2 semanas, e a linfonodomegalia se resolve em 1 a 2 semanas após término destes sintomas. Geralmente acomete região submandibular e jugulocarotídea. Linfonodos maiores de 1 cm, que não se resolvem em 1 a 2 semanas após término dos sintomas virais, devem ser avaliados com exames de imagem associados ou não à biópsia e testes sorológicos para doenças inflamatórias e infecciosas.

Shine NP. Doenças benignas do pescoço. In: O'Neil JP, Shah JP. Perguntas e respostas em otorrinolaringologia. Rio de Janeiro: Elsevier; 2018. p. 120-31.
Caliseo CT, Moyses RA. Diagnóstico e tratamento dos tumores laterais do pescoço. In: Filho VJFA, Cernea CR, Brandão LG. Manual do residente de cirurgia de cabeça e pescoço. 2. ed. Barueri, SP: Manole; 2013. p. 213-7.

Respostas
771) c; 772) d

773) Homem, 20 anos, apresentando múltiplos nódulos cervicais em região submandibular e cervical bilateral, indolores, com início há 6 meses. A PAAF se mostrou inconclusiva, apresentando linfócitos, raros neutrófilos e ausência de células neoplásicas. Optado pela biópsia linfonodal, que mostrou infiltrado linfoplasmático difuso, corpúsculos de Russel, histiócitos espumantes e histiócitos com linfócitos fagocitados em seu citoplasma. À imuno-histoquímica apresentou positividade para a proteína S-100, imunorreatividade contra antiquimiotripsina, anticorpos a-1 CD68 e MAC387. Qual o diagnóstico mais provável?
a. Doença de Kikuchi-Fujimoto.
b. Doença de Rosai-Dorfman.
c. Doença de Kimura.
d. Doença de Castleman.

Comentários

A doença de Rosai-Dorfman é uma histiocitose de células não Langerhans, sendo a linfadenopatia a principal manifestação. O curso clínico é lento, independe do tratamento e pode regredir espontaneamente. À imuno-histoquímica, positividade para S-100, imunorreatividade contra antiquimiotripsina, anticorpos a-1 CD68 e MAC387. A doença de Kikuchi-Fujimoto é rara, autolimitada, caracterizada por uma linfadenite histiocítica necrotizante. A doença de Kimura se apresenta com múltiplos nódulos subcutâneos solitários e indolores na região da cabeça e pescoço, com linfadenopatia e eosinofilia periférica. A doença de Castleman é uma desordem linfoproliferativa policlonal, associada ao vírus da imunodeficiência humana e ao herpesvírus 8.

Shine NP. Doenças benignas do pescoço. In: O'Neil JP, Shah JP. Perguntas e respostas em otorrinolaringologia. Rio de Janeiro: Elsevier, 2018. p. 120-31.
Caliseo CT, Moyses RA. Diagnóstico e tratamento dos tumores laterais do pescoço. In: Filho VJFA, Cernea CR, Brandão LG. Manual do residente de cirurgia de cabeça e pescoço, 2.ed. Barueri, SP: Manole, 2013. p. 213-7.

774) Menina, 6 anos, há 2 dias com abaulamento difuso e doloroso em topografia pré-auricular bilateralmente, otalgia, febre, mal-estar e adinamia. Ao exame físico apresenta abaulamento e hiperemia de glândulas parótidas bilateralmente e dor à palpação em ângulo de mandíbula. Segundo a mãe, seu filho frequenta creche e outros 3 colegas apresentaram sintomas semelhantes. Com base no quadro clínico acima, o diagnóstico mais provável desta paciente é:
a. Parotidite recorrente da infância.
b. Sialoadenite aguda supurativa.
c. Parotidite epidêmica.
d. Síndrome de Sjögren.

Comentários

A parotidite epidêmica ou caxumba é uma doença transmissível aguda de etiologia viral, caracterizada pelo crescimento doloroso das glândulas salivares. É a principal causa de abaulamento parotídeo e a afecção viral mais comum que acomete as glândulas salivares. Sua etiologia está relacionada com a infecção pelo vírus paromixovírus, com maior incidência entre 4 e 6 anos de idade. Sua transmissão ocorre por perdigotos e seu período de incubação é de aproximadamente 1 a 3 semanas. O diagnóstico é clínico, com confirmação sorológica. O tratamento é baseado em suporte clínico, com analgesia, repouso e hidratação abundante.

Jackson NM, Mitchell JL, Walvekar RR. Doenças inflamatórias das glândulas salivares. In: Flint PW, Haughey BH, Lund VJ, Niparko JK, Robbins KT, Thomas JR, Lesperance MM. Cummings otorrinolaringologia: cirurgia de cabeça e pescoço, 6.ed. Rio de Janeiro: Elsevier; 2017. p. 589-603.
Buhler RB, Piltcher OB, Frizzarini R. Sialoadenites. In: Pignatari SSN, Anselmo-Lima WT. Tratado de otorrinolaringologia, 3.ed. Rio de Janeiro: Elsevier, 2018. p. 499-506.

Respostas
773) b; 774) c

775) A sialoadenite aguda supurativa é uma infecção de etiologia bacteriana das glândulas salivares. A infecção se dá, principalmente, por migração retrógrada de bactérias provenientes da cavidade oral, através do ducto da glândula. Qual o microrganismo é mais frequentemente envolvido como causador da sialoadenite bacteriana aguda?
a. *Streptococcus pneumaniae.*
b. *Moraxella catarrhalis.*
c. *Haemophilus influenzae.*
d. *Staphylococcus aureus.*

Comentários

O organismo mais comumente encontrado na sialoadenite aguda supurativa é o *Staphylococcus aureus*. Entretanto, outros organismos podem ser isolados, como *Streotococcus pyogenes, Streptococcus viridans, Streptococcus pneumoniae e Haemophylus influenzae*. Os anaeróbios encontrados mais comuns são *Bacteroides melaninogenicus, Streptococcus micros* e *Peptoestreptococcus*. Os Gram-negativos *(E. coli, Klebisiella, Pseudomonas)* são pouco frequentes.

Jackson NM, Mitchell JL, Walvekar RR. Doenças inflamatórias das glândulas salivares. In: Flint PW, Haughey BH, Lund VJ, Niparko JK, Robbins KT, Thomas JR, Lesperance MM. Cummings otorrinolaringologia: cirurgia de cabeça e pescoço, 6. ed. Rio de Janeiro: Elsevier; 2017. p. 589-603.
Buhler RB, Piltcher OB, Frizzarini R. Sialoadenites. In: Pignatari SSN, Anselmo-Lima WT. Tratado de otorrinolaringologia, 3.ed. Rio de Janeiro: Elsevier, 2018. p. 499-506.

776) Homem, 52 anos, com relato de edema e dor em região submandibular à direita, principalmente pós-prandial, com graus variados de resolução após os episódios. Nega patologias prévias. Ao exame físico apresenta aumento de glândula submandibular à direita de consistência endurecida em relação à contralateral e formação endurecida em topografia do ducto da glândula submandibular direita. Qual o diagnóstico mais provável?
a. Sialolitíase.
b. Sialoadenose.
c. Sialoadenite linfoepitelial.
d. Sarcoidose.

Comentários

A sialolitíase é a formação de cálculos no sistema ductal das glândulas salivares. A glândula submandibular é mais frequentemente afetada e 80 a 90% das pedras desenvolvem-se no ducto de Wharton, 10 a 20% no ducto de Stensen e 1% no ducto sublingual. A maioria dos casos surge no sexo masculino, entre 50 e 80 anos. O diagnóstico é realizado clinicamente e também por exames de imagem como ultrassonografia, tomografia ou ressonância magnética. O manejo dos cálculos depende do tamanho, da localização, da forma, do número, da experiência do cirurgião e da mobilidade do cálculo.

Jackson NM, Mitchell JL, Walvekar RR. Doenças inflamatórias das glândulas salivares. In: Flint PW, Haughey BH, Lund VJ, Niparko JK, Robbins KT, Thomas JR, Lesperance MM. Cummings otorrinolaringologia: cirurgia de cabeça e pescoço. 6. ed. Rio de Janeiro: Elsevier; 2017. p. 589-603.
Buhler RB, Piltcher OB, Frizzarini R. Sialoadenites. In: Pignatari SSN, Anselmo-Lima WT. Tratado de otorrinolaringologia, 3.ed. Rio de Janeiro: Elsevier, 2018. p. 499-506.

Respostas
775) d; 776) a

777) Menino, 4 anos, com história de abaulamento parotídeo à esquerda, recorrente, dor moderada e febre eventual. Pai relata que episódios iniciaram há 1 ano, se tornando cada vez mais frequentes. Ao exame físico apresenta abaulamento pré-auricular à esquerda e à palpação da glândula observa-se saída de saliva espessa com flocos brancos pelo ducto principal. Qual a hipótese diagnóstica mais provável?
a. Doença de Mikulicz.
b. Parotidite epidêmica.
c. Lesão linfoepitelial benigna.
d. Parotidite recorrente da infância.

Comentários

A parotidite recorrente da infância é uma sialadenite não específica com quadros inflamatórios recorrentes. É a segunda causa de parotidites em crianças, atrás apenas da caxumba. Mais frequentes em meninos, entre 3 e 6 anos. A particularidade da história natural desta afecção é a recorrência. O tratamento inicial baseia-se em hidratação, controle da dor, massagem da glândula, calor local, sialagogos e antibióticos, caso necessário. A sialendoscopia pode ser utilizada para diagnóstico e também para tratamento. Felizmente, praticamente todos os casos resolvem-se espontaneamente na adolescência, não necessitando de tratamento cirúrgico.

Jackson NM, Mitchell JL, Walvekar RR. Doenças inflamatórias das glândulas salivares. In: Flint PW, Haughey BH, Lund VJ, Niparko JK, Robbins KT, Thomas JR, Lesperance MM. Cummings otorrinolaringologia: cirurgia de cabeça e pescoço, 6.ed. Rio de Janeiro: Elsevier; 2017. p. 589-603.
Buhler RB, Piltcher OB, Frizzarini R. Sialoadenites. In: Pignatari SSN, Anselmo-Lima WT. Tratado de otorrinolaringologia, 3.ed. Rio de Janeiro: Elsevier, 2018. p. 499-506.

TRAUMA EM PESCOÇO

778) Em relação às zonas anatômicas cirúrgicas do pescoço, é correto afirmar que:
a. Zona I estende-se do ângulo da mandíbula até a base do crânio.
b. Zona II é composta da região anterior do pescoço, delimitada pelos músculos esternoclidomastoídeos.
c. Zona II estende-se da cartilagem cricoide até o ângulo da mandíbula.
d. Zona III estende-se da fúrcula esternal até a cartilagem cricoide.

Comentários

A região cervical pode ser dividida em três regiões baseadas no acesso e indicações cirúrgicas:
- Zona I: estende-se da fúrcula esternal até a cartilagem cricoide.
- Zona II: estende-se da cartilagem cricoide até o ângulo da mandíbula.
- Zona III: estende-se do ângulo da mandíbula à base do crânio.

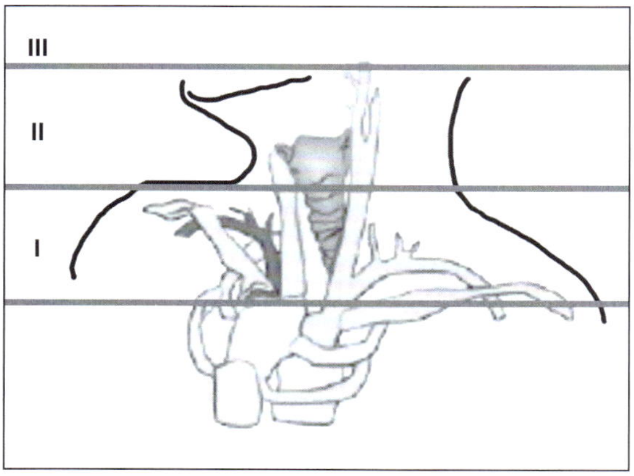

Fraga GP, Meirelles G V, Mantovani M. In: Associação Brasileira de Otorrinolaringologia e Cirurgia Cérvico-Facial. Tratado de otorrinolaringologia e cirurgia cérvico-facial. São Paulo: Editora Rocca Ltda, 2011. 1. p. 940-56.
Santin S, Favaro ML, Fonseca AZ, Simões CA. In: Fundamentos em cirurgia do trauma. Rio de Janeiro: Editora Roca, 2016. p. 97-107.
Feliciano DV, Vercruysse GA. Neck. In: Mattox KL, Moore EE, Feliciano DV (Eds.). Trauma, 7.ed. New York: McGraw-Hill, 2013. p. 414-29.
Newton K. Penetrating neck injuries. UpToDate. 2013.
Calderan TRA. Trauma raquimedular. In: Urgências traumáticas. Programa de Apoio ao Desenvolvimento Institucional do Sistema Único de Saúde (PROADI-SUS). Ministério da Saúde – São Paulo, Hospital Alemão Oswaldo Cruz, 2017.
Calderan TRA. Vias aéreas. In: Urgências traumáticas. Programa de Apoio ao Desenvolvimento Institucional do Sistema Único de Saúde (PROADI-SUS). Ministério da Saúde – São Paulo, Hospital Alemão Oswaldo Cruz, 2017.

Respostas
777) d; 778) c

779) Qual caso clínico abaixo apresenta indicação de tratamento cirúrgico imediato em caso de trauma de pescoço?

a. Homem, 25 anos, vítima de ferimento por faca em região cervical, zona II à direita, com atendimento inicial dentro da normalidade.
b. Mulher, 18 anos, com ferimento por faca em região cervical, zona I com presença de saída de ar pelo orifício ao falar.
c. Mulher, 30 anos, com ferimento por projétil de arma de fogo em zona II cervical, sem saída do projétil, com PA 118 × 60 mmHg, FC 86 bpm, sat 98%, FR 16 irm.
d. Homem, 15 anos, vítima de ferimento em cervical anterior com cerol, com curativo oclusivo, sangramento controlado e fala dentro da normalidade.

Comentários

Alguns sinais e sintomas são indicativos de **tratamento cirúrgico de imediato** em pacientes com trauma no pescoço: insuficiência respiratória aguda, por lesão ou compressão extrínseca; sangramento ativo ou incontrolável no pescoço; ferimento **soprante** no pescoço; hematoma cervical expansivo e objeto contundente empalado no pescoço.

Fraga GP, Meirelles GV, Mantovani M. Tratado de otorrinolaringologia e cirurgia cérvico-facial. In: Associação Brasileira de Otorrinolaringologia e Cirurgia Cérvico-Facial. São Paulo: Editora Rocca Ltda, 2011. p. 940-56.
Santin S, Favaro ML, Fonseca AZ, Simões CA. Fundamentos em cirurgia do trauma. Rio de Janeiro: Editora Roca, 2016. p. 97-107.
Feliciano DV, Vercruysse GA. Neck. In: Mattox KL, Moore EE, Feliciano DV (Eds.). Trauma, 7.ed. New York: McGraw-Hill, 2013. p. 414-29.
Newton K. Penetrating neck injuries. UpToDate. 2013.
Calderan TRA. Trauma raquimedular. In: Urgências traumáticas. Programa de Apoio ao Desenvolvimento Institucional do Sistema Único de Saúde (PROADI-SUS). Ministério da Saúde – São Paulo, Hospital Alemão Oswaldo Cruz, 2017.
Calderan TRA. Vias aéreas. In: Urgências traumáticas. Programa de Apoio ao Desenvolvimento Institucional do Sistema Único de Saúde (PROADI-SUS). Ministério da Saúde – São Paulo, Hospital Alemão Oswaldo Cruz, 2017.

780) Homem, 25 anos, vítima de ferimento por projétil de arma de fogo em região cervical, zona II à direita. Admitido consciente e orientado, estável hemodinamicamente, sem queixas respiratórias ou alterações na fala. Ao avaliar o ferimento, ausência de sangramento ativo com discreto enfisema subcutâneo. É correto afirmar que:

a. A lesão cervical apresentada indica exploração cirúrgica de imediato, com cervicotomia exploradora.
b. A presença de enfisema subcutâneo decorre pelo trajeto de dissecção ocasionado pelo projétil da arma de fogo.
c. Deve-se levantar suspeita de lesão do trato respiratório ou digestório pela presença do enfisema subcutâneo.
d. A ausência de sangramento ativo autoriza a liberação do paciente sem a investigação adicional de lesões.

Comentários

A presença de enfisema subcutâneo na região cervical, mesmo discreto, é um dos sinais sugestivos de lesões do trato respiratório ou digestório, devendo ser investigado para ser descartado.

Fraga GP, Meirelles GV, Mantovani M. Tratado de otorrinolaringologia e cirurgia cérvico-facial. In: Associação Brasileira de Otorrinolaringologia e Cirurgia Cérvico-Facial. São Paulo: Editora Rocca Ltda, 2011. p. 940-56.
Santin S, Favaro ML, Fonseca AZ, Simões CA. Fundamentos em cirurgia do trauma. Rio de Janeiro: Editora Roca, 2016. p. 97-107.
Feliciano DV, Vercruysse GA. Neck. In: Mattox KL, Moore EE, Feliciano DV (Eds.). Trauma, 7.ed. New York: McGraw-Hill, 2013. p. 414-29.
Newton K. Penetrating neck injuries. UpToDate. 2013.
Calderan TRA. Trauma raquimedular. In: Urgências traumáticas. Programa de Apoio ao Desenvolvimento Institucional do Sistema Único de Saúde (PROADI-SUS). Ministério da Saúde – São Paulo, Hospital Alemão Oswaldo Cruz, 2017.
Calderan TRA. Vias aéreas. In: Urgências traumáticas. Programa de Apoio ao Desenvolvimento Institucional do Sistema Único de Saúde (PROADI-SUS). Ministério da Saúde – São Paulo, Hospital Alemão Oswaldo Cruz, 2017.

Respostas
779) b; 780) c

781) Menina, 8 anos, vítima de atropelamento por carro, sendo admitida em Centro de Trauma com Glasgow 6, trauma complexo de face, com grande quantidade de sangramento pela boca. Tentou-se intubação orotraqueal sem sucesso. Qual a conduta para determinar a via aérea definitiva?

a. Utilizar de máscara laríngea.
b. Realizar uma cricotireoidostomia cirúrgica.
c. Promover intubação nasotraqueal.
d. Submeter a uma traqueostomia.

Comentários

Dois conceitos devem ser lembrados neste caso: 1. Via aérea definitiva é a determinada com tubo endotraqueal com *cuff* insulflado, nos casos em que não há *cuff* fisiológico. Situação que não é garantida com máscara laríngea; 2. Trauma com impossibilidade de intubação orotraquel na faixa pediátrica abaixo de 12 anos contraindica a realização de cricotireoidostomia cirúrgica, por originar desabamento da via aérea. Esta faixa etária não apresenta a estrutura da cricotireoide completamente formada.

Fraga GP, Meirelles GV, Mantovani M. Tratado de otorrinolaringologia e cirurgia cérvico-facial. In: Associação Brasileira de Otorrinolaringologia e Cirurgia Cérvico-Facial. São Paulo: Editora Rocca Ltda, 2011. p. 940-56.
Santin S, Favaro ML, Fonseca AZ, Simões CA. Fundamentos em cirurgia do trauma. Rio de Janeiro: Editora Roca, 2016. p. 97-107.
Feliciano DV, Vercruysse GA. Neck. In: Mattox KL, Moore EE, Feliciano DV (Eds.). Trauma, 7.ed. New York: McGraw-Hill, 2013. p. 414-29.
Newton K. Penetrating neck injuries. UpToDate. 2013.
Calderan TRA. Trauma raquimedular. In: Urgências traumáticas. Programa de Apoio ao Desenvolvimento Institucional do Sistema Único de Saúde (PROADI-SUS). Ministério da Saúde – São Paulo, Hospital Alemão Oswaldo Cruz, 2017.
Calderan TRA. Vias aéreas. In: Urgências traumáticas. Programa de Apoio ao Desenvolvimento Institucional do Sistema Único de Saúde (PROADI-SUS). Ministério da Saúde – São Paulo, Hospital Alemão Oswaldo Cruz, 2017.

782) A investigação do trauma cervical pode ser necessária em pacientes sem indicação de cirurgia de imediato. Qual a afirmativa CORRETA sobre a investigação de trauma de esôfago?

a. Deve ser realizado esofagograma nos casos de lesões ocorridas na zona III.
b. A associação de esofagograma com endoscopia digestiva alta aumenta a sensibilidade para diagnóstico de lesões esofágicas em cerca de 100%.
c. O esofagograma é o exame mais sensível para diagnóstico de lesão de esôfago cervical, já que a endoscopia digestiva alta possui limitações na porção cervical.
d. A tomografia computadorizada da região cervical com contraste permite o diagnóstico das lesões de esôfago cervical.

Comentários

Há baixa prevalência de lesões de esôfago cervical, porém, seu diagnóstico precoce é um dos principais fatores prognósticos no trauma cervical. A associação de esofagograma com endoscopia digestiva alta eleva a sensibilidade dos exames para perto de 100%, sendo que nenhum deles possui sensibilidade suficiente ao ser realizado sozinho. Não há indicação da investigação esofágica em ferimentos na zona III. A tomografia computadorizada não mostra as lesões de esôfago, somente levanta a suspeita ao apresentar enfisema regional, que deverá ser complementado com esofagograma e endoscopia digestiva alta.

Fraga GP, Meirelles GV, Mantovani M. Tratado de otorrinolaringologia e cirurgia cérvico-facial. In: Associação Brasileira de Otorrinolaringologia e Cirurgia Cérvico-Facial. São Paulo: Editora Rocca Ltda, 2011. p. 940-56.
Santin S, Favaro ML, Fonseca AZ, Simões CA. Fundamentos em cirurgia do trauma. Rio de Janeiro: Editora Roca, 2016. p. 97-107.
Feliciano DV, Vercruysse GA. Neck. In: Mattox KL, Moore EE, Feliciano DV (Eds.). Trauma. 7. ed. New York: McGraw-Hill, 2013. p. 414-29.
Newton K. Penetrating neck injuries. UpToDate. 2013.
Calderan TRA. Trauma raquimedular. In: Urgências traumáticas. Programa de Apoio ao Desenvolvimento Institucional do Sistema Único de Saúde (PROADI-SUS). Ministério da Saúde – São Paulo, Hospital Alemão Oswaldo Cruz, 2017.
Calderan TRA. Vias aéreas. In: Urgências traumáticas. Programa de Apoio ao Desenvolvimento Institucional do Sistema Único de Saúde (PROADI-SUS). Ministério da Saúde – São Paulo, Hospital Alemão Oswaldo Cruz, 2017.

Respostas
781) d; 782) b

783) Paciente vítima de ferimento por arma branca em região cervical, com sangramento no local contido com compressão manual direita, porém, retornando o sangramento após retirada da compressão. Indicada intervenção cirúrgica imediata, com identificação de lesão de artéria carótida. Qual a alternativa CORRETA em relação ao tratamento desta lesão?

a. Quando ocorre próximo à base do crânio, pode ser necessário seccionar o músculo esternoclidomastoídeo e subluxar a mandíbula.
b. A sutura da artéria pode ser simples ou com a utilização de *patch*, podendo ficar tenso para evitar estenose arterial.
c. A ligadura da artéria carótida é a medida de escolha em quadros de sangramento intenso mesmo com controle proximal e distal.
d. A utilização de veia safena interposta ou substituição da carótida interna pela externa não está indicada pela estrutura anatômica da carótida.

Comentários

A sutura da artéria carótida deve ser segura, sem tensão e sem estenose, havendo várias opções técnicas como sutura simples, sutura com *patch*, substituição da carótida interna pela externa, interposição de veia safena ou de prótese sintética. Algumas lesões apresentam abordagem difícil, como nas lesões da carótida próximas à base do crânio, podendo ser necessária extensão da incisão para região infra-auricular posterior, com secção da inserção mastoídea do músculo esternoclidomastoídeo e fixação da arcada dentária com a mandíbula em subluxação anterior. A ligadura deve ser reservada a casos excepcionais como medida heroica no salvamento da vida.

Fraga GP, Meirelles GV, Mantovani M. Tratado de otorrinolaringologia e cirurgia cérvico-facial. In: Associação Brasileira de Otorrinolaringologia e Cirurgia Cérvico-Facial. São Paulo: Editora Rocca Ltda, 2011. p. 940-56.
Santin S, Favaro ML, Fonseca AZ, Simões CA. Fundamentos em cirurgia do trauma. Rio de Janeiro: Editora Roca, 2016. p. 97-107.
Feliciano DV, Vercruysse GA. Neck. In: Mattox KL, Moore EE, Feliciano DV (Eds.). Trauma. 7. ed. New York: McGraw-Hill, 2013. p. 414-29.
Newton K. Penetrating neck injuries. UpToDate. 2013.
Calderan TRA. Trauma raquimedular. In: Urgências traumáticas. Programa de Apoio ao Desenvolvimento Institucional do Sistema Único de Saúde (PROADI-SUS). Ministério da Saúde – São Paulo, Hospital Alemão Oswaldo Cruz, 2017.
Calderan TRA. Vias aéreas. In: Urgências traumáticas. Programa de Apoio ao Desenvolvimento Institucional do Sistema Único de Saúde (PROADI-SUS). Ministério da Saúde – São Paulo, Hospital Alemão Oswaldo Cruz, 2017.

784) Paciente vítima de lesão com cerol em região cervical anterior quando andava de bicicleta. Admitido em unidade de pronto-socorro com ferimento corto-contuso profundo sem sangramento ativo, porém, com saída de pequenas bolhas de ar pela ferida ao falar. Diante deste quadro, é correto afirmar que:

a. Deve-se tratar de lesão de laringe, devendo proceder manutenção da via aérea de forma imediata, por meio de uma via aérea definitiva.
b. A laringoscopia com presença de hematomas submucosos de laringe sem exposição de cartilagem indica tratamento cirúrgico.
c. Lesões de traqueia menores que um terço de seu diâmetro podem ser tratadas conservadoramente com ou sem intubação traqueal.
d. Toda lesão traqueal indica a realização de traqueostomia com insulflação do *cuff* distalmente à lesão apresentada.

Comentários

A prioridade no tratamento das lesões laríngeas é a manutenção da via aérea desobstruída. Nos casos em que não tem indicação de cirurgia imediatamente, devem ser investigados com laringoscopia. Os hematomas submucosos, as pequenas lacerações da mucosa, sem exposição de cartilagem e as lacerações que não envolvem a comissura anterior podem ser tratados conservadoramente. As lesões traqueais menores que um terço do seu diâmetro podem ser tratadas conservadoramente, desde que o paciente se encontre estável e não tenha outra indicação de cervicotomia. Pode ou não ser realizada a intubação orotraqueal com insulfação do *cuff* distalmente à lesão. A indicação de traqueostomia nas lesões traqueais não é consenso e não apresenta indicação em todos os casos.

Fraga GP, Meirelles GV, Mantovani M. Tratado de otorrinolaringologia e cirurgia cérvico-facial. In: Associação Brasileira de Otorrinolaringologia e Cirurgia Cérvico-Facial. São Paulo: Editora Rocca Ltda, 2011. p. 940-56.
Santin S, Favaro ML, Fonseca AZ, Simões CA. Fundamentos em cirurgia do trauma. Rio de Janeiro: Editora Roca, 2016. p. 97-107.
Feliciano DV, Vercruysse GA. Neck. In: Mattox KL, Moore EE, Feliciano DV (Eds.). Trauma, 7.ed. New York: McGraw-Hill, 2013. p. 414-29.
Newton K. Penetrating neck injuries. UpToDate. 2013.
Calderan TRA. Trauma raquimedular. In: Urgências traumáticas. Programa de Apoio ao Desenvolvimento Institucional do Sistema Único de Saúde (PROADI-SUS). Ministério da Saúde – São Paulo, Hospital Alemão Oswaldo Cruz, 2017.
Calderan TRA. Vias aéreas. In: Urgências traumáticas. Programa de Apoio ao Desenvolvimento Institucional do Sistema Único de Saúde (PROADI-SUS). Ministério da Saúde – São Paulo, Hospital Alemão Oswaldo Cruz, 2017.

Respostas

783) a; 784) c

785) Paciente apresentou capotamento de carro em rodovia, admitido em centro de trauma, consciente e orientado, queixando-se de dor intensa em região cervical. Em relação ao trauma de coluna cervical, é correto afirmar que:

a. A radiografia cervical em perfil não permite excluir a maioria das lesões, sendo necessária a realização de tomografia computadorizada.
b. A presença de flacidez muscular associada à perda de reflexos, com estabilidade hemodinâmica, é denominada choque neurogênico.
c. A presença de hipotensão associada à bradicardia é diagnóstico de quadro de choque hipovolêmico, devendo-se realizar a reposição volêmica adequada.
d. A presença de lesão em coluna cervical pode desencadear parada cardiorrespiratória pela ausência de estímulos diafragmáticos.

Comentários

A investigação inicial da coluna cervical pode ser realizada com radiografia em perfil, que possibilita a exclusão de mais de 85% das fraturas: **choque medular** é chamado o quadro de flacidez muscular associado à perda de reflexos após lesão medular, sem alterações hemodinâmicas; **choque neurogênico** decorre da perda do tônus simpático, decorrente da lesão medular, ocasionando hipotensão com bradicardia. A inervação do diafragma ocorre através do nervo frênico que se origina dos ramos anteriores dos segmentos cervicais 3º a 5º, podendo ser seccionado em casos de lesões cervicais, ocasionando ausência de estímulos diafragmáticos.

Fraga GP, Meirelles GV, Mantovani M. Tratado de otorrinolaringologia e cirurgia cérvico-facial. In: Associação Brasileira de Otorrinolaringologia e Cirurgia Cérvico-Facial. São Paulo: Editora Rocca Ltda, 2011. p. 940-56.
Santin S, Favaro ML, Fonseca AZ, Simões CA. Fundamentos em cirurgia do trauma. Rio de Janeiro: Editora Roca, 2016. p. 97-107.
Feliciano DV, Vercruysse GA. Neck. In: Mattox KL, Moore EE, Feliciano DV (Eds.). Trauma, 7.ed. New York: McGraw-Hill, 2013. p. 414-29.
Newton K. Penetrating neck injuries. UpToDate. 2013.
Calderan TRA. Trauma raquimedular. In: Urgências traumáticas. Programa de Apoio ao Desenvolvimento Institucional do Sistema Único de Saúde (PROADI-SUS). Ministério da Saúde – São Paulo, Hospital Alemão Oswaldo Cruz, 2017.
Calderan TRA. Vias aéreas. In: Urgências traumáticas. Programa de Apoio ao Desenvolvimento Institucional do Sistema Único de Saúde (PROADI-SUS). Ministério da Saúde – São Paulo, Hospital Alemão Oswaldo Cruz, 2017.

786) Em relação ao trauma cervical é correto afirmar que:

a. Os traumas contusos representam o mecanismo mais frequente.
b. As lesões de artérias vertebrais são mais frequentes no trauma contuso do que no penetrante.
c. As lesões do trato digestório e vias aéreas correspondem a 20% dos traumas contusos.
d. A colocação de colar cervical está contraindicada na presença de trauma cervical penetrante.

Comentários

O trauma cervical é dividido em contuso e penetrante de acordo com o mecanismo de trauma, sendo o penetrante o mais frequente. No trauma contuso, as lesões do trato digestório e vias aéreas correspondem por apenas 1,2% dos casos. As artérias vertebrais são mais frequentemente lesadas no trauma contuso do que no penetrante. Não há contraindicação da colocação de colar cervical em casos de trauma cervical penetrante.

Fraga GP, Meirelles GV, Mantovani M. Tratado de otorrinolaringologia e cirurgia cérvico-facial. In: Associação Brasileira de Otorrinolaringologia e Cirurgia Cérvico-Facial. São Paulo: Editora Rocca Ltda; 2011. p. 940-56.
Santin S, Favaro ML, Fonseca AZ, Simões CA. Fundamentos em cirurgia do trauma. Rio de Janeiro: Editora Roca; 2016. p. 97-107.
Feliciano DV, Vercruysse GA. Neck. In: Mattox KL, Moore EE, Feliciano DV (Eds.). Trauma, 7.ed. New York: McGraw-Hill, 2013. p. 414-29.
Newton K. Penetrating neck injuries. UpToDate; 2013.
Calderan TRA. Trauma raquimedular. In: Urgências traumáticas. Programa de Apoio ao Desenvolvimento Institucional do Sistema Único de Saúde (PROADI-SUS). Ministério da Saúde – São Paulo, Hospital Alemão Oswaldo Cruz; 2017.
Calderan TRA. Vias aéreas. In: Urgências traumáticas. Programa de Apoio ao Desenvolvimento Institucional do Sistema Único de Saúde (PROADI-SUS). Ministério da Saúde – São Paulo, Hospital Alemão Oswaldo Cruz; 2017.

Respostas
785) d; 786) b

787) Qual alternativa apresenta a conduta adequada de acordo com o problema enfrentado em um trauma cervical?

a. Presença de hemorragia intrapleural por ferimento penetrante na zona I. Conduta: intervenção cirúrgica através de cervicotomia anterior extensa.
b. Presença de asfixia por trauma penetrante em zona II com lesão de traqueia com saída de ar. Conduta: via aérea definitiva através de cricotireoidostomia cirúrgica.
c. Presença de hemorragia externa em ferimento penetrante pequeno em zona II. Conduta: compressão com o dedo ou introdução de balão pela lesão.
d. Presença de asfixia por compressão por hematoma em zona II. Conduta: exploração cervical do hematoma para diminuir compressão.

Comentários

A determinação de conduta se baseia no sintoma apresentado e na localização anatômica da lesão. **Na presença de hemorragia**: A) Zona I Intrapleural: toracotomia anteriolateral alta; B) Zona II e III com lesão pequena: compressão com o dedo ou introdução de balão pelo orifício na pele ou através da carótida, via endovascular. **Na presença de asfixia**: A) Com lesão traqueal na zona II: identificar o local de saída do ar ou aumentar o orifício da pele e intubar pelo defeito na traqueia; B) Com hematoma na zona II: intubação orotraqueal com broncoscopia ou cricotireoidostomia.

Fraga GP, Meirelles GV, Mantovani M. Tratado de otorrinolaringologia e cirurgia cérvico-facial. In: Associação Brasileira de Otorrinolaringologia e Cirurgia Cérvico-Facial. São Paulo: Editora Rocca Ltda, 2011. p. 940-56.
Santin S, Favaro ML, Fonseca AZ, Simões CA. Fundamentos em cirurgia do trauma. Rio de Janeiro: Editora Roca, 2016. p. 97-107.
Feliciano DV, Vercruysse GA. Neck. In: Mattox KL, Moore EE, Feliciano DV (Eds.). Trauma, 7.ed. New York: McGraw-Hill, 2013. p. 414-29.
Newton K. Penetrating neck injuries. UpToDate. 2013.
Calderan TRA. Trauma raquimedular. In: Urgências traumáticas. Programa de Apoio ao Desenvolvimento Institucional do Sistema Único de Saúde (PROADI-SUS). Ministério da Saúde – São Paulo, Hospital Alemão Oswaldo Cruz, 2017.
Calderan TRA. Vias aéreas. In: Urgências traumáticas. Programa de Apoio ao Desenvolvimento Institucional do Sistema Único de Saúde (PROADI-SUS). Ministério da Saúde – São Paulo, Hospital Alemão Oswaldo Cruz, 2017.

ABSCESSOS CERVICAIS

788) Na avaliação inicial do paciente com abscesso cervical, a medida principal é:

a. Realizar exames de imagem que comprovem a suspeita do abscesso.
b. Garantir acesso venoso e iniciar antibioticoterapia.
c. Certificar-se da segurança da via aérea.
d. Colher exames laboratoriais para ajudar na definição clínica do paciente.

Comentários

Uma dispneia, mesmo moderada, deverá ser vigiada de maneira rigorosa. Os mecanismos de obstrução da via aérea (edema e compressão extrínseca, por exemplo) podem estar associados e ocasionar descompensação respiratória rápida.

Maahs GS. Infecções dos espaços profundos do pescoço. In: Caldas Neto S, Mello Júnior JF, Martins RHG, Costa SS (Eds.). Tratado de otorrinolaringologia e cirurgia cérvico-facial. 2. ed. São Paulo: Roca; 2011. v. II. p. 957-69.

789) Em relação aos abscessos do espaço retrofaríngeo, assinale a alternativa CORRETA:

a. É mais frequente nos adultos.
b. A principal etiologia em crianças são os corpos estranhos e trauma.
c. O quadro inicial se apresenta mais comumente como um abaulamento lateral da faringe.
d. A tuberculose do corpo vertebral pode ser uma etiologia e, clinicamente, aumenta a lordose cervical.

Comentários

O abscesso retrofaríngeo apresenta-se mais comumente em crianças. A principal etiologia em crianças são as infecções do trato respiratório superior. Os linfonodos do espaço retrofaríngeo não estão presentes na linha média. São mais laterais. A tuberculose do corpo vertebral cervical se apresenta com a perda da lordose cervical.

Maahs GS. Infecções dos espaços profundos do pescoço. In: Caldas Neto S, Mello Júnior JF, Martins RHG, Costa SS (Eds.). Tratado de otorrinolaringologia e cirurgia cérvico-facial. 2. ed. São Paulo: Roca; 2011. v. II. p. 957-69.

Respostas
787) c; 788) c; 789) c

790) A complicação mais temida dos abscessos cervicais é:
   a. Mediastinite.
   b. Tromboflebite do seio cavernoso.
   c. Síndrome de Lemierre.
   d. Osteomielite.

Comentários

Apesar de as outras complicações necessitarem de cuidados intensivos, a mais temível é a mediastinite.

Maahs GS. Infecções dos espaços profundos do pescoço. In: Caldas Neto S, Mello Júnior JF, Martins RHG, Costa SS (Eds.). Tratado de otorrinolaringologia e cirurgia cérvico-facial, 2.ed. São Paulo: Roca, 2011. v. II. p. 957-69.

791) O uso de corticosteroides no tratamento do abscesso cervical tem seu uso limitado. Dentre as alternativas abaixo, assinale a CORRETA:
   a. A prescrição de corticosteroides está associada ao desfecho de uma mediastinite.
   b. Devem ser usados nas fases iniciais de uma infecção cervical com pouca evidência de edema.
   c. Seu uso deverá ser rotineiro nos pacientes com coleção purulenta.
   d. A utilização de corticosteroides não influencia as medidas de avaliação do hemograma.

Comentários

Existe uma associação em desfechos desfavoráveis, como mediastinite e utilização de corticosteroides. A maioria dos autores entende que seu uso deverá ser sempre ponderado e sua utilização só quando os benefícios são inquestionáveis.

Maahs GS. Infecções dos espaços profundos do pescoço. In: Caldas Neto S, Mello Júnior JF, Martins RHG, Costa SS (Eds.). Tratado de otorrinolaringologia e cirurgia cérvico-facial, 2.ed. São Paulo: Roca, 2011. v. II. p. 957-69.

792) Sobre a etiologia dos abscessos cervicais, assinale a alternativa CORRETA:
   a. Na era pré-antibiótica, 70% dos casos eram originados de infecções dentárias.
   b. Entre adultos, infecções odontogênicas e de origem salivar são fontes mais comuns que de origem faríngea.
   c. A origem da infecção não pode ser determinada em 50% dos casos.
   d. Cistos branquiais não são causas elegíveis de abscessos cervicais.

Comentários

Na era pré-antibiótica, 70% dos casos em adultos eram de origem faríngea e amigdaliana . A origem das infecções não pode ser determinada em cerca de 20%. As fístulas e cistos branquiais podem ser a origem do abscesso cervical.

Maahs GS. Infecções dos espaços profundos do pescoço. In: Caldas Neto S, Mello Júnior JF, Martins RHG, Costa SS (Eds.). Tratado de otorrinolaringologia e cirurgia cérvico-facial, 2.ed. São Paulo: Roca, 2011. v. II. p. 957-69.

Respostas
790) a; 791) a; 792) b

793) Homem, 55 anos deu entrada no serviço de urgência otorrino com dor ao deglutir e febre. Relatava que há 14 dias tinha ingerido peixe com desconforto durante a refeição. No exame físico de admissão o paciente estava estável com abaulamento da região posterior da orofaringe e sem desconforto respiratório. Foi realizada uma tomografia computadorizada com evidência da presença do corpo estranho e coleção retrofaríngea. Diante do caso, qual a melhor conduta inicial:

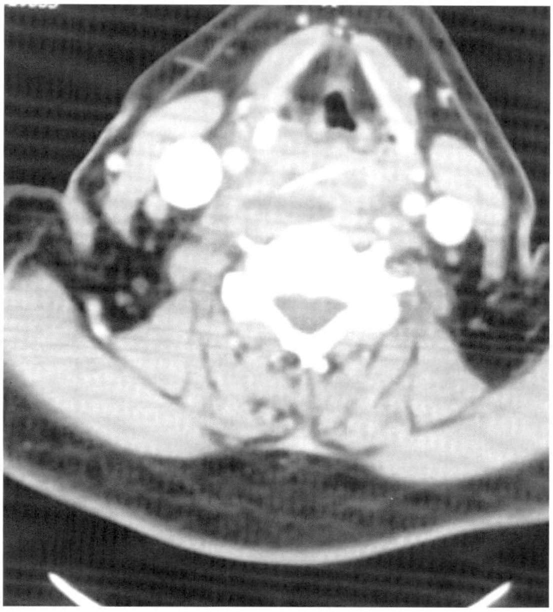

a. Exploração cirúrgica externa em decorrência de a possibilidade do corpo estranho não ser visível pela via direta (faríngea).
b. Encaminhar paciente para endoscopia. Paciente estável. Possibilidade de remoção endoscópica do corpo estranho.
c. Traqueostomia precoce para garantir a via aérea.
d. Abordagem direta com drenagem do abscesso sob anestesia geral e remoção do corpo estranho.

Comentários

Como o paciente está estável sem comprometimento de via aérea no momento, a abordagem direta com drenagem e remoção de corpo estranho deverá ser a conduta inicial a ser realizada.

Maahs CS. Infecções dos espaços profundos do pescoço. In: Caldas Neto S, Mello Júnior JF, Martins RHG, Costa SS (Eds.). Tratado de otorrinolaringologia e cirurgia cérvico-facial, 2.ed. São Paulo: Roca, 2011. v. II. p. 957-69.

794) A maioria dos abscessos cervicais é polimicrobiana. Em relação à bacteriologia, assinale a alternativa CORRETA.
a. Em crianças com menos de 9 anos, o *Staphylococus aureus* é o microrganismo predominante.
b. É mais simples a cultura de microrganismos anaeróbicos.
c. Nos abscessos odontogênicos, o microrganismo anaeróbico mais comumente isolado é *B. Fragilis*.
d. Dentre os organismos aeróbicos os mais frequentes são os *Haemophilus*.

Comentários

A realização da cultura nos anaeróbicos é mais difícil. Por isso acredita-se que sua frequência deverá ser maior que os estudos mostram. Nos abscessos odontogênicos, o principal organismo é o *Bacterioides Melaninogenicus*. E entre os aeróbicos a principal incidência é do *Streptococus viridians*.

Maahs GS. Infecções dos espaços profundos do pescoço. In: Caldas Neto S, Mello Júnior JF, Martins RHG, Costa SS (Eds.). Tratado de otorrinolaringologia e cirurgia cérvico-facial, 2.ed. São Paulo: Roca, 2011. v. II. p. 957-69.

Respostas
793) d; 794) a

795) Em relação à anatomia do pescoço, assinale a alternativa que está relacionada com o espaço envolvendo toda a extensão cervical:
   a. Retrofaríngeo.
   b. Espaço visceral anterior.
   c. Parafaríngeo.
   d. Espaço supraesternal.

Comentários

Na resposta correta está o único que envolve toda a extensão cervical.

Maahs GS. Infecções dos espaços profundos do pescoço. In: Caldas Neto S, Mello Júnior JF, Martins RHG, Costa SS (Eds.). Tratado de otorrinolaringologia e cirurgia cérvico-facial, 2.ed. São Paulo: Roca, 2011. v. II. p. 957-69.

EXAMES DE MEDICINA NUCLEAR EM CÂNCER DE CABEÇA E PESCOÇO – LINFONODO SENTINELA

796) Sobre a técnica da cintilografia para biópsia do linfonodo sentinela, assinale a alternativa CORRETA:
   a. Baseia-se na injeção de um iodo radioativo.
   b. São adquiridas imagens planares e/ou tridimensionais na ressonância magnética.
   c. Procuram localizar o linfonodo mais próximo do tumor.
   d. São feitas marcações na pele na região linfonodal.

Comentários

A pesquisa do linfonodo sentinela se baseia em detectar o primeiro ou primeiros linfonodos responsáveis pela drenarem linfática da região tumoral, sendo os primeiros a receber células neoplásicas podendo estar próximos ou não em relação ao tumor e a outros linfonodos. Baseia-se na injeção de um radiocoloide marcado radioativamente que é fagocitado pelo sistema reticuloendotelial e encaminhado via linfáticos regionais para o linfonodo sentinela. Demais alternativas corretas e autoexplicativas.

Civantos FJ, Zitsch RP, Schuller DE et al. Sentinel lymph node biopsy accurately stages the regional lymph nodes for T1-T2 oral squamous cell carcinomas: results of a prospective multi institutional trial. J Clin Oncol 2010;28:1395-400.
Alkureishi LW, Ross GL, Shoaib T et al. Sentinel node biopsy in head and neck squamous cell cancer: 5-year follow-up of a European multicenter trial. Ann Surg Oncol 2010;17:2459-64.

797) Sobre a técnica da cintilografia para biópsia do linfonodo sentinela, assinale a alternativa CORRETA:
   a. A detecção intraoperatória utiliza um probe que emite sinal sonoro com frequência proporcional à radioatividade detectada.
   b. É feita uma única injeção intratumoral.
   c. Algumas das causas de falso-positivos são: injeção em região cicatricial, radioatividade do tumor primário impedindo a detecção do sentinela, desvio do radiotraçador para outro linfonodo em decorrência de intenso acometimento do linfonodo sentinela.
   d. Possui uma especifidade alta, de cerca 100%.

Comentários

A quantidade de injeções depende das dimensões tumorais, devendo ser realizada, principalmente, de maneira diametralmente oposta nos seus maiores diâmetros (medial/lateral e/ou anterior/posterior). Tal atitude visa identificar possíveis drenagens linfáticas diferentes. A detecção intraoperatória utiliza uma sonda que emite sinal sonoro com frequência proporcional à radioatividade detectada. Demais alternativas corretas e autoexplicativas.

Pezier T, Nixon IJ, Gurney B et al. Sentinel lymph node biopsy for T1/T2 oral cavity squamous cell carcinoma—a prospective case series. Ann Surg Oncol 2012;19:3528-33.
Broglie MA, Haerle SK, Huber GF, Haile SR, Stoeckli SJ. Occult metastases detected by sentinel node biopsy in patients with early oral and oropharyngeal squamous cell carcinomas: impact on survival. Head Neck 2013;35:660-6.

Respostas
795) a; 796) d; 797) a

798) Sobre a cintilografia para biópsia do linfonodo sentinela em neoplasias da cavidade oral, assinale a alternativa a CORRETA:

a. Deve ser realizada em pacientes com neoplasias com estadiamentos T2-T3.
b. Está indicada em pacientes com linfonodos clinicamente positivos.
c. A biópsia do linfonodo sentinela é um método alternativo ao esvaziamento cervical eletivo.
d. Suas vantagens incluem melhor sobrevida livre de doença que o esvaziamento cervical tradicional.

Comentários

A biópsia do linfonodo sentinela deve ser reservada a pacientes em estádios iniciais nos quais haveria comprometimento linfonodal oculto algumas vezes composto apenas por micrometástases (poucas células neoplásicas). Estas costumam ser detectadas apenas se cortes finos da peça e, dessa forma, não são detectáveis por métodos convencionais. Pacientes com estádios avançados (T3-T4) provavelmente já terão doença linfonodal ao diagnóstico e, com isso, em geral detectáveis por outros métodos como RM, PET–TC FDG-^{18}F ou TC. Demais alternativas corretas e autoexplicativas.

Alkureishi LW, Ross GL, Shoaib T et al. Sentinel node biopsy in head and neck squamous cell cancer: 5-year follow-up of a European multicenter trial. Ann Surg Oncol 2010;17:2459-64.
Govers TM, Hannink G, Merkx MA, Takes RP, Rovers MM. Sentinel node biopsy for squamous cell carcinoma of the oral cavity and oropharynx: a diagnostic meta- analysis. Oral Oncol 2013;49:726-32.

799) Sobre a cintilografia para biópsia do linfonodo sentinela em neoplasias da cavidade oral, assinale a alternativa a CORRETA:

a. Pacientes com doença metastática em seus linfonodos sentinelas devem ser submetidos a um esvaziamento cervical completo enquanto aqueles sem doença identificada podem ser observados.
b. A precisão da biópsia do linfonodo sentinela foi testada extensivamente e apresenta altos valores preditivos positivos.
c. As taxas de sucesso e sua precisão dependem de um bom equipamento de *gamma probe*.
d. Embora faltem comparações diretas com o esvaziamento cervical eletivo, as evidências disponíveis apontam para resultados de sobrevivência superiores em pacientes submetidos à biópsia do linfonodo sentinela.

Comentários

Embora ainda sejam necessários mais estudos que comparem o esvaziamento cervical eletivo com a ressecção do linfonodo sentinela, a evidência atual parece apoiar que ambos apresentam sobrevida semelhante. Entretanto, há uma tendência ao maior benefício da biópsia do linfonodo sentinela pelo fato de apresentar menos eventos adversos e também reduzir o número de cirurgias desnecessárias. Estas cirurgias evitáveis ocorrem quando a biópsia do linfonodo sentinela já demonstra resultados negativos. Demais alternativas corretas e autoexplicativas.

Zhangfan D et al. Sentinel lymph node biopsy versus elective neck dissection in squamous cell carcinoma of the oral cavity with a clinically N0 neck: Systematic review and meta-analysis of prospective studies. Head Neck 2021 Oct;43(10):3185-98.

800) Sobre a cintilografia para biópsia do linfonodo sentinela em CEC da cavidade oral, assinale a alternativa CORRETA:

a. Em câncer do assoalho da boca, a precisão da biópsia do linfonodo sentinela foi considerada maior do que em outros locais como a língua.
b. Gengiva superior e palato duro podem se adequar tecnicamente a este procedimento.
c. A realização de analgesia/anestesia pode ser dispensada, pois se trata, em geral, de uma a duas injeções, costumeiramente indolores.
d. É juntamente com a profundidade de invasão do tumor primário o melhor preditor de doença metastática oculta e deve ser usado para orientar a tomada de decisão.

Comentários

Sempre é importante levar em conta a experiência do paciente, dessa forma, minimizar, sempre que for possível o desconforto dele. Como podem ser necessárias mais de uma injeção em local e, muitas vezes, os tumores de cavidade oral podem acarretar intenso processo inflamatório é importante realizar analgesia/anestesia do paciente. Demais alternativas corretas e autoexplicativas.

Civantos FJ, Zitsch RP, Schuller DE et al. Sentinel lymph node biopsy accurately stages the regional lymph nodes for T1-T2 oral squamous cell carcinomas: results of a prospective multi-institutional trial. J Clin Oncol 2010;28:1395-400.
Sollamo EM, Ilmonen SK, Virolainen MS, Suominen SH. Sentinel lymph node biopsy in cN0 squamous cell carcinoma of the lip: A retrospective study. Head Neck 2016;38 Suppl 1:E1375-E1380.

Respostas
798) c; 799) a; 800) d

801) Sobre a técnica do PET-TC com FDG-^{18}F responda:
a. Também é conhecido como PET *scan*.
b. Utiliza uma glicose marcada radioativamente.
c. É uma imagem metabólica que, em geral, pode apresentar alterações mais precoces do que as alterações anatômicas evidenciadas pela TC e RM.
d. Tem seu uso crescente nas aplicações oncológicas, podendo ser utilizada em quase a totalidade dos tipos de tumores com alta sensibilidade.

Comentários

O PET-TC com a análogo da glicose FDG-^{18}F é capaz de identificar mecanismos com atividades glicolíticas aumentas. O PET-TC ou PET *scan*, embora seja utilizado como sinônimo, é um tipo de equipamento no qual podem ser visualizados diferentes radiotraçadores. Atualmente, no Brasil, existem outros radiotraçadores disponíveis que podem ser estudados: os análogos da somatostatina radiomarcados DOTATATO-^{68}Ga e análogo do PSA prostático radiomarcado (PSMA-^{68}Ga), utilizados espectivamente em tumores neuroendócrinos e neoplasia de próstata. Por identificarem mecanismos fisiológicos distintos, realizarem uma análise de corpo inteiro, os estudos de PET-TC têm apresentado uso crescente tanto em aplicações oncológicas quanto não oncológicas, sendo capaz de detectar respostas metabólicas/fisiológicas mais precocemente que as anatômicas, podendo vir a corroborar com avaliação de terapias. Entretanto, o emprego do PET-TC com FDG-^{18}F não pode ser visto como excelente e extensível a todas as neoplasias, pois como dissemos previamente sua sensibilidade pode estar limitada em diversos tipos de tumores como neuroendócrinos, próstata, mama (estádios iniciais), tireoide, hepatocarcinomas, meloas, tumores mucinosos. Além disso, processos infecciosos podem acarretar intenso aumento do metabolismo glicolítico gerando falsos positivos. Demais alternativas corretas e autoexplicativas.

Boellaard R et al. FDG PET/CT: EANM procedure guidelines for tumour imaging: version 2.0 Eur J Nucl Med Mol Imaging 2015;42:328-54.
Haoyue G et al. Progress and future prospective of FDG-PET/CT imaging combined with optimized procedures in lung cancer: toward precision medicine. Ann Nucl Med 2021 Nov 2.

802) Sobre as possíveis indicações de PET-TC FDG-^{18}F no estadiamento de tumores de cabeça e pescoço responda:
a. É importante sua solicitação para tumores de baixa agressividade.
b. Identifica micrometástases com mais sensibilidade que a pesquisa de linfonodo sentinela em câncer de boca.
c. A insulinemia do paciente prejudica o estudo.
d. Deve ser realizada, preferencialmente, 12 semanas após o tratamento para reduzir a taxa de falsos positivos.

Comentários

Como o PET-TC com FDG-^{18}F utiliza um análogo da glicose radiomarcada, a insulinemia do paciente pode prejudicar o exame, dessa forma é necessário jejum e cuidados adicionais em pacientes diabéticos e insulino-dependentes. Outros cuidados técnicos que devem ser tomados seriam procurar aguardar 1 mês após último ciclo de quimioterapia ou antes do próximo ciclo; esperar também, se possível, 12 semanas/3 meses após a radioterapia para a realização do PET–TC FDG-^{18}F para avaliação de resposta, pois, devido aos processos inflamatórios intensos que podem ser gerados pela radioterapia, o que acarretaria maior número de falsos positivos e/ou estudos duvidosos. Em pacientes com maior risco de lesões linfonodais adicionais e/ou contralaterais ou mesmo metástases a distância (T3-4, $\geq$ N1, próximos à linha média ou multifocais) o PET–TC FDG-^{18}F pode impactar no estadiamento, evidenciando lesões adicionais. Demais alternativas corretas e autoexplicativas.

Kim SJ, Pak K, Kim K. Diagnostic accuracy of F-18 FDG PET or PET/CT for detection of lymph node metastasis in clinically node negative head and neck cancer patients. A systematic review and meta-analysis. Am J Otolaryngol 2019;40:297-305.
Lowe VJ, Duan F, Subramaniam RM et al. Multicenter trial of [(18)F] fluorodeoxyglucose positron emission tomography/computed tomography staging of head and neck cancer and negative predictive value and surgical impact in the N0 neck: results from ACRIN 6685. J Clin Oncol 2019;37:1704-12.

Respostas
801) c; 802) d

803) Sobre as possíveis indicações de PET-TC FDG-^{18}F nos tumores de cabeça e pescoço assinale a alternativa CORRETA:

a. Deve ser coberto segundo a ANS para estadiamento nodal e a distância principalmente em pacientes com neoplasia locorregional avançada (T3-4, ≥ N1) em razão de sua maior sensibilidade quando comparada a outros métodos.
b. Deve ser coberta segundo a ANS se lesão metastática óssea ou suspeita com outros exames inconclusivos.
c. Deve ser coberto segundo a ANS se houver linfonodo cervical metastático de glioblastoma multiforme.
d. Os achados de PET-TC FDG-18F são capazes de alterar o plano cirúrgico em cerca de 22% dos pacientes.

Comentários

A ANS prevê, atualmente, apenas duas indicações do PET-Tc FDG-^{18}F: lesão metastática pulmonar ou suspeita com outros exames inconclusivos; e, em casos de linfonodo cervical com carcinoma de células escamosas, adenocarcinoma ou carcinoma epitelial anaplásico e tumor primário desconhecido por outros métodos. Demais indicações como a descrita na alternativa A (estadiamento) não estão atualmente incluídas no ROL, apesar do benefício comprovado por diversos estudos. Demais alternativas corretas e autoexplicativas.

Paleri V, Urbano TG, Mehanna H et al. Management of neck metastases in head and neck cancer: United Kingdom National Multidisciplinary Guidelines. J Laryngol Otol 2016;130:S161-S169.
https://www.ans.gov.br/images/stories/Plano_de_saude_e_Operadoras/Area_do_consumidor/rol/2021/anexo_ii_dut_2021_rn_4652021.pdf

804) Sobre as indicações do PET–TC FDG-^{18}F e sua relação com radioterapia, assinale a alternativa CORRETA:

a. Auxilia na determinação do campo que deve ser irradiado.
b. Um PET–TC FDG-^{18}F negativo 3-6 meses após o término da radioterapia prediz pior sobrevida global de cerca de 2 anos.
c. O acompanhamento vigiado com PET-TC FDG-^{18}F evidenciou aumento no número de esvaziamentos cervicais e pode ser menos custo-efetiva, com aumento de ressecções cervicais desnecessárias.
d. Pacientes com resposta clínica completa e PET-TC FDG-^{18}F negativo ou duvidoso devem ser submetidos à ressecção cervical.

Comentários

Pacientes com resposta clínica completa e PET-TC FDG-^{18}F negativo podem ser observados, principalmente em decorrência do alto valor preditivo negativo do estudo. Em casos de PET-TC FDG-^{18}F duvidoso os pacientes devem ser seguidos, preferencialmente, com PET-TC FDG-^{18}F mais precocemente. Demais alternativas corretas e autoexplicativas.

Heineman TE, Kuan EC, St John MA. When should surveillance imaging be performed after treatment for head and neck cancer? Laryngoscope 2017;127(3):533-4.
Mehanna H, Wong WL, McConkey CC et al. PET-CT surveillance versus neck dissection in advanced head and neck cancer. N Engl J Med 2016;374(15):1444-54.

EXAMES DE IMAGEM EM CABEÇA E PESCOÇO (US, TC, RM)

805) Trauma de face com fratura do tipo *blow out* significa:

a. Lesão perfurante com laceração do globo ocular.
b. Trauma de face com fratura no osso zigomático.
c. Trauma de face com fratura do assoalho da órbita.
d. Trauma de face com fratura dos processos pterigoides.

Comentários

Os traumas não penetrantes em região orbitária transmitem a força do impacto pelas paredes da órbita e a parede inferior, por sua espessura mais fina, tem maior tendência à fratura. Comumente, elementos intraorbitários como gordura intraorbitária e porções dos músculos extrínsecos da órbita, reto inferior e oblíquo inferior herniam por essa fratura para o interior do seio maxilar.

Som PM, Curtin HD. Head and neck imaging, 4th ed. Mosby.

Respostas
803) d; 804) a; 805) c

806) Paciente com histórico de orofaringite herpética, candidíase e linfonodomegalias cervicais. A presença de imagens císticas parotídeas bilaterais, tanto no exame de US, como na tomografia e ressonância, deve ser interpretada comom mais provavelmente:
a. Lesões linfonodais parotídeas metastáticas e necróticas.
b. Cistos de primeira fenda branquial em ambas as parótidas.
c. AIDS provocando hiperplasia linfoide e obstrução de ductos intraparotídos.
d. Metástases de carcinoma papilífero da tireoide.

Comentários

A infecção pelo HIV em sua fase aguda causa exuberante hiperplasia linfoide no interior das glândulas parótidas, que pode ocasionar obstrução de estruturas ductais intraglandulares, levando à sua dilatação e formação de pequenos cistos. Essas dilatações são chamadas de cistos linfoepiteliais parotídeos.

Gnepp's Diagnostic Surgical Pathology of the Head and Neck, 3rd ed. Elsevier.

807) Sialoadenose ou sialose é uma doença caracterizada por aumento bilateral e assintomático das glândulas salivares maiores, principalmente das parótidas. Entre as causas dessas alterações devemos destacar:
a. Otomastoidites bilaterais.
b. Obesidade, diabetes, alcoolismo, alguns medicamentos, doença celíaca.
c. Linfomas.
d. Traumas nas regiões parotídeas.

Comentários

As glândulas parótidas têm como principal regulação de sua função a ação do sistema nervoso autônomo. A desregulação do funcionamento dessa parte do sistema nervoso pode ocorrer por vários motivos: diabetes (fator mais comum), alcoolismo, obesidade, drogas que interferem na ação do sistema nervoso autônomo etc. Entre os diagnósticos diferenciais estão: sarcoidose, linfomas, tuberculose, sialoadenites, doença de Graves.

Som PM, Curtin HD. Head and neck imaging, 4th ed. Mosby.
Gnepp's diagnostic surgical pathology of the head and neck, 3rd ed. Elsevier.

808) Paciente realizou exame de tomografia computadorizada de face para estadiamento de um CEC no epicanto medial da órbita direita. No exame foram encontradas formações saculares aeradas localizadas no teto do seio maxilar esquerdo, acompanhando o contorno da porção medial do assoalho da órbita desse lado. O evento mais provável para essas formações deve ser:
a. Presença de pólipos antrocoanais à esquerda.
b. Malformação do seio maxilar com septações em seu interior.
c. Edema de mucosa do seio maxilar esquerdo.
d. Células de Haller.

Comentários

As células de Haller são uma extensão lateral das células etmoidais anteriores, em direção à margem inferomedial da órbita. São facilmente visualizadas nas reformatações coronais das tomografias computadorizadas de face, principalmente nas aquisições com filtro ósseo. Podem alterar a morfologia dos complexos osteomeatais principais dos seios maxilares e predispor à maior incidência de processos infecciosos/inflamatórios.

Shankar L et al. Atlas de imagem dos seios paranasais. Rio de Janeiro: Revinter.

Respostas
806) c; 807) b; 808) d

809) Paciente adulto jovem com queixa de diminuição da audição à direita. Foi realizado um exame inicial de tomografia computadorizada que evidenciou massa na nasofaringe alterando sua morfologia. No exame de ressonância magnética foram identificadas – além da massa na nasofaringe – a presença de hipersinal e alargamento do forame oval, após a administração de gadolínio. O diagnóstico mais provável a ser considerado é:

a. Otomastoidite à direita com disseminação de abscesso para fossa infratemporal.
b. Cordoma em base do crânio.
c. Carcinoma da nasofaringe.
d. Processo inflamatório do tecido linfoide da nasofaringe.

Comentários

Os carcinomas da nasofaringe são decorrentes de interações multifatorais, incluindo fatores raciais, ambientais (entre eles, hábitos alimentares) e infecção pelo EBV. O subtipo carcinoma indiferenciado tem em nosso meio uma distribuição bimodal e pode acometer indivíduos mais jovens. O comprometimento do forame oval na base do crânio é comum quando ocorre extravasamento tumoral além dos limites da nasofaringe.

Som PM, Curtin HD. Head and neck imaging, 4th ed. Mosby.
Gnepp's diagnostic surgical pathology of the head and neck, 3rd ed. Elsevier.

810) Paciente com tumor de laringe e linfonodos cervicais com características de acometimento secundário. Entre as possibilidades abaixo, qual se enquadraria melhor como tumor primário?

a. Tumor supraglótico, localizado em prega ariepiglótica e mucosa laríngea da epiglote.
b. Tumor glótico em topografia de corda vocal e com impedimento de sua motilidade.
c. Tumor glótico com invasão da porção infraglótica.
d. Tumor glótico com envolvimento de ambas as pregas vocais.

Comentários

A cartilagem da epiglote é fenestrada, o que permite que tumores iniciais da mucosa que reveste sua superfície ventral passem para sua superfície lingual e invadam o espaço pré-epiglótico. Essa última topografia tem abundante rede linfática e predispõe a metástases linfonodais cervicais precoces.

Gnepp's diagnostic surgical pathology of the head and neck, 3rd ed. Elsevier.

811) Paciente de 40 anos, feminina, com formação endurecida em região parotídea direita há 10 anos. No exame de tomografia computadorizada evidencia-se massa de aproximadamente 3,0 cm no maior diâmetro, localizada predominantemente em lobo superficial da parótida, com limites imprecisos e que invade o lobo profundo da glândula na sua porção interna. A massa apresenta uma calcificação esférica em seu interior. A principal hipótese para tal formacão é:

a. Linfonodo necrótico intraparotídeo.
b. Carcinoma adenoide cístico.
c. Tumor de Warthin.
d. Carcinoma ex-adenoma pleomórfico.

Comentários

Os adenomas pleomórficos (tumor misto benigno) são os tumores mais comuns das glândulas parótidas (60-70%). São neoplasias benignos, geralmente com contornos bem definidos e até encapsulados. Os adenomas pleomórficos de longa duração apresentam maior probabilidade de transformação maligna, originando o carcinoma ex-adenoma pleomórfico. Nestas lesões com transformação maligna, não raro, o adenoma pleomórfico pode ser identificado pela extensa calcificação do seu estroma.

Som PM, Curtin HD. Head and neck imaging, 4th ed. Mosby.
Gnepp's diagnostic surgical pathology of the head and neck, 3rd ed. Elsevier.

Respostas
809) c; 810) a; 811) d

812) Tumor predominantemente sólido e captante, com erosões de estruturas ósseas, em topografia de região etmoidal comprometendo tanto os seios etmoidais como a fossa craniana anterior através das placas cribriformes, pode corresponder, mais provavelmente, a:
a. Sinusopatia fúngica.
b. Mucocele etmoidal.
c. Neuroblastoma do olfatório.
d. Tumor de SNC invadindo os seios etmoidais.

Comentários

O neuroblastoma do olfatório é um tumor não comum, que corresponde a cerca de 10% dos tumores malignos não epiteliais da cavidade nasal e seios paranasais. Localizam-se, mais comumente, nas regiões das placas cribriformes (localização do epitélio olfatório) e têm crescimento em forma de halteres, com um componente cranial no interior da fossa craniana anterior e outro caudal nos seios etmoidais/cavidades nasais.

Som PM, Curtin HD. Head and neck imaging, 4th ed. Mosby.
Gnepp's diagnostic surgical pathology of the head and neck, 3rd ed. Elsevier.

813) Pela última classificação TNM (2017), os cânceres de língua, na cavidade oral, seguem a seguinte definição:
a. Qualquer invasão da musculatura da língua transforma o tumor em T4.
b. O fator mais importante é a existência de necrose tumoral.
c. É importante a definição de ulceração na superfície do tumor.
d. A extensão do tumor e a profundidade de invasão são os dados mais relevantes.

Comentários

A última classificação TNM para cânceres em língua na cavidade oral, leva em consideração a extensão tumoral na superfície mucosa da língua e também a profundidade de invasão dos tumores na sua musculatura.

AJCC Cancer Staging Manual, 8th ed. Springer Internacional Publishing, 2017.

TUMORES MALIGNOS DE OSSO TEMPORAL

814) Os tumores laterais da base de crânio com envolvimento do osso temporal, de maneira geral, têm a cirurgia como o tratamento primário a ser indicado. Existem várias classificações para os tumores malignos da base de crânio que envolvem o osso temporal. Também há vários tipos de classificações para os diversos tipos de ressecção do osso temporal. Qual das estruturas abaixo é obrigatoriamente ressecada nas cirurgias de ressecção total do osso temporal?
a. Artéria carótida.
b. Labirinto.
c. Nervo facial.
d. Conduto auditivo externo.

Comentários

A ressecção subtotal do osso temporal pode ser realizada quando a doença se estende além da membrana timpânica para a orelha média ou mastoide. Em sua essência, este procedimento é uma ressecção lateral do osso temporal com remoção adicional do labirinto ósseo; assim, sacrifica a audição neurossensorial e, muitas vezes, a função do nervo facial. A ressecção total ou radical do osso temporal é uma variação da ressecção subtotal, com remoção adicional do ápice petroso e do meato acústico interno. Pode ser considerada quando a malignidade se espalha ou está medial para o labirinto ósseo. Excisões em bloco e fragmentadas foram descritas. A ressecção total ou radical do osso temporal, em bloco, envolve a ressecção da artéria carótida interna, nervos cranianos VI a XII e estruturas circundantes.

Prasad S, Janecka IP. Efficacy of surgical treatment for squamous cell carcinoma of the temporal bone: a literature review. Otolaryngol Head Neck Surg 1994;110:270-80.
Chi FL, Gu FM, Dai CF et al. Survival outcomes in surgical treatment of 72 cases of squamous cell carcinoma of the temporal bone. Otol Neurotol 2011;32(4):665-9.

Respostas
812) c; 813) d; 814) d

815) Qual dos sintomas abaixo é comumente presente nos tumores malignos do canal auditivo externo?
   a. Otoliquorreia.
   b. Vertigem rotatória.
   c. Perda de audição.
   d. Metástase cervical.

Comentários

Corrimento crônico, sangramento, otalgia e perda auditiva, com ou sem paralisia facial, são comuns apresentando sintomas de doenças malignas que afetam o MAE e o osso temporal. Isso é frequentemente acompanhado por otite externa ou otite média concomitante. É difícil diagnosticar corretamente doenças malignas primárias do MAE na ausência de uma massa detectável ou paralisia facial, dada a natureza inespecífica da apresentação clínica. É frequentemente tratado como infecção persistente/não responsiva por algum tempo antes que um processo neoplásico seja suspeito e uma biópsia diagnóstica seja realizada.

Breau RL, Gardner EK, Dornhoffer JL. Cancer of the external auditory canal and temporal bone. Curr Oncol Rep 2002;4:76-80.
Golding-Wood D, Quiney R, Cheesman A. Carcinoma of the ear: retrospective analysis of 61 patients. J Laryngol Otol 1989;103:653-6.

816) O osso temporal pode ser o local de metástases à distância de tumores de outras localidades. Qual dos tumores abaixo apresenta metástases para o osso temporal?
   a. Câncer de rim.
   b. Câncer de mama.
   c. Câncer de estômago.
   d. Câncer de rinofaringe.

Comentários

Gloria-Cruz *et al.* mostraram 47 casos de metástases para o osso temporal, sendo que os sítios primários foram: mama (23%); pulmão (12,8%); próstata (10,6%).

Maddox HE. Metastatic tumors of the temporal bone. Ann Otol Rhinol Laryngol 1967;76149-65.
Jahn AF, Farkashidy J, Berman JM. Metastatic tumors in the temporal bone: a pathophysiologic study. J Otolaryngol 1979;885-95.
Gloria-Cruz TI, Schachern PA, Paparella MM, Adams GL, Fulton SE. Metástases para ossos temporais de neoplasias malignas primárias não sistêmicas. Arch Otolaringol Head Neck Surg 2000 Fev.;126(2):209-14.

817) Qual dos fatores abaixo têm uma relação direta com a etiologia das neoplasias malignas do osso temporal?
   a. Exposição solar crônica.
   b. Infecção ao vírus EBV.
   c. Tabagismo crônico.
   d. Exposição a metais pesados.

Comentários

Brancos de pele clara são mais propensos a cânceres de pele não melanocíticos em outras áreas, especialmente áreas expostas à radiação ultravioleta. Também pode existir uma predisposição genética para o câncer de pele, manifestada com o desenvolvimento de cânceres de pele em locais não expostos à luz solar, bem como áreas expostas ao sol. Otite média crônica e colesteatoma são comuns em pacientes com câncer de osso temporal e têm sido implicados como fatores etiológicos. A otite média supurativa crônica e a inflamação crônica resultante podem levar à metaplasia escamosa. O papilomavírus humano tem sido implicado em carcinomas espinocelulares da orelha média. Lim *et al.*, em 2000, relataram uma série de cânceres de osso temporal em 7 pacientes que foram submetidos à radioterapia para carcinoma nasofaríngeo.

Keereweer S, Metselaar R M, Dammers R, Hardillo J A. Chronic serous otitis media as a manifestation of temporal meningioma. ORL J Otorhinolaryngol Relat Spec 2011;73(5):287-90.
Jin YT, Tsai ST, Li C *et al.* Prevalence of human papillomavirus in middle ear carcinoma associated with chronic otitis media. Am J Pathol 1997;150(4):1327-33.
Lim LH, Goh YH, Chan YM et al. Malignancy of the temporal bone and external auditory canal. Otolaryngol Head Neck Surg 2000;122(6):882-6.

Respostas
815) c; 816) b; 817) a

818) O estadiamento das neoplasias malignas do osso temporal continua um grande desafio. Vários tipos de estadiamento já foram propostos. Atualmente, qual o sistema de estadiamento mais aceito pelos profissionais que tratam as neoplasias malignas do osso temporal?

a. TNM.
b. AJCC.
c. WHO.
d. Pittsburg.

Comentários

O sistema de estadiamento de Pittsburgh foi modificado pelos autores após uma revisão adicional dos pacientes de uma série estendida. No sistema de estadiamento modificado, a fraqueza do nervo facial é considerada um critério para uma lesão T4. Os autores observaram que a paresia do nervo facial não ocorreu em lesões classificadas como limitadas em T1, T2 ou T3. O envolvimento do nervo facial seria classificado como T4 com base na área anatômica de envolvimento, incluindo a parede medial da orelha média (segmento horizontal), erosão óssea extensa dentro da mastoide (segmento vertical) ou envolvimento do forame estilomastóideo. No grupo T4, a sobrevida foi semelhante entre pacientes com e sem paralisia facial (não publicada). Alguns relatórios usaram o sistema de preparação modificado.

Moody SA, Hirsch BE, Myers EN. Squamous cell carcinoma of the external auditory canal: an evaluation of a staging system. Am J Otol 2000;21(4):582-8.
Nyrop M, Grontved A. Cancer of the external auditory canal. Arch Otolaryngol Head Neck Surg 2002;128(7):834-7.

819) Homem, de 62 anos diagnosticado com carcinoma espinocelular de conduto auditivo externo e classificado como Estádio Clínico II pelo Sistema de Estadiamento de Pittsburg. Paciente não apresenta comorbidades. Qual o tipo de tratamento mais adequado para este paciente?

a. Radioterapia exclusiva.
b. Radioterapia concomitante à quimioterapia.
c. Ressecção lateral do osso temporal.
d. Ressecção subtotal do osso temporal.

Comentários

A ressecção lateral do osso temporal modificada remove o MAE e deixa a membrana timpânica não envolvida intacta. Este tipo de ressecção é apropriado para tumores originários da concha sem envolvimento do MAE. O procedimento inclui ressecção do MAE, membrana timpânica, martelo e bigorna. Os limites são a cavidade da orelha média e o estribo, medialmente, a cavidade mastoidea, posteriormente, o epitímpano e a raiz zigomática, superiormente, a cápsula da articulação temporomandibular (ATM), anteriormente, e o anel timpânico medial ou fossa infratemporal (ITF) inferiormente. A margem lateral depende da extensão da propagação. A cápsula ótica e o nervo facial estão preservados. Esta cirurgia é apropriada para tumores T1 e T2.

Moody SA, Hirsch BE, Myers EN. Squamous cell carcinoma of the external auditory canal: an evaluation of a staging system. Am J Otol 2000;21(4):582-8.
Nyrop M, Grontved A. Cancer of the external auditory canal. Arch Otolaryngol Head Neck Surg 2002;128(7):834-7.

820) Qual das complicações abaixo está relacionada com a ressecção das neoplasias malignas do osso temporal?

a. Diplopia III par.
b. Fístula liquórica.
c. Perda de olfato.
d. Perda visual.

Comentários

As complicações do tratamento dependem da extensão da ressecção e do uso de radiação adjuvante. Perda auditiva pós-operatória, paralisia do nervo facial, vertigem e outros déficits NC (p. ex., CN V, VII, VIII, IX, X, XI) podem ocorrer. A ressecção dural pode predispor a vazamentos de líquido espinhal cerebral, meningite ou complicações intracranianas. Complicações significativas podem resultar de trauma ou ressecção da artéria carótida. A radiação tem complicações conhecidas de fibrose de tecidos moles, destruição do tecido da glândula salivar, osteorradionecrose do osso temporal e, possivelmente, efeitos do sistema nervoso central se o campo de radiação se estender aos tecidos intracranianos.

Gillespie MB, Francis HW, Chee N, Eisele DW. Squamous cell carcinoma of the temporal bone: a radiographic-pathologic correlation. Arch Otolaryngol Head Neck Surg 2001;127(7):803-7.
Medina JE, Park AO, Neely JG, Britton BH. Lateral temporal bone resections. Am J Surg 1990;160(4):427-33.

Respostas
818) a; 819) c; 820) b

821) Quando deve ser indicado o esvaziamento cervical nos tumores malignos do conduto auditivo externo?
a. Em todos os pacientes.
b. Em todos os carcinomas espinocelulares.
c. Na presença de linfonodo clinicamente positivo.
d. Na presença de paralisia do nervo facial.

Comentários

O canal auditivo externo e a orelha média são drenados pelos linfonodos parótida e periparótida, pré e pós-auricular, submandibular, cervical profundo superior e linfonodos retrofaríngeos. Os pescoços clinicamente positivos devem sempre ser tratados, mas nos pacientes com pescoços clinicamente negativos ainda são debatidos. O envolvimento linfonodal neste tipo de tumor é relativamente incomum (10-23%), sendo os níveis I e II os mais frequentemente afetados. Dissecção cervical eletiva (de preferência uma dissecção cervical seletiva [I-III]) é recomendada em todos os pacientes com neoplasias localmente avançadas e linfonodos clinicamente negativos.

Zanoletti E, Danesi G. The problem of nodal disease in squamous cell carcinoma of the temporal bone. Acta Otolaryngol 2010;130:913-6.
Brant J, Eliades S, Chen J et al. Carcinoma of the middle ear: a review of the National Cancer Database. Otol Neurotol 2017;38:1153-7.

822) Qual dos fatores abaixo é uma indicação de radioterapia adjuvante nas neoplasias malignas do osso temporal?
a. Tumores localmente T1/T2.
b. Comprometimento da pele.
c. Pacientes acima de 65 anos.
d. Presença de invasão perineural.

Comentários

A radioterapia é comumente usada como tratamento adjuvante pós-operatório para indicações como estágio avançado do tumor primário (T3/T4), margens tumorais próximas ou envolvidas, invasão perineural e metástases linfonodais. Não há dados comparativos para apoiar o uso rotineiro da quimioterapia adjuvante; no entanto, isso é usado em algumas unidades para intensificar a radioterapia adjuvante ou em casos selecionados (inoperáveis) em que a radioterapia definitiva está sendo usada.

Zanoletti E, Danesi G. The problem of nodal disease in squamous cell carcinoma of the temporal bone. Acta Otolaryngol 2010;130:913-6.
Brant J, Eliades S, Chen J et al. Carcinoma of the middle ear: a review of the National Cancer Database. Otol Neurotol 2017;38:1153-7.

Respostas
821) a; 822) d

SARCOMA EM CABEÇA E PESCOÇO

823) Em relação aos sarcomas em cabeça e pescoço, assinale a alternativa CORRETA:
a. Apresentam etiologia bem determinada, destacando-se o tabagismo, etilismo, infecções pelo HPV e má higiene oral.
b. Apresentam origem nas células mesenquimatosas exclusivamente dos tecidos musculares do pescoço.
c. Mais de 80% dos sarcomas surgem dentro do osso, enquanto aproximadamente 20% derivam de tecidos moles.
d. Representam 2 a 15% de todos os sarcomas, sendo aproximadamente 1% das malignidades de cabeça e de pescoço.

Comentários

Representam 2 a 15% de todos os sarcomas, sendo aproximadamente 1% das malignidades dessa topografia. Surgem das células mesenquimatosas, possuindo origens embriológicas e histológicas diferentes. Podem ser originados de células endoteliais, músculo, cartilagem e tecido conjuntivo de suporte. Mais de 80% dos sarcomas derivam de tecidos moles e aproximadamente 20% surgem dentro do osso. Embora sua etiologia não tenha sido determinada, alguns fatores de risco são documentados na literatura médica: radiação, quimioterapia, exposição a toxinas exógenas (ácido fenoxiacético, clorofenol, torotraste, cloridovinil e arsênico) e predisposição genética: síndrome de Gardner (polipose familiar); Li-Fraumeni (mutação no gene de supressão tumoral *p53*); doença de Von Recklinghausen (alterações no gene da neurofibromatose tipo I) e portadores de retinoblastoma hereditário (como um segundo tumor primário maligno).

O'Neill J P, Bilsky M, Shah JP, Kraus D. Head and neck sarcomas. epidemiology, pathology, and management. Neurosurg Clin N Am 2013;24(1):67-78.
Lahat G, Lazar A, Lev D. Sarcoma epidemiology and etiology: potential environmental and genetic factors. Surg Clin N Arm 2008;88:451-81.

824) Em relação à classificação dos sarcomas em cabeça e de pescoço, assinale a alternativa CORRETA:
a. São classificados e denominados, geralmente, de acordo com o sítio de origem em vez do tecido de origem.
b. Os sarcomas são classificados de acordo com sua origem, tecido ósseo ou mole; e grau, alto ou baixo.
c. Condrossarcomas, fibrossarcomas, lipossarcomas, leiomiossarcomas, sarcomas neurogênicos e hemangiopericitomas não requerem caracterização individualizada do grau.
d. Osteossarcoma, condrossarcoma, condrossarcoma mesenquimatoso, tumor maligno de células gigantes e sarcoma de Ewing são sarcomas originados de tecidos moles.

Comentários

Os sarcomas são classificados de acordo com sua origem, tecido ósseo ou mole, e grau, alto ou baixo. Dentre os sarcomas originados de tecidos moles destacam-se: angiossarcoma, dermatofibrossarcoma protuberante, sarcoma epitelioide, fibrossarcoma, leiomiossarcoma, lipossarcoma, histiciotioma fibroso maligno, hemangiopericitoma maligno, mesenquimoma maligno, schwannoma maligno, rabdomiossarcoma e sarcoma sinovial. Por outro lado, compreendem aos sarcomas ósseos: osteossarcoma, condrossarcoma, condrossarcoma mesenquimatoso, tumor maligno de células gigantes e sarcoma de Ewing. O grau de diferenciação histológica varia de bem diferenciado a indiferenciado, sendo classificados em baixo e alto graus. Os achados patológicos que definem o grau são: celularidade, diferenciação, pleomorfismo, necrose e número de mitoses.

Cormier JN, Pearson AS, Meterissian SH, Tanabe KK. Bone and soft tissue sarcoma. In: Feig BW, Berger DH, Fuhrman GM. The MD Anderson surgical oncology handbook, 3.ed. 2003.
Sturgis EM, Potter BO. Sarcomas of the head and neck region. Curr opin Onco 2003;15(3):239-52.

Respostas
823) d; 824) b

825) Em relação aos tipos histológicos dos sarcomas em cabeça e de pescoço, assinale a alternativa CORRETA:

a. Considerados todos os sítios anatômicos, o histiocitoma fibroso maligno (HFM) é o sarcoma de tecido ósseo mais comum em adultos.
b. Na cabeça e no pescoço, o sarcoma mais comum nas crianças é o osteossarcoma.
c. Histiocitoma fibroso maligno, osteossarcoma, fibrossarcoma, angiossarcoma, rabdomiossarcoma e lipossarcoma são os tipos mais relatados na cabeça e no pescoço.
d. O rabiomiossarcoma (RMS) é o sarcoma menos comum da região de cabeça e pescoço.

Comentários

Ao considerarmos todos os sítios anatômicos, o histiocitoma fibroso maligno (HFM) é o sarcoma de tecido mole mais comum em adultos. Os tipos histológicos mais relatados na cabeça e no pescoço são histiocitoma fibroso maligno, osteossarcoma, fibrossarcoma, angiossarcoma, rabdomiossarcoma e lipossarcoma. No entanto, rabiomiossarcoma (RMS) é o sarcoma mais comum da região dessa anatomia inclusive em crianças.

Farias TP, Rangel LG, Dias FL et al. Impacto prognóstico do subtipo histológico na sobrevida de pacientes com sarcoma de cabeça e pescoço. Rev Bras Cir Cab Pesc 2008;37(4);224-7.
Kraus DH, Dubner S, Harrison LB et al. Head and neck soft tissue sarcomas. Cancer 1994;74(2):697-702.

826) Em relação ao prognóstico dos sarcomas em cabeça e de pescoço, assinale a alternativa CORRETA:

a. O grau de diferenciação histológica dos sarcomas de partes moles não é um fator prognóstico importante, visto que todos os sarcomas, independente do grau, requerem radioterapia pós-operatória.
b. Os principais fatores prognósticos relacionados com os sarcomas de partes moles são: grau de diferenciação histológica do tumor primário, tamanho e presença ou ausência de metástase.
c. O tamanho da lesão primária não é considerado um fator importante para o prognóstico, visto que para todos os sarcomas é indicada uma ressecção cirúrgica grosseira da doença.
d. A metástase à distância nos sarcomas de partes moles não é considerada um fator importante para o prognóstico, pois, em geral, acometem mais o fígado e não interferem na taxa de sobrevida global, podendo o paciente viver assintomático por anos.

Comentários

O grau de diferenciação histológica dos sarcomas de partes moles é um fator prognóstico importante, determinando o tempo livre de doença e a taxa de sobrevida global. Além dele também são fatores prognósticos, o tamanho do tumor primário, tendo as lesões de grandes dimensões maior índice de recidiva local, e presença ou ausência de metástase. Os tipos histológicos, como sarcoma sinovial, sarcoma de células claras, angiossarcomas, rabidomiossarcomas e sarcomas epitelioides comumente apresentam metástase para os linfonodos cervicais. A principal causa de morte dos pacientes com sarcoma de partes moles é a metástase à distância e, geralmente, ocorrem em aproximadamente 25-30% no diagnóstico ou durante o acompanhamento. O pulmão é local mais acometido, seguido de ossos, sistema nervoso central, e fígado.

Zagars GK, Ballo MT, Pisters PW et al. Prognostic factors for patients with localized soft-tissue sarcoma treated with conservation surgery and radiation therapy: an analysis of 1225 patients. Cancer 2003;97(10):2530-43.
Bree R, Valk PVD, Kuik DJ et al. Prognostic factors in adult soft tissue sarcomas of the head and neck: A single-centre experience. Oral Oncol 2006;42:703-9.

Respostas
825) c; 826) b

827) Em relação ao tratamento dos sarcomas em cabeça e de pescoço, assinale a alternativa CORRETA:

a. O planejamento multidisciplinar para promover a maior chance de cura e reabilitação não é necessário, visto que a ressecção cirúrgica grosseira do tumor primário é a principal forma de tratamento.
b. A ressecção cirúrgica do sarcoma não demanda a remoção grosseira da doença, ou seja, não necessita de margens microscópicas livres, visto que todos os pacientes serão submetidos à radioterapia pós-operatória.
c. A ressecção cirúrgica grosseira do tumor primário tumor em monobloco com margens livres continua sendo a principal forma de tratamento dos sarcomas de cabeça e pescoço.
d. A radioterapia adjuvante não deve ser considerada em pacientes com tumores de grau intermediário a alto, visto que a ressecção cirúrgica grosseira do tumor primário é a principal forma de tratamento.

Comentários

Tratamento dos sarcomas que envolvem a região de cabeça e pescoço envolve avaliação e planejamento multidisciplinar para promover a maior chance de cura e reabilitação possível. A ressecção do tumor primário deve ser realizada de acordo com os preceitos da cirurgia oncológica, com remoção grosseira do tumor em monobloco, margens tridimensionais e tecido normal envolvendo a lesão. A radioterapia adjuvante deve ser considerada em pacientes com lesões recorrentes locais ou tumores de grau intermediário a alto e para os que têm margens próximas ou positivas. A quimioterapia e a radioterapia neoadjuvantes podem ser consideradas com base na histopatologia e no estadiamento individual.

Brockstein B. Management of sarcomas of the head and neck. Curr Oncol Rep 2004;6(4):321-7.
Brennan MF, Casper ES, Harrison LB et al. The role of multimodality therapy in soft tissue sarcoma. Am Surg 1991;214:328-38.

828) Sobre o rabdomiossarcoma em cabeça e de pescoço, assinale a alternativa CORRETA:

a. Os rabdomiossarcomas são o sarcoma de tecido ósseo mais comum nos pacientes pediátricos.
b. Tipo de sarcoma de tecido mole mais comum nas crianças, sendo os subtipos não diferenciados ou alveolares os responsáveis pela maioria dos desfechos desfavoráveis.
c. Os rabdomiossarcomas de célula embrionária são de baixo grau.
d. O gene de fusão *PAX3/FOX01* no rabdomiossarcoma é identificado apenas no RMS embrionário.

Comentários

Sarcoma de partes moles, presumidamente com origem no músculo estriado e mais comum em crianças. Pode ser dividido em cinco grupos histológicos: embrionário, alveolar, botrioide, pleomórfico e de células fusiformes. O subtipo embrionário é o mais frequente, manifestando-se na primeira década de vida, sendo mais comum na cabeça. Os subtipos alveolares, segundo mais comum, e pleomórfico ocorrem, principalmente, em adolescentes e adultos. Apresentação anatômica mais prevalente desses subtipos ocorre no tronco ou extremidades. Os desfechos desfavoráveis de crianças e adolescentes estão relacionados, com maior frequência, aos subtipos não diferenciados ou alveolares. O gene de fusão *PAX3/FOX01* no rabdomiossarcoma é identificado apenas no tipo alveolar e a translocação do gene *PAX3/7-F0X01* nos pacientes adultos está associada à doença metastática.

Turner JH, Richmon JD. Head and neck rhabdomyosarcoma: a critical analysis of population-based incidence and survival data. Otolaryngol Head Neck Surg 2011;145(6);967-73.
Newton Jr. WA. Classification of rhabdomyosarcoma. Curr Top Pathol 1995;89:241-59.

Respostas
827) c; 828) b

829) Em relação ao lipossarcoma em cabeça e de pescoço, assinale a alternativa CORRETA:
a. Os lipossarcomas de baixo grau devem, obrigatoriamente, ser tratados com excisão cirúrgica e radioterapia adjuvante.
b. Foi demonstrado que a radioterapia melhora as taxas de recorrência local, entretanto, ela pode não afetar as taxas de sobrevida geral.
c. Os lipossarcomas fazem metástases nos linfonodos cervicais.
d. Os fatores etiológicos incluem o gene *NF2*, trauma e radiação.

Comentários

Sarcoma de tecidos moles mais comum e aproximadamente 2% dos lipossarcomas surgem na região da cabeça e do pescoço. Os fatores etiológicos incluem o gene *NF1*, trauma e radiação. Os tipos bem diferenciados e mixoides são considerados de baixo grau, enquanto os tipos pleomórficos e de células redondas são de alto grau. Os tumores de baixo grau requerem apenas a excisão cirúrgica. Raramente fazem metástases nos linfonodos cervicais. É mais comum observar metástases à distância nos subtipos mixoide e pleomórfico, sendo o pulmão o local mais acometido. A sobrevida é determinada pelo subtipo de tumor, grau, tamanho e local anatômico de apresentação. A radioterapia pode melhorar as taxas de recorrência local, entretanto, não afeta as taxas de sobrevida geral.

Henricks WH, Chu YC, Goldblum JR, Weiss SW. Dedifferentiated liposarcoma: a clinicopathological analysis of 155 cases with a proposal for an expanded definition of dedifferentiation. Am J Surg Pathol 1997;21(3):271-81.
Dodd RD, Mito JK, Eward WC et al. NF1 deletion generates multiple subtypes of soft-tissue sarcoma that respond to MEK inhibition. Mol Cancer Ther 2013;12(9):1906-17.

830) Em relação ao Histiocitoma Fibroso Maligno (HFM), assinale a alternativa CORRETA:
a. São sarcomas pleomórficos de alto grau não diferenciados.
b. Raramente apresentam metástase à distância.
c. São predominantemente sarcomas de baixo grau das extremidades.
d. É mais comum na população pediátrica.

Comentários

Representam mais de 40% dos sarcomas de cabeça e pescoço, sendo o tipo mais comum em adultos, principalmente, entre 50 e 60 anos. É considerado um sarcoma de alto grau e é classificado em muitos subtipos, sendo a forma estoriforme-pleomórfica a mais comum. Microscopicamente, esses tumores tendem a revelar histiócitos, fibroblastos, células gigantes, células fusiformes e colágeno. A cirurgia é a principal modalidade de tratamento, podendo a quimioterapia e a radioterapia ser usadas no cenário auxiliar. As taxas de recorrência local se aproximam de 30%, com as metástases globais para os linfonodos de aproximadamente 10% e as metástases distantes em aproximadamente 35%, ocorrendo, em sua maioria, nos primeiros 2 anos.

Clark DW, Moore BA, Patel SR et al. Malignant fibrous histiocytoma of the head and neck region. Head Neck 2011;33(3):303-8.
Weiss SW, Enzinger FM. Malignant fibrous histiocytoma: an analysis of 200 cases. Cancer 1978;41(6):2250-66.

831) Qual grupo etário com maior incidência dos angiossarcomas?
a. Pacientes abaixo de 10 anos de idade.
b. Pacientes entre 20-30 anos de idade.
c. Pacientes entre 30-40 anos de idade.
d. Pacientes acima de 60 anos de idade.

Comentários

Tipo raro que representa menos de 1% de todos os sarcomas. São tumores malignos de célula endotelial de origem linfática ou vascular encontrados principalmente em pacientes com mais de 60 anos, sendo os homens duas vezes mais afetados que as mulheres. A etiologia é obscura, embora os fatores de risco conhecidos incluam: exposição à radiação; linfedema crônico; doença de Milroy; toxinas exógenas incluindo cloreto de vinila, arsênico e esteroides anabolizantes; síndromes familiares, incluindo os genes *BRCAI* e *BRCA2*, gene *NFI*; síndrome de Maffucci e síndrome de Klippel-Trénaunay. Não existe consenso sobre o tratamento, sendo basicamente cirúrgico com margens amplas. A RT adjuvante pós-operatória geralmente é recomendada. A QT neoadjuvante ou adjuvante com taxano também pode ser considerada em casos selecionados.

Guadagnolo BA, Zagars GK, Araujo D et al. Outcomes after definitive treatment for cutaneous angiosarcoma of the face and scalp. Head Neck 2011;33(5):661-7.
Lydiatt WM, Shaha AR, Shah JP. Angiosarcoma of the head and neck. Am J Surg 1994;168(5):451-4.

Respostas
829) b; 830) a; 831) d

832) Qual o local de apresentação mais frequente dos osteossarcomas de cabeça e de pescoço?
a. Seios da face.
b. Palato duro.
c. Mandíbula.
d. Maxila.

Comentários

Em cabeça e pescoço são relativamente raros, correspondendo a menos de 10% de todos os osteossarcomas. Os subtipos incluem osteoblástico, condroblástico e fibroblástico, multifocal, telangiectático, célula pequena, intraósseo bem diferenciado, intracortical, periosteal, parosteal, superficial de alto grau e extraósseo. Acometem, primariamente, a mandíbula, sendo o corpo posterior do ramo a localização clássica. A literatura relata a maxila como a segunda maior incidência, acometendo a ponte alveolar, o assoalho do seio e o palato. Raramente o tumor envolve os tecidos moles do pescoço, embora tenham sido relatadas metástases regionais isoladas.
Não existe um consenso formal sobre o tratamento em adultos, assim incluiu-se, primariamente, a ressecção cirúrgica, com ou sem RT e quimioterapia.

Jaffe N. Osteosarcoma: review of the past, impact on the future. The american experience. Cancer Treat Res 2009;152:239-62.
Borba MAM, Farias TP, Sá GM et al. Osteossarcoma de mandíbula: fatores prognósticos. Rev Bras Cir Cab Pesc 2004; 33:15-9.

METÁSTASES À DISTÂNCIA EM CABEÇA E PESCOÇO

833) No contexto de pacientes com câncer de cavidade oral submetidos a tratamento cirúrgico, qual das alternativas abaixo apresenta fatores de risco independentes para metástases à distância?
a. Número de linfonodos com metástases e presença de invasão extracapsular.
b. Presença de invasão perineural e angiolinfática.
c. Profundidade de invasão (*depth of invasion* – [DOI]) e invasão angiolinfática.
d. Profundidade de invasão (*depth of invasion* – [DOI]) e presença de invasão extracapsular.

Comentários

Liao *et al.* realizaram uma revisão retrospectiva de 889 pacientes com câncer de cavidade oral submetidos a tratamento cirúrgico. Os resultados demonstraram uma taxa de metástase à distância em 5 anos de 9,6%, e identificaram o número de linfonodos (cinco ou mais) e a presença de invasão extracapsular como fatores de risco independentes para a ocorrência de tais metástases. A realização de quimioterapia e radioterapia adjuvante pode beneficiar pacientes com esses fatores de risco.

Flint PW, Haughey BH, Lund VJ et al. Cummings otolaryngology head and neck surgery, 6th ed. Philadelphia: Saunders; 2015.
Myers EM. Inferior maxillectomy. In: Myers EN (Ed.). Operative otolaryngology: head and neck surgery: expert consult, 2.ed. Philadelphia: Saunders, 2008. p. 205-16.

834) Qual o local mais comum de metástase à distância em pacientes com carcinoma espinocelular de cavidade oral?
a. Ossos.
b. Pulmão.
c. Pele.
d. Fígado.

Comentários

O local mais comum de metástase à distância de carcinoma espinocelular de cavidade oral é o pulmão. Em revisão retrospectiva de 889 pacientes com câncer oral submetidos a tratamento cirúrgico o sítio mais comum de metástase à distância foi o pulmão, seguido de ossos, pele, fígado, mediastino e axila.

Flint PW, Haughey BH, Lund VJ et al. Cummings otolaryngology head and neck surgery, 6th ed. Philadelphia: Saunders, 2015.

Respostas
832) c; 833) a; 834) b

835) Qual dos marcadores abaixo é um fator adverso no prognóstico de pacientes com melanoma maligno com doença à distância?
a. Calcitonina.
b. Proteína C reativa.
c. Ferritina.
d. Lactato desidrogenase (LDH).

Comentários

O prognóstico para melanoma cutâneo de estádio IV varia dependendo do local da doença metastática e de níveis elevados de lactato desidrogenase (LDH) sérica. Pacientes com metástase à distância para a pele, tecido subcutâneo ou linfonodos distantes com um nível normal de LDH (M1a) tem uma taxa de sobrevida ligeiramente mais elevada, em comparação com os pacientes com metástase para órgãos viscerais e níveis normais de LDH (M1b). Os pacientes com níveis elevados de LDH e metástases, independentemente do local da doença metastática (M1c), apresentam pior prognóstico.

Flint PW, Haughey BH, Lund VJ et al. Cummings otolaryngology head and neck surgery, 6th ed. Philadelphia: Saunders, 2015.

836) Uma paciente de 45 anos, sem comorbidades prévias, foi submetida à tireoidectomia total e esvaziamento cervical em decorrência de carcinoma papilífero de tireoide, variante de células altas. No aompanhamento após realização de iodoterapia, a elevação dos valores de qual exame laboratorial está mais relacionada com a probabilidade de doença metastática?
a. Tireoglobulina.
b. Proteína C reativa.
c. Calcitonina.
d. VHS.

Comentários

A probabilidade de doença metastática, locorregional ou à distância, aumenta à medida que os valores de tireoglobulina aumentam. Valores maiores que 10-30 ng/mL aumentam a probabilidade de doença persistente ou recorrente, falha na ablação com radioiodoterapia, metástases à distância e morte por câncer de tireoide.

Haugen BR, Alexander EK, Bible KC et al. 2015 American Thyroid Association Management Guidelines for Adult Patients with Thyroid Nodules and Differentiated Thyroid Cancer: The American Thyroid Association Guidelines Task Force on Thyroid Nodules and Differentiated Thyroid Cancer. Thyroid 2016:1-133.
Myers EM. Thyroidectomy. In: Myers EN (Ed.). Operative otolaryngology: head and neck surgery: expert consult, 2nd ed. Philadelphia: Saunders, 2008. p. 541-57.

837) Em qual das seguintes situações deve-se pesquisar a presença de metástases à distância no acompanhamento pós-operatório de paciente com carcinoma medular de tireoide?
a. TSH > 4,0.
b. Proteína C reativa > 1,0.
c. Calcitonina > 150.
d. VHS > 40.

Comentários

O marcador com maior sensibilidade e especificidade para o diagnóstico da persistência do carcinoma medular de tireoide é a calcitonina sérica basal. Aumento discreto de calcitonina (< 150 pg/mL) após 2-3 meses do tratamento cirúrgico geralmente está associado à metástase locorregional ou à doença metastática à distância de pequenas dimensões, não passíveis de detecção por métodos de imagem. Já os casos de elevação de calcitonina > 150 pg/mL frequentemente estão associados à presença de metástase à distância.

Wells Jr. SA, Asa SL, Dralle H et al. Revised American Thyroid Association Guidelines for the Management of Medullary Thyroid Carcinoma: The American Thyroid Association Guidelines Task Force on Medullary Thyroid Carcinoma. Thyroid 2015:1-44.
Volpi E, Higino J. Cirurgia da tireoide e da paratireoide. São Paulo: AC Farmacêutica, 2013.

Respostas
835) d; 836) a; 837) c

838) Mulher, 52 anos, diagnóstico prévio de carcinoma papilífero de tireoide tratado com tireoidectomia total e esvaziamento cervical (compartimento central). Durante o acompanhamento após o tratamento cirúrgico evoluiu com aumento dos níveis de tireoglobulina e metástases pulmonares micronodulares com pesquisa de corpo inteiro positiva. Qual é a principal modalidade de tratamento neste momento?

a. Iodoterapia.
b. Radioterapia externa.
c. Quimioterapia.
d. Ressecção cirúrgica das metástases.

Comentários

A iodoterapia é a principal modalidade de tratamento das metástases pulmonares e ósseas ávidas ao iodo. Em tais casos, a iodoterapia pode reduzir a morbidade e prolongar a sobrevida, apesar de raramente resultar em remissão completa, ou seja, desaparecimento das lesões por exames de imagem e redução da tireoglobulina a níveis indetectáveis. A eficácia do tratamento com Iodo nas metástases pulmonares depende do tamanho das lesões metastáticas, avidez por iodo e velocidade de progressão das lesões. A ressecção cirúrgica de metástase pode ser realizada em casos selecionados de pacientes com doença metastática localizada.

Volpi E, Higino J. Cirurgia da tireoide e da paratireoide. São Paulo: AC Farmacêutica, 2013.
Myers EM. Thyroidectomy. In: Myers EN (Ed.). Operative otolaryngology: head and neck surgery: expert consult, 2nd ed. Philadelphia: Saunders, 2008. p. 541-57.

839) Quais os sítios mais comuns de metástases à distância dos carcinomas papilífero e folicular de tireoide?

a. Pulmões e fígado.
b. Ossos e fígado.
c. Pulmões e ossos.
d. Cérebro e axila.

Comentários

Os sítios mais comuns de metástases à distância do carcinoma de tireoide são pulmões e ossos. As metástases pulmonares são mais frequentes no carcinoma papilífero e as ósseas no carcinoma folicular da tireoide.

Myers EM. Thyroidectomy. In: Myers EN (Ed.). Operative otolaryngology: head and neck surgery: expert consult, 2nd ed. Philadelphia: Saunders, 2008. p. 541-57.
Volpi E, Higino J. Cirurgia da tireoide e da paratireoide. São Paulo: AC Farmacêutica, 2013.

840) Considere o seguinte caso clínico: paciente de 45 anos, diagnosticado com carcinoma medular de tireoide, tipo esporádico, foi submetido à tireoidectomia total e esvaziamento cervical (compartimento central). Três meses após o tratamento cirúrgico evoluiu com elevação dos valores da calcitonina. Realizada investigação com exames de tomografia computadorizada (cervical, torácica e abdome), ressonância magnética (fígado, pélvis e coluna) e cintilografia óssea, todos com resultado negativo para metástases. Realizou-se nova dosagem de calcitonina, sendo constatada elevação significativa (568 pg/mL). Qual a melhor conduta neste momento?

a. Solitação de PET-TC.
b. Solicitação de tireoglobulina.
c. Observação.
d. Cervicotomia exploradora.

Comentários

A avaliação de metástases à distância inclui tomografia computadorizada (TC) cervical e torácica, ultrassonografia hepática e/ou tomografia de abdome usando protocolo para tumor neuroendócrino ou ressonância magnética de fígado, cintilografia óssea, ressonância magnética de pelve e coluna. PET-TC tem sido utilizada na detecção de recidiva no Carcinoma Medular de Tireoide e/ou doença metastática nos pacientes em que há permanência de calcitonina sérica elevada e todos os outros exames de imagem sejam negativos.

Volpi E, Higino J. Cirurgia da tireoide e da paratireoide. São Paulo: AC Farmacêutica, 2013.
Wells Jr. SA, Asa SL, Dralle H et al. Revised American Thyroid Association Guidelines for the Management of Medullary Thyroid Carcinoma: The American Thyroid Association Guidelines Task Force on Medullary Thyroid Carcinoma. Thyroid 2015:1-44.

Respostas
838) a; 839) c; 840) a

841) Paciente jovem, 40 anos, sem comorbidades prévias, foi submetido à ressecção cirúrgica de melanoma cutâneo em orelha direita. O exame anatomopatológico evidenciou melanoma ulcerado, 2,3 mm de espessura, alta taxa de mitose, margens livres. A pesquisa de linfonodo sentinela se apresentou positiva para 1 linfonodo e o paciente foi então submetido a esvaziamento cervical radical modificado. Após 14 meses da abordagem cirúrgica o paciente evoluiu com dor em braço direito, realizada investigação sendo evidenciada metástase óssea de melanoma cutâneo. Os exames complementares não identificaram presença de outras metástases. Apesar de tal sintomatologia, o paciente encontra-se sem outros sintomas e apresenta níveis normais de LDH. Qual seria a melhor conduta neste momento?

a. Avaliar realização de radioterapia externa.
b. Avaliar realização de quimioterapia com dacarbazina.
c. Avaliar possibilidade de ressecção da metástase e realização de terapia alvo/imunoterapia.
d. Conduta conservadora/observação.

Comentários

A ressecção cirúrgica de metástases à distância de melanoma cutâneo, em alguns casos selecionados, pode levar à excelente paliação ou mesmo até a sobrevida prolongada. Além disso, a introdução de drogas de terapia-alvo e medicações imunoterápicas melhorou o prognóstico desses pacientes. Embora seja um tratamento de custo muito elevado, há estudos que demonstraram aumento significativo da sobrevida, com acompanhamento de pacientes por mais de 5 anos. Ainda que não haja remissão das metástases em todos os casos, a resposta à medicação e a estabilização das lesões é notada e parece ser duradoura. Em face desses novos tratamentos, a utilização de quimioterapia convencional com dacarbazina deixou de ser o padrão e o uso de interferon permanece ainda mais controverso.

Santos ABO, Santos DBO, Santos Filho IDAO. Câncer de pele. In: Pignatari SSN, Anselmo-Lima WT (Ogs.). Tratado de otorrinolaringologia. 3. ed. Rio de Janeiro: Elsevier, 2018. p. 639-47.
Flint PW, Haughey BH, Lund VJ et al. Cummings otolaryngology head and neck surgery, 6th ed. Philadelphia: Saunders, 2015.

RECONSTRUÇÃO EM CABEÇA E PESCOÇO COM RETALHOS LOCAIS E REGIONAIS

842) O retalho Karapandzic é um retalho neuromuscular que inclui o remanescente de qual músculo?

a. Mentual.
b. Orbicular da boca.
c. Masseter.
d. Bucinador.

Comentários

O retalho Karapandzic é um retalho neuromuscular sensorial que inclui o remanescente do músculo orbicular da boca. O suprimento sanguíneo desse retalho é fornecido pelos ramos correspondentes da artéria labial.

Flint PW, Haughey BH, Lund VJ et al. Cummings otolaryngology head and neck surgery, 6th ed. Philadelphia: Saunders, 2015.

843) Dentre as alternativas abaixo, qual seria a melhor opção de retalho local para reconstrução dos lábios (inferior ou superior), principalmente em tumores laterais e que acometem de um terço a dois terços do comprimento do lábio?

a. Retalho de avanço em ilha (V-Y).
b. Retalho de Abbe-Estlander.
c. Retalho de língua.
d. Retalho de Webster-Bernard.

Comentários

O retalho de Abbe-Estlander é uma ótima opção na reconstrução imediata dos lábios, tanto inferior quanto superior, principalmente em tumores laterais. Quando há a ressecção da comissura labial, a reconstrução é realizada em tempo único. Já nos casos em que há preservação da comissura, o retalho permanece pediculado, sendo necessário um segundo tempo para a sua liberação em, no mínimo, 21 dias da primeira cirurgia.

Matos LL, Leite AKN. Neoplasias malignas do lábio. In: Pignatari SSN, Anselmo-Lima WT (Orgs.). Tratado de otorrinolaringologia, 3.ed. Rio de Janeiro: Elsevier, 2018. p. 648-61.

Respostas
841) c; 842) b; 843) b

844) Paciente de 50 anos, tabagista de 30 anos-maço, sem comorbidades prévias, é encaminhado ao ambulatório de cirurgia de cabeça e pescoço para avaliação. Apresenta lesão úlcero-vegetante em borda lateral de língua à direita, mede 4,5 × 5,0 cm e, profundamente, invade o assoalho bucal. À palpação cervical, não apresenta linfonodos palpáveis. Apresenta anatomopatológico de biópsia prévia demonstrando carcinoma espinocelular e os exames de tomografia não evidenciaram presença de invasão óssea ou metástases. Em relação à abordagem cirúrgica do tumor primário, qual das seguintes alternativas apresenta a melhor opção de reconstrução para este paciente?
a. Retalho miocutâneo peitoral maior.
b. Retalho miocutâneo de platisma.
c. Retalho livre radial do antebraço.
d. Retalho livre de fíbula.

Comentários

O tratamento de tumor extenso de língua pode resultar em importante comprometimento funcional. Ressecção de aproximadamente metade da língua, por exemplo, resulta em perda de volume lingual e contratura cicatricial, caso seja optado o fechamento primário ou a cicatrização por segunda intenção. Nessa situação o contato da língua com o palato, lábios e dentes é reduzido e então pode haver prejuízo da articulação e propulsão posterior de alimentos e líquidos. Portanto, nesses casos, uma ótima opção para reconstrução é o uso de retalhos livres como o radial do antebraço ou anterolateral da coxa. O retalho livre radial do antebraço permite uma reconstrução para o defeito oral sem a sobrecarga do volume excessivo e está associado à menor morbidade do sítio doador.

Flint PW, Haughey BH, Lund VJ et al. Cummings otolaryngology head and neck surgery, 6th ed. Philadelphia: Saunders, 2015.

845) Dentre as alternativas apresentadas abaixo, qual apresenta o retalho regional pediculado mais utilizado na cirurgia de cabeça e pescoço, sendo utilizado, principalmente, na reconstrução de grandes defeitos de cavidade oral e faringe?
a. Retalho de músculo platisma.
b. Retalho de músculo peitoral maior.
c. Retalho cervicopeitoral.
d. Retalho de músculo esterno-hióideo.

Comentários

O retalho de músculo peitoral maior é o retalho regional pediculado mais comumente usado em cirurgia de cabeça e pescoço. Tal retalho é tradicionalmente utilizado na reconstrução do trato digestório superior em defeitos maiores, além de ser usado também como proteção dos grandes vasos do pescoço. Apresenta como vantagens a reconstrução em um só tempo, baixo índice de complicações e a não necessidade de cirurgião microvascular ou torácico. A incidência de estenoses é baixa, e as fístulas faringocutâneas, quando acontecem, fecham-se espontaneamente na maioria dos casos.

Vieira MBM. Câncer de laringe e hipofaringe. In: Pignatari SSN, Anselmo-Lima WT (Orgs.). Tratado de otorrinolaringologia, 3.ed. Rio de Janeiro: Elsevier, 2018. p. 625-38.
Manders EK. Regional pedicle flaps. In: Myers EN (Ed.). Operative otolaryngology: head and neck surgery: expert consult, 2.ed. Filadélfia: Saunders, 2008. p. 753-63.

846) Retalho utilizado na cobertura de grandes defeitos na pirâmide nasal, porém, apresenta como principal desvantagem a necessidade de dois tempos cirúrgicos. Tais atributos se referem a qual retalho?
a. Glabelar.
b. Frontal paramediano.
c. Nasogeniano.
d. Bilobado.

Comentários

Grandes defeitos nasais podem ser reconstruídos com retalho frontal paramediano. Retalhos glabelares, nasogenianos e bilobados são utilizados na reconstrução de defeitos nasais de médio porte.

Santos ABO, Santos DBO, Santos Filho IDAO. Câncer de pele. In: Pignatari SSN, Anselmo-Lima WT (Orgs.). Tratado de otorrinolaringologia, 3.ed. Rio de Janeiro: Elsevier, 2018. p. 639-47.

Respostas
844) c; 845) b; 846) b

847) Qual das alternativas abaixo apresenta uma opção de reconstrução de defeitos na região malar?
a. Retalho de Mustardé.
b. Retalho frontal paramediano.
c. Retalho de Abbé.
d. Retalho glabelar.

Comentários

Defeitos da região malar podem ser reconstruídos com retalho de Mustardé ou cervicofaciais.

Santos ABO, Santos DBO, Santos Filho IDAO. Câncer de pele. In: Pignatari SSN, Anselmo-Lima WT (Orgs.). Tratado de otorrinolaringologia, 3.ed. Rio de Janeiro: Elsevier, 2018. p. 639-47.

848) Qual seria a melhor opção para reconstrução de defeito mandibular anterior em um paciente jovem sem comorbidades?
a. Retalho livre osteocutâneo de fíbula.
b. Retalho livre radial do antebraço.
c. Retalho platismal.
d. Placa de reconstrução mandibular de titânio e retalho peitoral maior.

Comentários

As opções reconstrutivas para ressecções da cavidade oral dependem da localização e do estado funcional do paciente. Um defeito mandibular anterior em paciente jovem saudável é visto de forma diferente de um defeito lateral em paciente idoso sem condições clínicas e com desdentado. Ressecções segmentares da região anterior da mandíbula, demandam reconstrução com enxerto ósseo vascularizado e tecido mole. Já defeitos mandibulares segmentares posteriores, em particular em pacientes desdentados totais ou em indivíduos com comorbidades limitantes, podem ser reparados com reconstrução apenas de tecidos moles. O paciente do caso em questão, portanto, é um bom candidato à reconstrução com retalho livre osteocutâneo de fíbula.

Flint PW, Haughey BH, Lund VJ et al. Cummings otolaryngology head and neck surgery, 6th ed. Philadelphia: Saunders, 2015.

849) Ao programar a reconstrução cirúrgica após a ressecção de tumor avançado de cavidade oral, qual fator deve ser levado em consideração?
a. Vai depender da expectativa de vida do paciente.
b. Impacto sobre a sobrevida livre de doença.
c. Implicações da taxa de recidiva do tumor do paciente.
d. Impacto sobre a qualidade de vida do paciente.

Comentários

A abordagem cirúrgica de tumor avançado de cavidade oral requer um planejamento minucioso quanto à reconstrução de grandes defeitos de partes moles. Os principais fatores a serem levados em consideração são o impacto da cirurgia sobre as vias aéreas, deglutição e fala. O paciente deve ser orientado em especial quanto à possibilidade de traqueostomia temporária/permanente, sobre a necessidade de dieta por sonda bem como a respeito das implicações cosméticas. Ou seja, deve-se alinhar o procedimento cirúrgico com as expectativas do paciente; no entanto, sempre esclarecendo que o objetivo do tratamento é uma abordagem oncológica para conseguir a melhor sobrevida possível a longo prazo, com qualidade de vida.

Flint PW, Haughey BH, Lund VJ et al. Cummings otolaryngology head and neck surgery, 6th ed. Philadelphia: Saunders, 2015.

Respostas
847) a; 848) a; 849) d

850) Brown e Shaw descreveram um sistema de classificação que aborda de forma ampla os componentes horizontais e verticais dos defeitos na face média após cirurgias de processos malignos dos seios paranasais. O defeito de classe V, também denominado de "defeito orbitomaxilar", é considerado mais simples em razão da ausência de defeito em palato. Nesta situação, após exanteração de órbita, das alternativas abaixo, qual apresenta a melhor opção de retalho que pode facilitar a colocação da prótese orbital?

a. Retalho temporoparietal ou do temporal.
b. Retalho de Mustardé.
c. Retalho de platisma.
d. Retalho peitoral maior.

Comentários

A ressecção de tumores malignos dos seios paranasais pode resultar em diferentes tipos de defeitos na face média. Em razão das diferentes necessidades de suporte ósseo, muitas vezes um único retalho não é suficiente para uma adequada reconstrução. No entanto, o defeito de classe V ("orbitomaxilar") é considerado mais simples, sendo que um retalho temporoparietal ou temporal pode ser suficiente para reconstrução, fornecendo suporte para colocação de prótese orbital.

FlintPW, Haughey BH, Lund VJ et al. Cummings otolaryngology head and neck surgery, 6th ed. Philadelphia: Saunders, 2015.

Respostas

850) a.

LARINGOLOGIA

851) Considerando a musculatura intrínseca da laringe, qual dos seguintes músculos tem ação abdutora das pregas vocais?

a. Músculo tireoaritenóideo.
b. Músculo cricoaritenóideo posterior.
c. Músculo cricoaritenóideo lateral.
d. Músculo interaritenóideo.

Comentários

O músculo cricoaritenóideo posterior tem origem na superfície posterior da cartilagem cricoide e inserção no processo muscular da aritenoide. Sua contração provoca rotação externa da aritenoide, movendo o processo vocal superior e lateralmente, resultando em abdução da glote.

Woodson G. Upper airway anatomy and function. In: Bailey BJ, Johnson JT, Newlands SD (editors). Head & Neck Surgery – Otolaryngology, 4th ed. Lippincott Williams & Wilkins, 2006. p. 693-702.

852) Em relação à musculatura extrínseca da laringe, é CORRETO afirmar que:

a. Interfere de modo indireto na fonação ao promover ajustes de movimentos das cartilagens laríngeas e não tem ação sobre a musculatura intrínseca da laringe.
b. Sua atividade pode, indiretamente, aduzir, abduzir, tensionar as pregas vocais ou promover a constrição da região supraglótica.
c. Sua ação tem influência sobre a sustentação, estabilização e posição da laringe, elevando-a ou abaixando-a, e não tem ação sobre a pressão subglótica.
d. Os músculos milo-hióideo, gênio-hióideo, estilo-hióideo, digástrico e constritor inferior da faringe são elevadores da laringe, enquanto os músculos esternotireóideo, esterno-hióideo, tíreo-hióideo e omo-hióideo são abaixadores da laringe.

Comentários

A musculatura extrínseca é composta por músculos provenientes de estruturas não laríngeas que se relacionam com estruturas externas da laringe, interferindo de modo indireto na fonação, pois promove ajustes de movimentos das cartilagens laríngeas e da musculatura intrínseca. Dessa forma, pode influenciar a sustentação/estabilização laríngea, a pressão subglótica, o controle da frequência, intensidade e ressonância da voz. Dentre os músculos extrínsecos da laringe estão os músculos milo-hióideo, digástrico, gênio-hióideo e estilo-hióideo, que elevam a laringe e os músculos esternotíreo-hióideo, esterno-hióideo, tíreo-hióideo e omo-hióideo, que abaixam a laringe. Além disso, podem anteriorizar ou posteriorizar a laringe e sua atividade pode indiretamente aduzir, abduzir ou tensionar as pregas vocais ou promover a constrição da região supraglótica.

D'Avila JS, D'Avila DV, Setton ARF, Gois CRT. Anatomia, histologia e embriologia da laringe. In: Pignatari SSN; Anselmo-Lima WT. Tratado de otorrinolaringologia, 3.ed., 3ª reimpressão. Rio de Janeiro: Guanabara Koogan, 2021.
Woodson G. Upper airway anatomy and function. In: Bailey BJ, Johnson JT, Newlands SD (Eds.). Head & Neck Surgery – Otolaryngology, 4th ed. (CIDADE?): Lippincott Williams & Wilkins, 2006. p. 693-702.
Hansen JT. Netter's clinical anatomy, 4th ed. Philadelphia: Elsevier, 2019. p. 437-555.

Respostas
851) b; 852) b

853) Durante o exame de videonasofibrolaringoscopia, ao tocar o aparelho na região supraglótica e subglótica podemos avaliar a sensibilidade dada por quais nervos, respectivamente?

a. Ramo externo do nervo laríngeo superior e nervo laríngeo recorrente.
b. Ramo interno do nervo laríngeo superior e nervo laríngeo recorrente.
c. Nervo laríngeo recorrente e ramo externo do nervo laríngeo superior.
d. Nervo laríngeo recorrente e ramo interno do nervo laríngeo superior.

Comentários

A inervação sensitiva da mucosa da região supraglótica até o nível das pregas vocais é dada pelo ramo interno do nervo laríngeo superior, enquanto a região abaixo das pregas vocais é suprida pelo nervo laríngeo inferior ou recorrente.

D'Avila JS, D'Avila DV, Setton ARF, Gois CRT. Anatomia, histologia e embriologia da laringe. In: Pignatari SSN, Anselmo-Lima WT. Tratado de otorrinolaringologia, 3.ed., 3ª reimpressão, Rio de Janeiro: Guanabara Koogan, 2021.

854) Um dos aspectos cirúrgicos mais relevantes em relação à anatomia externa laríngea é a lesão iatrogênica do nervo laríngeo recorrente durante a tireoidectomia. Desse modo, qual das seguintes estruturas não é provável ponto de referência intraoperatória para identificação do nervo laríngeo recorrente?

a. Sulco traqueoesofagiano.
b. Borda posterior do lobo lateral da glândula tireoide.
c. Articulação cricotireóidea.
d. Artéria tireóidea superior.

Comentários

O nervo laríngeo recorrente, em seu trajeto ascendente, percorre o sulco traqueoesofagiano, acompanhando o bordo posterior do lobo lateral da glândula tireoide, sendo sua face anterior cruzada pela artéria tireóidea inferior na maior parte dos casos. Esse nervo adentra a laringe acompanhado pela artéria laríngea inferior, imediatamente atrás da articulação cricotireóidea. É o ramo externo do nervo laríngeo superior que está intimamente relacionado com a artéria tireóidea superior.

D'Avila JS, D'Avila DV, Setton ARF, Gois CRT. Anatomia, histologia e embriologia da laringe. In: Pignatari SSN, Anselmo-Lima WT. Tratado de otorrinolaringologia, 3.ed., 3ª reimpressão, Rio de Janeiro: Guanabara Koogan, 2021.
Moore KL, Dalley AF, Agur AMR. Anatomia orientada para clínica, 7.ed. Rio de Janeiro: Koogan, 2014. p. 1175-260.

855) Considerando a drenagem linfática da laringe, é CORRETO afirmar que:

a. Os vasos linfáticos da região supraglótica seguem a artéria laríngea superior e drenam para os linfonodos cervicais profundos superiores associados à bifurcação da artéria carótida comum.
b. Os vasos linfáticos da região glótica drenam para os linfonodos profundos associados à artéria tireóidea inferior ou linfonodos associados à região anterior do ligamento cricotireóideo ou traqueia superior.
c. Os vasos linfáticos da região subglótica drenam para os linfonodos profundos associados à artéria tireóidea inferior ou linfonodos associados à região anterior do ligamento cricotireóideo ou traqueia inferior.
d. Os vasos linfáticos da região subglótica drenam para os linfonodos profundos associados à artéria tireóidea superior ou linfonodos associados à região anterior do ligamento cricotireóideo ou traqueia inferior.

Comentários

Os vasos linfáticos da região supraglótica seguem a artéria laríngea superior e drenam para os linfonodos cervicais profundos superiores associados à bifurcação da artéria carótida comum. Os vasos linfáticos da região subglótica drenam para os linfonodos profundos associados à artéria tireóidea inferior ou linfonodos associados à região anterior do ligamento cricotireóideo ou traqueia superior.

D'Avila JS, D'Avila DV, Setton ARF, Gois CRT. Anatomia, histologia e embriologia da laringe. In: Pignatari SSN, Anselmo-Lima WT. Tratado de otorrinolaringologia, 3.ed., 3ª reimpressão, Rio de Janeiro: Guanabara Koogan, 2021.
Drake RL, Vogl AW, Mitchell AWM. Gray's anatomy for students, 4th ed. Philadelphia: Elsevier, 2020. p. 1041-58.

Respostas
853) b; 854) d; 855) a

856) A busca ativa por sintomas respiratórios deve ser realizada permanentemente em todos os serviços de saúde e pode auxiliar no diagnóstico da tuberculose laríngea. Sobre os principais métodos diagnósticos de tuberculose laríngea, é possível afirmar que:

a. Na presença de lesões visíveis na laringe, a biópsia deve ser realizada mesmo com a certeza de tuberculose pulmonar, visando excluir diagnósticos concomitantes como neoplasias malignas.
b. O teste rápido molecular para tuberculose (TRM-TB) tem sensibilidade inferior à baciloscopia, porém, pode detectar a resistência à rifampicina.
c. Os profissionais de saúde que estão expostos a pacientes com tuberculose laríngea ou pulmonar devem fazer radiografias de tórax anualmente para detecção precoce.
d. Os ensaios de liberação do interferon-gama (IGRA) são indicados para diagnóstico de pacientes sintomáticos com lesões laríngeas ativas.

Comentários

A sensibilidade do TRM-TB em amostras de escarro de adultos é de cerca de 90%, sendo superior à baciloscopia. A radiografia de tórax pode ser feita como rastreio em pessoas expostas, mas não existe consenso na periodicidade desse exame. O IGRA foi desenvolvido como uma alterativa para a detecção de infecção latente pelo *Mycobacterium tuberculosis*.

PNCT – Programa Nacional de Controle de Tuberculose 2019. Manual de recomendações para controle da tuberculose no Brasil. Ministério da Saúde/Secretaria de Vigilância em Saúde/Departamento de Vigilância Epidemiológica, Brasília, p. 28.

857) Uma pessoa com tuberculose laríngea elimina bacilos no ambiente por exalação de aerossóis oriundos da tosse, fala ou espirro. O paciente é considerado bacilífero quando tem baciloscopia positiva no escarro podendo transmitir a doença. Qual o período mínimo após o início do tratamento adequado para considerar que o risco de transmissão é muito pequeno?

a. 15 dias.
b. 3 meses.
c. 6 meses.
d. 9 meses.

Comentários

Pacientes devem fazer baciloscopia de controle para avaliar não só a confirmação da eficácia do esquema terapêutico, mas também a avaliação de riscos para contatos.

PNCT – Programa Nacional de Controle de Tuberculose 2019. Manual de recomendações para controle da tuberculose no Brasil. Ministério da Saúde/Secretaria de Vigilância em Saúde/Departamento de Vigilância Epidemiológica, Brasília, p. 28.

858) Paciente do sexo masculino com 40 anos, trabalhador rural do interior de São Paulo, apresenta lesão granulomatosa em laringe. Realizada biópsia da lesão, porém, sem identificação do agente etiológico. Com a hipótese diagnóstica de laringite crônica por paracococidioidomicose, qual dos exames abaixo pode confirmar o diagnóstico?

a. Avaliação sorológica com ensaio de imunodifusão dupla.
b. Radiografia de tórax com infiltrado brocoalveolar difuso.
c. Ensaios de fixação do complemento.
d. Pesquisa direta em campo escuro (PCM).

Comentários

A avaliação sorológica (ensaio de imunodifusão dupla – IDD) é utilizada no diagnóstico presuntivo e/ou confirmatório da PCM e permite a determinação qualitativa e semiquantitativa dos anticorpos.

Silva L, Mororó, WC, Alvarenga, EHL. Laringites crônicas. In: Pignatari SSN, Anselmo-Lima WT. Tratado de otorrinolaringologia, 3. ed. 3ª reimpressão. Rio de Janeiro: Guanabara Koogan, 2021.

Respostas
856) a; 857) a; 858) a

859) Candidíase laríngea pode ser considerada uma infecção oportunista. Qual das alternativas abaixo não apresenta fatores de risco para desenvolvimento dessa doença?
a. Paciente com hipertireoidismo em uso de betabloqueador.
b. Idoso com DPOC em uso de corticoide inalatório.
c. Paciente que convive com o vírus da imunodeficiência humana em uso irregular de terapia antirretroviral.
d. Paciente transplantado renal em uso de prótese dentária.

Comentários

Apesar de não excluir o diagnóstico, em geral, candidíase laríngea está presente em pacientes imunossuprumidos.

Silva L, Mororó, WC, Alvarenga, EHL. Laringites crônicas. In: Pignatari SSN, Anselmo-Lima WT. Tratado de otorrinolaringologia, 3.ed., 3ª reimpressão. Rio de Janeiro: Guanabara Koogan, 2021.

860) Quando a laringopatia da gravidez é mais perceptível?
a. No primeiro trimestre.
b. No segundo trimestre.
c. No terceiro trimestre.
d. No primeiro e segundo trimestres.

Comentários

No terceiro trimestre há maior retenção hídrica e aumento da fragilidade vascular, podendo levar à hemorragia. O refluxo laringofaríngeo se agrava por comprometimento do suporte abdominal. Há diminuição da eficiência da fonação, dificuldade de agudização e fadiga vocal.

Costa HJZR. Influência dos hormônios na laringe. In: Pignatari SSN, Anselmo-Lima WT. Tratado de otorrinolaringologia, 3.ed., 3ª reimpressão. Rio de Janeiro: Guanabara Koogan, 2021.

861) Em relação à síndrome pré-menstrual, é correto afirmar que:
a. Não é evidente em profissionais de voz e cantoras.
b. A chance de ocorrer hemorragia é nula.
c. Pode-se manifestar por fadiga vocal, perda de pianíssimos e da potência vocal.
d. A presença do abuso vocal não piora a voz nessa condição.

Comentários

Na síndrome pré-menstrual pode ocorrer a presença de fadiga vocal, perda de pianíssimos e da potência vocal. A chance de hemorragia é maior em razão de edema do espaço de Reinke e dilatação vascular. É evidente, principalmente, em profissionais da voz e cantoras, pois são justamente eles que estarão mais atento a qualquer alteração vocal. O abuso vocal pode piorar a voz em qualquer condição, ou o abuso vocal por si só pode piorar a voz.

Costa HJZR. Influência dos hormônios na laringe. In: Pignatari SSN, Anselmo-Lima WT. Tratado de otorrinolaringologia, 3.ed., 3ª reimpressão. Rio de Janeiro: Guanabara Koogan, 2021.

862) Em relação às modificações da laringe com a puberdade , podemos afirmar que:
a. O comprimento das pregas vocais aumenta mais nos meninos do que nas meninas.
b. Nos meninos o ângulo da cartilagem tireóidea mantém-se em 120 graus.
c. Nas meninas o ângulo da cartilagem tireóidea diminui para 90 graus.
d. O comprimento das pregas vocais aumenta igualmente entre meninos e meninas.

Comentários

No sexo masculino, o comprimento da prega vocal aumenta em 60% e o ângulo da cartilagem tireóidea diminui para 90 graus, enquanto no sexo feminino esse ângulo permanece de 120 graus e a prega vocal alonga apenas 34%.

Costa HJZR. Influência dos hormônios na laringe. In: Pignatari SSN, Anselmo-Lima WT. Tratado de otorrinolaringologia, 3.ed., 3ª reimpressão. Rio de Janeiro: Guanabara Koogan, 2021.

Respostas
859) a; 860) c; 861) c; 862) a

863) Paciente de 3 anos, sexo masculino, inicia quadro de irritação, dispneia principalmente ao deitar e picos febris. O quadro evolui rapidamente com odinofagia e disfagias intensas. Criança evolui com estridor inspiratório, adotando uma postura de hipextensão da cabeça com boca aberta e queixo elevado, com o corpo ligeiramente inclinado para frente. Pensando no diagnóstico mais provável, qual seu agente etiológico mais frequente?

a. *Streptococcus pneumonie*.
b. *Parainfluenza*.
c. *Haemophilus influenza* do tipo B.
d. *Staphylococcus aureus*.

Comentários

Epiglotite é uma inflamação das estruturas da supraglote, de instalação aguda, que acomete mais frequentemente a face lingual da epiglote e pregas ariepiglóticas. Acomete crianças entre 2 e 7 anos, predomina no sexo masculino e tem maior frequência no fim do inverno e início da primavera. *Haemophilus influenza* tipo B é o agente mais importante. Em virtude da presença da vacina contra este agente no calendário vacinal, a incidência de epiglotite em crianças vem diminuindo e evidenciando outros agentes causais. Inicialmente a criança encontra-se irritada, com picos febris e dispneia ao deitar. O quadro evolui rapidamente com dor, odinofagia intensa e disfagia, com dificuldade de manejo da própria saliva. Quando ocorre piora da dispneia, o paciente adota uma postura característica de "tripé".

Braga NMA, Barbosa LHF, Perazzo PSL. Laringites agudas. In: Pignatari SSN, Anselmo-Lima WT. Tratado de otorrinolaringologia, 3.ed., 3ª reimpressão. Rio de Janeiro: Guanabara Koogan, 2021.

864) Criança de 5 anos com quadro de febre baixa, tosse rouca persistente e intensa. Chega ao pronto atendimento com estridor inspiratório e taquipneico. Solicitou-se radiografia simples de região cervical com estreitamento de infraglote. Qual o provável diagnóstico?

a. Epiglotite.
b. Laringotraqueobronquite viral.
c. Laringite catarral.
d. Laringite estridulosa.

Comentários

Laringotraqueobronquite é uma infecção comum da via aérea afetando no mesmo grau laringe, traqueia e brônquios. Acomete crianças de 3 meses a 5 anos, a maioria aos 18 meses, com prevalência do sexo masculino, sendo a maior responsável pelo atendimento de emergência pediátrica por infecção respiratória. Inicia-se com febre baixa após período prodrômico de 2 a 6 dias (viral), evoluindo com tosse rouca, intensa e persistente e estridor inspiratório, podendo ser bifásico nos casos mais severos. Quando ocorre obstrução grave, observa-se taquipneia, retrações supraesternais e supraclaviculares. O diagnóstico é baseado nos achados clínicos por meio da laringoscopia indireta e dos exames de imagem. A radiografia simples da região cervical mostra o sinal da "torre de igreja" causado pelo estreitamento da infraglote.

Braga NMA, Barbosa LHF, Perazzo PSL. In: Pignatari SSN, Anselmo-Lima WT. Tratado de otorrinolaringologia, 3.ed., 3ª reimpressão. Rio de Janeiro: Guanabara Koogan, 2021.

Respostas
863) c; 864) b

865) Criança de 2 anos acorda durante a noite agitada e sudoreica com quadro de sufocação, tosse rouca, tiragem supraesternal e respiração ruidosa com estridor. Não tem febre. O quadro melhora em alguns minutos, progressivamente. Qual provável diagnóstico?
a. Laringite catarral.
b. Epiglotite.
c. Laringotraqueobronquite viral.
d. Laringite estridulosa.

Comentários

Crupe espasmódico, laringite estridulosa ou falso crupe é uma laringite acompanhada de dispneia que acomete crianças, de evolução benigna, e que se manifesta por um quadro de dispneia de instalação súbita, geralmente à noite, com graus variáveis de intensidade. Em geral, a criança acorda, durante a noite com um quadro de sufocação, tiragem supraesternal, respiração ruidosa com estridor, tosse rouca, sudorese intensa, agitação e ausência de febre. Essa sintomatologia dura apenas alguns minutos ou poucas horas e declina de maneira progressiva até a normalidade, deixando apenas uma tosse rouca por alguns dias. A recidiva pode ocorrer no mesmo dia ou em dias subsequentes. Acredita-se que tenha etiologia multifatorial, podendo ser atribuída à origem infecciosa viral ou bacteriana, alérgica, refluxo faringolaríngeo ou obstrutiva.

Braga NMA, Barbosa LHF, Perazzo PSL. Laringites agudas. In: Pignatari SSN, Anselmo-Lima WT. Tratado de otorrinolaringologia, 3.ed., 3ª reimpressão. Rio de Janeiro: Guanabara Koogan, 2021.

866) A etiologia mais frequente da laringite catarral é:
a. Viral.
b. Bacteriana.
c. Fúngica.
d. Alérgica.

Comentários

Laringite catarral é a forma mais comum de laringite aguda. Está associada a um quadro de nasofaringite viral ou bacteriana que evolui de maneira súbita para edema de toda mucosa laríngea, sendo mais importante na região glótica. A etiologia bacteriana é a mais frequente, sendo a *Branhamella catarrhalis* e *Haemophilus influenzae* os mais isolados. Fatores coadjuvantes são importantes na aquisição da patologia, como: uso abusivo da voz, tabagismo, etilismo, refluxo faringolaríngeo, poluição. O quadro clínico é proporcional à intensidade da congestão laríngea: sensação de *globus* faríngeo, faringalgia, constrição e dor no pescoço (altura da laringe) associada a um quadro de tosse, inicialmente seca, progredindo para produtiva (catarral ou mucocatarral), evoluindo com disfonia em diversos graus.

Braga NMA, Barbosa LHF, Perazzo PSL. Laringites agudas. In: Pignatari SSN, Anselmo-Lima WT. Tratado de otorrinolaringologia, 3.ed., 3ª reimpressão. Rio de Janeiro: Guanabara Koogan, 2021.

867) Qual é a técnica cirúrgica mais aplicada para o tratamento do divertículo faringoesofagiano?
a. Traqueostomia.
b. Ressecção parcial da cartilagem cricoide.
c. Miotomia do músculo cricofaríngeo.
d. Molde endolaríngeo.

Comentários

A transição faringoesofagiana é constituída pelos músculos constritor inferior da faringe E músculo cricofaríngeo. Juntos eles formam o **esfíncter esofagiano inferior**. O músculo cricofaríngeo é um músculo estriado que mantém seu tônus durante o repouso. A disfagia causada pelo divertículo ocorre, principalmente, após a deglutição, em decorrência dos resíduos que permanecem no divertículo e que não conseguem entrar no esôfago por conta da contratilidade desse músculo durante o repouso. Assim, técnica cirúrgica de miotomia do cricofaríngeo é a cirurgia mais indicada para o tratamento do divertículo faringoesofagiano.

Manrique D. Tratamento cirúrgico das disfagias. In: Pignatari SSN, Anselmo-Lima WT. Tratado de otorrinolaringologia, 3.ed., 3ª reimpressão. Rio de Janeiro: Guanabara Koogan, 2021.
Assessment of videofluoroscopic swallow study findings before and after cricopharyngeal myotonic. Head and Neck-2017 Sep;39(9):1869-1875.
Laryngotracheal separation in pediatric patients: 13 years experience in a reference service; Einstein São Paulo (2019) Jun 3;17(3):eAO4467.

Respostas
865) d; 866) b; 867) c

868) Considere o seguinte caso: criança de 4 anos com paralisia cerebral. Apresenta quadro de sialorreia importante com frequentes internações hospitalares por broncopneumonias de repetição. Inicialmente foram indicadas medidas clínicas xerostômicas como colírio, adesivos de brometo de escopolamina e aplicação de toxina botulínica em glândulas salivares sem sucesso no controle da sialorreia. Qual a cirurgia mais indicada nessa criança para tratamento da sialorreia?
a. Traqueostomia.
b. Submandibulectomia bilateral e ligadura dos ductos de Stensen.
c. Separação laringotraqueal.
d. Miotomia do músculo cricofaríngeo.

Comentários

A separação laringotraqueal é o procedimento cirúrgico para o tratamento de disfagias graves mais amplamente realizado em crianças, pois é reversível e seguro. Tem sido preconizada em razão da facilidade técnica e pelo seu potencial de reversibilidade.

Manrique D. Tratamento cirúrgico das disfagias. In: Pignatari SSN, Anselmo-Lima WT. Tratado de otorrinolaringologia, 3.ed., 3ª reimpressão. Rio de Janeiro: Guanabara Koogan, 2021.
Assessment of videofluoroscopic swallow study findings before and after cricopharyngeal myotonic. Head and Neck-2017 Sep;39(9):1869-75.
Laryngotracheal separation in pediatric patients: 13 years experience in a reference service; Einstein São Paulo (2019) June 3;17(3):eAO4467.

869) Qual é a pior desvantagem nos pacientes submetidos à separação laringotraqueal?
a. Perda da fonação.
b. Aumento na frequência das broncopneumonias.
c. Aumento do escape oral anterior salivar.
d. Piora da função pulmonar.

Comentários

A perda da fonação em crianças submetidas à separação laringotraqueal pode ser considerada a pior desvantagem desta cirurgia, pois apesar de ser reversível e segura, pode ser um importante impeditivo para a indicação desta cirurgia perante os familiares.

Manrique D. Tratamento cirúrgico das disfagias. In: Pignatari SSN, Anselmo-Lima WT. Tratado de otorrinolaringologia, 3.ed., 3ª reimpressão. Rio de Janeiro: Guanabara Koogan, 2021.
Assessment of videofluoroscopic swallow study findings before and after cricopharyngeal myotonic. Head and Neck-2017 Sep;39(9):1869-75.
Laryngotracheal separation in pediatric patients: 13 years experience in a reference service; Einstein São Paulo (2019) June 3;17(3):eAO4467.

870) Paciente com diagnóstico de paralisia de prega vocal direita, com queixa de disfonia e dispneia ao falar, realizou a avaliação perceptiva e auditiva da voz. Qual o resultado mais provável da escala RASATI que ele obteve?
a. R: 3, A: 1, S: 1, A: 1, T: 1, I: 1.
b. R: 1, A: 1, S: 3, A: 1, T: 1, I: 1.
c. R: 1, A: 1, S: 1, A: 1, T: 3, I: 1.
d. R: 1, A: 1, S: 1, A: 1, T: 1, I: 3.

Comentários

A escala RASATI (acrônimo para Rouquidão, Aspereza, Soprosidade, Astenia, Tensão e Instabilidade) fornece a sensação global que a voz apresenta. Um paciente com paralisia de prega vocal com disfonia e dispneia ao falar não consegue manter um bom fechamento glótico e apresenta escape de ar, e a principal alteração vocal será a soprosidade.

Brasil OOC, Barbosa LH, Ramos HVL. Semiologia laríngea – Avaliação clínica da voz. In: Pignatari SSN, Anselmo-Lima WT. Tratado de otorrinolaringologia, 3.ed., 3ª reimpressão. Rio de Janeiro: Guanabara Koogan, 2021. Cap 102.

Respostas
868) c.; 869) a; 870) b

871) Paciente cantor que nega disfonia ao repouso, mas com queixa de dor cervical e quebras vocais durante a passagem de registro ao cantar. Qual exame trará o maior número de informações para esse caso?
a. Laringoscopia por espelho.
b. Endoscopia rígida ou telelaringoscopia.
c. Endoscopia flexível.
d. Laringoscopia direta.

Comentários

Como o endoscópio flexível é introduzido pela narina, o trato vocal fica livre e o paciente pode falar e cantar durante o exame, fornecendo maior número de informações a serem avaliadas nesse caso. Já com a endoscopia rígida e com a laringoscopia com espelho, a língua fica protruída e mantida fora da cavidade oral, o que dificulta a fonação e o canto. A laringoscopia direta é realizada com paciente sob anestesia geral, o que impossibilita uma avaliação funcional da laringe.

Brasil OOC, Barbosa LH, Ramos HVL. Semiologia laríngea – Avaliação clínica da voz. In: Pignatari SSN, Anselmo-Lima WT. Tratado de otorrinolaringologia, 3.ed., 3ª reimpressão. Rio de Janeiro: Guanabara Koogan, 2021. Cap 102.

872) A videoestroboscopia possibilita avaliar a laringe com maiores detalhes da vibração e da anatomia das pregas vocais. Os parâmetros utilizados na análise do ciclo vibratório são:
a. Presença de onda mucosa, periodicidade, regularidade, amplitude, fase, coaptação glótica.
b. Presença de onda mucosa, periodicidade, regularidade, amplitude, fase, hidratação.
c. Presença de potencial de ação, periodicidade, regularidade, amplitude, fase, coaptação glótica.
d. Presença de onda mucosa, fonação inspiratória, regularidade, amplitude, fase, coaptação glótica.

Comentários

Os parâmetros utilizados na análise do ciclo vibratório são presença de onda mucosa, periodicidade, regularidade, amplitude, fase, coaptação glótica. Hidratação vocal, presença de potencial de ação e fonação inspiratória não fazem parte desses parâmetros da análise com a estroboscopia.

Brasil OOC, Barbosa LH, Ramos HVL. Semiologia laríngea – Avaliação clínica da voz. In: Pignatari SSN, Anselmo-Lima WT. Tratado de otorrinolaringologia, 3.ed., 3ª reimpressão. Rio de Janeiro: Guanabara Koogan, 2021. Cap 102.

873) Com relação à laringoscopia direta, o mais CORRETO é afirmar que:
a. Pode ser realizada sem anestesia.
b. Não necessita de laringoscópio.
c. Pode utilizar videoestroboscopia durante o exame.
d. É possível palpar as pregas vocais.

Comentários

Para realizar a laringoscopia direta, o laringoscópio de suspensão é inserido através da cavidade oral até expor de forma plena as pregas vocais do paciente. Para isso o paciente deve estar anestesiado e não é possível a fonação do paciente, o que impossibilita a utilização da videoestroboscopia. A palpação das pregas vocais faz parte da laringoscopia direta e trás informações sobre a estrutura vocal e da articulação cricoaritenóidea.

Brasil OOC, Barbosa LH, Ramos HVL. Semiologia laríngea – Avaliação clínica da voz. In: Pignatari SSN, Anselmo-Lima WT. Tratado de otorrinolaringologia, 3.ed., 3ª reimpressão. Rio de Janeiro: Guanabara Koogan, 2021. Cap 102.

Respostas
871) c; 872) a; 873) d

874) A câmera de alta velocidade (ou *high-speed videolaryngoscopy*) é a tecnologia mais avançada atualmente disponível para o estudo da vibração das pregas vocais. Dentre suas principais vantagens frente aos outros métodos se destaca:
a. Não depende da periodicidade vibratória das pregas vocais.
b. Permite a captura da fonação durante horas.
c. Seu baixo custo, podendo ser utilizado em larga escala.
d. Não depende da captura de imagem.

Comentários

A câmera de alta velocidade captura mais de 2.000 imagens por segundo e, para isso, é necessário um computador com grande capacidade de memória e com alta taxa de transferência de dados. Atualmente permite avaliação de 2 a 8 segundos por exame. Seu alto custo restringe sua utilização na clínica diária. Dentre suas vantagens frente aos outros métodos, não depende da periodicidade vibratória das pregas vocais e consegue avaliar eventos fisiológicos do início e do fim da fonação (que a videoestroboscopia não consegue avaliar).

Brasil OOC, Barbosa LH, Ramos HVL. Semiologia laríngea – Avaliação clínica da voz. In: Pignatari SSN, Anselmo-Lima WT. Tratado de otorrinolaringologia, 3.ed., 3ª reimpressão. Rio de Janeiro: Guanabara Koogan, 2021. Cap 102.

875) Paciente do sexo feminino com 23 anos de idade apresenta disfonia há 2 meses, episódios de artralgia e febre. No exame de laringoscopia é visualizada imobilidade de prega vocal esquerda e pequenas lesões submucosas brancas, orientadas transversalmente, no terço médio de ambas as pregas vocais. A tomografia computadorizada de pescoço mostra edema adjacente às cartilagens aritenoides sugestivo de cricoaritenoidite. A hipótese diagnóstica mais provável para o quadro apresentado é:
a. Artrite reumatoide.
b. Esclerose múltipla.
c. Lúpus eritematoso sistêmico.
d. Doença de Lyme.

Comentários

O lúpus eritematoso sistêmico acomete mulheres em idade fértil na proporção de 9 a 12 mulheres para cada homem. As manifestações laríngeas são raras, podendo ocorrer nódulos reumatoides também chamados de "nódulos em bambu" por deposição de imunocomplexos, e pode ocorrer, ainda, imobilidade de pregas vocais por artrite da articulação cricoaritenóidea.

Imamura R, Enoki AM, Watanabe, LMN. Doenças sistêmicas com repercussão laríngea In: Pignatari SSN, Anselmo-Lima WT. Tratado de otorrinolaringologia, 3.ed., 3ª reimpressão. Rio de Janeiro: Guanabara Koogan, 2021. Cap. 115.
Pons-Estel BA, Bonfa E, Soriano ER et al. Latin American Group for the Study of Lúpus (GLADEL)-Pan-American League of Associations of Rheumatology (PANLAR): First Latin American clinical practice guidelines for the treatment of systemic lúpus erythematosus. Ann Rheum Dis Epub 2018.

876) A laringoscopia de suspensão é um procedimento seguro, mas que apresenta alguns riscos, principalmente em grupos específicos de pacientes. A possibilidade de subluxação e instabilidade atlantoaxial com maior risco de lesão medular e sequelas neurológicas se encontra aumentada em pacientes com qual dos diagnósticos abaixo?
a. Amiloidose laríngea.
b. Lúpus eritematoso sistêmico.
c. Granulomatose com poliangeíte.
d. Artrite reumatoide.

Comentários

A artrite reumatoide causa a inflamação da sinóvia (sinovite), geralmente com acometimento poliarticular, podendo acometer qualquer uma das articulações do corpo. Os pacientes com formas mais graves da doença podem apresentar anquilose a articulação temporomandibular e a atlantoaxial.

Imamura R, Enoki AM, Watanabe, LMN. Doenças sistêmicas com repercussão laríngea In: Pignatari SSN, Anselmo-Lima WT. Tratado de otorrinolaringologia, 3.ed., 3ª reimpressão. Rio de Janeiro: Guanabara Koogan, 2021. Cap. 115.
Beirith SC, Ikino CMY, Pereira IA. Laryngeal involvement in rheumatoid arthritis. Braz J Otorhinolaryngol 2013;79(2):233-8.

Respostas
874) a; 875) c; 876) d

877) A sarcoidose pode ocorrer como uma manifestação isolada ou associada a outras alterações sistêmicas. Quando acomete a laringe, localiza-se, principalmente, em qual região?
   a. Supraglote.
   b. Subglote.
   c. Pregas vocais.
   d. Articulação cricoaritenóidea.

Comentários

A sarcoidose é uma doença granulomatosa crônica, de etiologia desconhecida, e na laringe acomete áreas de maior presença linfática como na supraglote, sendo raro o acometimento glótico ou subglótico.

Imamura R, Enoki AM, Watanabe, LMN. Doenças sistêmicas com repercussão laríngea In: Pignatari SSN, Anselmo-Lima WT. Tratado de otorrinolaringologia, 3.ed., 3ª reimpressão. Rio de Janeiro: Guanabara Koogan, 2021. Cap. 115.
Caporrino Neto J, Alves NS, Gondra L de A. Laryngeal amyloidosis presenting as false vocal fold bulging: clinical and therapeutic aspects. Braz J Otorhinolaryngol 2015;81(2):219-21.

878) Sobre o tratamento da amiloidose laríngea podemos afirmar que:
   a. Corticoides via oral por longos períodos têm boa resposta para remissão e evitar recorrências.
   b. O tratamento cirúrgico de casos sintomáticos deve ser feito por via endoscópica, quando possível, com *laser* de CO_2.
   c. Para lesões localizadas, a radioterapia tem boa taxa de controle da doença.
   d. Casos leves devem ser operados com o intuito de evitar progressão da doença.

Comentários

A amiloidose laríngea não responde a corticoides ou radioterapia. A cirurgia não consegue evitar a progressão da doença e tem o principal papel de diminuir sintomas, principalmente os respiratórios, em casos obstrutivos, sendo preconizada a abordagem endoscópica.

Imamura R, Enoki AM, Watanabe, LMN. Doenças sistêmicas com repercussão laríngea In: Pignatari SSN, Anselmo-Lima WT. Tratado de otorrinolaringologia, 3.ed., 3ª reimpressão. Rio de Janeiro: Guanabara Koogan; 2021. Cap. 115.
Caporrino Neto J, Alves NS, Gondra L de A. Laryngeal amyloidosis presenting as false vocal fold bulging: clinical and therapeutic aspects. Braz J Otorhinolaryngol 2015;81(2):219-21.

879) Neonato apresentando estridor laríngeo durante choro, mas sem manifestações ao repouso. Foi realizada nasofibrolaringoscopia, feita hipótese diagnóstica de laringomalacia. Qual a conduta inicial mais provável?
   a. Supraglotoplastia.
   b. Intubação orotraqueal/traqueostomia.
   c. Acompanhamento clínico/expectante.
   d. Cordotomia posterior/aritenoidectomia.

Comentários

A maioria dos sintomas de laringomalacia desaparecerá por volta de 1-2 anos de idade. A intervenção cirúrgica é necessária em apenas uma pequena parcela. Logo, a conduta inicial para paciente pouco sintomático é expectante.

Sperandio FA, Lorenzon P, Chen BF. Estridor laríngeo. In: Pignatari SSN, Anselmo-Lima WT. Tratado de otorrinolaringologia, 3.ed., 3ª reimpressão. Rio de Janeiro: Guanabara Koogan, 2021.

Respostas
877) a; 878) b; 879) c

880) Qual a anomalia congênita de laringe menos comum entre as opções abaixo?
a. Fendas laringotraqueais.
b. Laringomalacia.
c. Estenose subglótica.
d. Paralisia bilateral de pregas vocais.

Comentários

Fendas laringotraqueais correspondem a algo entre 0,3 a 0,5% de todas as anomalias congênitas de laringe. As demais alternativas encontram-se entre as mais frequentes.

Sperandio FA, Lorenzon P, Chen BF. Estridor laríngeo. In: Pignatari SSN, Anselmo-Lima WT. Tratado de otorrinolaringologia, 3.ed., 3ª reimpressão. Rio de Janeiro: Guanabara Koogan, 2021.

881) Qual achado laringoscópico não é característico em laringomalacia?
a. Estenose subglótica.
b. Pregas ariepiglóticas curtas.
c. Epiglote "em ômega".
d. Hipertrofia/edema de estruturas posteriores da laringe.

Comentários

O diagnóstico de laringomalacia envolve estruturas supraglóticas.

Sperandio FA, Lorenzon P, Chen BF. Estridor laríngeo. In: Pignatari SSN, Anselmo-Lima WT. Tratado de otorrinolaringologia, 3.ed., 3ª reimpressão. Rio de Janeiro: Guanabara Koogan, 2021.

882) Lactente, 3 meses, prematura, com quadro súbito de estridor e desconforto respiratório, sem febre. Realizado beta-agonista e adrenalina inalatória, além de hidrocortisona endovenosa, sem resposta. Realizado broncoscopia com abaulamento subglótico com discreta vascularização. Qual o diagnóstico mais provável?
a. Broncospasmo.
b. Hemangioma subglótico.
c. Laringomalacia.
d. Crupe.

Comentários

Provavelmente, se fosse um episódio de broncospasmo, a paciente responderia ao tratamento medicamentoso. Em caso de crupe, paciente apresentaria manifestações como febre e também responderia aos medicamentos. Com a broncoscopia foram descartadas alterações supraglóticas que poderiam caracterizar laringomalacia. A vascularização da lesão subglótica é mais sugestiva de hemangioma subglótico.

Sperandio FA, Lorenzon P, Chen BF. Estridor laríngeo. In: Pignatari SSN, Anselmo-Lima WT. Tratado de otorrinolaringologia, 3.ed., 3ª reimpressão. Rio de Janeiro: Guanabara Koogan, 2021.

883) Fendas laringotraqueais ocorrem no segundo mês da embriogênese em decorrência de falha na fusão de qual estrutura?
a. Cartilagem tireoide.
b. Cartilagem cuneiforme.
c. Epiglote.
d. Cartilagem cricoide.

Comentários

Fendas laringotraqueais resultam da falha de fusão das duas lâminas da cartilagem cricoide.

Sperandio FA, Lorenzon P, Chen BF. Estridor laríngeo. In: Pignatari SSN, Anselmo-Lima WT. Tratado de otorrinolaringologia, 3.ed., 3ª reimpressão. Rio de Janeiro: Guanabara Koogan, 2021.

Respostas
880) a; 881) a; 882) b; 883) d

884) A contração do músculo cricotireóideo acarreta:
a. Alongamento e estiramento das pregas vocais.
b. Elevação das pregas vocais.
c. Aproximação das pregas vocais quando se encontram na posição de adução.
d. Afastamento das pregas vocais quando se encontram na posição de abdução.

Comentários

O músculo cricotireóideo é o principal tensor das pregas vocais. Sua contração leva à rotação das cartilagens tireóidea e cricoide ao longo do eixo da articulação cricotireóidea. Esse movimento faz com que a borda superior da lâmina da cartilagem cricóidea, onde estão assentadas as aritenoides, seja afastada da comissura anterior. Consequentemente, as pregas vocais são alongadas e estiradas. O movimento de afastamento da lâmina da cartilagem cricóidea posiciona a prega vocal em um nível vertical inferior ao que se encontrava. Além disso, a contração do músculo cricotireóideo tende a deslocar as pregas para uma posição paramediana. Desse modo, se as pregas estão aduzidas na linha média, o cricotireóideo age como abdutor, tendendo a afastar as pregas vocais. Quando as pregas se encontram abduzidas, ele age como adutor, aproximando-as para a posição paramediana.

Imamura R, Tshi DH, Hachiya A. Fisiologia da laringe. In: Pignatari SSN, Anselmo-Lima WT. Tratado de otorrinolaringologia, 3.ed., 3ª reimpressão. Rio de Janeiro: Guanabara Koogan, 2021.

885) Qual o músculo intrínseco da laringe que age durante a inspiração?
a. Cricoaritenóideo lateral.
b. Cricoaritenóideo posterior.
c. Interaritenóideo.
d. Tireoaritenóideo.

Comentários

A abertura ativa da laringe durante a inspiração é fundamental para garantir uma ventilação pulmonar adequada. Em virtude da contração do m. cricoaritenóideo posterior durante a inspiração, as pregas vocais estão amplamente abduzidas, de modo que a resistência laríngea é baixa. Essa contração é síncrona com a inspiração e ocorre sistematicamente antes que a do diafragma em cada movimento inspiratório.

Imamura R, Tshi DH, Hachiya A. Fisiologia da laringe. In: Pignatari SSN, Anselmo-Lima WT. Tratado de otorrinolaringologia, 3.ed., 3ª reimpressão. Rio de Janeiro: Guanabara Koogan, 2021.

886) A vibração das pregas vocais decorre de:
a. Contração do m. tireoaritenóideo.
b. Elasticidade das pregas vocais.
c. Efeito de Laplace.
d. Aumento da pressão subglótica.

Comentários

A vibração das pregas vocais não é gerada ativamente por contrações musculares. Apesar de a musculatura intrínseca da laringe constituir um dos mais rápidos grupamentos musculares do corpo humano, suas contrações repetidas não permitiriam a velocidade necessária para a vibração das pregas vocais durante a fonação. A contração do m. cricoaritenóideo lateral e do tireoaritenóideo promove a adução das pregas vocais, deste modo o fluxo expiratório encontra uma resistência em nível glótico, gerando pressão subglótica crescente. A força de abertura das pregas vocais é representada pela pressão subglótica, que depende do fluxo expiratório e da resistência glótica. Por outro lado, existem duas forças de fechamento principais: a elasticidade das pregas vocais e o efeito de Bernoulli. Por causa dessa elasticidade, as pregas tendem a retornar à posição que ocupavam antes de ceder à força de abertura. O efeito de Bernoulli, por sua vez, estipula que a alta velocidade do fluxo aéreo em uma região de estreitamento cria uma queda de pressão perpendicular à direção do fluxo, que, no caso da glote, faz com que as pregas vocais sejam aspiradas em direção ao lúmen da laringe, com consequente aproximação das pregas vocais.

Imamura R, Tshi DH, Hachiya A. Fisiologia da laringe. In: Pignatari SSN, Anselmo-Lima WT. Tratado de otorrinolaringologia, 3.ed., 3ª reimpressão. Rio de Janeiro: Guanabara Koogan, 2021.

Respostas
884) a; 885) b; 886) b

887) Participam do controle do *pitch* vocal, EXCETO:
a. Ação da musculatura intrínseca da laringe.
b. Variação da pressão subglótica.
c. Atuação da musculatura extrínseca da laringe.
d. Elasticidade das pregas vocais.

Comentários

O músculo cricotireóideo é o tensor das pregas vocais, constituindo o principal responsável pelo aumento do *pitch*. Sua contração isolada promove alongamento, estiramento e diminuição da massa relativa das pregas vocais, elevando o *pitch* vocal. Ao contrário, a contração isolada do tireoaritenóideo aproxima a cartilagem aritenóidea da comissura anterior, encurtando as pregas vocais. Consequentemente, há uma diminuição do *pitch*. O aumento da pressão subglótica, diretamente, pelo esforço expiratório, ou indiretamente, pelo aumento da resistência glótica, também pode afetar a frequência fundamental. Finalmente, a tensão vertical exercida sobre a laringe pela musculatura extrínseca pode alterar a frequência fundamental. Desses, o principal músculo para abaixar o *pitch* é o esterno-hióideo, enquanto o genioglosso parece auxiliar na elevação do *pitch*.

Imamura R, Tshi DH, Hachiya A. Fisiologia da laringe. In: Pignatari SSN, Anselmo-Lima WT. Tratado de otorrinolaringologia, 3.ed., 3ª reimpressão. Rio de Janeiro: Guanabara Koogan, 2021.

888) O controle da intensidade de fonação pode ser regulada pelos seguintes fatores, EXCETO:
a. Aumento da pressão subglótica.
b. Ação da musculatura adutora da laringe.
c. Frequência de vibração das pregas vocais.
d. Ressonância do trato vocal superior.

Comentários

Em nível subglótico, um aumento do esforço exalatório resulta em aumento da pressão subglótica e, consequentemente, da intensidade acústica. O aumento da resistência glótica, gerada pela atividade da musculatura adutora da laringe, promove, de modo geral, um alongamento da fase fechada do ciclo vibratório. Como a pressão subglótica aumenta até conseguir vencer a resistência glótica, haverá uma pressão subglótica maior em cada abertura das pregas vocais no ciclo vibratório, o que, por sua vez, aumentará a intensidade vocal. Em nível supraglótico, a ressonância do trato vocal superior tem efeitos importantes na distribuição espectral de energia acústica. O trato vocal supraglótico age como um filtro que modula significativamente o som glótico.

Imamura R, Tshi DH, Hachiya A. Fisiologia da laringe. In: Pignatari SSN, Anselmo-Lima WT. Tratado de otorrinolaringologia, 3.ed., 3ª reimpressão. Rio de Janeiro: Guanabara Koogan, 2021.

889) Paciente do sexo feminino, 46 anos, queixa-se de disfonia progressiva apresentando voz tensa-estrangulada, com quebras de sonoridade. Refere piora ao estresse emocional com melhora ao sussurro e ao assobio. Diante do quadro acima, qual o diagnóstico mais provável?
a. Tremor essencial.
b. Distonia laríngea de abdução.
c. Distonia laríngea de adução.
d. Doença de Parkinson.

Comentários

Trata-se de quadro clínico característico de distonia laríngea de adução, também chamada "disfonia espasmódica". Seu diagnóstico é baseado na análise perceptiva da voz associada à nasofibroscopia. A voz na distonia laríngea de abdução se caracteriza por quebras com soprosidade intermitente e prolongamento de consoantes surdas. No tremor essencial ocorre contração rítmica da laringe tanto em tarefas fonatórias quanto não fonatórias, como o assobio e o "s". No parkisonismo o tremor ocorre ao repouso e a voz pode-se tornar, ao longo do curso da doença, soprosa e com redução de *loudness*.

DeBiase N, Park SW. Distúrbios neurológicos da laringe. In: Pignatari SSN, Anselmo-Lima WT. Tratado de otorrinolaringologia, 3.ed., 3ª reimpressão. Rio de Janeiro: Guanabara Koogan, 2021.

Respostas
887) d; 888) c; 889) c

890) A desnervação química por meio da injeção de toxina botulínica no músculo cricoaritenóideo posterior (CAP) é o tratamento de escolha em qual das afecções abaixo?

a. Distonia laríngea de abdução.
b. Disfonia espasmódica.
c. Mioclonia.
d. Tremor distônico.

Comentários

A injeção de toxina botulínica no músculo CAP é o tratamento de escolha na distonia de abdução. Nesta doença ocorre contração involuntária durante a fonação dos músculos cricoaritenóideos posteriores, os músculos responsáveis pela abdução das pregas vocais. Não há consenso quanto à dose e procura-se evitar a injeção bilateral pelo risco de comprometimento respiratório. A injeção de toxina botulínica no músculo tireoaritenóideo é indicada em casos de disfonia espasmódica e tremor distônico, tendo melhores resultados no primeiro caso. O tratamento da mioclonia é feito com valproato de sódio.

DeBiase N, Park SW. Distúrbios neurológicos da laringe. In: Pignatari SSN, Anselmo-Lima WT. Tratado de otorrinolaringologia, 3.ed., 3ª reimpressão. Rio de Janeiro: Guanabara Koogan, 2021.
Blitzer A, et al. Neurologic disorders of the larynx: botulinum toxin treatment of spasmodic dysphonia and other laryngeal disorders, 2nd ed. New York: Thieme, 2009.

891) Qual das alternativas contém a forma mais adequada para se diferenciar clinicamente o tremor essencial do tremor distônico durante a realização da nasofibrolaringoscopia?

a. Fonação inspiratória.
b. Emissão de "s".
c. Manobra de "sniff".
d. Emissão de "z".

Comentários

As tarefas que melhor diferenciam tremor essencial de tremor distônico são a emissão do "s" e o assobio, ambas tarefas não fonatórias. O tremor essencial pode-se apresentar tanto em tarefas fonatórias como não fonatórias. Já o tremor distônico se manifesta apenas em tarefas fonatórias e está ausente durante tarefas não fonatórias.

Moraes BT, Biase NG. Laryngoscopy evaluation protocol for the differentiation of essential and dystonic voice tremor. Brazilian Journal of Otorhinolaryngology. 2016;82(1):96-104.

892) Paciente do sexo masculino, 60 anos, apresentando queixa de voz soprosa, *loudness* reduzido e disfagia. Refere dois episódios de pneumonia aspirativa no último ano. Ao exame clínico apresenta movimento de palato e língua normais, disartria leve e tremor de membros superiores ao repouso. Na nasofibroscopia evidencia-se fechamento glótico incompleto com fenda fusiforme à fonação. Qual o diagnóstico mais provável?

a. Presbifonia.
b. Esclerose múltipla (EM).
c. Esclerose lateral amiotrófica (ELA).
d. Doença de Parkinson.

Comentários

Trata-se de quadro de síndrome parkinsoniana, sendo a causa mais comum a doença de Parkinson. Nela os principais achados são tremor de repouso, bradicinesia e rigidez. A voz torna-se soprosa e a articulação menos definida, com fala por vezes monótona. A disfagia pode estar presente em qualquer estágio da doença. A disartria e a disfagia também são características da ELA e EM. Na ELA é comum, nesta fase, haver fasciculação de língua – até paralisia de língua – e insuficiência do véu palatino com voz hipernasal. A EM se manifesta, clinicamente, mais cedo, aos 20-40 anos. Em fases mais avançadas, o comprometimento de diferentes músculos produz uma voz tenso-estrangulada, com difícil controle da intensidade e pouca inteligibilidade.

DeBiase N, Park SW. Distúrbios neurológicos da laringe. In: Pignatari SSN, Anselmo-Lima WT. Tratado de otorrinolaringologia, 3.ed., 3ª reimpressão. Rio de Janeiro: Guanabara Koogan, 2021.

Respostas

890) a; 891) b; 892) d

893) Entre os sintomas mais aceitos como sendo do RFL (refluxo faringolaríngeo) encontramos na anamnese:
a. Azia e regurgitação.
b. Pirose e plenitude pós-prandiais.
c. Dispepsia e regurgitação.
d. Disfonia e pigarro.

Comentários

Os sintomas apresentados nas alternativas **a, b, c** são predominantes na DRGE (doença do refluxo gastresofágico).

Hamdan AL, Schindler A, Karkos PD, Karkos PD, Barillari MR, Calvo-Henriquez C, *et al*. Evaluation and management of laryngopharyngeal reflux disease: state of the art review. Otolaryngol Head Neck Surg 2019;160(5):762-82.
Sarvat MA, Domingues GRS. Repercussões laríngeas do refluxo gastroesofagofaríngeo. In: Pignatari SSN, Anselmo-Lima WT. Tratado de otorrinolaringologia, 3.ed., 3ª reimpressão. Rio de Janeiro: Guanabara Koogan, 2021.

894) O otorrinolaringologista deve ter sapiência da grande subjetividade, com baixa especificidade e sensibilidade dos achados da videolaringoscopia para o diagnóstico do RFL, porém, não podemos abrir mão desta importante arma semiológica. Desta forma, para uma grande maioria dos autores, o valor estatístico destacado é a presença de:
a. Edema das aritenoides e das pregas vocais.
b. Presença de sulco vocal e nódulos vocais.
c. Granuloma no processo vocal e pseudossulco.
d. Pólipos vocais e leucoplasias múltiplas.

Comentários

Infelizmente os achados laríngeos descritos nos trabalhos têm baixos índices de especificidade e sensibilidade, assim como intra e interobservadores, porém, em alguns trabalhos, os achados da letra d foram relevantes.

Vaezi MF. Am J Gastroenterol 2004;99:786-88.
Sarvat MA, Domingues GRS. Repercussões laríngeas do refluxo gastroesofagofaríngeo. In: Pignatari SSN, Anselmo-Lima WT. Tratado de otorrinolaringologia, 3.ed., 3ª reimpressão. Rio de Janeiro: Guanabara Koogan, 2021.

895) Em relação à classificação das disfonias, é CORRETO afirmar que a alteração vocal causada pelos pólipos vocais enquadra-se em:
a. Disfonia orgânica primária.
b. Disfonia funcional.
c. Disfonia espástica.
d. Disfonia organofuncional.

Comentários

Disfonia organofuncional, em que a alteração vocal ocorre em virtude de lesão estrutural benigna secundária ao comportamento inadequado da voz. Geralmente é uma disfonia funcional não tratada, ou seja, uma sobrecarga do aparelho fonador acarreta uma lesão histológica benigna das pregas vocais.

Behlau M, Pontes P. Avaliação e tratamento das disfonias. São Paulo: Editora Lovise, 1995.

Respostas
893) d; 894) c; 895) d

896) Referente à escala de avaliação GRBAS desenvolvida pela *Japan Society of Logopaedics*, podemos afirmar que:
a. É uma avaliação da voz que depende da visualização da laringe.
b. Avalia o nível supraglótico.
c. A letra S da escala refere-se à tensão da voz.
d. É uma escala somente qualitativa de avaliação da voz.

Comentários

A escala GRBAS é uma avaliação vocal perceptiva no nível glótico, proposta por Hirano (1981). Nesta escala, as letras têm os seguintes significados: G - *Grade* (Grau), R - *Rough* (Aspereza), B - *Breath* (Soprosidade), A - *Asthenic* (Astenia) e S - *Strain* (Tensão). Cada item avaliado na escala é graduado de 0 a 3 (0 - Normal, 1 - alteração leve, 2 - alteração moderada e 3 - alteração extrema).

Hirano M. Clinical examination of voice: disorders of human communication; Wien – New York: Springer–Verlag, 1981.

897) Em relação à classificação das disfonias, podemos afirmar que as alterações estruturais mínimas ocasionam, na grande maioria dos casos, disfonia do tipo:
a. Funcional.
b. Orgânica.
c. Organofuncional.
d. Conversiva.

Comentários

Disfonia orgânica é uma alteração de natureza vocal cuja origem não pode ser atribuída ao uso da voz. São patologias diversas que podem-se manifestar com repercussões sobre o aparelho fonador. Nesses casos, o uso indevido da voz não seria a etiologia, mas funcionaria como um revelador da lesão estrutural de base.

Behlau M, Pontes P. Avaliação e tratamento das disfonias. São Paulo: Editora Lovise, 1995.

898) Não é causa de disfonia funcional:
a. Alterações psicogênicas.
b. Uso indevido da voz.
c. Laringite viral.
d. Inaptações vocais.

Comentários

Disfonia funcional são alterações decorrentes do próprio uso da voz, ou seja, um distúrbio do comportamento vocal. As causas de disfonia funcional são: uso incorreto da voz, inadaptações vocais e alterações psicogênicas, que podem atuar de modo isolado ou concomitante. A alteração vocal causada por uma laringite viral é considerada como disfonia orgânica, em que há alteração de natureza vocal cuja origem não pode ser atribuída ao uso da voz.

Behlau M, Pontes P. Avaliação e tratamento das disfonias. São Paulo: Editora Lovise, 1995.

Respostas
896) c; 897) b; 898) c

899) Sobre a classificação das disfonias, é CORRETO afirmar que:
a. Disfonia organofuncional é uma alteração vocal decorrente de uma lesão estrutural secundária ao comportamento vocal inadequado.
b. A alteração vocal causada pelo sulco vocal é considerada uma disfonia funcional.
c. A disfonia orgânica pode ser considerada uma disfonia funcional não tratada.
d. Pólipo vocal e carcinoma glótico geram alterações vocais classificadas como disfonia organofuncional.

Comentários

- As disfonias podem ser divididas em 3 categorias, conforme a etiologia (Behlau & Pontes, 1995):
- Disfonia orgânica: alterações de natureza vocal cuja origem não pode ser atribuída ao uso da voz. Neste grupo podemos citar alterações vocais por infecções agudas relacionadas com gripes, por carcinomas de laringe, doenças neurológicas e alterações estruturais mínimas. Nestes casos o uso indevido da voz não seria a etiologia.
- Disfonia funcional: alterações vocais decorrentes do próprio uso da voz, ou seja, um distúrbio do comportamento vocal. Pode ter como etiologia o uso incorreto da voz, inadaptações vocais e alterações psicogênicas, que podem atuar de modo isolado ou concomitante.
- Disfonia organofuncional: alteração vocal decorrente de lesão estrutural benigna secundária ao comportamento vocal inadequado. Geralmente é uma disfonia funcional não tratada, em que uma sobrecarga do aparelho fonador acarreta uma lesão histológica benigna das pregas vocais. São exemplos deste grupo os nódulos e pólipos vocais.

Behlau M, Pontes P. Avaliação e tratamento das disfonias. São Paulo: Editora Lovise, 1995.

900) Em casos aonde o houve o fracasso do teste terapêutico com inibidores de bomba de prótons, devemos lançar mão de métodos diagnósticos mais objetivos. Atualmente o exame padrão ouro para o diagnóstico das manifestações laríngeas da doença do refluxo gastroesofágico é:
a. Endoscopia digestiva alta.
b. Impedâncio-pHmetria esofágica de 24 h.
c. Manometria esofágica.
d. pHmetria esofágica de 24 h.

Comentários

O exame de impedâncio-pHmetria esofágica detecta além, do refluxo ácido, os refluxos pouco ácidos e o misto (gasosos).

Awareness of European Otolaryngologists and General Practitioners Toward Laryngopharyngeal Reflux. Annals of Otology, Rhinology & Laryngology 2019;128(11):1030-40.
Sarvat MA, Domingues GRS. Repercussões laríngeas do refluxo gastroesofagofaríngeo. In: Pignatari SSN, Anselmo-Lima WT. Tratado de otorrinolaringologia, 3.ed., 3ª reimpressão. Rio de Janeiro: Guanabara Koogan, 2021.

901) Sobre as laringites crônicas, é CORRETO afirmar que:
a. A laringite crônica se caracteriza por um processo inflamatório granulomatoso, cujo substrato anatomopatológico é o granuloma.
b. O granuloma consiste em um grupo de células epiteliais – em sua maioria neutrófilos – que sofreram transformação morfológica.
c. Em virtude do avanço do tratamento antituberculínico nos últimos anos, inclusive para as formas multirresistentes, torna-se dispensável a investigação de tuberculose na suspeita de laringite crônica.
d. A causa mais comum de laringite crônica infecciosa em nosso meio é a hanseníase.

Comentários

A laringite crônica tem como substrato anatomopatológico o granuloma, agregado de células epiteliais, em sua maioria macrófagos que sofreram transformação morfológica. A tuberculose é a causa mais frequente de lesão granulomatosa na laringe e deve sempre ser considerada como um diagnóstico diferencial quando encontramos essa alteração no paciente

Silva L, Mororó WC, Alvarenga HLA. Laringite crônica. In: Pignatari SSN (Org.), Anselmo-Lima WT (Org.). Tratado de otorrinolaringologia. 3.ed. Rio de Janeiro: Elsevier; 2018.

Respostas
899) a; 900) b; 901) a

902) Assinale a alternativa CORRETA sobre a investigação das laringites crônicas:
a. A telelaringoscopia e/ou nasofibrolaringoscopia usualmente demonstram achados característicos, tornando dispensável, na maioria dos casos, a realização de biópsia das lesões laríngeas.
b. O diagnóstico diferencial com tumores malignos da laringe não se faz necessário, já que a apresentação clínica e a sintomatologia são distintas.
c. Dentre as possibilidades diagnósticas devemos incluir doenças infecciosas bacterianas, fúngicas e parasitárias, doenças inflamatórias e autoimunes.
d. As imunodeficiências não interferem na evolução das laringites crônicas, então não se faz necessária essa investigação.

Comentários

Os achados nos exames de laringoscopia e nasofibroscopia em pacientes portadores de lesões granulomatosas são inespecíficos e não há padrão ao exame que seja característico de determinada doença a ponto de dispensar a avaliação anatomopatológica da lesão encontrada. Da mesma forma, as doenças granulomatosas têm apresentação clínica que por vezes é indistinguível de patologias malignas do órgão, tornando-se imprescindível a inclusão de neoplasias malignas como diagnóstico diferencial. As imunodeficiências alteram a imunopatogenicidade da doença, afetando sua apresentação clínica e evolução e devem ser incluídas na investigação do paciente.

Silva L, Mororó WC, Alvarenga HLA. Laringite crônica. In: Pignatari SSN, Anselmo-Lima WT. Tratado de otorrinolaringologia, 3.ed., 3ª reimpressão. Rio de Janeiro: Guanabara Koogan, 2021.

903) Sobre o tratamento das laringites crônicas, assinale a alternativa CORRETA.
a. Quando há acometimento pulmonar e laríngeo pela tuberculose, o tratamento clássico com esquema RIPE (rifampicina, isoniazida, pirazinamida e etambutol) é ampliado para 9 meses devido à maior carga de doença.
b. O tratamento da paracoccidioidomicose é um desafio, já que o *P. brasiliensis* é um fungo resistente à maioria das medicações.
c. Para tratamento da histoplasmose, o fármaco de escolha é o cetoconazol em razão da maior potência e da menor taxa de efeitos colaterais em comparação com fluconazol e itraconazol.
d. Na sífilis latente tardia do adulto – mais de 1 ano de evolução – o tratamento com penicilina benzatina é feito com 2,4 milhões UI em aplicações semanais por 3 semanas.

Comentários

O tratamento para tuberculose laríngea é classicamente realizado com esquema RIPE por 6 meses, independente de doença pulmonar associada. O *P. brasiliensis* é um fungo sensível à maioria das medicações antifúngicas. Na histoplasmose, o fármaco de escolha é o itraconazol, mais potente e com menos efeitos colaterais, sendo o cetoconazol considerado medicamento de segunda linha por menor atividade e mais toxicidade.

Silva L, Mororó WC, Alvarenga HLA. Laringite crônica. In: Pignatari SSN, Anselmo-Lima WT. Tratado de otorrinolaringologia, 3.ed., 3ª reimpressão. Rio de Janeiro: Guanabara Koogan, 2021.

904) Sobre as laringites crônicas, assinale a alternativa CORRETA:
a. A laringite crônica é definida como um processo inflamatório com duração superior a 2 semanas.
b. Os sintomas mais comuns incluem: disfonia, odinofagia, *globus* faríngeo, tosse e disfagia – sintomas inespecíficos que, em geral, não direcionam a uma causa apenas.
c. Dentre as causas infecciosas, as laringites bacterianas em geral são crônicas, com achados de laringoscopia que incluem edema e eritema na mucosa.
d. Na sarcoidose, o acometimento laríngeo é comum, com a doença comumente afetando a supraglote, particularmente a epiglote.

Comentários

A laringite crônica é definida como processo inflamatório com duração superior a 3 semanas. As laringites bacterianas em geral são de evolução aguda, com achados na laringoscopia de edema e hiperemia de mucosa. O acometimento laríngeo na sarcoidose é incomum – 3-5% dos casos – envolvendo, na maioria das vezes, a epiglote.

Silva L, Mororó WC, Alvarenga HLA. Laringite crônica. In: Pignatari SSN, Anselmo-Lima WT. Tratado de otorrinolaringologia, 3.ed., 3ª reimpressão. Rio de Janeiro: Guanabara Koogan, 2021.

Respostas
902) c; 903) d; 904) b

905) A disfonia é uma causa frequente de afastamento de trabalho. Os sinais de alerta (desconforto respiratório, massas cervicais, tabagismo, cirurgias ou intubação recentes, sintomas neurológicos ou disfagia) determinam a necessidade de realizar uma laringoscopia com urgência. Qual seria a alternativa que melhor se encaixaria na abordagem, por um clínico geral, de um profissional da voz com disfonia há 2 dias?

a. Realizar história e exame físico geral; afastados os sinais de alerta, orientar o paciente a fazer repouso vocal e se não houver melhora, solicitar laringoscopia.
b. Realizar história e exame físico geral; afastados os sinais de alerta, orientar o paciente a fazer repouso vocal e a tomar corticoide oral, e se não houver melhora, solicitar laringoscopia.
c. Realizar história e exame físico geral e mesmo afastados os sinais de alerta, orientar o paciente a realizar laringoscopia com urgência.
d. Realizar história e exame físico geral e afastados os sinais de alerta, orientar o paciente a fazer repouso vocal e tomar anti-inflamatório não hormonal; se não houver melhora, solicitar laringoscopia.

Comentários

A disfonia é uma causa importante de afastamento de profissionais da voz de suas atividades. A fim de definir a real necessidade de um afastamento do trabalho, seja para impedir a progressão de uma determinada afecção ou como parte do tratamento do controle de processos agudos laríngeos, a laringoscopia é fundamental. Em profissionais da voz, mesmo que não existam sinais de alerta que indiquem a necessidade de realizar laringoscopia de imediato, o fato de ser um profissional da voz deixa a laringoscopia mandatória. Por outro lado, se não se trata de um profissional da voz, ao serem afastados os sinais de alerta, não há necessidade de realizar laringoscopia com urgência, sendo indicada apenas caso não haja melhora em 4 semanas.

Stachler RJ, Francis DO, et al. Clinical Practice Guideline: Hoarseness (Dysphonia) (Update). Otolaryngology – Head and Neck Surgery 2018;158(1S):S1-S42.

906) Professora, 31 anos, refere disfonia há 1 ano, desde que começou a dar aula. A voz piora nos dias com maior número de aulas e melhora aos finais de semana quando fala menos. Há 2 meses a disfonia se tornou mais intensa, demorando mais tempo para a voz melhorar. Frente à história acima, qual das situações abaixo seria a mais provável?

a. Caso fosse diagnosticado um cisto de prega vocal, estaria indicado afastamento das atividades profissionais até que a exérese da lesão fosse realizada.
b. Cisto de prega vocal estaria afastado, pois se fosse um cisto a história de disfonia seria mais longa e não teria começado apenas após os 30 anos.
c. A alteração mais provável seria nódulos de pregas vocais, e o afastamento da atividade profissional seria fundamental no tratamento até que houvesse remissão dos nódulos com a fonoterapia.
d. A fonoterapia seria o tratamento de escolha independente de ser cisto ou nódulos de pregas vocais.

Comentários

A história da paciente acima é comum em professoras, sendo compatível com nódulos de pregas vocais, fruto do abuso vocal associado às condições do ambiente de trabalho, que podem potencializar o problema. Da mesma forma, o abuso vocal pode trazer à tona sintomas vocais relacionados com lesões de base como cistos de pregas vocais, que estavam em equilíbrio e com o abuso inflamam e passam a comprometer a voz. Em um primeiro momento o diagnóstico é feito pela videolaringoestroboscopia. Independente de ser nódulo ou cisto, o primeiro passo é iniciar a fonoterapia para melhorar os ajustes vocais e orientar medidas que possam reduzir os fatores de abuso relacionados com o ambiente de trabalho. O afastamento do trabalho está indicado em casos específicos e o trabalho fonoaudiológico pode ser feito com o acompanhamento da atividade profissional.

Eckley C, Sataloff R, Duprat A. Voz profissional. In: Pignatari SSN, Anselmo-Lima WT. Tratado de otorrinolaringologia, 3.ed., 3ª reimpressão. Rio de Janeiro: Guanabara Koogan, 2021.

Respostas
905) c; 906) d

907) A voz cantada é resultado da relação do filtro com a fonte. Ao avaliar um cantor devemos dar uma atenção global ao aparelho fonador. Em relação à avaliação de um cantor de *rock* que usa o *drive* na região dos agudos, qual seria o melhor ajuste para favorecer esta emissão? *Drive* é a emissão vocal com distorção, às custas de interferência da supraglote muito utilizada no *Rock*.

a. A constrição da musculatura faríngea e a elevação da laringe favoreceriam o *drive* agudo.
b. A laringe baixa favoreceria o *drive* na região dos agudos.
c. O trato vocal amplo com a musculatura faríngea relaxada favoreceria o *drive* na região dos agudos.
d. A constrição da faringe e a laringe baixa favoreceriam o *drive* agudo.

Comentários

Na voz cantada os ajustes do trato são fundamentais na produção de graves e agudos. Quanto menor for a área do trato vocal, maior será o favorecimento da emissão de agudos. Por outro lado, o trato vocal amplo favorece os graves. O *drive* pode estar associado ao fonotrauma e quando há suspeita, o otorrinolaringologista deve estar atento à dinâmica desta emissão. Se um cantor realiza um *drive* agudo, a redução do volume da área do trato vocal favorece esta emissão. Sendo assim, a elevação da laringe e a contrição da faringe podem contribuir a uma emissão em *drive* nos agudos.

Eckley C, Sataloff R, Duprat A. Voz profissional. In: Pignatari SSN, Anselmo-Lima WT. Tratado de otorrinolaringologia, 3.ed., 3ª reimpressão. Rio de Janeiro: Guanabara Koogan, 2021.

908) Professora, 32 anos, referindo disfonia há 1 ano, refere que ao final da semana fica com a voz mais comprometida tendo dificuldade de dar aula. Além de realizar o diagnóstico e definir o tratamento, qual o papel do otorrinolaringologista neste caso?

a. O otorrinolaringologista auxilia os médicos do trabalho e o perito nas questões técnica, judiciais e trabalhistas do caso.
b. A atuação do otorrinolaringologista fica restrita ao diagnóstico e ao tratamento.
c. Cabe ao otorrinolaringologista analisar o nexo causal do trabalho com o diagnóstico estabelecido e a incapacidade laborativa.
d. O otorrinolaringologista caracteriza a aptidão do profissional ao trabalho.

Comentários

O otorrinolaringologista diagnostica e trata enfermidades, mas a sua atuação vai além disso. Ele emite parecer, atesta e auxilia os médicos do trabalho e médicos peritos nas questões técnicas, judiciais e trabalhistas. O nexo causal do trabalho com o diagnóstico e a incapacidade laborativa é responsabilidade do médico do trabalho. Além disso, o médico do trabalho caracteriza a aptidão do profissional ao trabalho.

Sarvat MA. Aspectos legais das laringopatias. In: Pignatari SSN, Anselmo-Lima WT. Tratado de otorrinolaringologia, 3.ed. 3ª reimpressão. Rio de Janeiro: Guanabara Koogan, 2021.

909) Frente ao diagnóstico clínico de uma leucoplasia de prega vocal, lesão única e unilateral, e considerando a prevalência geral das alterações histológicas que cursam com esse achado, qual o diagnóstico anatomopatológico mais provável?

a. Queratinização do epitélio, sem displasia.
b. Displasia moderada (grau moderado).
c. Displasia grave (alto grau).
d. Carcinoma epidermoide invasivo.

Comentários

A leucoplasia de glote é um achado clínico e indica presença de uma placa branda na prega vocal, inferindo presença de queratina em um epitélio que é, de origem, não queratinizado. Esse achado indica que existe uma alteração histológica nesse tecido, porém, não é possível diagnosticar qual o grau dessa alteração sem a análise anatomopatológica. Quando submetida à biópsia excisional, cerca de 50% das lesões apresentam tecido com queratinização, porém, sem displasia. Cerca de 35% apresentam displasia leve ou moderada e cerca de 15% apresentam displasia grave ou carcinoma espinocelular (CEC) *in situ*. A presença de CEC invasivo, apesar de possível, é bem mais rara.

Isenberg JS, Crozier DL, Daileu SH. Institutional and comprehensive review of laryngeal leukoplakia. Ann Otol Rhinol Laryngol 2008 Jan;117(1):74-9.

Respostas

907) a; 908) a; 909) a

910) Frente a um paciente com achado de leucoplasia de prega vocal, entre as alterações que podem estar presentes na estrobolaringoscopia, qual achado, isoladamente, denota maior risco de lesão infiltrativa?
a. Assimetria de fase de vibração.
b. Redução de amplitude de onda mucosa.
c. Aperiodicidade de vibração mucosa.
d. Fechamento glótico incompleto.

Comentários

Apesar da presença de uma placa leucoplásica poder levar à alteração de diversos parâmetros estroboscópicos, seja pela assimetria de massa que ela acarreta, seja pela irregularidade de bordo livre que pode estar presente em alguns casos, além de outras características, a única alteração que, isoladamente, aumenta a chance do diagnóstico de uma lesão invasiva é a redução da amplitude da onda mucosa. Isso porque esse achado infere maior aderência do epitélio alterado aos planos mais profundos, alterando a característica vibratória da prega vocal, descrita por Hirano na teoria do corpo/cobertura.

El-Demerdash A, Fawaz SA, Sweed A, Rabie H. Sensitivity and specificity of stroboscopy in preoperative differentiation of dysplasia from early invasive glottic carcinoma. Eur Arch Otorhinolaryngol. 2015 May;272(5):1189-93.

911) Paciente masculino de 63 anos, tabagista, com carga acumulada de 100 maços/ano, comparece à consulta com queixa de disfonia progressiva, com início há 4 meses. Nega outras queixas associadas, como dispneia, disfagia, odinofagia ou tosse. Após exame clínico padrão foi realizada telelaringoscopia com visualização de lesão branca, plana, em terço médio de prega vocal direita. Foi prescrito tratamento clínico recomendado, por 30 dias, com boa adesão do paciente. No retorno após o tratamento, a lesão mantinha as mesmas características e tamanho, aparentemente sem apresentar qualquer resposta ao tratamento proposto. Dentre as opções abaixo, qual a melhor conduta no momento?
a. Laringoscopia de suspensão para biópsia incisional.
b. Biópsia incisional ambulatorial com nasofibroscópio com canal de biópsia.
c. Laringoscopia de suspensão para biópsia excisional.
d. Biópsia incisional por broncoscopia guiada por coloração de lugol.

Comentários

Frente a uma leucoplasia que não teve resposta aparente ao tratamento clínico ou que, já de início, tenha características que aumentem a chance de se tratar de lesão maligna, o tratamento preconizado é biopsia para diagnóstico histológico da lesão. Por conta da característica heterogênea das leucoplasias, que podem ter características histológicas diferentes simultaneamente na mesma lesão, a melhor conduta é a biópsia exsicional da lesão, preferencialmente com análise intraoperatória por congelação tanto para diagnóstico quanto para análise de margens. A biópsia incisional deve ser uma conduta de exceção, reservada apenas para pacientes que não possam ser submetidos à laringoscopia de suspensão. Nesses casos pode ser usado algum método para melhorar a probabilidade de realizar a biópsia na área mais alterada, porém, essa conduta ainda não está suficientemente embasada em estudos.

Park JC, Altman KW, Prasad YMN, Broadhurst N, Akst LM. Laryngeal leukoplakia: state of the art review. Otolaryngol Head Neck Surg. 2021 June;164(6):1153-9.

912) Considerando o desenvolvimento embriológico das cartilagens laríngeas, é CORRETO afirmar que a formação será a partir do(s):
a. 1° arco branquial.
b. 2° arco branquial.
c. 3° e 4° arcos branquiais.
d. 4° e 6° arcos branquiais.

Comentários

Durante a quarta ou quinta semana do desenvolvimento embrionário, o crescimento do 4º e do 6º arcos branquiais, que são originários do mesênquima, ao redor do divertículo respiratório, levará à moldagem das cartilagens laríngeas, que constituirão o esqueleto laríngeo.

D'Avila JS, Setton ARF, D'Avila DV. Embriologia e anatomia da laringe. In: Pignatari SSN, Anselmo-Lima WT. Tratado de otorrinolaringologia, 3.ed. 3ª reimpressão. Rio de Janeiro: Guanabara Koogan, 2021.

Respostas
910) b; 911) c; 912) d

913) Sobre a formação embriológica da laringe é correto afirmar, EXCETO:
a. A subglote é formada por uma bolsa chamada divertículo respiratório.
b. A supraglote desenvolver-se-á a partir da faringolaringe primitiva.
c. A glote é a primeira região laríngea a ser formada, ao redor do 41° dia.
d. O desenvolvimento da laringe se inicia no período embrionário e terminará somente na fase adulta.

Comentários

O desenvolvimento da laringe ocorre por volta da 4ª semana de gestação. A subglote é formada pela bolsa denominada divertículo respiratório e a faringolaringe primitiva originará a supraglote. Já a glote ocorre no 41º dia de gestação e é a última a ser formada. No entanto, o desenvolvimento final da laringe ocorrerá somente após a puberdade com influências hormonais e diferenciação anatomofuncional entre sexos.

D'Avila JS, Setton ARF, D'Ávila DV. Embriologia e anatomia da laringe. In: Pignatari SSN, Anselmo-Lima WT. Tratado de otorrinolaringologia, 3.ed. 3ª reimpressão. Rio de Janeiro: Guanabara Koogan, 2021.

914) Sobre a inervação da musculatura intrínseca, é CORRETO afirmar que:
a. São inervados pelo nervo laríngeo superior e nervo laríngeo recorrente, ramos do nervo glossofaríngeo (IX par craniano).
b. O músculo cricoaritenóideo posterior (CAP) é o único inervado pelo nervo laríngeo superior.
c. O nervo laríngeo recorrente exerce inervação motora primordial na musculatura intrínseca da laringe, exceto o m. cricotireóideo.
d. O nervo laríngeo recorrente inverva os músculos cricoaritenóideo lateral, interaritenoide e tireoaritenoide e cricotireóideo.

Comentários

A musculatura intrínseca da laringe é inervada pelos n. laríngeo recorrente (m. tireoaritenoide, m. cricoaritenoide lateral, m. cricoaritenóideo posterior, m. interaritenoide) e pelo ramo externo do n. laríngeo superior (m. cricotireóideo). Ambos os nervos, são ramos do n. vago (X par craniano).

D'Avila JS, Setton ARF, D'Avila DV. Embriologia e anatomia da laringe. In: Pignatari SSN, Anselmo-Lima WT. Tratado de otorrinolaringologia, 3.ed. 3ª reimpressão. Rio de Janeiro: Guanabara Koogan, 2021.

915) Sobre o reflexo de deglutição, sabemos que:
a. Uma vez que o reflexo é disparado, continua até sua conclusão, não podendo ser inibido.
b. A estimulação do nervo laríngeo recorrente é um dos mecanismos mais eficientes de deflagração da deglutição.
c. O reflexo de deglutição é puramente mecânico e se desencadeiam com qualquer consistência (líquido, pastoso ou sólido).
d. O reflexo de deglutição é iniciado por atividade aferente de receptores localizados na língua exclusivamente.

Comentários

A estimulação do nervo laríngeo superior é um dos mais eficientes mecanismos de deflagração da deglutição nos animais. O reflexo de deglutição não é puramente mecânico, pois outros líquidos não desencadeiam o reflexo da mesma forma, tampouco estímulos com outros objetos sólidos como os pelos ou plásticos. O reflexo de deglutição é iniciado por atividades aferentes de receptores localizados na língua e na parede faríngea.

D'Avila JS, Setton ARF, D'Avila DV. Embriologia e anatomia da laringe. In: Pignatari SSN, Anselmo-Lima WT. Tratado de otorrinolaringologia, 3.ed. 3ª reimpressão. Rio de Janeiro: Guanabara Koogan, 2021.

Respostas
913) c; 914) c; 915) a

916) A respeito do controle neurológico central da laringe, podemos afirmar que:
a. Os nervos trigêmeo, facial, vestibulococlear, glossofaríngeo, vago, acessório e hipoglosso fazem parte do controle neurológico central da laringe.
b. Fibras sensitivas chegam ao SNC através do n. vago. Suas fibras chegam lateralmente ao tronco cerebral, dirigem-se dorsomedialmente através do núcleo do trato solitário.
c. O sistema límbico não está envolvido na modulação da fonação.
d. As áreas vocais no córtex cerebral são denominadas giro transversal de Heschl (áreas 41 e 42 de Brodman).

Comentários

A maior parte das fibras sensitivas chega ao SNC através do **nervo vago**. Suas fibras chegam lateralmente ao tronco cerebral, dirigem-se dorsomedialmente através do núcleo do trato solitário. O sistema límbico está envolvido na modulação da fonação, em especial a respostas autonômicas relacionadas com as emoções. Já as áreas 41 e 42 de Brodman correspondem às áreas auditivas no córtex cerebral.

D'Avila JS, Setton ARF, D'Avila DV. Embriologia e anatomia da laringe. In: Pignatari SSN, Anselmo-Lima WT. Tratado de otorrinolaringologia, 3.ed. 3ª reimpressão. Rio de Janeiro: Guanabara Koogan, 2021.

917) Paciente feminino, 32 anos, com voz rouca e soprosa e queixas de engasgos eventuais. Ao exame observa-se prega vocal em posição para mediana, com estase salivar em seio piriforme. Nesse momento, a alimentação é exclusiva por gastrostomia e a paciente não apresenta pneumonias aspirativas. Em tratamento fonoterápico há 6 meses com pouca melhora. A conduta cirúrgica apropriada nesse momento para melhora das funções laríngeas dessa paciente no momento é:
a. Separação laringotraqueal.
b. Tireoplastia tipo I.
c. Aplicação de toxina botulínica em pregas vocais.
d. Submandibulectimia.

Comentários

As principais funções da laringe são fonação, deglutição e respiração. A tireoplastia tipo I melhora a fonação e deglutição por melhora da competência glótica. Por outro lado, o melhor contato das pregas vocais também melhora a deglutição, pois melhora o reflexo de tosse além de gerar maior proteção para as vias aéreas inferiores. As outras opções citadas não melhoram a função da laringe.

Pinna BR, Herbella FAM, de Biase N. Pharyngeal motility in patients submitted to type I thyroplasty. Braz J Otorhinolaryngol. 2021 Sep-Oct;87(5):538-544.
High-Resolution Manometry Evaluation of Pressures at the Pharyngo-upper Esophageal Area in Patients with Oropharyngeal Dysphagia Due to Vagal Paralysis.
Pinna BR, Herbella FAM, de Biase N, Vaiano TCG, Patti MG. Dysphagia 2017 Oct;32(5):657-62.

918) Paciente de 74 anos submetido à tireoplastia tipo I à esquerda por queixas vocais após tireoidectomia. Evolui com qualidade vocal boa, porém, 3 meses após a cirurgia, paciente começou a referir piora da voz de maneira súbita. À laringoscopia observa-se abaulamento de prega vestibular esquerda. A principal hipótese diagnóstica é:
a. Granuloma de corpo estranho.
b. Extrusão do enxerto.
c. Tumor de laringe.
d. Constrição supraglótica pós-tireoplastia.

Comentários

A extrusão de enxerto é uma das principais complicações da tireoplastia. No caso em questão, provavelmente, o enxerto migrou para a região de prega vestibular. O fato de a piora ser súbita indica a provável migração do enxerto. A constrição supraglótica é mais comum quando há insuficiência glótica. As outras opções até podem ocorrer, mas geralmente são mais insidiosas. Uma maneira de evitar a extrusão é realizar sua fixação na cartilagem tireóidea.

Nobuhiko I, Domingos HT, Sennes LU. Tireoplastias. São Paulo: Fundação otorrinolaringologia, 1999.
Chau SM, Kim CM, Vahabzadeh-Hagh A, Verma SP, Chhetri DK. Safety of outpatient unilateral medialization laryngoplasty across two academic institutions. Laryngoscope 2019 July;129(7):1647-49.

Respostas
916) b; 917) b; 918) b

919) Paciente masculino, 32 anos de idade. Refere disfonia imediatamente após cirurgia para correção de hérnia de hiato há 2 meses. Tempo de intubação de aproximadamente 2 horas. Fez fonoterapia no período, porém, sem melhoras. À laringoscopia observa-se imobilidade laríngea de prega vocal esquerda em posição mediana com desnivelamento. Nega queixas disfágicas. Os melhores exames a serem realizados para elucidação diagnóstica são:
a. EMG e laringoscopia de suspensão.
b. Tomografia de tórax e pescoço.
c. Estroboscopia e EMG.
d. Videoendoscopia da deglutição e tomografia de tórax.

Comentários

O caso em questão é extremamente desafiador. O paciente foi submetido a uma cirurgia de rápida duração que evoluiu com imobilidade laríngea. Trata-se de alguma lesão provavelmente causada pela intubação e, no caso, não se trata de uma intubação prolongada que é causa comum de estenose. A grande dúvida aqui é saber diferenciar entre uma estenose glótica ou uma lesão neural. Ambos podem causar imobilidade laríngea. Nesses casos de paralisia após intubação de curta duração, a causa mais comum é o posicionamento do *cuff* na região de pregas vocais. Isso, associado à posição da cabeça, pode ocasionar paresia ou até mesmo paralisia.
A eletromiografia da laringe é útil no diagnóstico das alterações de mobilidade das pregas vocais, sobretudo para diferenciar as paralisias das fixações. Fornece informações sobre o tipo e o grau das lesões neurogênicas, diferenciando lesões neuropráxicas das axonais e identificando sinais de restauração da função neural, dados esses importantes para sinalização do prognóstico. As fibras musculares desnervadas exibem potenciais característicos: fibrilação e ondas positivas, captados a partir da segunda ou terceira semanas após a lesão. O exame geralmente é realizado por via transcutânea, e sem a utilização de anestesia, sendo bem tolerado pelos pacientes, e praticamente isento de complicações. Em geral são avaliados os músculos cricotireóideo e tireoaritenóideo bilateralmente.

Pinna BR, de Biase NG. Paralisias laríngeas. In: Pignatari SSN, Anselmo-Lima WT. Tratado de otorrinolaringologia, 3.ed. 3ª reimpressão. Rio de Janeiro: Guanabara Koogan, 2021.

920) Considerando a camada histológica acometida pelo vírus HPV na prega vocal com papiloma, qual tecido mais profundo o tratamento cirúrgico deve envolver nessa região dentre os seguintes?
a. Camada muscular.
b. Ligamento vocal.
c. Camada superficial da lâmina própria.
d. Camada basal do epitélio.

Comentários

O HPV infecta as células em divisão do epitélio, preferencialmente nos locais de justaposição do epitélio ciliar e escamoso (junção escamocelular). Na camada basal do epitélio, o HPV se mantém na forma estável e em múltiplas cópias, conseguindo assim uma infecção persistente. Sua replicação acontece nas camadas mais superficiais, que estão em diferenciação celular. O DNA viral estimula a proliferação celular, formando o papiloma.
Assim, considerando que o vírus acomete o epitélio não é necessário envolvimento cirúrgico em camadas mais profundas, devendo-se poupar lâmina própria, ligamento vocal e músculo.

Schweiger C, Kuhl LP, Kuhl G. Papilomatose respiratória recorrente. In: Pignatari SSN, Anselmo-Lima WT. Tratado de otorrinolaringologia, 3.ed. 3ª reimpressão. Rio de Janeiro: Guanabara Koogan, 2021.

Respostas
919) a; 920) d

921) A papilomatose respiratória recorrente (PRR) é uma doença de etiologia viral que se manifesta por lesões exofíticas na via aérea, causada pelo papilomavírus humano (HPV, *human papillomavirus*). Atualmente foram isolados mais de 120 tipos de HPV.
Em relação aos tipos virais mais frequentes na papilomatose laríngea, qual é um dos mais frequentemente encontrados?
a. 6.
b. 8.
c. 16.
d. 18.

Comentários

Os tipos mais frequentemente encontrados na papilomatose laríngea são o 6 e o 11, que apresentam pequeno potencial de malignização. Os tipos 16 e 18 são menos comuns que os anteriores, porém, mais relacionados com chance de malignização. Outro grupo presente, embora menos comum, são os tipos 31 e 33, com potencial de malignização intermediário. Os demais subtipos são mais raros.

Schweiger C, Kuhl LP, Kuhl G. Papilomatose respiratória recorrente. In: Pignatari SSN, Anselmo-Lima WT. Tratado de otorrinolaringologia, 3.ed. 3ª reimpressão. Rio de Janeiro: Guanabara Koogan, 2021.

922) Apesar de ser uma doença benigna, há risco das lesões papilomatosas sofrerem transformação maligna. Nesses casos, qual o tipo histológico mais comum?
a. Adenocarcinoma.
b. Sarcoma.
c. Carcinoma epidermoide.
d. Carcinoma adenoide cístico.

Comentários

O carcinoma epidermoide é o tipo de neoplasia maligna mais relacionado com o processo de malignização das lesões papilomatosas, que envolvem o epitélio do trato aerodigestório.

Schweiger C, Kuhl LP, Kuhl G. Papilomatose respiratória recorrente. In: Pignatari SSN, Anselmo-Lima WT. Tratado de otorrinolaringologia, 3.ed. 3ª reimpressão. Rio de Janeiro: Guanabara Koogan, 2021.

923) Sobre o tratamento da papilomatose respiratória recorrente, assinale a alternativa CORRETA:
a. Por não haver tratamento clínico para eliminar o HPV e por nunca se poder resolver espontaneamente, os papilomas devem ser retirados cirurgicamente à medida que forem surgindo.
b. Mesmo com a remoção de forma adequada de todas as lesões papilomatosas evidentes, o vírus pode-se manter latente nos tecidos adjacentes, sendo uma das explicações para as frequentes recidivas.
c. Nos casos de papilomatose, a traqueostomia garante a via aérea, mantendo a respiração por local que não é acometido pelo HPV evitando o risco de disseminação da doença.
d. Alguns fatores são considerados de pior prognóstico para a agressividade da doença, geralmente necessitando de várias intervenções para tratamento, como por exemplo, idade tardia de aparecimento e imunodeficiências.

Comentários

O curso da doença é variável entre os pacientes, sendo que alguns apresentam resolução completa espontânea, outros têm doença estável e outros têm forma mais agressiva, necessitando de várias cirurgias. A indicação do momento cirúrgico é individual, dependendo do risco de obstrução respiratória, dos sintomas, dos riscos de malignização etc.
A traqueostomia deve sempre ser evitada nos casos de papilomatose, mesmo com obstrução da via aérea (deve-se fazer a cirurgia para remoção). A traqueostomia aumenta o risco de disseminação distal da papilomatose para a árvore traqueobrônquica por se tratar de zona de transição de epitélio (ciliado que sofre metaplasia escamosa por trauma).
São fatores de risco para doença agressiva e com maior recorrência: idade precoce de surgimento das lesões, principalmente antes dos 3 anos de idade, e imunodeficiências.

Schweiger C, Kuhl LP, Kuhl G. Papilomatose respiratória recorrente. In: Pignatari SSN, Anselmo-Lima WT. Tratado de otorrinolaringologia, 3.ed. 3ª reimpressão. Rio de Janeiro: Guanabara Koogan, 2021.

Respostas
921) a; 922) c; 923) b

924) Qual a alternativa mais CORRETA sobre as vacinas contra HPV?
a. A vacinação em adultos costuma ter melhor resposta imunológica que nos adolescentes.
b. Atualmente, a vacina quadrivalente é a mais utilizada e a que imuniza contra 9 subtipos foi liberada.
c. A vacina contra o HPV reserva-se às pessoas sem infecção por esse vírus.
d. Espera-se que a vacina diminua a incidência de lesões benignas, mas não das malignas.

Comentários

Adolescentes vacinados entre 11 e 15 anos tiveram melhor resposta imunológica que adultos jovens vacinados (entre 16 e 23 anos).
Desde 2014, a vacina contra 9 subtipos de HPV foi liberada (quadrivalente + 31, 33, 45, 52 e 58). Entretanto, a vacina quadrivalente (6, 11, 16 e 18) ainda é a mais utilizada.
Apesar de estar ainda em estudo, existem evidências demostrando eficácia da vacina como terapia adjuvante à cirurgia em pacientes com papilomas. A vacina teria ação na imunidade mediada por células T e no aumento do título de anticorpos contra HPV, diminuindo assim a recidiva.
A vacinação deve diminuir a incidência de qualquer lesão ocasionada pelo HPV, seja de doenças benignas como a papilomatose respiratória, seja das malignas como cânceres cervicovaginais.

Schweiger C, Kuhl LP, Kuhl G. Papilomatose respiratória recorrente. In: Pignatari SSN, Anselmo-Lima WT. Tratado de otorrinolaringologia, 3.ed. 3ª reimpressão. Rio de Janeiro: Guanabara Koogan, 2021.

925) As diferenças entre as laringes de crianças e as de adulto não consistem apenas em seu menor tamanho. Assinale a alternativa que represente outra característica anatômica das laringes infantis:
a. A laringe infantil tem posição relativamente mais baixa no pescoço, em altura de C5 e C6.
b. A proporção glótica em crianças é de aproximadamente 1,5.
c. A distância entre o osso hióideo e a cartilagem tireóidea é relativamente maior.
d. As cartilagens aritenóideas são proporcionalmente maiores.

Comentários

A laringe infantil tem posição mais elevada no pescoço, em altura de C3 e C4. A proporção glótica em crianças é menor, aproximadamente 1,0. Em mulheres adultas também é próxima de 1,0 e, nos homens adultos, 1,3. A distância entre o osso hióideo e a cartilagem tireóidea é relativamente menor nas crianças, assim como a distância entre as cartilagens tireóidea e cricóidea.

Martins RHG, Ximenes Filho JA, Weber SAT. Disfonias da infância: diagnóstico e tratamento. In: Pignatari SSN, Anselmo-Lima WT. Tratado de otorrinolaringologia, 3.ed. 3ª reimpressão. Rio de Janeiro: Guanabara Koogan, 2021.

926) Assinale a alternativa CORRETA sobre a ultraestrutura da prega vocal de crianças:
a. O ligamento vocal forma-se no período coincidente com o da muda vocal.
b. As estruturas da lâmina própria da criança não são tão nítidas quanto às do adulto, porém, mesmo ao nascimento já se observa um padrão semelhante de distribuição de fibras da matriz extracelular.
c. Estudos demonstram que desde o nascimento já existem diferenças ultraestruturais de pregas vocais masculinas e femininas.
d. As pregas vocais de neonatos apresentam ultraestrutura simplificada, basicamente com camada muscular e epitélio, o que permite a produção de sons intensos como o choro, logo ao nascimento.

Comentários

Não há consenso na literatura sobre a faixa etária em que pode ser identificado macroscopicamente o ligamento vocal. Entretanto, estudos recentes demonstram que, mesmo em fetos, já é possível a identificação de um padrão de distribuição das fibras da matriz extracelular semelhante à dos adultos, porém, em quantidade menor, ou seja, mais esparsas. Histologicamente as pregas vocais infantis masculinas e femininas são semelhantes; a diferenciação ocorre no período da puberdade. Mesmo ao nascimento a ultraestrutura da prega vocal consiste em epitélio, lâmina própria e músculo.

Nita LM, Battlehner CN, Ferreira MA, Imamura R, Sennes LU, Caldini EG, Tsuji DH. The presence of a vocal ligament in fetuses: a histochemical and ultrastructural study. J Anat. 2009;215(6):692-7.
Martins RHG, Ximenes Filho JA, Weber SAT. Disfonias da infância: diagnóstico e tratamento. In: Pignatari SSN, Anselmo-Lima WT. Tratado de otorrinolaringologia, 3.ed. 3ª reimpressão. Rio de Janeiro: Guanabara Koogan, 2021.

Respostas
924) b; 925) d; 926) b

927) Com relação à avaliação e ao tratamento da criança disfônica, assinale a alternativa CORRETA:
a. A videolaringoestroboscopia é indicada em crianças a partir de 6 anos de idade.
b. Há casos em que há indicação de laringoscopia direta diagnóstica, sob anestesia geral com palpação de pregas vocais.
c. A fonoterapia tem um papel limitado no caso de crianças com disfonia em razão da dificuldade de aderência ao tratamento.
d. Os tratamentos cirúrgicos de pregas vocais infantis devem ser evitados antes da muda vocal.

Comentários

A videolaringoestroboscopia é indicada em qualquer idade, porém, muitas vezes, em crianças menores pode ser dificultada em decorrência das limitações técnicas. A fonoterapia tem papel importante no tratamento da maioria das lesões benignas de pregas vocais, além de disfonias funcionais. Não existe consenso na literatura em relação à idade em que deve ou não ser realizada microcirurgia de laringe em crianças, prevalecendo a indicação pelo bom senso.

Martins RHG, Ximenes Filho JA, Weber SAT. Disfonias da infância: diagnóstico e tratamento. In: Pignatari SSN, Anselmo-Lima WT. Tratado de otorrinolaringologia, 3.ed. 3ª reimpressão. Rio de Janeiro: Guanabara Koogan, 2021.

928) Qual dos seguintes métodos diagnósticos é o de escolha para avaliação inicial de disfonia, sem sintomas respiratórios, em lactentes:
a. Laringoscopia de suspensão.
b. Laringotraqueoscopia.
c. Ultrassonografia laríngea.
d. Videolaringoscopia flexível.

Comentários

A laringoscopia de suspensão pode ser necessária em alguns casos com dúvida diagnóstica, pois permite a palpação e melhor amplificação de imagem, porém, não seria um exame inicial de escolha. A laringotraqueoscopia é realizada em ambiente hospitalar com necessidade de sedação ou anestesia geral, também não sendo método de avaliação inicial para disfonia. A ultrassonografia laríngea é descrita em alguns artigos científicos, porém, tem aplicabilidde restrita. A videolaringoscopia realizada com endoscópio flexível é o exame de escolha inicial, permitindo a avaliação dinâmica da laringe.

Martins RHG, Ximenes Filho JA, Weber SAT. Disfonias da infância: diagnóstico e tratamento. In: Pignatari SSN, Anselmo-Lima WT. Tratado de otorrinolaringologia, 3.ed. 3ª reimpressão. Rio de Janeiro: Guanabara Koogan, 2021.

929) Assinale a alternativa CORRETA relativa às alterações estruturais mínimas de cobertura das pregas vocais em crianças:
a. O tratamento cirúrgico destas lesões é contraindicado antes da muda vocal.
b. O cisto vocal epidermoide sempre tem indicação de tratamento cirúrgico em decorrência do risco de rompimento e transformação em sulco vocal ou cisto aberto, alterações cujo tratamento cirúrgico é mais complexo.
c. O microdiafragma ou *microweb* na comissura glótica anterior está correlacionado com a maior incidência de nódulos vocais.
d. Em casos de sulco estria maior deve ser evitada a indicação do tratamento fonoterápico em razão dos elevados índices de insucesso terapêutico que ocasionam somente desgaste da criança e dos familiares.

Comentários

Não há consenso na literatura sobre idade limite ou mínima para a microcirurgia de laringe. De modo geral, os cistos vocais pequenos sem repercussão importante na qualidade vocal e no aspecto das pregas vocais podem ser acompanhados clinicamente. Vários estudos indicam correlação entre a presença de *microweb* glótico anterior e nódulos vocais. Mesmo com a espera de resultados não completamente satisfatórios com a fonoterapia em casos de sulco vocal estria maior, o tratamento fonoterápico deve ser realizado antes de qualquer abordagem cirúrgica, já que pode resultar em melhora satisfatória da qualidade vocal para paciente.

Tsuji DH, Watanabe LMN. Disfonias. In: Francesco RC, Bento RF (Eds.). Otorrinolaringologia na infância. São Paulo: Manole, 2009. p. 202-12.
Martins RHG, Ximenes Filho JA, Weber SAT. Disfonias da infância: diagnóstico e tratamento. In: Pignatari SSN, Anselmo-Lima WT. Tratado de otorrinolaringologia, 3.ed. 3ª reimpressão. Rio de Janeiro: Guanabara Koogan, 2021.

Respostas
927) b; 928) d; 929) c

930) Qual é a causa mais comum de disfonia crônica em crianças em idade escolar:
a. Nódulos vocais.
b. Pólipo vocal.
c. Paralisia de prega vocal.
d. Papilomatose respiratória recorrente.

Comentários

Os nódulos vocais são lesões fonotraumáticas e causa mais comum de disfonia em crianças, com pico de incidência entre 5 a 10 anos de idade e predomínio em meninos. Apresentam-se, na maioria dos casos, como lesões arredondadas, claras, simétricas na porção fonatória de ambas as pregas vocais.

Martins RHG, Ximenes Filho JA, Weber SAT. Disfonias da infância: diagnóstico e tratamento. In: Pignatari SSN, Anselmo-Lima WT. Tratado de otorrinolaringologia, 3.ed. 3ª reimpressão. Rio de Janeiro: Guanabara Koogan, 2021.
Martins RH, Hidalgo Ribeiro CB, Fernandes de Mello BM, Branco A, Tavares EL. Dysphonia in children. J Voice. 2012;26(5):674.

931) Criança de 10 anos de idade, sexo masculino, previamente hígido e sem queixas vocais anteriores, com história de rouquidão persistente há aproximadamente 30 dias, de início súbito, após gritar muito em jogo de futebol. Ao exame de videolaringoscopia observa-se lesão arredondada pediculada em bordo livre de prega vocal direita, de aspecto angiomatoso. Qual das seguintes lesões representa a principal hipótese diagnóstica para o caso?
a. Pólipo vocal.
b. Hemangioma de laringe.
c. Edema de Reinke.
d. Nódulos vocais.

Comentários

Os pólipos vocais, apesar de não serem comumente encontrados em crianças, apresentam estas características ao exame de videolaringoscopia e têm seu aparecimento relacionado com traumatismo vocal agudo. Os hemangiomas de laringe, por sua vez, geralmente manifestam-se mais precocemente, logo ao nascimento ou em lactentes. O edema de Reinke é muito raro na criança e está intimamente relacionado com fatores de irritação crônica das pregas vocais, como tabagismo. Os nódulos vocais são lesões bilaterais, mais comumente relacionadas com fonotrauma crônico.

Martins RHG, Ximenes Filho JA, Weber SAT. Disfonias da infância: diagnóstico e tratamento. In: Pignatari SSN, Anselmo-Lima WT. Tratado de otorrinolaringologia, 3.ed. 3ª reimpressão. Rio de Janeiro: Guanabara Koogan, 2021.

932) Com relação às paralisias unilaterais de pregas vocais em crianças, podemos afirmar que:
a. As alterações congênitas, como malformação de Arnold-Chiari, são causas mais comuns.
b. Em razão das diferenças anatômicas do trajeto do nervo laríngeo inferior, ocorrem mais comumente à direita.
c. A eletromiografia laríngea não é indicada em crianças.
d. Em geral, é recomendado aguardar de 6 a 12 meses para indicação de tratamento cirúrgico para medialização da prega vocal.

Comentários

Alterações congênitas, como malformação de Arnold-Chiari, quando ocasionam paralisias de pregas vocais, geralmente ocasionam paralisia bilateral de pregas vocais. O trajeto do nervo laríngeo recorrente inferior é mais longo à esquerda, pois passa caudalmente à alça da aorta, enquanto à direita passa caudalmente à artéria subclávia. Apesar de ser mais difícil em decorrência da necessidade de colaboração da criança, o exame de eletromiografia laríngea pode ser realizado sob anestesia geral caso seja indicado, além da palpação da cartilagem aritenóidea, para diferenciação entre paralisia e fixação. A recomendação de se aguardar 6 a 12 meses para tratamento cirúrgico baseia-se na possibilidade de recuperação espontânea em casos idiopáticos e casos de neuropraxia como causa.

Martins RHG, Ximenes Filho JA, Weber SAT. Disfonias da infância: diagnóstico e tratamento. In: Pignatari SSN, Anselmo-Lima WT. Tratado de otorrinolaringologia, 3.ed. 3ª reimpressão. Rio de Janeiro: Guanabara Koogan, 2021.

Respostas
930) a; 931) a; 932) d

933) Paciente com 50 anos de idade, alega dificuldade de modulação das frequências altas no canto e na entonação do dia a dia. Nega disfagia ou engasgos. Ao exame laringoscópico foi identificada rotação axial da glote posterior e desvio do pecíolo da epiglote, ambos durante a fonação. Qual a hipótese diagnóstica mais provável?

a. Disfonia por tensão muscular.
b. Alteração estrutural mínima.
c. Lesão do ramo externo do nervo laríngeo superior.
d. Refluxo faringolaríngeo.

Comentários

Enquanto o ramo interno do nervo laríngeo superior é sensitivo, o ramo externo do nervo laríngeo superior é motor, responsável pela inervação do musculo cricotireóideo que promove estiramento, tensão e aproximação das pregas vocais. O paciente com lesão nesse ramo motor pode-se queixar de falar sempre no mesmo tom e ter dificuldade de modulação de frequências mais agudas. No exame laringoscópico, durante a fonação, pode-se visualizar a rotação do pecíolo da epiglote e da glote posterior apontando para o lado lesado.

Ishikawa CC, Pinheiro TG, Hachiya A, Montagnoli AN, Tsuji DH. Impact of cricothyroid muscle contraction on vocal fold vibration: experimental study with high-speed videoendoscopy. J Voice. 2017 May;31(3):300-6.
Tanaka S, Hirano M, Umeno H. Laryngeal behavior in unilateral superior laryngeal nerve paralysis. Ann Otol Rhinol Laryngol. 1994 Feb;103(2):93-7.

934) Você está de sobreaviso no hospital quando te solicitam uma avaliação de via aérea de um paciente em recuperação de pós-operatório recente de cirurgia torácica aberta. À nasofibrolaringoscopia nota-se paralisia bilateral de pregas vocais em adução. Qual sua primeira orientação sobre a melhor conduta a ser tomada a seguir?

a. Traqueostomia se desconforto respiratório.
b. Aritenoidectomia com cordotomia posterior após falha na fonoterapia.
c. Tireoplastia tipo I de Ishiki.
d. Passagem de sonda nasoenteral.

Comentários

A paralisia em adução bilateral costuma ser sintomática e a principal característica é o desconforto respiratório. Condutas como aritenoidectomia e cordotomia posterior, laterofixação da prega vocal e traqueostomia são possibilidades de intervenção, no entanto, a realização da traqueostomia acaba sendo imperativa nos casos de dispneia para garantir a segurança da via aérea e pode ser associada ou não no mesmo tempo da abordagem microcirúrgica.

Young VN, Rosen CA. Arytenoid and posterior vocal fold surgery for bilateral vocal fold immobility. Curr Opin Otolaryngol Head Neck Surg. 2011 Dec;19(6):422-7.
Yılmaz T. Endoscopic partial arytenoidectomy for bilateral vocal fold paralysis: medially based mucosal flap technique. J Voice. 2019 Sep;33(5):751-8.

935) Qual é o provável diagnóstico em que na laringoscopia não se observa o movimento de uma das pregas vocais com as manobras fonatórias, mas apresenta a presença de sinal de Jostle?

a. Fixação de prega vocal.
b. Movimento paradoxal de prega vocal.
c. Paralisia de prega vocal.
d. Paresia de prega vocal.

Comentários

Quando uma prega vocal não apresenta movimentação às manobras fonatórias, trata-se de um caso de imobilidade de prega vocal.

A imobilidade decorrente de um dano mecânico na articulação cricoaritenóidea pode ser desde uma fixação nos casos de infiltração tumoral ou luxação da articulação por trauma. Já a imobilidade decorrente de um dano neurológico caracteriza uma paralisia. O sinal de Jostle, muitas vezes encontrado nos casos de paralisia, é o movimento lateral do processo muscular da aritenoide do lado lesado, e se insinuando para a mucosa do seio piriforme desse mesmo lado, esse achado sugere integridade da articulação cricoaritenóidea.

Rosen CA, Mau T, Remacle M, Hess M, Eckel HE, Young VN, Hantzakos A, Yung KC, Dikkers FG. Nomenclature proposal to describe vocal fold motion impairment. Eur Arch Otorhinolaryngol 2016 Aug;273(8):1995-9.
Kupfer RA, Meyer TK. Evaluation of unilateral vocal fold immobility. Curr Otorhinolaryngol Rep 2014;2:105-113.

Respostas
933) c; 934) a; 935) c

936) Paciente com voz muito soprosa e engasgos eventuais com líquidos e saliva tem diagnóstico de paralisia de prega vocal esquerda após tireoidectomia total há 40 dias. A paciente encontra-se muito incomodada com a sua qualidade vocal. Qual conduta mais adequada para se propor ao paciente e aos familiares?
a. Programar tireoplastia tipo I com rotação de aritenoide o quanto antes.
b. Esperar 6 a 12 meses para confirmar se quadro clínico é permanente.
c. Encaminhar para fonoterapia e retornar após 6 meses.
d. Programar injeção de substâncias temporárias para medializar a prega vocal.

Comentários

A fonoterapia é sempre uma alternativa, mas nem todos os pacientes vão apresentar respostas benéficas, sendo papel do otorrinolaringologista sempre manter o acompanhamento. É possível, ainda, que haja recuperação espontânea de movimento, então não é costume recomendar procedimentos definitivos antes de 6 a 12 meses.
Apesar de não haver muitos estudos comparando efeito da injeção intracordal com fonoterapia e/ou observação. Muitos autores acreditam na importância de aperfeiçoar a deglutição, a qualidade vocal do paciente e prevenir a ocorrência de eventos aspirativos, o que torna aconselhável lançar mão das injeções laríngeas (hidroxiapatita de cálcio, ácido hialurônico, por exemplo) nesse período de pós-operatório que o paciente se encontra.

Sant'Anna GD. Immediate and early injection in unilateral vocal fold paralysis. Braz J Otorhinolaryngol. 2020;86:1-2.
Young VN, Rosen CA. Arytenoid and posterior vocal fold surgery for bilateral vocal fold immobility. Curr Opin Otolaryngol Head Neck Surg. 2011 Dec;19(6):422-7.

937) Paciente com dispneia acentuada após trauma cervical contuso e forte suspeita de fratura da cartilagem tireoide. Qual seria a melhor forma de se obter uma via aérea nesse paciente?
a. Cricotireoidostomia.
b. Traqueostomia.
c. Intubação orotraqueal guiada por broncoscopia.
d. Cateter de oxigênio de alta pressão.

Comentários

Intubação orotraqueal pode causar lesão iatrogênica, agravando a lesão já existente ou piorando o edema local. Pode, ainda, causar a disjunção laringotraqueal. A cricotireoideostomia é indicada para obtenção de via aérea rápida, mas contraindicada na fratura de laringe. Por isso, a traqueostomia é mais bem executada com sedação, sob anestesia local, e deve estar em posição inferior (isto é, abaixo dos dois a três anéis traqueais) de modo a estar bem afastada do ponto do trauma laríngeo.

Cervantes, O, Pedroso JES, Pinna B. Trauma da laringe. In: Pignatari SSN, Anselmo-Lima WT. Tratado de otorrinolaringologia, 3.ed. 3ª reimpressão. Rio de Janeiro: Guanabara Koogan, 2021.

Respostas
936) d; 937) b

938) Paciente apresentou trauma cervical contuso após acidente automobilístico (não estava usando o cinto de segurança). Deu entrada no pronto atendimento com rouquidão leve, sem estridor, sem dispneia, sem enfisema subcutâneo, sem hemoptise e com pequena equimose cervical anterior. Nasofibrolaringoscopia identificou pequena equimose e edema da supraglote, pregas vocais móveis, sem lacerações da mucosa laríngea. Qual seria o seu próximo passo no manejo desse paciente?

a. Alta para domicílio com orientações dos sinais de perigo e retorno imediato, caso necessário.
b. Realização de tomografia computadorizada de pescoço com contraste e, se normal, alta para domicílio.
c. Observação cuidadosa por no mínimo 24 horas com repetição do exame de nasofibrolaringoscopia ao término do período de observação.
d. A exploração laríngea aberta deve ser realizada nas primeiras 24 horas e os esforços devem ser para a preservação da mucosa e da cartilagem, sempre que possível, com desbridamento limitado e meticuloso.

Comentários

Estes pacientes podem ser administrados clinicamente sem necessidade de intubação ou traqueostomia. Contudo, requerem uma observação cuidadosa, com repetição da laringoscopia flexível, que pode ser realizada à beira do leito com os devidos cuidados. Devemos ressaltar que durante essa fase inicial é possível uma deterioração súbita com edema laríngeo, o que pode exigir intervenção emergencial. Entre os cuidados, os pacientes devem observar o repouso em cama; com a cabeceira da cama elevada 30-45 graus, nebulização contínua, para prevenir a formação de crostas. Para prevenir o edema da região glótica, deve-se recomendar o repouso vocal. A alimentação deve ser uma dieta líquida fria para prevenir sangramento e odinofagia.

Cervantes O, Pedroso JES, Pinna B. Trauma da laringe. In: Pignatari SSN; Anselmo-Lima WT. Tratado de oorrinolaringologia, 3.ed. 3ª reimpressão. Rio de Janeiro: Guanabara Koogan, 2021.

939) Para podermos realizar a interpretação das imagens no trauma laríngeo, é necessário o conhecimento de alguns pontos relevantes da anatomia radiológica e da evolução da ossificação das cartilagens. Qual alternativa contempla uma estrutura que não sofre o processo de ossificação?

a. Cartilagem tireoide.
b. Cartilagem cricoide.
c. Cartilagem aritenoide.
d. Epiglote.

Comentários

A epiglote, o processo vocal da aritenoide, a cuneiforme e a corniculada são compostas por tecido elástico fibrocartilaginoso, que não sofre processo de ossificação. As cartilagens tireóidea, cricóidea e aritenóidea são compostas por cartilagem hialina que sofre este processo com o aumento da idade. O osso hioide é outro elemento importante na estrutura anatômica da laringe. Sofre ossificação total até aproximadamente os 18/20 anos, mas podem-se observar falhas, principalmente, na porção posterior (região com conexões fibrosas entre o corpo e os cornos posteriores), confundindo com fraturas.

Cervantes, O, Pedroso JES, Pinna B. Trauma da laringe. In: Pignatari SSN, Anselmo-Lima WT. Tratado de otorrinolaringologia, 3ª ed., 3ª reimpressão, Rio de Janeiro: Guanabara Koogan, 2021.

Respostas
938) c; 939) d

940) A laringe masculina produz uma frequência fundamental mais baixa que uma laringe feminina. Qual alternativa justifica essa diferença na frequência fundamental da laringe masculina para a laringe feminina?
a. O efeito da testosterona na cartilagem tireóidea causa alongamento da prega vocal.
b. O efeito da testosterona no músculo tireoaritenóideo causa aumento da massa relativa da prega vocal.
c. O efeito da testosterona na cartilagem cricóidea causa aumento do diâmetro dela com consequente aumento da pressão subglótica.
d. O efeito da testosterona modifica as características viscoelásticas da prega vocal com aumento da vibração da prega vocal.

Comentários

O efeito da testosterona na cartilagem tireóidea causa maior estiramento da prega vocal que poderia levar a aumento da frequência fundamental. Essa alteração gera uma aparente contradição, mas o efeito da testosterona no músculo tireoaritenóideo acompanha o maior comprimento da prega vocal (aumento da massa relativa) que contrapõe e predomina sobre o "menor estiramento relativo".

Imamura R, Tsuji DH, Hachiya A. Fisiologia da laringe In: Pignatari SSN, Anselmo-Lima WT. Tratado de otorrinolaringologia, 3.ed. 3ª reimpressão. Rio de Janeiro: Guanabara Koogan, 2021.

941) O modo de fonação refere-se a diferentes características perceptuais da fonação que são associadas ao tipo de padrão vibratório, sendo que os três principais modos de fonação são: *vocal fry*, modal e falsete. Assinale a alternativa CORRETA sobre o registro em *vocal fry*:
a. O *vocal fry* pode ser subdividido em registros de peito, médio e cabeça.
b. A duração da fase do fechamento glótico no *vocal fry* é pequena ou ausente.
c. A onda mucosa no registro em *vocal fry* é reduzida.
d. A atividade eletromiográfica do músculo cricotireóideo no *vocal fry* é mínima.

Comentários

No *vocal fry*, a atividade do músculo tireoaritenóideo e do músculo cricotireóideo é mínima. Assim, todas as camadas da prega vocal encontram-se supostamente soltas e frouxas. A presença de uma estrutura vibrátil frouxa e espessa (massa elevada) é essencial para a produção de registros "pesados" em que as pregas vocais vibram lentamente (30 a 80 Hz).

Imamura R, Tsuji DH, Hachiya A. Fisiologia da laringe. In: Pignatari SSN, Anselmo-Lima WT. Tratado de otorrinolaringologia, 3.ed. 3ª reimpressão. Rio de Janeiro: Guanabara Koogan, 2021.

942) A videoendoscopia da deglutição é um exame bastante utilizado na avaliação do paciente disfágico. Durante este exame, pode-se avaliar a sensibilidade laríngea encostando gentilmente o aparelho nas aritenoides e nas pregas ariepiglóticas. Ao fazer esta manobra, qual nervo está sendo avaliado?
a. Facial.
b. Vago.
c. Acessório.
d. Hipoglosso.

Comentários

O nervo laríngeo superior, ramo do nervo vago (X), é responsável pela sensibilidade da mucosa laringofaríngea, epiglote, laringe acima das pregas vocais, pregas ariepiglóticas e parte posterior da língua.

Dedivitis R, Santoro PP, Sugueno LA. Manual prático de disfagia. Rio de Janeiro: Editora Revinter, 2017.

Respostas
940) b; 941) d; 942) b

943) Paciente jovem, sem comorbidades conhecidas, sem perda de peso recente, apresenta queixa de sensação de alimento parado na garganta após a refeição. Traz exame de videoendoscopia da deglutição dentro da normalidade. Qual outro exame complementar estaria mais indicado para este paciente e porquê?

a. Endoscopia digestiva alta para avaliar tumor esofágico.
b. Videofluoroscopia da deglutição para avaliar a fase esofágica.
c. Estudo radiológico contrastado do esôfago, estômago e duodeno para avaliar presença de resíduos alimentares na faringe.
d. Manometria esofágica pela suspeita de esclerodermia.

Comentários

Uma das limitações da videoendoscopia da deglutição é que ela não é capaz de avaliar a fase esofágica da deglutição, fase esta que pode ser avaliada na videofluoroscopia.

Dedivitis R, Santoro PP, Sugueno LA. Manual prático de disfagia. Rio de Janeiro: Editora Revinter, 2017.

944) Qual alternativa melhor descreve a sequência de eventos, de maneira cronológica, que ocorre no início da deglutição:

a. Medianização das aritenoides, retroflexão da epiglote, elevação do palato mole, propulsão da língua.
b. Propulsão da língua, medianização das aritenoides, retroflexão da epiglote, elevação do palato mole.
c. Elevação do palato mole, propulsão da língua, medianização das aritenoides, retroflexão da epiglote.
d. Retroflexão da epiglote, propulsão da língua, elevação do palato mole, medianização das aritenoides.

Comentários

Primeiramente há elevação do palato mole, na sequência, quase que simultaneamente, ocorre a propulsão do *bolus* pela língua, medianização e anteriorização das aritenoides e, por último, a epiglote inicia o movimento de retroflexão.

Dedivitis R, Santoro PP, Sugueno LA. Manual prático de disfagia. Rio de Janeiro: Editora Revinter, 2017.
Langmore SE, Schatz K, Olsen N. Fiberoptic endoscopic examination of swallowing safety: a new procedure. Dysphagia. 1988;2(4):216-9.
Langmore S. Endoscopic evaluation and treatment of swallowing disorders. New York: Thieme, 2001.

945) A cânula de traqueostomia pode interferir na deglutição por diversos motivos, EXCETO:

a. Aumento da pressão aérea infraglótica, redução da eficácia da tosse.
b. Dessensibilização da laringe, compressão da traqueia e do esôfago.
c. Diminuição da elevação e anteriorização hiolaríngea, déficit no fechamento das pregas vocais.
d. Compressão da traqueia e esôfago, redução da eficiência da limpeza laríngea.

Comentários

A presença da traqueostomia faz com que o ar deixe de passar pelo nariz e laringe e caia diretamente na traqueia fazendo com que ocorra uma redução da pressão infraglótica.

Dedivitis R, Santoro PP, Sugueno LA. Manual prático de disfagia. Rio de Janeiro: Editora Revinter, 2017.

946) Qual o mecanismo mais provável que explica a presença de resíduo alimentar em valéculas após oferta de alimento durante exame de videoendoscopia da deglutição:

a. Relaxamento inadequado do músculo cricofaríngeo?
b. Fraqueza na propulsão do bolo alimentar da fase oral para fase faríngea.
c. Paralisia unilateral prega vocal.
d. Contenção oral inadequada.

Comentários

A língua e a base da língua influem diretamente na geração de pressão da boca para a faringe. Uma fraqueza na fase oral facilita que o bolo alimentar não seja adequadamente ejetado para a faringe, resultando no acúmulo de resíduo em valéculas.

Langmore SE, Schatz K, Olsen N. Fiberoptic endoscopic examination of swallowing safety: a new procedure. Dysphagia. 1988;2(4):216-9.
Langmore S. Endoscopic evaluation and treatment of swallowing disorders. New York: Thieme, 2001.

Respostas
943) b; 944) c; 945) a; 946) b

947) Qual é o par craniano responsável pela inervação da sensibilidade da cavidade oral, sensação de toda a face e sensibilidade dos 2/3 anteriores da língua?
a. N. trigêmeo.
b. N. facial.
c. N. glossofaríngeo.
d. N. vago.

Comentários

O nervo trigêmeo é o responsável pela inervação sensitiva da sensibilidade da cavidade oral, sensação de toda a face e sensibilidade dos 2/3 anteriores da língua. E pela inervação motora dos músculos da mastigação: masseter, temporal e pterigóideos.

Garcia RID, Lemos EM, Santoro PP. Fisiologia e semiologia da deglutição. In: Pignatari SSN, Anselmo-Lima WT. Tratado de otorrinolaringologia, 3.ed. 3ª reimpressão. Rio de Janeiro: Guanabara Koogan, 2021.

948) O nervo glossofaríngeo é responsável pela:
a. Sensibilidade tátil, térmica e dolorosa da orofaringe, tonsilas palatinas, pilares da fauce e 1/3 posterior da língua.
b. Fibras gustativas para o 1/3 posterior da língua.
c. Inervação motora do m. estilofaríngeo que eleva e dilata a faringe.
d. Todas as anteriores.

Comentários

O nervo trigêmeo é responsável pela inervação sensitiva - sensibilidade tátil, térmica e dolorosa da orofaringe, tonsilas palatinas, pilares da fauce e 1/3 posterior da língua, fibras gustativas para o 1/3 posterior da língua. Inervação motora do m. estilofaríngeo que eleva e dilata a faringe. E pelos impulsos secretomotores para as glândulas parótidas.

Garcia RID, Lemos EM, Santoro PP. Fisiologia e semiologia da deglutição. In: Pignatari SSN, Anselmo-Lima WT. Tratado de otorrinolaringologia, 3.ed. 3ª reimpressão. Rio de Janeiro: Guanabara Koogan, 2021.

949) Na fase faríngea da deglutição, podemos observar:
a. Duração cerca de 2 minutos.
b. Fase voluntária.
c. Diminuição da pressão faríngea.
d. O fechamento da laringe ocorre em três níveis: as pregas ariepiglóticas, as pregas vestibulares e as pregas vocais.

Comentários

A fase faríngea da deglutição é uma fase involuntária que dura, em média, 500 ms, em que se destacam os principais eventos: o fechamento velofaríngeo, a elevação e anteriorização do complexo hiolaríngeo, o fechamento esfincteriano da laringe, a motilidade da faringe com a contração dos músculos constritores, a apneia da deglutição, a abertura do esfíncter superior do esôfago.

Garcia RID, Queija DS. Anatomia e fisiologia da deglutição. In: Dedivitis RA, Satoro PP, Arakawa-Sugueno L (Orgs.). Manual prático de disfagia – Diagnóstico e tratamento. Rio de Janeiro: Revinter, 2017. p. 3-18.

950) As principais mudanças nas fases oral e faríngea da deglutição no idoso são:
a. Aumento da pressão intraoral por maior reserva de pressão isométrica.
b. Maior frequência de deglutições.
c. Aumento no movimento vertical e anterior do hioide e laringe.
d. Diminuição da força, mobilidade, resistência e velocidade dos músculos envolvidos na deglutição.

Comentários

No envelhecimento, a musculatura orofacial possui menos força e tônus, que contribui para o decréscimo da pressão intraoral durante a deglutição. Os idosos costumam deglutir com menos frequência quando comparados a adultos jovens. Há redução no máximo movimento vertical e anterior do hioide e laringe durante a deglutição, o que representa mais um indício de diminuição de reserva neuromuscular.

Lemos EM, Pernambuco LA. Deglutição normal na infância e senescência. In: Dedivitis RA, Satoro PP, Arakawa-Sugueno L (Orgs.). Manual prático de disfagia – Diagnóstico e tratamento. Rio de Janeiro: Revinter, 2017. p. 19-29.

Respostas
947) a; 948) d; 949) d; 950) d

951) As principais mudanças na fase esofágica da deglutição no idoso são:
a. Aumento da dilatação esofágica.
b. Aumento da pressão do ESE.
c. Aumento do peristaltismo primário e secundário.
d. Aumento da velocidade de contração e do esvaziamento esofágico.

Comentários

Nos idosos podem ocorrer mudanças na função motora do esôfago, levando a diminuição na pressão de repouso do ESE, redução dos peristaltismos primário e secundário, redução da amplitude contração peristáltica, redução da velocidade de contração e duração com retardo no esvaziamento esofágico, aumento da incidência de contrações não peristálticas, aumento da dilatação esofágica, amplitude aumentada nas contrações distais, relaxamento reduzido do EIE, redução das células ganglionares mioentéricas.

Lemos EM, Pernambuco LA. Deglutição normal na infância e senescência. In: Dedivitis RA, Satoro PP, Arakawa-Sugueno L (Orgs.). Manual prático de disfagia – Diagnóstico e tratamento. Rio de Janeiro: Revinter, 2017. p. 19-29.

952) Sobre a injeção de toxina botulínica em glândulas salivares para o tratamento da sialorreia em indivíduos disfágicos, é MAIS CORRETO afirmar que:
a. É a primeira opção terapêutica sobretudo na população pediátrica.
b. A fácil identificação das glândulas parótidas e submandibulares através da palpação dispensa o uso de métodos de imagem durante o procedimento.
c. A toxina botulínica inibe temporariamente a liberação da acetilcolina na junção neuroglandular bloqueando parte da secreção salivar.
d. Seu uso está contraindicado em doenças neuromusculares com a esclerose lateral amiotrófica.

Comentários

Definimos como sialorreia o acúmulo de saliva em cavidade oral ou faringe. Esta condição está frequentemente associada à inabilidade de deglutir a saliva habitualmente produzida. O tratamento inicial da sialorreia envolve modificações comportamentais e do estilo de vida. Quando isso não é possível ou é ineficaz, as opções terapêuticas incluem: medicações com efeitos anticolinérgicos, a injeção de toxina botulínica em glândulas salivares, procedimentos cirúrgicos ou radioterapia. A injeção de toxina botulínica em glândulas salivares deve ser preferencialmente guiada por ultrassonografia para melhor localização das glândulas submandibulares e é, habitualmente, utilizada em indivíduos portadores de paralisia cerebral, doenças neuromusculares, doença de Parkinson e acidente vascular cerebral.

Morgante F, Bavikatte G, Anwar F, Mohamed B. Ther Adv Neural Disord 2019;12:1-21.

953) Na estenose laringotraqueal, qual a região mais acometida?
a. Região supraglótica.
b. Região glótica.
c. Região infraglótica.
d. Região traqueal.

Comentários

É sabido que estatisticamente a região mais acometida na estenose laringotraqueal é a infraglótica, onde se localiza a cricoide.

Manrique D. Estenoses laringotraqueais. In: Ganança F, Pontes P. Tratado de otorrinolaringologia e cirurgia de cabeça e pescoço. São Paulo: Editora Manole, 2011. P. 177- 87.

954) Quais são os fatores de risco mais comuns na estenose laringotraqueal?
a. Refluxo gastroesofágico, intubação orotraqueal e amiloidose.
b. Granulomatose de Wegener, cicatriz pós-cirurgia de laringe e traqueostomia.
c. Tuberculose, refluxo gastroesofágico e radioterapia.
d. Intubação orotraqueal, traqueostomia e trauma externo.

Comentários

Intubação orotraqueal, traqueostomia e trauma externo são apontadas com as causas mais comuns de estenose laringotraqueal.

Manrique D. Estenoses laringotraqueais. In: Ganança F, Pontes P. Tratado de otorrinolaringologia e cirurgia de cabeça e pescoço. São Paulo: Editora Manole, 2011. p. 177-87.

Respostas
951) a; 952) c; 953) c; 954) d

955) Paciente de 58 anos com história de intubação prolongada, diabético e hipertenso. Saiu de alta há cerca de 25 dias e começou a apresentar falta de ar progressiva. É CORRETO afirmar que:

a. O diagnóstico mais provável é uma estenose laringotraqueal, causada pela intubação, e para fazer o diagnóstico será necessária uma laringoscopia.
b. Os exames radiológicos são mais adequados para a investigação da permeabilidade das vias aéreas e mais seguros.
c. A ventilação mecânica pode causar uma doença pulmonar secundária à intubação e asma.
d. Como o paciente não necessitou de traqueostomia, ele pode ficar tranquilo pois sua insuficiência respiratória pode ser tratada com cirurgia endoscópica de laringe.

Comentários

Diagnóstico mais provável é uma estenose laringotraqueal que pode ser diagnosticada com realização de uma laringoscopia com fibra flexível no ambulatório.

Manrique D. Estenoses laringotraqueais. In: Ganança F, Pontes P. Tratado de otorrinolaringologia e cirurgia de cabeça e pescoço. São Paulo: Editora Manole, 2011. p. 177-87.

956) Paciente de 60 anos com diagnóstico de estenose infraglótica com fechamento total, o melhor tratamento é:

a. Laringotraqueoplastia com enxerto de costela, colocação de molde e traqueostomia.
b. Ressecção cricotraqueal com enxerto de costela e traqueostomia.
c. Ressecção cricotraqueal sem traqueostomia e sem molde.
d. Laringotraqueoplastia sem molde e sem traqueostomia.

Comentários

Nos casos de estenose infraglótica, o tratamento preconizado é a ressecção cricotraqueal com ressecção da área comprometida, anastomose terminoterminal, da traqueia com a tireoide, sem realização de traqueostomia e sem colocação de molde.

Manrique D. Estenoses laringotraqueais. In: Ganança F, Pontes P. Tratado de otorrinolaringologia e cirurgia de cabeça e pescoço. São Paulo: Editora Manole, 2011. p. 177-87.

957) De acordo com a Teoria da Proporção Glótica, o que acontecerá com os meninos que possuem nódulos vocais após a puberdade?

a. Mantêm-se iguais.
b. Eles crescem.
c. Eles fibrosam.
d. Eles involuem.

Comentários

Os nódulos vocais ocorrem com maior incidência no sexo feminino e em crianças de ambos os sexos, principalmente, na faixa etária de 7 a 9 anos. Atribui-se como fator etiopatogênico a proporção glótica menor nas crianças e mulheres. A proporção glótica é a razão entre a porção membranosa da prega vocal (fonotória) sobre a porção cartilaginosa (respiratória). Na mulher é de 1:1, semelhante à criança, com maior impacto da vibração na transição do terço anterior e médio das pregas vocais.

Neves LR, Duprat A. Lesões fonotraumáticas. In: Pignatari SSN, Anselmo-Lima WT. Tratado de otorrinolaringologia, 3.ed. 3ª reimpressão. Rio de Janeiro: Guanabara Koogan, 2021.

Respostas
955) a; 956) c; 957) d

958) Em relação às alterações estruturais mínimas (AEM), marque a alternativa CORRETA:
a. São pequenas variações anatômicas, mas comumente causam sintomas só na idade adulta.
b. O cisto mucoso é um tipo de AEM.
c. O uso crônico de corticoide pode levar ao aparecimento de AEM tipo sulco estria menor.
d. As AEM de cobertura, bem diferenciadas, têm menor taxa de malignização.

Comentários

Por definição, as alterações estruturais mínimas (AEM) da laringe são um grupo de pequenas variações anatômicas da laringe, que podem-se manifestar clinicamente com disfonia muitos anos após o nascimento. São alterações que denotam uma desestruturação congênita das camadas da lâmina própria das pregas vocais e não são consideradas lesões cancerizáveis.

Pontes AAAL, Pontes P. Alterações estruturais mínimas da laringe. In: Pignatari SSN (Org.), Anselmo-Lima WT (Org.). Tratado de otorrinolaringologia, 3.ed. Rio de Janeiro: Elsevier, 2018. Cap. 118.

959) Paciente do sexo feminino, vendedora, 58 anos de idade, relata rouquidão progressiva há aproximadamente 10 anos. Nega dispneia. Tabagista de 15 cigarros/dia desde os 18 anos de idade e refere antecedentes pessoais de tratamento de gastrite. Assinale a alternativa que contém o diagnóstico mais provável do quadro clínico acima:
a. Nódulos vocais associados à fenda fusiforme das pregas vocais de origem comportamental.
b. Sulco vocal tipo estria, cuja disfonia foi precipitada pelo uso intenso da voz.
c. Lesão de aspecto granulomatoso localizada no processo vocal da cartilagem aritenóidea e provocada pelo quadro de refluxo gastoesofágico, sugestiva de granuloma posterior da laringe.
d. Edema e hiperemia das pregas vocais, bilaterais, sugestivos de edema de Reinke.

Comentários

O edema de Reinke é uma lesão adquirida das pregas vocais, associada à voz rouca, com *pitch* grave, cujas principais etiologias são o tabagismo e o refluxo gastroesofágico. Os nódulos vocais são lesões associadas à presença da fenda triangular médio-posterior, que frequentemente o precede. A origem do sulco vocal tipo estria não está relacionada com o tabagismo nem com a presença do refluxo gastroesofágico. O granuloma posterior da laringe não acomete a região vibratória das pregas vocais e geralmente não está associado a alterações da voz.

Neves L, Duprat AC. Lesões fonotraumáticas. In: Pignatari SSN (Org.), Anselmo-Lima WT (Org.). Tratado de otorrinolaringologia, 3.ed. Rio de Janeiro: Elsevier, 2018. Cap. 119.

960) Os achados laringoestroboscópicos mais frequentemente associados aos nódulos vocais são:
a. Espessamento da borda livre em terço médio da porção membranosa de ambas as pregas vocais associado à redução de onda mucosa e fenda triangular médio-posterior ou em ampulheta.
b. Espessamento da borda livre em terço médio da porção membranosa de ambas pregas vocais associado à preservação da onda mucosa e fenda triangular médio-posterior ou em ampulheta.
c. Espessamento da borda livre na junção do terço anterior e médio de ambas pregas vocais associado à preservação da onda mucosa e fenda triangular posterior ou em ampulheta.
d. Espessamento da borda livre na junção do terço anterior e médio de ambas as pregas vocais associado à redução da onda mucosa e fenda triangular posterior ou em ampulheta.

Comentários

Os nódulos vocais são caracterizados por serem espessamentos da borda livre do terço médio da porção membranosa de ambas as pregas vocais, local onde ocorre maior amplitude de vibração durante a fonação. Por serem lesões superficiais, com alteração de epitélio e camada superficial da lâmina própria, não costumam afetar a propagação da onda mucosa durante a fonação. Estão associados à fenda triangular médio posterior e às fendas em ampulheta.

Neves LR, Duprat AC. Lesões fonotraumáticas. In: Pignatari SSN, Anselmo-Lima WT. Tratado de otorrinolaringologia, 3.ed. Rio de Janeiro: Guanabara Koogan, 2017. p. 592. Retirado de vbk://97885352890392017.

Respostas
958) a; 959) d; 960) b

961) O edema de Reinke caracteriza-se por:
a. Processo inflamatório crônico com acometimento da camada superficial da lâmina própria de ambas as pregas vocais simétrico em volume.
b. As principais alterações histológicas são hiperplasia epitelial, espessamento da membrana basal, edema no córion, congestão, espessamento da parede de vasos da lâmina própria, infiltrado inflamatório e fibrose.
c. Sintomas respiratórios são frequentes.
d. Pode ser considerado uma lesão benigna, raramente associada a leucoplasias e displasias.

Comentários

O edema de Reinke apresenta-se, geralmente, bilateral e assimétrico em tamanho. Seu caráter puramente benigno tem sido questionado por alguns autores, visto que é frequente a associação a leucoplasias e displasias.

Neves LR, Duprat AC. Lesões fonotraumáticas. In: Pignatari SS, Anselmo-Lima WT. Tratado de otorrinolaringologia, 3.ed. Rio de Janeiro: Guanabara Koogan, 2017. p. 592. Retirado de vbk://97885352890392017.

962) Ao exame, o edema de Reinke aparece como:
a. Degeneração polipoide bilateral com onda mucosa que pode estar reduzida ou aumentada.
b. Cordite polipoide bilateral cujo tamanho pode ser dimensionado pela laringoscopia.
c. Laringite polipoide bilateral com onda mucosa reduzida.
d. Laringite crônica hipertrófica com onda mucosa aumentada.

Comentários

Degeneração polipoide, cordite polipoide, laringite polipoide e laringite crônica hipertrófica são alguns dos vários termos utilizados para designar a entidade clínica que é reconhecida como edema de Reinke. A mobilidade da onda mucosa é variável, podendo estar aumentada ou reduzida, dependendo do grau de acometimento da viscoelasticidade da camada superficial da lâmina própria. Nos casos em que o edema está localizado na parte superior da prega vocal, muitas vezes é necessário realizar fonação inspirada para que ele se torne visível.

Neves LR, Duprat AC. Lesões fonotraumáticas. In: Pignatari SS, Anselmo-Lima WT. Tratado de otorrinolaringologia, 3.ed. Rio de Janeiro: Guanabara Koogan, 2017. p. 592. Retirado de vbk://97885352890392017.

963) Na laringoscopia, o achado que melhor pode justificar uma voz áspera é o(a):
a. Cisto epidermoide.
b. *Miastenia gravis.*
c. Edema de pregas vocais.
d. Síndrome vocal tensional.

Comentários

O correlato laringoscópio da percepção auditiva de aspereza é a rigidez que pode ser causada por algumas alterações estruturais, como no caso de cistos e sulcos vocais. Doenças neurológicas como a *miastenia gravis* resulta em diminuição da função adutora glótica e levará à característica de astenia. A rouquidão, diferente da aspereza, é justificada por uma irregularidade do padrão de vibração das pregas vocais durante a fonação, como no caso de edema e nódulos vocais. A tensão está relacionada com o aumento do esforço vocal, como nos casos das síndromes vocais tensionais.

Korn GP, Haddad L, Neto JC. Disfonias: classificação, diagnóstico e tratamento. In: Pignatari SS, Anselmo-Lima WT. Tratado de otorrinolaringologia, 3.ed. Rio de Janeiro: Guanabara Koogan, 2017. p. 592. Retirado de vbk://97885352890392017.

Respostas
961) b; 962) a; 963) a

964) Em relação ao uso de pregas vestibulares em cantores, assinale a alternativa mais adequada:
a. Seu uso é sempre indesejado.
b. São utilizados em alguns gêneros musicais.
c. Não interfere na fisiologia da vibração das pregas vocais.
d. Não gera agressão às pregas vocais.

Comentários

A participação das pregas vestibulares está presente em alguns estilos como no *jazz* e *blues*, mas, em alguns casos, ocorre por uma tensão excessiva, que pode resultar em agressão às pregas vocais. Quando avaliamos um cantor, além de observar a participação das pregas vestibulares e vocais, precisamos verificar se existe algum sinal inflamatório decorrente da agressão gerada pela ação das pregas vestibulares.

Sataloff RT, Eckley CA, Duprat AC. Voz profissional. In: Pignatari SS, Anselmo-Lima WT. Tratado de otorrinolaringologia, 3.ed. Rio de Janeiro: Guanabara Koogan, 2017. p. 619. Retirado de vbk://9788535289039 2017.

965) Não é causa de insuficiência velofaríngea:
a. Fissura palatina submucosa.
b. Hipertrofia importante de tonsilas palatinas.
c. Esclerose lateral amiotrófica.
d. Pós-adenoidectomia.

Comentários

Os distúrbios da função velofaríngea podem ser classificados dentro de três categorias etiológicas: insuficiência velofaríngea, incompetência velofaríngea e erros de aprendizado. A insuficiência velofaríngea inclui qualquer defeito estrutural no palato ou paredes da faringe, nos quais não há tecido suficiente para o fechamento adequado ou há algum tipo de interferência mecânica ao fechamento. A incompetência velofaríngea abrange distúrbios funcionais secundários ao comprometimento do controle e programação motora e/ou diminuição do tônus muscular. Os erros de aprendizado englobam fechamento velofaríngeo inadequado na ausência de defeitos estruturais ou doenças neuromotoras do complexo velofaríngeo, ocorrendo basicamente por uma dificuldade de articulação. A fissura palatina não operada, seja evidente ou submucosa, e fissuras palatinas corrigidas funcionalmente inadequadas, correspondem à maioria dos casos de insuficiência velofaríngea. A disfunção velofaríngea transitória pós-adenoidectomia não é incomum, podendo persistir por dias a semanas. Hipertrofia importante das tonsilas palatinas pode acarretar interferência mecânica ao fechamento pelo estiramento e restrição mobilidade do palato.

Trost-Cardamone. Coming to terms with VPI: A response to Loney and Bloem. Cleft Palate J 1989;26(1):68-70.

966) Qual o substrato anatômico da fissura palatina submucosa oculta?
a. Diástase mediana nos músculos elevador e tensor do véu palatino.
b. Ausência do músculo da úvula.
c. Entalhe no palato duro.
d. Inserção anômala da aponeurose palatina.

Comentários

A fissura palatina submucosa é composta pela tríade úvula bífida, diástase muscular do palato mole e entalhe no palato duro. A fissura palatina submucosa oculta caracteriza-se pela ausência do músculo da úvula e, consequentemente, da saliência convexa mediana na superfície dorsal do palato.

Smit JA, Mulder PP, de Graaf F, de Bakker BS, Breugem CC. Incidence of symptomatic submucous cleft palate in the netherlands: a retrospective cohort study over a period of 22 years. Cleft Palate Craniofac J 2021 Sep;58(9):1121-7.

Respostas
964) b; 965) c; 966) b

967) Em uma microcirurgia de laringe, tal como uma decorticação, é importante a localização do cone elástico. Escolha a alternativa que melhor define o que é o cone elástico:
a. Lâmina de tecido conjuntivo mais conhecida como ligamento vocal.
b. Membrana fibroelástica com inserção em toda a borda superior do arco da cartilagem cricóidea em direção à margem livre da prega vocal, compondo o ligamento vocal.
c. Membrana fibroelástica que compõe o ventrículo de Morgagni e separa a prega vestibular da prega vocal.
d. Sua borda livre constitui as pregas ariepiglóticas.

Comentários

O cone elástico, também chamado de membrana triangular, é uma estrutura anatômica de limites relativamente complexos de serem entendidos. O cone elástico e o ligamento cricotireóideo constituem uma lâmina de tecido conjuntivo cuja inserção inferior se faz em toda a borda superior do arco da cartilagem cricoide, de uma faceta articular a outra. A parte mediana desta lâmina se prende superiormente à cartilagem tireoide, constituindo o ligamento cricotireóideo. As partes laterais não se prendem à borda inferior da cartilagem tireoide; passam internamente a ela e se prendem, posteriormente, aos processos vocais da cartilagem aritenoide e anteriormente se encontram ao inserirem, medianamente, na face posterior do ângulo da cartilagem tireoide. Estas partes laterais formam os cones elásticos, um de cada lado. A borda superior, livre, de cada cone elástico constitui o ligamento vocal, rico em fibras elásticas, o qual após ser revestido por músculos e mucosa constituirá a prega vocal.

D'Avila JS, Setton ARF, D'Avila DV. Embriologia e anatomia da laringe. In: Pignatari SSN, Anselmo-Lima WT. Tratado de otorrinolaringologia, 3.ed. 3ª reimpressão. Rio de Janeiro: Guanabara Koogan, 2021.

968) Em uma cirurgia cervical, se lesionarmos o nervo laríngeo recorrente, qual o músculo intrínseco da laringe terá sua função motora preservada?
a. Tireoaritenóideo.
b. Cricotireóideo.
c. Interaritenóideo.
d. Cricoaritenóideo posterior.

Comentários

Toda a inervação motora dos diferentes músculos intrínsecos da laringe é fornecida pelo nervo laríngeo recorrente ou inferior, com exceção do músculo cricotireóideo, cuja inervação é feita pelo nervo laríngeo superior, nervo misto que também é responsável pela sensibilidade da mucosa laríngea.

D'Avila JS, Setton ARF, D'Avila DV. Embriologia e anatomia da laringe. In: Pignatari SSN, Anselmo-Lima WT. Tratado de otorrinolaringologia, 3.ed. 3ª reimpressão. Rio de Janeiro: Guanabara Koogan, 2021.

969) Considere um paciente com paralisia de prega vocal unilateral em abdução com supradesnivelamento da prega paralisada. Ao finalizarmos o procedimento cirúrgico para correção dessa patologia estaremos mimetizando qual musculatura da laringe?
a. Cricotireóideo.
b. Cricoaritenóideo posterior.
c. Interaritenóideo.
d. Cricoaritenóideo lateral.

Comentários

O músculo cricoaritenóideo lateral (CAL) é um músculo par e é um dos principais adutores das pregas vocais. O músculo cricoaritenóideo lateral insere-se nas porções superior e lateral da cartilagem cricóidea e no processo vocal da aritenóidea. Sua contração aduz, abaixa e alonga a prega vocal, afilando sua borda livre, que fica mais angulada e estrutura a prega vocal mais tensa. O CAL auxilia, portanto, a coaptação glótica necessária para a fonação.

Imamura R, Tsuji DH, Hachiya A. Fisiologia da laringe. In: Pignatari SSN, Anselmo-Lima WT. Tratado de otorrinolaringologia, 3.ed. 3ª reimpressão. Rio de Janeiro: Guanabara Koogan, 2021.

Respostas
967) b; 968) b; 969) d

970) Durante a fonação, diversas forças atuam sobre as pregas vocais. Qual(is) a(s) principal(is) forças relacionadas com a fase de fechamento das pregas vocais?
a. Pressão subglótica e efeito Bernoulli.
b. Pressão subglótica e elasticidade das pregas vocais.
c. Elasticidade das pregas vocais e efeito Bernoulli.
d. Apenas o efeito Bernoulli.

Comentários

Durante o ciclo vibratório normal: por atuação da pressão subglótica, o lábio inferior começa a se afastar ainda durante a fase fechada. Quando a glote se abre, tanto o lábio inferior como o superior estão se afastando. Contudo, antes que o lábio superior atinja sua abertura máxima, o inferior, que já a atingiu, começa a se fechar por atuação da elasticidade da prega vocal e do efeito Bernoulli.

Imamura R, Tsuji DH, Hachiya A. Fisiologia da laringe. In: Pignatari SSN, Anselmo-Lima WT. Tratado de otorrinolaringologia, 3.ed. 3ª reimpressão. Rio de Janeiro: Guanabara Koogan, 2021.

971) Um indivíduo em fonação normal pode produzir 3 modos de fonação, que correspondem a 3 faixas de frequências (baixa, média e alta). Como elas são denominadas?
a. Vocal *fry*, modal, falsete.
b. Registro de peito, médio e cabeça.
c. Vocal *fry*, falsete e registro de cabeça.
d. Registro de peito, modal e falsete.

Comentários

Os três principais modos de fonação têm sido comumente classificados como registros de pulso (vocal *fry*), modal e falsete. O modo de fonação refere-se a diferentes características perceptuais da fonação que são associadas ao tipo de padrão vibratório.

Imamura R, Tsuji DH, Hachiya A. Fisiologia da laringe. In: Pignatari SSN, Anselmo-Lima WT. Tratado de otorrinolaringologia, 3.ed. 3ª reimpressão. Rio de Janeiro: Guanabara Koogan; 2021.

972) Durante o modo de fonação do tipo falsete, qual músculo intrínseco da laringe é mais exigido?
a. Cricotireóideo.
b. Tireoaritenóideo.
c. Tireo-hióideo.
d. Cricoaritenóideo lateral.

Comentários

No registro de falsete, o músculo vocal contrai levemente ou relaxa-se por completo. A atividade do cricotireóideo é significativamente aumentada. Assim, todas as camadas da prega vocal são esticadas e, como o cricotireóideo pode abduzir levemente as pregas vocais que se encontram na posição mediana, a glote é levemente aberta. Nessas condições, as pregas vocais encontram-se bastante alongadas, finas e tensas.

Imamura R, Tsuji DH, Hachiya A. Fisiologia da laringe. In: Pignatari SSN, Anselmo-Lima WT. Tratado de otorrinolaringologia, 3.ed. 3ª reimpressão. Rio de Janeiro: Guanabara Koogan, 2021.

Respostas
970) c; 971) a; 972) a

973) Em um indivíduo com disfagia e abolição do reflexo de proteção da via aérea. Qual o provável nervo acometido?
a. Nervo laríngeo recorrente - porção interna.
b. Nervo laríngeo superior - porção interna.
c. Nervo laríngeo superior- porção externa.
d. Plexo cervical.

Comentários

Toda a inervação motora dos diferentes músculos da laringe é fornecida pelo nervo laríngeo recorrente ou inferior, com exceção do músculo cricotireóideo, cuja inervação é feita pelo nervo laríngeo superior, nervo misto que também é responsável pela sensibilidade da mucosa laríngea. A estimulação do nervo laríngeo superior é um dos mais eficientes mecanismos de deflagração da deglutição em animais.

Imamura R, Tsuji DH, Hachiya A. Fisiologia da laringe. In: Pignatari SSN, Anselmo-Lima WT. Tratado de otorrinolaringologia, 3.ed. 3ª reimpressão. Rio de Janeiro: Guanabara Koogan, 2021.

974) A proporção glótica pode influenciar na fisiopatologia de algumas doenças. Nas mulheres, essa proporção é de:
a. 1:1 e é igual à das crianças.
b. 1,5:1 e é igual à dos homens.
c. 1:1,5 e é maior do que em homens e crianças do sexo masculino.
d. 1:1 e é igual à dos homens.

Comentários

A proporção glótica relaciona as dimensões anteroposteriores da glote membranácea e cartilagínea, ou seja, entre as regiões fonatória e respiratória da laringe durante a respiração. Nas mulheres adultas essas medidas teriam proporção de 1:1 e nos homens o comprimento anterior é maior que o posterior. Na criança, a proporção glótica é semelhante entre meninos e meninas. Tais dados parecem estar relacionados com as questões de predisposição anatomofuncional para o desenvolvimento de patologias vocais como o aparecimento de nódulos vocais.

Imamura R, Tsuji DH, Hachiya A. Fisiologia da laringe. In: Pignatari SSN, Anselmo-Lima WT. Tratado de otorrinolaringologia, 3.ed. 3ª reimpressão. Rio de Janeiro: Guanabara Koogan, 2021.

975) As falsas pregas vocais são compostas por fibras musculares de qual músculo intrínseco da laringe?
a. Cricotireóideo.
b. Cricoaritenóideo lateral.
c. Tireoaritenóideo.
d. Tíreo-hióideo.

Comentários

As pregas vestibulares, também denominadas pregas vocais falsas, são constituídas por fibras do músculo tireoaritenóideo, estando recobertas por epitélio.

Imamura R, Tsuji DH, Hachiya, A. Fisiologia da laringe. In: Pignatari SSN, Anselmo-Lima WT. Tratado de otorrinolaringologia, 3.ed. 3ª reimpressão. Rio de Janeiro: Guanabara Koogan, 2021.

976) Durante a formação embriológica da laringe, qual região é a última a ser formada?
a. Supraglote.
b. Glote.
c. Subglote.
d. Epiglote.

Comentários

A região glótica é a última a ser constituída na evolução embrionária da laringe. No 41º dia, quando o embrião apresenta entre 11 e 14 mm de comprimento, a laringe está completamente constituída.

D'Avila JS, Setton ARF, D'Avila DV. Embriologia e anatomia da laringe. In: Pignatari SSN, Anselmo-Lima WT. Tratado de otorrinolaringologia, 3.ed. 3ª reimpressão. Rio de Janeiro: Guanabara Koogan, 2021.

Respostas
973) b; 974) a; 975) c; 976) b

977) O sáculo laríngeo é uma estrutura anatômica em forma de bolsa em fundo cego que surge no teto do ventrículo laríngeo, na sua porção anterior. Ascende no interior do tecido conjuntivo areolar do espaço pré-epiglótico, posteriormente à cartilagem tireóidea. Sobre o sáculo laríngeo podemos afirmar, EXCETO:

a. O sáculo laríngeo de primatas é uma cavidade dilatada formando câmaras de ar. Nestes animais, acredita-se que tenha como principal função aumentar a ressonância durante a vocalização.
b. O sáculo laríngeo é formado por um epitélio colunar pseudoestratificado. Glândulas serosas e mucosas estão presentes na submucosa.
c. Sua única função no homem é a lubrificação das pregas vocais.
d. A laringocele interna é uma dilatação anormal do sáculo laríngeo restrita ao espaço submucoso, no interior do arcabouço laríngeo.

Comentários

A laringocele é uma dilatação anormal do sáculo laríngeo e do ventrículo. Sua origem pode ser congênita ou adquirida. Predomina no sexo masculino e frequentemente é vista em músicos que utilizam instrumentos de sopro (trombone, corneta, saxofone) e em sopradores de vidro. Pode ser interna ou externa. As laringoceles internas são dilatações que se manifestam por um abaulamento submucoso e estão confinadas ao interior da cartilagem laríngea. As laringoceles externas, por sua vez, penetram na membrana tíreo-hióidea e estendem-se lateralmente no pescoço.

Porter PW, Vilensky JA. The laryngeal saccule: clinical significance. Clin Anatomy 2012;25:647-9.

978) Sobre a articulação cricoaritenóidea, podemos afirmar que:

a. A articulação cricoaritenóidea é uma articulação sinusoidal monoaxial, ou seja, realiza o movimento de adução e abdução das pregas vocais em torno de apenas um eixo.
b. A articulação cricoaritenóidea é uma articulação condilar cujas superfícies são de forma elíptica. Permite o movimento de abdução e adução das pregas vocais, flexão e extensão, mas não permite o movimento de rotação.
c. O movimento da articulação cricoaritenóidea é complexo e semelhante a uma cadeira de balanço. Há dois movimentos básicos e combinados: rotação médio-lateral e deslizamento anteroposterior. Nesse movimento, o processo vocal movimenta-se medialmente e para baixo na adução, e lateralmente e para cima na abdução.
d. Durante o movimento de adução, há rotação medial da aritenoide, com aproximação do processo vocal na linha média e deslocamento inferomedial do processo muscular.

Comentários

A articulação cricoaritenóidea é uma articulação sinovial classificada morfologicamente como selar. Ela apresenta superfície articular em forma de sela com concavidade (aritenoide) e convexidade (cricoide). Os dois principais movimentos da articulação cricoaritenóidea é a rotação médio-lateral e o deslizamento anteroposterior, atuando na adução (aproximação) e abdução (afastamento) das pregas vocais. Apesar de o movimento articular consistir em rotação (oscilação) e deslizamento, considerando a estrutura anatômica da articulação, o movimento principal seria o de oscilação em torno do longo eixo do cilindro. Neste movimento, percebe-se que o processo vocal, ou a prega vocal, movimenta-se para baixo na adução e para cima na abdução. Essa associação de movimento anteroposterior e vertical é que dá a impressão de movimento de cadeira de balanço.

Isshiki N. Anatomia para cirurgia do arcabouço laríngeo. In: Isshiki N, Tsuji DH, Sennes LU. Tireoplastias. Fundação Otorrinolaringologia 1999:68-77.

Respostas
977) c ; 978) c

979) A laringoestroboscopia é um dos instrumentos diagnósticos mais importantes na propedêutica armada durante a avaliação de um paciente com queixa vocal. Em relação ao método, assinale a alternativa CORRETA:

a. Permite a avaliação do ciclo real da vibração das pregas vocais com visualização das fases do ciclo glótico (fase aberta, fase de fechamento, fase fechada e fase de abertura).
b. Permite avaliar ciclos aperiódicos.
c. Permite, através da visualização da onda mucosa, a avaliação da integridade da relação estrutural e funcional do corpo e cobertura.
d. É possível determinar, através do método, o tempo de fase fechada do ciclo glótico.

Comentários

A estroboscopia laríngea é um método de avaliação da vibração cordal que permite avaliar a integridade da relação estrutural e funcional da mucosa (cobertura) e corpo (ligamento vocal). As pregas vocais durante a fonação vibram em ciclos glóticos muito rápidos (em torno de 100-400 Hz), impossíveis de serem visualizados a olho nu. Através de uma fonte de luz estroboscópica é possível a visualização do padrão de vibração cordal através da montagem de imagens sucessivas de diferentes ciclos glóticos, o que nos dá a impressão de movimento em câmera lenta. Parâmetros como padrão de coaptação glótica, amplitude de vibração, onda mucosa, presença de segmentos não vibrantes, simetria de fase e regularidade podem ser avaliados com o método. No entanto, tem como principais desvantagens a incapacidade de avaliar o início e o final das emissões e a incapacidade de avaliar ciclos aperiódicos.

Brasil OOC, Barbosa LH, Ramos HVL. Semiologia laríngea – Avaliação clínica da voz. In: Pignatari SSN, Anselmo-Lima WT. Tratado de otorrinolaringologia, 3.ed. 3ª reimpressão. Rio de Janeiro: Guanabara Koogan, 2021. Cap. 102.

980) Sobre a transmissão da papilomatose laríngea, assinale a alternativa CORRETA:

a. A maioria das crianças nascidas por parto vaginal em mulheres com condilomatose ativa apresenta a doença na primeira infância.
b. O risco de transmissão pelo HPV durante um parto cesáreo é igual ao do parto vaginal.
c. São considerados fatores de risco para desenvolvimento da papilomatose respiratória recorrente: a multiparidade e idade materna avançada.
d. O maior risco de contaminação ocorre no parto, mas pode acontecer durante a gestação.

Comentários

São considerados fatores de risco para papilomatose respiratória recorrente a primiparidade e a mãe jovem. A presença de condiloma vaginal durante a gestação é outro fator de risco importante, mas ainda não está definido se o tratamento destas lesões diminui o risco. A contaminação pode ocorrer durante o parto, mas também durante a gestação, visto que foram descritas partículas virais no líquido amniótico, na placenta e no cordão umbilical. A grande maioria destas crianças nunca apresentará a doença.

Kuhl G, Scweiger C, Amaral FB, Kuhl LP. Papilomatose respiratória recorrente. In: Pignatari SSN, Anselmo-Lima WT. Tratado de otorrinolaringologia, 3.ed. 3ª reimpressão. Rio de Janeiro: Guanabara Koogan, 2021.

981) Considerando que a infecção pelo HPV ocorre preferencialmente nos locais de justaposição do epitélio ciliar e escamoso (junção escamocelular), qual a localização da maioria das lesões?

a. Epiglote.
b. Úvula.
c. Pregas vocais.
d. Ventrículo laríngeo.

Comentários

O HPV ocorre na junção escamocelular, ou seja, nos locais de justaposição do epitélio ciliar e escamoso. Essas áreas são identificadas na superfície nasofaríngea do palato mole, na zona intermediária da superfície laríngea da epiglote, nas margens superior e inferior do ventrículo laríngeo, na superfície inferior das pregas vocais, na carina e na cicatriz da traqueostomia (epitélio ciliado que sofre metaplasia escamosa por trauma). A maior parte das lesões está localizada nas pregas vocais verdadeiras.

Kuhl G, Scweiger C, Amaral FB, Kuhl LP. Papilomatose respiratória recorrente. In: Pignatari SSN, Anselmo-Lima WT. Tratado de otorrinolaringologia, 3.ed. 3ª reimpressão. Rio de Janeiro: Guanabara Koogan, 2021.

Respostas
979) c; 980) d; 981) c

982) A videolaringoestroboscopia se tornou o método clínico principal em consultórios para avaliar pacientes com lesões glóticas. Sobre o método, assinale a alternativa CORRETA:

a. O diagnóstico de lesões como pontes e sulcos são mais precisos durante a avaliação estroboscópica.
b. Permite a avaliação do ciclo real da vibração cordal.
c. Há alta concordância entre os achados do exame e o diagnóstico intraoperatório.
d. A visão tangencial da face medial da glote permite avaliação vertical da vibração cordal.

Comentários

Apesar de ser o método clínico principal para avaliação da vibração cordal e diagnóstico das lesões glóticas, alguns diagnósticos continuam sendo feitos apenas com microlaringoscopia de suspensão. A palpação permite o diagnóstico de lesões estruturais como pontes, sulcos e bolsas que não podem ser diagnosticados com precisão durante a videolaringoestroboscopia.

Perazzo PSL, Campos G, Carvalho MSC. Métodos de avaliação da vibração cordal. In: Costa SS (Coord.). Programa de atualização em otorrinolaringologia. Porto Alegre: Artmed, 2008. Ciclo 2. Mod. 4. p. 27-52.

983) Considere o seguinte cenário: você é otorrinolaringologista do Ambulatório de Especialidades Médicas da Prefeitura da sua cidade e atende uma paciente de 30 anos, professora, com queixa de rouquidão persistente há 1 ano com piora com abuso vocal. Na análise perceptivo-auditiva apresenta voz de qualidade rouca soprosa de grau moderado. Leciona 8 horas por dia. Já fez tratamento fonoterápico por 1 ano com melhora parcial. Traz uma videolaringoscopia que mostra cisto de prega vocal direita e espessamento nodular. A paciente, muito nervosa, chora e pede um laudo médico, pois quer afastamento definitivo das suas atividades e readaptação da função. Entre as alternativas abaixo, qual a melhor conduta a ser tomada neste momento?

a. Escrever um laudo com os achados da videolaringoscopia e atestando a disfonia moderada apresentada pela paciente impossibilita a mesma de exercer as suas atividades como professora.
b. Escrever um laudo médico com os achados da laringoscopia sugerindo afastamento por 3 meses para tratamento da patologia.
c. Atestar o afastamento por 15 dias e repouso vocal. Retorno para reavaliação.
d. Propor a paciente tratamento cirúrgico seguido de fonoterapia. Encaminhar ao médico do trabalho com relatório médico, descrevendo a patologia encontrada, o diagnóstico, o tratamento sugerido, o prognóstico e o tempo de afastamento sugerido.

Comentários

O médico otorrinolaringologista deve ter extremo cuidado na avaliação do profissional da voz com queixa de disfonia para não inferir na ética profissional e na legislação vigente. É da competência do otorrinolaringologista avaliar a queixa vocal e auxiliar os médicos do trabalho e o médico perito nas questões técnicas, judiciais e trabalhistas. O otorrinolaringologista identifica a causa da disfonia, informa o grau de risco, institui o tratamento e se necessário pode afastar temporariamente o indivíduo de suas atividades laborais (até 15 dias). O médico do trabalho, por sua vez, é responsável por determinar o nexo causal do desenvolvimento da patologia, pois é do seu conhecimento o ambiente de trabalho. Cabe a ele definir se o paciente está apto ou inapto para o exercício da sua função bem como recomendar a sua readaptação, ou seja, a troca da sua função laboral.
Segundo o "Consenso de Voz Profissional" (2004), o médico otorrinolaringologista deve utilizar o termo "relatório médico" para descrever os achados do seu exame e suas impressões clínicas deixando o termo "laudo" para respostas a questionamentos judiciais e perícias médicas, competência esta do médico do trabalho.

Hachiya A, Menezes M. Disfonia e saúde ocupacional. In: Costa SS (Coord). Programa de atualização em otorrinolaringologia. Porto Alegre: Artmed, 2008. Ciclo 4. Mod. 4, p. 9-21.

Respostas
982) a; 983) d

984) Considerando ainda o caso acima, assinale a alternativa mais adequada:

a. Do ponto de vista ocupacional, há nexo causal bem definido, uma vez que a paciente apresenta abuso vocal (leciona 8 horas por dia) e é disfônica.
b. Nesta paciente podem ser identificados como fatores de risco para desenvolvimento de disfonia: sexo feminino, abuso vocal, estresse e presença de lesões preexistentes.
c. Lesões estruturais mínimas não pioram com o abuso vocal.
d. A presença de lesões estruturais mínimas em profissionais da voz justifica a readaptação destes pacientes, ou seja, impedem a produção normal da voz.

Comentários

São considerados fatores de risco individuais para disfonia: sexo feminino, técnica vocal inapropriada, personalidade comunicativa, voz "fraca", atividades extras com alta demanda vocal, doenças respiratórias (asma, rinite), uso de medicações (anti-histamínicos, corticosteroides), refluxo, lesões preexistentes, tabagismo, estresse. São fatores de risco relacionados com o ambiente de trabalho: alta demanda vocal, ambiente ruidoso acústico ruim, longa distância do interlocutor, postura inadequada, equipamentos inadequados, qualidade do ar (poeira, ar-condicionado, pouca umidade), baixo acesso a tratamento precoce dos distúrbios vocais.
Alterações estruturais mínimas com o cisto vocal são lesões na estrutura da prega vocal cujo impacto é apenas na qualidade vocal. A presença de uma lesão estrutural pode levar à queixa vocal dependendo da demanda vocal e de outros fatores de risco supracitados e não justifica o impedimento para o exercício profissional da voz.

Hachiya A, Menezes M. Disfonia e saúde ocupacional. In: Costa SS (Coord). Programa de atualização em otorrinolaringologia. Porto Alegre: Artmed, 2008. Ciclo 4. Mod. 4, p. 9-21.

985) A presbifonia pode ser definida como alterações vocais relacionadas, especificamente, com mudanças estruturais e fisiológicas associadas ao processo de envelhecimento. São achados comuns da videolaringoestroboscopia destes pacientes, EXCETO:

a. Arqueamento de uma ou ambas as pregas vocais.
b. Fechamento glótico incompleto com formação de fenda fusiforme.
c. Aumento da amplitude de vibração.
d. Hiperconstrição supraglótica.

Comentários

Em torno de 10% dos idosos apresentam queixas vocais relacionadas com o processo de envelhecimento normal. A voz dos pacientes com presbifonia é fraca, soprosa, rouca e trêmula. Observam-se, nestes pacientes, atrofia do músculo vocal com arqueamento de uma ou ambas as pregas vocais, fechamento glótico completo, diminuição da amplitude de vibração (menor massa de vibração e menor pressão subglótica) e hiperconstrição supraglótica compensatória).

Tsuji DH, et al. Presbifonia. In: Condutas práticas em laringologia. São Paulo: Fundação Otorrinolaringologia, 2005. p. 68-9.
Bruzzi C, Salsi D, Minghetti D, Negri M, Casolino D, Sessa M. Presbiphonya. Acta Biomed 2017 Apr 28;88(1):6-10.

Respostas
984) b; 985) c

986) Sobre a esclerose lateral amiotrófica, assinale a alternativa CORRETA:
a. Caracterizada por doença autossômica recessiva, causa distúrbios neurovegetativos, acometendo tanto os neurônios motores inferiores quanto os superiores.
b. 25% apresentam distúrbios otorrinolaringológicos, entre eles: atrofia de língua com presença de fasciculação, espasmos laríngeos e aumento da pressão subglótica.
c. Prognóstico é bom. Mais de 80% dos pacientes sobrevivem após 5 anos, desde que o diagnóstico seja precoce.
d. Diagnóstico é clínico, mas a eletromiografia confirma o diagnóstico evidenciando sinais de desnervação ativa em pelo menos 3 membros.

Comentários

A esclerose lateral amiotrófica (ELA) é a forma mais comum de doença progressiva do neurônio motor. Trata-se de um distúrbio neurovegetativo que envolve tantos os neurônios inferiores como os neurônios motores superiores. A causa da ELA não é conhecida. A maior parte dos casos possui origem esporádica e apenas 5 a 10% dos pacientes herdam de forma autossômica dominante. A doença inicia-se na meia-idade e na idade avançada, em geral após os 50 anos e é mais frequente em homens. Mais de 25% dos pacientes apresentam queixas otorrinolaringológicas. Entre os mais frequentes estão os distúrbios da deglutição, mudanças na qualidade da voz e comprometimento articulatório com alteração na motricidade da língua, palato e musculatura facial.
O diagnóstico é feito pelos sintomas e sinais. A eletromiografia confirma a suspeita evidenciando sinais de desnervação ativa em pelo menos três membros.

Fernandes AMF. Distúrbios neurológicos da laringe. In: Pignatari SSN, Anselmo-Lima WT. Tratado de otorrinolaringologia, 3.ed. 3ª reimpressão. Rio de Janeiro: Guanabara Koogan, 2021.

987) A anestesia de fonomicrocirurgia de laringe é uma etapa de extrema importância. Assinale a alternativa CORRETA:
a. Traqueostomia deve ser feita naqueles pacientes cuja laringoscopia é difícil para que haja adequada ventilação e maior exposição possível da laringe.
b. Tubo endotraqueal deve ser o menor diâmetro possível.
c. Propofol e midazolam são anestésicos contraindicados nas fonomicrocirurgias de laringe.
d. Intubação orotraqueal nos pacientes com estenose laríngea não deve ter nenhum cuidado especial.

Comentários

A fonomicrocirurgia de laringe geralmente necessita de um dos seguintes fatores para manutenção de via aérea:
Intubação orotraqueal usando o menor diâmetro do tubo endotraqueal e adequado tamanho: estão indicados tubo 5.0 ou tubo 5.5 MLT (tubo de microlaringoscopia).
Ventilação Jet Venturi.

Rosen CA, Simpson CB. Anesthesia and airway management for laryngeal surgery. In: Rosen CA, Simpson CB. Operative techniques in laringology. San Antonio: Edit Springer, 2008. p. 53-9.

988) Sobre a laringoscopia direta nas fonomicrocirurgias de laringe, assinale a alternativa CORRETA:
a. São necessários apenas 2 tipos de laringoscópios: 1 infantil e 1 adulto.
b. Posição de Rose oferece a melhor exposição laríngea.
c. Pescoço fletido em relação ao corpo e cabeça estendida em relação ao pescoço oferece a melhor exposição da endolaringe durante a laringoscopia.
d. Protetor dentário não oferece proteção durante a laringoscopia.

Comentários

Pescoço fletido em relação ao corpo e cabeça estendida em relação ao pescoço otimiza a visualização das pregas vocais durante a laringoscopia de suspensão.

Rosen CA, Simpson CB. Principles of phonomicrosurgery. In: Rosen CA, Simpson CB. Operative techniques in laringology. San Antonio: Edit Springer, 2008. p. 71-2.

Respostas
986) d; 987) b; 988) c

989) Sobre os cuidados intraoperatórios nas fonomicrocirurgias de laringe, assinale a alternativa CORRETA:

a. A lente de microscópio de 250 mm de foco está indicada nestas cirurgias por oferecer qualidade de foco e liberdade no manuseio dos instrumentos.
b. A qualidade de imagem do endoscópio laríngeo é melhor que a do microscópio, portanto, aqueles são mais utilizados que estes nas fonomicrocirurgias de laringe.
c. Visão binocular, manuseio bimanual e aumento do espaço com a retirada do endoscópio laríngeo são as vantagens na utilização do microscópio.
d. Os microscópios devem ser utilizados no menor aumento possível para melhor visão panorâmica da laringe.

Comentários

São vantagens do uso do microscópio em relação ao uso de telescópios rígidos durante a realização de fonomicrocirurgia: visão binocular (permite a avaliação em profundidade), manuseio bimanual, aumento do espaço de trabalho uma vez que não haverá o telescópio ocupando o espaço.

Rosen CA, Simpson CB. Principles of phonomicrosurgery. In: Rosen CA, Simpson CB. Operative techniques in laringology. San Antonio: Edit Springer, 2008. p. 72-3.

990) Em relação ao cuidados pós-operatórios e complicações nas fonomicrocirurgias de laringe, assinale a alternativa CORRETA:

a. Antibioticoprofilaxia está indicada por ser uma cirurgia potencialmente contaminada.
b. Exame de videolaringoestroboscopia está indicado no primeiro dia pós-operatório a fim de detectar precocemente alguma complicação.
c. Avulsão dentária, edema e parestesia em língua são complicações raras e não merecem ser citadas no pré-operatório, pois pode desencorajar o paciente a realizar a cirurgia.
d. Hidratação, orientações de medidas antirrefluxo, tratamento com inibidores de bomba de prótons e repouso vocal são os cuidados pós-operatórios a serem seguidos pelos pacientes submetidos a fonomicrocirurgias de laringe.

Comentários

Os pacientes submetidos à microcirurgia de laringe devem ser bem orientados em relação às complicações inerentes ao procedimento. Devem ser expostos que avulsão dentária, fraturas do esmalte dentário, edema e parestesia de língua são complicações que merecem ser expostas ao paciente. Hidratação, orientações e medidas antirrefluxo e repouso vocal são medidas importantes que devem ser seguidas no pós-operatório.

Rosen CA, Simpson CB. Principles of phonomicrosurgery. In: Rosen CA, Simpson CB. Operative techniques in laringology. San Antonio: Edit Springer, 2008. p. 75.

991) A anastomose de Galen refere-se à conexão entre:

a. Ramo externo do nervo laríngeo superior e alça do hipoglosso.
b. Ramo interno do nervo laríngeo superior e ramo dorsal do nervo laríngeo inferior.
c. Ramo anterior do nervo laríngeo recorrente e ramo externo do nervo laríngeo superior.
d. Ramo esofágico do nervo laríngeo recorrente e alça do hipoglosso.

Comentários

A anastomose de Galen ou Ansa de Galen é uma conexão entre o nervo laríngeo recorrente e o ramo interno do nervo laríngeo superior. Geralmente o ramo posterior do nervo laríngeo recorrente contribui para a anastomose, embora o ramo anterior possa estar envolvido em alguns casos. Tradicionalmente, a anastomose de Galen tem sido descrita como um nervo sensorial e autonômico. Estudos recentes têm demostrado a presença de fibras motoras.

Moore KL. Clinically oriented anatomy, 4th ed. Baltimore: Willians & Wilkins, 1999.

Respostas
989) c; 990) d; 991) b

992) Considere o seguinte caso clínico: paciente masculino, 64 anos, hipertenso e diabético, chega ao consultório com história de disfonia súbita há 3 meses que se mantém. Nega abuso vocal ou cirurgias prévias. Realizou laringoscopia rígida indireta com paralisia de prega vocal esquerda, sem outras lesões laríngeas. Na nasofibroscopia flexível confirmou-se a paralisia de prega vocal esquerda e foi observada ausência de sensibilidade deste mesmo lado. Sobre o provável diagnóstico etiológico e topográfico:

a. Tumor de prega vocal esquerda submucoso, com fixação da mesma.
b. Cardiomegalia com lesão do nervo laríngeo recorrente esquerdo.
c. Acidente vascular cerebral, sugerindo lesão do sistema nervoso central.
d. Tumor de tireoide com lesão do nervo laríngeo recorrente esquerdo.

Comentários

A ausência de mobilidade de prega vocal sugere o envolvimento do nervo laríngeo inferior responsável pela inervação de todos os músculos intrínsecos com exceção do músculo cricotireóideo. A ausência de sensibilidade laríngea sugere acometimento do nervo laríngeo superior, responsável pela aferência sensitiva da laringe. O envolvimento do nervo laríngeo recorrente e do nervo laríngeo superior sugere um comprometimento mais alto ou do sistema nervoso central.

Pinna BR, De Biase NG. Paralisias laríngeas. In: Pignatari SSN, Anselmo-Lima WT. Tratado de otorrinolaringologia, 3.ed. 3ª reimpressão. Rio de Janeiro: Guanabara Koogan, 2021.

993) Sobre a cordotomia posterior , assinale a alternativa correta:

a. É indicada para pacientes com paralisia de prega vocal unilateral e visa a diminuir a fenda glótica e melhorar as queixas de aspiração.
b. Para a escolha do lado a ser realizado, levamos em consideração o lado que ocupa mais espaço na linha mediana e o lado que apresenta a maior mobilidade.
c. Procedimento seguro e sem necessidade de realização de traqueostomia.
d. Não há risco de piora na qualidade vocal com este procedimento.

Comentários

Preferencialmente, opera-se a prega vocal que ocupa maior espaço na glote, ou seja, a prega vocal mais medianizada. Se ambas as pregas estiverem na mesma posição, escolhe-se a prega que apresente algum resquício de mobilidade. Se a mobilidade das pregas vocais for equiparável, o cirurgião deve considerar sua destreza cirúrgica e operar o lado que considera como de melhor acesso.

Hachiya A Nita LM, Chrispim FS, Imamura R, Tsuji DH, Sennes LU. Cordotomia posterior e aritenoidectomia parcial para tratamento da paralisia vocal bilateral em adução. Arch Int Otorrinolaringol 2007;11(3):311-16.

994) O controle da intensidade vocal é feito, principalmente, pelo músculo:

a. Cricotireóideo.
b. Tireoaritenóideo.
c. Interaritenóideo.
d. Cricoaritenóideo lateral.

Comentários

O controle da intensidade da fonação pode ser regulada em níveis subglótico, glótico e supraglótico. No nível glótico, diversos fatores podem influenciar no controle da intensidade vocal. O aumento da resistência glótica, gerado pela atividade da musculatura adutora da laringe, promove maior tempo de fase fechada do ciclo glótico. O músculo de maior atividade para este controle é o tireoaritenóideo, embora participem deste controle, em menor atividade, o interaritenóideo e o cricoaritenóideo lateral.

Hachiya A, Imamura R, Tsuji DH. Fisiologia da laringe. inna. BR, De Biase, NG. Paralisias Laríngeas. In: Pignatari S S N; Anselmo-Lima W T. Tratado de Otorrinolaringologia. 3ª ed., 3ª reimpressão, Rio de Janeiro: Guanabara Koogan, 2021.

Respostas
992) c; 993) b; 994) b

995) A conduta inicial frente a um paciente com paralisia unilateral de prega vocal de causa desconhecida é:
a. Tratamento cirúrgico.
b. Tratamento clínico.
c. Investigação etiológica.
d. Conduta expectante.

Comentários

As etiologias da paralisia de prega vocal unilateral são diversas. Pode ser causada por compressões neoplásicas do nervo laríngeo recorrente (principalmente pulmão, tireoide, esôfago e linfonodos mediastinais), trauma cirúrgico e externos, malformações do sistema cardiovascular e do sistema nervoso central e idiopáticas. Nas paralisias unilaterais sem fator causal bem definido na história clínica, é mandatória a investigação diagnóstica com o objetivo de descartar patologias importantes que possam estar se manifestando clinicamente apenas com a paralisia de prega vocal. A investigação diagnóstica inicial inclui: radiografia de tórax (em casos inconclusivos sugere-se a realização de broncoscopia ou tomografia de tórax), tomografia de base do crânio até o ápice pulmonar (para avaliar o trajeto do nervo laríngeo recorrente e possíveis compressões extrínsecas) e endoscopia digestiva alta quando se suspeita de acometimento esofagiano.

Pinna BR, De Biase NG. Paralisias laríngeas. In: Pignatari SSN, Anselmo-Lima WT. Tratado de otorrinolaringologia, 3.ed. 3ª reimpressão. Rio de Janeiro: Guanabara Koogan, 2021.

996) Sobre a eletromiografia (EMG) de laringe, assinale a alternativa CORRETA:
a. Permite diferenciar paralisia de fixação de prega vocal, porém, não permite definir o prognóstico da paralisia de prega vocal.
b. Resultado normal da EMG em paciente com imobilidade da prega vocal não afasta a possibilidade de lesão do nervo periférico.
c. Precisão na aplicação de toxina botulínica nas disfonias espasmódicas guiada por laringoscopia parece ser maior que na guiada por eletromiografia.
d. A eletromiografia pode contribuir na identificação mais precisa dos músculos agonistas e antagonistas participantes do tremor vocal essencial.

Comentários

A EMG é um exame útil no diagnóstico das diferentes causas de imobilidade das pregas vocais, sobretudo para diferenciar paralisia das fixações e fornece dados de prognóstico de recuperação da função motora e na localização das lesões neuromusculares.

Nos pacientes com tremor vocal, a eletromiografia contribui na identificação da atividade da musculatura agonista e antagonista envolvidos na fisiopatologia da doença.

Yasaki RK, Korn GP, Brasil OOC. Semiologia laríngea - Avaliação clínica da voz. In: Caldas Neto S, Mello Júnior JF, Martins RHG, da Costa SS (Orgs.). Tratado de otorrinolaringologia da Associação Brasileira de Otorrinolaringologia e Cirurgia Cérvico-Facial, 2.ed. São Paulo-SP: Editora Roca, 2011. v. 1. p. 749-56.

997) Sobre o tremor essencial, assinale a alternativa CORRETA:
a. Tem pico de incidência na segunda década de vida e diminui com o avançar da idade.
b. Cerca de 50% dos tremores essenciais apresentam alterações vocais associadas.
c. Normalmente acomete membros superiores e, com a evolução dos sintomas, pode acometer cabeça, trato vocal e membros inferiores.
d. O tratamento definitivo para tremor vocal é cirúrgico.

Comentários

O tremor essencial é caracterizado por tremor postural e cinético, que atinge membros superiores e com menos frequência os membros inferiores. Trata-se de uma doença autossômica dominante. O tremor vocal apresenta ritmo e é induzido pela ação. O início dos sintomas pode ocorrer em qualquer idade, mas é mais comum em indivíduos mais velhos, depois dos 60 anos. Cerca de 10-20% dos pacientes com tremor essencial apresentam alterações vocais. O tratamento é feito com medicamentos como o propanolol, gabapentina, primidona, topiramato e alprazolam. Entretanto, a melhora é parcial, com redução da frequência e intensidade do tremor nos membros e cabeça e pouca resposta em relação às alterações vocais.

Fernandes AMF. Distúrbios neurológicos da laringe. In: Neto SC, Mello Júnior JF, Martins RHG, da Costa SS (Orgs.). Tratado de otorrinolaringologia da Associação Brasileira de Otorrinolaringologia e Cirurgia Cérvico-Facial, 2.ed. São Paulo-SP: Editora Roca, 2011. v. 1. p. 362-81.

Respostas
995) c; 996) d; 997) c

998) Nas disfonias espasmódicas (assinale a alternativa CORRETA):
a. O músculo acometido nas disfonias de abdução é o cricoaritenóideo posterior.
b. Aproximadamente 50% das disfonias espasmódicas é do tipo adução, sendo 25% de abdução e 25% mistas.
c. A idade de início dos sintomas parece não interferir no prognóstico da doença.
d. Aplicação de toxina botulínica no músculo cricotireóideo é o tratamento de escolha para as disfonias espasmódicas de adução.

Comentários

A disfonia espasmódica é uma distonia focal ação induzida, ou seja, ocorre contração involuntária da musculatura envolvida deflagrada pela atividade voluntária do músculo acometido. Pode ocorrer em qualquer idade, mas a idade de início da doença é o fator de maior importância em relação ao prognóstico. Quanto mais jovem a idade de início dos sintomas, maior a probabilidade de a distonia se tornar mais grave e envolver outras musculaturas. A disfonia espasmódica de adução é a forma mais frequente com ocorrência superior a 80% dos casos. Os pacientes exibem espasmos irregulares com hiperadução das pregas vocais. O principal músculo envolvido é o músculo tireoaritenóideo. Na distonia de abdução, a contração involuntária envolve a musculatura abdutora, ou seja, o músculo cricoaritenóideo posterior. O tratamento de escolha é a injeção de toxina botulínica na musculatura envolvida.

De Biase N, Park SW. Distúrbios neurológicos da laringe. In: Pignatari SSN, Anselmo-Lima WT. Tratado de otorrinolaringologia, 3.ed. 3ª reimpressão. Rio de Janeiro: Guanabara Koogan, 2021.

999) Sobre as tireoplastias tipo I, podemos afirmar:
a. Indicado para paralisia de prega vocal unilateral.
b. O ponto médio entre margem superior da cartilagem tireoide e margem inferior da cartilagem tireoide corresponde à margem inferior da prega vocal.
c. O procedimento deve ser feito sob anestesia geral por intolerabilidade do paciente durante a manipulação da cartilagem tireoide, podendo causar a intrusão da prótese para o arcabouço laríngeo.
d. Complicação frequente é a lesão do nervo laríngeo recorrente durante o procedimento.

Comentários

As indicações de tireoplastia tipo I são: paralisia unilateral da prega vocal (cuja etiologia deve ser investigada e que não seja câncer) e a atrofia (idade avançada, doença neurológica ou causas idiopáticas) ou arqueamento da prega vocal, algumas vezes associada a sulco vocal.

Isshiki N. Deslocamento medial da prega vocal. In: Isshiki N, Tsuji DH, Sennes LU. Tireoplastias. São Paulo: Ed Fundação Otorrinolaringologia, 1999. p. 79-109.

1000) Em relação a malformação de Arnold-Chiari, assinale a alternativa CORRETA:
a. É uma anomalia congênita caracterizada pelo deslocamento descendente do tronco encefálico pelo forame jugular.
b. Disfagia, paralisia de pregas vocais, cefaleia, ataxia, vertigem são sintomas que surgem precocemente na infância.
c. Os tipos I e II são as formas mais graves da doença podendo ocasionar paralisias de pregas vocais bilaterais.
d. Conduta expectante é a mais indicada nestas malformações.

Comentários

A malformação de Arnold-Chiari é uma anomalia congênita caracterizada pelo deslocamento descendente do tronco encefálico e dos polos inferiores dos hemisférios cerebelares pelo forame magno. A posição inferior adotada por essas estruturas pode provocar o achatamento do bulbo com distensão dos nervos cranianos inferiores.
É classificada em quatro tipos clínicos diferentes dependendo da gravidade dos sintomas. Os sintomas iniciam-se precocemente na infância com torcicolo, opistótono, cefaleia, vertigem, nistagmo congênito, ataxia, insuficiência respiratória, paralisia de pregas vocais e disfagia. O tratamento indicado é cirúrgico com descompressão da fossa posterior por meio de craniectomia suboccipital ampla e laminectomia cervical com duraplastia para dilatar efetivamente o forame magno.

De Biase N, Park SW. Distúrbios neurológicos da laringe. In: Pignatari SSN, Anselmo-Lima WT. Tratado de otorrinolaringologia, 3.ed. 3ª reimpressão. Rio de Janeiro: Guanabara Koogan, 2021.

Respostas
998) a; 999) a; 1000) b

1001) São consideradas alterações estruturais mínimas de cobertura das pregas vocais, EXCETO:

a. Cisto de retenção.
b. Sulco vocal.
c. Microdiafragma laríngeo.
d. Ponte mucosa.

Comentários

As alterações estruturais mínimas de cobertura das pregas vocais podem ser classificadas em indiferenciadas e diferenciadas. Nas lesões indiferenciadas, há um desarranjo da microarquitetura da prega vocal que dificulta a vibração cordal e há comprometimento da onda mucosa. As alterações diferenciadas apresentam forma estrutural definida e são descritas como ponte mucosa, cisto epidermoide, vasculodisgenesia, sulco vocal e microdiafragma laríngeo. O cisto de retenção é causado pela obstrução de uma glândula submucosa e não é considerada uma alteração estrutural mínima.

Pontes P, Pontes A. Alteracões estruturais mínimas. In: Pignatari SSN, Anselmo-Lima WT. Tratado de otorrinolaringologia, 3ª ed. 3ª reimpressão. Rio de Janeiro: Guanabara Koogan, 2021.

1002) O que é proporção glótica? Assinale a alternativa CORRETA:

a. Relação entre o tamanho da prega vocal verdadeira e a prega vocal vestibular.
b. Índice que expressa a relação entre as dimensões sagitais medianas das porções intramembranácea e intercartilagínea da glote durante inspiração confortável.
c. Relação entre a medida anteroposterior da porção fonatória e da porção respiratória da glote durante a fonação em registro modal.
d. Proporção entre a área fonatória e a área respiratória durante a fonação e respiração, respectivamente.

Comentários

A proporção glótica é um índice que expressa a relação entre as dimensões sagitais medianas das porções intramembranácea (região fonatória) e intercartilagínea (região respiratória) da glote durante inspiração confortável. A laringe masculina tem proporção glótica maior (aproximadamente 1,3) quando comparado à proporção glótica feminina (em torno de 1).

Pontes P, Pontes A. Alterações estruturais mínimas. In: Pignatari SSN, Anselmo-Lima WT. Tratado de otorrinolaringologia, 3ª ed. 3ª reimpressão. Rio de Janeiro: Guanabara Koogan, 2021.

1003) Sobre o cisto epidermoide, assinale a alternativa CORRETA:

a. Coleção restrita de fluido logo abaixo do epitélio cuja aparência macroscópica é uma lesão circunscrita translúcida.
b. Trata-se de um cisto verdadeiro com epitélio estratificado em várias camadas de células e cavidade contendo queratina e cristais de colesterol.
c. Macroscopicamente, aparece à laringoscopia como um abaulamento submucoso, as paredes dos cistos são recobertas por epitélio glandular com conteúdo mucoide.
d. Acúmulo de queratina circunstrita na lâmina própria sem formação de um cisto verdadeiro.

Comentários

O cisto epidermoide é um cisto verdadeiro revestido com epitélio estratificado em várias camadas de células e cavidade contendo queratina e cristais de colesterol. Sua aparência macroscópica típica é um abaulamento branco-amarelado no interior da prega vocal, podendo ou não fazer saliência na luz laríngea.

Pontes P, Pontes A. Alterações estruturais mínimas. In: In: Pignatari SSN, Anselmo-Lima WT. Tratado de otorrinolaringologia, 3ª ed. 3ª reimpressão. Rio de Janeiro: Guanabara Koogan, 2021.

Respostas
1001) a; 1002) b; 1003) b

1004) Quanto ao diagnóstico da ponte mucosa, assinale a alternativa CORRETA:
a. O diagnóstico é clínico e realizado através da análise perceptivo auditiva (voz áspera e soprosa característica) e videolaringoestroboscopia com diminuição da onda mucosa junto à lesão.
b. A manobra de "fonação inspirada" revela, na maioria das vezes, a ponte mucosa como uma alça de mucosa que se desloca do tecido subjacente.
c. O diagnóstico clínico é muito difícil sendo, na maioria das vezes, um achado cirúrgico.
d. Deve-se suspeitar do diagnóstico de ponte mucosa em leucoplasias em pacientes não tabagistas.

Comentários

A ponte mucosa é uma alça de túnica mucosa, totalmente epitelizada, com inserção anterior e posterior ao longo do eixo longitudinal da prega vocal. É a alteração estrutural mínima mais rara e mais difícil de diagnosticar clinicamente. Na maioria das vezes o diagnóstico é um achado cirúrgico, através da laringoscopia direita e palpação das pregas vocais.

Pontes P, Fontes A. Alterações estruturais mínimas. In: Pignatari SSN, Anselmo-Lima WT. Tratado de otorrinolaringologia, 3ª ed. 3ª reimpressão. Rio de Janeiro: Guanabara Koogan, 2021.

1005) Em relação às alterações estruturais mínimas, assinale a alternativa CORRETA:
a. São malformações da estrutura da lâmina própria que interferem na qualidade vocal.
b. São variações constitucionais na anatomia laríngea cuja expressão clínica quando presente se restringe à fonação.
c. São lesões estruturais da prega vocal e levam à disfonia de causa orgânica.
d. São classificadas em: sulco vocal, ponte mucosa, microdiafragma laríngeo, cisto epidermoide e vasculodisgenesia.

Comentários

As alterações estruturais mínimas são variações constitucionais na anatomia laríngea cuja expressão clínica quando presente se restringe à fonação. A disfonia depende do uso da voz e das alterações presentes, principalmente quando envolve a cobertura da prega vocal. São classificadas em assimetria laríngea, variações na proporção glótica e alterações estruturais mínimas de cobertura. Essas, por sua vez, são subdivididas em indiferenciadas e diferenciadas (sulco, cisto epidermoide, microdiafragma, ponte mucosa e vasculodisgenesia).

Pontes P, Fontes A. Alterações estruturais mínimas. In: Pignatari SSN, Anselmo-Lima WT. Tratado de otorrinolaringologia, 3ª ed. 3ª reimpressão. Rio de Janeiro: Guanabara Koogan, 2021.

1006) Dentre as características abaixo, qual das alternativas apresenta uma limitação diagnóstica ao método de estroboscopia laríngea?
a. Rigidez de mucosa.
b. Aperidiocidade de vibração.
c. Assimetria de fase de vibração.
d. Fenda glótica à fonação.

Comentários

Em vibrações aperiódicas, não é possível a sincronização da luz estroboscópica impedindo a avaliação dos parâmetros da vibração cordal.

Brasil OO.C, Barbosa LH, Ramos HVL. Semiologia laríngea – Avaliação clínica da Voz. In: Pignatari SSN, Anselmo-Lima WT. Tratado de otorrinolaringologia, 3.ed. 3ª reimpressão. Rio de Janeiro: Guanabara Koogan, 2021. Cap. 102.

Respostas
1004) c; 1005) b; 1006) b

1007) Qual o melhor método diagnóstico na suspeita de paralisia seletiva unilateral do músculo tireoaritenóideo?
a. Eletromiografia.
b. Análise acústica.
c. Videolaringoestroboscopia.
d. Videoquimografia.

Comentários

A história clínica, a avaliação perceptiva auditiva, os achados da estroboscopia e da videoquimografia podem sugerir o diagnóstico de paralisia seletiva do tireoaritenóideo. Entretanto, a confirmação diagnóstica só pode ser feita através da eletromiografia.

Brasil OOC, Barbosa LH, Ramos HVL. Semiologia laríngea – Avaliação clínica da voz. In: Pignatari SSN, Anselmo-Lima WT. Tratado de otorrinolaringologia, 3ª ed. 3ª reimpressão. Rio de Janeiro: Guanabara Koogan, 2021. Cap 102.

1008) As leucoplasias caracterizam-se como placas esbranquiçadas, que acometem predominantemente:
a. Superfície superior das pregas vocais.
b. Superfície medial das pregas vocais.
c. Aritenoides.
d. Região interaritenóidea.

Comentários

Lavah *et al.* demostraram a predominância das displasias na superfície superior de 65 das 83 pregas vocais (78%) e 18 (22%) na superfície medial, raramente afetando a mucosa das aritenoides ou a região interaritenóidea.

Haddad L, Pedroso JES, Abrahão M, Cunha GB. Lesões pré-malignas da laringe. In: Pignatari SSN, Anselmo-Lima WT. Tratado de otorrinolaringologia, 3.ed. 3ª reimpressão. Rio de Janeiro: Guanabara Koogan, 2021.

1009) Quais achados mais frequentes na estroboscopia de pacientes com lesões hiperplásicas, que envolvem a cobertura das pregas vocais?
a. Onda mucosa aumentada e voz soprosa.
b. Onda mucosa aumentada e voz áspera.
c. Onda mucosa diminuída e voz áspera.
d. Onda mucosa diminuída e voz soprosa.

Comentários

As lesões hiperplásicas das pregas vocais envolvendo a cobertura produzem rigidez da onda mucosa, resultando em voz bastante áspera ou rouco-áspera.

Haddad L, Pedroso JES, Abrahão M, Cunha GB. Lesões pré-malignas da laringe. In: Pignatari S S N; Anselmo-Lima W T. Tratado de Otorrinolaringologia. 3ª ed., 3ª reimpressão, Rio de Janeiro: Guanabara Koogan, 2021. voz e cirurgia de cabeça e pescoço. 2 ed. São Paulo- SP: Editora Roca, 2011, v. 4, p539-47.

Respostas
1007) a; 1008) a; 1009) c

1010) O achado histopatológico de lesões leucoplásicas de pregas vocais mostrando hiperplasia epitelial, estratificação anormal com atipias nucleares ocasionais, correspondem a qual grau de displasia?
a. Grau I.
b. Grau II.
c. Grau III.
d. Carcinoma *in situ*.

Comentários

As lesões epiteliais da laringe podem ser classificadas em três graus, correspondendo à displasia grau I, II e III/carcinoma *in situ*, da classificação proposta pela Organização Mundial da Saúde.

- Grau I: epitélio escamoso apresenta-se hiperplásico, acantótico e coberto por uma lâmina de queratina de espessura variável. Exibe camadas regularmente estratificadas e células bem diferenciadas, sem atipias.
- Grau II: estratificação anormal com atipias nucleares ocasionais.
- Grau III: camadas do epitélio com anormalidade de diferenciação, estratificação e atipias nucleares em quase todas as camadas. Corresponde à displasia grave ou carcinoma *in situ*.

Haddad L, Pedroso JES, Abrahão M, Cunha GB. Lesões pré-malignas da laringe. In: Pignatari SSN, Anselmo-Lima WT. Tratado de otorrinolaringologia, 3ª ed. 3ª reimpressão. Rio de Janeiro: Guanabara Koogan, 2021.

1011) Em relação à eritroplasia, assinale a alternativa CORRETA:
a. Não é considerada uma lesão pré-maligna.
b. Apresenta relação clara com evento inflamatório.
c. Não há associação de leucoplasia à eritroplasia na mesma prega vocal.
d. Apresenta-se como área mucosa avermelhada persistente mesmo após retirada dos mais evidentes fatores etiológicos.

Comentários

Uma aparência clínica das lesões pré-malignas da laringe é a eritroplasia: área mucosa avermelhada sem clara relação a evento inflamatório e persistente a retirada dos mais evidentes fatores etiológicos. Eritroqueratose é o termo clínico representativo de zonas mucosas com áreas leucoplásicas alternadas com áreas eritroplásicas.

Haddad L, Pedroso JES, Abrahão M, Cunha GB. Lesões pré-malignas da laringe. In: Pignatari SSN, Anselmo-Lima WT. Tratado de otorrinolaringologia, 3.ed. 3ª reimpressão. Rio de Janeiro: Guanabara Koogan, 2021.

1012) As lesões pré-malignas que não apresentem remissão após o tratamento clínico, devem ser submetidas ao tratamento cirúrgico. Nestes casos, podemos afirmar que:
a. Seis meses podem ser aguardados para indicar cirurgia, caso não haja resposta ao tratamento clínico.
b. Não é possível mapear a extensão das lesões durante a microlaringoscopia.
c. Corantes, como azul de toluidina 2%, podem ser úteis na identificação de áreas suspeitas de malignização.
d. Através de microcirurgia de laringe é realizada biópsia excisional das lesões por decorticação da prega vocal (cordectomia tipo III, conhecida como subepitelial).

Comentários

Não havendo melhora após 1 mês de tratamento clínico, o tratamento cirúrgico deve ser indicado. A avaliação e o mapeamento da extensão das lesões podem ser realizadas durante a microlaringoscopia, através da endoscopia rígida e de contato. A decorticação indicada para a biópsia excisional das lesões é conhecida como cordectomia tipo I (subepitelial).

Haddad L, Pedroso JES, Abrahão M, Cunha GB. Lesões pré-malignas da laringe. In: Pignatari SSN, Anselmo-Lima WT. Tratado de otorrinolaringologia, 3.ed. 3ª reimpressão. Rio de Janeiro: Guanabara Koogan, 2021.

Respostas
1010) b; 1011) d; 1012) c

1013) O exame padrão ouro para se diferenciar uma lesão pré-maligna de uma lesão maligna de laringe é:
a. Videoestrobolaringoscopia.
b. Coloração com azul de tolouidina.
c. Endoscopia de contato.
d. Biópsia da lesão.

Comentários

A avaliação macroscópica de uma leucoplasia não permite afirmar com segurança o risco de malignidade da mesma. A estroboscopia pode ajudar já em lesões mais avançadas. A biópsia da lesão é o padrão ouro para o correto diagnóstico. Várias técnicas são descritas para se ajudar a guiar a biópsia. Lundgren descreve o uso de azul de tolouidina nas leucoplasia e lesões malignas da laringe. Observou 90% de sensibilidade nesse teste diagnóstico, mas uma especificidade baixa de 52%. Endoscopia de contato apresenta um aumento de imagem das lesões de 50 a 60 x. Por outro lado, lesões mais profundas são muito difíceis de serem avaliadas.

Haddad L, Pedroso JES, Abrahão M, Cunha GB. Lesões pré-malignas da laringe. In: Pignatari SSN, Anselmo-Lima WT. Tratado de otorrinolaringologia, 3ª ed. 3ª reimpressão. Rio de Janeiro: Guanabara Koogan, 2021.

1014) O tratamento inicial mais apropriado para uma lesão localizada no terço médio da prega vocal direita, em que o anatomopatológico revelou para o *carcinoma in situ* é:
a. Radioterapia.
b. Quimioterapia.
c. Cordectomia.
d. Laringectomia fronto lateral.

Comentários

Carcinoma *in situ* pode ser tratado com cirurgia ou radioterapia. A literatura brasileira pouco comenta sobre radioterapia para carcinoma *in situ*. Autores americanos relatam o uso de radioterapia para carcinoma *in situ* com controle da doença em 93,5% dos casos. Recomenda-se a radioterapia em casos com múltiplas lesões em que o limite é impreciso e em pacientes em que já se sabe que o acompanhamento será difícil e em pacientes com múltiplas recorrências após diversas cirurgias. Para pacientes com lesões com limites bem definidos, e que podem realizar um acompanhamento médico, a cordectomia é o tratamento mais indicado.

Cummings CW. Otolaryngology-head and neck surgery, 5.ed. Toronto: CV Mosby Publishing, 2010.

1015) A recorrência de *carcinoma in situ* tratado com cirurgia é de aproximadamente:
a. 80%.
b. 100%.
c. Menos de 1%.
d. Em torno de 20%.

Comentários

A cirurgia para o tratamento do carcinoma *in situ* é segura. Mesmo nos casos de recorrência da lesão, a cirurgia (cordectomia) pode ser repetida para controle ou eventual dúvidas sobre novas lesões. Nesses casos a cura da doença pode chegar a mais de 90%.

Cummings CW. Otolaryngology-head and neck surgery, 5.ed. Toronto: CV Mosby Publishing, 2010.

Respostas
1013) d; 1014) c; 1015) d

1016) Sobre a relação de HPV e leucoplasia de prega vocal, assinale a alternativa CORRETA:
a. A pesquisa deve ser sempre feita.
b. Os casos de associação de leucoplasia e HPV apresentam melhor prognóstico.
c. Não há relação entre leucoplasia e HPV.
d. Os casos de leucoplasia e HPV apresentam pior prognóstico.

Comentários

A relação entre HPV e tumores de cabeça e pescoço começou a ser investigada no começo da década de 1980. A relação parece estar bem estabelecida em tumores de orofaringe. Essa relação ainda é explorada e estudada nos tumores de laringe. Entretanto nas lesões pré-malignas, essa associação ainda não foi comprovada. Benninger, em 2012, estudou 15 pacientes com displasia grave a carcinoma *in situ* e encontrou HPV em apenas um caso e no acompanhamento de 5 anos, o mesmo paciente não evolui com carcinoma invasivo.

Waters HH, Seth R, Hoschar AP, Benninger MS. Does HPV have a presence in diffuse high grade pre-malignant lesions of the larynx? Laryngoscope 2010;120 Suppl 4:S201.

1017) O principal sintoma de uma lesão pré-maligna de laringe é:
a. Rouquidão.
b. Odinofagia.
c. Engasgos.
d. Tosse.

Comentários

Sintomas como odinofagia, engasgos são observados em tumores mais avançados de laringe. A rouquidão é o principal sintoma dessas lesões.

Haddad L, Pedroso JES, Abrahão M, Cunha GB. Lesões pré-malignas da laringe. In: Pignatari SSN, Anselmo-Lima WT. Tratado de otorrinolaringologia, 3ª ed. 3ª reimpressão. Rio de Janeiro: Guanabara Koogan, 2021.

1018) Sobre a malignização das leucoplasias laríngeas, assinale a CORRETA:
a. Seja qual for o tratamento, as leucoplasias sempre evoluem para carcinoma.
b. A malignização das displasias moderadas ocorre em cerca de 10% dos casos. Nos casos de displasia grave, essa malignização ocorre em aproximadamente 30%.
c. A malignização ocorre de forma muito rápida. Em menos de um ano uma leucoplasia pode-se tornar um carcinoma.
d. Leucoplasias raramente evoluem para um carcinoma invasivo.

Comentários

A malignização das leucoplasias ocorre em 30% dos casos de displasia grave e 10% das displasias moderadas. Alguns estudos relatam malignização das displasias em até 70%. Sabe-se que essa malignização ocorre de forma lenta, uma vez feito o diagnóstico. Provavelmente devido ao fato de que uma vez feito o diagnóstico, esses pacientes são tratados e orientados. Blackwell observou o intervalo médio de 4 anos entre o diagnóstico de displasia e carcinoma invasivo.

Blackwell KE, Calcaterra TC, Fu YS. Laryngeal dysplasia: epidemiology and treatment outcome. Ann Otol Rhino Laryngeal 1995;104:596-602.

Respostas
1016) c; 1017) a; 1018) b

1019) Com relação à papilomatose respiratória recorrente, assinale a alternativa CORRETA:

a. Deve se evitar a realização de traqueostomia em pacientes com papilomatose respiratória recorrente.
b. Atualmente o tratamento com melhores resultados é a combinação de ressecção das lesões com *laser* de CO_2 associado à aplicação de Cidofovir intralesional.
c. Os principais causadores da papilomatose respiratória recorrente são os subtipos de HPV 16 e 18.
d. A forma infanto-juvenil da papilomatose laríngea difere da forma adulta tanto pela apresentação clínica quanto pelo subtipo de HPV causador.

Comentários

Se possível, a traqueostomia deve ser evitada em pacientes com papilomatose, pois a contaminação das vias aéreas inferiores é vista mais comumente em traqueostomizados. O HPV tem preferência por áreas que sofrem traumatismo crônico, como a área de traqueostomia. Não há comprovação científica sobre os melhores tratamentos em longo prazo. Não há diferença entre ressecção a *laser* e a frio. O cidofovir é um tratamento adjuvante promissor, mas a sua utilização não é consenso na literatura. Os HPV 6 e 11 são os subtipos mais comuns causadores de papilomatose laríngea e não diferem na sua forma de apresentação clínica.

Tsuji DH, Sadeck EDR, Watanabe LMN. Disfonia na infância: diagnóstico, exames complementares e tratamento. In: Marone (Ed.). Otorrinolaringologia para o pediatra, 2.ed. São Paulo: Atheneu, 2013. p. 269-80.

1020) Como é designado o tipo de distúrbio em que o período da muda vocal persiste por mais tempo que o esperado?

a. Mutação prolongada.
b. Mutação excessiva.
c. Mutação retardada.
d. Mutação incompleta.

Comentários

- Mutação prolongada: aquela em que o período da muda vocal persiste por mais tempo que o esperado, além de 6 meses.
- Mutação excessiva: também chamada de muda sobrepasada, hipermutação ou baixo mutacional, é aquela na qual a voz tem frequência mais grave que a esperada.
- Mutação retardada: início da muda vocal ocorre depois dos 15 anos de idade.
- Mutação incompleta: ao invés da descida de uma oitava, ocorre apenas de 4 a 5 tons.

Tsuji DH, Watanabe LMN. Disfonias. In: Francesco RC, Bento RF (Eds.). Otorrinolaringologia na infância. São Paulo: Manole, 2009. P. 202-12.

1021) Embora não exista um consenso entre os autores, os principais sintomas laríngeos apresentados pelos pacientes com laringite por refluxo esofagiano são:

a. Pigarro, bolo faríngeo e rouquidão.
b. Febre e perda de peso e pigarro.
c. Febre, dor cervical e bolo faríngeo.
d. Dispneia, síndrome da apneia obstrutiva do sono (SAOS) e rouquidão.

Comentários

Os mecanismos etiológicos envolvidos nos sintomas atípicos da doença do refluxo seriam: irritação química local sobre a mucosa faringolaríngea e o estímulo vagal a partir da irritação esofagiana, fatos estes que explicariam a gênese destes sintomas.

Sarvat MA, Domingues, GRS. Repercussões laríngeas do refluxo gastroesofágico. In: Pignatari SSN, Anselmo-Lima WT. Tratado de otorrinolaringologia, 3ª ed. 3ª reimpressão. Rio de Janeiro: Guanabara Koogan, 2021.

Respostas
1019) a; 1020) a; 1021) a

1022) É considerada a patologia mais relacionada com a laringite posterior:
a. Nódulo vocal.
b. Cisto intracordal.
c. Pseudocisto.
d. Granuloma do processo vocal.

Comentários

Como a laringite é posterior e a irritação crônica predomina nesta área, sendo o trauma fonatório associado, frequentemente, a área mais sujeita ao choque não poderia deixar de ser o processo vocal.

Sarvat MA, Domingues, GRS. Repercussões laríngeas do refluxo gastroesofágico. In: Pignatari SSN, Anselmo-Lima WT. Tratado de otorrinolaringologia, 3ª ed. 3ª reimpressão. Rio de Janeiro: Guanabara Koogan, 2021.

1023) Entre os fatores de risco para o aparecimento do refluxo gastroesofágico (RGE), um dos mais importantes seria a obesidade. Qual a relação etiopatológica entre ambos?
a. Aumento da acidez intragástrica.
b. Alteração do pH da laringe.
c. Elevação da pressão intra-abdominal.
d. Aumento dos índices de glicemia.

Comentários

O tecido que se concentra no abdome dos obesos seria a causa de um aumento na pressão intra-abdominal. Este aumento ocasionaria a propensão ao refluxo por uma maior diferença dos gradientes de pressão, entre o estômago e o esôfago.

Sarvat MA, Domingues, GRS. Repercussões laríngeas do refluxo gastroesofágico. In: Pignatari SSN, Anselmo-Lima WT. Tratado de otorrinolaringologia, 3ª ed. 3ª reimpressão. Rio de Janeiro: Guanabara Koogan, 2021.

1024) Existe uma popularização frequente do uso de inibidores de bomba de prótons (IBPs) por parte dos otorrinolaringologistas, porém, pouco se comenta dos seus efeitos colaterais. São considerados como principais efeitos adversos dos IBPs:
a. Diarreia, constipação, cefaleia.
b. Dispneia, diarreia e dor torácica.
c. Cefaleia, anemia, sangramento intestinal.
d. Constipação, soluços e depressão leve.

Comentários

Os efeitos colaterais mais comuns dos IBPs são cefaleia, diarreia, constipação intestinal e dor abdominal.

Sarvat MA, Domingues, GRS. Repercussões laríngeas do refluxo gastroesofágico. In: Silvio Caldas Neto; João Ferreira de Mello Júnior; Regina Helena In: Pignatari S S N; Anselmo-Lima W T. Tratado de Otorrinolaringologia. 3ª ed., 3ª reimpressão, Rio de Janeiro: Guanabara Koogan, 2021.

1025) A tosse crônica pode ser de origem neurogênica, também denominada de "neuropatia vagal pós-viral". Esta pode ser definida como:
a. Sua instalação clínica ocorre de forma insidiosa e febril.
b. Entre suas causas destacam-se a meningite viral e o HPV laríngeo.
c. O teste clínico mais usado é a broncoscopia, neste caso positiva, com achados inflamatórios.
d. História clínica de quadro precedente de IVAS viral é bastante frequente.

Comentários

Pode ocorrer uma hiper-reatividade pulmonar pós viral, que pode persistir por muito tempo mesmo após a resolução do quadro clínico, possivelmente por uma redução do limiar da tosse.

Eckley CA. Tosse crônica não pulmonar. In: Pignatari SSN, Anselmo-Lima WT. Tratado de otorrinolaringologia, 3ª ed. 3ª reimpressão. Rio de Janeiro: Guanabara Koogan, 2021.

Respostas
1022) d; 1023) c; 1024) a; 1025) d

1026) Uma causa rara de tosse é o movimento paradoxal das pregas vocais (MPPV) ou Disfunção de pregas vocais. Seu diagnóstico pode ser difícil, mas a eletromiografia laríngea (EMGL) pode ser de grande valia, sendo o achado eletromiográfico mais importante:

a. Atividade elétrica da musculatura adutora durante a inspiração.
b. Atividade da musculatura adutora durante a expiração.
c. Silêncio absoluto da atividade elétrica durante a inspiração e expiração.
d. Predomina durante todo o exame o padrão denenervação.

Comentários

Movimento Paradoxal das Pregas Vocais (MPPV), ou disfunção de pregas vocais, é caracterizado por adução imprópria das pregas vocais durante a inspiração. A eletromiografia nestes casos pode mostrar atividade elétrica da musculatura adutora durante a inspiração. A atividade elétrica da musculatura adutora não deveria existir durante a inspiração, neste momento da respiração deve haver o máximo de relaxamento nos músculos tireoaritenóideos e cricoaritenóideos laterais.

Eckley CA. Tosse crônica não pulmonar. In: Pignatari SSN, Anselmo-Lima WT. Tratado de otorrinolaringologia, 3ª ed. 3ª reimpressão. Rio de Janeiro: Guanabara Koogan, 2021.

1027) Sobre o uso prolongado de terapias hormonais com propriedades androgênicas, assinale a alternativa CORRETA:

a. No início, levam à diminuição do *pitch* vocal, mas, cronicamente, a frequência fundamental retorna ao normal como antes do uso.
b. As alterações provocadas por esse tipo de terapia são funcionais, não tendo relação com a estrutura das pregas vocais.
c. Em curto prazo, terapias hormonais androgênicas provocam diminuição do *pitch* vocal, porém seu uso prolongado leva ao aumento da frequência fundamental.
d. O uso crônico de substâncias androgênicas provoca alterações estruturais no tecido conjuntivo da laringe que podem produzir modificações irreversíveis na voz.

Comentários

Substâncias androgênicas podem provocar espessamento do epitélio das pregas vocais, diminuição da tonicidade muscular, aumento de retenção hídrica, alteração na elasticidade das pregas vocais, diminuição da frequência fundamental (*pitch*) e rouquidão. Alterações estruturais no tecido conjuntivo da laringe, como a fibrose, podem ocorrer nas terapias prolongadas, levando a mudanças vocais permanentes.

Rossi HJZB. Influência dos hormônios na laringe. In: Pignatari SSN, Anselmo-Lima WT. Tratado de otorrinolaringologia, 3ª ed. 3ª reimpressão. Rio de Janeiro: Guanabara Koogan, 2021.

1028) Sobre a muda vocal, é CORRETO afirmar que:

a. As disfonias da muda, ou puberfonias, ocorrem apenas no sexo masculino.
b. As disfonias da muda são mais frequentes no sexo feminino.
c. Ocorre quando a laringe atinge sua maturidade neuromuscular, em torno dos 18 anos de idade, alterando, portanto, o processo de ativação do músculo cricotireóideo, que apresenta um limiar de excitabilidade menor nas mulheres.
d. As disfonias da muda são classificadas em falsete mutacional e mutações dos tipos prolongada, incompleta, excessiva, precoce e retardada.

Comentários

As disfonias da muda, ou puberfonias, podem ocorrer em ambos os sexos, mas são mais frequentes no sexo masculino. A muda vocal ocorre por mudanças anatômicas na laringe, ocasionadas por estímulos hormonais, não tendo relação com a maturidade neuromuscular, e sim com o crescimento laríngeo.

Tsuji DH, et al. Falsete mutacional. In: Condutas práticas em laringologia. São Paulo: Fundação otorrinolaringologia, 2005. p. 67.

Respostas
1026) a; 1027) d; 1028) d

1029) Acerca do falsete mutacional, é CORRETO afirmar que:
a. Tem as mesmas características etiológicas, anatômicas e funcionais que a mutação incompleta.
b. A voz é aguda, fraca e soprosa, com frequência fundamental alta, na faixa feminina ou infantil.
c. A principal causa é orgânica, confirmada pelo fato de o paciente não conseguir alterar sua voz.
d. Durante a videolaringoestroboscopia, nota-se laringe pequena, com aspecto infantil.

Comentários

No falsete mutacional, ocorre a muda orgânica (diferentemente da mutação incompleta), mas não a comportamental. A causa geralmente é psicoemocional e o tratamento com terapia vocal costuma ser efetivo. A terapia psicológica também é um tratamento complementar importante. A causa raramente é orgânica. Nos casos de falha no tratamento fonoterápico, pode-se indicar cirurgia. Durante o exame de videolaringoscopia, observam-se pregas vocais anatômica e fisiologicamente normais, compatíveis com a idade. Porém, voz é produzida com a laringe elevada e com as pregas vocais alongadas e finas devido à contração dos músculos cricotireóideos.

Tsuji DH, et al. Falsete mutacional. In: Condutas práticas em laringologia. São Paulo: Fundação Otorrinolaringologia, 2005. p. 67.

1030) Assinale o item que relaciona corretamente os tipos de tireoplastias de Isshiki, o princípio cirúrgico e o objetivo:
a. Tireoplastia tipo I – alongamento da lâmina tireóidea - aumento do *pitch* vocal.
b. Tireoplastia tipo II – aproximação cricotireóidea - aumento do *pitch* vocal.
c. Tireoplastia tipo III – relaxamento anteroposterior - diminuição do *pitch* vocal.
d. Tireoplastia tipo IV – medialização da prega vocal – diminuição da fenda glótica.

Comentários

A associação correta é:
- Tireoplastia tipo I – medialização da prega vocal – diminuição da fenda glótica fonatória.
- Tireoplastia tipo II – lateralização ou expansão da lâmina tireóidea – aumento do *pitch* vocal.
- Tireoplastia tipo III – relaxamento anteroposterior – diminuição do *pitch* vocal.
- Tireoplastia tipo IV – aproximação cricotireóidea – aumento do *pitch* vocal.

Isshiki N, Tsuji DH, Sennes LU. Tireoplastias. São Paulo: Fundação Otorrinolaringologia, 1999.

1031) O conhecimento anatômico da cartilagem tireoide e as referências em sua superfície externa são muito importantes nas cirurgias sobre o arcabouço laríngeo. Acerca do assunto, pode-se afirmar que:
a. O ponto de projeção da comissura anterior na superfície externa da cartilagem tireoide é mais frequentemente localizado cerca de 0,5 a 1 mm superiormente ao ponto médio entre a incisura e a margem inferior, na linha média.
b. A linha de projeção da superfície superior da prega vocal corre, a partir do ponto correspondente à comissura anterior, paralelamente à linha da margem superior da cartilagem tireóidea que se inicia na proeminência tireóidea.
c. Mulheres e homens costumam ter o ângulo entre as cartilagens tireóideas semelhantes, diferindo no tamanho transversal da lâmina, que é maior no sexo masculino comparado ao feminino.
d. Normalmente não há variação de espessura e calcificação nas diferentes regiões das lâminas da cartilagem tireóidea.

Comentários

A linha de projeção da superfície superior da prega vocal na lâmina da cartilagem tireóidea corresponde aproximadamente a uma reta que se inicia no ponto correspondente à comissura anterior e segue posterior e paralelamente à linha de referência horizontal na margem inferior, atravessando o tubérculo tireóideo inferior.
O ângulo entre as lâminas da cartilagem tireóidea costuma ser menor nos homens (58° a 88°, com média de 74°) que nas mulheres (80° a 100°, com média de 90°). A lâmina tireoideana é cerca de 1 cm maior transversalmente no sexo masculino que no feminino. Assim, o acesso ao processo muscular durante as cirurgias do arcabouço laríngeo é mais difícil em pacientes homens. A espessura e calcificação da cartilagem tireóidea aumentam posteriormente, em ambos os sexos. O quadrante que a cartilagem apresenta maior dureza é o posteroinferior.

Isshiki N. Anatomia para cirurgia sobre o arcabouço laríngeo. In: Isshiki N, Tsuji DH, Sennes LU. In: Tireoplastias. São Paulo: Fundação Otorrinolaringologia, 1999. p. 68-78.

Respostas
1029) b; 1030) c; 1031) a

1032) Sobre a tireoplastia tipo I de Isshiki, assinale o item CORRETO:

a. A tireoplastia tipo I está indicada em casos de paralisia unilateral da prega vocal, atrofia e arqueamento da prega vocal, como em alguns casos de sulco vocal, por exemplo.
b. A tireoplastia tipo I é realizada idealmente sob anestesia geral, pois é extremamente desconfortável para o paciente, principalmente quando há necessidade do uso de broca para incisão da cartilagem.
c. Pela reversibilidade da tireoplastia tipo I, devemos sempre realizá-la ao diagnóstico de paralisia unilateral de prega vocal para melhorar a qualidade de vida dos pacientes.
d. A janela na cartilagem tireóidea deve ser feita de modo que sua borda inferior coincida com o nível da prega vocal e a margem anterior, com a linha média.

Comentários

Idealmente, a tireoplastia tipo I é realizada com anestesia local e sedação que permita ao paciente responder a comandos, pois é importante a avaliação da função vocal durante o procedimento para o melhor ajuste da medialização da prega vocal. As indicações do item "a" estão corretas. Quanto à paralisia de prega vocal, deve-se sempre pesquisar a etiologia e se não existir indicação de tratamento para a doença de base, o paciente deve ser acompanhado por 6 a 12 meses para verificar se ocorrem mudanças na paralisia ou voz. Em caso de alto risco de paralisia contralateral, a tireoplastia tipo I está contraindicada. Sobre a janela na cartilagem tireóidea, a margem anterior deve ser deslocada lateralmente da linha média (cerca de 5-7 mm na maioria dos casos), pois a porção mais anterior da prega vocal nem sempre necessita ser deslocada medialmente e o tecido conjuntivo internamente à cartilagem nessa região é fino. A linha da prega vocal deve ser a referência para a borda superior da janela, pois se a janela for posicionada muito superiormente o implante poderá resultar em saliência da falsa prega vocal e a medialização não será efetiva.

Isshiki N. Deslocamento medial da prega vocal. In: Isshiki N, Tsuji DH, Sennes LU. In: Tireoplastias. São Paulo: Fundação Otorrinolaringologia, 1999. p. 79-109.

1033) Sobre a fisiologia de regulação da frequência fundamental e as tireoplastias de Isshiki, assinale a alternativa CORRETA:

a. Na tireoplastia tipo III, é retirado um filete vertical de cartilagem a partir da comissura anterior.
b. A diminuição da tensão das pregas vocais leva à diminuição do *pitch* vocal.
c. A tireoplastia que realiza o encurtamento anteroposterior aumenta o *pitch* vocal, pois diminui o comprimento da prega vocal.
d. A aproximação cricotireóidea provoca aumento da tensão das pregas vocais e tal procedimento leva à diminuição do *pitch* vocal.

Comentários

O *pitch* vocal é uma grandeza perceptível inversamente proporcional à frequência fundamental, expressado em semitons. O tom vocal é regulado principalmente pela tensão, massa e comprimento das pregas vocais. O *pitch* mais alto é produzido por pregas vocais mais tensas, mais finas e mais curtas.

O encurtamento anteroposterior da lâmina da cartilagem tireóidea leva ao relaxamento da prega vocal. A diminuição da tensão e o aumento da massa provocam a diminuição do *pitch* vocal. Apesar da diminuição do comprimento da prega vocal, o efeito do relaxamento da prega vocal e do aumento relativo da massa se sobrepõe, diminuindo o *pitch* vocal.

Na tireoplastia tipo III, é feita uma incisão na linha vertical próxima à junção dos terços anterior e médio da lâmina tireóidea. Após esse corte, deve-se realizar um descolamento da margem lateral da incisão entre a cartilagem e o pericôndrio interno. A fonação pode ser testada sobrepondo-se as bordas incisadas da cartilagem. A segunda incisão é feita cerca de 2 a 3 mm paralela e posteriormente à primeira.

É indicado que as incisões na lâmina da cartilagem tireóidea não sejam feitas próximas à comissura anterior, pois essa região possui menos tecido conjuntivo, aumentando o risco de abertura da via aérea. Além disso, por conta da forma mais achatada, a retirada de uma tira da cartilagem da região pode não ser tão efetiva para a redução anteroposterior da lâmina. A aproximação cricotireóidea provoca aumento da tensão das pregas vocais e tal procedimento leva a aumento do *pitch* vocal.

Isshiki N, Tsuji DH, Sennes LU. In: Tireoplastias. São Paulo: Fundação Otorrinolaringologia, 1999. p. 79-109.

Respostas
1032) a; 1033) b

1034) Considere um homem de 25 anos, com queixa de "voz fina" desde a adolescência. Sua frequência fundamental foi aferida em 190 Hz durante a consulta. Durante a videoestrobolaringoscopia, não foram observadas alterações significativas. Realizou fonoterapia durante 1 ano, inclusive com dois profissionais diferentes, além de psicoterapia. Assinale a alternativa CORRETA:

a. O paciente deve ser orientado de que não há outras possibilidades terapêuticas efetivas além da fonoterapia e que ele deverá realizar esse tratamento permanentemente.
b. O paciente deve ser orientado de que a causa do seu distúrbio vocal é exclusivamente psicoemocional e que ele deve insistir no tratamento psicoterápico, que certamente será eficaz quando bem realizado.
c. Pode ser indicada a realização da tireoplastia tipo IV, com boa chance de sucesso para a adequação de sua frequência fundamental.
d. A tireoplastia tipo III pode ser indicada em casos de insucesso com o tratamento fonoterápico, como no caso apresentado.

Comentários

Muitas vezes é impossível definir se a causa do *pitch* alto é funcional ou orgânica. Existem pacientes que não têm resposta ao tratamento fonoterápico ou o alívio é temporário, apesar de não se conseguir evidenciar uma causa orgânica para a desordem mutacional. Assim, nos casos em que a fonoterapia (muitas vezes associada à psicoterapia) for insuficiente, pode-se indicar uma cirurgia para diminuição do *pitch* (Tireoplastia tipo III).
A tireoplastia tipo IV corresponde à aproximação cricotireóidea e tem o objetivo de aumentar a frequência fundamental.

Isshiki N, Tsuji DH, Sennes LU. In: Tireoplastias. São Paulo: Fundação Otorrinolaringologia, 1999. p. 79-109.

1035) Sobre a adução cirúrgica da cartilagem aritenóidea, assinale a alternativa CORRETA:

a. Quando associada à tireoplastia tipo I, deve ser realizada na prega contralateral.
b. Esse tipo de cirurgia é o mais eficaz para a medialização da prega vocal que se encontra arqueada, pois a tração da cartilagem estica a mucosa.
c. Está indicada em casos de fenda glótica ampla, com prega vocal fixada em posição lateral.
d. Como a cirurgia é limitada ao arcabouço laríngeo, o risco de complicações como a obstrução respiratória por edema de pregas vocais, hemorragia no espaço paraglótico ou hematoma é baixo.

Comentários

A adução (ou rotação) cirúrgica da cartilagem aritenóidea, assim como a tireoplastia tipo I, é sempre realizada na prega vocal paralisada. Esse tipo de abordagem tem o intuito de promover a medialização do processo vocal da prega vocal. Com a tração realizada após a sutura no processo muscular e o movimento de rotação, o desnivelamento às vezes observado em casos de paralisia pode ser diminuído.
A adução de aritenoide não é eficiente quando há arqueamento da prega vocal, devendo ser associada à tireoplastia tipo I nesses casos.
Assim como nas tireoplastias tipo I, podem ocorrer complicações como a obstrução respiratória por edema de pregas vocais, hemorragia no espaço paraglótico ou hematoma. E no caso de cirurgias associadas, o aumento do tempo cirúrgico pode levar ao aumento do risco de complicações.

Isshiki N, Tsuji DH, Sennes LU. In: Tireoplastias. São Paulo: Fundação Otorrinolaringologia, 1999. p. 79-109.

1036) Sobre a tuberculose laríngea assinale a alternativa CORRETA:

a. Não é comum sua associação a outras doenças infecciosas.
b. É uma doença exclusiva de adultos, não acometendo crianças em razão de sua baixa resposta imunológica local.
c. Está frequentemente associada à tuberculose pulmonar ativa.
d. Na sua forma isolada não é contagiosa.

Comentários

Na maioria dos casos a contaminação da mucosa laríngea, que desencadeia a tuberculose laríngea, se dá pelo contato com secreção pulmonar infectada, sendo a associação entre tuberculose pulmonar e laríngea concomitantes comum. A tuberculose tem alta associação à infecção pelo HIV e pode acometer crianças, sendo que nelas os sintomas mais comuns são estridor e dispneia.

Silva L, Mororó, WC, Alvarenga, EHL. Laringites crônicas. In: Pignatari SSN, Anselmo-Lima WT. Tratado de otorrinolaringologia, 3.ed. 3ª reimpressão. Rio de Janeiro: Guanabara Koogan, 2021.

Respostas
1034) d; 1035) c; 1036) c

1037) Paciente de 39 anos, agricultor, não fumante, sem comorbidades. Apresenta quadro de tosse e disfonia há cerca de 3 meses, evoluindo com dispneia progressiva há 15 dias. Realizada nasofibroscopia que mostrou hiperemia e edema difusos, com pontilhados hemorrágicos e redução da fenda glótica. Notaram-se, também, lesões ulceradas distribuídas na região da supraglote, não confluentes. O resultado do anatomopatológico de biópsia da laringe mostrou "granuloma rico em células epitelioides e gigantócitos, presença de linfócitos e plasmócitos de permeio, sem atipias". Qual o diagnóstico mais provável?

a. Amiloidose laríngea.
b. Blastomicose.
c. Carcinoma espinocelular.
d. Papilomatose laríngea.

Comentários

O paciente apresenta epidemiologia positiva para blastomicose: sexo masculino, trabalhador rural, jovem. Tem história clínica e lesões laríngeas compatíveis com blastomicose. A biópsia, apesar de não ter identificado o agente, mostrou lesão granulomatosa sem atipias e, das alternativas, a única patologia que tem essa característica é a blastomicose.

Silva L, Mororó, WC, Alvarenga, EHL. Laringites crônicas. In: Pignatari SSN, Anselmo-Lima WT. Tratado de otorrinolaringologia, 3.ed. 3ª reimpressão. Rio de Janeiro: Guanabara Koogan, 2021.

1038) Paciente com lesão laríngea suspeita de paracoccidioidomicose na biópsia, porém, sem identificação do agente. Qual dos exames abaixo pode auxiliar no diagnóstico:

a. Fixação do complemento (Fava Neto).
b. Análise de escarro com vermelho do Congo.
c. Hemocultura.
d. Intradermoreação de Montenegro.

Comentários

A fixação do complemento ou teste Fava Neto é um exame sorológico que pode indicar infecção por *Pneumococo brasiliensis*, sendo o teste sorológico mais usado em nosso meio.

Silva L, Mororó, WC, Alvarenga, EHL. Laringites crônicas. In: Pignatari SSN, Anselmo-Lima WT. Tratado de otorrinolaringologia, 3.ed. 3ª reimpressão. Rio de Janeiro: Guanabara Koogan, 2021.

1039) Paciente de 20 anos, masculino, com asma grave de difícil controle, com crises agudas apesar da medicação inalatória em altas doses. Evoluiu há 1 mês com história de disfonia e desconforto ao deglutir. Na laringoscopia nota-se hiperemia leve de ambas as mucosas cordais, com placa branca em prega direita e banda ventricular esquerda. Qual a principal hipótese diagnóstica da alteração laríngea?

a. Displasia intraepitelial leve.
b. Úlcera de contato.
c. Candidose.
d. Eritroleucoplasia.

Comentários

Paciente com altas doses de corticoide inalatório, com placas esbranquiçadas em laringe, compatível com Candidose laríngea. A cordite associada é causada pela reação inflamatória secundária à infecção.

Silva L, Mororó, WC, Alvarenga, EHL. Laringites crônicas. In: Pignatari SSN, Anselmo-Lima WT. Tratado de otorrinolaringologia, 3.ed. 3ª reimpressão. Rio de Janeiro: Guanabara Koogan, 2021.

Respostas
1037) b; 1038) a; 1039) c

1040) Dos testes cutâneos abaixo, qual pode ajudar no acompanhamento de pacientes com Leishmaniose mucocutânea?

a. Teste de Mitsuda.
b. Hipersensibilidade tardia de Montenegro.
c. *Purified Protein Derivative.*
d. Fava Neto.

Comentários

O teste de hipersensibilidade tardia de Montenegro é mais importante para acompanhamento do paciente do que para seu diagnóstico, uma vez que ele reflete a resposta imunológica frente à Leishmania.

Silva L, Mororó, WC, Alvarenga, EHL. Laringites crônicas. In: Pignatari SSN, Anselmo-Lima WT. Tratado de otorrinolaringologia, 3.ed. 3ª reimpressão. Rio de Janeiro: Guanabara Koogan, 2021.

1041) Sobre a leishmaniose mucocutânea, é CORRETO afirmar que:

a. Lesões nasais são mais comuns, porém pode haver comprometimento de mucosa de palato, faringe e laringe.
b. Na maioria dos casos, as lesões mucosas aparecem alguns dias após a inoculação do agente pelo vetor.
c. É causada pela ausência de resposta imunológica do hospedeiro frente ao agente da leishmaniose.
d. O agente causador é um protozoário que tem vida extracelular exclusiva.

Comentários

As lesões iniciais na leishmaniose mucocutânea localizam-se, na maioria dos casos, em septo nasal e asas nasais, porém, toda a mucosa da faringe, palato, lábios ou laringe podem ser acometidos. Geralmente as lesões mucosas aparecem cerca de 1 a 2 anos após a inoculação do agente pelo vetor. O hospedeiro que desenvolve a forma mucocutânea tem reação imunológica frente ao agente. Quando essa reação está ausente ocorrem as formas visceral e cutânea disseminada. O agente etiológico, no corpo humano está na sua forma amastigota, que é intracelular.

Silva L, Mororó, WC, Alvarenga, EHL. Laringites crônicas. In: Pignatari SSN, Anselmo-Lima WT. Tratado de otorrinolaringologia, 3.ed. 3ª reimpressão. Rio de Janeiro: Guanabara Koogan, 2021.

1042) Sobre a histoplasmose, é CORRETO afirmar que:

a. O acometimento laríngeo é exclusivo de pacientes imunodeprimidos.
b. É uma doença com alto grau de contágio interpessoal.
c. O agente é encontrado em fezes de aves e morcegos.
d. A infecção depende da inoculação do agente por um vetor (Flebótomo).

Comentários

O agente *Histoplasma capsulatum* é encontrado no intestino e nas fezes de aves e morcegos. A doença não é transmissível de pessoa para pessoa e sua forma laríngea pode se desenvolver mesmo em imunocompetentes. A infecção se dá por inalação do esporo, não sendo necessária a ação de vetor.

Silva L, Mororó, WC, Alvarenga, EHL. Laringites crônicas. In: Pignatari SSN, Anselmo-Lima WT. Tratado de otorrinolaringologia, 3.ed. 3ª reimpressão. Rio de Janeiro: Guanabara Koogan, 2021.

Respostas
1040) b; 1041) a; 1042) c

1043) Sobre a laringite catarral aguda, é CORRETO afirmar que:

a. Associa-se, geralmente, à febre alta.
b. Na laringoscopia direta, visualiza-se predominantemente edema subglótico.
c. Geralmente melhora após 48 horas, com normalização da mucosa laríngea em 8 dias.
d. É mais frequentemente viral, mas entre os agentes bacterianos, os mais comuns são *Branhamella catarrhalis* e *Haemophilus influenza*.

Comentários

A laringite catarral aguda geralmente se manifesta com febre ausente ou baixa. O diagnóstico é feito por laringoscopia, sendo visualizado edema predominantemente glótico e supraglótico. Apresenta rápida evolução, com melhora progressiva em até 48 horas e normalização da mucosa laríngea em 8 dias. Os agentes mais comuns são bacterianos (*Branhamella catarrhalis* e *Haemophilus influenzae*), mas pode ter origem viral, podendo ser causado por rinovírus, coronariovírus ou reovírus.

Braga NMA, Barbosa LHF, Perazzo PSL. Laringites agudas. In: Pignatari SSN, Anselmo-Lima WT. Tratado de otorrinolaringologia, 3.ed. 3ª reimpressão. Rio de Janeiro: Guanabara Koogan, 2021.

1044) Em relação à epiglotite (ou supraglotite), pode-se afirmar:

a. A vacinação para *Haemophilus influenza* tipo B erradicou a epiglotite no Brasil.
b. Há maior predominância no sexo masculino.
c. A sintomatologia no adulto é de instalação lenta e progressiva, com pouca dor de garganta, disfagia, dispneia, temperaturas baixas e bom estado geral.
d. O primeiro exame de escolha para diagnóstico é a tomografia computadorizada com contraste.

Comentários

Apesar de a vacinação para *Haemophilus influenza* tipo B ter diminuído drasticamente a incidência de epiglotite, ela ainda ocorre, tanto pelo *Haemophilus influenza* tipo B como por outros agentes bacterianos como o *Staphylococcus aureus*. A sintomatologia é de instalação rápida, com muita dor de garganta, disfagia, dispneia, febre e agravamento do estado geral. O primeiro exame de escolha para diagnóstico é a laringoscopia direta com ópticas rígidas ou flexíveis.

Silva L, Mororó, WC, Alvarenga, EHL. Laringites crônicas. In: Pignatari SSN, Anselmo-Lima WT. Tratado de otorrinolaringologia, 3.ed. 3ª reimpressão. Rio de Janeiro: Guanabara Koogan, 2021.

1045) A granulomatose de Wegener apresenta manifestações otorrinolaringológicas em 90% dos casos. Dentre as manifestações laríngeas da granulomatose de Wegener, qual alternativa contempla a forma mais comum de apresentação da doença na laríngea?

a. Paralisia vocal.
b. Massa supraglótica.
c. Estenose subglótica.
d. Hemoptise.

Comentários

A estenose subglótica ocorre em 20% dos casos. Resulta da inflamação e, consequente, formação cicatricial. As manifestações clínicas incluem disfonia, dor, dispneia, tosse e estridor. Caso os sintomas iniciais sejam ignorados, a progressão para estenose grave pode levar a uma traqueostomia de urgência. A hemoptise está relacionada à doença pulmonar pela vasculite/hemorragia alveolar.

Villa-Forte A, Santos AS, Hoffman GS. Granulomatous Diseases: Wegener's Granulomatosis, Churg-Strauss Syndrome, and Nasal Natural Killer (NK)/T-Cell Lymphoma. In: Harris JP, Weisman MH. Head and neck manifestations of systemic disease. Nova York: Informa Healthcare USA, 2007. p. 99-107.

Respostas
1043) c; 1044) b; 1045) c

1046) O diagnóstico diferencial de uma laringoscopia com lesão infiltrativa ou crostosa nas pregas vocais ou na região subglótica inclui a granulomatose de Wegener, a sarcoidose, a doença de Churg-Strauss, o linfoma de células T, entre outras afecções. Qual é o exame padrão ouro para o diagnóstico da granulomatose de Wegener?
a. Ureia e creatinina.
b. Anca-C.
c. Tomografia de seios paranasais.
d. Biópsia.

Comentários

A biópsia pode mostrar vasculite, necrose e granuloma, mas a tríade completa está presente em apenas 16% das biópsias da região de cabeça e pescoço. O local da biópsia tem relação com a sensibilidade do exame: a mucosa dos seios paranasais constitui o tecido mais favorável ao diagnóstico, enquanto biópsias da laringe, cavidade oral e orelha são frequentemente negativas. Quando a biópsia é negativa, dosagens periódicas de Anca-C (a cada 3 a 6 meses) podem ser necessárias para o diagnóstico.

Imamura R, Enoki AM, Watanabe LMN. Doenças sistêmicas com repercussão na laringe. In: Pignatari SSN, Anselmo-Lima WT. Tratado de otorrinolaringologia, 3.ed. 3ª reimpressão. Rio de Janeiro: Guanabara Koogan, 2021.

1047) Doenças sistêmicas podem acometer a articulação cricotireóidea, comprometendo a mobilidade das pregas vocais e estreitando a fenda glótica. Qual das doenças sistêmicas abaixo se apresenta mais comumente com cricoaritenoidite?
a. Artrite Reumatoide (AR).
b. Lúpus Eritematoso Sistêmico (LES).
c. Policondrite Recidivante (PR).
d. Amiloidose.

Comentários

As alterações laríngeas na AR incluem artrite da articulação cricotireóidea ou presença de lesões, como nódulos reumatoides e nódulos de bambu. A artrite do LES também acomete a articulação cricotireóidea, apesar de mais rara que na AR. A apresentação laríngea mais comum da PR é de condrite que pode evoluir para fibrose e estenose subglótica, tendo importante diagnóstico diferencial com a granulomatose de Wegener.

Imamura R, Enoki AM, Watanabe LMN. Doenças sistêmicas com repercussão na laringe. In: Pignatari SSN, Anselmo-Lima WT. Tratado de otorrinolaringologia, 3.ed. 3ª reimpressão. Rio de Janeiro: Guanabara Koogan, 2021.

1048) O fator antinuclear (FAN) é considerado o exame laboratorial de triagem, pela alta sensibilidade, na suspeita de lúpus eritematoso sistêmico (LES). Porém, nos raros casos de LES com FAN negativo, qual exame laboratorial apresenta-se positivo?
a. Anti-DNA.
b. Anti-Sm.
c. Anti-Ro/SS-A.
d. VDRL.

Comentários

O Anti-Ro/SS-A está presente nos raros casos de LES com FAN negativo. O anti-DNA apresenta alta especificidade para o LES e correlação com a nefrite lúpica. O anti-Sm é altamente específico para o LES. O VDRL falso-positivo pode estar relacionado à síndrome antifosfolipíde.

Ogawa A, Frizzarini R. Manifestações orais das doenças sistêmicas. In: Pignatari SSN, Anselmo-Lima WT. Tratado de otorrinolaringologia, 3.ed. 3ª reimpressão. Rio de Janeiro: Guanabara Koogan, 2021.

Respostas
1046) d; 1047) a; 1048) c

1049) Sobre a amiloidose laríngea, é CORRETO afirmar que:
a. A amiloidose laríngea está comumente relacionada à sua forma sistêmica, sendo necessário investigar a coexistência do mieloma múltiplo.
b. A aplicação da coloração vermelho do Congo está restrita ao diagnóstico das formas localizadas da amiloidose.
c. Na tomografia computadorizada, os depósitos amiloides apresentam-se como massas bem definidas, com atenuação de partes moles e com algum grau de calcificação.
d. Nos casos assintomáticos, a conduta é não cirúrgica, com acompanhamento endoscópico das lesões e tratamento clínico com corticosteroides.

Comentários

Os depósitos amiloides na laringe raramente estão associados à amiloidose sistêmica. Porém, é crucial descartar a possibilidade de doença sistêmica ou secundária para o planejamento terapêutico adequado. O diagnóstico da amiloidose, em todas as suas formas, é feito com a aplicação do vermelho do Congo no exame histopatológico. E o tratamento das formas localizadas está na dependência dos sintomas proporcionados pela lesão, sendo indicada a cirurgia para os casos sintomáticos. Os corticosteroides e a radioterapia não são efetivos tanto nas formas localizadas como nas sistêmicas.

Caporrino Neto J, Alves NS, Gondra Lde A. Laryngeal amyloidosis presenting as false vocal fold bulging: clinical and therapeutic aspects. Braz J Otorhinolaryngol. 2015 Mar-Apr;81(2):219-21.

1050) Qual das opções abaixo seria o mais importante critério diagnóstico para a policondrite recidivante (PR)?
a. História clínica.
b. Videoestroboscopia.
c. Biópsia.
d. Dosagem de imunocomplexos circulantes.

Comentários

O diagnóstico da PR é baseado, primariamente, na história e no exame físico. A biópsia normalmente evidencia necrose não específica e é indicada para excluir outras condições como a Granulomatose de Wegener (diagnóstico diferencial na estenose subglótica). O diagnóstico é fechado com 3 dos seguintes 6 critérios: 1) condrite auricular bilateral, 2) artrite não erosiva soronegativa, 3) condrite nasal, 4) inflamação ocular, 5) condrite do trato respiratório e 6) lesão cocleovestibular.

Woodson GE. Hoarseness and laryngeal paralysis. In: Harris JP, Weisman MH. Head and neck manifestations of systemic disease. Nova York: Informa Healthcare USA, 2007. p. 518-23.

1051) O diagnóstico de sarcoidose é, por vezes, muito desafiador e demorado pois além da sintomatologia inespecífica existe uma tendência a se pensar em outras doenças. Trata-se de uma doença multissistêmica e as evidências disponíveis sugerem que ela deriva de uma resposta celular imune exagerada a vários antígenos ou autoantígenos. Dentre os exames complementares abaixo, qual achado NÃO está compatível com a sarcoidose?
a. Exame histopatológico evidencia granulomas sem necrose.
b. Eletroforese de proteína com hipergamaglobulinemia.
c. Teste tuberculínico (PPD) anérgico.
d. Diminuição na dosagem sérica de enzima conversora de angiotensina.

Comentários

A sarcoidose apresenta uma resposta imune paradoxal: apesar da extensa inflamação local, apresenta anergia ao PPD. Outros achados incluem: eletrocardiograma com arritmia, aumento de transaminases e fosfatase alcalina (10% dos casos), hipercalcemia (11% dos casos) e hipercalciúria (40% dos casos), hipergamaglobulinemia (20 a 30% dos casos). Acredita-se que o granuloma da sarcoidose produza a enzima conversora de angiotensina (aumentada em 60% dos pacientes com sarcoidose).

Iannuzzi MC, Rybicki BA, Teirstein AS. Sarcoidosis. NEJM 2007; 357:2153-65.

Respostas
1049) c; 1050) a; 1051) d

1052) Hemorragia intracordal ou hematoma de prega vocal são definidos como sangramentos subepiteliais nas pregas vocais secundários a fonotrauma ou extravasamento sanguíneo de lesões microvasculares como varizes e ectasias vasculares. São fatores predisponentes a hemorragias intracordais , EXCETO:

a. Discrasias sanguíneas.
b. Refluxo faringolaríngeo.
c. História de infecção de vias aéreas superiores.
d. Hipotireoidismo.

Comentários

São considerados predisponentes a ocorrência de hemorragias intracordais: discrasias sanguíneas; alteração dos níveis hormonais em mulheres, sendo mais frequente no período pré-menstrual, alteração de lubrificação das pregas vocais, refluxo faringolaríngeo, presença de varizes e ectasias vasculares.

Tsuji DH, Sennes LU, Imamura R, Frizzarini R, Bento RF, Miniti A. Condutas práticas em laringologia. São Paulo: Fundação Otorrinolaringologia, 2005. p. 17-8.

1053) Jovem de 25 anos chega ao pronto socorro deambulando, em bom estado geral, corado, eupneico. Relata ter batido o pescoço em uma barra de proteção que estava na sua casa há 1 dia. Nega ingestão de bebidas alcoólicas. Refere apenas dor no pescoço e disfonia. Nega falta de ar. O exame físico mostra hematoma na região cervical anterior e presença de discreto enfisema. Há crepitação da cartilagem tireoide à manipulação e dor discreta à palpação. A nasofibroscopia deste paciente mostra pregas vocais com mobilidade conservada bilateralmente, hematoma de prega vocal direita, ventrículo direito e banda ventricular; edema discreto das estruturas supraglóticas e boa fenda respiratória. A tomografia mostra discreto edema das estruturas supraglóticas, presença de material gasoso (enfisema) discreto em subcutâneo e fratura da lâmina da tireoide à direita sem desnivelamento da cartilagem. Qual a melhor conduta frente a este caso?

a. A presença de enfisema subcutâneo indica descontinuidade da via aérea com extravasamento de ar para os tecidos subjacentes e é indicação formal de abordagem cirúrgica para exploração e avaliar a gravidade do trauma.
b. Traqueotomia para garantir a via aérea pois pode haver progressão do hematoma e instalação rápida de insuficiência respiratória aguda.
c. A crepitação da cartilagem tireóidea indica fratura do arcabouço cartilaginoso e deve ser explorado cirurgicamente.
d. Tratamento expectante com introdução de corticosteroides e repouso vocal. Caso haja instalação de dispneia e progressão do enfisema o paciente deve retornar para reavaliação.

Comentários

Traumas fechados de laringe são decorrentes da ação de instrumentos contundentes com integridade da pele, acidentes com veículos motorizados, atropelamento, atividades esportivas, recreacionais, de trabalho e violência. Traumas fechados podem levar a comprometimento importante da laringe. A diferenciação entre trauma leve e grave pode ser estimada pelo grau de obstrução respiratória e pela necessidade de traqueotomia. O enfisema ocorre por ruptura da laringe ou perfuração do esôfago, com escape de ar para os tecidos do pescoço. A presença do enfisema, por sua vez, não é indicativa da gravidade do trauma e não há correlação entre o grau de enfisema e a extensão da lesão. O aumento progressivo do enfisema é indicação para exploração cirúrgica. O tratamento conservador, sem exploração cirúrgica, é indicado em pequeno edema, hematoma ou laceração sem perda de mucosa, sem comprometimento da comissura anterior, fratura sem desvios de seguimentos e consiste em observação clínica pro 24 horas. O uso de esteroides é útil para reduzir o edema.

Cervantes O, Pedroso JES, Pinna BR. Traumatismo da laringe. In: Pignatari SSN, Anselmo-Lima WT. Tratado de otorrinolaringologia, 3.ed. 3ª reimpressão. Rio de Janeiro: Guanabara Koogan, 2021.

Respostas
1052) d; 1053) d

1054) Paciente de 30 anos refere ter engasgado com pedaço de peixe (tilápia) há aproximadamente 8 horas e desde então com sensação persistente de corpo estranho na garganta. Nega febre, mas refere sialorreia e não conseguiu se alimentar desde então. Considere o seguinte caso clínico e assinale a alternativa CORRETA:

a. Neste caso, como o paciente apresenta uma queixa consistente, se a laringoscopia indireta com espelho de Garcia ou com auxílio de óticas rígidas e flexíveis não forem suficientes na localização do corpo estranho deve-se prosseguir a investigação com endoscopia digestiva alta.
b. A oroscopia deve permitir a visualização do corpo estranho assim como ocorre na maioria dos casos.
c. A radiografia cervical não é mais utilizada em pacientes com suspeita de corpo estranho pois apresenta baixa sensibilidade e especificidade.
d. Não se justifica a realização de laringoscopia indireta com espelho de Garcia em razão da baixa sensibilidade do método e o advento de novas tecnologias que permitem a melhor visualização das estruturas.

Comentários

A laringoscopia indireta com espelho de Garcia, mesmo permitindo uma visualização restrita da laringe e das estruturas supraglóticas, é um método de baixo custo e disponível na maioria dos serviços. Dados da literatura mostram que a LI é capaz de diagnosticar em torno de 2/3 dos casos de corpo estranho de faringe e laringe. A radiografia cervical, por sua vez, também é um método simples e amplamente utilizado na avaliação destes pacientes. Deve-se lembrar de que sua utilização é limitada, uma vez que em torno de 80% dos corpos estranhos são radiopacos. Espinhas de peixe, por exemplo, aparecem como estruturas radiopacas delgadas, menos densas que as vértebras. Além disso, a radiografia pode indicar a presença de possível complicação, como o alargamento do tecido de densidade de partes moles da região pré-vertebral, que fala a favor de abscesso no local.

A endoscopia digestiva alta e a broncoscopia estão indicadas em pacientes que o exame físico e os métodos de propedêutica armada otorrinolaringológicos (laringoscopia indireta, rígida ou flexível) foram insuficientes para elucidar a queixa clínica nos casos em que a conduta expectante não pode ser tomada. Alguns pacientes, principalmente àqueles em bom estado geral, sintomas discretos, fácil acesso aos serviços de saúde, bem orientados, podem-se beneficiar da conduta expectante, desde que cientes dos riscos e benefícios envolvidos. Nestes casos, deve-se reavaliar o paciente em 24 horas.

Vasconcelos SJ, Moraes BT, Amorin Filho FS. Corpo estranho faringolaríngeo. In: Pignatari SSN, Anselmo-Lima WT. Tratado de otorrinolaringologia, 3.ed. 3ª reimpressão. Rio de Janeiro: Guanabara Koogan, 2021.

1055) Sobre o controle central da deglutição, assinale a alternativa VERDADEIRA:

a. A deglutição é uma atividade estritamente reflexa, involuntária, desencadeada por aferências sensoriais do bolo alimentar na cavidade oral e na faringe.
b. O centro da deglutição está localizado no tronco cerebral e em sítios primários do córtex cerebral.
c. Os neurônios que programam as respostas faríngea e esofágica da deglutição estão localizados no tronco cerebral. Áreas corticais são desnecessárias para evocar o início da deglutição.
d. O núcleo do trato solitário é o centro de reconhecimento sensorial no tronco cerebral.

Comentários

O centro da deglutição está localizado no tronco cerebral e em dois sítios primários do córtex pré-frontal. A deglutição é uma atividade parte voluntária (início da fase oral) e parte involuntária (fim da fase oral e fase faríngea), portanto áreas corticais são importantes para evocar o início da deglutição. O núcleo ambíguo é o centro de reconhecimento sensorial da medula. Ele decodifica a mensagem aferente e encaminha para o núcleo do trato solitário (na formação reticular) que então iniciam a fase faríngea da deglutição.

Pediatric Dysphagia Resource Guide, Kelly Dailey Hall, Delmar CENGAGE Learning, 2001.

Respostas

1054) a; 1055) b

1056) Assinale a alternativa CORRETA:

a. A deglutição pode ser dividida didaticamente em quatro fases: fase oral preparatória, fase oral de transporte, fase faríngea e fase esofágica.
b. No controle aferente sensorial das fases oral e faríngea da deglutição estão envolvidos os pares cranianos V, VII, IX e XII.
c. O controle eferente motor é feito pelos pares cranianos V, VII IX e XI.
d. A deglutição acontece geralmente durante a inspiração.

Comentários

A deglutição pode ser dividida didaticamente em quatro fases: fase oral preparatória, fase oral de transporte, fase faríngea e fase esofágica. Apesar de essa divisão ser puramente didática, já que essas fases se sobrepõem dinamicamente, esse conceito é o mais utilizado para a avaliação da deglutição normal, para o diagnóstico e tratamento das disfagias. Quando uma adequada aferência sensorial alcança o centro da deglutição através dos pares cranianos V, VII, IX e X é desencadeada uma resposta muscular reflexa eferente pelos pares V, VII, IX, X e XII. Por causa do controle neural da deglutição e da respiração, é quase impossível respirar e deglutir ao mesmo tempo. Geralmente a deglutição acontece durante a expiração.

Garcia RID, lemos EM, Santoro, PP. Fisiologia e semiologia da deglutição. In: Pignatari SSN, Anselmo-Lima WT. Tratado de otorrinolaringologia, 3.ed. 3ª reimpressão. Rio de Janeiro: Guanabara Koogan, 2021.

1057) Para que a deglutição seja bem executada, o trato aerodigestório superior organiza-se por meio de um sistema de válvulas que permite o trânsito seguro e eficiente do alimento ingerido. Sobre esse sistema de válvulas, marque a alternativa CORRETA:

a. Durante a deglutição normal, seis válvulas atuam para proteger a via respiratória e favorecer a progressão do alimento.
b. A primeira e mais anterior das válvulas é a língua, que tem papel importante tanto na fase oral preparatória, possibilitando a movimentação do alimento dentro da cavidade oral, quanto na fase oral propriamente dita, impulsionando o alimento para a faringe.
c. O contato do palato mole com a língua impede o escape prematuro do alimento para a faringe. Esta constitui a válvula glossopalatal. Nesse momento o músculo palatofaríngeo mantém o palato mole em posição anterior e rebaixada.
d. A válvula laríngea fecha-se para impedir a entrada do alimento no trato respiratório. Primeiro as cartilagens aritenóideas tocam a epiglote, depois as bandas ventriculares se medializam e, por fim, as pregas vocais se aduzem.

Comentários

Durante a deglutição normal, seis válvulas atuam para proteger a via aérea: válvula labial, lingual, glossopalatal, velofaríngea, laríngea e o esfíncter esofagiano superior. A primeira e mais anterior das válvulas é a labial que permite a mastigação sem escape de saliva e alimento da cavidade oral e contribui para a geração de gradiente pressórico adequado para a ejeção oral. É pela contração do músculo palatoglosso que a válvula glossopalatal impede o escape do alimento da cavidade oral para a faringe. O primeiro passo para a proteção da via aérea inferior é a adução das pregas vocais. Depois há contração das bandas ventriculares e por fim, as aritenoides tocam a epiglote.

Garcia RID, lemos EM, Santoro, PP. Fisiologia e semiologia da deglutição. In: Pignatari SSN, Anselmo-Lima WT. Tratado de otorrinolaringologia, 3.ed. 3ª reimpressão. Rio de Janeiro: Guanabara Koogan, 2021.

Respostas
1056) a; 1057) a

1058) Sobre o esfíncter esofagiano superior, é CORRETO afirmar que:
   a. É formada pela parede anterior da cartilagem cricoide e pelo músculo cricofaríngeo.
   b. A única condição fisiológica em que essa válvula pode ser aberta é durante a deglutição.
   c. É a última válvula do trato aerodigestório superior.
   d. Sua abertura depende do relaxamento do músculo cricofaríngeo.

Comentários

O esfíncter esofagiano superior é a última válvula do sistema de válvulas do trato digestório superior. É formada pela parede posterior da cartilagem cricoide, pelo músculo cricofaríngeo (porção horizontal do constritor inferior da faringe) e por fibras do esôfago cervical. Mantém-se fechada evitando a aerofagia e a entrada de conteúdo gastroesofágico para os pulmões. Abre-se não apenas durante a deglutição de alimentos e saliva, mas também durante a eructação e o vômito, graças ao relaxamento do músculo cricofaríngeo e da elevação e anteriorização da laringe que fazem com que a cartilagem cricoide se afaste da parede posterior da faringe.

Garcia RID, lemos EM, Santoro PP. Fisiologia e semiologia da deglutição. In: Pignatari SSN, Anselmo-Lima WT. Tratado de otorrinolaringologia, 3.ed. 3ª reimpressão. Rio de Janeiro: Guanabara Koogan, 2021.

1059) Sobre as fases da deglutição, é CORRETO afirmar que:
   a. A contração padronizada e rítmica dos músculos mastigatórios, principalmente o bucinador, assim como as contrações dos músculos da língua são fundamentais para uma deglutição eficiente.
   b. O fechamento do esfíncter velofaríngeo inicia-se imediatamente após o bolo alimentar passar pelos receptores sensoriais dos pilares amigdalianos posteriores e base da língua.
   c. O fechamento velofaríngeo marca o início da fase faríngea da deglutição.
   d. O sistema nervoso entérico controla o peristaltismo das porções estriada e lisa do esôfago.

Comentários

A contração padronizada e rítmica dos músculos mastigatórios, principalmente o masseter, assim como as contrações dos músculos da língua são fundamentais para uma deglutição eficiente. O fechamento velofaríngeo marca o início da fase faríngea da deglutição. O fechamento do esfíncter velofaríngeo inicia-se imediatamente após o bolo alimentar passar pelos receptores sensoriais dos pilares amigdalianos anteriores e base da língua. O controle do peristaltismo do esôfago superior (porção estriada) se dá pelo centro da deglutição no tronco cerebral, enquanto o sistema nervoso entérico controla o peristaltismo apenas da porção lisa do esôfago.

Garcia RID, lemos EM, Santoro PP. Fisiologia e semiologia da deglutição. In: Pignatari SSN, Anselmo-Lima WT. Tratado de otorrinolaringologia, 3.ed. 3ª reimpressão. Rio de Janeiro: Guanabara Koogan, 2021.

1060) Sobre neuroanatomia dos órgãos da deglutição, assinale a afirmativa CORRETA:
   a. A terceira divisão do nervo trigêmio proporciona inervação sensitiva para o palato, dentes, lábios e sulco gengivolabial.
   b. A segunda divisão do nervo trigêmio proporciona inervação sensitiva para a língua através do nervo lingual.
   c. O nervo glossofaríngeo inerva os músculos estilofaríngeo, glossofaríngeo e palatoglosso.
   d. O nervo vago proporciona inervação para o palato, faringe, laringe, esôfago e estômago.

Comentários

A segunda e a terceira porções do nervo trigêmio estão intimamente relacionadas com as funções de deglutição e fala. A segunda divisão do nervo trigêmio proporciona inervação sensitiva para o palato, dentes, lábios e sulco gengivolabial. A terceira divisão do nervo trigêmio proporciona inervação sensitiva para a língua através do nervo lingual, e também para a mucosa bucal, dos alvéolos inferiores e para o lábio inferior. O nervo glossofaríngeo confere inervação sensorial para a orofaringe e base da língua, e proporciona inervação motora para um único músculo, o estilofaríngeo.

Comprehensive Management of Swallowing Disorders, Ricardo Luis Carrau, Thomas Murry, Singulair Publishing Group, 1999.

Respostas
1058) c; 1059) c; 1060) d

1061) Sobre o processo normal de deglutição, é CORRETO afirmar que:

a. A deglutição normal é padronizada para todos os indivíduos e não sofre influências próprias do deglutidor.
b. Aspectos do bolo alimentar como volume e paladar não alteram os padrões de deglutição.
c. A temperatura é a única característica do bolo alimentar que altera o padrão de deglutição, sendo o alimento frio capaz de lentificar as respostas de deglutição.
d. O avançar da idade leva à diminuição da sensibilidade faringolaríngea e à redução do desempenho motor o que resulta em uma deglutição mais lentificada.

Comentários

Alguns componentes da deglutição podem ser pouco variáveis ou invariáveis, mas a maioria sofre influência das características do bolo alimentar e do deglutidor. Volume, temperatura, consistência e paladar alteram fisiologicamente os padrões deglutição. A temperatura fria, por exemplo, é capaz de acelerar a resposta a deglutições subsequentes e o alimento viscoso aumenta o tempo de trânsito oral e faríngeo e o número de deglutições necessárias para promover um *clearence* adequado.

Garcia RID, Lemos EM, Santoro, PP. Fisiologia e semiologia da deglutição. In: Pignatari SSN, Anselmo-Lima WT. Tratado de otorrinolaringologia, 3.ed. 3ª reimpressão. Rio de Janeiro: Guanabara Koogan, 2021.

1062) Sobre a fase oral da deglutição, é CORRETO afirmar que:

a. São músculos intrínsecos da língua: genioglosso, hioglosso, estiloglosso e palatoglosso.
b. A função primária dos músculos extrínsecos da língua é produzir mudanças na forma da língua durante a articulação e deglutição.
c. A musculatura extrínseca da língua é formada por feixes de fibras musculares interlaçadas separadas por tecido conectivo.
d. Os músculos extrínsecos da língua originam-se do mento, osso hioide, processo estiloide e palato mole e se inserem no osso hioide ou em outros músculos intrínsecos e extrínsecos da língua.

Comentários

A musculatura da língua pode ser dividida em intrínseca e extrínseca. Os músculos extrínsecos da língua originam-se do mento, osso hioide, processo estiloide e palato mole e se inserem no osso hioide ou em outros músculos intrínsecos e extrínsecos da língua. São eles: genioglosso, hioglosso, estiloglosso e palatoglosso. Sua ação primária é permitir movimentos de anteriorização, posteriorização e lateralização da língua. A musculatura intrínseca, por sua vez, é formada por feixes de fibras musculares interlaçadas separadas por tecido conectivo. Esses músculos se originam na submucosa da língua e inserem-se uns nos outros ou em músculos extrínsecos. Sua função primária é produzir mudanças na forma da língua durante a articulação e deglutição.

Comprehensive Management of Swallowing Disorders, Ricardo Luis Carrau, Thomas Murry, Singulair Publishing Group, 1999.

1063) Sobre a fase faríngea a deglutição, assinale a alternativa CORRETA:

a. O músculo constritor superior da faringe é o único músculo constrictor responsável pela peristalse faríngea na deglutição.
b. A laringe se eleva e anterioriza graças à contração dos seguintes músculos: milo-hióideo, gênio-hióideo, estilo-Hióideo e ventre anterior do digástrico.
c. A base da língua recebe aferência sensorial pelo XII par e eferência motora pelo IX par.
d. A epiglote tem aferência sensorial e eferência motora dada pelo IX par.

Comentários

Os músculos constritor superior, médio e inferior são responsáveis pela peristalse faríngea na deglutição. A base da língua recebe aferência sensorial pelo IX par e eferência motora pelo XII par. A epiglote tem aferência sensorial e eferência motora dada pelo X par.

Comprehensive Management of Swallowing Disorders, Ricardo Luis Carrau, Thomas Murry, Singulair Publishing Group, 1999.

Respostas
1061) d; 1062) d; 1063) b

1064) Qual é o exame padrão ouro para avaliação da disfagia?
a. Videoendoscopia da deglutição.
b. Videodeglutograma.
c. Endoscopia digestiva alta.
d. Laringoestroboscopia.

Comentários

O videodeglutograma ou videofluoroscopia da deglutição é considerado o exame padrão ouro para avaliação da deglutição, pois permite:
Estudo adequado de todas as fases da deglutição (oral, faríngea e esofagiana);
Avaliação dinâmica da fisiologia orofaringoesofagiana;
Permite a realização de manobras terapêuticas (posicionamento de cabeça ou cervicais) para facilitar a deglutição e
Permite fácil diferenciação entre aspiração e penetração alimentar.

Neves LR, Silveira PAL. Distúrbios da deglutição. In: Atualização Terapêutica de Prado, Ramos e Valle: Diagnóstico e Tratamento 2012/13, 24.ed. São Paulo: Artes Médicas, 2012. p. 1461-4.

1065) Qual a definição para aspiração laríngea?
a. Presença de saliva ou alimento nos seios piriformes.
b. Presença de saliva ou alimento no ádito laríngeo, sem ultrapassá-lo.
c. Presença de saliva ou alimento no ádito laríngeo, ultrapassando-o.
d. Presença de saliva ou alimento na transição faringoesofagiana.

Comentários

A aspiração laríngea consiste na observação de passagem de saliva ou de alimento (sólido, pastoso ou líquido) pelas pregas vocais (ádito laríngeo) indo em direção à traqueia e, por conseguinte, aos pulmões.
Trata-se do principal achado a ser observado durante a videoendoscopia da deglutição ou durante o videodeglutograma.
Quando a aspiração ocorrer sem a presença dos mecanismos de proteção, como tosse, pigarro ou engasgos, conceitua-se a mesma como aspiração silente, situação extremamente preocupante, pois pode ser a principal causa de pneumonia aspirativa.

Garcia RID, Lemos EM, Santoro PP. Fisiologia e semiologia da deglutição. In: Pignatari SSN, Anselmo-Lima WT. Tratado de otorrinolaringologia, 3.ed. 3ª reimpressão. Rio de Janeiro: Guanabara Koogan, 2021.

1066) Qual a definição para penetração laríngea?
a. Presença de saliva ou alimento nos seios piriformes.
b. Presença de saliva ou alimento no adito laríngeo, sem ultrapassá-lo.
c. Presença de saliva ou alimento no adito laríngeo sem ultrapassá-lo.
d. Presença de saliva ou alimento na transição faringoesofagiana.

Comentários

A penetração laríngea consiste na observação de passagem de saliva ou de alimento (sólido, pastoso ou líquido) na região do ádito laríngeo, mas sem ultrapassar o hiato glótico, ou seja, a região das pregas vocais. Trata-se de um sinal de alerta que deve ser observado, pois pode indicar diminuição da sensibilidade laríngea e possibilidade de aspiração laríngea (situação mais grave).

Garcia RID, lemos EM, Santoro, PP. Fisiologia e semiologia da deglutição. In: Pignatari SSN, Anselmo-Lima WT. Tratado de otorrinolaringologia, 3.ed. 3ª reimpressão. Rio de Janeiro: Guanabara Koogan, 2021.

Respostas
1064) b; 1065) c; 1066) b

1067) Quais as fases da deglutição que a videoendoscopia da deglutição NÃO avalia?
a. Fase oral e fase esofagiana.
b. Fase oral e fase faríngea.
c. Fase faríngea e fase esofagiana.
d. Somente a fase esofagiana.

Comentários

A videoendoscopia da deglutição não permite o estudo das fases oral e esofagiana da deglutição.
Como o endoscópio flexível fica locado na região faríngea, somente observa-se o bolo alimentar oriundo da região oral indo em direção à faringe. Pode-se presumir o que ocorreu na fase oral da deglutição ao observar as características do bolo alimentar, mas não se pode ter certeza.
Quanto a fase esofagiana, após o bolo alimentar ultrapassar a transição faringoesofagiana, nenhuma consideração pode ser observada, à exceção do refluxo alimentar ao se realizar a Manobra de Valsalva.

Garcia R D, lemos EM, Santoro, PP. Fisiologia e semiologia da deglutição. In: Pignatari SSN, Anselmo-Lima WT. Tratado de otorrinolaringologia, 3.ed. 3ª reimpressão. Rio de Janeiro: Guanabara Koogan, 2021.

1068) Durante a realização da videoendoscopia da deglutição, qual desses parâmetros sugere indicação de sonda nasoentérica para alimentação para evitar pneumonias aspirativas?
a. Presença alimentar nas valéculas epiglóticas.
b. Presença alimentar na região cricóidea.
c. Presença alimentar na região retrocricóidea.
d. Presença alimentar no seio piriforme.

Comentários

A presença de alimento ou saliva em região cricóidea já caracteriza aspiração alimentar. Essa alteração sugere que haja a implementação de tratamento quer seja clínico, postural ou medicamentoso que o evite. Dentre eles, a introdução de sonda nasoentérica para alimentação evita que o alimento possa causar pneumonias aspirativas.
Durante o processo deglutitório normal, é esperado que haja a presença alimentar nas valéculas epiglóticas, seios piriformes e região retrocricóidea.

Garcia RID, Lemos EM, Santoro, PP. Fisiologia e semiologia da deglutição. In: Pignatari SSN, Anselmo-Lima WT. Tratado de otorrinolaringologia, 3.ed. 3ª reimpressão. Rio de Janeiro: Guanabara Koogan, 2021.

1069) Qual dessas consistências alimentares apresenta MAIOR potencial de penetração ou de aspiração laríngea?
a. Consistência sólida.
b. Consistência pastosa.
c. Consistência pastosa fluidificada.
d. Consistência líquida.

Comentários

O líquido é a consistência alimentar que mais apresenta possibilidade de promover aspirações e penetrações laríngeas.
Devido à ação da gravidade, o alimento líquido escorre mais velozmente da região orofaríngea para a hipofaríngea. Caso não haja a proteção adequada da laringe com o fechamento das pregas vestibulares e vocais, ocorrerá a penetração alimentar.
Esta situação é comumente encontrada em pacientes portadores de presbifagia.

Garcia RID, Lemos EM, Santoro, PP. Fisiologia e semiologia da deglutição. In: Pignatari SSN, Anselmo-Lima WT. Tratado de otorrinolaringologia, 3.ed. 3ª reimpressão. Rio de Janeiro: Guanabara Koogan, 2021.

Respostas
1067) a; 1068) b; 1069) d

1070) Qual dessas consistências alimentares apresenta maior potencial para desencadear disfagia em pacientes desdentados ou que apresentem prótese dentária mal-adaptada?
a. Consistência sólida.
b. Consistência pastosa.
c. Consistência pastosa fluidificada.
d. Consistência líquida.

Comentários

A fase oral da deglutição é o momento em que o bolo alimentar é triturado, fracionado e homogeneizado com o emprego da mastigação e da salivação. Esse processamento é de extrema importância, pois garantirá que o bolo alimentar possa ser deglutido de modo correto sem o desencadeamento da disfagia.
Desse modo, haverá a detecção de disfagia, nas situações em que a fase oral da deglutição não ocorra de modo satisfatório (xerostomia, processo mastigatório insuficiente, próteses dentarias ausentes ou inadaptadas, paralisias linguais e até paralisias faciais). Havendo alteração deglutitória na fase oral, devido ao inadequado preparo do bolo alimentar, também poderão ocorrer repercussões disfágicas na fase faríngea.

Neves LR, Silveira PAL. Distúrbios da deglutição. In: Atualização Terapêutica de Prado, Ramos e Valle: Diagnóstico e Tratamento 2012/13, 24.ed. São Paulo: Artes Médicas, 2012. p. 1461-4.

1071) Em relação ao controle da aspiração crônica de saliva, qual o método menos eficaz?
a. Drogas anticolinérgicas: atropina, brometo de propantelina, amitriptlina, nortriptilina, escopolamina, brometo de ipatrópio.
b. Redução cirúrgica da secreção salivar: ressecção da glândula submandibular, ligadura do ducto parotídeo, parassimpatectomia, aplicação de toxina botulínica, radioterapia das glândulas salivares.
c. Traqueostomia.
d. Molde endolaríngeo, epiglotoplastia, separação laringotraqueal, laringectomia total.

Comentários

A traqueostomia não deve ser considerada como tratamento preventivo da aspiração, mas método auxiliar para facilitar a higiene brônquica ou permitir suporte ventilatório, quando assim indicado. Vários são os fatores relacionados com a traqueostomia que pioram o grau de aspiração.

Marinque D. Tratamento cirúrgico da disfagia. In: Pignatari SSN, Anselmo-Lima WT. Tratado de otorrinolaringologia, 3.ed. 3ª reimpressão. Rio de Janeiro: Guanabara Koogan, 2021.

1072) Em relação ao tratamento cirúrgico da aspiração secundária à disfagia orofaríngea, assinale a alternativa CORRETA:
a. A exclusão completa da alimentação por via oral não necessariamente precisa ser feita, pois o paciente pode aspirar consistências específicas.
b. A gastrostomia e jejunostomia não são considerados alternativas para o tratamento da disfagia orofaríngea grave.
c. Se for optado pela gastrostomia, obrigatoriamente esta deve ser associada à cirurgia antirrefluxo, pois a DRGE piora os sintomas de disfagia orofaríngea.
d. A sonda nasoenteral não pode ser considerada um método de profilaxia de doença pulmonar aspirativa secundária à disfagia orofaríngea.

Comentários

A disfagia orofaríngea pode ser específica para cada consistência. Os pacientes com disfagia orofaríngea de causa neurogênica, apresentam maior dificuldade na consistência liquida. O desvio do alimento das vias aerodigestórias superiores pode ser o tratamento inicial da disfagia orofaríngea sendo a alternativa de alimentação por sonda nasogástrica, nasoenteral, gastrostomia ou jejunostomia.

Marinque D. Tratamento cirúrgico da disfagia. In: Pignatari SSN, Anselmo-Lima WT. Tratado de otorrinolaringologia, 3.ed. 3ª reimpressão. Rio de Janeiro: Guanabara Koogan, 2021.

Respostas
1070) a; 1071) c; 1072) a

1073) Em relação à toxina botulínica em glândulas salivares, assinale a alternativa CORRETA:

a. Não tem indicação em pacientes com utilização de via alternativa de alimentação.
b. Não tem indicação em pacientes idosos, que já utilizam medicamentos com ação anticolinérgica para outras finalidades.
c. Pode ser utilizada em crianças desde que observado a dose mínima de inativação das glândulas salivares e a dose máxima de segurança a ser aplicada.
d. Não há intervalo mínimo para reaplicação da toxina botulínica em glândulas salivares quando não se obteve o resultado esperado.

Comentários

Pacientes com disfagia ou inabilidade de deglutir a saliva podem-se beneficiar da redução da saliva com a aplicação de toxina botulínica em glândulas salivares. Deve-se observar o intervalo entre as reaplicações, a dose total a ser utilizada e o peso da criança.

Marinque D. Tratamento cirúrgico da disfagia. In: Pignatari SSN, Anselmo-Lima WT. Tratado de otorrinolaringologia, 3.ed. 3ª reimpressão. Rio de Janeiro: Guanabara Koogan, 2021.

1074) Em relação à cirurgia para redução de saliva, assinale a alternativa CORRETA:

a. O método mais frequentemente utilizado é a ressecção das glândulas submandibulares e ligadura dos ductos parotídeos.
b. O procedimento menos invasivo e mais seguro é a ligadura dos quatro ductos salivares: ductos parotídeos e ductos das submandibulares e exérese das glândulas sublinguais por via intraoral.
c. É possível reduzir em torno de 90% do volume de saliva pelo tratamento cirúrgico com exérese das glândulas salivares.
d. Se o paciente não teve uma boa resposta com a diminuição de saliva com a toxina botulínica, isto significa que não se constitui em candidato para o tratamento cirúrgico para redução da saliva.

Comentários

A ressecção das glândulas submandibulares e a ligadura dos ductos parotídeos reduzem em até 60-70% da produção de saliva, e é considerado o mais seguro.

Marinque D. Tratamento cirúrgico da disfagia. In: Pignatari SSN, Anselmo-Lima WT. Tratado de otorrinolaringologia, 3.ed. 3ª reimpressão. Rio de Janeiro: Guanabara Koogan, 2021.

1075) Em relação aos procedimentos de isolamento das vias aéreas superiores e inferiores, assinale a alternativa CORRETA:

a. A separação laringotraqueal (SLT) é a técnica mais segura e efetiva para ser realizada em qualquer idade.
b. O fechamento supraglótico e mais seguro e efetivo que a SLT, pois não permite a penetração de saliva na laringe e o paciente apresenta menos desconforto no pós-operatório.
c. A anastomose da traqueia distal ao esôfago, fazendo um desvio do material aspirado, é técnica mais comumente empregada em crianças pelo potencial de reversibilidade do isolamento da via aérea.
d. A miotomia do cricofaríngeo não previne aspiração.

Comentários

A SLT é a técnica mais efetiva e de maior potencial de reversibilidade, pois não há manipulação das estruturas laríngeas.

Marinque D. Tratamento cirúrgico da disfagia. In: Pignatari SSN, Anselmo-Lima WT. Tratado de otorrinolaringologia, 3.ed. 3ª reimpressão. Rio de Janeiro: Guanabara Koogan, 2021.

Respostas
1073) c; 1074) a; 1075) a

1076) Em relação aos procedimentos de isolamento completo das vias aéreas superiores e inferiores (separação laringotraqueal – SLT):

a. É um tratamento muito invasivo para ser realizado em crianças que não atingiram o desenvolvimento completo da laringe, por isso, indica-se a SLT em pacientes a partir de 12 anos.
b. Os cuidados pós-operatórios da SLT incluem cuidados em UTI, fisioterapia respiratória e antibioticoterapia endovenosa de amplo espectro.
c. Quando há traqueostomia prévia, a SLT não pode ser utilizada.
d. A SLT não apresenta resultado quanto ao controle das infecções quanto mais grave às sequelas da doença pulmonar crônica.

Comentários

A SLT deve ser indicada em pacientes com exclusão da alimentação por via oral, com persistência de infecções respiratórias e com o mínimo de sequelas pulmonares já instaladas. No entanto, a doença pulmonar mais avançada não impede a indicação do controle da aspiração, embora medidas adicionais de cuidados pós-operatórios devam ser observadas.

Marinque D. Tratamento cirúrgico da disfagia. In: Pignatari SSN, Anselmo-Lima WT. Tratado de otorrinolaringologia, 3.ed. 3ª reimpressão. Rio de Janeiro: Guanabara Koogan, 2021.

1077) Sobre as fases faríngea e esofágica da deglutição, assinale a alternativa CORRETA.

a. Haverá resíduo alimentar nos recessos piriformes se não houver abertura suficiente do esfíncter esofagiano superior.
b. O deslocamento vertical no sentido caudal da laringe promove fechamento de seu vestíbulo pela horizontalização da epiglote, protegendo a via aérea do bolo alimentar.
c. A coordenação da fase faríngea depende da integridade dos centros da deglutição na ponte (núcleo olivar superior e gânglio geniculado).
d. O relaxamento do esfíncter esofagiano superior é concomitante à contração da musculatura cricofaríngea, que impulsiona o bolo alimentar por essa transição.

Comentários

O deslocamento da laringe é cranial, restante da alternativa **b** está correto. Os núcleos envolvidos são o ambíguo e o do trato solitário, no tronco. esfíncter esofagiano superior (ES) é composto pelo cricofaríngeo, portanto, não pode relaxar e contrair ao mesmo tempo.

Logemann JA. Upper digestive tract anatomy and physiology. In: Bailey BJ & Johnson JT. Head and Neck Surgery – Otolaryngology, 4th ed. Springer; 2006. v. 1. p. 687.

1078) Ao avaliar e tratar a disfagia de pacientes neurológicos, devemos atentar a fatores que interferem na deglutição, além da própria doença. Assinale a alternativa CORRETA:

a. A cabeça deve estar em posição neutra, uma vez que a flexão cervical (comum nesses pacientes pela falta de sustentação), dificulta a propulsão e facilita a aspiração, por aumentar a luz da via aérea.
b. A rotação cervical dificulta a coordenação, desvia o bolo alimentar e dificulta a tosse, devendo ser desencorajada.
c. A temperatura, mas não a viscosidade do bolo alimentar causa alterações nos tempos de trânsito oral e faríngeo.
d. A deglutição supraglótica é um exemplo de controle voluntário de parte da deglutição, e pode ser utilizada espontaneamente ou ensinada ao paciente.

Comentários

A flexão cervical melhora a proteção é uma manobra utilizada para diminuir o risco de aspiração. A rotação cervical desvia o bolo, sem dificultar a coordenação e é útil nas estases em recessos. A viscosidade do alimento altera os tempos de trânsito oral e faríngeo.

Logemann JA. Upper digestive tract anatomy and physiology. In: Bailey BJ & Johnson JT. Head and Neck Surgery – Otolaryngology, 4th ed. Springer; 2006. v. 1. p. 690.

Respostas
1076) b; 1077) a; 1078) d

1079) Alguns fatores individuais ou comorbidades podem piorar ou mesmo desencadear disfagia. Dentre eles, podemos citar:
a. A traqueostomia em pacientes neurológicos com disfagia pode dificultar a elevação da laringe e aumentar a severidade da disfagia neste grupo.
b. O aneurisma de aorta, causando aumento da pressão intratorácica levando a refluxo e regurgitação.
c. A anquilose da coluna cervical, que frequentemente leva a dor e adoção de posturas antálgicas prejudiciais a deglutição.
d. A laringocele interna, causando desvio parcial do bolo alimentar para dentro da laringe.

Comentários

A traqueostomia pode limitar o movimento horizontal no sentido cranial da laringe e desta forma limitar a abertura do esfíncter superior do esôfago, piorando a disfagia em pacientes neurológicos com disfagia prévia. A pressão subglótica é fundamental. O aneurisma pode causar paresia ou paralisia do recorrente e, assim como compressão focal do esôfago, sem relação com a pressão intratorácica. A anquilose já denota dificuldade de mudança de postura, sendo a retificação da lordose o principal contribuinte para a disfagia. A laringocele pode levar a disfonia, mas não causa disfagia, a sua localização não interfere no fluxo do bolo alimentar.

Lazarus CL. Management of dysphagia. In: Bailey BJ & Johnson JT. Head and Neck Surgery – Otolaryngology, 4th ed. Springer; 2006. v. 1. p. 718.

1080) A radioterapia de cavidade oral para tratamento de neoplasia tem a disfagia como consequência frequente. Dentre as queixas e achados, uma das mais comuns, presente desde as primeiras semanas e geralmente irreversível é:
a. Osteorradionecrose.
b. Mucosite.
c. Xerostomia.
d. Perda parcial do paladar.

Comentários

A xerostomia leva a uma dificuldade no preparo do bolo alimentar, aumentando a presença de resíduos na faringe ou na boca após a deglutição.

Mechanical disorders of swallowing. In: Groher ME. Dysphagia: diagnosis and management, 2nd ed. Butterworth-Heinemann; 1992. p.73-9.

1081) Você recebe no consultório um paciente de 50 anos que sofreu acidente vascular cerebral isquêmico há 10 dias, com sequelas motoras e com queixa de disfagia. Assinale a opção mais adequada:
a. Você faz um exame dos pares cranianos, testa a sensibilidade faríngea e verifica a presença de estase salivar. Se não houver anormalidade, libera a oferta assistida de alimento pastoso e/ou liquidificado.
b. Você realiza ou solicita testes funcionais da deglutição (videoendoscopia e/ou videofluoroscopia). Caso observe-se aspiração alimentar de pastosos, indica a gastrostomia.
c. Você realiza ou solicita testes funcionais da deglutição (videoendoscopia e/ou videofluoroscopia). Caso observe-se aspiração alimentar de líquidos, indica a fonoterapia.
d. Você realiza ou solicita testes funcionais da deglutição (videoendoscopia e/ou videofluoroscopia). Caso observe-se aspiração alimentar, planeja sua conduta baseando-se em provável melhora espontânea nas semanas seguintes.

Comentários

A recuperação espontânea acontece na maioria dos pacientes.

Xerez DR. Disfagia e acidente vascular encefálico. In: Costa M & Castro LP. Tópicos em deglutição e disfagia. 2003. p. 59.

Respostas
1079) a; 1080) c; 1081) d

1082) No tratamento de pacientes disfágicos, o conhecimento das manobras de posicionamento é essencial. Assinale a alternativa CORRETA:

a. Na paralisia do nervo laríngeo recorrente unilateral com aspiração alimentar, a rotação da cabeça para o lado paralisado protege a via aérea.
b. A flexão cervical ajuda a limpar resíduos em seios piriformes.
c. A extensão cervical ajuda a limpar resíduos nas valéculas.
d. A flexão cervical ajuda a diminuir o tempo de transição orofaríngea.

Comentários

A flexão cervical é uma manobra frequentemente utilizada com o objetivo de aumentar o tempo de transição orofaríngea, não interferindo no clareamento da estase em seios piriformes. A extensão cervical não auxilia no clareamento de resíduos na valécula. A rotação da cabeça para o lado da paralisia do nervo recorrente tende a levar o bolo alimentar para o seio piriforme contralateral e assim diminuir as chances de aspiração.

Lazarus CL. Management of dysphagia. In: Bailey BJ & Johnson JT. Head and Neck Surgery – Otolaryngology, 4th ed. Springer; 2006. v. 1. p. 714.

1083) Em relação ao esfíncter superior do esôfago (ESE), podemos afirmar:

a. Esta região é formada pelos constritores inferiores da faringe e pelo músculo cricofaríngeo, formando um anel completo.
b. A abertura deste segmento depende da elevação do complexo hióideo-laríngeo e da contração da musculatura cricofaríngea.
c. A aplicação da toxina botulínica no ESE é efetiva no controle da disfagia quando a função do complexo hióideo-laríngeo está preservado.
d. A miotomia do cricofaríngeo deve ser evitada em pacientes com divertículo faringoesofagiano.

Comentários

A parede anterior do ESE é formada pela laringe não formando um anel completo. A sua abertura depende da elevação do complexo hióideo-laríngeo e do relaxamento da musculatura esfincteriana. A toxina pode ser utilizada especialmente nos casos em que a elevação do complexo está preservada, sendo o divertículo faringoesofágico responsável pelos melhores resultados.

Marinque D. Tratamento cirúrgico da disfagia. In: Pignatari SSN, Anselmo-Lima WT. Tratado de otorrinolaringologia, 3.ed. 3ª reimpressão. Rio de Janeiro: Guanabara Koogan, 2021.

1084) Em relação à separação laringotraqueal, podemos afirmar que:

a. Deve ser evitada em criança.
b. Sua indicação é restrita por não ser reversível e ter grande dificuldade técnica.
c. É feita de rotina em crianças com disfagia, uma vez que não apresenta dificuldade técnica e é reversível.
d. É indicada em casos de aspiração intratável e em pacientes com mínimo potencial de fala.

Comentários

A separação laringotraqueal é o tratamento de escolha na aspiração intratável, mesmo sendo uma técnica potencialmente reversível deve ser evitada em pacientes com a função vocal preservada.

Marinque D. Tratamento cirúrgico da disfagia. In: Pignatari SSN, Anselmo-Lima WT. Tratado de otorrinolaringologia, 3.ed. 3ª reimpressão. Rio de Janeiro: Guanabara Koogan, 2021.

Respostas
1082) a; 1083) c; 1084) d

1085) Em relação à indicação de dieta alternativa em pacientes com disfagia podemos afirmar que:
   a. A gastrostomia é indicada nos quadros graves e a sonda nasoenteral nos casos moderados.
   b. A gastrostomia por se tratar de um procedimento invasivo tem a sua indicação limitada a pacientes neurológicos graves.
   c. A sonda nasoenteral pode aumentar os riscos de infecções de vias aéreas superiores, não podendo ser mantida por longos períodos.
   d. A presença da gastrostomia interfere mais na deglutição do que a presença da sonda nasoenteral.

Comentários

A sonda nasoenteral pode levar a episódios de infecção das vias aéreas superiores, podendo contaminar a secreção salivar, além de prejudicar a eficiência da deglutição. A gastrostomia deve ser indicada sempre que a sonda nasoenteral ultrapassar 6 semanas, diminuindo a chance de infecção em vias aéreas além de não interferir nas fases da deglutição.

Marinque D. Tratamento cirúrgico da disfagia. In: Pignatari SSN, Anselmo-Lima WT. Tratado de otorrinolaringologia, 3.ed. 3ª reimpressão. Rio de Janeiro: Guanabara Koogan, 2021.

1086) Em relação às fases da deglutição, é CORRETO afirmar que:
   a. A paralisia facial pode dificultar o vedamento labial, mas não interfere no acúmulo de alimento na cavidade oral.
   b. A insuficiência velofaríngea apesar de levar ao escape de alimento para a cavidade nasal e não compromete a fase faríngea da deglutição.
   c. A fase faríngea é desencadeada involuntariamente com o estímulo sensorial do alimento no palato mole.
   d. A fase esofagiana depende do sistema nervoso entérico local e do centro da deglutição no tronco cerebral.

Comentários

A paralisia facial além de comprometer o vedamento labial leva ao acúmulo de resíduos alimentares na cavidade oral. A insuficiência velofaríngea determina uma alteração pressórica na faringe durante a fase faríngea reduzindo a propulsão do alimento em direção ao esôfago. A fase faríngea é desencadeada com o estímulo sensorial nos pilares amigdalianos e na base da língua.

Ismael RG, Lemos E, Santoro PP. Fisiologia e semiologia da deglutição. In: Pignatari SSN, Anselmo-Lima WT. Tratado de otorrinolaringologia, 3.ed. 3ª reimpressão. Rio de Janeiro: Guanabara Koogan, 2021.

1087) Pacientes com disfagia grave recebendo dieta exclusiva por gastrostomia podem estar expostos à aspiração de saliva, o que gera um grande impacto pulmonar. Em relação ao tratamento da aspiração de saliva podemos afirmar que:
   a. A traqueostomia pode dificultar a elevação da laringe, não sendo indicada no tratamento da aspiração salivar.
   b. A injeção de toxina botulínica nas glândulas salivares reduz a secreção salivar, sendo a primeira medida a ser feita neste grupo de pacientes.
   c. A ligadura do ducto das glândulas parótidas e a exérese das glândulas submandibulares podem minimizar as infecções pulmonares e o desconforto respiratório em pacientes com disfagia grave que estejam aspirando saliva.
   d. O tratamento do refluxo gastroesofágico, a higiene oral e o uso de substâncias anticolinérgicas são medidas paliativas e tem pequena repercussão no controle da aspiração salivar.

Comentários

A traqueostomia, apesar de dificultar a elevação do complexo hióideo-laríngeo, permite uma melhor higiene pulmonar sendo em casos específicos uma conduta importante no controle deste grupo de pacientes (apesar de não tratar diretamente a aspiração de saliva). A injeção de toxina é um procedimento importante. Entretanto, procedimentos menos invasivos como higiene oral, tratamento do refluxo e uso de substâncias anticolinérgicas devem ser tentadas antes.

Manrique D. Tratamento cirúrgico da disfagia. In: Pignatari SSN, Anselmo-Lima WT. Tratado de otorrinolaringologia, 3.ed. 3ª reimpressão. Rio de Janeiro: Guanabara Koogan, 2021.

Respostas
1085) c; 1086) d; 1087) d

1088) Em relação ao tratamento da sialorreia, é CORRETO afirmar que:
a. É importante dimensionar se há indícios de aspiração salivar e infecções pulmonares de repetição para a escolha da modalidade terapêutica.
b. A presença de refluxo gastroesofágico não interfere na sialorreia.
c. O posicionamento de cabeça e as disfunções motoras bucais não apresentam repercussão importante no contexto da sialorreia.
d. É importante avaliar se a sialorreia é uma condição temporária ou permanente. Se temporária, está indicada cirurgia das glândulas salivares (submandibulectomia + ligadura dos ductos parotídeos intraoral).

Comentários

A avaliação do contexto presença de estase salivar, aspiração salivar e impacto pulmonar, são mandatórios para a definição da conduta em relação à sialorreia. Quadro de aspiração maciça necessita de intervenções mais precoces e mais agressivas, na tentativa de proteger o pulmão destes indivíduos. Vale notar que uma das principais causas de mortalidade dos disfágicos graves é a broncopneumonia.

Rocha AC, Gaujac C, Brandão TB. Sialorreia. In: Caldas Neto S, Mello Júnior JF, Martinas RHG, da Costa SS. Tratado de otorrinolaringologia. São Paulo: Rocca, 2011. v. 4. p. 150-1.

1089) Na abordagem clínica da disfagia orofaríngea, são modalidades terapêuticas indicadas, EXCETO:
a. Indicação de colocação de sonda nasogástrica e gastrostomia.
b. Realização precoce de traqueostomia para prevenir aspiração.
c. Indicação de Fonoterapia, Fisioterapia, Nutrição.
d. Manejo de cânulas traqueais, válvulas de fala, balonete.

Comentários

A traqueostomia não é um procedimento para tratamento da aspiração. A traquestomia piora o grau de aspiração uma vez que dessensibiliza a laringe, fixa a traqueia e compromete a movimentação do complexo hio-laríngeo, além de comprimir o esôfago. Dessa forma não deve ser um procedimento precoce nem para tratamento da disfagia. Contudo, existem situações específicas de indicação formal da traqueostomia como a intubação orotraqueal prolongada.

Macedo Filho ED, Gomes GF. Disfagia orofaríngea. In: Caldas Neto S, Mello Júnior JF, Martinas RHG, da Costa SS. Tratado de Otorrinolaringologia. São Paulo: Rocca, 2011. v. 4. p. 488-93.

1090) Paciente com AVC de tronco cerebral, internado em setor de admissão do pronto atendimento com rebaixamento do nível de consciência associado à inabilidade para a deglutição. Qual a sua conduta em relação à alimentação?
a. Sonda nasoenteral.
b. Gastrostomia.
c. Sonda nasogástrica.
d. Dieta via oral com manobras de proteção e modificação dietética.

Comentários

A via preferencial de alimentação em quadros agudos é a colocação da sonda de alimentação em posição gástrica – via considerada a mais fisiológica para a alimentação. O que pode ser feito é passar uma sonda nasoenteral, por ser mais delicada, contudo, em posição gástrica. A gastrostomia é indicada após 1 mês de evolução do quadro, sem melhora da disfagia e com perspectiva de necessitar de mais tempo para a reabilitação.

Macedo Filho ED, Gomes GF. Disfagia orofaríngea. In: Caldas Neto S, Mello Júnior JF, Martinas RHG, da Costa SS. Tratado de Otorrinolaringologia. São Paulo: Rocca, 2011. v. 4. p. 488-93.

Respostas
1088) a; 1089) b; 1090) c

1091) Paciente de 3 anos de idade com quadro de paralisia cerebral, prognóstico reservado, não se comunica, convulsivo crônico, usuário de três diferentes medicações anticonsulsivantes. Apresenta aspiração crônica de saliva, levando a dessaturações e crises convulsivas por hipoxemia. Apesar de gastrostomizado, apresenta broncopneumonias de repetição, com necessidade de internação em UTI por insuficiência respiratória aguda e antibioticoterapia de largo espectro. Sem melhora com medicações anticolinérgicas. Qual a sua conduta frente ao caso?
a. Separação laringotraqueal.
b. Traqueostomia.
c. Submandibulectomia associada à ligadura dos ductos parotídeos bilateralmente.
d. Toxina botulínica em glândulas salivares.

Comentários

Paciente pontua para realização de separação laringotraqueal. Trata-se de quadro muito grave de paciente que não se comunica. É convulsivo crônico e usuário de três medicações para controle da sialorreia, o que estimula muito a produção saliva. Neste caso, separação laringotraqueal é o único procedimento que controla definitivamente a aspiração.

Macedo Filho ED, Gomes GF. Disfagia orofaríngea. In: Caldas Neto S, Mello Júnior JF, Martinas RHG, da Costa SS. Tratado de otorrinolaringologia. São Paulo: Rocca, 2011. v. 4. p. 488-93.

1092) O conhecimento da fisiologia das glândulas salivares é imprescindível para o adequado tratamento clínico da sialorreia dos pacientes disfágicos. Neste contexto, é CORRETO afirmar que:
a. A saliva da glândula parótida é menos viscosa, a da submandibular é intermediária e a mais viscosa é a da sublingual.
b. A saliva da glândula submandibular é menos viscosa, a da sublingual é intermediária e a mais viscosa é a da parótida.
c. A saliva da glândula parótida é menos viscosa, a da sublingual é intermediária e a mais viscosa é a da submandibular.
d. A saliva da glândula sublingual é menos viscosa, a da parótida é intermediária e a mais viscosa é a da submandibular.

Comentários

A saliva da glândula parótida é menos viscosa, a da sublingual é intermediária e a mais viscosa é a da submandibular.

Bühler RB, Frizzarinni R. Sialoadenites. In: Caldas Neto S, Mello Júnior JF, Martinas RHG, da Costa SS. Tratado de otorrinolaringologia. São Paulo: Rocca, 2011. v. 4. p. 126-34.

1093) Lactente, feminina, 3 meses, segundo a mãe com história de estridor laríngeo e choro fraco, desde alta da UTI neonatal. Foi encaminhada ao otorrinolaringologista para avaliação. Antecedentes – prematuro de 32 semanas, cirurgia para correção de PCA (Persistência do canal arterial), ficou em UTI neonatal por 3 semanas, mas SEM história de intubação orotraqueal para suporte ventilatório. Diante do quadro acima qual a mais provável hipótese diagnóstica para o caso em questão?
a. Laringomalacia.
b. Laringite hospitalar.
c. Paralisia de prega vocal.
d. Estenose subglótica.

Comentários

A paralisia de prega vocal é uma das causas de estridor laríngeo na infância, e a cirurgia cardíaca representa sua principal causa, sobretudo no que se refere à cirurgia para correção de PCA, em razão da grande proximidade deste ducto com o nervo vago. Esta incidência aumenta ainda mais em prematuros e recém-nascidos de baixo peso.

Cummings Otolaryngology Head and Neck Surgery by Charles W. Cummings, Bruce H. Haughey, J. Regan Thomas, Lee A. Harker, Paul W. Fl nt, MO Mosby, St.Louis – EUA, 2005. Vol. 5.

Respostas
1091) a; 1092) c; 1093) c

1094) Criança de 1 ano e 6 meses chega ao pronto socorro na madrugada com história de estridor e tosse em latido, que levaram a criança a acordar com importante desconforto respiratório. Foi solicitado no momento uma radiografia simples da região cervical. Qual a mais provável hipótese diagnóstica, agente etiológico e achado radiográfico?
a. Supraglotite, *Haemophilus influenza*, "sinal do dedo polegar".
b. Cordite inflamatória, refluxo, borramento da glote posterior.
c. Edema subglótico, vírus H1N1, "sinal da ampulheta".
d. Laringotraqueíte aguda, vírus *Parainfluenza*, radiografia "sinal da Torre de Igreja".

Comentários

A laringotraqueíte aguda ou crupe viral é uma laringite viral, causada pelos vírus *parainfluenza* do tipo 1 e 2 é a maior causa de obstrução de vias aéreas em crianças em idade entre 6 meses e 6 anos. Trata-se de uma síndrome de obstrução subglótica com diagnóstico baseado nos achados clínicos.

Monteiro ELC, Capasso R, Pereira PHM. Laringites agudas e crônicas inespecíficas. In: Caldas Neto S, Mello Júnior JF, Martins RHG, Costa SS (Orgs.). Tratado de otorrinolaringologia da Associação Brasileira de Otorrinolaringologia e Cirurgia Cérvico-Facial, 2.ed. São Paulo-SP: Editora Roca, 2011. v. 4. p. 330-5.

1095) As estenoses glóticas e subglóticas adquiridas na infância têm aumentado nas últimas décadas, em razão da melhoria nas unidades de terapias intensivas. Nas subglóticas, cerca de 90% dos casos ocorrem secundários à intubação orotraqueal. O manejo destes casos vai depender do grau e tipo de estenose. Assim, em crianças com história prévia de intubação orotraqueal prolongada e estridor, qual a melhor conduta?
a. Laringotraqueobroncospia direta sob anestesia.
b. Videonasofibroscopia flexível ambulatorial.
c. Tomografia de tórax.
d. Traqueostomia e aguardar ganho de peso e idade superior a 1 ano para tratamento definitivo.

Comentários

A laringotraqueobroncoscopia direta sob anestesia é o exame de escolha nestes casos, pois permite avaliar o grau e extensão da estenose e assim definir conduta. A realização de videonasofibroscopia permite boa avaliação da região supraglótica e glótica, mas é muito limitada para avaliar abaixo das pregas vocais, que é a região mais acometida em crianças com intubação orotraqueal prolongada.

Cummings Otolaryngology Head and Neck Surgery by Charles W. Cummings, Bruce H. Haughey, J. Regan Thomas, Lee A. Harker, Paul W. Flint, MO Mosby, St.Louis – EUA, 2005. Vol 5 Pediatric. p. 303.

1096) Qual o tipo de disfonia de maior frequência na infância?
a. Disfonia funcional.
b. Alteração estrutural mínima.
c. Disfonia organofuncional.
d. Disfonia psicogência.

Comentários

As disfonias organofuncionais são as mais frequentes na infância, principalmente os nódulos vocais, que são lesões normalmente simétricas e que ocorrem devido à predisposição anatomofuncional (proporção glótica - relação entre a porção respiratória e fonatória) e ao abuso vocal.

Martins RHG, Ximenes Filho JA, Weber SAT. Disfonias da infância: diagnóstico e tratamento. In: Caldas Neto S, Mello Junior JF, Martins RHG, Costa SS (Orgs.). Tratado de otorrinolaringologia, 2.ed. São Paulo: Roca, 2011. v. 4. P. 470-87.

Respostas
1094) d; 1095) a; 1096) c

1097) Criança de 5 anos iniciou com quadro de febre alta > de 38,5°C, odinofagia intensa e aumento de salivação que evoluíram para dispneia intensa e estridor inspiratório. Qual a mais provável hipótese diagnóstica?
a. Supraglotite.
b. Crupe viral.
c. Abscesso periamigdaliano.
d. Laringospasmo por refluxo.

Comentários

A epiglotite aguda ou supraglotite aguda é uma infecção que envolve as estruturas superiores às pregas vocais (epiglote, aritenoides e pregas ariepiglóticas), provocando a instalação de um quadro agudo de angústia respiratória que, se não diagnosticado e tratado rápida e adequadamente, pode levar à morte. A etiologia é bacteriana, sendo o *Haemophilus influenzae* Tipo B o agente mais encontrado.

Monteiro ELC, Capasso R, Pereira PHM. Laringites agudas e crônicas inespecíficas. In: Caldas Neto S, Mello Júnior JF, Martins RHG, Costa SS (Orgs.). Tratado de otorrinolaringologia da Associação Brasileira de Otorrinolaringologia e Cirurgia Cérvico-Facial, 2.ed. São Paulo-SP: Editora Roca, 2011. v. 4. p. 330-5.

1098) Criança de 4 anos com história de rouquidão progressiva há cerca de 1 ano evoluiu na última semana com desconforto respiratório, retração de fúrcula e perda da voz (afonia). Ao exame de videonasofibroscopia observaram-se lesões vegetantes de aspecto verrucoso em laringe. Qual hipótese diagnóstica?
a. Hemangioma.
b. Papiloma laríngeo.
c. Carcinoma verrucoso.
d. Granuloma vegetante.

Comentários

O papiloma laríngeo representa o tumor benigno mais frequente da laringe, tem a etiologia viral (papilomavírus - HPV), principalmente os subtipos 6 e 11 (HPV-6 e HPV-11). Embora o aspecto seja bem característico, com lesões verrucosas epiteliais, é fundamental o exame anatomopatológico para confirmação diagnóstica.

Kuhl G, Schweiger C, Amaral FB, Kuhl LP. Papilomatose respiratória recorrente. In: Caldas Neto S, Mello Júnior JF, Martins RHG, Costa SS (Orgs.). Tratado de otorrinolaringologia da Associação Brasileira de Otorrinolaringologia e Cirurgia Cérvico-Facial, 2.ed. São Paulo-SP: Editora Roca, 2011. v. 4. p. 311-9.

1099) A prega vocal é histologicamente composta por quantas camadas?
a. 3.
b. 4.
c. 5.
d. 6.

Comentários

Do ponto de vista histológico, a prega vocal é considerada uma estrutura composta de cinco camadas, organizadas em: epitélio de revestimento, lâmina própria (com suas camadas: superficial, intermediária e profunda) e o músculo vocal.

D'Avila JS, Setton ARF, D'Avila DV. Embriologia e anatomia da laringe. In: Caldas Neto S, Mello Junior JF, Martins RHG, Costa SS (Orgs.). Tratado de otorrinolaringologia, 2.ed. São Paulo: Roca, 2011. v. 41. p. 749-56.

Respostas
1097) a; 1098) b; 1099) c

1100) Do ponto de vista histológico, as pregas vocais verdadeiras são compostas, essencialmente, por:
a. Camada superficial e media da lamina própria.
b. Camada media da lamina própria.
c. Epitélio, lâmina própria e ligamento vocal.
d. Espaço de Reinke e mucosa.

Comentários

Do ponto de vista histológico, a prega vocal é considerada uma estrutura composta de cinco camadas, organizadas em: epitélio de revestimento, lâmina própria e o músculo vocal. O ligamento vocal é constituído pelas camadas intermediária e profunda da lâmina própria. A camada superficial representa o Espaço de Reinke.

D'Avila JS, Setton ARF, D'Avila DV. Embriologia e anatomia da laringe. In: Caldas Neto S, Mello Junior JF, Martins RHG, Costa SS (Orgs.). Tratado de otorrinolaringologia, 2.ed. São Paulo: Roca, 2011. v. 4. p. 749-56.

Respostas
1100) c.

OTORRINOLARINGOLOGIA PEDIÁTRICA

CAPÍTULO 5

NARIZ/CIRURGIAS NASAIS/MALFORMAÇÕES NASAIS

1101) Criança de 5 anos com quadro de rinossinusite crônica sem pólipos nasais. Mantém sintomas de rinorreia e tosse mesmo com tratamento tópico com lavagem nasal com solução salina e *spray* de corticoide nasal. À investigação não apresenta imunodeficiências, nem alterações de transporte mucociliar. Tomografia de seios paranasais mostrando velamento maxiloetmoidal bilateral e adenoides moderadas, não obstrutivas. Qual das condutas abaixo está mais bem indicada?

a. Sinusectomia endoscópica conservadora, com abertura dos seios etmoidais e maxilares bilateralmente.
b. Macrolídeos por longo prazo, pensando em seu efeito imunomodulador.
c. Adenoidectomia.
d. Omalizumab para controle da inflamação eosinofílica.

Comentários

Existem evidências da associação da presença de vegetações adenoides e rinossinusite crônica em crianças, e da melhora do quadro muitas vezes apenas com a realização da adenoidectomia, devendo este então ser o primeiro procedimento cirúrgico a ser tentado, quando da falha do tratamento clínico.

Fokkens WJ, Lund VJ, Hopkins C, et al. European Position Paper on Rhinosinusitis and Nasal Polyps 2020. Rhinology. 2020 Feb 20;58(Suppl S29):1-464.

1102) Nas crianças com rinossinusite crônica com pólipos nasais, a principal suspeita etiológica é de:

a. Imunodeficiência comum primária.
b. Fibrose cística.
c. Atopia importante.
d. Corpo estranho nasal.

Comentários

A presença de polipose nasal em crianças é rara, e, quando presente, a causa mais comum é a fibrose cística, especialmente quando associada a baixo peso, doença da via respiratória inferior e distúrbios gastrointestinais.

Fokkens WJ, Lund VJ, Hopkins C, et al. European Position Paper on Rhinosinusitis and Nasal Polyps 2020. Rhinology. 2020 Feb 20;58(Suppl S29):1-464.

Respostas
1101) c; 1102) b

1103) No diagnóstico clínico da rinossinusite crônica em crianças, os distúrbios olfativos são menos relatados, e segundo o EPOS 2020 foram substituídos pela queixa de:
a. Tosse.
b. Dispneia.
c. Espirros.
d. Alterações visuais.

Comentários

A extensão real do comprometimento olfativo relacionado com a RSC em crianças ainda não é conhecida, e poucas vezes esta queixa é relatada pelo paciente ou seus cuidadores. Em contraste, a tosse é uma queixa comum e por isso foi incluída como critério diagnóstico na população pediátrica.

Fokkens WJ, Lund VJ, Hopkins C, *et al.* European Position Paper on Rhinosinusitis and Nasal Polyps 2020. Rhinology. 2020 Feb 20;58(Suppl S29):1-464. doi: 10.4193/Rhin20.600. PMID: 32077450.

1104) Quais são os critérios para indicação da cirurgia endoscópica nasossinusal para o tratamento da rinossinusite crônica em crianças?
a. Falha do tratamento clínico.
b. Nunca devemos operar os seios paranasais de crianças com rinossinusite crônica.
c. Falha do tratamento clínico e adenoidectomia prévia.
d. Presença de dor facial.

Comentários

Existem evidências de que a cirurgia endoscópica nasossinusal é útil para o controle da rinossinusite crônica na população pediátrica, e a mesma deve ser indicada após falha do tratamento clínico e de adenoidectomia prévia, já que a adenoidectomia simples consegue controlar a doença em uma parcela considerável dos casos e traz menos morbidade.

Fokkens WJ, Lund VJ, Hopkins C, et al. European Position Paper on Rhinosinusitis and Nasal Polyps 2020. Rhinology. 2020 Feb 20;58(Suppl S29):1-464.

1105) Causa frequente de obstrução nasal em crianças pequenas, a rinite do lactente é um desafio terapêutico. Qual dos abaixo é o tratamento mais indicado?
a. Lavagem nasal com solução salina.
b. Uso de anti-histamínicos de 2ª geração por curtos períodos.
c. Corticoides nasais em doses reduzidas.
d. Estabilizadores de mastócitos, como o cromoglicato.

Comentários

Na rinite do lactente o mecanismo alérgico é pouco relevante, pois as crianças não têm idade para terem sido sensibilizadas. Normalmente o uso de lavagem nasal é suficiente para controlar os sintomas até a maturação do sistema simpático-parassimpático.

Mion O, Carvalho T. Rinopatias em Lactentes. In: Tratado de otorrinolaringologia, Vol. III. 2. ed. São Paulo: Roca. 2011. p. 47-64.

1106) Quais das medicações abaixo devem ser evitadas no tratamento da rinite alérgica das crianças em idade escolar?
a. Anti-histamínicos orais, como a hidroxizina ou dexclorfeniramina.
b. Corticosteroides tópicos em *spray* nasal.
c. Antagonistas de leucotrienos, como o montelucaste.
d. Imunoterapia específica.

Comentários

Os anti-histamínicos de 1ª geração ou sedantes devem ser evitados pelo alto risco de efeitos adversos e estudos que mostram piora do desempenho escolar com seu uso.

Mello J, Salgado D. Rinite Alérgica. In. Tratado de Otorrinolaringologia e Cirurgia Cervicofacial. Ed. Roca. 2011.

Respostas
1103) a; 1104) c; 1105) a; 1106) a

1107) Qual o principal preditor de que uma criança irá desenvolver rinite alérgica?
a. Falta de aleitamento materno.
b. História familiar (pai ou mãe) com rinite alérgica.
c. Tabagismo passivo.
d. Baixa exposição a antígenos respiratórios e intestinais.

Comentários

Apesar de todos os fatores citados poderem aumentar a incidência ou gravidade da rinite alérgica, o principal fator preditivo é a presença de história familiar positiva, especialmente dos genitores diretos.

Hatzler L, Panetta V, Illi S, Hofmaier S, Rohrbach A, Hakimeh D, et al. Parental hay fever reinforces IgE to pollen as pre-clinical biomarker of hay fever in childhood. Pediatr Allergy Immunol. 2014; 25:366-73.

1108) Criança com história sugestiva de rinite alérgica, após exposição a alérgeno conhecido, e com exame físico condizente. Qual exame complementar é mandatório antes de se iniciar o tratamento?
a. Radiografia de *cavum* ou nasofibroscopia.
b. Nenhum, um teste terapêutico com medicamento eficaz pode ser instituído.
c. Teste alérgico (*prick test* ou pesquisa de IgE específica).
d. Hemograma e citologia nasal.

Comentários

Uma história e exame físico sugestivos são suficientes para o diagnóstico da rinite alérgica, e o tratamento pode ser instituído. Testes complementares podem ser usados, mas não são mandatórios a não ser que haja dúvida diagnóstica ou falha do tratamento inicial.

Scadding GK, et al. Allergic Rhinitis in Childhood and the New EUFOREA Algorithm. Frontiers in Allergy. 2021; 2: 31.

Respostas
1107) b; 1108) b

1109) Menino, 8 anos, em tratamento para LLA. Internou por neutropenia febril, com 100 glóbulos brancos/mL, 0 de neutrófilos. Refere ainda obstrução nasal à esquerda. Seguem exames de tomografia e endoscopia do paciente.

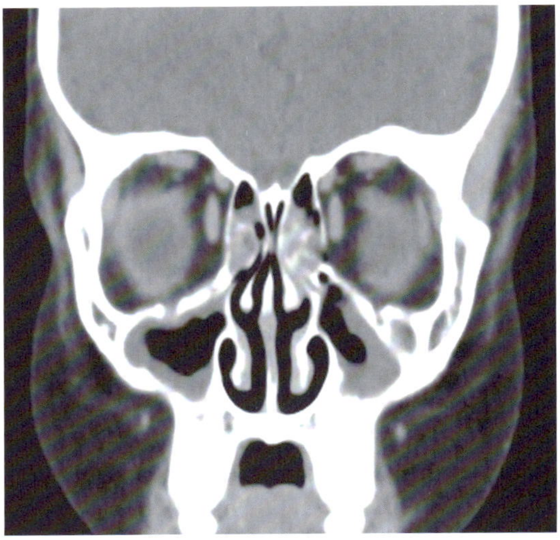

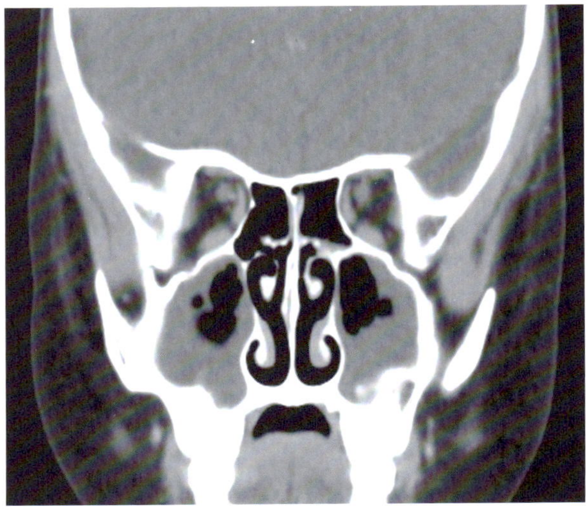

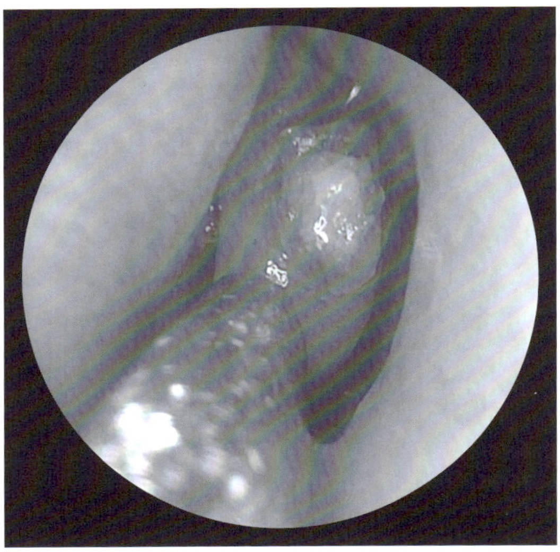

Diante dos achados, qual o provável diagnóstico nasossinusal?

a. Rinossinusite fúngica invasiva aguda.
b. Rinossinusite aguda bacteriana.
c. Rinossinusite aguda viral.
d. Rinossinusite crônica agudizada.

Comentários

O paciente está com sinais endoscópicos sugestivos de invasividade fúngica em cabeça de concha média, com necrose da mesma. Apresenta ainda realce dos ossos na região, além de espessamento de mucosa em etmoide e maxilar bilateralmente. Não há secreção em meato médio, nem hialina, nem mucopurulento.

Tratado de Otorrinolaringologia. 3. ed. ABORL. C. 59. 2017.
Orlandi RR, Kingdom TT, Smith TL, et al. International consensus statement on allergy and rhinology: rhinosinusitis 2021. Int Forum Allergy Rhinol. 2021 Mar;11(3):213-739.

Respostas

1109) a

1110) Quanto ao diagnóstico da discinesia ciliar primária, selecione a alternativa CORRETA:
a. O óxido nítrico nasal, quando aumentado, tem forte associação ao diagnóstico de discinesia ciliar primária, principalmente após exclusão do diagnóstico de fibrose cística e imunodeficiências.
b. Cerca de 30% dos pacientes com diagnóstico de discinesia ciliar primária apresentam ultraestrutura ciliar normal na microscopia eletrônica de transmissão.
c. A rinossinusite crônica não está associada a alterações da ultraestrutura ciliar em pacientes sem discinesia ciliar primária.
d. A avaliação da frequência e padrão do batimento ciliar através de videomicroscopia de alta velocidade é o padrão ouro para o diagnóstico de discinesia ciliar primária.

Comentários

O óxido nítrico nasal está diminuído em pacientes com discinesia ciliar primária. A rinossinusite crônica por si só pode levar a defeitos da ultraestrutura ciliar, como policílios e desorientação ciliar, por isso nem toda alteração da ultraestrutura ciliar é considerada como diagnóstica para DCP. Atualmente não existe nenhum teste padrão ouro ou referência para DCP (American Thoracic Society e European Respiratory Society). Cerca de 30% dos pacientes podem apresentar ultraestrutura ciliar normal na microscopia eletrônica de transmissão e podem ter alterações no padrão e frequência do batimento ciliar e variantes genéticas patogênicas.

Shoemark A, Dell S, Shapiro A, Lucas JS. ERS and ATS diagnostic guidelines for primary ciliary dyskinesia: similarities and differences in approach to diagnosis. Eur Respir J. 2019;54(3).
Shoemark A, Boon M, Brochhausen C, Bukowy-Bieryllo Z, de Santi MM, Goggin P, et al. International consensus guideline for reporting transmission electron microscopy results in the diagnosis of Primary Ciliary Dyskinesia (BEAT PCD TEM Criteria). Eur Respir J. 2020;55(4).

1111) A discinesia ciliar primária é uma doença em que alterações ultraestruturais e funcionais dos cílios das células vão levar a diferentes apresentações clínicas. Na prática da otorrinolaringologia esses pacientes podem apresentar rinite crônica, rinossinusite, otites médias serosa e agudas e repetição, que podem evoluir para hipoacusia condutiva e otite média crônica. Não estão relacionadas com discinesia ciliar primária:
a. Tosse crônica, pneumonias de repetição e bronquiectasias.
b. Gestações ectópicas e alterações da mobilidade dos espermatozoides.
c. Insuficiência pancreática.
d. Defeitos de lateralidade como *situs inversus totalis* e Dextrocardia.

Comentários

A insuficiência pancreática está presente em pacientes com fibrose cística, importante diagnóstico diferencial de discinesia ciliar primária. Alterações das células ciliadas nas vias aéreas, na tuba uterina, no flagelo do espermatozoide e no cílio nodal no período embriogênico podem levar às características clínicas da doença.

Kuehni CE, Lucas JS. Diagnosis of primary ciliary dyskinesia: Summary of the ERS task force report. Breathe. 2017 13(3):166-78.

1112) Em relação ao diagnóstico da fibrose cística (FC):
a. A triagem neonatal (TNN) positiva ou negativa confirma ou exclui o diagnóstico de FC.
b. Crianças com TNN positiva devem ser encaminhadas a um centro de referência assim que apresentarem os primeiros sintomas respiratórios.
c. Cloreto no suor, maior ou igual a 60 mmol/L em 2 amostras, confirma o diagnóstico de FC.
d. Cloreto no suor, menor ou igual a 60 mmol/L em 2 amostras, descarta o diagnóstico de FC.

Comentários

A TNN para fibrose cística identifica o recém-nascido com risco de ter a doença, mas não confirma o diagnóstico. Testes falso-positivos são bastante elevados, e se for negativo, não exclui o diagnóstico.
Se a TNN for positiva, a criança deve ser encaminhada imediatamente para um centro de referência para uma avaliação multidisciplinar. Após 2 TNN positivas, o teste do suor (2 amostras) com valores de cloreto maior ou igual a 60 mmol/L faz o diagnóstico de FC. Para valores menor ou igual a 29 mmol/L, o diagnóstico de FC é improvável.

Athanazio RA, et al. Diretrizes brasileiras de diagnóstico e tratamento da Fibrose Cística. J Bras Pneumol. 2017;43(3):219-45.

Respostas
1110) b; 1111) c; 1112) c

1113) Qual dos fatores abaixo estão relacionados com a rinossinusite crônica (RSC) da criança?
a. A prevalência é FREQUENTE e semelhante à dos adultos, mas sem impacto negativo na qualidade de vida.
b. As variações anatômicas nos seios paranasais contribuem de maneira importante na manutenção da RSC.
c. Existe relação entre a doença do refluxo gastroesofágico (DRGE) e a RSC na criança.
d. A imunodeficiência humoral deve ser avaliada em crianças com RSC refratária a tratamento clínico apropriado.

Comentários

A prevalência da RSC em crianças é menor do que nos adultos (2-4%), mas o impacto negativo na qualidade de vida parece ser semelhante ao do adulto. Variações anatômicas são observadas nas crianças maiores, mas não parecem estar relacionadas com a presença de RSC. A relação entre o RGE e a RSC na criança é controversa. A imunodeficiência mais comum relacionada com a RSC da criança, refratária a tratamento, são as deficiências de imunoglobulinas (subclasses de IgG) e com baixa resposta a vacinas.

Fokkens WJ, Lund VJ, Hopkins C, Hellings PW, Kern R, Reitsma S, et al. European Position Paper on Rhinosinusitis and Nasal Polyps 2020. Rhinol J. 2020 Feb 1;Suppl 29:349-67.

1114) No exame clínico de um paciente, você suspeita de uma rinossinusite aguda bacteriana. Qual exame complementar deve ser solicitado para confirmar o seu diagnóstico?
a. Nenhum, o diagnóstico é clínico.
b. Radiografia simples da face.
c. Tomografia computadorizada de seios paranasais sem contraste.
d. Cultura da secreção nasal.

Comentários

O diagnóstico da rinossinusite aguda na criança é clínico, com início dos sintomas típicos após quadro viral: febre maior que 38°C, dupla piora, dor facial importante frequentemente unilateral, obstrução nasal e rinorreia mucopurulenta. Na avaliação de imagem, apenas a indicação da TC de seios paranasais ocorre nos casos de complicações da rinossinusite aguda.

Fokkens WJ, Lund VJ, Hopkins C, Hellings PW, Kern R, Reitsma S et al. European Position Paper on Rhinosinusitis and Nasal Polyps 2020. Rhinol J. 2020 Feb 1;Suppl 29:53-105.

1115) Assinale a questão correta: criança de 4 anos com rinorreia anterior e posterior, febre, mal-estar geral e tosse há 4 dias:
a. Provavelmente esteja com um quadro de RSA pós-viral, deve sempre ser tratada com antibioticoterapia por, no mínimo, 10 dias.
b. Com certeza trata-se de RSA bacteriana leve e deve ser tratada com monoterapia, corticoide tópico por, no mínimo, 10 dias.
c. Provavelmente esteja com um quadro de RSA virótica e deve ser tratada com sintomáticos.
d. Com certeza trata-se de RSA bacteriana, pois a tosse é um sintoma preponderante nesses casos.

Comentários

O quadro clínico de RSA viral ou bacteriana é sempre o mesmo; o que diferencia e ajuda a escolher o tratamento é a duração e a evolução dos sintomas. Até 7 a 10 dias devemos pensar em RSA viral. Além dos 10 dias, mas evoluindo bem, RSA pós-virótica sem indicação de antibioticoterapia ainda. Apenas 0,5 a 2% evoluem para RSA bacteriana e necessitam de antibioticoterapia ou aqueles casos de dupla piora; estão indo bem e de repente pioram muito.

EPOS. 2020. C. 4. Rinossinusite aguda incluindo resfriado comum e RSA em adultos e crianças.

Respostas
1113) d; 1114) a; 1115) c

1116) Paciente: sexo masculino, 10 anos. Segundo a mãe no PS o garoto há 3 dias apresentava episódios febris, rinorreia amarelada e tosse. Plantonista no pronto atendimento medica o paciente com amoxicilina por 5 dias. No quinto dia a mãe dá entrada na Unidade de Emergência com a criança com temperatura de 39, dor na região frontal da cabeça, pior à direita e edema periorbitário. Exame físico geral: paciente febril, com FC 136 bpm, pouco taquipneico. Rinoscopia anterior: secreção amarelada em ambas as fossas nasais; conchas nasais hipertrofiadas e hiperemiadas; edema periorbitário; exoftalmia e restrição de mobilidade ocular. Acuidade visual: paciente com dificuldade de discriminação de cores, em especial de vermelho. A conduta correta nesse caso:

a. Seria melhor trocar o antibiótico e seguir o paciente em nível ambulatorial.
b. Internaria o paciente e trataria com antibiótico endovenoso enquanto aguarda tomografia computadorizada de nariz e seios paranasais para confirmar a presença de uma complicação orbitária.
c. Pediria Raios X simples de seios paranasais para confirmar a presença de uma complicação orbitária, internaria o paciente e trataria com antibióticos endovenosos.
d. Manteria o antibiótico oral dobrando a dose e acompanharia o paciente em nível ambulatorial.

Comentários

Sempre que suspeitarmos de complicação orbitária de RSA bacteriana devemos internar o paciente, introduzir antibioticoterapia EV e solicitar tomografia com contraste para avaliar melhor o tipo de complicação e decidir por manter o tratamento clínico ou indicar cirurgia.

Tratado de Otorrinolaringologia. 3. ed. C. 68. Complicações de Rinossinusites.

1117) Entre os aspectos que contribuem para a ocorrência de complicações orbitárias e intracranianas em quadros de rinossinusite, estão:

a. Proximidade anatômica, deiscências congênitas em nível de lâmina papirácea/assoalho da órbita.
b. Proximidade anatômica, bactérias multirresistentes.
c. Revestimento mucoperiosteal nasossinusal do conteúdo orbitário e cerebral; rinossinusite aguda não devidamente tratada com antibióticos.
d. Falhas ósseas naturais, bactérias multirresistentes.

Comentários

Bactérias multirresistentes, revestimento mucoperiosteal nasossinusal do conteúdo orbitário e cerebral não são fatores que contribuem para as complicações das rinossinusites. Antibióticos não previnem complicações.

Tratado de Otorrinolaringologia. 3. ed. C. 68.2017. Complicações de Rinossinusites.

1118) Podemos afirmar na fibrose cística que:

a. A polipose nasal bilateral em crianças nunca é uma indicação clínica da FC; a polipose nasal em pacientes com FC torna-se mais rara à medida que as crianças envelhecem, com uma prevalência baixa em adolescentes.
b. O teste de punctura no calcanhar é realizado nos primeiros dois dias após o nascimento e é testado para níveis elevados de tripsinogênio imunorreativo, exclusivamente para FC.
c. Ivacaftor é um agente terapêutico geneticamente com base, aprovado pela FDA e pela Agência Europeia de Medicamentos, no tratamento de pacientes com mutações específicas de fibrose cística.
d. Atualmente, o tratamento da FC está voltado para o defeito genético subjacente, e, portanto, a cura da doença já é possível.

Comentários

A polipose nasal bilateral em crianças é frequentemente uma indicação clínica da FC; a polipose nasal em pacientes com FC torna-se mais comum à medida que as crianças envelhecem, com uma prevalência de até 50% em adolescentes. Um nível elevado de tripsinogênio imunorreativo é sugestivo de FC. No entanto, o tripsinogênio imunorreativo também pode ser elevado por causa de outras etiologias, por exemplo, prematuridade, parto estressante ou se uma pessoa for portadora do gene da fibrose cística. O tratamento da FC é sintomático e o tratamento do defeito genético subjacente; portanto, a cura da doença ainda não foi possível.

EPOS. C. 8.4. 2020. Fibrose Cística.

Respostas
1116) b; 1117) a; 1118) c

1119) Sobre os fatores e comorbidades predisponentes na RSC em crianças, é possível afirmar que:

a. As crianças com RSC expostas ao tabagismo passivo apresentam doença menos grave, bons escores clínicos e taxas mais baixas de cirurgia de revisão.
b. A relação entre DRGE e RSC parece ser forte em crianças. A evidência é forte e suporta o tratamento rotineiro da DRGE em crianças com RSC.
c. As imunodeficiências mais comuns relacionadas com a RSC refratária em crianças são a deficiência de imunoglobulina (incluindo subclasses de IgG) e a forte resposta às vacinas.
d. Os médicos que tratam crianças com pólipos nasais e rinossinusite devem ter um alto índice de suspeita de FC, particularmente no contexto de baixo ganho de peso, doenças respiratórias e anormalidades gastrointestinais.

Comentários

As crianças com RSC expostas ao tabagismo passivo apresentam doença mais grave, piores escores clínicos e taxas mais altas de cirurgia de revisão; a relação entre DRGE e RSC parece ser forte em crianças. No entanto, a evidência é fraca e não suporta o tratamento rotineiro da DRGE em crianças com RSC; as imunodeficiências mais comuns relacionadas com a RSC refratária em crianças são a deficiência de imunoglobulina (incluindo subclasses de IgG) e a fraca resposta às vacinas.

EPOS. C. 7. 2020. Rinossinusite crônica pediátrica.

1120) Em relação ao tratamento das crianças com RSC é CORRETO afirmar que:

a. Existem evidências de alto nível para apoiar a eficácia de antibióticos de curto ou longo prazo para a RSC em crianças.
b. Não existem evidências seguras para suportar a irrigação com solução salina e os corticosteroides intranasais como modalidades aceitáveis de terapia medicamentosa em crianças com RSC.
c. A adenoidectomia com/sem irrigação antral é o primeiro procedimento mais simples e seguro a ser considerado em crianças mais jovens com sintomas de RSC.
d. A cirurgia nasossinusal não é segura e eficaz para o tratamento de crianças independente da idade com RSC refratárias à terapia medicamentosa ou adenoidectomia prévia.

Comentários

Segundo o EPOS, 2020, não há evidências de alto nível para apoiar a eficácia de antibióticos de curto ou longo prazo para a RSC em crianças; A irrigação com solução salina e os corticosteroides intranasais permanecem como modalidades aceitáveis de terapia medicamentosa em crianças com RSC; a cirurgia nasossinusal é segura e eficaz para o tratamento de crianças mais velhas com RSC refratárias à terapia medicamentosa ou adenoidectomia prévia.

EPOS. C. 7. 2020. Rinossinusite crônica pediátrica.

1121) Dentro da classificação de rinossinusite pediátrica, proposta pelo EPOS 2020, um dos abaixo constitui sintoma essencial:

a. Obstrução nasal secreção nasal.
b. Tosse.
c. Febre.
d. Dor facial.

Comentários

A rinossinusite pediátrica é definida como presença de dois ou mais sintomas, um dos quais deve ser bloqueio/obstrução/congestão nasal ou secreção nasal (gotejamento nasal anterior/posterior), além de dor ou pressão facial e tosse.

Fokkens WJ, Lund VJ, Hopkins C, Hellings PW, Kern R, Reitsma S, et al. European Position Paper on Rhinosinusitis and Nasal Polyps 2020. Rhinology. 2020;(Suppl. 29): 1-464.

Respostas
1119) d; 1120) c; 1121) a

1122) Quanto ao tratamento da rinossinusite aguda pós-viral na população pediátrica, qual dos abaixo pode ser a única alternativa a ser empregada?
a. Antibiótico.
b. Corticoide nasal.
c. Corticoide oral.
d. Lavagem nasal com solução salina.

Comentários

Com base na qualidade muito baixa das evidências, nenhum conselho pode ser dado sobre o uso da irrigação com solução salina nasal na rinossinusite aguda pós- viral. Desta forma, ao contrário dos demais itens que não têm o seu uso aconselhado no EPOS, 2020, a lavagem nasal com solução salina não é desaconselhada.

Fokkens WJ, Lund VJ, Hopkins C, Hellings PW, Kern R, Reitsma S, et al. European Position Paper on Rhinosinusitis and Nasal Polyps 2020, Rhinology. 2020.(Suppl. 29): 1-464.

1123) Menino, 3 anos, iniciou com rinorreia mucopurulenta unilateral há um dia, afebril, sem história prévia de infecção aguda recente de vias aéreas superiores. A sua primeira hipótese é:
a. Trauma digital com infecção bacteriana secundária.
b. Sinusite odontogênica.
c. Rinossinusite frontal.
d. Corpo estranho.

Comentários

Em crianças menores de 4 anos de idade, a rinorreia fétida unilateral deve ser sinal de alerta para presença de corpos estranhos. Estes em geral são objetos pequenos, como miçangas, sementes, brinquedos, que estão ao alcance da criança. Em alguns casos, a remoção deve ser feita em centro cirúrgico sob sedação.

Fokkens WJ, Lund VJ, Hopkins C, Hellings PW, Kern R, Reitsma S, et al. European Position Paper on Rhinosinusitis and Nasal Polyps 2020. Rhinology. 2020;(Suppl. 29): 1-464.

1124) Paciente de 12 anos com quadro clínico de coriza, obstrução e prurido nasal, pior ao acordar e presente ao longo de toda a manhã, dois ou mais dias consecutivos ao longo das últimas 6 semanas. Os sintomas são desencadeados por contato com alérgenos, como ácaro e pelos de animais domésticos. Em relação ao quadro clínico descrito, a afirmativa que apresenta conteúdo MAIS CORRETO é:
a. Mudanças climáticas e inalação de irritantes, como odores fortes, fumaça de cigarro e poluentes atmosféricos são uns dos principais alérgenos relacionados com a reação imunomediada por IGE.
b. Na rinite alérgica local, os resultados dos testes cutâneos de hipersensibilidade imediata (TCHI) pela técnica de punctura (*prick test*) ou dosagem sorológica de IgE específicas são negativos.
c. A rinite alérgica não é considerada uma causa frequente da síndrome do respirador oral, uma vez que a inflamação da mucosa nasal, na rinite alérgica, não leve à obstrução nasal clinicamente significativa.
d. A tríade do tratamento consiste em controle ambiental, tratamento medicamentoso e imunoterapia, sendo que nenhuma dessas alternativas é capaz de mudar a história natural da rinite alérgica.

Comentários

Na rinite alérgica local, os pacientes apresentam sintomas após exposição a alérgenos e há produção local de IgE específica nasal, sendo negativos os testes cutâneos e IgE específica sérica. Mudanças climáticas e inalação de irritantes, como odores fortes, fumaça de cigarro e poluentes atmosféricos (não são proteínas), causam rinite por estimulação do sistema parassimpático. A imunoterapia tem como finalidade reduzir o grau de sensibilização e a reatividade aos antígenos, reduzindo a produção de IgE.

Tratado de Otorrinolaringologia da Associação Brasileira de Otorrinolaringologia e Cirurgia Cervicofacial. 3. ed. Editora Gen. 2017.

Respostas
1122) d; 1123) d; 1124) b

1125) As complicações das rinossinusites são classificadas de acordo com seu local de extensão extrassinusal. Dentre as abaixo, qual o tipo de complicação mais comumente encontrado?

a. Intracranianas.
b. Orbitárias.
c. Ósseas.
d. Cervicais.

Comentários

As complicações orbitárias (celulites/abscessos) são as mais comuns, correspondendo a 60-75% dos casos de complicações das rinossinusites. Aproximadamente 15-20% destas são intracranianas (abscessos/empiemas/meningite), e as ósseas (osteomielites) são as mais raras, compreendendo 5-10% dos casos. A região cervical não é local classicamente envolvido.

Kosugi EM, Meirelles RC. Complicações de Rinossinusite. In: Pignatari SSN, Anselmo-Lima WT (eds.). Tratado de Otorrinolaringologia. 3. ed. Rio de Janeiro: Elsevier. 2018. p. 384-92.

1126) *Influenza* é uma doença respiratória aguda causada pelos vírus *influenza* A, B e, eventualmente, C que ocorre como surtos em todo mundo especialmente no inverno de países de clima temperado. Sobre a *influenza*, assinale a alternativa INCORRETA:

a. A incubação média é de menos de um dia, sendo a taxa de transmissibilidade do vírus relativamente baixa.
b. A maioria das crianças hospitalizadas pelo vírus influenza é previamente saudável.
c. As características clínicas mais comuns são: febre de início súbito, cefaleia, mialgia, tosse, dor de garganta e rinite.
d. Oseltamivir oral está indicado nos casos de suspeita ou confirmação de *influenza* em crianças hospitalizadas, com complicações graves respiratórias, com miocardite, encefalite e em casos de deterioração clínica.

Comentários

A incubação é de um a quatro dias, com média de dois dias, o que permite alta e rápida transmissibilidade.

Munoz FM. Seasonal influenza in children: Clinical features and diagnosis. In: UpToDate. 2021 Dec.
Munoz FM, Morven SE. Seasonal influenza in children: Management. In: UpToDate. 2021 Dec.

1127) Menina, 3 anos de idade. Pais referem os sintomas de febre (até 38ºC, dois picos diários), tosse e secreção nasal há 3 dias. Referem ter procurado pronto atendimento, onde médico solicitou RX de seios da face e, diante do velamento dos seios, prescreveu amoxicilina; mas criança persiste com sintomas. Pais referem ainda que no ano passado a criança teve outros três (3) episódios semelhantes, desde que entrou na creche. No exame físico, você observa secreção mucoide abundante em fossa nasal, e em faringe posterior, sem outras alterações. Apesar da descrição, criança aparenta bom estado geral, ativa.

Qual sua conduta?

a. Troca o antibiótico para amoxicilina-clavulanato, já que é o 4º episódio que a criança apresenta.
b. Orienta pais sobre a troca do perfil de antibiótico, prescrevendo ceftriaxona intramuscular.
c. Orienta que o quadro provavelmente é viral, e que crianças podem ter até 10 eventos como esse ao ano.
d. Orienta que o problema não é o antibiótico, mas a necessidade de associar um descongestionante para a melhora dos sintomas.

Comentários

A criança está com um quadro clinicamente compatível com uma rinossinusite aguda viral, de leve intensidade. Dessa forma, a orientação aos pais é a principal medida, associada a medidas de suporte, mas sem a necessidade de prescrição de antibiótico. Os raios X de seios da face têm baixa sensibilidade ou especificidade para diagnóstico de rinossinusite aguda, assim como para diferenciar a viral da bacteriana. O uso de descongestionantes não traz benefício à melhora dos sintomas em crianças, de acordo com as últimas revisões de literatura.

Fokkens WJ, Lund VJ, Hopkins C, et al. European Position Paper on Rhinosinusitis and Nasal Polyps 2020. Rhinology. 2020 Feb 20;58(Suppl S29):1-464.
Orlandi RR, Kingdom TT, Smith TL, et al. International consensus statement on allergy and rhinology: rhinosinusitis 2021. Int Forum Allergy Rhinol. 2021 Mar;11(3):213-739. doi: 10.1002/alr.22741.

Respostas

1125) b; 1126) a; 1127) c

1128) Sobre tumores congênitos da linha média, assinale a alternativa INCORRETA:

a. As encefaloceles são 3 vezes mais frequentes no sexo masculino que no feminino, sem tendência familiar.
b. Os gliomas são massas não compressíveis, avermelhadas, firmes, que não transiluminam nem ingurgitam com choro ou Valsalva. E a pele que cobre a lesão pode apresentar telangiectasias.
c. Apesar das diferenças clínicas, o diagnóstico só será confirmado com exames radiológicos. Enquanto a ressonância permite melhor avaliação de uma eventual conexão com o SNC, a TC é essencial para avaliação dos limites ósseos da base do crânio e planejamento cirúrgico.
d. Nos casos de meningoencefalocele, independente do tipo de abordagem cirúrgica, é importante lembrar que o tecido neural herniado é viável, portanto, sua exérese traz comprometimento neurológico adicional.

Comentários

O tecido neural que é herniado nos casos de meningoencefalocele não é viável, desta forma, sua remoção pode ser feita sem repercussões neurológicas adicionais ao paciente.

Avelino Melissa AG, Maunsell R. Malformações e tumores congênitos da linha média. In: Balsalobre L, Tepedino M S (org.). Rinologia 360º: aspectos clínicos e cirúrgicos. Rio de Janeiro: Thieme Revinter, 2022. C. 40. p. 507-16.

1129) Paciente com 1 mês de vida ainda internado em UTI neonatal acompanhado da mãe que refere história de desconforto respiratório, com dificuldade para mamar e crises recorrentes de cianose que melhoram durante o choro. A suspeita inicial é de atresia de coanas. Assinale a afirmativa CORRETA:

a. O tratamento é sempre cirúrgico e uma emergência médica.
b. É incomum a atresia de coana estar associada a outras malformações, aproximadamente 5-10% dos casos. Contudo, nos casos unilaterais é mais provável estar relacionado com a síndrome CHARGE.
c. Uma vez realizada a endoscopia nasal, a TC sem contraste não fornece informações adicionais.
d. A principal complicação da cirurgia é a reestenose coanal, que varia na literatura de 9 a 36%, com média de quatro a seis reoperações por paciente.

Comentários

Alternativa **a**: O tratamento é sempre cirúrgico, contudo, apesar de haver consenso para que seja realizado o mais precocemente possível não é uma emergência médica. Alternativa **b**: Não é incomum a atresia de coana estar relacionada a outras malformações, podendo acontecer em 20-50% dos casos, especialmente nas atresias bilaterais, que podem estar relacionadas com a síndrome CHARGE. Alternativa **c**: A TC sem contraste complementa a investigação fornecendo informações relevantes em relação ao tipo de atresia (mista ou membranosa) auxiliando o planejamento cirúrgico.

Balsalobre L, Pignatari S, Stamm A. Atresia de Coana. In: Balsalobre L, Tepedino MS (org.). Rinologia 360º: aspectos clínicos e cirúrgicos. Rio de Janeiro: Thieme Revinter. 2022. C. 41. p. 517-21.

1130) Sobre cisto do ducto lacrimal, assinale a alternativa INCORRETA:

a. Nos casos de dacriocistite congênita a obstrução das vias lacrimais pode ocorrer em dois níveis: proximal (mais raro) e na membrana de Nasner.
b. Geralmente é unilateral, podendo estar evidente já nas primeiras semanas de vida. O que gera obstrução nasal pelo crescimento do cisto. Nos casos bilaterais a obstrução nasal pode ser mais acentuada.
c. O exame de escolha para o diagnóstico é a ressonância magnética.
d. O tratamento pode ser feito com massagens do saco lacrimal para rompimento do cisto. Caso haja evolução favorável com essa manobra está indicada a marsupialização do cisto por via endoscópica.

Comentários

O exame endoscópico nasal é o de escolha para o diagnóstico.

Antonio MA, Sakano E. Obstrução nasal na população pediátrica. In: Balsalobre L, Tepedino MS (org.). Rinologia 360º: aspectos clínicos e cirúrgicos. Rio de Janeiro: Thieme Revinter. 2022. C. 38. p. 487-94.

Respostas
1128) d; 1129) d; 1130) c

1131) Na dacriocistite congênita:
   a. A obstrução ou estenose da via lacrimal ocorre mais frequentemente ao nível da válvula de Rosenmuller.
   b. Uma das causas mais frequentes é a rinite alérgica.
   c. A sondagem diagnóstica deve ser feita precocemente.
   d. A sondagem sob endoscopia nasal pode diagnosticar o bloqueio na válvula de Hasner ou estenose do ducto nasolacrimal.

Comentários

A principal causa de epífora do recém-nascido é a obstrução congênita do ducto nasolacrimal. Na dacriocistite congênita, a abertura da válvula de Hasner ocorre até o nascimento embora, em 50% dos casos, pode não estar patente no recém-nascido. A resolução espontânea, ou através de massagens na região do saco lacrimal, ocorre em torno de 90% no primeiro ano, sem nenhuma intervenção.
A sondagem sob endoscopia nasal permite verificar a colocação correta da sonda, a presença da membrana da Hasner intacta ou a formação de cisto no óstio do ducto e a visualização da irrigação.

Oliver J. Colour atlas of lacrimal surgery. Butterworth-Heinemann: Ed. London. 2002.

TONSILAS PALATINAS/FARINGOTONSILITE/CIRURGIAS

1132) Não ocorrem alterações dos marcadores inflamatórios (PCR, VHS, Proteína sérica amiloide A) fora das crises febris nos casos de pacientes portadores de:
   a. PFAPA.
   b. Febre familiar do Mediterrâneo.
   c. Neutropenia cíclica.
   d. Síndrome da hiper-IgD.

Comentários

Os marcadores para inflamação não estão alterados fora da crise aguda de febre, sendo isto parte dos critérios diagnósticos da PFAPA.

Kraszewska-Głomba B, Szymańska-Toczek Z, Szenborn L. Procalcitonin and C-reactive protein-based decision tree model for distinguishing PFAPA flares from acute infections. Bosn J Basic Med Sci. 2016;16(2):157-61.

1133) *Streptococcus* beta-hemolítico ou *Streptococcus pyogenes* do Grupo A não fazem parte da etiopatogenia nos casos de:
   a. Tonsilite aguda.
   b. PFAPA.
   c. Glomerulonefrite.
   d. Febre reumática.

Comentários

A PFAPA não é uma doença onde se encontram microrganismos virais ou bacterianos na cultura das tonsilas palatinas. A doença é de caráter autoinflamatório e não infeccioso.

Mendonça LO, Dias GMFS, Sousa NC, Francesco R, Castro FFM, Barros MT. Síndrome PFAPA em crianças e adultos. Arq Asma Alerg Imunol. 2019;3 (1):29-36.

1134) O corticoide numa única dose por via oral é preconizado no controle das crises de:
   a. Tonsilite aguda.
   b. PFAPA.
   c. Sinusite.
   d. Otite média aguda.

Comentários

O tratamento na crise aguda da PFAPA é com Prednisona (0,5-2 mg/kg) dado no primeiro dia de febre. De maneira dramática a febre desaparece. Não há necessidade na fase aguda, de nenhuma outra medicação.

Silber M. Síndrome PFAPA: Febre periódica, Estomatite aftosa, Faringite e Adenite Cervical. Atualização e perspectivas futuras. In. Sih TM (Ed.). XVII Manual de Otorrinolaringologia Pediátrica da IAPO. Lis Editora. 2020. p. 109-22.

Respostas
1131) d; 1132) a; 1133) b; 1134) b

1135) Criança de 10 anos com odinofagia e disfagia, febre, faringotonsilite exsudativa bilateral, hipertrofia tonsiliana súbita, linfonodopatia cervical, sem melhora após 5 dias de amoxicilina+clavulanato. Qual o diagnóstico clínico mais provável?

a. Herpangina (cocksakiose).
b. Faringotonsilite por pneumococo resistente à penicilina.
c. Faringotonsilite aguda por associação fusoespiralar.
d. Faringotonsilite por vírus Epstein-Barr (EBV).

Comentários

Crianças mais velhas tendem a apresentar um quadro clínico de mononucleose mais exuberante que as de baixa idade. As manifestações podem incluir odinofagia e disfagia, febre, faringotonsilite exsudativa bilateral, hipertrofia tonsiliana súbita, linfadenopatia cervical. Como se trata de uma doença sistêmica, pode haver comprometimento de baço e fígado (hepatoesplenomegalia) e de outros sistemas.

Cummings. Otolaryngology Head and Neck Surgery. 2021.

1136) Em relação ao diagnóstico laboratorial de mononucleose aguda, assinale alternativa correta:

a. O exame mais sensível e específico, que apresenta positividade já na primeira semana, é o anticorpo contra capsídeo viral (VCA-IgM).
b. Hemograma mostra linfopenia importante com graus de atipia variados.
c. Dosagem de antígenos nucleares EBV apresenta positividade rapidamente nos primeiros dias.
d. O teste de anticorpos heterofilos Paul-Bunnel apresenta alta especificidade com positividade nas primeiras semanas.

Comentários

Existem vários exames laboratoriais que ajudam a confirmar o diagnóstico de infecção aguda pelo vírus Epstein-Barr, como, por exemplo, hemograma que mostra linfocitose com atipia linfocitária; entretanto o exame mais sensível e específico, e que mostra positividade já nas primeiras semanas, é a pesquisa de anticorpos contra o capsídeo viral (VCA-IgM).

Cummings. Otolaryngology Head and Neck Surgery. 2021.

1137) Qual é a causa mais frequente de assimetria de tonsilas palatinas em crianças?

a. Carcinoma espinocelular.
b. Linfoma.
c. Hiperplasia linfoide.
d. Abscesso peritonsiliano.

Comentários

A hiperplasia linfoide é a causa mais frequente de assimetria de tonsilas palatinas correspondendo cerca de 74% dos casos, ela é benigna e necessita, apenas, de acompanhamento clínico. O carcinoma espinocelular é raríssimo em crianças, já o linfoma e abscesso peritonsiliano são causas de assimetria, porém menos comuns que a hiperplasia linfoide.

Guimarães AC, de Carvalho GM, Correa CR, Gusmão RJ. Association between unilateral tonsillar enlargement and lymphoma in children: A systematic review and meta-analysis. Crit Rev Oncol Hematol. 2015;93(3):304-11.

Respostas
1135) d; 1136) a; 1137) c

1138) Sobre as faringotonsilites é CORRETO afirmar que:
a. A mononucleose infecciosa é caracterizada por um pródromo de mal-estar e fadiga, seguido de febre e dor de garganta; tonsilas aumentadas e eritematosas, às vezes com exsudato. A presença de adenopatia cervical envolvendo nódulos cervicais posteriores ajuda no diagnóstico.
b. Entre as complicações da faringotonsilite estreptocócica por GAS estão: febre reumática, escarlatina, bacteriemia e PFAPA.
c. Dor intensa unilateral, sialorreia, dificuldade para deglutir, trismo e febre podem ser um indício de complicação com angina de Plaut-Vincent.
d. Atenção especial deve ser dada ao aumento súbito e unilateral da tonsila palatina, pois pode ser indicativo de faringite gonocócica.

Comentários

PFAPA não é complicação de faringotonsilite; dor intensa unilateral, sialorreia, dificuldade para deglutir, trismo e febre podem ser um indício de complicação com angina de abscesso peritonsilar; aumento súbito e unilateral da tonsila palatina, pois pode ser indicativo de doença neoplásica.

Tratado de Otorrinolaringologia. 3. ed. C. 80. 2017. Faringotonsilites e Hipertrofia das Tonsilas palatina e faríngea.

1139) Qual das seguintes alternativas é correta com relação à antibioticoterapia peri e pós-tonsilectomia ou adenotonsilectomia em crianças?
a. Devem ser administrados de rotina, em dose única, no pré-operatório, 30 minutos antes da incisão.
b. Não devem ser administrados rotineiramente.
c. Devem ser administrados no pós-operatório para diminuir a dor e halitose.
d. Devem ser administrados apenas em pacientes com tonsilites recorrentes.

Comentários

Apesar de ser muito comum na prática diária, a profilaxia ou a antibioticoterapia "terapêutica" não mostram nenhuma evidência de melhor taxa de sangramento, dor ou cicatrização pós-operatória.

Mitchell RB, Archer SM, Ishman SL, Rosenfeld RM, Coles S, Finestone SA, et al. Clinical Practice Guideline: Tonsillectomy in Children (Update). Otolaryngol Head Neck Surg. 2019 Feb;160(1 suppl):S1-S42.

1140) A cirurgia de adenotonsilectomia é uma das mais realizadas ao redor do mundo. Apesar de ser uma cirurgia de pequeno porte e com baixo risco de complicações, existe uma complicação de extrema importância para o conhecimento do médico otorrinolaringologista. Essa afecção é conhecida como síndrome de Grisel. A melhor definição desta complicação é:
a. Sangramento pós-operatório após a remoção do polo inferior da tonsila palatina.
b. Sangramento intraoperatório após curetagem de tonsila faríngea.
c. Subluxação atlantoaxial não traumática.
d. Lesão de palato duro pelo abridor de boca Mc Ivor.

Comentários

A Síndrome de Grisel é a subluxação de C1-C2 não traumática que pode ocorrer após procedimentos otorrinolaringológicos ou quadros infecciosos.

Osiro S, Tiwari KJ, Matusz P, Gielecki J, Tubbs RS, Loukas M. Grisel's syndrome: a comprehensive review with focus on pathogenesis, natural history, and current treatment options. Childs Nerv Syst. 2012 Jun;28(6):821-5.

Respostas
1138) a; 1139) b; 1140) c

1141) As faringotonsilites são quadros frequentes em crianças. E pode-se afirmar que:

a. A maioria dos quadros é bacteriana e necessita de antibioticoterapia.
b. O estreptococo beta-hemolítico do grupo A é responsável por cerca de 20% das faringotonsilites agudas em crianças e adolescentes, com prevalência maior entre 5 e 15 anos.
c. O teste rápido do estreptococo diferencia faringotonsilites virais e bacterianas, qualquer que seja a bactéria causadora.
d. Não existem portadores assintomáticos do estreptococo beta-hemolítico do grupo A.

Comentários

As faringotonsilites virais correspondem a 75% dos casos em crianças menores de 2 anos e diminuem após a puberdade, tanto nos casos isolados, quanto nas recorrências.
O estreptococo beta-hemolítico do grupo é o responsável por cerca de 20% das faringotonsilites agudas em crianças e adolescentes, começando a partir dos 2 ou 3 anos, com prevalência maior entre 5 e 15 anos.

Grazel SS, Di Francesco RC, Beck RMO, Almeira ER. Faringotonsilites e Hipertrofia das Tonsilas Palatina e Faríngea. In:Pignatari SSN, Anselmo-Lima WT (Org.). Tratado de otorrinolaringologia. 3. ed. Rio de Janeiro: Grupo Editorial Nacional. C. 80. 2020.

1142) Uma menina de 7 anos é levada para uma consulta ao otorrinolaringologista por quadro de dores de garganta de repetição. De acordo com a mãe, a criança apresenta quadros de febre com dores de garganta de repetição, sendo esse o 3º episódio no semestre. As infecções costumam ser diagnosticadas e tratadas por médicos no pronto-socorro. Qual a conduta mais adequada nesse caso?

a. Indicar adenotonsilectomia, pois apresentou mais de três infecções em 6 meses.
b. A conduta de *watchful waiting*, ou seja, acompanhamento de perto, monitorizando o número de crises e sintomas, é a mais indicada, pois o número de infecções não ultrapassou 7/ano, ou 5/em 2 anos consecutivos ou 3/3 anos consecutivos.
c. Uma polissonografia é essencial para a indicação cirúrgica.
d. Só a presença de três culturas positivas para *Streptococcus* beta-hemolítico é considerada indicação precisa de adenotonsilectomia.

Comentários

A monitorização é recomendada para casos recorrentes de infecções de garganta com número menor que 7/ano; 5 quadros anuais em 2 anos consecutivos ou 3 anuais em 3 anos consecutivos.

Tonsillectomy in Children: AAO–HNS Updates Guideline. Am Fam Physician. 2019 Sep1;100(5):316-17. Available from: https://www.aafp.org/afp/2019/0901/p316.html.

Respostas
1141) b; 1142) b

1143) Mãe busca a emergência pediátrica para sua filha de 7 anos de idade com queixa de dor de garganta há 24 horas e quer tratamento com um antibiótico. Quais os sinais e sintomas que sugeririam uma faringotonsilite bacteriana?

a. Febre, dor de garganta, hiperemia e aumento tonsilar, rouquidão, secreção nasal e vômitos.
b. Febre, dor de garganta, recusa alimentar, aftas, aumento tonsilar e adenopatia cervical.
c. Febre, dor de garganta, linfoadenomegalia cervical dolorosa, hiperemia e aumento tonsilar com ou sem exsudato, ausência de coriza e tosse.
d. Febre, dor de garganta, linfoadenomegalia cervical, conjuntivite, coriza, espirros, obstrução nasal e hiperemia tonsilar.

Comentários

A maioria das faringotonsilites em crianças é causada por vírus (adenovírus, *influenza*, *parainfluenza*, coronavírus, rinovírus, *coxsackie*, vírus sincicial respiratório, herpes e Epstein-Barr), é benigna e autolimitada. Entre as bactérias, o estreptococo beta-hemolítico do grupo A (EBHGA) é o mais prevalente, sendo responsável por 15-30% das faringotonsilites agudas. Infecções pelo estreptococo são raras abaixo de 2 anos e ocorrem mais entre 5-15 anos de idade. As estratégias de diagnóstico e tratamento das faringotonsilites são direcionadas para a diferenciação entre episódios virais, que não se beneficiariam de antibioticoterapia, daqueles causados pelo EBGHA, para os quais o tratamento com antibiótico seria benéfico. Fazer esta distinção é essencial para a diminuição do emprego desnecessário de antimicrobianos em crianças. A obtenção de material para exame cultural ou para o teste rápido de detecção do antígeno estreptocócico é recomendação da maioria das diretrizes internacionais sobre o tema para a definição diagnóstica. De outro lado, o custo e a dificuldade de realização desses exames em muitos locais do nosso país ainda tornam pouco viável o estabelecimento rígido dessa rotina.

Alguns aspectos mais específicos da história e do exame físico podem auxiliar no diagnóstico diferencial entre uma tonsilite viral ou bacteriana. As doenças de etiologia viral são geralmente acompanhadas de coriza, obstrução nasal, espirros, rouquidão, aftas, sintomas gastrointestinais e de febre não muito elevada ou até ausente.

Os sinais e sintomas mais sugestivos de faringotonsilite por EBHGA são o início súbito da doença, febre > 38 °C, dor de garganta, hiperemia e aumento tonsilar, exsudato tonsilar (sua ausência não exclui a hipótese) e linfonodos cervicais anteriores aumentados e dolorosos.

Piltcher O, Kosugi E, Sakano E, et al. How to avoid the inappropriate use of antibiotics in upper respiratory tract infections? A position statement from an expert panel. Braz J Otorhinolayngol. 2018;84:265-79.
Shulman S, Bisno A, Clegg H, et al. Clinical practice guideline for the diagnosis and management of group A streptococcal pharyngitis: 2012 update by the Infectious Disease Society of America. Clin Infect Dis. 2012;55(10):e86-102.

1144) Qual exame laboratorial é considerado padrão ouro para o diagnóstico de uma faringotonsilite bacteriana aguda?

a. ASLO.
b. Hemograma com eritrossedimentação.
c. Teste rápido.
d. Exame cultural da orofaringe.

Comentários

O exame padrão ouro é a identificação do germe no exame cultural da orofaringe, com sensibilidade de 90 a 95%. O teste rápido de detecção do antígeno estreptocócico já apresenta uma sensibilidade de 75-90% e, quando positivo, confirma o diagnóstico, mas, quando negativo, não o exclui.

Piltcher O, Kosugi E, Sakano E, et al. How to avoid the inappropriate use of antibiotics in upper respiratory tract infections? A position statement from an expert panel. Braz J Otorhinolaryngol. 2018;84:265-79.
Shulman S, Bisno A, Clegg H, et al. Clinical practice guideline for the diagnosis and management of group A streptococcal pharyngitis: 2012 update by the Infectious Disease Society of America. Clin Infect Dis 2012;55(10):e86-102.

Respostas
1143) c; 1144) d

1145) Qual das alternativas abaixo apresenta critérios diagnósticos da síndrome PFAPA?
   a. Febre recorrente, petéquias no palato, cefaleia; alterações no crescimento e desenvolvimento.
   b. Febre recorrente; estomatite aftosa, adenite cervical ou faringite; intervalos assintomáticos entre as crises; crescimento e desenvolvimento normais.
   c. Febre recorrente, exsudato tonsilar, dor abdominal, alterações no crescimento e desenvolvimento.
   d. Febre recorrente, faringite, artrite, sintomas GI (náuseas e vômitos).

Comentários

A síndrome PFAPA é a síndrome de febre periódica mais comum em crianças. Em geral, tem início nos primeiros 5 anos de vida. Os critérios diagnósticos são: febre periódica recorrente; estomatite aftosa, adenite cervical ou faringite; intervalos assintomáticos entre os episódios; crescimento e desenvolvimento normais. Não há nenhum exame laboratorial para o diagnóstico específico da síndrome.

Luu I, Nation J, Carvalho D, et al. Undifferentiated recurrent fevers in pediatrics are clinically distinct from PFAPA syndrome but retain an IL-1 signature. Clin Immunol. 2021 May; 226:108697.
Amarilyo G, Rothman D, Manthiram K, et al. Consensus treatment plans for periodic fever, aphthous stomatitis, pharyngitis and adenitis syndrome (PFAPA): a framework to evaluate treatment responses from the childhood arthritis and rheumatology research alliance (CARRA) PFAPA work group. Pediatric Rheumatology. 2020 April; 18 (1).

1146) Os critérios de Paradise para indicação de tonsilectomia por faringotonsilites de repetição são:
   a. Sete episódios no último ano; cinco episódios/ano nos últimos 2 anos, 3 episódios/ano nos últimos 3 anos.
   b. Cinco episódios no último ano; 3 episódios/ano nos últimos 2 anos; 2 episódios/ano nos últimos 3 anos.
   c. Quatro episódios no último ano; 3 episódios/ano nos últimos 2 anos; 2 episódios/ano nos últimos 3 anos.
   d. Três episódios no último ano; 2 episódios/ano nos últimos 2 anos; 1 episódio/ano nos últimos 3 anos.

Comentários

De acordo com os critérios de Paradise, é indicada a realização de tonsilectomia nos seguintes casos: sete episódios no último ano; cinco episódios/ano nos últimos 2 anos; três episódios/ano nos últimos 2 anos.
Lembrando que os episódios de dor de garganta devem ser documentados com um ou mais dos seguintes: temperatura > 38,3 °C; adenopatia cervical dolorosa ou > 2 cm; exsudato tonsilar; teste positivo para EBHGA.

Mitchell R, Archer S, Ishman S, et al. Clinical Practice Guideline: Tonsillectomy in Children (Update). Otol Head Neck Surg. 2019;160(15): S1-S42.

1147) Qual das medicações abaixo devem ser evitadas em uma criança em que foi realizada tonsilectomia para apneia obstrutiva do sono?
   a. Paracetamol no pós-operatório.
   b. Ibuprofeno no pós-operatório.
   c. Corticosteroides no transoperatório.
   d. Codeína no pós-operatório.

Comentários

O *guideline* da Academia Americana de Otorrinolaringologia indica no tratamento da dor no pós-operatório de Tonsilectomia, o uso de paracetamol (acetominofeno) e ibuprofeno. Corticosteroides são utilizados no perioperatório de Tonsilectomia o que diminui os vômitos e dor no pós-operatório imediato. Codeína deve ser evitada no pós-operatório para o tratamento da dor pós-tonsilectomia, pois há os riscos de depressão respiratória e superdosagem.

Mitchell RB, Archer SM, Ishman SL, et al. Clinical Practice Guideline: Tonsillectomy in Children (Update). Otolaryngology–Head and Neck Surgery. 2019;160(1 suppl):S1-S42.

Respostas
1145) b; 1146) a; 1147) d

1148) Dos fatores abaixo, qual está mais relacionado com a apneia obstrutiva residual após tonsilectomia em crianças:
a. Técnica utilizada para tonsilectomia.
b. Idade abaixo dos 7 anos de idade.
c. Obesidade.
d. Associação de apneia e episódios de faringotonsilites na indicação da cirurgia.

Comentários

A resolução da apneia obstrutiva em crianças tratadas com tonsilectomia varia em torno de 80%. Porém crianças com obesidade, índice altos de apneia, acima de 7 anos de idade, de etnia negra e asma possuem uma maior chance de apneia obstrutiva residual.

Mitchell RB, Archer SM, Ishman SL, et al. Clinical Practice Guideline: Tonsillectomy in Children (Update). Otolaryngology–Head and Neck Surgery. 2019;160(1 suppl):S1-S42.

1149) Dos fatores a seguir, qual aumenta o risco de complicações das tonsilectomias para o tratamento de apneia obstrutiva de sono em crianças?
a. Local em que é realizada a cirurgia.
b. Técnica cirúrgica utilizada.
c. Utilização de infiltração com anestésicos perioperatórios.
d. Crianças abaixo de 3 anos de idade.

Comentários

As complicações de tonsilectomia ocorrem mais frequentemente em crianças abaixo dos 3 anos de idade, pacientes com síndromes de Down, pacientes com discrasias sanguíneas, com doenças cardiovasculares graves, com paralisia cerebral e com malformações craniofaciais.

Mitchell RB, Archer SM, Ishman SL, et al. Clinical Practice Guideline: Tonsillectomy in Children (Update). Otolaryngology–Head and Neck Surgery. 2019;160(1 suppl):S1-S42.

1150) Qual medida NÃO causa benefícios em diminuir as complicações da tonsilectomia em uma criança com apneia obstrutiva do sono?
a. Uso de antibióticos perioperatório.
b. Polissonografia pré-operatória em crianças com malformações craniofaciais.
c. Corticoides transoperatórios.
d. Monitorização hospitalar durante a noite em crianças com saturação média abaixo de 80%.

Comentários

Antibióticos transoperatórios não demonstram menor risco de dor ou complicações infecciosas em crianças submetidas à tonsilectomia.

Mitchell RB, Archer SM, Ishman SL, et al. Clinical Practice Guideline: Tonsillectomy in Children (Update). Otolaryngology–Head and Neck Surgery. 2019;160(1 suppl):S1-S42. doi:10.1177/0194599818801757.

1151) Em crianças menores de 2 anos de idade, as faringotonsilites são de origem viral em 75% dos casos. Qual o principal vírus causador de faringotonsilites em crianças abaixo de 2 anos de idade?
a. Parainfluenza.
b. Adenovírus.
c. Vírus sincicial respiratório.
d. Rinovírus.

Comentários

As faringotonsilites virais correspondem a 75% dos casos em crianças menores de 2 anos de idade. Vários vírus podem estar envolvidos em sua etiologia, como o rinovírus, *influenza*, *parainfluenza*, coronavírus, vírus sincicial respiratório, porém o principal vírus mais prevalente é o adenovírus (20%).

Grasel SS, Francesco RC, Beck RMO, Almeida ER. Faringotonsilites e Hipertrofia das Tonsilas Palatinas e Faríngeas. In: Tratado de Otorrinolaringologia. 3. ed. Elsevier. C. 80. 2018.

Respostas
1148) c; 1149) d; 1150) a; 1151) b

1152) A PFAPA é uma doença imunomediada, tem início antes dos 5 anos e resolução na adolescência, mas pode persistir na vida adulta. São características clínicas presentes na PFAPA:

a. Febre periódica, estomatite, faringite e adenite cervical.
b. Febre periódica, faringite, tosse, coriza, aftas orais.
c. Febre persistente, estomatite, adenite cervical e abscesso peritonsiliano.
d. Febre matinal, estomatite, faringotonsilite e astenia.

Comentários

O diagnóstico de PFAPA é com base em critérios clínicos estabelecidos dois anos após a descrição da doença por Marshall, em 1987. São eles:

1. Febre que recorre regularmente em criança com idade de início precoce (< 5 anos).
2. Sintomas constitucionais na ausência de infecção respiratória superior com pelo menos um dos seguintes sinais clínicos: estomatite aftosa, linfadenite cervical, faringite.
3. Exclusão de neutropenia cíclica.
4. Intervalo completamente assintomático entre os episódios.
5. Crescimento e desenvolvimento normais.

Grasel SS, et al. Faringotonsilites e Hipertrofia das Tonsilas Palatinas e Faríngea IN: Pignatari SSN, Anselmo Lima WT (Org.). Tratado de otorrinolaringologia. 3 ed. Rio de Janeiro: Elsevier. 2018. p.464-72.

1153) Menina, 2 anos, chega no pronto-socorro com a genitora referindo que o menor apresenta quadro de febre alta, dor na garganta, vômitos de diarreia há 2 dias. No exame de orofaringe são visualizadas: múltiplas lesões ulceradas (aftas), principalmente nos pilares de tonsilas, palato mole e úvula com intensa hiperemia de palato.

Assinale a principal hipótese diagnóstica e o agente etiológico:

a. Faringotonsilite estreptocócica.
b. Difteria; *Corynebacterium diphteriae.*
c. Herpangina; vírus *Coxsackie.*
d. Angina de Plaut- Vincent; *Fusobacterium plautvincenti* (Gram-negativo, anaeróbio) e *Spirochaeta dentium.*

Comentários

A herpangina é causada pelo vírus *Coxsackie* dos tipos 2, 3, 4, 5, 6, 8 e 10 ou enterovírus, por transmissão fecal-oral ou disseminação respiratória. Acomete geralmente crianças entre 1 e 7 anos e se inicia com febre alta acompanhada de anorexia e dor de garganta, além de vômitos e diarreia, podendo durar de 2 a 4 dias. Na orofaringe observam-se lesões hiperemiadas com vesículas ao centro, principalmente nos pilares de tonsilas, palato mole e úvula. Após o rompimento das vesículas formam-se úlceras rasas. O tratamento é essencialmente sintomático.

Grasel SS, et al. Faringotonsilites e Hipertrofia das Tonsilas Palatinas e Faríngea. In: Pignatari SSN, Anselmo-Lima WT (Org.). Tratado de otorrinolaringologia. 3 ed. Rio de Janeiro: Elsevier. 2018. p.464-72.

1154) Criança de 4 anos, apresentando quadro de febre baixa, astenia, dor de garganta e exantema em mão, pé e boca, nos faz pensar em uma doença viral, causada por um vírus da família:

a. Adenovírus.
b. Coronavírus.
c. Herpes-vírus.
d. Enterovírus.

Comentários

A doença mão, pé e boca tem etiologia viral, sendo muito comum na infância. O vírus *Coxsackie* sorotipo A16, A10 e o enterovírus sorotipo 71 são os vírus mais comuns da família de enterovírus, causadores da doença. Normalmente pode ser facilmente diferenciada de outras doenças virais, pela distribuição típica do exantema nas mãos e pés e pelo enantema oral.

Chen C. Doença Mão Pé Boca: Uma Visão Geral –XV Manual da IAPO. 2018.

Respostas
1152) a; 1153) c; 1154) d

SAOS/RESPIRAÇÃO ORAL/POLISSONOGRAFIA

1155) Em relação à apneia obstrutiva do sono na criança (AOS), qual a causa mais frequente?
   a. Hipertrofia adenotonsiliana.
   b. Obesidade.
   c. Síndrome de Down.
   d. Anomalias craniofaciais.

Comentários

Embora todos os fatores citados possam predispor aos distúrbios respiratórios na infância, particularmente à AOS, a hipertrofia adenotonsilar é a mais comum.

Cummings. Otolaryngology Head and Neck Surgery. 2021.

1156) Menino, 7 anos, com roncos e apneias presenciadas pelos pais, sonolência diurna, e pouca atenção na escola. Pais referem ainda que criança foi submetida à adenotonsilectomia há 6 meses, e trazem polissonografia pós-operatória, com boa qualidade, registrando IAH: 5,6 eventos/hora, todos obstrutivos. Criança sem obesidade, sem sintomas de rinite, e com endoscopia pós-operatória sem sinais de obstrução por tecido linfoide. Avaliação ortodôntica descreve atresia de palato e mordida cruzada posterior bilateral.
Qual o tratamento mais indicado para o paciente acima?
   a. Aparelho reposicionador de mandíbula.
   b. Expansão rápida da maxila.
   c. Retentor lingual.
   d. Cirurgia maxilomandibular.

Comentários

O quadro é de uma criança de 6 anos, com AOS residual por atresia maxilar, sem outras comorbidades. Nesse caso, o tratamento mais indicado é a correção da atresia maxilar que, por ser no sentido transversal, não seria beneficiada com retentor lingual ou com aparelho reposicionador de mandíbula. A cirurgia maxilomandibular pode ser o tratamento de escolha em adultos, mas não em crianças, quando a sutura palatina ainda não estiver fundida – portanto, o tratamento de escolha é a expansão rápida da maxila. Há literatura suficiente reforçando o benefício da expansão rápida da maxila como tratamento da AOS na infância.

Kaditis AG, Alonso Alvarez ML, Boudewyns A, et al. Obstructive sleep disordered breathing in 2- to 18-year-old children: diagnosis and management. Eur Respir J. 2016 Jan;47(1):69-94.
Machado-Júnior AJ, Zancanella E, Crespo AN. Rapid maxillary expansion and obstructive sleep apnea: A review and meta-analysis. Med Oral Patol Oral Cir Bucal. 2016 Jul 1;21(4):e465-9.
Sánchez-Súcar AM, Sánchez-Súcar FB, Almerich-Silla JM, et al. Effect of rapid maxillary expansion on sleep apnea-hypopnea syndrome in growing patients. A meta-analysis. J Clin Exp Dent. 2019 Aug 1;11(8):e759-e767.
Tratado de Otorrinolaringologia. 3. ed. ABORL. C. 81. 2017.

Respostas
1155) a; 1156) b

1157) Menino, 12 anos, com Z escore acima de 3 (de acordo com a OMS), com roncos, apneias presenciadas e hipersonolência diurna. Pais trazem exame de polissonografia, com boa qualidade técnica, evidenciando IAH de 23 eventos/hora, obstrutivos. Ao exame físico, observam-se conchas nasais normotróficas, tonsilas Grau I bilateralmente, e Mallampati Grau II. Diante da ausência do exame físico descrito com o paciente acordado, você resolve fazer a DISE (*drug-induced sleep endoscopy*). Qual o achado de obstrução que mais provavelmente você encontrará no exame?

a. Concêntrica em velofaringe.
b. Anteroposterior em hipofaringe.
c. Laterolateral em orofaringe.
d. Concêntrica em vários níveis.

Comentários

O paciente apresenta obesidade e AOS grave, dois fatores relacionados com a obstrução faríngea em mais do que um nível. Ainda, a obesidade está relacionada com a maior probabilidade do padrão de obstrução concêntrico.

Wilcox LJ, Bergeron M, Reghunathan S, Ishman SL. An updated review of pediatric drug-induced sleep endoscopy. Laryngoscope Investig Otolaryngol. 2017 Nov 2;2(6):423-431.
Benedek P, Balakrishnan K, Cunningham MJ, et al. International Pediatric Otolaryngology group (IPOG) consensus on the diagnosis and management of pediatric obstructive sleep apnea (OSA). Int J Pediatr Otorhinolaryngol. 2020 Nov;138:110276.

1158) Menina, de 18 meses de idade. Pais referem sono muito agitado, com roncos e momentos de apneias, inclusive com cianose perilabial. A criança tem ainda dificuldade de ganho de peso e de ingerir alimentos sólidos. Ao exame físico, ela apresenta coanas pérvias, adenoide ocupando 90% da nasofaringe, tonsilas Grau III bilateralmente e laringe sem alterações.
Qual melhor conduta para este caso?

a. Aguardar que ela tenha 2 anos para fazer a adenoidectomia.
b. Realizar adenoidectomia em ambiente de hospital secundário.
c. Realizar adenotonsilectomia em ambiente de hospital terciário.
d. Realizar adentonsilectomia em hospital-dia.

Comentários

As duas referências abaixo reforçam que, caso a criança apresente sintomas que justifiquem, a adenoidectomia pode ser realizada antes dos 2 anos de idade, desde que em ambiente hospitalar. Os sintomas da criança (cianose perilabial, apneia presenciada e dificuldade de ganho de peso) são fortes indícios de que a apneia seja grave, o que reforça a necessidade de realização de adenotonsilectomia, e não apenas adenoidectomia, mas dentro de um hospital terciário.

Benedek P, Balakrishnan K, Cunningham MJ, et al. International Pediatric Otolaryngology group (IPOG) consensus on the diagnosis and management of pediatric obstructive sleep apnea (OSA). Int J Pediatr Otorhinolaryngol. 2020 Nov;138:110276
Kaditis AG, Alonso Alvarez ML, Boudewyns A, et al. ERS statement on obstructive sleep disordered breathing in 1- to 23-month-old children. Eur Respir J. 2017 Dec 7;50(6):1700985.
Tratado de Otorrinolaringologia. 3. ed. ABORL. C. 180. 2017.

Respostas
1157) d; 1158) c

1159) O padrão ouro para o diagnóstico de apneia obstrutiva do sono em crianças é:
a. Anamnese bem cuidadosa sobre as características do sono.
b. Exame físico, em que o tamanho das tonsilas palatinas define o grau de obstrução da faringe e, portanto, a gravidade da apneia do sono.
c. Polissonografia com IAO (índice de apneia obstrutiva) maior do que 1, e IAHo (índice de apneia--hipopneia obstrutiva) maior de 2.
d. Questionários padronizados e validados para língua portuguesa.

Comentários

A polissonografia é um exame que consegue medir parâmetros objetivos do sono. Estes são as pausas respiratórias, apneias e hipopneias, saturação de oxigênio, frequência cardíaca, além das fases do sono em qual delas os episódios respiratórios ocorrem. É capaz ainda de diferenciar os episódios centrais de obstrutivos.
Os questionários padronizados, apesar de fiéis em relação à história do paciente e em relação ao acompanhamento pós--operatório, nem sempre apresentam correlação perfeita com a polissonografia.

Fujita RR, Costa ELB, Pizarro GU. Síndrome da Apneia Obstrutiva do Sono na Infância. In: Pignatari SSN, Anselmo-Lima WT (Org.). Tratado de otorrinolaringologia. 3. ed. Rio de Janeiro: Grupo Editorial Nacional; 2020.

1160) Constitui o principal tratamento da síndrome de apneia obstrutiva do sono (SAOS) em crianças sem comorbidades:
a. Perda ponderal.
b. Adenoidectomia e/ou tonsilectomia.
c. CPAP (*Continuous Positive Airway Pressure*).
d. Corticosteroides nasais.

Comentários

O principal tratamento da SAOS em crianças é cirúrgico, por adenotonsilectomia, com base no fato de que sua etiologia mais comum é a hipertrofia adenotonsiliana. Embora a taxa de sucesso seja variável entre os estudos já realizados, quase todos os pacientes apresentam redução significativa nos índices de apneia e hipopneia do sono quando aferidos no pré e pós-operatório, resultando em melhora da qualidade de vida, comportamento e função cognitiva.

Zancanella E, Haddad FM, Oliveira LAMP, et al. Obstructive sleep apnea and primary snoring: treatment. Brazilian Journal of Otorhinolaryngology (São Paulo). 2014;80(supl. 1):S17-S28.

1161) Sofia tem 7 anos e vem apresentando quadro de roncos e respiração oral, além de um sono agitado. A criança apresenta um quadro importante de rinite alérgica e faz uso de corticosteroides tópicos e anti-histamínicos ocasionais. De acordo com a mãe, Sofia vem apresentando dificuldade escolar, é considerada desatenta e, por vezes, irritada. A nasofibrolaringoscopia revela uma hipertrofia das tonsilas faríngeas ocupando 60% das coanas e uma hipertrofia das tonsilas palatinas G III. A audiometria mostra-se com limiares psicoacústicos dentro da normalidade, assim como a timpanometria tipo A. Quanto à conduta mais acertada, devemos:
a. Manter o tratamento clínico e reavaliar a criança após 3 meses com polissonografia.
b. Encaminhar a criança para avaliação neuropsicológica, pois quadros de aprendizagem não têm relação com fatores respiratórios obstrutivos e sono.
c. A polissonografia é imprescindível para qualquer conduta posterior.
d. É indicado adenotonsilectomia, pois alterações escolares, comportamentais, atrasos de crescimento, enurese e asma são fatores de risco que indicam necessidade cirúrgica.

Comentários

Estudos sugerem que crianças com apneia obstrutiva do sono por hipertrofia adenotonsiliana com comorbidades, como: alterações de crescimento, baixo rendimento escolar, enurese, asma e alterações comportamentais, são muito beneficiadas com o procedimento cirúrgico de adenotonsilectomia.

Tonsillectomy in Children: AAO–HNS Updates Guideline. Am Fam Physician. 2019 Sep1;100(5):316-317. Available from: https://www.aafp.org/afp/2019/0901/p316.html.

Respostas
1159) c; 1160) b; 1161) d

1162) Dos sinais abaixo qual é o mais corriqueiro em relação à síndrome de apneia obstrutiva do sono em criança?

a. Respiração oral de suplência diurna.
b. Roncos e respiração ruidosa noturna.
c. Mudança de comportamentos.
d. Alterações craniofaciais.

Comentários

Apesar de todos os sintomas e sinais anteriores poderem estar associados à apneia obstrutiva em crianças, a respiração ruidosa noturna e os roncos são os sintomas mais comuns.

Mitchell RB, Archer SM, Ishman SL, et al. Clinical Practice Guideline: Tonsillectomy in Children (Update). Otolaryngology–Head and Neck Surgery. 2019;160(1_suppl):S1-S42.

1163) Qual a porcentagem de crianças com enurese secundária associada à apneia obstrutiva do sono?

a. Em torno de 50%.
b. Menos de 30%.
c. Menos de 20%.
d. Menos de 10%.

Comentários

Apesar de comum (em torno de 50% de associação à AOS em crianças) enurese não é um dos sinais e sintomas levados em consideração pela maioria dos clínicos e otorrinolaringologistas na indicação da tonsilectomia para o tratamento da AOS, e tem uma alta taxa de resolutividade com a cirurgia.

Mitchell RB, Archer SM, Ishman SL, et al. Clinical Practice Guideline: Tonsillectomy in Children (Update). Otolaryngology–Head and Neck Surgery. 2019;160(1_suppl):S1-S42.

1164) Sobre as consequências cardiovasculares da síndrome da apneia obstrutiva do sono (SAOS) na infância, pode-se afirmar que:

a. Crianças com SAOS não apresentam aumento médio da pressão arterial quando comparadas a crianças saudáveis.
b. Apesar de haver mudanças cardíacas funcionais, não são evidenciadas alterações estruturais, como remodelamento, geometria anormal ou aumento de massa do ventrículo esquerdo.
c. Há um *upregulation* do processo inflamatório sistêmico (aumento da proteína C reativa, do fator de necrose tumoral alfa e da interleucina 6 já demonstrado) e uma desregulação imune causados por episódios de hipóxia e de fragmentação do sono.
d. Não é esperado um aumento na variabilidade da frequência cardíaca, nem aumento da frequência cardíaca durante o sono em crianças com SAOS.

Comentários

Crianças com SAOS apresentam aumento médio da pressão arterial quando comparadas a crianças saudáveis. Crianças e adolescentes com SAOS apresentam alterações cardíacas funcionais e estruturais. Uma das maiores consequências da SAOS não tratada na população pediátrica é o aumento na variabilidade da FC e aumento da FC de dia e durante o sono e indica disfunção autonômica.

Smith D, Amin RS. Cardiovascular consequences of obstructive sleep apnea in children. UpToDate. 2021 Nov.

Respostas
1162) b; 1163) a; 1164) c

1165) Na infância, deve-se dar bastante atenção à respiração oral. A respiração oral gera sinais diferentes, ativando sistemas distintos para o estímulo do crescimento, podendo resultar em uma variação morfológica da face. Podem ser consideradas características faciais da criança com respiração oral:

a. Fissuras labial e palatina.
b. Má oclusão dentária com atresia maxilar.
c. Tônus da musculatura perioral aumentado.
d. Não há diferenças faciais entre respiradores orais e nasais.

Comentários

A respiração oral gera sinais diferentes, ativando sistemas distintos para o estímulo do crescimento, podendo resultar em uma variação morfológica da face. O indivíduo com respiração oral apresenta um crescimento desarmônico da face, o que resulta em típicas características faciais, como: má oclusão dentária com maxila atrésica, protrusão de incisivos superiores, mordidas aberta e cruzada, eversão de lábio inferior, lábio superior hipodesenvolvido, narinas estreitas, hipotonia da musculatura perioral.

Grazel SS, Di Francesco RC, Beck RMO, Almeira ER. Faringotonsilites e Hipertrofia das Tonsilas Palatinas e Faríngea. Cap. 80. In: Tratado de otorrinolaringologia/organização Shirley Shizue Nagata Pignatari, Wilma Terezinha Anselmo-Lima. - 3. ed. - Rio de Janeiro: Grupo Editorial Nacional, 2020.

1166) Menino, 11 anos, prematuro, tem hoje um diagnóstico de TDAH (transtorno do déficit de atenção e hiperatividade). Além disso, apresentou uma alteração do crescimento e foi indicado terapia com somatrofina. O endocrinologista encaminhou a criança para avaliação otorrinolaringológica. De acordo com a mãe, mesmo medicado quanto ao TDAH, a criança tem apresentado um comportamento mais irritado e mais hiperativo. Além disso, está respirando de boca aberta e referindo muita obstrução nasal. Dentre as várias questões da sua anamnese, qual deverá ter destaque especial? E qual o primeiro exame complementar você solicitaria?

a. Alimentação; hemograma.
b. Sono; nasofibrolaringoscopia.
c. Não há relação entre déficit de crescimento com qualquer sintoma otorrinolaringológico.
d. Não há relação entre TDAH com qualquer sintoma otorrinolaringológico.

Comentários

Tanto o quadro de TDAH quanto de déficit de crescimento tem íntima associação com o sono. É comum diagnósticos errôneos de TDAH ou mesmo quadros exacerbados por alterações no sono da criança, em especial de causas obstrutivas como hipertrofia adenotonsiliana. As alterações de crescimento também sofrem influência direta das alterações do sono, pois a atuação do hormônio de crescimento acontece durante o sono. Dados sobre a respiração, a avaliação anatômica das vias aéreas, com exclusão de quadros de hipertrofia adenotonsiliana devem fazer parte da anamnese de crianças com TDAH e alterações de crescimento.

Tonsillectomy in Children: AAO-HNS Updates Guideline. Am Fam Physician. 2019 Sep1;100(5):316-317. Available from: https://www.aafp.org/afp/2019/0901/p316.html.

Respostas
1165) b; 1166) b

1167) Sofia tem 7 anos e vem apresentando quadro de roncos e respiração oral, além de um sono agitado. A criança apresenta um quadro importante de rinite alérgica e faz uso de corticosteroides tópicos e anti-histamínicos ocasionais. De acordo com a mãe, Sofia vem apresentando dificuldade escolar, é considerada desatenta e, por vezes, irritada. A nasofibrolaringoscopia revela uma hipertrofia das tonsilas faríngeas, ocupando 60% das coanas e uma hipertrofia das tonsilas palatinas Grau III. A audiometria mostra-se com limiares psicoacústicos dentro da normalidade, assim como a timpanometria com curva tipo A. Quanto à conduta mais acertada, devemos:

a. Manter o tratamento clínico e reavaliar a criança após 3 meses com polissonografia.
b. Encaminhar a criança para avaliação neuropsicológica, pois quadros de aprendizagem não têm relação com fatores respiratórios obstrutivos e sono.
c. A polissonografia é imprescindível para qualquer conduta posterior.
d. É indicada a adenotonsilectomia, pois alterações escolares e comportamentais são fatores de risco que indicam necessidade cirúrgica.

Comentários

Estudos sugerem que crianças com apneia obstrutiva do sono por hipertrofia adenotonsiliana com comorbidades, como: alterações de crescimento, baixo rendimento escolar, enurese, asma e alterações comportamentais, são muito beneficiadas com o procedimento cirúrgico de adenotonsilectomia.

Wilkes J. Tonsillectomy in Children: AAO–HNS Updates Guideline. Am Fam Physician. 2019 Sep1;100(5):316-317. Available from: https://www.aafp org/afp/2019/0901/p316.html.

1168) Qual o parâmetro indica anormalidade na polissonografia em crianças?

a. Índice de apneia obstrutiva (IA) > 1.
b. Índice de apneia-hipopneia (IAH) < 1.
c. Saturação de oxi-hemoglobina abaixo de 97%.
d. Não há parâmetros de anormalidade polissonográfica para crianças.

Comentários

IA > 1 e IAH > 1, saturação de oxi-hemoglobina abaixo de 92% em crianças são considerados parâmetros de anormalidade polissonográfica.

Cummings. Otolaryngology Head and Neck Surgery. 2021.

1169) Qual das opções abaixo descreve os motivos para solicitar uma polissonografia na criança?

a. Sonolência diurna, sono agitado, doença neuromuscular.
b. Roncos, obstrução nasal, obesidade.
c. Pacientes com quadros sindrômicos, doença neuromuscular e obesidade.
d. Doença neuromuscular, hipertrofia adenotonsilar, receio dos pais quanto à abordagem cirúrgica.

Comentários

A presença de quadros sindrômicos, doença neuromuscular e obesidade é fator a se ponderar para a solicitação de PSG em crianças. Além disso, nem sempre o tamanho tonsilar acaba servindo como indicativo da necessidade da intervenção cirúrgica, e frequentemente os pais não desejam realizar a cirurgia e subestimam os sintomas apresentados pela criança. Nestes casos também cabe a realização do exame.

Zancanella E, Haddad FM, Oliveira LAMP, et al. Obstructive sleep apnea and primary snoring: diagnosis. Brazilian Journal of Otorhinolaryngology (São Paulo). 2014;80(supl. 1):S1-S16.

Respostas
1167) d; 1168) a; 1169) c

1170) Em relação à polissonografia em crianças com suspeita de apneia obstrutiva do sono qual quadro clínico abaixo está relacionado fortemente com sua indicação?
a. Desejo dos pais em realizar o exame.
b. Pacientes com deformidades craniofaciais decorrentes da respiração oral.
c. Pacientes com roncos severos.
d. Paciente com doença neuromuscular.

Comentários

Apesar de a polissonografia ser indicada nos distúrbios respiratórios do sono em crianças, existem indicações fortemente associadas à sua necessidade com base no *guideline* da academia americana de otorrinolaringologia. Pacientes com sinais e sintomas de asneias obstrutiva do sono e 1) abaixo dos dois anos de idade, 2) com síndrome de Down, 3) com anormalidades craniofaciais (congênitas), 3) com doenças neuromusculares, 4) mucopolissacaridoses, 5) anemia falciforme, adicionado neste último *guideline* 6) crianças com suspeita de AOS, com incerteza sobre o diagnóstico por causa da dissociação entre a clínica e a história contada pelos pais. Causas de obstrução nasal crônica não necessariamente predizem sinais de apneia obstrutiva, podendo estar associados à rinite crônica.

Mitchell RB, Archer SM, Ishman SL, et al. Clinical Practice Guideline: Tonsillectomy in Children (Update). Otolaryngology–Head and Neck Surgery. 2019;160(1 suppl):S1-S42.

1171) Apneia do sono é uma condição muito prevalente nos pacientes sindrômicos, especialmente quando há envolvimento cranioesquelético. Especial atenção deve ser dada ao sono desses pacientes, pois diversos hormônios estão associados ao ritmo circadiano, entre eles o hormônio de crescimento. O maior pico da secreção desse hormônio é produzido em qual estágio do sono?
a. Sono REM.
b. Sono não REM, N1.
c. Sono não REM, N2.
d. Sono não REM, N3.

Comentários

É durante o sono de ondas lentas que existe uma maior produção do hormônio do crescimento. Portanto, um sono de qualidade ruim traz prejuízos também no desenvolvimento físico das crianças.

Pinto JA. Ronco e Apneia do Sono. 2.ed. Rio de Janeiro: Revinter. 2010.

1172) A polissonografia deve ser indicada, previamente à adenotonsilectomia quando:
a. A indicação é imprecisa e há discrepância entre os sintomas relacionados pelos pais e os achados de exame físico otorrinolaringológico.
b. Sempre em crianças maiores que 12 anos.
c. Em toda criança com transtorno do espectro autista.
d. Em toda criança com quadro de asma associado.

Comentários

Crianças com SaHOS devem ser submetidas à polissonografia caso sejam menores de 2 anos apresentem qualquer das condições descritas: obesidade, Sd. Down, alterações craniofaciais, distúrbios neuromusculares, doença de sicklecels ou mucopolissacaridose. Além disso, deverá ser solicitado, caso haja discrepância entre a queixa e o exame físico encontrado.

Tonsillectomy in Children: AAO–HNS Updates Guideline. Am Fam Physician. 2019 Sep1;100(5):316-17. Available from: https://www.aafp.org/afp/2019/0901/p316.html.

Respostas
1170) d; 1171) d; 1172) a

1173) Assinale em qual dessas situações deve ser solicitada polissonografia para criança com indicação de adenotonsilectomia por diagnóstico de distúrbio respiratório do sono:
a. Criança com 3 anos de idade.
b. Antecedente de prematuridade.
c. Diagnóstico de paralisia cerebral.
d. Tonsilas grau +4 de Brodsky e adenoide obstruindo 90% do *cavum*.

Comentários

Indicação de polissonografia em crianças: idade < 2 anos, obesidade, síndrome de Down, anormalidade craniofacial, doenças neuromusculares, anemia falciforme, mucopolissacaridose.

Clinical Practice Guideline: Tonsillectomy in Children (Update)-Executive Summary. In: Mitchell RB, Archer SM, Ishman SL, Rosenfeld RM, Coles S, Finestone SA, et al. Otolaryngol Head Neck Surg. 2019 Feb;160(2):187-205.

1174) A Academia Americana de Pediatria recomenda a polissonografia (PSG) noturna em laboratório como exame padrão ouro para o diagnóstico de síndrome da apneia obstrutiva do sono (SAOS) em crianças com manifestações clínicas de distúrbio respiratório do sono (DRS). Entretanto, as dificuldades associadas ao custo e à realização em crianças, que fazem deste um método de avaliação pouco utilizado na prática pediátrica, sobretudo em países em desenvolvimento. De acordo com a Academia Americana de Pediatria e o Tratado de Otorrinolaringologia e Cirurgia Cervicofacial da ABORL-CCF 3ª edição, são indicações absolutas de polissonografia quando há manifestação clínica de SAOS associada às seguintes situações:
a. Crianças menores que 3 anos, sindrômicas e com anemia falciforme.
b. Obesidade, Síndrome de Down e anormalidade craniofacial.
c. Doenças neuromusculares, diabetes Tipo I, mucopolissacaridose.
d. Transtorno do Espectro Autista, obesidade e anormalidade craniofacial.

Comentários

A PSG para avaliação da SAOS clínica tem indicação absoluta para crianças menores de 2 anos, obesidade, doenças sindrômicas, alterações craniofaciais, doenças neuromusculares, mucopolissacaridose e anemia falciforme, de acordo com a Academia Americana de Pediatria e o Tratado de Otorrinolaringologia e Cirurgia Cervicofacial da ABORL-CCF 3ª Edição.

Tratado de Otorrinolaringologia da Associação Brasileira de Otorrinolaringologia e Cirurgia Cervicofacial. 3. ed. Editora Gen; 2017.

Respostas
1173) c; 1174) b

ABSCESSOS

1175) Menino de 5 anos com história de febre e prostração há 3 dias. Mãe refere que estava resfriado na semana anterior. Procurou pronto atendimento no início do quadro com prescrição de Amoxicilina com Clavulanato, com melhora discreta. Vem para consulta otorrinolaringológica por causa da piora da queixa álgica associada à odinofagia e sialorreia. Ao exame físico, criança chorosa, prostrada, com torcicolo antálgico, linfonodomegalia cervical esquerda. Nasofibrolaringoscopia flexível mostra abaulamento em parede posterior da faringe posterior à esquerda. Solicitada tomografia computadorizada com contraste cuja imagem segue abaixo. Qual a principal hipótese diagnóstica?

a. Abscesso peritonsiliano com extensão parafaríngea.
b. Linfangioma.
c. Abscesso retrofaríngeo.
d. Laringocele.

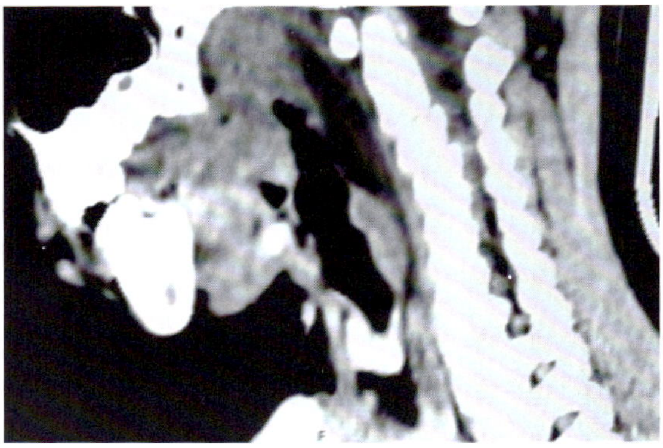

Comentários

O espaço retrofaríngeo é o espaço compreendido entre a camada média da fáscia cervical e a camada alar. Estende-se da base do crânio até o mediastino superior, na altura de T1 e T2. Localiza-se atrás da faringe e do esôfago.
Abscessos desta região podem-se espalhar pelo pescoço tanto anteriormente, como posteriormente através da fáscia alar, para dentro do *danger space*.
Abscessos retrofaríngeos são mais comuns em crianças em função do maior número de linfonodos na região nesta idade e geralmente secundário à IVAS. Por serem lesões que respeitam a linha média, na nasofibroscopia flexível é possível evidenciar assimetria com abaulamento unilateral da parede posterior da faringe.

Brodskyn F, Palumbo MN. Infecções dos Espaços profundos do pescoço: Abscessos Cervicais. In: Pignatari SSN, Anselmo-Lima WT. Tratado de otorrinolaringologia. 3. ed. Rio de Janeiro: Elsevier. 2018. p. 4948- 71.

Respostas
1175) c

1176) Menina, 3 anos, dá entrada no Pronto Atendimento. Pais referem febre, rinorreia e obstrução nasal há 3 dias. No atual dia, os sintomas pioraram, com piora da secreção nasal à direita e piora do padrão de febre. Além disso, a criança acordou com edema e hiperemia em pálpebras superior e inferior, e discreta proptose, todos também à direita. Segue abaixo imagem de tomografia, com contraste:

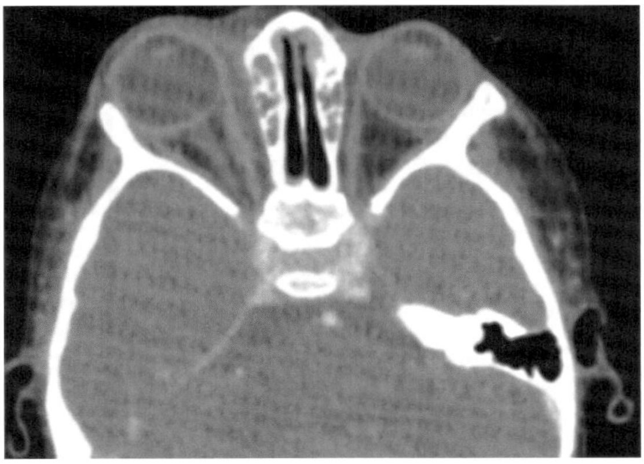

Diante do quadro, qual o diagnóstico?
a. Celulite orbitária.
b. Abscesso subperiosteal.
c. Abscesso orbitário.
d. Celulite pré-septal.

Comentários

A tomografia evidencia a coleção de secreção na região subperiosteal. No corte apresentado, evidencia-se realce periférico à coleção, o que corrobora com o diagnóstico de abscesso subperiosteal.

Fokkens WJ, Lund VJ, Hopkins C, et al. European Position Paper on Rhinosinusitis and Nasal Polyps 2020. Rhinology. 2020 Feb 20;58(Suppl S29):1-464.
Orlandi RR, Kingdom TT, Smith TL, et al. International consensus statement on allergy and rhinology: rhinosinusitis 2021. Int Forum Allergy Rhinol. 2021 Mar;11(3):213-739.
Tratado de Otorrinolaringologia. 3. ed. ABORL. C. 62. 2017.

1177) Abscesso orbitário:
a. É definido pela presença de líquido entre periórbita e a parede óssea da órbita.
b. Representa um quadro de extremo e imediato perigo, pois a infecção se propagou para dentro do conteúdo orbitário.
c. Deve ser tratado sempre com antibioticoterapia endovenosa sob internação sem necessidade de drenagem.
d. Apresenta como quadro clínico suspeito: prostração, mal-estar, febre; hiperemia e edema palpebral; sem limitação da mobilidade extrínseca ocular ou diminuição da acuidade ocular.

Comentários

Abscesso orbitário é definido pela presença de líquido dentro do cone orbitário; seu quadro clínico é dramático: proptose mais acentuada com restrição e dor à movimentação e diminuição da acuidade ocular; a drenagem cirúrgica se impõe.

Tratado de Otorrinolaringologia. In: Complicações de Rinossinusites. 3. Ed. C. 68. 2017.

Respostas
1176) b; 1177) b

1178) Menino, 3 anos, com história de secreção e obstrução nasal há 6 dias, cursando com febre (38°C), dor e limitação à rotação cervical nas últimas 24 horas. Ao exame físico via-se torcicolo antálgico. Corado, hidratado, eucárdico e eupneico. Exames laboratoriais evidenciavam leucocitose com desvio à esquerda e provas de atividade inflamatória elevadas. Tomografia computadorizada de pescoço com contraste, realizada à admissão, é demonstrada a seguir.

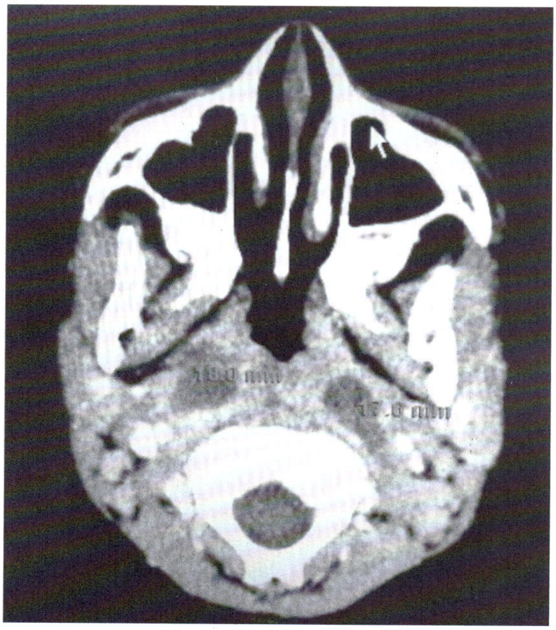

Diante do relato e da imagem, qual a melhor conduta para o caso no momento?

a. Drenagem imediata por punção e antibioticoterapia oral com cobertura para cocos Gram-positivos e anaeróbios.
b. Internação hospitalar, drenagem cirúrgica imediata sob anestesia geral e antibioticoterapia de largo espectro.
c. Antibioticoterapia e corticoterapia orais, com acompanhamento ambulatorial rigoroso.
d. Internação hospitalar, antibioticoterapia sistêmica (cocos Gram-positivos e anaeróbios) e monitorização clínico-laboratorial.

Comentários

Na faixa etária pediátrica é comum a presença de exuberante cadeia linfonodal retrofaríngea lateral ("linfonodos de Rouviere"), que drena fossas nasais e nasofaringe. Em casos de infecções locais, linfadenites supurativas podem ocorrer, formando abscessos no espaço retrofaríngeo, como se vê na imagem. O tratamento mais adequado varia principalmente em relação ao tamanho da coleção e às condições clínicas do paciente. Para pacientes estáveis com abcessos menores que 3 cm, sugere-se antibioticoterapia endovenosa com cobertura para Gram-positivos e anaeróbios e observação clínico-laboratorial por 48 horas. Em casos de piora clínica ou ausência de melhora, a drenagem cirúrgica se faz necessária. O espaço perigoso (*danger space*) situa-se mais posteriormente em relação ao retrofaríngeo. Coleções neste espaço tendem a ocupar a linha média, à frente da região vertebral (já que tal espaço não possui rafe mediana), e tendem a dissecar para níveis inferiores com maior rapidez, exigindo intervenção cirúrgica mais precoce.

Brodskun F, Palumbo MN. Infecções dos espaços profundos do pescoço: Abscessos cervicais. In: Pignatari SSN, Anselmo-Lima WT (eds.). Tratado de Otorrinolaringologia. 3. ed. Rio de Janeiro: Elsevier. 2018. p. 800-6.
Rouvière H, Delmas A. Anatomía humana descriptiva, topográfica y funcionoal: Tomo I. Cabeza y cuello. 10. ed. Masson. 1999. p. 227.

Respostas
1178) d

1179) Menino, 12 anos, apresentando abaulamento amolecido em região frontal, à direita da linha média, em evolução há 8 dias, sem febre. Segundo a mãe, o paciente queixava-se, episodicamente, de dor frontal pouco específica, que melhorava com analgésicos comuns. Negava histórico de trauma ou cirurgia frontal prévios. Realizada tomografia computadorizada de seios paranasais com contraste que evidenciou preenchimento de seio frontal direito por material com densidade de partes moles, não captante de contraste, com áreas de rarefação pontual na tábua externa frontal e aumento de partes moles local, externamente ao seio acometido. Evidenciava também espessamentos mucosos em células etmoidais e seios maxilares.
Diante do exposto, qual a conduta mais adequada?
a. Abordagem cirúrgica (abertura endoscópica Draf IIb) e antibioticoterapia sistêmica por 2 semanas.
b. Antibioticoterapia sistêmica por 6 semanas, com cobertura para *Pseudomonas* sp. e acompanhamento.
c. Abordagem cirúrgica (desbridamento ósseo e abertura do recesso do seio frontal) e antibioticoterapia sistêmica por 6 a 12 semanas.
d. Antibioticoterapia oral e corticoterapia tópica (visando esfriar o processo) e programação de cirurgia eletiva.

Comentários

O comprometimento ósseo (osteomielite) é uma das complicações mais raras das rinossinusites, correspondendo a 5-10% destas. Acometem em maior frequência adolescentes e adultos jovens e envolvem mais comumente o osso frontal. O caso anterior ilustra o sinal clínico mais característico da osteomielite frontal, o edema mole em região frontal (*Pott´s puffy tumor*). A disseminação do processo infeccioso, abaulando a região frontal, não costuma ocorrer por contiguidade e sim por via hematogênica (veias diploicas). Radiologicamente, áreas de rarefação óssea na díploe são comuns. Seu tratamento é clínico-cirúrgico, contemplando abordagem cirúrgica para desbridamento e abertura do recesso frontal, e antibioticoterapia (que inclua cobertura para *Staphylococcus aureus*) por período mínimo de 6 semanas. Como diagnóstico diferencial, a mucocele frontal é frequentemente relacionada com trauma ou manuseio cirúrgico prévios e, via de regra, sua extensão além da tábua externa frontal ocorre através de solução de continuidade local, não encontrada no exame de imagem descrito.

Kosugi EM, Meirelles RC. Complicações de Rinossinusite. In: Pignatari SSN, Anselmo-Lima WT (eds.). Tratado de Otorrinolaringologia. 3. ed. Rio de Janeiro: Elsevier. 2018. p. 384-92.

1180) Menina, 6 anos, com diagnóstico clínico prévio de rinossinusite bacteriana, em uso de amoxicilina 500 mg BID oral há 4 dias. Evoluiu com edema e hiperemia periorbitária à direita, além de proptose > 5 mm e redução da mobilidade ocular. Tomografia computadorizada dos seios da face evidenciou abscesso subperiosteal (grupo 3 da classificação de Chandler) e velamento das células etmoidais à direita. A conduta mais indicada é:
a. Antibioticoterapia venosa de amplo espectro, coleta de secreção nasal para cultura e observação clínica da evolução.
b. Antibioticoterapia venosa de amplo espectro, observação clínica da evolução e estudo tomográfico em 48 horas.
c. Antibioticoterapia oral de amplo espectro, drenagem cirúrgica do abscesso e das células etmoidais, coleta de secreção da área de drenagem durante procedimento cirúrgico para cultura.
d. Antibioticoterapia venosa de amplo espectro, drenagem cirúrgica do abscesso e das células etmoidais, coleta de secreção da área de drenagem durante procedimento cirúrgico para cultura.

Comentários

O tratamento com antibioticoterapia venosa de amplo espectro empírico é o indicado. Aguardam-se a cultura e antibiograma após coleta da secreção no intraoperatório para reavaliação do antibiótico. Diante do quadro clínico com proptose > 5 mm e alteração da mobilidade ocular, há indicação de drenagem cirúrgica do abscesso subperiosteal e das células etmoidais.

Tratado de Otorrinolaringologia da Associação Brasileira de Otorrinolaringologia e Cirurgia Cervicofacial. 3. ed. Editora Gen. 2017.

Respostas
1179) c; 1180) d

OTITES/LINGUAGEM/CIRURGIAS OTOLÓGICAS/COMPLICAÇÕES DE OTITES

1181) Em crianças com otite média com efusão são consideradas crianças de risco para atraso na aquisição da fala e dificuldade de aprendizagem:
a. Crianças com transtorno do espectro autista, síndrome de Down e dificuldade de amamentação.
b. Meninos, crianças com fenda palatina e tonsilites de repetição.
c. Crianças com apneia do sono, síndrome Pierre-Robin e atresia de coana.
d. Crianças com transtorno do espectro autista, síndromes craniofaciais ou com deficiência visual.

Comentários

Devemos avaliar se as crianças com otite média com efusão crônica fazem parte de algum grupo de risco para o atraso no desenvolvimento da fala, pois se ela apresentar risco aumentado nessa conduta deverá ser diferenciada, indicando mais precocemente alguma intervenção.
As crianças consideradas de risco são: com perda auditiva permanente independentemente da causa, crianças com atraso de fala, crianças com transtorno do espectro autista, crianças com Síndrome de Down, ou síndromes craniofaciais, crianças com cegueira ou deficiência visual permanente, Crianças com fenda palatina e com atraso global do desenvolvimento.

Clinical Practice Guideline: Otitis Media wit Summary (Update). In: Rosenfeld RM, Shin JJ, Schwartz SR, Coggins R, Gagnon L, Hackell JM, et al.Otolaryngol Head Neck Surg. 2016 Feb;154(2):201-14.
Chin-Lung Kuo, Chiang-Feng Lien, Chia-Huei Chu, An-Suey Shiao. Otitis media with effusion in children with cleft lip and palate: a narrative review. Int J Pediatr Otorhinolaryngol. 2013 Sep;77(9):1403-9.

1182) Com relação à conduta na otite média com efusão na infância podemos afirmar que:
a. A dilatação da tuba auditiva com balão é o tratamento padrão ouro.
b. A antibioticoterapia melhora o prognóstico e reduz a necessidade de cirurgia.
c. Corticosteroides sistêmicos e descongestionantes nasais reduzem a recorrência.
d. O tubo de ventilação costuma ser indicado para casos crônicos com acometimento da audição bilateral.

Comentários

A dilatação da tuba auditiva com balão é um tratamento mais recente para otite média com efusão em crianças, ainda não é usada como primeira linha de tratamento. Os estudos demonstram que antibioticoterapia, uso de corticosteroides sistêmicos e descongestionantes nasais não alteram a evolução a médio e longo prazo e não devem ser usados no tratamento da otite média com efusão. O tubo de ventilação para crianças sem outros fatores de risco para atraso na aquisição da fala deve ser indicado para casos crônicos com mais de 3 meses de duração com acometimento bilateral ou alterações na membrana timpânica.

Leichtle A1, Hollfelder D2, Wollenberg B2, Bruchhage KL2. Balloon Eustachian Tuboplasty in children. Eur Arch Otorhinolaryngol. 2017 Jun;274(6):2411-19.
Clinical Practice Guideline: Otitis Media wit Summary (Update). In: Rosenfeld RM, Shin JJ, Schwartz SR, Coggins R, Gagnon L, Hackell JM, et al.Otolaryngol Head Neck Surg. 2016 Feb;154(2):201-14.

1183) Para cirurgia auditiva em criança é necessário conhecer as características anatômicas das estruturas da orelha. Quais estruturas já têm seu formato de adulto desde que a criança nasce?
a. Orelha externa, mastoide, cavidade timpânica e ossículos da audição.
b. Orelha interna, a cavidade timpânica, antro mastóideo e os ossículos da audição.
c. Orelha externa, mastoide, ossículos da audição e antro mastóideo.
d. Orelha interna, cavidade timpânica, ossículos da audição e mastoide.

Comentário

Segundo a literatura científica citada a orelha interna, a cavidade timpânica, o antro mastóideo e os ossículos da audição já nascem com suas dimensões da vida adulta estabelecidos.

Gardner E, Gray DJ, O'Rahilly R. Anatomia: estudo regional do corpo humano. 3. ed. Rio de Janeiro: Guanabara Koogan. 1971.
Teixeira Tavano P. Anatomia do Recém Nascido e da Criança: Características Gerais Ensaios e Ciência: Ciências Biológicas, Agrárias e da Saúde.2008; XII(1): 63-75. Universidade Anhanguera-Campo Grande, Brasil.

Respostas
1181) d1182) d; 1183) b

1184) A meta da cirurgia de implante coclear, para crianças com surdez neurossensorial severa e profunda, é desenvolver as habilidades auditivas, bem como proporcionar o desenvolvimento de linguagem. Segundo estes parâmetros qual a melhor idade para se implantar uma criança, considerando também segurança cirúrgica e anestésica?

a. 9 a 11 meses.
b. 12 a 18 meses.
c. 18 a 24 meses.
d. 24 a 36 meses.

Comentários

Para que não haja atraso no desenvolvimento das vias neuronais dependentes da audição quanto mais jovem a criança recobrar sua audição melhor.

Com base em estudos científicos e levando em consideração também os riscos anestésicos 9 e 11 meses é a idade ideal para realização da cirurgia de implante coclear.

Naik AN, Varadarajan VV, Malhotra PS. Early pediatric Cochlear implantation: An update. Laryngoscope Investig Otolaryngol. 2021;6(3):512-21. Published 2021 May 12. doi:10.1002/lio2.574.

1185. Qual dos fatores abaixo NÃO tem sido considerado importante para considerarmos o melhor momento para realização de uma timpanoplastia em criança?

a. Infecção ativa na orelha a ser operada.
b. *Status* da orelha contralateral.
c. Posição da perfuração timpânica.
d. Idade.

Comentários

Os fatores mais importantes para decidirmos o melhor momento para uma timpanoplastia é a presença ou não de infecção ativa e o *status* da orelha contralateral, pois permitem entendermos de forma adequada como está o processo de evolução do desenvolvimento da tuba auditiva, e do mastóideo da criança. Lembrando que esta criança tem uma perda auditiva que pode estar atrapalhando o desenvolvimento das habilidades do processamento auditivo central, quanto antes pudermos fazer este fechamento melhor.

Marques JAS, Sousa M, Leal LM, Spratley J, Santos M. Pediatric tympanoplasty: A paradigm shift? Acta Otorrinolaringol Esp (Engl Ed). 2021 Jan 13:S0001-6519(20)30197-7. English, Spanish. doi: 10.1016/j.otorri.2020.10.003. Epub ahead of print. PMID: 33454086.
Hardman J, Muzaffar J, Nankivell P, Coulson C. Tympanoplasty for Chronic Tympanic Membrane Perforation in Children: Systematic Review and Meta-analysis. Otol Neurotol. 2015 Jun;36(5):796-804.

1186) Qual das situações abaixo poderiam beneficiar-se com o uso de uma prótese auditiva ancorada no osso?

a. Malformação congênita de orelha com perda de audição condutiva uni ou bilateral.
b. Pacientes com surdez súbita com perda auditiva neurossensorial severa ou profunda unilateral.
c. Paciente com otite média crônica bilateral com perda auditiva condutiva moderada.
d. Todas as alternativas.

Comentários

A prótese auditiva ancorada no osso unilateral está indicada nos casos de perda auditiva condutiva ou mista bilateral quando preenchidos todos os seguintes critérios:

- Malformação congênita ou adquirida de orelha externa ou média bilateral que impossibilite adaptação de AASI;
- *Gap* maior que 30 dB na média das frequências de 0,5, 1, 2 e 3 kHzc.
- Limiar médio melhor que 60 dB para via óssea nas frequências de 0,5, 1, 2 e 3 kHz na orelha a ser implantada; Índice de reconhecimento de fala em conjunto aberto maior que 60 % em monossílabos sem AASI.
- Perda auditiva neurossensorial unilateral, onde a orelha com a perda auditiva não tem benefício com o uso de AASI, sendo para este caso a PAAO uma forma de conduzir o som desta orelha, através da vibração do crânio para a orelha contralateral ouvinte.

Pignatari SSN, Anselmo-Lima WT (Org.). Tratado de otorrinolaringologia. 3. ed. Rio de Janeiro: Elsevier. 2018. 991 p.

Respostas
1184) a; 1185) d; 1186) d

1187) Colesteatoma em criança é uma doença agressiva, podendo trazer repercussões clínicas de difícil manejo como paralisia facial, perda auditiva e recidiva de doença. Técnicas atuais com uso de endoscópio têm auxiliado na diminuição do resíduo da doença em regiões de difícil visualização, porém ainda assim as recidivas acontecem, e necessidade de múltiplas cirurgias aumenta o risco das complicações. Qual estratégia pode trazer benefício no controle da recidiva da doença?

a. Indicar a petrosectomia subtotal quando áreas nobres estiverem expostas ou houver risco de fístula ou encefaloceles/meningoceles.
b. Indicar próteses ancoradas no osso ou reconstruções de cadeia ossicular para recuperação auditiva.
c. Utilizar mercaptoethanoesulfonate (MESNA) para auxiliar na dissecção.
d. Todas as alternativas estão corretas.

Comentários

O controle do colesteatoma na criança é uma das batalhas mais duras de todo otologista pediátrico. Para isso necessitamos de um arsenal de recursos que adaptamos de acordo com cada caso. Sendo assim as técnicas aqui citadas juntamente com técnicas clássicas com as mastoidectomias permitem que o cirurgião possa planejar o que melhor se adequa ao tratamento de cada paciente.

De la Torre C, et al. Chemically Assisted Dissection With Sodium 2-Mercaptoethanesulfonate (MESNA) in the Surgical Management of Pediatric Cholesteatoma. Otol Neurotol. 2019.
De la Torre C, et al. Changes in biofilm in chronic cholesteatomatous otitis media in children following the application of sodium 2-mercaptoethanesulfonate (MESNA). Int J Pediatr Otorhinolaryngol. 2018.
Pignatari SSN, Anselmo-Lima WT (Org.). Tratado de otorrinolaringologia. 3. ed. Rio de Janeiro: Elsevier. 2018. 991 p.
Fisch U, Mattox D. Microcirurgia de la base del Craneo. Bolombia: Thieme. 1988. 534 p.

1188) A técnica de timpanoplastia com *plug* ou *butterfly* de cartilagem de trago colocada de forma *inlay* por via intracanal é frequentemente utilizada em perfurações timpânicas pequenas em crianças. Qual das características a seguir é considerada impeditiva para o emprego desta técnica?

a. Perfurações acima de 2 mm de diâmetro.
b. Perfurações posteriores ao cabo do martelo.
c. Perfurações marginais do tímpano.
d. Perfurações anteriores ao cabo do martelo.

Comentários

A técnica de reconstrução timpânica com uso de cartilagem do trago em *butterfly* utilizada das bordas da perfuração para fixação da cartilagem. Portanto, em perfurações marginais, onda não há borda livre e viável de tímpano, esta técnica não pode ser utilizada, pois o enxerto não terá fixação suficiente, além de comprometer o sucesso auditivo, pois, em caso de fechamento do tímpano, o contato do enxerto com o osso pode impedir a vibração adequada.

Bluestone and Stool's: Pediatric Otolaryngology. 5. ed. 2014.

1189) Com relação à indicação de implantes cocleares em surdez bilateral, profunda pré-lingual em adolescentes acima de 12 anos de idade, é critério determinante para indicação no SUS:

a. Presença de código linguístico oral estabelecido e adequadamente reabilitado pelo método oral.
b. Uso de método de reabilitação com linguagem de sinais (LIBRAS).
c. Ter comorbidades cardíacas ou renais associadas.
d. Não fazer mais uso de aparelhos auditivos convencionais (AASI).

Comentários

A portaria ministerial GM/MS Nº 2.776, DE 18 DE DEZEMBRO DE 2014, determina critérios de indicação para o implante coclear nas diferentes idades. Em adolescentes com surdez pré-lingual, ou seja, surdez estabelecida antes da idade de aquisição de linguagem, geralmente congênita, um dos critérios mais importantes é a presença de código linguístico oral, demonstrando a intenção do paciente para uso corrente da fala e não de códigos de sinais, fortalecendo a necessidade de melhora de sua percepção auditiva através do implante coclear.

Diretrizes Gerais para a Atenção Especializada às Pessoas com Deficiência Auditiva no Sistema Único de Saúde (SUS). Portaria GM/MS Nº 2.776, de 18 de dezembro de 2014.

Respostas
1187) d; 1188) c; 1189) a

1190) Nos casos de microtia bilateral com perda auditiva condutiva bilateral, qual a idade mínima para cirurgia de prótese auditiva ancorada no osso (PAAO) de acordo com os critérios do SUS, e como reabilitar a audição até que a cirurgia seja realizada?

a. 4 anos de idade, uso de AASI convencional até a cirurgia.
b. 3 anos de idade, uso de prótese vibratória em banda elástica até a cirurgia.
c. 1 ano de idade, sem necessidade de reabilitação até a cirurgia.
d. 5 anos de idade, uso de prótese vibratória em banda elástica até a cirurgia.

Comentários

Os critérios de indicação de PAAO no SUS determinam idade mínima para a cirurgia de 5 anos de idade. A reabilitação auditiva nestes casos deve ser feita com uso do áudio processador da prótese vibratória, adaptado com banda elástica à cabeça da criança, até que a cirurgia seja realizada. Esta técnica também é indicada em casos de impossibilidade clínica para a realização da cirurgia.

Diretrizes Gerais para a Atenção Especializada às Pessoas com Deficiência Auditiva no Sistema Único de Saúde (SUS). Portaria GM/MS Nº 2.776, de 18 de dezembro de 2014.

1191) Com relação à cirurgia otológica envolvendo a mastoide em crianças abaixo de um ano de idade é conhecido que a incisão retroauricular não deve ser extensa inferiormente para proteção de qual estrutura anatômica e qual a razão de tal preocupação?

a. Nervo corda do tímpano, sua emergência é mais posterior nesta idade.
b. Nervo facial, desenvolvimento incompleto da ponta da mastoide pode deixar sua emergência exposta sem proteção óssea.
c. Anel timpânico, desenvolvimento incompleto da mastoide pode deixá-lo mais posteriorizado.
d. Cartilagem da concha do pavilhão auricular pode estar exposta inferiormente, gerando estenose de conduto auditivo externo, quando lesionada na cirurgia.

Comentários

A emergência do nervo facial no forame estilomastóideo está em parte protegida quando do crescimento completo da ponta da mastoide. Em crianças pequenas onde a ponta da mastoide ainda apresenta crescimento incompleto a incisão retroauricular para acesso à mastoide não deve se estender inferiormente, pois neste ponto o nervo facial pode estar livre no tecido mole e ser inadvertidamente lesionado.

Tratado de Otorrinolaringologia e Cirurgia Cervicofacial. São Paulo: Ed Rocca. 2012.

1192) Quanto à prevenção das otites agudas, pode-se dizer que:

a. Não há vacinas eficazes.
b. A vacina para Influenza mostra uma redução relativa de risco para OMA entre 30 e 55%.
c. As vacinas disponíveis atualmente atuam contra o vírus Influenza, pneumococo e *H. influenzae* não tipável e *Moraxella catarrhalis*.
d. O efeito global na redução da incidência da OMA pela vacinação com PCV7 é elevada e está em torno de 70 a 80%.

Comentários

O objetivo de uma vacina na OMA é prevenir infecções pelos vírus e bactérias mais prevalentes. Atualmente, existem vacinas para o vírus *Influenza*, pneumococo e *H. influenzae* não tipável.

Estudos com vacina para Influenza mostram uma redução relativa de risco para OMA entre 30 e 55% no pico de infecção por *Influenza* (6 semanas no inverno). Como dois terços das crianças pequenas com gripe desenvolvem OMA, é coerente indicar vacinação nesta faixa etária.

O efeito global na redução da incidência da OMA pela vacinação com PCV7 é de 6-7%. Apesar de pequeno, é relevante em termos de saúde pública.

Miura, Saffer, Sih. Otite Média Aguda, Recorrente e com Efusão. In: Pignatari SSN, Anselmo-Lima WT (Org.). Tratado de otorrinolaringologia 3. ed. Rio de Janeiro: Grupo Editorial Nacional. 2020.

Respostas
1190) d; 1191) b; 1192) b

1193) Paciente de 3 anos, com 24 horas de otalgia e febre de 38,5°C. Apresenta associadas coriza e tosse, com 3 dias de evolução. Encontra-se com esquema de vacinação preconizado pelo Ministério da Saúde em dia. À otoscopia demonstra abaulamento das membranas timpânicas. Qual o agente infeccioso mais provável para esse quadro?

a. *Streptococcus pneumoniae.*
b. *Haemophilus influenzae.*
c. *Moraxella catarrhalis.*
d. *Streptococcus pyogenes.*

Comentários

A bacteriologia da otite média aguda (OMA,) cujo sinal patognomônico é o abaulamento da membrana timpânica, vem mudando nas últimas décadas. Até o início da vacinação universal antipneumocócica, primeiro com a vacina 7-valente e agora com as vacinas 10 e 13 valentes em vários países do mundo, inclusive no Brasil, o *Haemophilus influenzae* se tornou a bactéria mais comum, superando em incidência o *Streptococcus pneumoniae*. Embora aparentemente esteja aumentando a incidência de *Streptococcus pyogenes* nas OMAs e suas complicações (mastoidites), ainda é bem menor a sua ocorrência do que as bactérias do "trio infernal" (hemófilo, pneumococo e *Moraxella*). *Moraxella catarrhalis* é a 3ª em incidência.

Pichichero ME. Pathogen shifts and changing cure rates for otitis media and tonsillopharyngitis. Clin Pediatr. 2006; 45: 493- 502.

1194) Paciente de 2 anos e meio usuário de AASI, consulta por atraso de linguagem. Na otoscopia, identificam-se retração de membranas timpânicas, com hipervascularização radial, e diminuição de translucidez. A conduta mais adequada nesse momento seria:

a. Colocação, assim que possível, de tubos de ventilação.
b. Uso de amoxicilina com ácido clavulânico por 10 dias.
c. Colocação de tubos de ventilação após 3 meses de observação.
d. Uso de corticoide oral por período de 5 dias.

Comentários

As características timpânicas são compatíveis com otite média com efusão (OME). Em casos de OME sem outras morbidades, a colocação dos tubos de ventilação deve ser realizada idealmente após 3 meses de observação. No entanto, em pacientes com malformações anatômicas (onde não se espera por uma rápida recuperação espontânea) e deficiências sensoriais (cegueira, perda auditivas preexistentes, déficits cognitivos), não se recomenda essa espera, pois o impacto da perda da OME impacta mais nesses pacientes.

Rosenfeld RM, Schwartz SR, Pynnonen MA, Tunkel DE, Hussey HM, Fichera JS, et al. Clinical practice guideline: Tympanostomy tubes in children.
Simon F, Haggard M, Rosenfeld RM, Jia H, Peer S, Calmels MN, et al. International consensus (ICON) on management of otitis media with effusion in children. Eur Ann Otorhinolaryngol Head Neck Dis. 2018; 135(1S): S33-S39.

Respostas
1193) b; 1194) a;

1195) Uma criança de 2 anos e meio apresentou um episódio de Otite média aguda e manteve-se em acompanhamento otorrinolaringológico. Após 5 meses do quadro agudo, a criança mantém otoscopia de otite média efusiva. Frequenta a escola desde 1 ano de idade e há histórico de Ivas de repetição. Quanto à linguagem, a criança é capaz de falar algumas palavras isoladas, mas ainda não forma frases. Qual a conduta mais correta nesse caso?

a. Partindo do pressuposto que a grande maioria dos casos tem resolução espontânea, a conduta mais adotada é o *watchful waiting*, ou seja, observação clínica com retornos para reavaliação médica dentro do período de 3 meses.
b. Uso de anti-histamínicos e descongestionantes nasais e retorno em 3 meses.
c. Atualmente uma das principais teorias sobre a etiologia da OME é a presença de biofilmes bacterianos, assim o tratamento convencional com doses habituais de antibióticos mostra-se eficaz.
d. Como a criança apresenta um quadro de atraso de linguagem, a conduta quanto à OME deve ser mais agressiva.

Comentários

O *watchful waiting*, ou seja, observação clínica com retornos para reavaliação médica dentro do período de 3 meses, a partir dos primeiros sintomas ou do diagnóstico (quando não for possível determinar o início dos sintomas), é a conduta mais usada nos casos de OME, **exceto para crianças com fatores de risco para atraso na aquisição de linguagem, fala** ou dificuldade de aprendizado.

Pignatari SSN, Chen VG. OME – Otite Média com Efusão. Available from: http://www.aborlccf.org.br/imageBank/laminaPDF/vox_otite_media2711201416958.pdf. Thomas SHJR. Otitis Media with Effusion Guidelines. In: Otolaryngology and Facial Plastic Surgery. [Internet]. 2020. Available from: https://emedicine.medscape.com/article/858990-guidelines.

1196) Uma criança de 5 anos, com transtorno do espectro autista (TEA), apresenta um quadro de otite média efusiva, acompanhada há cerca de 6 meses pelo colega otorrinolaringologista. De acordo com os pais, a criança parece mais irritada, nesses últimos meses e houve um aumento das alterações sensoriais com constante colocação das mãos nos ouvidos. A criança também apresenta um sono agitado, com roncos e apneias. A audiometria condicionada revela uma perda condutiva com *gap* $>$ 40 dB, bilateralmente e uma timpanometria tipo B. A nasofibrolaringoscopia revela uma hipertrofia de tonsilas faríngeas com obstrução de 40% das coanas com óstios tubários livres. Qual a conduta mais acertada nesse caso?

a. Partindo do pressuposto que a grande maioria dos casos tem resolução espontânea, a conduta mais adotada é o *watchful waiting*, ou seja, observação clínica com retornos para reavaliação médica dentro do período de 3 meses.
b. A irritabilidade e as alterações sensoriais fazem parte do transtorno do espectro autista, portanto não podem ter relação com o quadro de OME.
c. Realização de adenoidectomia associada à colocação de tubos de ventilação bilateral.
d. Realização de timpanotomia com tubo de ventilação bilateral, adenoidectomia não deve ser indicada, visto que a hipertrofia é de caráter leve e não obstrutiva.

Comentários

As crianças com (TEA) são consideradas com fatores de risco para atrasos de fala e linguagem, portanto a abordagem deve ser mais incisiva. Além disso, a otite média secretora pode potencializar os sintomas das alterações sensoriais, piorando as estereotipias. Quanto à conduta, por se tratar de uma criança maior que 4 anos, há benefícios documentados da adenoidectomia associada à timpanotomia com tubos de ventilação: diminuição nas taxas de falha, redução do tempo de efusão e diminuição da necessidade de novos procedimentos. Esses benefícios são independentes do tamanho da adenoide e podem estar relacionados com a mudança da microflora da nasofaringe pela remoção de biofilme. Adicionalmente, o contato da adenoide com o tórus tubário pode ser um fator preditivo do benefício da adenoidectomia.

Thomas SHJR. Otitis Media with Effusion Guidelines. In: Otolaryngology and Facial Plastic Surgery. [Internet]. 2020. Available from: https://emedicine.medscape.com/article/858990-guidelines.
Diretrizes para o diagnóstico e tratamento de otite média com efusão (OME). Fundação da Academia Americana de Otorrinolaringologia-Cirurgia de Cabeça e Pescoço (AAO HNSF) (2016).

Respostas
1195) d; 1196) c

1197) Uma criança de 3 anos chega ao consultório levada pela mãe com queixa de desatenção e "aumento" do volume da televisão. A criança não tem histórico de otites de repetição, embora apresente um número elevado de IVAS, pois frequenta a escola desde 1 ano e meio de idade. Quanto à linguagem, parece ser uma criança esperta, comunicativa, forma frases e, na maioria das vezes, é entendida pelo interlocutor. O exame físico não mostra nada de significativo, com uma otoscopia, aparentemente, dentro da normalidade. Qual seria a conduta mais acertada?

a. A conduta mais adotada é o *watchful waiting*, ou seja, observação clínica com retornos para reavaliação médica dentro do período de 3 meses.
b. A preocupação da mãe e a queixa de desatenção são fatos isolados e como não correspondem à alteração na otoscopia, não devem ser levados em consideração.
c. A preocupação dos pais ou cuidadores quanto à audição e alterações no comportamento, como desatenção, são considerados fatores de risco para OME e precipitam uma avaliação minuciosa, incluindo uma avaliação auditiva.
d. A criança deverá ser encaminhada para realização de PEATE/BERA (Potenciais evocados de tronco auditivo).

Comentários

As diretrizes do NICE observam que as preocupações dos pais, cuidadores ou profissionais sobre características sugestivas de OME devem precipitar uma avaliação inicial, incluindo a avaliação auditiva. Características sugestivas de OME incluem o seguinte:

- Dificuldade auditiva (p. ex., ouvir mal quando não está olhando para o orador, dificuldade em um grupo, pedir que coisas sejam repetidas).
- Fala indistinta ou atraso no desenvolvimento da linguagem.
- Infecções de ouvido ou dor de ouvido de repetição.
- História de infecções recorrentes do trato respiratório superior ou obstrução nasal frequente.
- Problemas comportamentais, particularmente falta de concentração ou atenção, ou retraimento.
- Fraco progresso educacional.
- Com menos frequência, dificuldades de equilíbrio (p. ex., falta de jeito), zumbido e intolerância a sons altos.

Instituto Nacional de Excelência em Saúde e Cuidados (NICE) publicados em 2008 e reafirmados em 2011, focam principalmente em intervenções cirúrgicas.

Pignatari SSN, Chen VG. OME – Otite Média com Efusão. Available from: http://www.aborlccf.org.br/imageBank/laminaPDF/vox_otite_media2711201416958.pdf. THOMAS SHJR. Otitis Media with Effusion Guidelines. In: Otolaryngology and Facial Plastic Surgery. [Internet]. 2020. Available from: https://emedicine.medscape.com/article/858990-guidelines.

Respostas

1197) c

1198) Uma criança de 3 anos procura o otorrinolaringologista, pois há 1 semana apresentou um quadro de otalgia importante, com febre e foi diagnosticada uma otite média aguda à direita, pela Pediatra do pronto-socorro que procuraram. Preocupada com o diagnóstico e a medicação recomendada (Amoxacilina com clavulanato 40 mg/kg, 10 dias), a mãe resolveu levar a criança ao otorrino. A otoscopia revela uma membrana opaca e rósea. A criança já não apresenta mais febre ou dor. De acordo com os pais, o menino frequenta a escola desde os 2 anos de idade, parece bem adaptado, com linguagem adequada e nunca apresentou quadro de otite semelhante e tem ótima imunidade quando comparado aos colegas da idade. Qual a melhor conduta para o acompanhamento do caso?

a. Mudança da antibioticoterapia, pois após 7 dias de medicação, a otoscopia ainda mantém-se alterada.
b. Partindo do pressuposto que a grande maioria dos casos tem resolução espontânea, a conduta mais adotada é o *watchful waiting*, ou seja, observação clínica com retornos para reavaliação médica dentro do período de 3 meses.
c. Solicitação de audiometria com timpanometria imediata, para monitorização do quadro.
d. Encaminhamento da criança para realização do teste da orelhinha (Emissões Otoacústicas Transientes).

Comentários

As recomendações da AAO-HNSF de 2016 para o tratamento da OME incluem o seguinte:

- Vigilante, espera por 3 meses a partir da data de início da efusão ou, se a data de início for desconhecida, 3 meses a partir da data do diagnóstico para crianças que não apresentam risco de problemas de fala, linguagem ou aprendizagem
- Um teste de audição apropriado para a idade deve ser realizado se a OME persistir por mais de 3 meses ou deve ser administrado a qualquer criança em risco com OME, independentemente da duração.
- Em intervalos de 3 a 6 meses, reavalie as crianças com OME crônica até que o derrame não esteja mais presente, perda auditiva significativa seja identificada ou haja suspeita de anormalidades estruturais do tímpano ou orelha média.

Tonsillectomy in Children: AAO–HNS Updates Guideline. Am Fam Physician. 2019 Sep1;100(5):316-17. Available from: https://www.aafp.org/afp/2019/0901/p316.html.

1199) Na otite média aguda, o antibiótico deve ser receitado imediatamente quando:

a. Criança com mais de 2 anos, com otite média bilateral e coriza mucoide.
b. Criança com menos de 2 anos, com otite média unilateral, sem otorreia.
c. Criança com mais de 2 anos, com otite média bilateral, sem otorreia.
d. Criança de qualquer idade, com otite média grave (otalgia persistente, febre alta e aparência tóxica).

Comentários

Antibiótico deve ser receitado em toda a otite supurada e em todas as otites médias com sintomas graves, independentemente da idade.

Liberthal A, Carroll A, Chonmaitree T, et al. Clinical Practice Guideline: The diagnosis and management of acute otitis media. Pediatrics. 2013; 131(3); e964-999.

Respostas
1198) b; 1199) d

1200) Em relação à otite média aguda em crianças, sabe-se que é uma morbidade que pode curar espontaneamente e que há um aumento da resistência bacteriana pelo uso abusivo de antibióticos. Por isso, existe uma tendência mundial direcionada ao emprego mais criterioso de antibioticoterapia nessa doença, daí o surgimento da recomendação da conduta de observação (*wait and see*) em determinadas situações. Qual o paciente que seria candidato a receber essa recomendação?

a. Criança com otite média aguda unilateral, febre de 37,6 °C, sem otorreia.
b. Criança com otite média aguda unilateral ou bilateral, com otorreia.
c. Criança com otite média aguda grave, sem otorreia.
d. Criança com otite média aguda bilateral, com idade entre 6 meses e 2 anos.

Comentários

Sabe-se que determinadas otites médias têm mais chance de cura espontânea (infecções unilaterais, ausências de sinais graves, ausência de otorreia e aquelas que ocorrem em crianças maiores). Essas merecem a conduta expectante (de observação com analgesia) com reavaliação posterior, sem início imediato de antibioticoterapia.

Liberal A, Carroll A, Committee T, et al. Clinical Practice Guideline: The diagnosis and management of acute otitis media. Pediatrics. 2013; 131(3); e964-999.
Miúra M, Salfer M, Si T. Otite média aguda, recorrente e com efusão. In: Pignatari S, Anselmo-Lima W (eds.). Tratado de Otorrinolaringologia. 3. ed. Rio de Janeiro: Elsevier. 2018.

1201) Qual criança é candidata a receber dose "dobrada" de amoxicilina (90 mg/kg/dia) associada ao clavulanato?

a. Criança com OMA recorrente, faringite concomitante e não foi vacinada contra o pneumococo.
b. Criança com OMA recorrente, fez uso de antibiótico para a mesma doença nos 3 meses anteriores, tem < 2 anos e frequenta creche.
c. Criança com OMA recorrente, tem > 2 anos e não foi vacinada contra o pneumococo.
d. Criança com OMA recorrente, tem > 2 anos, história de irmãos com OMA recorrente e frequenta creche.

Comentários

O uso da Amoxicilina em dose "dobrada" pressupõe a hipótese diagnóstica de que o germe causador seja um pneumococo resistente à dose usual, e o emprego associado do clavulanato está indicado na hipótese de que se suspeite que o germe causador seja um hemófilo ou uma *Moraxella* produtora de betalactamase. Desenvolver episódios recorrentes de OMA, ter usado antibiótico recentemente para a mesma doença, frequentar creche e ter menos de 2 anos são fatores reconhecidamente associados a infecções por pneumococo resistente e/ou pelos germes produtores de betalactamase.

Liberthal A, et al. Clinical Practice Guideline: The diagnosis and management of acute otitis media. Pediatrics. 2013; 131(3); e964-999.
Piltcher O, Kosugi E, Sakano E, et al. How to avoid the inappropriate use of antibiotics in upper respiratory tract infections? A position statement from an expert panel. Braz J Otorhinolaryngol. 2018; 84:265-79.

1202) Aponte os fatores de risco mais importantes para OMA.

a. Sexo masculino, primogênito, mais de 4 pessoas na mesma casa, uso de chupeta.
b. Idade quando do primeiro episódio de OMA (antes dos 6 meses), sexo masculino, creche e fumo passivo.
c. Variações sazonais, sexo masculino, asma e imaturidade do sistema imunológico.
d. Malformações congênitas, sexo feminino, frequentar creche e asma.

Comentários

Idade do primeiro episódio de OMA (antes dos 6 meses), ser menino, frequentar creche, fumar passivamente, usar chupeta e apresentar malformações craniofaciais são fatores de risco reconhecidos para OMA e OMA recorrente.

Liberthal A, et al. Clinical Practice Guideline: The diagnosis and management of acute otitis media. Pediatrics. 2013; 131(3); e964-999.
Lubianca Neto J, Hemb L, Silva D. Systematic literature review of modifiable risk factors for recurrent otitis media in childhood. J Pediatr (Rio J). 2006; 82: 87-96.

Respostas
1200) a; 1201) b; 1202) b

1203) Criança com 1 ano de idade é levada à consulta por apresentar choro intenso e levar mão à orelha esquerda desde 24 horas atrás. Aparentemente, o desconforto diminuiu nas últimas 3 horas, coincidindo com o aparecimento de secreção amarelada na mesma orelha. A anamnese revela quadro de resfriado comum precedendo a queixa atual por 2 dias e febre baixa desde o início do quadro. A otoscopia identifica pequena quantidade de secreção purulenta no meato acústico externo esquerdo e visão parcial do tímpano do mesmo lado, mostrando hiperemia e edema da membrana, sem visualização de perfuração. O tímpano direito mostra-se hiperemiado e com abaulamento leve. A conduta sugerida é:

a. Analgésico oral e retorno em 24 horas.
b. Analgésico/antitérmico oral e antibiótico sistêmico.
c. Analgésico/antitérmico oral e antibiótico tópico.
d. Analgésico/antitérmico oral, corticosteroide oral e antibiótico tópico.

Comentários

A criança tem menos de 2 anos de idade e apresenta uma otite média aguda bilateral com perfuração à esquerda e manifestações sistêmicas (febre). Nesses casos, além da prescrição de medidas de alívio da dor, a utilização de antibiótico sistêmico, contemplando os agentes etiológicos mais comuns (pneumococo, hemófilos e *Moraxella*), é recomendada nas diretrizes atuais sobre o tema, não se justificando o emprego da conduta de observação e reavaliação *(wait and see)*. Inexiste comprovação científica da eficácia do uso de corticosteroide oral. O antibiótico tópico poderia trazer algum benefício no caso de perfurações amplas, o que não ocorre nesse paciente, em que nem foi possível a visualização do local do rompimento da membrana.

Liberthal A, Carroll A, Chonmaitree T, et al. Clinical Practice Guideline: The diagnosis and management of acute otitis media. Pediatrics. 2013; 131(3); e964-999.
Miura M. Saffer M, Sih T. Otite média aguda, recorrente e com efusão. In: Pignatari S, Anselmo-Lima W (eds.). Tratado de Otorrinolaringologia. 3. ed. Rio de Janeiro: Elsevier. 2018.

1204) Qual é a alteração médica associada que exclui o diagnóstico de transtorno do desenvolvimento de linguagem (TDL), anteriormente chamado de DEL (distúrbio específico de linguagem)?

a. Transtorno do déficit de atenção e hiperatividade.
b. Deficiência intelectual.
c. Distúrbio do processamento auditivo central.
d. Transtorno de ansiedade.

Comentários

O TDL (antigo DEL) é definido como um grupo heterogêneo de alterações de linguagem em crianças com uma capacidade intelectual normal. Apesar de o antigo nome sugerir que o quadro é específico da linguagem, sabe-se que esses pacientes apresentam comprometimentos não linguísticos associados, como alterações em processamentos auditivo e visual, déficits atencionais e memória operacional. Após o consenso que mudou o nome de DEL para TDL ficou definido que manifestações concorrentes, como TDAH, problemas emocionais entre outros, não excluem o diagnóstico de TDL.

Favero ML. Distúrbio específico de linguagem. In: Pignatari SSN, Anselmo-Lima WT. Tratado de otorrinolaringologia. 3.ed. Rio de Janeiro: Elsevier. 2018. p. 6545-62.
Bishop DVM, Snowling MJ, Thompson PA, Greenhalgh T. CATALISE consortium. CATALISE: A Multinational and Multidisciplinary Delphi Consensus Study. Identifying Language Impairments in Children. PLOS ONE. 2016; 11(7): e0158753. Disponível em:

Respostas
1203) b; 1204) b

1205) Em um desenvolvimento de linguagem típico, uma criança já deve apresentar um discurso inteligível para seus familiares e estranhos a ele por volta de:

a. 48 meses.
b. 36 meses.
c. 30 meses.
d. 24 meses.

Comentários

O aprendizado da linguagem acontece de forma gradual, com a criança avançando nos marcos de aquisição dos subsistemas da linguagem, de modo que por volta de 36 meses, é capaz de se expressar verbalmente com frases mais longas, com maior adequação na fonologia e maior diversidade de vocábulos, e assim essa fala se torna inteligível mesmo para pessoas que não têm um convívio frequente com a criança.

Favero ML. Distúrbio específico de linguagem. In: Pignatari SSN, Anselmo-Lima WT. Tratado de otorrinolaringologia. 3.ed. Rio de Janeiro: Elsevier. 2018.p. 6523-44.
Dualibi APFF, Favero ML, Pirana S. A consulta foniátrica. In: Favero ML, Pirana S. Tratado de Foniatria. 1. ed. Rio de janeiro: Thieme Revinter Publicações. 2020. p.119-28.

1206) Menino, 5 anos de idade, previamente hígido, apresentando febre (Tax.: 38,3°C) e otalgia à direita. No terceiro dia de evolução iniciou com paralisia facial, ipsilateral, quando foi conduzido à emergência pela mãe. Ao exame, paralisia facial periférica grau V e otoscopia evidenciando membrana timpânica abaulada e hiperemiada, ambos à direita.

Diante da principal hipótese diagnóstica, qual dentre as condutas abaixo seria a mais correta?

a. Aguardar e acompanhar, iniciando analgesia e corticoterapia oral em dose anti-inflamatória.
b. Antibioticoterapia sistêmica, corticoterapia, realização de eletromiografia e intervenção cirúrgica a depender do resultado do exame.
c. Miringotomia (alívio e coleta de material para cultura), antibioticoterapia e corticoterapia sistêmicos, e acompanhamento.
d. Antibioticoterapia e corticoterapia sistêmicos, realização imediata de eletroneurografia (idealmente dentro dos 2 primeiros dias de paralisia) e timpanomastoidectomia, caso haja degeneração > 90% da função motora.

Comentários

No caso em questão temos um típico quadro de otite média aguda à direita, evoluindo com paralisia facial periférica (PFP) otogênica (principalmente relacionada com a deiscência espontânea do canal do nervo facial). Nestes casos, a conduta expectante (*watchful waiting*) não seria mais recomendada. A realização de eletromiografia não está indicada na fase inicial da PFP, apenas sendo útil em fases mais tardias (após 10-14 dias). A miringotomia está indicada a fim de reduzir uma possível compressão sobre o nervo facial e colher material para cultura e antibiograma. Antibioticoterapia sistêmica deve ser empregada, assim como a corticoterapia pode ser associada a benefícios. A indicação de timpanomastoidectomia e descompressão do nervo facial é conduta de exceção, pois estaria indicada apenas após 2 a 3 semanas de evolução, sem melhora, caso a eletroneurografia (ENOG) evidenciasse mais que 90% de degeneração da função motora. Este exame (ENOG) também não deve ser solicitado nas primeiras 48 horas, sendo idealmente realizado do 3º ao 21º dia de paralisia persistente.

Gouveia MCL, Caldas Neto S, Araújo AMB. Complicações das Otites Médias. In: Pignatari SSN, Anselmo-Lima WT (eds.). Tratado de Otorrinolaringologia. 3. ed. Rio de Janeiro: Elsevier. 2018. p. 150-61.
Lazarini PR, Andrade AM. Paralisia Facial Periférica. In: Pignatari SSN, Anselmo-Lima WT (eds.). Tratado de Otorrinolaringologia. 3. ed. Rio de Janeiro: Elsevier. 2018. p. 202-12.

Respostas
1205) b; 1206) c

1207) Menino, 6 anos de idade, com queixa de "visão dupla" e dor retro-orbitária há 12 horas. Segundo a mãe, a criança vinha apresentando otalgia à esquerda e episódios de febre baixa na última semana, quando foi diagnosticada com otite média aguda pelo pediatra, recebendo sintomáticos. Ao exame clínico, apresentava estrabismo convergente, com imobilidade de músculo reto lateral esquerdo. Otoscopia evidenciava membranas timpânicas hiperemiadas, com abaulamento à esquerda. Restante do exame sem alterações.

Tomografia computadorizada de mastoides e crânio evidenciava velamento completo de orelha média bilateralmente, com extensão até células do ápice petroso, à esquerda.

Diante do caso, qual a melhor conduta no momento?

a. Timpanomastoidectomia de urgência, com dissecção até a porção petrosa do osso temporal.
b. Antibioticoterapia e corticoterapia endovenosos. Miringotomia para alívio e cultura. Acompanhamento.
c. Aguardar e acompanhar, iniciando corticoterapia oral em dose anti-inflamatória e analgésicos.
d. Antibioticoterapia endovenosa, timpanomastoidectomia e anticoagulação plena.

Comentários

A extensão de processo infeccioso da orelha média para as células do ápice petroso é denominada petrosite, uma complicação geralmente tardia e rara das otites médias nos tempos atuais. Em decorrência da estreita relação anatômica entre o ápice petroso, o gânglio do nervo trigêmeo e o trajeto do nervo abducente (NA), quadro de dor facial (classicamente retro-orbitária profunda) e diplopia podem estar presentes, configurando a tríade clássica da síndrome de Gradenigo (otite média, dor retro-orbitária e comprometimento do NA). Estudo radiológico contrastado das mastoides e crânio é fundamental à avaliação da extensão do processo infeccioso, bem como para exclusão de outras complicações intracranianas. Internação hospitalar para antibioticoterapia endovenosa (p. ex., Ceftrianoxa) e monitorização clínico-laboratorial compõem o tratamento inicial mais recomendado na maioria dos casos. Miringotomia para alívio e coleta de culturas é conduta interessante nos casos de complicações potencialmente graves das otites médias agudas.

Gouveia MCL, Caldas Neto S, Araújo AMB. Complicações das Otites Médias. In: Pignatari SSN, Anselmo-Lima WT (eds.). Tratado de Otorrinolaringologia. 3. ed. Rio de Janeiro: Elsevier. 2018. p. 150-61.

1208) Qual a complicação mais comum em quadros de OMA:

a. Mastoidite.
b. Perfuração de membrana timpânica.
c. Meningite.
d. Petrosite.

Comentários

A perfuração espontânea é a complicação mais comum da OMA, e requer o uso de antibioticoterapia sistêmica para evitar outras complicações. Embora a perfuração espontânea da Membrana timpânica seja considerada uma complicação menor uma vez que geralmente repara-se espontaneamente sem sequelas, o seu manejo clínico é muitas vezes desafiador, pois essas crianças têm maior risco de nova perfuração em novos quadros de OMA.

Sih T, Chinski A, Eavey R, Godinho R. XVII Manual de Otorrinolaringologia Pediátrica da IAPO. 2020.

Respostas
1207) b; 1208) b

1209) A história natural das otites médicas agudas (OMA) não graves demonstra que a cura desta afecção ocorre independentemente do uso de antibióticos. Porém, em virtude de maior benefício de uso de antibióticos em algumas situações, existem algumas condições clínicas que seu uso é recomendado. Assinale abaixo a condição clínica que NÃO representa uma indicação para o uso de antibioticoterapia na OMA:

a. Crianças menores que 6 meses.
b. Crianças maiores que 6 meses de idade com doença grave (otalgia moderada ou intensa, por mais de 48 horas, ou temperatura ≥ 39°C).
c. Presença de otorreia.
d. Presença de otalgia por mais de 12 horas.

Comentários

Em virtude de maior benefício de uso de antibióticos em algumas situações, a Academia Americana de Pediatria, assim como a ABORL-CCF, recomenda o uso de antimicrobianos nas seguintes situações que podem estar associadas à maior gravidade:

- Crianças menores que 6 meses; Crianças maiores que 6 meses de idade com doença grave (otalgia moderada ou intensa, por mais de 48 horas, ou temperatura ≥ 39°C); OMA bilateral e presença de otorreia. A presença de otalgia isoladamente não representa critério de gravidade e não está entre as condições clínicas que norteiam o uso de antibioticoterapia na otite média aguda.

Lieberthal AS, Carroll AE, Chonmaitree T, Ganiats TG, Hoberman A, Jackson MA, et al. The diagnosis and management of acute otitis media. Pediatrics. 2013;131(3):e964-99.
Piltcher OB, Kosugi EM, Sakano E, Mion O, Testa JR, Romano FR, et al. How to avoid the inappropriate use of antibiotics in upper respiratory tract infections? A position statement from an expert panel. Braz J Otorhinolaryngol. 2018;84:265-79. Brazilian Journal of Otorhinolaryngology [online]. 2018; 84(3):265-79. Disponível em: <https://doi.org/10.1016/j.bjorl.2018.02.001>.

1210) Menina, 1 ano, com história de otalgia, febre, irritabilidade há mais de 24 horas foi avaliado pelo pediatra e diagnosticado com otite média aguda (OMA) sendo iniciada antibioticoterapia oral. No dia seguinte a genitora procurou novamente o serviço de saúde, pois o menor apresentava desvio da rima labial para o lado contrário ao da otite e não estava fechando completamente o olho desse mesmo lado, sem evidência de edema ou sinais flogísticos na face. Assinale a alternativa que corresponde à principal hipótese diagnóstica e conduta para o caso relatado:

a. Paralisia facial periférica secundária à OMA. Realizar timpanomastoidectomia.
b. Celulite de face secundária à OMA. Internar e fazer antibioticoterapia venosa.
c. Celulite de face secundária à OMA. Manter o mesmo esquema de antibiótico e associar corticoide oral.
d. Paralisia facial periférica secundária à OMA. Associar corticoterapia e realizar miringotomia com aspiração da secreção da orelha média.

Comentários

A paralisia facial (PF) otogênica pode aparecer no curso de OMA ou na evolução de uma otite média crônica (OMC). A antibioticoterapia deve ser implementada com espectro para as bactérias mais comuns em OMA (*Streptococcus pneumoniae, Haemophilus influenzae e Moraxella catarrhalis*). O corticoide pode ser também utilizado podendo ser iniciado junto com o antibiótico. Indica-se miringotomia com aspiração da secreção tentando minimizar uma possível compressão sobre o nervo facial na sua porção timpânica. A indicação de mastoidectomia, nesses casos de infecção aguda, é excepcional, podendo ser necessária em pacientes que não apresentam melhora após 2 ou 3 semanas de evolução ou caso seja encontrada pela eletroneuronografia degeneração da função motora maior do que 90%.

Gouveia MCL, Caldas Neto SS, Araújo AMB. Complicações das Otites Médias. In: Pignatari SSN, Anselmo Lima WT (Org.). Tratado de otorrinolaringologia. 3. ed. Rio de Janeiro: Elsevier. 2018. p.150.
https://www.evolution.com.br/epubreader/9788535289039.

Respostas
1209) d; 1210) d

1211) Criança de 3 anos de idade, trazida pelos pais por quadro de febre Tax.: 40° C, otalgia intensa há 2 dias e otorreia há 1 dia. Pais relatam que esse é o terceiro episódio de otite média nesse ano. Você acha prudente investigar imunodeficiência primária, porque, além das otites, no último ano a criança também apresentou:

a. Duas pneumonias.
b. Três episódios de rinossinusite.
c. Oito tonsilites.
d. Dois episódios de diarreia com duração de 7 dias.

Comentários

Os sinais de imunodeficiência primária incluem 2 ou mais pneumonias no último ano, diarreia > 14 dias, mas não incluem tonsililites ou sinusites de repetição.

Imunodeficiências primárias: aspectos relevantes para o pneumologista. In: Roxo Jr. P. J Bras Pneumol. 2009 Out;35 (10)e
https://asbai.org.br/infeccoes-de-repeticao-podem-acender-o-sinal-de-alerta-para-as-idps/

1212) Qual o critério define melhor o diagnóstico de otite média aguda recorrente:

a. Três ou mais episódios de otite média aguda em 6 meses ou 4 ou mais episódios nos últimos 12 meses.
b. Quatro ou mais episódios de otite média aguda em 6 meses ou 6 ou mais episódios nos últimos 12 meses.
c. Seis ou mais episódios de otite média aguda em 12 meses.
d. Três ou mais episódios de otite média aguda em 12 meses.

Comentários

Define-se otite média aguda recorrente quando há 3 ou mais episódios de otite média aguda em 6 meses ou 4 ou mais episódios nos últimos 12 meses. Nas letras **b** e **c** os pacientes seriam classificados como portadores de OMA recorrente, mas a afirmativa não é a melhor definição diagnóstica.

Tratado de Otorrinolaringologia. In: Otites Médias Aguda e Recorrente. 2. ed. C. 7. 2011.
Hayashi T, Kitamura K, Hashimoto S, Hotomi M, Kojima H, Kudo F, et al. Clinical practice guidelines for the diagnosis and management of acute otitis media in children-2018 update. Auris Nasus Larynx. 2020. Aug;47(4):493-526.

Respostas
1211) a; 1212) a

SURDEZ E TRIAGENS/TESTES

1213) Todas as crianças devem ser submetidas à Triagem Auditiva Neonatal Universal (TANU) ao nascimento. Quando a criança falha na TANU, quais os procedimentos a serem realizados e em quanto tempo o diagnóstico e a intervenção devem estar firmados, respectivamente?

a. Repetir as otoemissões acústicas transientes, finalizar o diagnóstico até os 3 meses e intervenção até os 6 meses.
b. Fazer as otoemissões acústicas produto de distorção, finalizar o diagnóstico até os 6 meses e intervenção até os 12 meses.
c. Fazer as otoemissões acústicas produto de distorção, finalizar o diagnóstico até os 3 meses e intervenção até os 8 meses.
d. Fazer as otoemissões acústicas transientes, finalizar o diagnóstico até os 6 meses e intervenção até os 12 meses.

Comentários

A alternativa **a** contém o protocolo atual da TANU. Apesar de não ser uma realidade em vários locais do mundo, os grupos de saúde auditiva se empenham cada vez mais para bater esta meta.

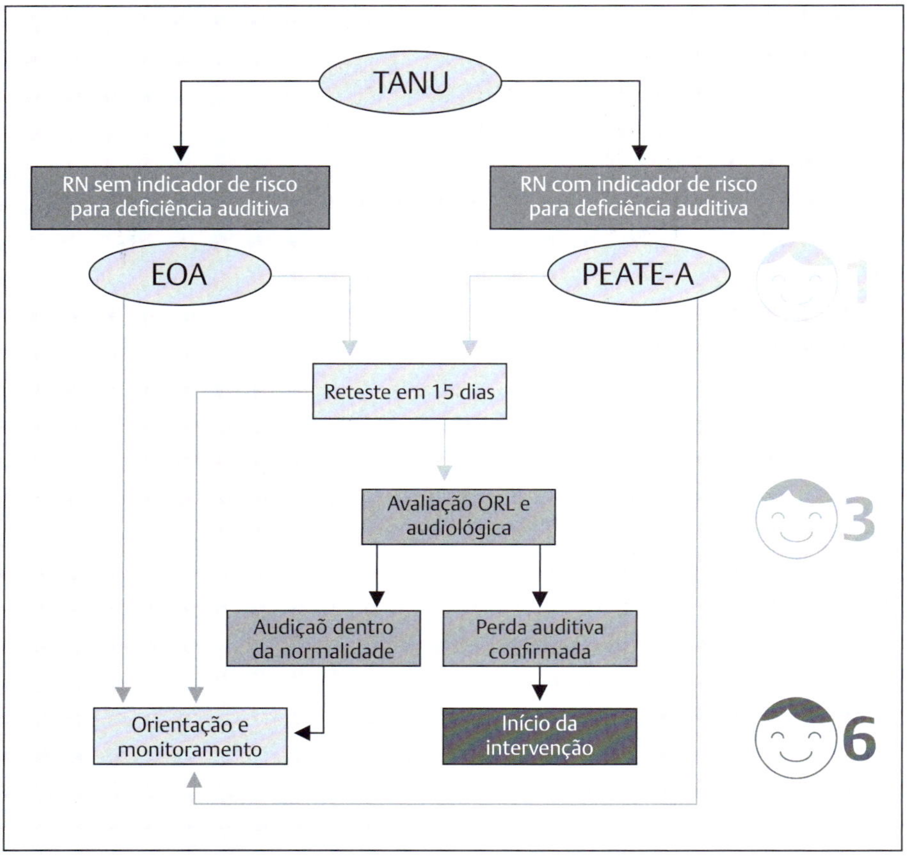

Lei Federal nº 12.303, http://www.planalto.gov.br/ccivil_03/_ato2007-2010/2010/lei/l12303.htm, acessado em 18 de maio de 2020. In: Centers for Disease Control and Prevention: Data and Statistics about Hearing Loss in Children, acessado em 18 de maio de 2020. In: https://www.cdc.gov/ncbddd/hearingloss/data.html; 2016.
Year 2019 Position Statement: Principles and Guidelines for Early Hearing Detection and Intervention Programs. Journal of Early Hearing Detection and Intervention. 2019;4(2):1-44.
Year 2007 Position Statement: Principles and Guidelines for Early Hearing Detection and Intervention Programs. Pediatrics. 2007;120(4):898-921.
Lewis DR, Marone SA, Mendes BC, et al. Multiprofessional committee on auditory health: COMUSA. Braz J Otorhinolaryngol. 2010;76(1):121-8.

Respostas
1213) a

1214) A infecção congênita por citomegalovírus é a principal causa não hereditária de surdez neurossensorial na infância. Como diagnosticamos o CMV congênito?

a. Com teste de IgG e IgM quando a surdez se instalar, podendo ser vários meses após o nascimento.
b. Se a mãe tem um teste IgG positivo durante o pré-natal, a criança não pega CMV.
c. O PCR de líquidos corporais deve ser realizado até no máximo a 3ª semana de vida.
d. O teste de IgM e IgG logo ao nascimento é o teste mais fidedigno.

Comentários

O PCR de urina ou saliva da criança ao nascer são os testes mais fidedignos para o diagnóstico de CMV congênito e idealmente deve ser realizado já ao nascimento. Diagnósticos tardios não impedem o diagnóstico de uma doença adquirida após o nascimento, por ser uma infecção comum e prevalente.

Yamamoto AY, Figueiredo LT, Mussi-Pinhata MM. Prevalência e aspectos clínicos da infecção congênita por citomegalovírus [Prevalence and clinical aspects of congenital cytomegalovirus infection]. J Pediatr (Rio J). 1999 Jan-Feb;75(1):23-8. Portuguese.
Goderis J, De Leenheer E, Smets K, Van Hoecke H, Keymeulen A, Dhooge I. Hearing loss and congenital CMV infection: a systematic review. Pediatrics. 2014 Nov;134(5):972-82

1215) Criança prematura de 28 semanas com hemorragia intracraniana grau I, hipoxemia ao nascimento, internamento em UTI neonatal por 2 meses, hoje apresenta-se com 6 meses com desenvolvimento neuropsicomotor adequado para idade e possui otoemissões acústicas transientes ausentes bilaterais, otoemissões acústicas por produto de distorção presentes bilaterais e PEATE *click* até 90 dB ausente bilateral sem pesquisa de microfonismo coclear. Realizada avaliação comportamental, observou-se que a criança tem comportamento auditivo para um limiar de 65 dB bilateralmente. Qual a sua conduta?

a. Encaminhar para avaliação de implante coclear.
b. Protetização e acompanhamento fonoterápico além de PEAT com pesquisa de mocrofonismo coclear.
c. Expectante.
d. Realizar OE estado estável.

Comentários

Nesta pergunta devemos ficar atentos a dois raciocínios. O primeiro que a avaliação auditiva da criança está incompleta, e há uma incongruência entre os resultados eletrofisiológico e comportamental da criança. O segundo, com histórico de prematuridade, devemos sempre lembrar da neuropatia auditiva, portanto faz-se necessário que o BERA tenha a pesquisa do microfonismo coclear e faz-se necessário estimular a criança e monitorizar os parâmetros de maturação da via auditiva.

Lei Federal nº 12.303, http://www.planalto.gov.br/ccivil_03/_ato2007-2010/2010/lei/l12303.htm, acessado em 18 de maio de 2020. In: Centers for Disease Control and Prevention: Data and Statistics about Hearing Loss in Children, acessado em 18 de maio de 2020. In: https://www.cdc.gov/ncbddd/hearingloss/data.html; 2016.
Year 2019 Position Statement: Principles and Guidelines for Early Hearing Detection and Intervention Programs. Journal of Early Hearing Detection and Intervention. 2019;4(2):1-44.
Year 2007 Position Statement: Principles and Guidelines for Early Hearing Detection and Intervention Programs. Pediatrics. 2007;120(4):898-921.
Lewis DR, Marone SA, Mendes BC, et al. Multiprofessional committee on auditory health: COMUSA. Braz J Otorhinolaryngol. 2010;76(1):121-8.
Pignatari SSN, Anselmo-Lima WT (Org.). Tratado de otorrinolaringologia. 3. ed. Rio de Janeiro: Elsevier. 2018. 991 p.

Respostas
1214) c; 1215) b

1216) Quais os dois registros audiológicos que sugerem o diagnóstico de Transtorno do Espectro da Neuropatia Auditiva (DENA) quando o PEATE está alterado e, qual exame embasa a conduta na reabilitação da criança com DENA?

a. Ausência de registro no PEATE e ausência de microfonismo coclear, as emissões otoacústicas ausentes embasam a forma de reabilitação.
b. Emissões otoacústicas presentes e presença de microfonismo coclear, forma de reabilitação embasada na audiometria comportamental.
c. Ausência de registro no PEATE e presença de microfonismo coclear, as emissões otoacústicas ausentes embasam a forma de reabilitação.
d. Emissões otoacústicas ausentes e ausência de microfonismo coclear, forma de reabilitação embasada na audiometria comportamental.

Comentários

O Transtorno do Espectro da Neuropatia Auditiva é caracterizado pela presença de função coclear e alteração da função do nervo coclear. As emissões otoacústicas presentes e a presença de microfonismo coclear no PEATE sinalizam função preservada da cóclea. A decisão pela melhor forma de reabilitação auditiva nestes casos é embasada no comportamento da criança frente ao estímulo auditivo, a audiometria comportamental, pois a alteração de sincronia do estímulo do nervo pode não ser compatível com a audição receptiva da criança.

Eletrofisiologia da audição e emissões otoacústicas: princípios e aplicações clínicas. In: Alves de Souza LC, et al. São Paulo: Tecmedd, 2008.

1217) Desde 2010 é Lei Federal que todas as crianças nascidas no Brasil sejam submetidas à triagem auditiva neonatal. O teste mais comumente realizado é:

a. Potencial evocado auditivo de tronco encefálico frequência específica.
b. Teste de emissões otoacústicas transientes.
c. Apenas a presença do reflexo cocleopalpebral é suficiente para afastar a surdez.
d. Avaliação auditiva comportamental realizada por duas fonoaudiólogas no berçário.

Comentários

O teste de emissões otoacústicas transientes, por sua sensibilidade nas disfunções cocleares, é utilizado em larga escala nos programas de *screening* em recém-nascidos. Para a triagem auditiva neonatal é recomendado o modo não linear, em que os pulsos são apresentados em grupos de quatro. Três pulsos são apresentados a 80 dB NPS e um a 90 dB NPS pico equivalente, na polaridade oposta.

Zuma e Maia FC, Brusco TR. Emissões Otoacústicas. Cap 6. In: Pignatari SSN, Anselmo-Lima WT (Org.) Tratado de otorrinolaringologia. 3. ed. Rio de Janeiro: Grupo Editorial Nacional. 2020.

1218) Os potenciais auditivos evocados e os exames otoacústicos são exames eletrofisiológicos com ampla aplicação na Otorrinolaringologia Pediátrica para definição do diagnóstico etiológico e dos limiares auditivos. Qual das seguintes alternativas apresenta os conceitos mais adequados?

a. A resposta auditiva do estado estável testa simultaneamente múltiplas frequências, e os estímulos podem ser apresentados de forma binaural ao mesmo tempo, possibilitando menor duração do teste.
b. O potencial evocado do tronco cerebral é considerado um potencial de curta latência, onde estímulos específicos de frequência (*toneburst*) são usados por via aérea e via óssea para obter respostas neurais, sendo a onda V gerada no complexo olivar superior.
c. O P300 não se mostrou útil para definir a presença de distúrbio do processamento auditivo central em crianças, uma vez que o P300 não apresenta aumento da latência nesses pacientes portadores de dificuldades no processamento binaural.
d. A emissão otoacústica evocada e a eletrococleografia são exames otoacústicos capazes de registrar os eventos bioelétricos da cóclea, não sendo considerados potenciais auditivos evocados.

Comentários

O potencial evocado do tronco cerebral é considerado um potencial de curta latência, sendo a onda V gerada no lemnisco lateral. O P300 apresenta aumento da latência nesses pacientes portadores de dificuldades no processamento binaural. A emissão otoacústica evocada é considerada um exame otoacústico, já a eletrococleografia é considerada um Potencial Auditivo Evocado de curta latência.

Tratado de Otorrinolaringologia da Associação Brasileira de Otorrinolaringologia e Cirurgia Cervicofacial. 3. ed. Editora Gen; 2017.

Respostas
1216) b; 1217) b; 1218) a

1219) Neonato com 14 dias de vida não passou no teste e reteste (EOA transiente) da triagem auditiva neonatal. Vídeo-otoscopia mostrou meato acústico externo sem obstrução, com membranas timpânicas e orelha média sem alteração. Em relação à propedêutica audiológica e ao diagnóstico etiológico, a conduta mais indicada é:

a. Retornar aos 30 dias de vida para realizar Potencial Auditivo do Tronco Encefálico (PEATE) *tone-burst* e/ou resposta auditiva do estado estável e pesquisa de citomegalovírus na urina.
b. Retornar aos 30 dias de vida para realizar o PEATE- automático e pesquisa de IgG e IgM para citomegalovírus.
c. Realizar Potencial Auditivo do Tronco Encefálico (PEATE) *tone-burst* e/ou resposta auditiva do estado estável e pesquisa de citomegalovírus na urina.
d. Realizar o PEATE- automático, pesquisa de citomegalovírus na urina.

Comentários

Após falha na triagem auditiva neonatal (teste e reteste), é indicada a realização de exames para avaliação dos limiares eletrofisiológicos, como o Potencial Auditivo do Tronco Encefálico (PEATE) *tone-burst* e/ou resposta auditiva do estado estável. Para diagnóstico etiológico da citomegalovirose congênita, o isolamento do citomegalovírus da urina fresca pode ser feito durante as 3 primeiras semanas de vida. A dosagem de IgM e IgG no neonato não é a considerada padrão ouro para o diagnóstico de citomegalovirose congênita.

Tratado de Otorrinolaringologia da Associação Brasileira de Otorrinolaringologia e Cirurgia Cervicofacial. 3. ed. Editora Gen. 2017.

1220) Paciente com 7 dias de vida, vem para "teste da orelhinha". Antecedentes: IG = 35 semanas, peso ao nascer = 2.100 g, Apgar 8/10, icterícia neonatal com necessidade de fototerapia por 48 horas. De acordo com as diretrizes do Ministério da Saúde para a Triagem Auditiva Neonatal Universal (TANU), esse paciente deve ser avaliado por qual exame?

a. Potencial Evocado Auditivo de Tronco Encefálico (PEATE) triagem.
b. PEATE com pesquisa de limiar.
c. Otoemissões acústicas (OEA).
d. PEATE + OEA.

Comentários

O PEATE está indicado para crianças com indicadores de risco, que são: história familiar de deficiência auditiva congênita. Síndromes associadas à deficiência auditiva.

- Malformação de cabeça e pescoço.
- Internação em UTI neonatal por mais de 5 dias.
- Muito baixo peso ao nascer, ou seja, peso inferior a 1.500 g.
- Asfixia perinatal grave.
- Uso de ventilação mecânica por mais de 5 dias.
- Infecção gestacional: toxoplasmose, rubéola, citomegalovírus, sífilis, herpes e HIV.
- Meningite bacteriana.
- Uso de medicação ototóxica.
- Hiperbilirriubinemia com nível de exsanguineotransfusão.

Diretrizes de Atenção da Triagem Auditiva Neonatal/Ministério da Saúde, Secretaria de Atenção à Saúde, Departamento de Ações Programáticas Estratégicas e Departamento de Atenção Especializada. – Brasília: Ministério da Saúde. 2012.

Respostas
1219) c; 1220) c

SÍNDROMES

1221) Qual o cuidado que o cirurgião deve tomar ao posicionar uma criança com síndrome de Down para uma adenotonsilectomia?

a. Evitar flexão da cabeça.
b. Evitar a hiperextensão do pescoço.
c. Evitar a lateralização da língua ao colocar o abridor de boca.
d. Evitar abrir a boca do paciente por mais de 4 cm.

Comentários

Um dos cuidados importantes com a criança com síndrome de Down no posicionamento para uma adenotonsilectomia é evitar a hiperextensão do pescoço, pois uma grande porcentagem dessas crianças apresenta instabilidade cervical óssea e ligamentar.

Cummings. Otolaryngology Head and Neck Surgery. 2021.

1222) Paciente de 3 meses de idade, com sequência de Robin, apresenta queixa de estridor e roncos com desconforto respiratório. De antecedentes pessoais, nascido a termo, com Apgar 9/10, sem intercorrências ou necessidade de intubação no período neonatal e descartada associação à síndrome genética. A polissonografia apresenta índice de apneia-hipopneia de 25 eventos/hora. À nasofibroscopia, presença de fissura palatina, glossoptose, redundância de mucosa em região de aritenoides com colabamento na inspiração que dificulta visualização da mobilidade de pregas vocais e luz glótica. Foi indicada a laringotraqueoscopia diagnóstica em mesmo tempo de distração osteogênica de mandíbula. Sobre os cuidados necessários pelo otorrinolaringologista, assinale a INCORRETA:

a. Deixar material de broncoscopia preparado em sala.
b. Iniciar o procedimento com a laringoscopia direta e possível dilatação de estenose subglótica.
c. Possibilidade do uso de cânula nasofaríngea no intra e pós-operatório.
d. Ter material de traqueostomia preparado em sala.

Comentários

A sequência de Robin é caracterizada pela presença de micrognatia, glossoptose e obstrução respiratória. Fissura palatina está comumente presente. Anatomicamente, a laringe fica abaixo da base da língua em pacientes com micrognatia e glossoptose, tornando a laringoscopia direta e intubação muito difíceis.

Para procedimentos cirúrgicos, são necessários a equipe especializada em via aérea e disponibilidade de materiais como cânulas nasofaríngeas, tubos orotraqueais variados, broncoscópio, caso necessário intubação guiada por fibra flexível e até mesmo material cirúrgico para traqueostomia. A laringotraqueoscopia diagnóstica é indicada nesse caso porque, além de auxiliar na intubação endotraqueal, permite descartar malformações congênitas de laringe. Mas atenção, mesmo se estenose subglótica congênita, o tratamento não é dilatação por tratar-se de uma malformação do arcabouço cartilaginoso da laringe.

Alonso N, Yoshida M. Síndromes com Deformidade Craniofacial. In: Pignatari SSN, Anselmo-Lima WT. Tratado de otorrinolaringologia. 3. ed. Rio de Janeiro: Elsevier. 2018. p. 6091-114.

1223) Você foi chamado para avaliar RN nascido a termo com desconforto respiratório que melhorou com a inserção da cânula orofaríngea. Ao exame o paciente apresenta coloboma de íris e microtia. Qual a principal hipótese diagnóstica e sua forma de transmissão genética?

a. Atresia bilateral de coanas, síndrome de CHARGE, autossômica dominante.
b. Estenose de abertura piriforme, síndrome de Crouzon, autossômica recessiva.
c. Estenose de abertura piriforme, síndrome de CHARGE, autossômica recessiva.
d. Atresia bilateral de coanas, síndrome de Crouzon, autossômica recessiva.

Comentários

O sintoma respiratório de desconforto que melhora com uso de cânula orofaríngea (Guedel) em recém-nascido sugere malformações congênitas do nariz, como atresia de coanas. Além disso, na associação a coloboma de íris e microtia, temos que suspeitar de síndrome de CHARGE.

A síndrome de CHARGE é uma associação não aleatória de anomalias e de herança autossômica dominante. Seu nome é um acrônimo com as iniciais em inglês de coloboma ocular, cardiopatisa, atresia das coanas, atraso do crescimento e desenvolvimento, hipoplasia genital, anomalias da orelha/surdez.

Balsalobre L, Pignatari S, Stamm AC, Cedin AC, Leal APB. Malformações congênitas nasais. In: Pignatari SSN, Anselmo-Lima WT. Tratado de otorrinolaringologia. 3. ed. Rio de Janeiro: Elsevier. 2018. p. 2140-80.

Respostas

1221) b; 1222) b; 1223) a

1224) Uma criança de 3 anos é avaliada quanto à perda auditiva. Apresenta olhos protuberantes, testa proeminente e hipoplasia do terço médio da face. Audiometria demonstra perda auditiva condutiva bilateral com imitanciometria com curva do tipo B. O pediatra suspeita que a criança tem síndrome de Crouzon, mas você evidencia sindactilia ao examinar as mãos do paciente. Qual é o diagnóstico mais provável?

a. Síndrome de Pfeiffer.
b. Síndrome de Saethre-Chotzen.
c. Síndrome de Apert.
d. Síndrome de Hunter.

Comentários

A síndrome de Apert é uma síndrome autossômica dominante ou nova mutação esporádica, que se assemelha clinicamente a outras síndromes com craniossinostose, como as síndromes de Pfeiffer e Crouzon.
Entretanto, ao contrário dessas outras síndromes, a síndrome de Apert está associada à polissindactilia simétrica de mãos e pés. A fissura palatina está presente em 30 a 75% dos casos e é fator de risco para otite média com efusão.

Alonso N, Yoshida M. Síndromes com Deformidade Craniofacial. In: Pignatari SSN, Anselmo-Lima WT. Tratado de otorrinolaringologia. 3. ed. Rio de Janeiro: Elsevier. 2018. p. 6091-114.

1225) A craniossinostose é a fusão prematura de uma ou mais suturas da calota craniana, com consequência morfológica no crescimento e desenvolvimento craniano. Na maioria dos casos não há associação à síndrome, entretanto há mais de 150 síndromes com anomalias craniofaciais que têm craniossinostose em seu fenótipo. Qual das síndromes a seguir NÃO é caracterizada por craniossinostose?

a. Síndrome de Apert.
b. Síndrome de Treacher-Collins.
c. Síndrome de Pfeiffer.
d. Síndrome de Saethre-Chotzen.

Comentários

A craniossinostose é a fusão prematura das suturas cranianas e corre em aproximadamente 1/2.500 nascidos vivos. A maioria dos casos são casos isolados ou não sindrômicos. As craniossinostoses sindrômicas constituem 40% do total e estão nesse grupo as Síndromes de Apert, Pfeiffer, Crouzon, Saethre-Chotzen, Beare-Stevenson, Jackson-Weiss, Muenke entre outros. Já a Síndrome de Treacher-Collins, também chamada disostose mandibulofacial, é um distúrbio autossômico dominante com penetrância e expressão variáveis. Envolve inúmeras anormalidades de desenvolvimento bilateral de estruturas que derivam do primeiro e segundo arcos branquiaisl e não têm craniossinostose como característica clínica.

Alonso N, Yoshida M. Síndromes com Deformidade Craniofacial. In: Pignatari SSN, Anselmo-Lima WT. Tratado de otorrinolaringologia. 3. ed. Rio de Janeiro: Elsevier. 2018. p. 6091-114.

Respostas
1224) c; 1225) b

1226) Menino, 1 ano de idade, com diagnóstico de síndrome de Crouzon. Pais referem que criança tem um padrão do sono muito ruim, com apneias importantes durante a noite; inclusive, os pais não dormem direito por "medo de o filho morrer durante o sono". Eles trazem uma carta de encaminhamento, mencionando que o filho foi submetido à polissonografia noturna diagnóstica, com IAH 36 eventos/hora, sendo o IAOH (considerando apenas os eventos obstrutivos) de 16 eventos/hora e quedas de saturação chegando até 76%. Ele não foi submetido a nenhum tipo de cirurgia até o momento. Durante o exame, você observa retrusão importante da maxila, com exoftalmia; fossas nasais estreitas; adenoide ocupando 100% da nasofaringe; tonsilas Grau I; laringe sem alterações.

Qual o motivo para esse resultado de polissonografia?

a. Pela criança ser muito pequena, a cinta torácica não detecta adequadamente os eventos obstrutivos.
b. A queda acentuada de saturação pode ocorrer pela alteração pulmonar restritiva, característica da síndrome.
c. A síndrome está associada à obesidade, portanto à hipoventilação pulmonar persistente.
d. Apneias centrais podem ocorrer pela disostose, associada à herniação do tronco encefálico.

Comentários

Nas crianças com malformações craniofaciais com disostose, é frequente que eventos de apneias centrais ocorram, uma vez que o fechamento precoce das suturas cranianas pode levar à herniação do tronco encefálico.

Kaditis AG, Alonso Alvarez ML, Boudewyns A, et al. ERS statement on obstructive sleep disordered breathing in 1- to 23-month-old children. Eur Respir J. 2017 Dec 7;50(6):1700985.

1227) Na criança com síndrome de Down as doenças otológicas são extremamente comuns. A otite média com efusão (OME) é a doença otológica mais comum e mais precoce nesta população. Qual a característica clínica das crianças com síndrome de Down que faz parte da fisiopatologia desta doença e qual procedimento indicado para seu tratamento?

a. Hipoplasia do dorso nasal e cirurgia de timpanotomia para tubos de ventilação.
b. Macroglossia e cirurgia de timpanotomia para tubos de ventilação.
c. Hipotonia muscular e cirurgia de timpanotomia para tubos de ventilação.
d. Fissura palatal e cirurgia de timpanotomia para tubos de ventilação.

Comentários

Nas crianças com síndrome de Down a hipotonia muscular, que acomete todo o organismo, atinge os músculos responsáveis pela abertura das tubas auditivas. Portanto, o funcionamento do sistema de ventilação da orelha média está comprometido por uma alteração funcional e não anatômica da tuba, o que induz o aparecimento frequente da otite média com efusão. Esta, por sua vez, será tratada com a timpanotomia para colocação de tubos de ventilação, equalizando a pressão na orelha média destas crianças.

X Manual de Otorrinolaringologia Pediátrica da IAPO. São Paulo: 2012.

Respostas

1226) d; 1227) c

1228) Os otorrinolaringologistas devem estar atentos a como abordar crianças sindrômicas. Cerca de 2% das crianças apresentam alguma anomalia congênita, sendo que cerca de 70% localizam-se na cabeça e pescoço. Assim, pode-se afirmar que:

a. Síndrome de Down é a anomalia cromossômica mais comum e 90% das crianças apresentam perda auditiva neurossensorial congênita.
b. A sequência de Pierre Robin tem uma incidência 1: 8.500 a 1: 14.000 nascimentos e caracteriza-se por hipoplasia mandibular, glossoptose e obstrução da via aérea. A obstrução das vias aéreas é resultado do posicionamento anormal da língua que obstrui a faringe e pode resultar em dessaturações frequentes de oxigênio.
c. CHARGE é a sigla que caracteriza uma síndrome congênita com incidência de 0,1 a 1,2/10.000 nascidos vivos. As letras referem-se a (**C**oloboma dos olhos, *H – heart*, defeitos cardíacos, **A**tresia de coana, **R**etardo do desenvolvimento, anomalias **G**eniturinárias e anomalias do **E**sôfago).
d. A síndrome de Goldenhar também é conhecida como espectro oculoauriculovertebral, microssomia hemifacial e síndrome do primeiro e segundo arcos e nesta são muito raros os defeitos das orelhas externa e média.

Comentários

A perda auditiva sensorioneural (PASN) é menos comum em crianças com síndrome de Down. No entanto, a displasia da orelha interna foi observada em três quartos de todos os casos, e em aproximadamente metade das orelhas há mal-formação óssea do canal semicircular lateral. A presbiacusia precoce é também um fator causal da PASN em adultos.
Cerca de 79% das crianças têm distúrbios respiratórios do sono e a na sua grande maioria a apneia do sono.
A sequência de Pierre Robin (SPR), uma anomalia clinicamente identificada contendo hipoplasia mandibular, glossoptose e fissura palatina em forma de U, ocorre em 1: 8.500 a 1: 14.000 nascimentos. A obstrução das vias aéreas é resultado do posicionamento anormal da língua que obstrui a faringe e pode resultar em dessaturações frequentes de oxigênio. O posicionamento prono ou lateral irá resolver a obstrução das vias aéreas em 70% dos casos de SPR.
A síndrome CHARGE (coloboma dos olhos, defeitos cardíacos – *heart defects*, atresia de coana, retardo do desenvolvimento, anomalias geniturinárias, e anomalias do ouvido – *ear anomalies*) é a sigla desta síndrome que tem malformações múltiplas, que variam de 0,1 a 1,2/10.000 nascidos vivos.
A síndrome de Goldenhar também é conhecida como espectro oculoauriculovertebral, microssomia hemifacial e síndrome do primeiro e segundo arcos.
Essas crianças apresentam malformações de orelhas média e interna que podem causar perda auditiva profunda. Próteses auditivas osteoancoradas têm sido utilizadas para tratar esses pacientes.

Di Francesco R. Síndromes Relacionadas com a Otorrinolaringologia Pediátrica. In: XV Manual IAPO (Interamerican Association of Pediatric Otolaringology). 2016.

1229) Menino, 4 anos, com história de otites de repetição e roncos com pausas respiratórias frequentes desde 1 ano. Ao exame físico, apresenta fácies grosseiro, com nariz em sela, macroglossia, hipertrofia tonsiliana e opacificação de membrana timpânica bilateral. Apresenta ainda hérnia inguinal, abdome globoso, mãos em garra e opacidade em córnea. Qual é a hipótese diagnóstica mais provável neste caso?

a. Lipofucsinose ceroide neuronal.
b. Galactosemia.
c. Mucopolissacaridose.
d. Alfa manosidose.

Comentários

As mucopolissacaridoses são doenças de depósito lisossômico decorrentes da deficiência de uma das enzimas envolvidas na degradação das glicosaminoglicanas. Apresentam um quadro de acometimento progressivo e multissistêmico, com hepatoesplenomegalia, hérnia inguinal/umbilical, disostose múltipla, alterações oculares e cardiopatia entre outros. Tem como principais manifestações otorrinolaringológicas otites e rinossinusites de repetição, perda auditiva e distúrbio respiratório obstrutivo, secundário à deposição das glicosaminoglicanas em vias aéreas.

Dualibi APFF, Pignatari SSN. Manifestações otorrinolaringológicas das mucopolissacaridoses. In: Ganança FF, Pontes PAL (Org.). Manual de Otorrinolaringologia e Cirurgia de Cabeça e Pescoço. 1.ed. Barueri: Manole. 2011. p. 1085-96.

Respostas
1228) b; 1229) c

1230) Paciente com diagnóstico de mucopolissacaridose tipo II (Hunter), com apneia e otite média com efusão, apresenta indicação cirúrgica de adenotonsilectomia e colocação de tubo de ventilação para melhora do quadro. Qual é a providência mais importante a ser tomada para a cirurgia?

a. Reserva de sangue.
b. Preparo para intubação difícil.
c. Antibioticoterapia profilática.
d. Avaliação do geneticista.

Comentários

Os pacientes com mucopolissacaridoses são considerados pelos anestesistas como as "piores vias aéreas na população pediátrica", pois a intubação é muito difícil, pela limitação de abertura de boca, macroglossia e depósito de GAGs em paredes de faringe e laringe. A instabilidade da coluna cervical também impede que se faça uma hiperextensão do pescoço. Além disso, frequentemente apresentam alterações cardíacas e pulmonares associadas, aumentando ainda mais o risco cirúrgico.

Dualibi APFF, Pignatari SSN. Manifestações otorrinolaringológicas das mucopolissacaridoses. In: Ganança FF, Pontes PAL. Manual de Otorrinolaringologia e Cirurgia de Cabeça e Pescoço. 1. ed. Barueri: Manole. 2011. p. 1085-96.

1231) Regressão de linguagem em meninas, com perda das habilidades manuais, movimentos estereotipados das mãos, regressão cognitiva, desaceleração do crescimento craniano e perda da interação social são característicos de que síndrome genética?

a. Síndrome de Angelman.
b. Síndrome de deleção 22q11.2.
c. Síndrome de Sotos.
d. Síndrome de Rett.

Comentários

A síndrome de Rett acomete quase que exclusivamente meninas e os primeiros sintomas aparecem por volta de 24 meses, com perda parcial ou completa das habilidades manuais e de linguagem, desaceleração do crescimento craniano, perda da interação social, regressão cognitiva, aparecimento de movimentos estereotipados das mãos e posteriormente alterações de marcha. Atualmente há diversas pesquisas em andamento para tratamento desta síndrome.

Dualibi APFF, Favero ML, Pirana S. A consulta foniátrica. In: Favero ML, Pirana S. Tratado de Foniatria. 1. ed. Rio de janeiro: Thieme Revinter Publicações. 2020. p.119-28.
Pazeto TCB, Hara ACP, Barrozo AF, Oliveira J, Khoury LP, Duarte DB, et al. Síndrome de Rett: artigo de revisão. Cadernos de pós-graduação em distúrbios do desenvolvimento. São Paulo. 2013; 13(2): 22-34.

1232) Qual das mucopolissacaridoses tem como característica clínica primordial o acometimento do sistema musculoesquelético, com deformidade em coluna, hiperextensão de articulações, encurtamento e encurvamento de ossos longos e cursa com intelecto preservado?

a. MPS IV.
b. MPS VII.
c. MPS I.
d. MPS III.

Comentários

Na MPS IV ou síndrome de Morquio, a manifestação predominante é óssea, apresentando baixa estatura, alterações da coluna, encurvamento e encurtamento dos ossos longos, deformidades articulares, *pectus carinatum*, osteoporose e instabilidade atlantoaxial. Diferente da disostose múltipla que acomete os outros subtipos, não há mão em garra neste grupo, e sim hiperextensibilidade das articulações de mão. O fácies não é característico como nas MPS I e II, mas pode haver algum grau de infiltração, boca larga e mandíbula quadrada. Pode também estar presente opacidade da córnea e comprometimento auditivo. Apresentam inteligência normal.

Dualibi APFF, Pignatari SSN. Manifestações otorrinolaringológicas das mucopolissacaridoses. In: Ganança FF, Pontes PAL. Manual de Otorrinolaringologia e Cirurgia de Cabeça e Pescoço. 1. ed. Barueri: Manole. 2011. p. 1085-109.

Respostas
1230) b; 1231) d; 1232) a

1233) Em relação às mucopolissacaridoses, podemos afirmar:
a. Seus sinais e sintomas estão presentes desde o nascimento, com exceção do tipo III que se manifesta somente na adolescência.
b. É um transtorno autossômico dominante, e seu fenótipo abrange um amplo espectro, levando a quadros leves até graves.
c. Apneia obstrutiva do sono, hipertensão pulmonar e diarreia crônica são achados comuns na MPS tipo IX.
d. Suspeita-se de MPS em crianças com características faciais grosseiras, hepatoesplenomegalia, doença óssea, com ou sem alterações do SNC.

Comentários

As mucopolissacaridoses (MPS) formam um grupo raro de doenças congênitas lisossômicas de depósito, mais especificamente relacionadas com transtornos do metabolismo dos glicosaminoglicanos (GAG). Cada tipo de MPS é causado pela deficiência específica de uma enzima responsável pela degradação de GAG, o que leva ao acúmulo desses últimos, parcialmente degradados. Os pacientes geralmente nascem assintomáticos, porém, ao longo da infância, desenvolvem progressiva e inexoravelmente as manifestações clínicas, que resultam, frequentemente, na morte antes da chegada à vida adulta. Todas as MPS são transmitidas por um padrão recessivo, sendo a do tipo II ligada ao X, e as outras, autossômicas. Dentro de cada tipo de MPS há um amplo espectro de gravidade da doença.
As principais características faciais desses pacientes incluem uma *fácies* rude, osso frontal proeminente ou achatado, sobrancelhas e asa nasal largas, lábios grossos, hipoplasia mandibular, hipertrofia gengival e opacidade de córneas. As manifestações relacionadas com as vias aéreas superiores são universais nos pacientes com MPS e ocorrem precocemente na evolução da doença.

John A, Fagondes S, Schwartz I, Azevedo A, et al. Sleep abnormalities in untreated patients with mucopolysaccharidosis type VI. Am J Med Genet. 2011;155A (7):1546.
Gonuldas B, Yilmaz T, Sivri H, et al. Mucopolysaccharidosis: otolaryngologic findings, obstructive sleep apnea and accumulation of glucosaminoglycans in lymphatic tissue of the upper airway. Int J Ped Otorhinolaryngol. 2014; 78:944-9.

1234) A sequência de Robin é uma condição congênita que ocorre em 1 para cada 8.500 nascimentos. Quais as características obrigatórias para se definir um bebê como portador da sequência de Robin?
a. Micrognatia, glossoptose, fenda palatina.
b. Micrognatia, fenda palatina, síndrome associada.
c. Micrognatia, glossoptose, disfunção respiratória.
d. Micrognatia, fenda palatina, otite média secretora.

Comentários

A micrognatia é a característica principal da sequência de Robin. Outras características diagnósticas obrigatórias são a glossoptose e a obstrução de via aérea. Fenda palatina é um achado comum, mas sua presença não é obrigatória para o diagnóstico.

Breugem CC, Evans KN, Poets CF, et al. Best Practices for the Diagnosis and Evaluation of Infants With Robin Sequence: A Clinical Consensus Report. JAMA pediatrics. 2016;170:894-902.
Associação Brasileira de Otorrinolaringologia e Cirurgia Cervicofacial. Tratado de Otorrinolaringologia. 3. ed. São Paulo: Elsevier Editora. 2018.

1235) Menino de 4 anos, com síndrome de Treacher Collins associada à sequência de Robin, traqueostomizado no período neonatal por obstrução de via aérea superior. Submetido previamente à distração mandibular, ainda sem possibilidade de decanulação por anquilose de articulação temporomandibular. Você está realizando a troca da cânula de traqueostomia. Qual o tamanho adequado da cânula para essa criança?
a. 4,0.
b. 4,5.
c. 5,0.
d. 5,5.

Comentários

Para crianças maiores de 2 anos, a escolha da cânula de traqueostomia é feita pela fórmula idade + 16 dividido por 4.

Monnier P. Pediatric airway surgery: Management of laryngotracheal stenosis in infants and children. New York: Springer. 2011.

Respostas
1233) d; 1234) c; 1235) c

1236) Menino, 3 anos, portador de Trissomia do 21, é trazido à consulta otorrinolaringológica pelos pais por roncos desde o nascimento e apneias presenciadas no último ano. Pediatra iniciou corticoide tópico há 2 meses, sem melhora significativa. Ao exame físico, identificam-se ponte nasal baixa, hipotonia de lábio inferior, macroglossia e tonsilas palatinas grau 3 de Brodsky. Qual seria a conduta inicial mais apropriada?

a. Adenotonsilectomia.
b. Sonoendoscopia seguida de adenotonsilectomia.
c. Polissonografia.
d. Ecocardiograma com estimativa da pressão sistólica da artéria pulmonar.

Comentários

Crianças com Trissomia do 21 tem múltiplos sítios anatômicos e fisiológicos que as predispõem a ter apneia obstrutiva do sono. A realização de polissonografia pré-operatória ajuda a determinar o nível de cuidado intra e pós-operatório. Além disso, nos auxilia a identificar as crianças que provavelmente evoluirão com apneia residual.

Roland PS, Rosenfeld RM, Brooks LJ, Friedman NR, Jones J, Kim TW, et al. American Academy of Otolaryngology—Head and Neck Surgery Foundation. Clinical practice guideline: Polysomnography for sleep- breathing prior to tonsillectomy in children. Otolaryngol Head Neck Surg. 2011 Jul;145(1 Suppl):S1-15. Epub 2011 Jun 15. PMID: 21676944.

1237) O espectro oculoauriculovertebral (síndrome de Goldenhar) é a segunda anomalia craniofacial congênita mais comum, com uma variabilidade na expressão fenotípica ampla. O envolvimento das estruturas que caracterizam esse espectro está relacionado com quais arcos faríngeos?

a. Segundo e terceiro.
b. Primeiro e segundo.
c. Terceiro e quarto.
d. Primeiro e terceiro.

Comentários

O espectro oculoauriculovertebral envolve particularmente orelha, mandíbula e olhos, podendo também acometer esqueleto ósseo, músculos da mastigação e nervo facial, estruturas derivadas do primeiro e do segundo arcos faríngeos.

Associação Brasileira de Otorrinolaringologia e Cirurgia Cervicofacial. Tratado de Otorrinolaringologia. 3. ed. São Paulo: Elsevier Editora. 2018.

1238) A equipe da neonatologia solicita avaliação de bebê com micrognatia e disfunção respiratória. Você faz endoscopia de via aérea, diagnostica glossoptose, fechando, então, o diagnóstico de sequência de Robin. Você sugere avaliação do geneticista já que a sequência de Robin pode-se apresentar de forma isolada ou associada a síndromes. Das possíveis associações, qual a síndrome mais frequentemente associada?

a. Trissomia do 21.
b. Acondroplasia.
c. Stickler.
d. Crouzon.

Comentários

Em aproximadamente 50% dos casos, a sequência de Robin pode-se apresentar associada a determinadas síndromes, sendo as mais comumente associadas Stickler, velocardiofacial e Treacher Collins.

Associação Brasileira de Otorrinolaringologia e Cirurgia Cervicofacial. Tratado de Otorrinolaringologia. 3. ed. São Paulo: Elsevier Editora. 2018.

Respostas
1236) c; 1237) b; 1238) c

1239) Síndrome com padrão de herança autossômica dominante tem na proptose ocular uma característica marcante, presente na quase totalidade dos casos. Além disso, inclui braquicefalia, hipoplasia de terço médio da face e déficit auditivo. Estamos falando de:
a. Robin.
b. Treacher Collins.
c. Crouzon.
d. Pfeiffer.

Comentários

A síndrome de Crouzon se caracteriza pela proptose ocular secundária à pequena profundidade das órbitas, braquicefalia com envolvimento das suturas coronais, embora possa haver acometimento de múltiplas suturas, hipoplasia de terço médio da face com oclusão dentária tipo III de Angle e déficit auditivo condutivo.

Associação Brasileira de Otorrinolaringologia e Cirurgia Cervicofacial. Tratado de Otorrinolaringologia. 3. ed. São Paulo: Elsevier. 2018.

1240) Criança com 4 anos de idade vem para avaliação por voz "fanhosa". Fala frases curtas, de, no máximo, 3 palavras e, na maioria das vezes, é compreendido apenas pelos familiares. Apresenta implantação baixa de orelhas, hipertelorismo e retrognatia. Pais informam antecedente de comunicação interventricular corrigida. A principal hipótese diagnóstica é de:
a. Síndrome de DiGeorge.
b. Síndrome de Noonan.
c. Síndrome de Melkersson-Rosenthal.
d. Síndrome de Goldenhar.

Comentários

Quadro com características sugestivas da síndrome de DiGeorge, que apresenta um espectro fenotípico bastante amplo, com mais de 180 achados clínicos já descritos dos pontos de vista físico e comportamental. Dentre esses achados, podemos citar: fenda palatina, atraso do desenvolvimento, imunodeficiência, malformações cardíacas, hipertelorismo, implantação baixa de orelhas, aumento do comprimento vertical da face, fendas palpebrais estreitas e oblíquas para cima, aumento da altura do nariz, com base e narinas pequenas e redundância das pálpebras superiores.

Cirillo A, Lioncino M, Maratea A, Passariello A, Fusco A, Fratta F, et al. Heart Fail Clin. 2022 Jan;18(1):155-164. Epub 2021 Oct 25.

ESTRIDOR E EVA/MALFORMAÇÃO LARINGE/FARINGE/FENDAS E INSUFICIÊNCIA VELOFARÍNGEA/PAPILOMATOSE/PESCOÇO

1241) A presença de ruído respiratório no lactente, com ou sem interferência nas mamadas exige do otorrino uma investigação no mínimo através de:
a. Exame clínico otorrinolaringológico, e se sinais de gravidade nasofibroscopia e laringotraqueobroncoscopia.
b. Exame clínico otorrinolaringológico, videonasofibroscopia e, se necessário, seguir investigação com a laringotraqueobroncoscopia.
c. Exame clínico otorrinolaringológico, exames de imagem e nasofibroscopia.
d. Exame clínico otorrinolaringológico, exames de imagem e laringotraqueobroncoscopia.

Comentários

A presença de ruídos respiratórios nos lactentes deve ser sempre investigada, pode ser uma causa benigna, mas cabe ao otorrinolaringologista no mínimo a realização de uma videonasofibroscopia que permite avaliar cavidades nasais, faringe e laringe até nível das pregas vocais. Em algumas situações se faz necessário proceder com uma endoscopia para avaliar abaixo das pregas vocais.

Monnier P. Pediatric Airway Surgery. 1. ed. Springer Verlag Iberica. 2011.
Flint PW, Haughey BH, Robbins TK, et al. Cummings. 5. ed. Otolaryngology: Elsevier. 2010.

Respostas
1239) c; 1240) a; 1241) b

1242) Em relação aos ruídos respiratórios no lactente podemos ter 3 tipos de diferentes de ruídos, dependendo do local da obstrução na via aérea:

a. Roncos (obstrução nasal), estertor (obstrução na nasofaringe ou orofaringe) e o estridor (obstrução na laringe ou traqueia).
b. Roncos (obstrução nasal), estridor (obstrução na faringe e laringe), cornagem (obstrução na traqueia).
c. Roncos (obstrução nasal), estridor (obstrução na faringe e laringe), estertores ou sibilos (obstrução na traqueia ou brônquios).
d. Roncos (obstrução nasal), estridor (obstrução na faringe e laringe), estertores (obstrução na traqueia).

Comentários

A presença do ruído respiratório pode confundir inicialmente durante o exame clínico, este pode estar bem audível ou pode ser necessário o uso do estetoscópio em região cervical para facilitar a sua ausculta em alguns casos. A presença de roncos ocorre em obstruções da cavidade nasal, como rinite do lactente, desvio septal ou outras malformações da cavidade nasal, já o estertor ou ronco faríngeo vai estar presente em obstruções da nasofaringe e orofaringe. Já a presença de estridor indica que a obstrução é na laringe ou traqueia.

Monnier P. Pediatric Airway Surgery. 1. ed. Springer Verlag Iberica. 2011.
Flint PW, Haughey BH, Robbins TK, et al. Cummings. 5. ed. Otolaryngology: Elsevier. 2010.

1243) A principal causa de estridor congênito é a laringomalacia. O seu diagnóstico é feito pelo exame de videonasofibroscopia. Quanto à sua evolução, podemos afirmar:

a. A evolução é sempre benigna, então diante deste diagnóstico cabe ao otorrino orientar os pais sobre a remissão até os 2 anos de idade.
b. Ao realizar o exame de nasofibroscopia, que permite confirmar o diagnóstico, já é possível também, dependendo do tipo de alteração, detectar a gravidade desta laringomalacia pelo grau de colabamento das estruturas supraglóticas.
c. Embora a maioria dos casos de laringomalacia tenha uma evolução benigna, os casos moderados e graves podem exigir intervenção através da supraglotoplastia.
d. A cirurgia de supraglotoplastia só está indicada em casos de crianças que apresentam outras comorbidades associadas.

Comentários

Embora a laringomalacia tenha uma evolução benigna, é importante acompanhar este paciente após o diagnóstico, e principalmente estar alerta aos sinais de gravidade (cianose, engasgos, apneia, ganho ponderoestatural inadequado, tórax escavado entre outros). Os achados da nasofibroscopia não permitem predizer a gravidade da laringomalacia e a supraglotoplastia tem pior prognóstico quando realizada em crianças com outras comorbidades associadas.

Monnier P. Pediatric Airway Surgery. 1. ed. Springer Verlag Iberica. 2011.
Flint PW, Haughey BH, Robbins TK, et al. Cummings. 5.ed. Otolaryngology: Elsevier. 2010.

1244) Em relação à supraglotoplastia em crianças com laringomalacia moderada a severa, qual destes fatores é considerado o principal fator preditor negativo para sucesso da cirurgia:

a. Síndrome de Down.
b. Cardiopatia.
c. Neuropatia.
d. Displasia Pulmonar.

Comentários

A supraglotoplastia tem uma resolutividade em torno de 94% dos casos em crianças sem comorbidades, sendo a presença de alterações neurológicos na literatura o fator mais importante para insucesso desta cirurgia.

Monnier P. Pediatric Airway Surgery. 1. ed. Springer Verlag Iberica. 2011.
Flint PW, Haughey BH, Robbins TK, et al. Cummings. 5. ed. Otolaryngology: Elsevier. 2010.
Ida J, Thompson, DM. Pediatric Stridor. Otolaryngol Clin North Am. 2014 Oct;47(5):795-819.
Landry AM, Thompson DM. Laryngomalacia: disease presentation, spectrum, and management. Int J Pediatr 2012; 2012:753526.

Respostas
1242) a; 1243) c; 1244) c

1245) Em um lactente de 3 meses com diagnóstico de laringomalacia realizado por um otorrinolaringologista experiente, já descartadas outras alterações via aérea superior, teria indicação de abordagem cirúrgica caso apresente os seguintes sintomas, EXCETO:

a. Cianose e dessaturação.
b. Disfagia e dificuldade de ganho ponderoestatural.
c. Apneia grave e *cor pulmonale*.
d. Estridor e tosse.

Comentários

Estridor é o principal sinal da laringomalacia e está presente em todos os graus de doença. A tosse pode estar presente nos graus moderados de doença, mas não é um sintoma que irá indicar a intervenção cirúrgica. Cianose, dessaturação, disfagia, dificuldade de ganho ponderoestatural, apneia grave e *cor pulmonale* são sintomas da laringomalacia grave, que devem ser abordados cirurgicamente.

Carter J, Rahbar R, Brigger M, Chan K, Cheng A, Daniel SJ, et al. International Pediatric ORL Group (IPOG) laryngomalacia consensus recommendations. Int J Pediatr Otorhinolaryngol. 2016 Jul;86:256-61. Epub 2016 Apr 7. PMID: 27107728.

1246) Sobre os hemangiomas na infância, assinale a alternativa INCORRETA:

a. É o tumor benigno mais comum da infância.
b. Prematuridade, baixo peso ao nascimento e história familiar são fatores de risco para o hemangioma infantil.
c. Diferentemente das malformações vasculares, o hemangioma infantil não costuma estar presente ao nascimento.
d. O tratamento do hemangioma infantil localizado na via aérea deve ser iniciado no momento do diagnóstico mesmo com o paciente assintomático.

Comentários

O tratamento deve ser indicado apenas nos casos dos pacientes sintomáticos. Atualmente o tratamento com melhor resposta é o propranolol (betabloqueador), pois irá atuar nos fatores de crescimento vascular endotelial.

Léauté-Labrèze C, Harper JI, Hoeger PH. Infantile haemangioma. Lancet. 2017 Jul 1;390(10089):85-94. Epub 2017 Jan 13. PMID: 28089471.
Munden A, Butschek R, Tom WL, et al. Prospective study of infantile haemangiomas: incidence, clinical characteristics and association with placental anomalies. Br J Dermatol. 2014;170: 907–13.

1247) Uma FLTE (fenda laringotraqueoesofágica) que se estende até a traqueia cervical seria classificada como:

a. Benjamin-Inglis tipo I.
b. Benjamin-Inglis tipo II.
c. Benjamin-Inglis tipo III.
d. Benjamin-Inglis tipo IV.

Comentários

Classificação consagrada, de 1989, de Benjamin e Inglis. Tipo I, fenda interaritenóidea supraglótica. Tipo II fenda parcial na cartilagem cricoide. Tipo III fenda total na cartilagem cricoide e em toda parede posterior da traqueia cervical. Tipo IV essa fenda estende-se até a traqueia torácica.

Benjamin B, Inglis A. Minor congenital laryngeal clefts: diagnosis and classification. Ann Otol Rhinol Laryngol. 1989 Jun;98(6):417-20. doi: 10.1177/000348948909800603. PMID: 2729823.

Respostas
1245) d; 1246) d; 1247) c

1248) A laringomalacia tem curso benigno e resolução espontânea entre os 12 e 18 meses de vida. Qual dos exames abaixo é o melhor para o diagnóstico de laringomalacia?

a. Nasofibrolaringoscopia com a criança acordada.
b. Radiografias laterais das vias aéreas.
c. Broncoscopia rígida.
d. Não é necessário exame para diagnóstico por se tratar de um quadro autolimitado.

Comentários

A nasofibrolaringoscopia é praticamente uma extensão do exame físico. Sua realização é rápida e segura, podendo ser feita ambulatorialmente. Aspirador e oxigênio devem estar disponíveis no local de exame. Deve ser realizada com o paciente acordado, a fim de avaliar a dinâmica de orofaringe, hipofaringe, supraglote e mobilidade das pregas vocais.

Sperandio FA, Lorenzon P, Chen VG. Estridor Laríngeo. Cap. 104. In: Pignatari SSN, Anselmo-Lima WT. Tratado de otorrinolaringologia. 3. ed. - Rio de Janeiro: Grupo Editorial Nacional. 2020.

1249) Paciente iniciou com estridor inspiratório com 9 dias de vida. Ao exame endoscópico, apresentava um colapso supraglótico periódico na inspiração, sem outras alterações em laringe, traqueia ou brônquios. Qual das alternativas abaixo é a causa/mecanismo mais provável dessa entidade?

a. Deficiência de vitamina D.
b. Deficiência de vitamina B12.
c. Hipotonia laríngea.
d. Imaturidade histológica das cartilagens.

Comentários

O quadro acima descreve características típicas de laringomalacia. Embora já se acreditou que a laringomalacia pudesse ser secundária à deficiência de vitamina D e, por algum tempo, preconizaram-se banhos de sol para crianças acometidas, esse mecanismo já foi descartado. Assim como a imaturidade histológica das cartilagens laríngeas, que, após estudos histopatológicos em neonatos e lactentes, também foi descartada. Em relação à vitamina B12, não há nenhuma plausibilidade biológica conhecida até o momento. A teoria mais aceita atualmente é a neurológica, em que existe alteração nas funções sensório-motoras integradoras via nervo vago, em decorrência de uma imaturidade, levando a uma hipotonia laríngea.

Monnier P (Ed.). Laryngomalacia. Springer-Verlag Berling. C. 9. 2011. p. 99-106.

1250) Em um paciente de 3 meses sem antecedentes perinatais como intubação em UTI que consulta por quadro de laringites recorrentes que motivam visitas à emergência médica para uso de adrenalina inalatória, qual das entidades abaixo é a causa mais provável?

a. Paralisia unilateral de prega vocal.
b. Fenda laríngea tipo I.
c. Laringomalacia.
d. Estenose subglótica.

Comentários

A causa mais comum de laringite recorrente é viral, vírus *parainfluenzae*. No entanto, é muito raro acometer crianças menores de 6 meses. Por isso, nessa faixa etária, devem-se investigar outras causas. A paralisia unilateral de pregas vocais provoca mais disfonia e aspiração do que obstrução, ao contrário da bilateral. Logo a fenda laríngea tipo I, quando sintomática, relaciona-se mais com distúrbios de deglutição com microaspirações. A laringomalacia não se associa à necessidade do uso de adrenalina, até porque seria inócuo. Por fim, a resposta correta é estenose subglótica, mesmo sem história de intubação, pois existem estenoses subglóticas congênitas e cuja única manifestação pode ser essa.

Lubianca Neto JF, Padoin RCK. Laringomalacia e outras causas de estridor. in: Piltcher OB (Ed.). Rotinas em Otorrinolaringologia. Porto Alegre: Art Med. 2015. p. 370-80.

Respostas
1248) a; 1249) c; 1250) d

1251) Criança de 3 meses apresenta-se com estridor bifásico, predominantemente inspiratório, que iniciou há 1 mês. Apresenta episódios de tosse ladrante e nunca precisou ser intubada. A etiologia mais provável que deve ser sempre confirmada por endoscopia é:
a. Traqueomalacia.
b. Paralisia bilateral de pregas vocais.
c. Hemangioma subglótico.
d. Estenose subglótica adquirida.

Comentários

A traqueomalacia apresenta estridor bifásico, com tendência maior ao expiratório. A paralisia bilateral de pregas vocais até pode manifestar-se com tosse ladrante em um episódio de infecção de via aérea superior, porém o estridor está presente desde o nascimento. A estenose subglótica adquirida está afastada pelo fato de a criança nunca ter sido intubada. Por fim, a resposta é o hemangioma subglótico, pois, como descrito no caso, o estridor é progressivo e inicia entre 2 e 4 meses de idade.

Monnier P (Ed.). Subglottic Haemangioma. Pediatric Airway Surgery. Springer-Verlag Berling. C. 10. 2011. p. 133-9.

1252) Em uma laringomalacia tipo III, a técnica cirúrgica mais apropriada é:
a. Glossoepiglotopexia.
b. Ressecção das pregas ariepiglóticas.
c. Excisão da redundância mucosa das cuneiformes e aritenoides.
d. Ressecção das pregas glossoepiglóticas.

Comentários

A classificação de laringomalacia é internacionalmente reconhecida em 3 tipos: tipo 1 – prolapso interno das aritenoides com tecido redundante; tipo 2 – pregas ariepiglóticas curtas com exagero do ômega da epiglote e tipo 3 – prolapso posterior da epiglote sobre a supraglote. A importância de se reconhecer essa classificação reside no fato de que a técnica cirúrgica recomendada varia de acordo com o tipo de laringomalacia. Enquanto nos tipos I e II preconiza-se ressecção de tecido redundante posterior e das pregas ariepiglóticas, algumas vezes com ressecção da porção mais lateral da epiglote. No tipo III o procedimento é a fixação da epiglote na base de língua (glossoepiglotopexia), que pode ser feita endoscopicamente ou por via externa.

Monnier P (Ed.). Laryngomalacia. Springer-Verlag Berling. C. 6. 2011. p. 99-106.

1253) Sobre os sintomas de laringomalacia:
a. Estridor inspiratório é a marca da doença.
b. O estridor piora com o choro, na alimentação e na posição supina.
c. Geralmente, os sintomas são autolimitados: iniciam-se com 2-4 semanas, progridem por volta dos 6-8 meses e apresentam resolução próximo aos 2 anos.
d. Todas as alternativas são corretas.

Comentários

O estridor inspiratório é a marca da doença; piora nos momentos de aumento de demanda da via aérea (choro, alimentação) e na posição supina; os sintomas, geralmente, são autolimitados: iniciam-se com 2-4 semanas, progridem por volta dos 6-8 meses e apresentam resolução próximo aos 2 anos.

Monnier P. Laryngomalacia. In: Monnier P. Pediatric Airway Surgery. Lausanne: Springer. 2011. p. 99-106.

Respostas
1251) c; 1252) a; 1253) d

1254) Sobre a laringomalacia, são critérios de gravidade, que sugerem a necessidade de cirurgia:
a. Os achados na videonasofaringolaringoscopia.
b. Apneia do sono.
c. Déficit ponderoestatural.
d. b e c são corretas.

Comentários

A supraglotoplastia é indicada em caso de laringomalacia grave, que incluem dificuldades alimentares, déficit ponderoestatural, apneia, retrações (subcostal e/ou furcular); deformidades torácicas, hipertensão pulmonar e *cor pulmonale* são sinais de obstrução crônica. Os critérios de gravidade são exclusivamente clínico, e não relacionados com os achados da videonasofaringolaringoscopia.

Thompson DM. Abnormal sensorimotor integrative function of the larynx in congenital laryngomalacia: a new theory of etiology. Laryngoscope. 2007 Jun;117(6 Pt 2 Suppl 114):1-33.

1255) Bebê, de 4 meses, chega ao consultório com os pais, que referem: criança iniciou com "barulhinho" para respirar nos primeiros dias de vida. Nas últimas duas semanas: apresentando piora do ruído, com dificuldade de alimentação e apneia em todas as noites. Pais referem que procuraram na internet e sabem se tratar de laringomalacia e também tem o conhecimento de que irá melhorar até os 2 anos. Neste caso, você:
a. Sugere exame endoscópico para melhor elucidação e conduta do caso.
b. Concorda com os pais e solicita retorno aos 2 anos.
c. Solicita radiografia de *cavum*, para excluir hipertrofia de adenoide.
d. Solicita tomografia computadorizada de tórax, para excluir estenose traqueal.

Comentários

Embora o diagnóstico de laringomalacia seja frequentemente sugerido pela apresentação clínica, a confirmação é mais bem estabelecida no paciente acordado por meio da laringoscopia flexível. Em alguns pacientes, é necessária confirmação diagnóstica no bloco cirúrgico. É importante salientar que, em pacientes com comorbidades e naqueles clinicamente instáveis, podemos realizar o exame em bloco cirúrgico, em vez de acordado.

Richter GT, Thompson DM. The surgical management of laryngomalacia. Otolaryngol Clin North Am. 2008 Oct;41(5):837-64.

1256) Paciente de 7 meses, hígido, com estridor inspiratório, perda de peso e presença de retração furcular mesmo no repouso. Na endoscopia, apresenta laringomalacia do tipo II, sem outras lesões em via aérea. Neste caso:
a. A traqueostomia é o tratamento de escolha.
b. O acompanhamento clínico é o tratamento de escolha.
c. A supraglotoplastia com ressecção de pregas ariepiglóticas é o tratamento de escolha.
d. O tratamento deve ser estabelecido após a realização de tomografia de tórax.

Comentários

Atualmente, utilizamos uma modificação da classificação proposta por Holinger para a laringomalacia: I – colapso das aritenoides, II – pregas ariepiglóticas encurtadas, causando formato em ômega exagerado da epiglote; II – colapso da epiglote. Para o tratamento, a supraglotoplastia é o procedimento de escolha, com individualização da técnica para o tipo de alteração encontrada. Antes do surgimento da supraglotoplastia, a traqueostomia foi, por muitos anos, o procedimento de escolha para o tratamento da laringomalacia. Não há necessidade de realização de imagem para o diagnóstico ou tratamento de laringomalacia. Pacientes com laringomalacia grave, como descrito na questão, tem indicação de tratamento cirúrgico.

Richter GT, Thompson DM. The surgical management of laryngomalacia. Otolaryngol Clin North Am. 2008 Oct;41(5):837-64.
Thompson DM. Abnormal sensorimotor integrative function of the larynx in congenital laryngomalacia: a new theory of etiology. Laryngoscope. 2007 Jun;117(6 Pt 2 Suppl 114):1-33.

Respostas
1254) d; 1255) a; 1256) c

1257) Equipe da neonatologia solicita sua avaliação para recém-nascido de 3 dias de vida, a termo, micrognata, com ruído respiratório tipo ronco, engasgos na mamada com um episódio de cianose. Você orienta:

a. Distração mandibular.
b. Sonda nasogástrica e interrupção da via oral.
c. Endoscopia de via aérea sob anestesia com ventilação espontânea.
d. Endoscopia de via aérea acordado e sob anestesia com ventilação espontânea.

Comentários

A avaliação de via aérea é indicada para todo bebê com ruído respiratório tipo ronco ou estridor, na busca da causa da obstrução de via aérea alta. Os exames acordado e sob anestesia são complementares no caso em que a suspeita diagnóstica é de Sequência de Robin, e o bebê apresenta sinais de alerta como engasgos e cianose.

Monnier F. Pediatric airway surgery: Management of laryngotracheal stenosis in infants and children. New York: Springer. 2011.

1258) Criança de 1 mês de vida com malformação cardíaca em investigação, apresenta estridor, baixo ganho ponderal e episódios de cianose. Qual a melhor conduta diagnóstica inicial:

a. Expectante até esclarecimento da doença cardíaca.
b. Fibronasolaringoscopia acordada.
c. Fibronasolaringoscopia em bloco cirúrgico sob anestesia.
d. Tomografia de tórax.

Comentários

A caracterização clínica do sintoma não é suficiente para diagnóstico preciso da causa do estridor. Por isso exame endoscópico é indispensável, uma vez que determina a causa exata do sintoma, além de excluir concomitância de outras lesões na via aérea. Na maioria das vezes a fibronasolaringoscopia em consultório é suficiente e segura para diagnosticar a maioria dos pacientes com estridor sem sinais de gravidade. O exame da via aérea em bloco cirúrgico é indicada para casos em que os achados iniciais são insuficientes para explicar a gravidade do estridor.

Sperandio FA, Lorenzon P, Chen VG. Estridor Laríngeo. In: Pignatari SSN, Anselmo-Lima WT. Tratado de Otorrinolaringolgia. 3. ed. Rio de Janeiro: Elsevier. 2018.
Lubianca Neto JF, Krumenauer RCP. Estridor e manejo das vias aéreas pediátricas. In: Tratado de Pediatria. 4. ed. São Paulo: Manole. 2017.

1259) RN com 10 dias de vida realiza videoendoscopia de via aérea para avaliação de estridor e desconforto respiratório. Ao exame apresenta paralisia bilateral de pregas vocais. Assinale uma provável etiologia para tal diagnóstico:

a. Parto distócico.
b. Malformação cardíaca.
c. Malformação de Arnold-Chiari.
d. Tumor cervical congênito.

Comentários

As paralisias são a segunda anomalia congênita mais comum de laringe, podendo ser uni ou bilaterais. Em geral, a paralisia bilateral é secundária à malformação de sistema nervoso central (a principal é a síndrome de Arnold-Chiari), enquanto paralisia unilateral é causada por lesões periféricas, geralmente traumáticas (especialmente trauma de parto, mas também após procedimentos cardíacos e torácicos). Entre outras causas de paralisia de pregas vocais em neonatos estão hidrocefalia, infecções, neoplasias, trauma de intubação, trauma cervical e asfixia.

Trozzi M, Meucci D, Salvati A, et al. Surgical Options for Pediatric Bilateral Vocal Cord Palsy: State of the Art. Front Pediatr. 2020; 8: 538562. Published online 2020 Dec 9.

Respostas
1257) d; 1258) c; 1259) c

1260) Qual o melhor exame para diagnóstico de paralisia de pregas vocais, uni ou bilateral, nos pacientes pediátricos?
a. Endoscopia de via aérea em bloco cirúrgico sob anestesia.
b. Videoendoscopia da deglutição.
c. Fibronasofaringolaringoscopia com ótica flexível no paciente acordado.
d. Ressonância magnética cervical.

Comentários

Para diagnóstico de paralisia de prega vocal unilateral ou paralisia bilateral, é imprescindível que o paciente esteja acordado, respirando espontaneamente sem a presença de anestésicos tópicos. O exame de fibronasolaringoscopia, que pode ser realizado em consultório ou à beira do leito no caso de paciente internado, é o melhor exame para uma adequada visualização da movimentação de pregas vocais. Não está indicado exame de imagem para este fim. Durante a videoendoscopia da deglutição, também podemos visualizar as pregas vocais, porém por causa da presença do alimento, contraste e "clarão" na ponta do aparelho de fibronaso durante a deglutição, não é considerado o melhor exame para uma precisa visualização da glote e todas as suas estruturas, sendo muito bem indicado quando há suspeita de disfagia (seja ela causada por uma paralisia de prega vocal ou por outra patologia).

Monnier, P. Pediatric Airway Surgery. Management of laryngotracheal stenosis in children. Springer. 2011.

1261) Sobre a paralisia de pregas vocais em crianças, é CORRETO afirmar que:
a. Trata-se da segunda causa mais comum de anomalia congênita da laringe.
b. Em cerca de 45% dos casos, observa-se associação a outras patologias da via aérea alta.
c. Pode ser uni ou bilateral, congênita ou adquirida.
d. Todas as respostas anteriores estão corretas.

Comentários

Com exceção das secções traumáticas dos nervos laríngeos recorrentes, a paralisia de prega vocal é causada por inervações laríngeas disfuncionais sem flacidez muscular completa ou denervações. A paralisia unilateral tem uma prevalência de cerca de 48% de todas as paralisias, e sua principal etiologia é lesão periférica do nervo. As principais etiologias de paralisia bilateral são as doenças congênitas do sistema nervoso central, causas traumáticas e idiopáticas.

Monnier P. Pediatric Airway Surgery. Management of laryngotracheal stenosis in children. Springer. 2011.

1262) Sobre a paralisia de prega vocal unilateral, é correto afirmar que:
a. É o tipo mais prevalente de paralisia de pregas vocais.
b. A principal etiologia é congênita.
c. Não causa dificuldades de deglutição.
d. Existe uma tendência para melhora natural da voz.

Comentários

A paralisia de prega vocal BILATERAL corresponde a cerca de 52% de todas as paralisias, sendo a sua principal etiologia a congênita. Ao contrário, a paralisia unilateral geralmente é causada por lesão traumática do nervo laríngeo recorrente, mais comumente à esquerda. A paralisia unilateral pode cursar com estridor, esforço respiratório e disfagia, podendo até ocorrer aspiração. Existe uma tendência para a melhora natural da voz, estando indicado na maioria dos casos um acompanhamento vigilante sem tratamento invasivo.

Monnier P. Pediatric Airway Surgery. Management of laryngotracheal stenosis in children. Springer. 2011.

Respostas
1260) c; 1261) d; 1262) d

1263) Sobre a paralisia de prega vocal bilateral, é INCORRETO afirmar que:
a. Pode cursar com estridor agudo, dispneia, cianose, mas voz normal.
b. Paralisia bilateral neurogênica deve ser diferenciada de estenose glótica posterior.
c. Apenas 10% das crianças acometidas pela paralisia bilateral se recuperam espontaneamente.
d. Em cerca de 50-65% dos casos é necessária a realização de traqueostomia.

Comentários

Durante os primeiros 6 a 12 meses de vida, cerca de 40-65% das crianças com paralisia de prega vocal congênita bilateral recuperam-se espontaneamente, e cerca de 10% até os 5 anos de idade. Acompanhamento vigilante até os 2 anos de idade, antes de uma intervenção cirúrgica, pode ser realizado, uma vez que a variedade de opções cirúrgicas existente reflete a ausência de consenso com relação ao tratamento. O tratamento cirúrgico menos invasivo deve ser preferido, uma vez que alterações permanentes das estruturas glóticas podem causar sequelas piores do que a própria patologia.

Monnier F. Pediatric Airway Surgery. Management of laryngotracheal stenosis in children. Springer. 2011.

1264) Menino, 4 anos com presença de disfonia há 3 meses, na ausência de outros sintomas, considerando os diagnósticos mais prováveis, a melhor conduta é:
a. Nasofibrolaringoscopia.
b. Indicar fonoterapia.
c. AINE.
d. Acompanhamento.

Comentários

Em pacientes pediátricos com disfonia, é importante lembrar da papilomatose respiratória como diagnóstico diferencial. A não realização da nasofibrolaringoscopia pode muitas vezes atrasar o diagnóstico, resultando em lesões papilomatosas obstrutivas.

Kuhl G, Schweiger C, Amaral FB, Kuhl LP. Papilomatose respiratória recorrente. In: Campos CAHD, Costa HODO (Eds.). Tratado de otorrinolaringologia. Volume IV. São Paulo: Roca. 2003. p. 311- 19.

Respostas
1263) c; 1264) a

1265) RN com 3 dias de vida, masculino, com fenda palatina, hipertelorismo e tetralogia de Fallot. Vem cursando com choro fraco, estridor bifásico e dificuldade de deglutição. Submetido à nasofibroscopia flexível e laringoscopia direta com os achados abaixo:

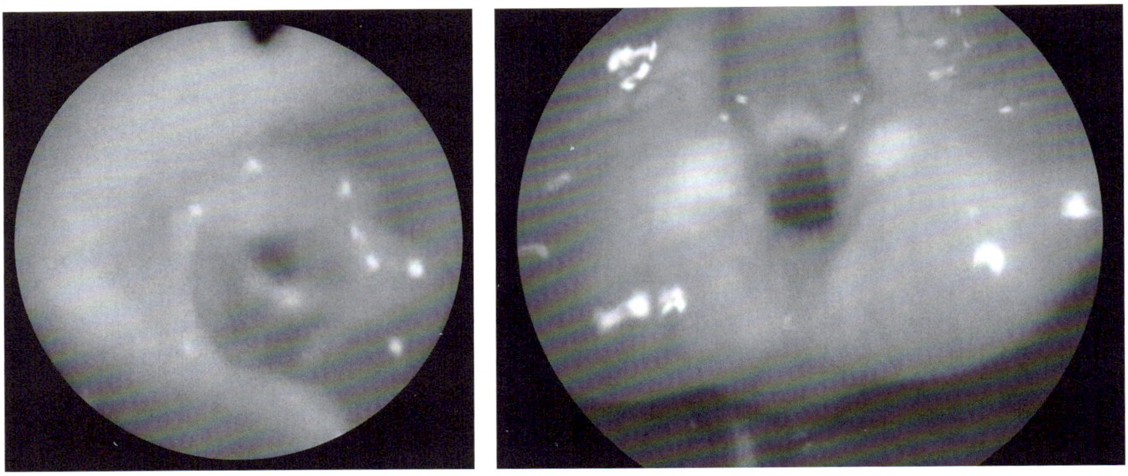

Com base nos achados dos exames endoscópicos, qual sua principal suspeita?

a. Laringomalacia.
b. Cisto sacular.
c. Membrana laríngea.
d. Hemangioma laríngeo.

Comentários

Os achados dos exames demonstram uma membrana laríngea anterior com redução da luz glótica e extensão para subglote. Esta é uma anomalia congênita rara, resultante da falha de recanalização da laringe primitiva durante a 8ª e 10ª semanas de desenvolvimento embriológico.

Monnier P. Pediatric Airway Surgery. 1. Ed. Berlin Heidelberg: Ed. Springer Verlag. 2011.

1266) Frente ao caso clínico anteriormente descrito, qual o provável diagnóstico do paciente?

a. Síndrome de Patau.
b. Síndrome de deleção de 22q11.2.
c. Trissomia do cromossomo 21.
d. Síndrome de Edwards.

Comentários

A síndrome de deleção de 22q11.2 é causada pela microdeleção no cromossomo 22, na região q11.2, e também pode ser chamada de síndrome de DiGeorge ou Velocardiofacial. Ela é caracterizada por cardiopatia, hipoplasia ou aplasia do timo e glândulas paratireoides, membrana laríngea, fenda palatina e dismorfia facial. A cardiopatia habitualmente consiste em interrupção do arco aórtico, *truncus arteriosus* e tetralogia de Fallot. Estes pacientes frequentemente apresentam também atraso no desenvolvimento psicomotor.

McDonald-McGinn DM, Hain HS, Emanuel BS, Zackai EH. 22q11.2 Deletion Syndrome. 1999 Sep 23 [updated 2020 Feb 27]. In: Adam MP, Ardinger HH, Pagon RA, Wallace SE, Bean LJH, Mirzaa G, Amemiya A (Eds.). GeneReviews® [Internet]. Seattle (WA): University of Washington, Seattle. 1993–2021. PMID: 20301696.

Respostas
1265) c; 1266) b

1267) Sobre o tratamento dos hemangiomas subglóticos, assinale a alternativa CORRETA:
a. Por ser uma doença autolimitada e com resolução espontânea não é necessário tratamento medicamentoso ou cirúrgico.
b. O grau de obstrução do hemangioma e a sintomatologia não são considerados na indicação do tratamento.
c. Se um bebê com hemangioma subglótico apresentar estridor bifásico sem desconforto respiratório, a traqueostomia é o tratamento de primeira escolha.
d. O tratamento de escolha atualmente é o uso de propanolol administrado por via oral. Podem ser parte do arsenal terapeutico em caso de falha: ressecção endoscópica ou aberta e uso de corticoesteroides intralesionais ou sistêmicos.

Comentários

Os hemangiomas subglóticos e traqueais terão uma rápida fase de crescimento que desacelera em 12 meses, seguida por resolução completa aos cinco anos. O tratamento será indicado dependendo da sintomatologia do paciente, como desconforto respiratório, ganho de peso, disfagia e grau de obstrução da lesão. Atualmente, o tratamento mais aceito é o uso de propanolol administrado por via oral, outras opções de tratamento podem incluir: excisão parcial a *laser*, ressecção cirúrgica aberta, corticosteroides sistêmicos ou intralesionais e traqueotomia.

Monnier P. Pediatric Airway Surgery. 1. Ed. Berlin: Heidelberg: Ed. Springer Verlag. 2011.
Denoyelle FLeboulanger NEnjolras OHarris RRoger GGarabedian EN Role of propranolol in the therapeutic strategy of infantile laryngotracheal hemangioma. Int J Pediatr Otorhinolaryngol 2009;73 (8) 1168-1172.

1268) Bebê de 7 dias de vida, com antecedente de intubação orotraqueal logo após o parto por desconforto respiratório, cianose, choro fraco e rouco. Gestação e parto a termo sem intercorrências. Foi mantido com parâmetros ventilatórios mínimos por 48 h e extubado, apresentando novamente taquipneia e cianose, necessitando de reintubação menos de 10 minutos após a extubação. O pediatra informa intubação difícil nas duas vezes em que realizou o procedimento, mesmo utilizando um tubo 2,5. A principal hipótese diagnóstica é:
a. Estenose subglótica adquirida.
b. *Web* laríngeo.
c. Laringomalacia.
d. Imobilidade bilateral de pregas vocais.

Comentários

Como a criança apresentou cianose e desconforto respiratório ao nascer, trata-se, provavelmente de lesão congênita, tornando a hipótese de estenose subglótica adquirida menos provável. A laringomalacia geralmente se inicia por volta da 2ª semana de vida e raramente cursa com necessidade de IOT ao nascer ou história de IOT difícil. Na Imobilidade bilateral de pregas vocais, o choro geralmente é forte, e raramente há disfonia, além de geralmente permitir intubação com tubo adequado para idade.

Pediatric Airway Surgery: Management of Laryngotracheal Stenosis in Infants and Children. 2011.

1269) Criança de 3 meses vem encaminhada do pediatra para avaliação de ruído respiratório. Ao exame físico apresenta estridor inspiratório constante sem sinais de desconforto respiratório, ganho ponderal de 25 g/dia no último mês. Mãe nega cianose ou irritabilidade, relata que regurgita de 3-4 vezes ao dia. Nesse caso, a melhor conduta é:
a. Realizar nasofibrolaringoscopia flexível.
b. Iniciar tratamento com inibidor de bomba de prótons.
c. Realizar avaliação da via aérea sob sedação.
d. Iniciar tratamento com corticoide nasal e vitamina D.

Comentários

A abordagem inicial deve ser feita ambulatorialmente e sem sedação para confirmação diagnóstica. Nenhum tratamento deve ser instituído sem diagnóstico. O tratamento antirrefluxo está indicado em casos de laringomalacia moderada à grave (esta é a primeira avaliação de paciente com laringomalacia leve). Não há indicação de uso de corticoide nasal e vitamina D para tratamento de laringomalacia.

Carter J, Rahbar R, Brigger M, Chan K, Cheng A, Sam JD, et al. International Pediatric ORL Group (IPOG) laryngomalacia consensus recommendations.

Respostas
1267) c; 1268) b; 1269) a

1270) De acordo com os diagnósticos de estridor laríngeo, classifique as sentenças em certo (C) ou errado (E) e escolha a alternativa que apresenta a associação CORRETA:

I. A causa mais comum de estridor crônico em recém-nascidos é a laringomalacia, sendo que a causa mais comum de estridor agudo é corpo estranho em via aérea.
II. Em crianças com diagnóstico de paralisia bilateral de pregas vocais indica-se traqueostomia que deve ser feita em caráter de urgência. A solicitação de exame de imagem, como a ressonância de crânio, complementa o diagnóstico etiológico.
III. A estenose subglótica em um recém-nascido a termo é definida como uma cricoide com diâmetro inferior a 4 mm.
IV. Membranas laríngeas tipo I na Classificação segundo Cohen, que acometem menos de 35% da extensão glótica, costumam causar rouquidão leve.

a. C, E, C, C.
b. E, E, C, C.
c. C, C, E, C.
d. E, E, C, C.

Comentários

A causa mais comum de estridor agudo são as laringites agudas. Nem todas as crianças com paralisia bilateral de pregas vocais necessitam de traqueostomia, apesar de esta intervenção ser frequente. Geralmente crianças com paralisia de PPVV sofrem obstrução grave de vias aéreas, e 73% são traqueostomizadas, sendo o contexto de urgência definido pelos padrões clínicos do paciente. RM deve ser realizada para descartar malformação de Arnold-Chiari ou outra causa intracraniana de compressão no tronco encefálico. Alternativas C e D são autoexplicativas. No recém-nascido a termo, define-se estenose subglótica quando a luz da laringe na altura da cartilagem cricoide tiver 4 mm ou menos de diâmetro.

Cummings Otorrinolaringologia Pediátrica. In: Lesperance MM, Flint PW. Tradução Carolina Santos Bosaipo. 1.ed. Avaliação e Conduta nas Vias Aéreas Pediátricas. C. 23. Rio de Janeiro. 2017. p. 309-22.
Cohen SR. Congenital Glottic Webs in Children: A Retrospective Review of 51 Patients. Annals of Otology, Rhinology & Laryngology. 1985;94(6_suppl):2-16. doi:10.1177/00034894850940S601

1271) Paciente feminina, 13 anos, referindo engasgo com "espinha de peixe" (sardinha) há 3 horas. Queixava-se de dor ao deglutir ("tipo algo espetando"), apontando para a região cervical lateral direita, ao nível da cartilagem cricóidea. Escala visual analógica da dor (EVA) era de 7 pontos. Apresentava radiografia simples de pescoço realizada em outra unidade (em incidência lateral), sem alterações. Ao exame, orofaringoscopia e videofaringolaringoscopia não evidenciaram corpos estranhos. Diante do exposto, qual a conduta mais adequada ao caso?

a. Indicação de endoscopia digestiva alta (EDA).
b. Prescrição de anti-inflamatórios, orientações e acompanhamento.
c. Prescrição de antibioticoprofilaxia e retorno em 3 dias para revisão.
d. Indicação de tomografia computadorizada (TC) de pescoço.

Comentários

A literatura demonstra que a história clínica é fundamental ao diagnóstico de corpos estranhos (CE) nas vias aéreas, superando o exame físico e a radiografia simples em sensibilidade e especificidade. A videofaringolaringoscopia tem elevada taxa de sucesso na identificação de CEs (84,6%), mas com possibilidade de falsos negativos. Radiografias simples têm elevada sensibilidade apenas para corpos estranhos metálicos ou radiopacos de maiores dimensões. Nos casos em que a história é positiva, e a queixa de dor importante ao deglutir é persistente, deve-se prosseguir a investigação mesmo após a propedêutica citada, lançando mão de TC e/ou EDA. A dor importante ao deglutir (EVA = 7) e a localização de tal sensação em nível cricóideo devem levantar a suspeita de CE esofágico, sendo a EDA preferível, por ser método também terapêutico e capaz de identificar CEs de pequenas dimensões ou radiotransparentes. Um resultado positivo ou negativo da TC, neste caso (espinha de pequenas dimensões e dor persistente), não mudaria conduta, ainda sendo indicada EDA.

Vasconcelos SJ, Moraes BT, Amorim Filho FS. Corpo estranho na região faringolaríngea. In: Pignatari SSN, Anselmo-Lima WT (Eds.). Tratado de Otorrinolaringologia. 3. ed. Rio de Janeiro: Elsevier.2018. p. 593.

Respostas
1270) b; 1271) a

1272) Criança de 9 meses com quadro de choro rouco e engasgos há 3 semanas, após ter sido submetida à cirurgia cardíaca para correção de comunicação interventricular. Realizada nasofibrolaringoscopia flexível que evidenciou paralisia paramediana da prega vocal esquerda. A fisiopatologia mais provável para explicar os achados é:

a. Lesão do nervo laríngeo recorrente esquerdo responsável pela inervação da musculatura intrínseca da laringe e sensibilidade da subglote.
b. Lesão do nervo laríngeo superior esquerdo, responsável pela sensibilidade da supraglote e pela inervação motora do músculo cricotireóideo.
c. Lesão do nervo laríngeo recorrente esquerdo responsável pela inervação motora da musculatura intrínseca da laringe e sensibilidade da supraglote.
d. Lesão do nervo laríngeo superior esquerdo, responsável pela inervação motora da musculatura intrínseca da laringe e sensibilidade da subglote.

Comentários

Em cirurgias cardíacas pode ocorrer a lesão do nervo laríngeo recorrente esquerdo por causa do seu longo trajeto intratorácico e íntima relação com a crossa da aorta. O nervo laríngeo recorrente é responsável pela inervação motora da musculatura intrínseca da laringe (exceto músculo cricotireóideo) e sensibilidade da subglote. Logo o nervo laríngeo superior tem um ramo interno, responsável pela sensibilidade da supraglote, e um ramo externo, responsável pela inervação motora do músculo cricotireóideo.

Tratado de Otorrinolaringologia e Cirurgia Cérvicofacial. Vol. I. 2. ed. C. 43.

1273) RN com 30 dias de vida, com antecedente de atresia de esôfago e fístula traqueoesofágica já corrigida cirurgicamente. Permaneceu em IOT somente para o procedimento cirúrgico, sem falha de extubação. Vem cursando com choro fraco, sem desconforto respiratório e estridor. Qual sua principal suspeita.

a. Laringite pós-intubação.
b. Paralisia bilateral de pregas vocais em adução.
c. Fenda laringotraqueal.
d. Paralisia unilateral de prega vocal esquerda.

Comentários

O quadro clínico do paciente e a história prévia de manipulação cirúrgica sugerem paralisia unilateral de prega vocal secundária a uma lesão iatrogênica. A curta duração da intubação e ausência de desconforto respiratório reduzem a chance de uma laringite pós-intubação. A paralisia bilateral de pregas vocais em adução cursa com desconforto respiratório intenso e choro normal. A fenda laringotraqueal costuma gerar disfagia e broncoaspiração.

Kuhl G, et al. Anomalias congênitas da laringe. In: Caldas Neto S, Mello Jr. JF, Martins RHG, Costa SS (Eds.). Tratado de otorrinolaringologia da Associação Brasileira de Otorrinolaringologia e Cirurgia Cervicofacial. 2. ed. São Paulo: Roca. 2011; 4. p. 259-72.

1274) Ainda sobre o caso anterior, qual o mais provável mecanismo da lesão:

a. Fixação da cartilagem aritenóidea.
b. Lesão do nervo laríngeo recorrente.
c. Lesão do nervo laríngeo superior.
d. Lesão do glossofaríngeo.

Comentários

A paralisia unilateral de pregas vocais é decorrente de uma lesão do sistema nervoso periférico. Como principais causas neonatais temos a distócia de parto, lesão iatrogênica cirúrgica do nervo vago ou do nervo laríngeo recorrente. Em 50% dos casos, essas lesões estão ligadas a doenças cardiovasculares, cirurgias para correção de defeitos cardíacos, vasculares, anomalias de mediastino, cirurgia esofágica para atresia com fístula traqueoesofágica ou como sequela de esofagectomia para lesões cáusticas posteriormente em vida.

Kuhl G, et al. Anomalias congênitas da laringe. In: Caldas Neto S, Mello Jr. JF, Martins RHG, Costa SS (Eds.). Tratado de otorrinolaringologia da Associacão Brasileira de Otorrinolaringologia e Cirurgia Cervicofacial. 2. ed. São Paulo: Roca. 2011. 4. p. 259-72.
Eckley CA. Paralisias laríngeas. In: Caldas Neto S, Mello Jr. JF, Martins RHG, Costa SS (Eds.). Tratado de otorrinolaringologia da Associação Brasileira de Otorrinolaringologia e Cirurgia Cervicofacial. 2. ed. São Paulo: Roca. 2011; 4. p. 382-9.

Respostas
1272) a; 1273) d; 1274) b

1275) Criança de 5 anos com fissura palatina submucosa e incompetência velofaríngea. Qual das alternativas a seguir é a causa mais provável?

a. Músculos elevadores do véu palatino posicionados incorretamente.
b. Músculos palatofaríngeos posicionados incorretamente.
c. Músculos tensor do véu palatino posicionados incorretamente.
d. Palato mole curto.

Comentários

A fissura palatina submucosa envolve a diátese do músculo elevador do véu palatino na face posterior do palato duro. Na anatomia normal, esses músculos seriam orientados de forma transversal e ocupariam a porção média do palato mole. Essa faixa muscular representa o principal componente estrutural no fechamento da nasofaringe durante a fala e a deglutição. Dessa forma, crianças com fissura submucosa podem desenvolver incompetência velofaringea com hipernasalidade, alteração da fala, refluxo nasal.

Dewes WJ, Ferraz MBJ, Seabra K, Cardoso FP, de Souza RM. Tratamento cirúrgico das Fissuras Labiopalatinas. In: Pignatari SSN, Anselmo-Lima WT. Tratado de otorrinolaringologia. 3. ed. Rio de Janeiro: Elsevier. 2018. p. 6199-263.

1276) Menina, de 5 anos, submetida à correção de fissura palatina pela técnica de Furlow (dupla zetaplastia oposta) há 4 anos, apresenta queixa de hipernasalidade. Nasofibrolaringoscopia flexível revela fechamento velofaríngeo com padrão coronal e pouco ou nenhum movimento da parede lateral da faringe. Qual dos seguintes procedimentos cirúrgicos é o mais adequado para correção de tal padrão de insuficiência velofaríngea?

a. Aumento da parede posterior faríngea.
b. Veloplastia intravelar.
c. Faringoplastia esfincteriana.
d. Retalho faríngeo de pedículo superior.

Comentários

Para corrigir a insuficiência velofaríngea em um paciente com paredes laterais pouco móveis, a faringoplastia esfincteriana é a técnica mais adequada. Nesse procedimento, os pilares tonsilares posteriores (músculos palatofaríngeos) são dissecados bilateralmente da fossa tonsilar e deslocados para a linha média e com inserção mais superior. Em seguida, eles são fixados de forma sobreposta à parede posterior da faringe.
Como os músculos palatofaríngeos são uma continuação do palato mole e das paredes laterais da faringe, esse procedimento forma um esfíncter e aumenta a parede posterior da faringe.

Dewes WJ, Ferraz MBJ, Seabra K, Cardoso FP, de Souza RM. Tratamento cirúrgico das Fissuras Labiopalatinas. In: Pignatari SSN, Anselmo-Lima WT. Tratado de otorrinolaringologia. 3. ed. Rio de Janeiro: Elsevier. 2018. p. 6199-263.
Da Silva DP, Pilla RBN, Dornelles S, Paniagua LM, Collares MVM. Diagnóstico e Tratamento da Disfunção Velofaríngea. In: Pignatari SSN, Anselmo-Lima WT. Tratado de otorrinolaringologia. 3. ed. Rio de Janeiro: Elsevier. 2018. p. 3425-41.

1277) O pilar posterior da fossa tonsilar é a estrutura tonsilar mais importante para a competência velofaríngea e é constituída por qual dos seguintes músculos?

a. Estilofaríngeo.
b. Palatoglosso.
c. Salpingofaríngeo.
d. Palatofaríngeo.

Comentários

Os pilares tonsilares são formados anteriormente pelo m. palatoglosso e posteriormente pelo m. palatofaríngeo.

Rathee M, Jain P. Anatomy, Head and Neck, Palatoglossus Muscle (Glossopalatinus, Palatoglossal) [Updated 2021 Jun 18]. In: StatPearls [Internet]. Treasure Island (FL): StatPearls Publishing; 2021 Jan. [Figure, Palatoglossus muscle. Image courtesy S Bhimji MD] Available from: https://www.ncbi.nlm.nih.gov/books/NBK549823/figure/article-26539.image.f2/

Respostas
1275) a; 1276) c; 1277) d

1278) Os subtipos de HPV (*human papilomavírus*) mais comuns encontrados na papilomatose respiratória recorrente são:
a. 6 e 11.
b. 11 e 16.
c. 6 e 18.
d. 16 e 18.

Comentários

Os subtipos de HPV mais frequentemente encontrados em papilomatose laríngea recorrente são 6 e 11. Os subtipos 16 e 18 são mais associados à malignidade, enquanto ainda os subtipos 31 e 33 apresentam potencial de malignização intermediário.

Kuhl G, Schweiger C, Amaral FB, Kuhl LP. Papilomatose respiratória recorrente. In: Campos CAHD, Costa HODO (Eds.). Tratado de otorrinolaringologia. Vol. IV. São Paulo: Roca. 2003. p. 311- 19.

1279) Um paciente de 5 anos com diagnóstico de papilomatose respiratória recorrente juvenil necessitou de duas microcirurgias de laringe no período de 1 ano, retornando agora em consulta após 5 meses por lesões obstrutivas de via aérea. A conduta mais adequada é:
a. Diminuir o espaço de tempo entre as microcirurgias.
b. Remoção agressiva das lesões, a fim de evitar recorrências.
c. Indicar remoção das lesões por *laser*.
d. Traqueostomia para assegurar a via aérea.

Comentários

Em relação ao caso clínico apresentado:

- A remoção agressiva de lesões papilomatosas nunca está indicada, pois pode levar a lesões laríngeas cirúrgicas, como, por exemplo, sinéquia de pregas vocais.
- A traqueostomia também deve ser sempre evitada, pois piora o prognóstico da doença, criando novos sítios na via aérea para instalação das lesões papilomatosas.
- Apesar de o *laser* ser uma boa ferramenta cirúrgica para o tratamento da papilomatose laríngea, ele não agrega valor prognóstico, além de necessitar muita cautela no seu uso em crianças.
- Neste caso a alternativa correta é reduzir o espaçamento entre as microcirurgias, buscando assim melhorar o controle das manifestações da doença e evitar situações obstrutivas.

Kuhl G, Schweiger C, Amaral FB, Kuhl LP. Papilomatose respiratória recorrente. In: Campos CAHD, Costa HODO (Eds.). Tratado de otorrinolaringologia. Volume IV. São Paulo: Roca. 2003. p. 311- 19.
Monnier P. Neoplastic lesions of the larynx and trachea. In: Monnier P (Ed.). Pediatric Airway Surgery: Management of Laryngotracheal Stenosis in Infants and Children. Berlin, Heidelberg: Springer Berlin Heidelberg. 2011. p. 217- 27.

1280) Em relação ao tratamento da papilomatose respiratória recorrente, qual alternativa é correta?
a. O bevacizumabe é uma opção terapêutica para uso intralesional.
b. A vacina contra HPV ainda não apresenta eficácia comprovada na prevenção da doença laríngea.
c. O cidofovir pode ser usado por via sistêmica.
d. Alfainterferona é opção terapêutica para uso intralesional.

Comentários

A alfainterferona é um bloqueador de replicação viral utilizado por via sistêmica. Essa terapia, porém, está associada a efeitos adversos que muitas vezes limitam sua utilização. Ambos, cidofovir e bevacizumabe, são tratamentos adjuvantes utilizados por via intralesional no combate à doença, apesar de o bevacizumabe apresentar relatos de caso de uso sistêmico. A vacina contra o HPV encontra-se no calendário de vacinação brasileiro, atuando na prevenção tanto de verrugas e carcinomas genitais, quanto na de doença laríngea.

Kuhl G, Schweiger C, Amaral FB, Kuhl LP. Papilomatose respiratória recorrente. In: Campos CAHD, Costa HODO (Eds.). Tratado de otorrinolaringologia. Vol. IV. São Paulo: Roca. 2003. p. 311- 19.

Respostas
1278) a; 1279) a; 1280) a

1281) Criança com 4 anos de idade, traqueostomizada desde os 6 meses, decorrente da intubação prolongada à época. Atualmente, a criança tem ótimo desenvolvimento neuropsicomotor, consegue se alimentar normalmente, e você está planejando a decanulação da mesma. A endoscopia flexível no consultório evidencia uma via aérea muito favorável, sem alterações nasais, faríngeas ou laríngeas que prejudiquem a sua intenção.

Qual exame é essencial antes de se iniciar a diminuição do calibre da cânula de traqueostomia?

a. Endoscopia rígida sob anestesia, incluindo avaliação traqueal.
b. Tomografia computadorizada em faringe e traqueia.
c. Polissonografia noturna com cânula aberta.
d. Ressonância magnética em faringe e traqueia.

Comentários

De acordo com os protocolos Brasileiro e Internacional (referências a seguir), a avaliação da via aérea, incluindo a traqueia (até a carina), sob anestesia geral, é o procedimento mais indicado para as crianças que estejam em avaliação para o processo de decanulação. A polissonografia é indicada em algumas situações, mas quando realizada, deveria ser com a cânula ocluída, e não aberta. A tomografia e a ressonância não são indicadas antes da decanulação.

Avelino MAG, Maunsell R, Valera FCP, et al. First Clinical Consensus and National Recommendations on Tracheostomized Children of the Brazilian Academy of Pediatric Otorhinolaryngology (ABOPe) and Brazilian Society of Pediatrics (SBP). Braz J Otorhinolaryngol. 2017 Sep-Oct;83(5):498-506.

Kennedy A, Hart CK, de Alarcon A, et al. International Pediatric Otolaryngology Group (IPOG) management recommendations: Pediatric tracheostomy decannulation. Int J Pediatr Otorhinolaryngol. 2021 Feb;141:110565.

1282) Sobre as traqueostomias na criança, assinale a alternativa CORRETA:

a. Nos casos de falhas de extubação ou períodos maiores de 7 dias de intubação orotraqueal, a traqueostomia é indicada.
b. Suas principais complicações imediatas são o sangramento e a decanulação acidental.
c. A permanência do balão (*cuff*) insuflado, nas cânulas que a possuem, previne a aspiração crônica de saliva e não apresenta demais riscos ao paciente.
d. O desvio do fluxo aéreo da laringe não altera a sensibilidade laríngea e as atividades motoras de adução e abdução.

Comentários

Não há consenso de tempo máximo de permanência do paciente pediátrico em intubação orotraqueal. Nos casos de falha de extubação o procedimento indicado é o exame da via aérea (laringotraqueoscopia). O *cuff* (balonete) da cânula de traqueostomia não previne a aspiração crônica de saliva e apresenta risco de isquemia da mucosa da parede traqueal com consequente formação de granulomas ou tecidos de cicatrização anormal.

Avelino MAG, Maunsell R, Valera FCP, Lubianca Neto JF, Schweiger C, Miura CS, et al. First Clinical Consensus and National Recommendations on Tracheostomized Children of the Brazilian Academy of Pediatric Otorhinolaryngology (ABOPe) and Brazilian Society of Pediatrics (SBP). Braz J Otorhinolaryngol. 2017 Sep-Oct;83(5):498-506. Epub 2017 Jun 27. PMID: 28807655.

Respostas

1281) a; 1282) b

LARINGITES AGUDAS/CRÔNICAS/ESTENOSES/LESÕES ADQUIRIDAS DA LARINGE TRAQUEIA

1283) Em crianças em UTI que necessitaram de intubação orotraqueal e que apresentaram mais de 2 falhas de extubação ou a presença de estridor e/ou disfonia após 72 h da extubação, é recomendado:
a. Traqueostomia de alívio.
b. Tomografia de região cervical e tórax.
c. Exame de nasofibroscopia.
d. Endoscopia da via aérea.

Comentários

Devemos ter em mente a possibilidade da evolução de lesões inflamatórias agudas para uma estenose laríngea. A endoscopia de via aérea permite o diagnóstico e o tratamento das lesões agudas, evitando em boa parte dos casos a realização de uma traqueostomia e a evolução para lesões crônicas. Conforme fluxograma do Consenso Brasileiro publicado, em 2017, ação conjunta da ABORL-CCF e SBP – endoscopia das vias aéreas está indicada após 2 falhas de extubação ou se presença de estridor e/ou rouquidão após 72 h da extubação.

Avelino MAG, Maunsell R, Lubianca JFN, et al. First Clinical Consensus and National Recommendations on Tracheostomized Children of the Brazilian Academy of Pediatric Otorhinolaryngology (ABOPe) and Brazilian Society of Pediatrics (SBP). Brazilian Journal of Otorhinolaryngology. 2017;83(5):498-506.

1284) Na estenose subglótica adquirida, sem extensão glótica, classificada como comprometendo 92% da luz (grau III pela classificação de Myer-Cotton), a cirurgia mais indicada é:
a. Ressecção traqueal terminoterminal.
b. Reconstrução laringotraqueal.
c. Ressecção cricotraqueal parcial.
d. Traqueoplastia por deslizamento.

Comentários

A ressecção traqueal terminoterminal é usada em alguns casos de estenose traqueal, comprometendo poucos anéis traqueais. Nas estenoses traqueais mais extensas, é recomendada a traqueoplastia por deslizamento. Nas estenoses subglóticas grau III graves e grau IV, os resultados são melhores com a ressecção cricotraqueal parcial.

Monnier P (Ed.). Partial Cricotracheal Resection. Pediatric Airway Surgery. Springer-Verlag Berling C. 20. 2011. p. : 279-321.

Respostas
1283) d; 1284) c

1285) Criança de 2 anos, sem comorbidades, é levada ao pronto atendimento de pediatria pelos pais. Há 3 dias iniciou quadro de coriza hialina, sem outros sinais ou sintomas. Acordou durante a madrugada agitada, rouca, com tosse e muita dificuldade para respirar. Nunca teve nenhum quadro semelhante. Ao exame físico: agitada, saturando 84% em ar ambiente, estridor inspiratório presente mesmo no repouso, retração de fúrcula e subcostal moderadas, frequência respiratória de 62 incursões por minuto, murmúrio vesicular diminuído bilateralmente à ausculta. Com base na história clínica e exame físico, qual seria a conduta mais adequada?

a. Dexametasona ou prednisolona via oral em dose única. Manter em observação por pelo menos 2 horas.
b. Dexametasona ou prednisolona via oral em dose única e adrenalina inalatória. Manter em observação por pelo menos 2 horas.
c. Dexametasona via intramuscular ou endovenosa em dose única e adrenalina inalatória. Manter em observação por pelo menos 4 horas.
d. Dexametasona via intramuscular ou endovenosa em dose única e budesonida inalatória. Manter em observação por pelo menos 4 horas.

Comentários

De acordo com a Classificação de Westley, a criança apresenta um quadro de crupe severa e, portanto, deve receber o corticoide via intramuscular ou endovenosa, a adrenalina inalatória, além de ser mantida em observação por um período mínimo de 4 horas.

Johnson DW. Croup. BMJ Clin Evid. 2014 Sep 29;2014:0321. PMID: 25263284; PMCID: PMC4178284.
Petrocheilou A, Tanou K, Kalampouka E, Malakasioti G, Giannios C, Kaditis AG. Viral croup: diagnosis and a treatment algorithm. Pediatr Pulmonol. 2014 May;49(5):421-9. Epub 2014 Mar 5. PMID: 24596395.

1286) Qual o sintoma mais específico para lesão aguda de laringe pós-intubação (estenose laringotraqueal)?

a. Choro fraco nas primeiras horas após a extubação.
b. Disfagia.
c. Estridor nas primeiras horas após a extubação.
d. Estridor persistente por mais de 72 h após a extubação ou o aparecimento de estridor após 72 horas.

Comentários

Schweiger *et al.* mostraram previamente, em estudo prospectivo, que o estridor persistente por mais de 72 h após a extubação ou o aparecimento de estridor após 72 h é altamente específico para uma estenose laringotraqueal.

Schweiger C, Eneas LV, Manica D, Netto CSS, Carvalho PRA, Piva JP, et al. Accuracy of stridor-based diagnosis of postintubation subglottic stenosis in pediatric patients. J Pediatr (Rio J). 2020; 96(1):39-45.
Veder LL, Joosten KFM, Schlink K, Timmerman MK, Hoeve LJ, van der Schroeff MP, Pullens B. Post-extubation stridor after prolonged intubation in the pediatric intensive care unit (PICU): a prospective observational co-hort study. Eur Arch Otorhinolaryngol. 2020 Jun;277(6):1725-31.

1287) Em relação às lesões agudas de laringe, marque o tipo de lesão com maior risco de evolução para estenose subglótica madura/fibrosada:

a. Edema subglótico.
b. Ulceração glótica.
c. Hiperemia subglótica.
d. Tecido de granulação em subglote.

Comentários

De acordo com o CALI (*Classification of Acute Laryngeal Injuries*), 2% dos pacientes com lesões agudas leves (edema e hiperemia), 8,5% com lesões moderadas (ulceração uni ou bilateral, tecido de granulação em aritenoide, ulceração parcial [< 360 °] em subglote), e 50% com lesões graves (ulceração interaritenóidea, tecido de granulação interaritenóideo, imobilidade glótica, ulceração completa [< 360 °] e tecido de granulação em subglote) evoluíram para estenose subglótica.

Schweiger C, Manica D, Kuhl G, Sekine L, Marostica PJ. Post-intubation acute laryngeal injuries in infants and children: A new classification system. Int J Pediatr Otorhinolaryngol. 2016 Jul;86:177-82.
Monnier P. Acquired post-intubation and tracheostomy-related stenoses. In: Monnier P (Ed.). Pediatric Airway Surgery. 1. ed. Berlin Heidelberg: Springer-Verlag. 2011. p. 183-98.

Respostas
1285) c; 1286) d; 1287) d

1288) Paciente, 2 meses de vida, previamente hígido, foi submetido à intubação orotraqueal por bronquiolite pelo período de 15 dias. Após 4 dias da extubação, iniciou com estridor bifásico que piora nos períodos de esforço. Qual o diagnóstico mais provável?

a. Laringomalacia.
b. Hemangioma subglótico.
c. Papilomatose respiratória recorrente.
d. Lesão aguda de laringe por intubação/laringite pós-extubação.

Comentários

Em crianças, as lesões agudas de laringe pós-intubação podem-se manifestar na persistência de estridor ou disfonia após 72 horas de extubação.

Estridor Laríngeo. In: Sperandio FA, Lorenzon P. Tratado de Otorrinolaringologia e Cirurgia Cervicofacial da ABORL-CCF. 3. ed. Elsevier Editora Ltda. 2018.
Monnier P. Acquired post-intubation and tracheostomy-related stenoses In: Monnier P (Ed.). Pediatric Airway Surgery. 1. ed. Berlin Heidelberg: Springer-Verlag. 2011. p. 183–98.

1289) Paciente, 6 meses de idade, vítima de acidente automobilístico, necessitou de intubação orotraqueal por 20 dias. Após a extubação, iniciou com estridor bifásico e disfonia persistente com piora progressiva. Foi submetido a exame endoscópico de via aérea e visualizado tecido de granulação, reduzindo significativamente a luz da subglote. Dentre os tratamentos abaixo qual o mais apropriado?

a. Traqueostomia.
b. Corticosteroide sistêmico.
c. Dilatação endoscópica com balão.
d. Laringotraqueoplastia.

Comentários

Revisões sistemáticas recentes concluíram que a dilatação das vias aéreas com balão é eficaz e segura no tratamento da estenose subglótca aguda pós-extubação, com menor morbimortalidade, reduzindo as taxas de traqueostomia e cirurgia aberta de laringe.

Lang M, Brietzke SE. A systematic review and meta-analysis of endoscopic balloon dilation of pediatric subglottic stenosis. Otolaryngol Head Neck Surg. 2014;150:174–9.
Wentzel JL, Ahmad SM, Discolo CM, Gillespie MB, Dobbie AM, White DR. Balloon laryngoplasty for pediatric laryngeal stenosis: case series and systematic review. Laryngoscope. 2014;124:1707–12.

1290) Criança de 2 anos de idade é trazida à Emergência Pediátrica apresentando o seguinte quadro, iniciado há poucas horas, durante a madrugada: tosse ladrante frequente, estridor, leve retração intercostal no repouso e discreta redução da entrada de ar à ausculta pulmonar.
Faz parte do seu manejo inicial a administração de:

a. Dexametasona na dose de 0,6 mg/kg preferencialmente via oral.
b. Dexametasona na dose de 0,6 mg/kg preferencialmente via intravenosa.
c. Dexametasona na dose de 0,6 mg/kg preferencialmente via intramuscular.
d. Dexametasona na dose de 0,6 mg/kg preferencialmente via inalatória.

Comentários

A criança com quadro de laringite/crupe moderada, como no enunciado da questão, deve ser abordada cuidadosamente, já que manobras que aumentem sua ansiedade podem piorar a obstrução da via aérea. Nebulização com epinefrina deve ser iniciada assim que possível. Corticoterapia é indicada para todas as crianças com quadro de crupe moderada à severa. Dexametasona (0,6 mg/kg, máximo de 16 mg) é geralmente a droga de escolha e deve ser administrada pela rota menos invasiva possível. Via oral se a criança estiver tolerando ingesta oral, intravenosa se a criança estiver com acesso venoso e não tolerando via oral, ou intramuscular se a via oral não for tolerada, e o acesso venoso não tenha sido estabelecido. Uma dose de budesonida (2 mg [solução de 2 mL] via nebulização) é uma opção alternativa, principalmente em crianças que estejam vomitando e não tenham acesso venoso.

Gates A, Gates M, Vandermeer B, et al. Glucocorticoids for croup in children. Cochrane Database Syst ver. 2018;8:CD001955.

Respostas
1288) d; 1289) c; 1290) a

1291) Em relação às laringites agudas, assinale a alternativa INCORRETA:

a. A laringotraqueíte ou crupe viral se apresenta em um contexto de infecção de vias aéreas superiores que, rapidamente, evoluem com tosse ladrante, rouquidão e estridor inspiratório. O sinal radiológico cervical presente é o sinal da torre que evidencia o estreitamento subglótico.
b. A epiglotite se tornou laringite incomum após a vacinação para *Haemophilus influenzae* tipo B. A criança se apresenta com intensa odinofagia, sialorreia, febre alta e dificuldade respiratória. O sinal radiológico cervical presente é o sinal do polegar decorrente do edema epiglótico.
c. Em crianças com laringites de repetição devem-se investigar patologias associadas, como refluxo gastroesofágico ou estenose subglótica com manifestação subclínica.
d. Na laringotraqueobronquite viral o agente etiológico mais comum é o Adenovírus, seguido pelo *Parainfluenza*.

Comentários

O *Parainfluenza* I é o agente mais prevalente na laringotraqueobronquite viral, acometendo cerca de 50 a 70% da população pediátrica.

Tratado de otorrinolaringologia.In: Pignatari SSN, Anselmo-Lima WT. C.107. Laringites Agudas; C. 104. Estridor Laríngeo.

1292) Em relação à classificação de Cotton-Myer para a classificação da estenose subglótica, qual a alternativa CORRETA?

a. Grau I quando obstrui menos de 25% da luz da subglote.
b. Grau II quando a obstrução atinge entre 25 e 51% da luz da subglote.
c. Grau I quando obstrui menos que 50% da luz da subglote.
d. Grau III quando a obstrução for entre 51 e 70% da luz da subglote.

Comentários

Diz-se que a estenose é grau I quando obstrui menos que 50% da luz da subglote, grau II quando a obstrução atinge entre 51% e 70% dessa luz, grau III se a obstrução for entre 71% e 99% e grau IV quando a obstrução for completa.

Tratado de otorrinolaringologia. In: Pignatari SSN, Anselmo-Lima WT. C. 104. Estridor Laríngeo.

DISFAGIA/SIALORREIA/DIAGNÓSTICO, AVALIAÇÃO E CONDUTAS

1293) Em relação à disfagia na infância, no grupo de prematuros extremos e que fizeram uso de sonda de alimentação por tempo prolongado, faz-se necessário pensar como primeira hipótese para esta disfagia:

a. Anquiloglossia – proceder com frenotomia.
b. Disfagia por incoordenação, deglutição, respiração.
c. Disfagia por falta de estímulo sensorial oral e aversão.
d. Disfagia neurogênica.

Comentários

É de extrema importância a distinção entre a criança com inabilidade para deglutir ou executar uma ou mais fases da deglutição, e a criança com habilidades, porém portadora de distúrbios sensoriais/comportamentais. Uma criança com distúrbio comportamental ou aversão rejeita o consumo de alimento por via oral apesar de ter habilidade para tal. Muitas vezes não há uma razão evidente para isso, mas os distúrbios comportamentais podem ser secundários à disfagia não diagnosticada, por isso é preciso muita atenção. Dor não detectada, experiências aversivas como o uso de sondas para alimentação, aspiração da via aérea superior e/ou distúrbios sensoriais devem ser descartados.

Dodrill P, Gosa MM. Pediatric Dysphagia: Physiology, Assessment, and Management. Ann Nutr Metab. 2015;66(suppl 5):24-31.
Bhattacharyya N. The prevalence of pediatric voice and swallowing problems in the United States. Laryngoscope. 2015;125:746–50.

Respostas
1291) d; 1292) c; 1293) c

1294) Em relação à disfagia na infância temos grupos que são considerados de maior risco e merecem uma atenção especial no diagnóstico:

a. Respiradores bucais, bebês PIG (pequenos para idade gestacional), icterícia neonatal, displasia pulmonar.
b. Ex-prematuros, neuropatas, crianças com malformações craniofaciais e/ou da via aérea/digestiva, traqueostomizados.
c. Bebês PIG, hipoglicemia neonatal, traqueostomizados, displasia pulmonar.
d. Malformações nasais, icterícia neonatal, hipoglicemia neonatal, traqueostomizados.

Comentários

A causa da disfagia pode ser única, mas frequentemente é multifatorial e relacionada com a confluência de comorbidades. Um bom exemplo é o bebê prematuro extremo com broncodisplasia e sequelas neurológicas que evoluem com necessidade de traqueostomia e alimentado por sonda enteral por meses. Devemos considerar neste exemplo a dificuldade de coordenação deglutição-respiração decorrente da taquipneia secundária à broncodisplasia agravada ainda pelas alterações neuromusculares secundárias à neuropatia e ainda às alterações sensitivas e aversivas em decorrência do uso prolongado de via alternativa e constante manipulação da via aérea. A presença da sonda enteral ainda aumenta a ocorrência de refluxo gastroesofágico (RGE) e esofagite secundária, o que também altera a sensibilidade da faringe e laringe e pode levar à aspiração. Neste contexto é evidente a necessidade da avaliação multiprofissional. A mesma coisa vale para a avaliação de crianças com malformações craniofaciais e comprometimento cognitivo variado, cardiopatas e pneumopatas com padrões respiratórios variados e portadoras de malformações da laringe e traqueia com desconforto respiratório persistente que desde o nascimento interfere com o reflexo sucção-deglutição-respiração. Crianças com traqueostomia podem apresentar transitoriamente ou de forma intermitente dificuldades para a deglutição. A presença de traqueostomia isoladamente em crianças normais não é causa de disfagia, no entanto, a incidência de traqueostomia é notadamente maior em crianças com múltiplas comorbidades associadas à disfagia, portanto na anamnese da criança com traqueostomia, devemos estar atentos para sinais de disfagia. Já ser PIG, ter hipoglicemia e/ou icterícia neonatal não são considerados fatores de risco para disfagia.

Dodrill P, Gosa MM. Pediatric Dysphagia: Physiology, Assessment, and Management. Ann Nutr Metab. 2015;66(suppl 5):24-31.
Bhattacharyya N. The prevalence of pediatric voice and swallowing problems in the United States. Laryngoscope 2015;125:746-50.
Tutor JD, Gosa MM. Dysphagia and aspiration in children. Pediatr Pulmonol. 2012;47:321-37.

1295) Em relação ao diagnóstico da disfagia na infância, além de uma anamnese detalhada se faz necessário o exame otorrinolaringológico com exame de videonasofibroscopia, a avaliação funcional com a fonoaudióloga e a avaliação instrumental através de videoendoscopia da deglutição e/ou videodeglutograma. Podemos afirmar, EXCETO:

a. A disfagia faríngea ou algumas vezes chamada também de orofaríngea deve sempre ser suspeitada diante de crianças com sintomas respiratórios recorrentes ou refratários ao tratamento clínico.
b. A avaliação clínica funcional realizada por fonoaudiólogo é capaz de prever a ocorrência de aspiração silente com segurança.
c. Antes de qualquer tipo de tratamento medicamentoso, cirúrgico ou intervenção fonoaudiológica é essencial o diagnóstico médico especializado da criança com suspeita de disfagia.
d. Sintomas respiratórios recorrentes ou refratários a tratamentos devem ser investigados para broncoaspiração.

Comentários

É de extrema importância ressaltar que nenhum sintoma e nem mesmo a avaliação clínica funcional realizada por fonoaudiólogo é capaz de prever a ocorrência de aspiração silente com segurança. A literatura internacional é unânime em concordar que considerado o risco e as consequências da aspiração, crianças com disfagia devem ser submetidas a avaliações instrumentais.

Lawlor CM, Choi S. Diagnosis and management of pediatric dysphagia. Clinical review & education. JAMA Otolaryngology Head & Neck Surgery. 2019 Nov; E1-E9.
Duncan DR, Mitchel PD, Larson K, Rosen RL. Presenting signs and symptoms do not predict aspiration risk in children. J Pediatr. 2018;201:141-6.

Respostas
1294) b; 1295) b

1296) Criança de 4 anos, trazida à consulta com o otorrinolaringologista pelos pais, que referem hipersalivação. São necessárias cerca de 5 trocas de roupa por dia por causa do escape de saliva. Além disso, a criança apresenta pneumonias de repetição, 4 episódios no último ano. Em 2 dos episódios necessitou de internação hospitalar. Tem história de anóxia neonatal com sequelas neurológicas e motoras importantes. Nunca se alimentou por via oral. Alimenta-se por gastrostomia desde os 4 meses de idade. Os pais não desejam nenhum procedimento cirúrgico. Sobre as drogas disponíveis para diminuir a salivação em crianças, assinale a alternativa CORRETA:

a. *Patch* de escopolamina: reduz a produção de acetilcolina, estimulando o sistema parassimpático.
b. Atropina sublingual: aumenta a produção de acetilcolina, estimulando o sistema parassimpático.
c. Gel de brometo de propantelina: aumenta a produção de acetilcolina, inibindo o sistema parassimpático.
d. Injeção de toxina botulínica: bloqueia a liberação de acetilcolina, inibindo o sistema parassimpático.

Comentários

No geral, as drogas utilizadas para diminuir a salivação têm ação anticolinérgica e, portanto, inibem o sistema parassimpático.

Lakraj AA, Moghimi N, Jabbari B. Sialorrhea: anatomy, pathophysiology and treatment with emphasis on the role of botulinum toxins. Toxins (Basel). 2013 May 21;5(5):1010-31. PMID: 23698357; PMCID: PMC3709276.

1297) Sobre a produção de saliva pelas glândulas salivares, assinale a alternativa CORRETA:

a. As glândulas submandibulares são responsáveis por 70% da produção de saliva sob estímulo.
b. As glândulas salivares menores são responsáveis por 70% da produção de saliva em repouso.
c. As glândulas submandibulares e sublinguais são responsáveis por 70% da produção de saliva em repouso.
d. As glândulas parótidas são responsáveis por 70% da produção de saliva em repouso.

Comentários

Em repouso, 70% da saliva é secretada pelas glândulas submandibulares e sublinguais. Já sob estímulo (p. ex.: mastigação), as parótidas são as principais responsáveis pela produção de saliva.

Lakraj AA, Moghimi N, Jabbari B. Sialorrhea: anatomy, pathophysiology and treatment with emphasis on the role of botulinum toxins. Toxins (Basel). 2013 May 21;5(5):1010-31. doi: 10.3390/toxins5051010. PMID: 23698357; PMCID: PMC3709276.

1298) Em relação ao diagnóstico de disfagia e aspiração pulmonar em crianças, qual o exame que melhor permite avaliar a função e integração da cavidade oral, faringe, laringe e esôfago superior?

a. Videoendoscopia da deglutição.
b. Videofluoroscopia da deglutição.
c. Tomografia computadorizada da região cervical e tórax.
d. Avaliação clínica fonoaudiológica da deglutição.

Comentários

A videofluoroscopia da deglutição é o único exame que avalia bem a função e integração da cavidade oral, faringe, laringe e esôfago superior. Os estágios oral-preparatório, oral, faríngeo e esofágico da deglutição são todos visualizados.

Tutor JD. Dysphagia and Chronic Pulmonary Aspiration in Children. Pediatr Rev. 2020 May;41(5):236-44. PMID: 32358029.

Respostas
1296) d; 1297) c; 1298) b

1299) Criança de 3 anos, com epilepsia de difícil controle e retardo do desenvolvimento neuropsicomotor. Alimenta-se exclusivamente via gastrostomia. Pais queixam-se de produção excessiva de saliva, causando engasgos e pneumonias de repetição. Ao prescrever *patch* de escopolamina, é necessário alertar sobre quais efeitos colaterais?

a. Polaciúria, diarreia e bradicardia.
b. Retenção urinária, diarreia e taquicardia.
c. Polaciúria, constipação intestinal e bradicardia.
d. Retenção urinária, constipação intestinal e taquicardia.

Comentários

A escopolamina, assim como outras drogas utilizadas para diminuir a produção de saliva, tem efeito anticolinérgico, inibindo o sistema nervoso parassimpático.

Lakraj AA, Moghimi N, Jabbari B. Sialorrhea: anatomy, pathophysiology and treatment with emphasis on the role of botulinum toxins. Toxins (Basel). 2013 May 21;5(5):1010-31. PMID: 23698357; PMCID: PMC3709276.

1300) São considerados fatores de risco para disfagia:

a. Crianças neuropatas.
b. Crianças com fenda palatina.
c. Criança com síndromes associadas.
d. Todas as alternativas.

Comentários

Dificuldades de alimentação e de deglutição são doença com frequência crescente, especialmente em crianças com história de prematuridade, distúrbios neuromusculares, cardiopulmonares, anomalias anatômicas do trato aerodigestivo superior e distúrbios do trato gastrointestinal.

Lawlor CM, Choi S. Diagnosis and Management of Pediatric Dysphagia: A Review. JAMA Otolaryngol Head Neck Surg. 2020 Feb 1;146(2):183-191.

1301) São consideradas possibilidades terapêuticas para a sialorreia:

a. *Patch* de escopolamina.
b. Aplicação de toxina botulínica em glândulas salivares.
c. Atropina tópica.
d. Todas as alternativas.

Comentários

Todas as respostas anteriores incluem possibilidades terapêuticas para a sialorreia. Dados de resultados para o tratamento da disfagia e da sialorreia são limitados, e todos podem apresentar efeitos adversos, pois as intervenções farmacológicas podem não bloquear seletivamente a estimulação das glândulas salivares. Os efeitos colaterais dos anticolinérgicos mais comuns são: xerostomia, espessamento de secreções, desidratação, retenção urinária, infecções do trato urinário, constipação, rubor facial, erupção cutânea, febre, tonturas, sonolência, dor de cabeça, dilatação, visão turva e epilepsia. Os efeitos colaterais da aplicação de toxina botulínica podem estar relacionados com trauma no local da injeção e com os efeitos adversos diretamente associados à toxina botulínica, que incluem xerostomia excessiva, problemas de mastigação e deglutição como resultado da difusão da toxina para os músculos envolvidos na deglutição; assim, orienta-se a realização de aplicação de toxina nas glândulas guiada por ecografia.

Walshe M, Smith M, Pennington L. Interventions for drooling in children with cerebral palsy. Cochrane Database Syst Rev. 2012 Nov 14;11.

Respostas

1299) d; 1300) d; 1301) d

1302) O ato de engolir é um ato complexo que envolve a coordenação entre os reflexos neurais e o esforço voluntário, que amadurece com o desenvolvimento. Sobre a disfagia infantil, está INCORRETO afirmar: que

a. O mecanismo normal de deglutição é dividido em 3 fases: preparatória, oral e faríngea.
b. As primeiras 2 fases estão sob controle voluntário, exceto no período neonatal.
c. Uma anormalidade no sistema neural ou no desenvolvimento anatômico pode levar à disfunção da deglutição ou disfagia.
d. Os distúrbios de alimentação e deglutição na população pediátrica são cada vez mais diagnosticadas, principalmente em bebês prematuros ou crianças com doenças crônicas.

Comentários

O mecanismo normal da deglutição é dividido em 4 fases: preparatória (também chamada de oral-preparatória), oral, faríngea e esofágica. Os distúrbios alimentares podem ter múltiplas causas: nutricionais, comportamentais, patológicas, psicológicas e até ambientais. Doenças envolvendo qualquer um dos sítios anatômicos associados às fases de deglutição podem impactar negativamente a coordenação dessas fases e levar a sintomas de disfagia e intolerância alimentar.

Kakodkar K, Schroeder Jr. JW. Pediatric Dysphagia. Pediatr Clin N Am. 2013; 60:969–77.

1303) Para avaliação da criança com distúrbio de deglutição, podemos realizar:

a. Avaliação clínica da deglutição à beira do leito.
b. Videofluoroscopia da deglutição.
c. Avaliação endoscópica flexível da deglutição.
d. Todos os exames anteriores podem ser realizados.

Comentários

Uma equipe multidisciplinar munida do conhecimento da complexidade do mecanismo de deglutição é fundamental para a adequada avaliação da criança com disfagia. O trabalho em conjunto com a equipe de fonoaudiologia, preparada para o atendimento pediátrico, faz com que o diagnóstico seja mais preciso, e o tratamento mais eficiente. Todos os exames mencionados podem ser realizados na população pediátrica. Cada um deles possui vantagens e desvantagens, bem como desafios na sua realização, uma vez que dependem da colaboração da criança.

Kakodkar K, Schroeder Jr. JW. Pediatric Dysphagia. Pediatr Clin N Am. 2013; 60:969-77.

Respostas
1302) a; 1303) d

1304) Patologias da via aérea alta são potenciais causas de disfagia infantil, por causa da obstrução respiratória e consequente incoordenação da sucção, respiração e deglutição. Sobre algumas dessas patologias, podemos afirmar que:

a. Por ser uma condição de melhora espontânea, a laringomalacia não está associada à disfagia.
b. Pacientes com sequência de Pierre Robin podem cursar com disfagia grave.
c. A avaliação da deglutição não pode ser realizada em pacientes que possuem laringomalacia pelo risco de disfunção respiratória.
d. É rara a ocorrência de aspiração silente em pacientes com patologias neurológicas.

Comentários

A laringomalacia pode causar sintomas leves, de resolução espontânea, mas também pode resultar em comprometimento respiratório importante e incoordenação da deglutição. Em pacientes com laringomalacia grave, pode ocorrer disfagia, entre outros sinais de alerta, com necessidade de intervenção cirúrgica para correção da obstrução. Pacientes com sequência de Pierre Robin, caracterizada por sintomas obstrutivos de via aérea alta, glossoptose visualizada ao exame de endoscopia de via aérea e micrognatia, podem apresentar disfagia por comprometimento de uma ou todas as fases da deglutição. A avaliação da criança com suspeita de disfagia pode ser realizada independente da patologia de base, sendo necessário avaliar a segurança da criança e o exame mais indicado de acordo com a gravidade da obstrução de via aérea. Em pacientes neuropatas, pode ocorrer aspiração silente com comprometimento pulmonar importante, sendo indispensável avaliação da deglutição nestes pacientes.

Gasparin, et al. Accuracy of Clinical Swallowing Evaluation for Diagnosis of Dysphagia in Children with Laryngomalacia or Glossoptosis. Pediatric Pulmonology. 2016.

1305) A avaliação clínica da deglutição é amplamente utilizada na rotina prática fonoaudiológica or causa de sua disponibilidade, baixo custo e capacidade de ser realizado tanto à beira do leito em ambiente hospitalar e em instalações ambulatoriais. É considerado padrão ouro para o diagnóstico de ASPIRAÇÃO em crianças:

a. Exame clínico fonoaudiológico.
b. Videoendoscopia da deglutição com aparelho flexível e testes sensoriais.
c. Videofluoroscopia da deglutição.
d. REED.

Comentários

O exame clínico fonoaudiológico e a videoendoscopia da deglutição podem ser realizados, porém atualmente ainda o exame considerado padrão OURO para diagnóstico de aspiração é a videofluoroscopia da deglutição. Este exame possibilita a visualização direta da passagem de conteúdo alimentar para a traqueia, através da radiografia realizada após ingesta de alimento contrastado. O REED é utilizado em situações mais específicas, como na suspeita de doenças esofágicas, de estômago ou duodeno.

Gasparin, et al. Accuracy of Clinical Swallowing Evaluation for Diagnosis of Dysphagia in Children with Laryngomalacia por Glossoptosis. Pediatric Pulmonology. 2016.

Respostas
1304) b; 1305) c

1306) Menino, 1 ano e 3 meses, trazido à emergência com relato de sialorreia abundante há 1 hora. Segundo a mãe, a criança deglutira acidentalmente algo "brilhante" que encontrara no chão. Sem comorbidades ou histórico de disfagia. Radiografia de tórax realizada é apresentada a seguir. Com base na história e exame radiológico, qual a conduta mais adequada?

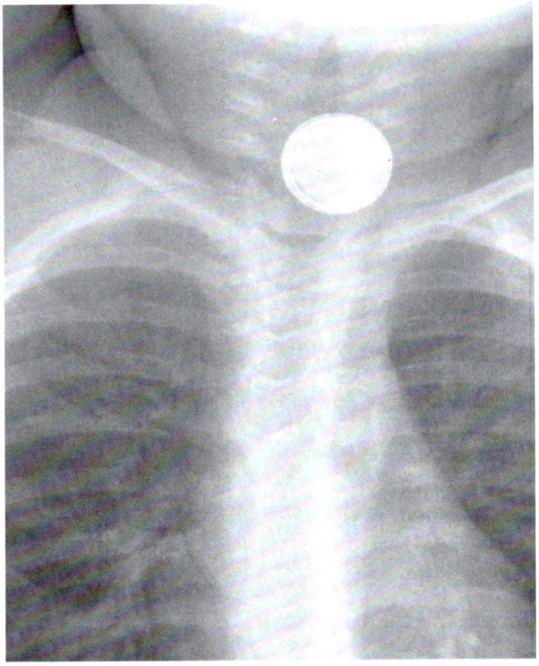

a. Laringoscopia direta imediata sob sedação com benzodiazepínicos e remoção com pinça Magil.
b. Traqueoscopia imediata sob sedação e ventilação espontânea e remoção com pinça "jacaré".
c. Jejum por 8 horas, programação de endoscopia digestiva alta sob anestesia geral e remoção com pinça de 3 ganchos.
d. Esofagoscopia imediata sob anestesia geral, independentemente do jejum, remoção com pinça universal e introdução de cateter nasoenteral (CNE).

Comentários

O objeto deglutido encontra-se em região cervical, entre C5 e C7 e fora da luz traqueal, portanto, na luz do esôfago. A imagem evidencia objeto metálico numular, tendo como diagnósticos diferenciais principais moeda e bateria. Moedas são os corpos estranhos mais ingeridos por crianças, geralmente aparecendo em radiografias como objetos metálicos numulares, de borda única lisa; cursam com baixa morbidade. Em contraste, baterias-botões são mais raramente deglutidas e têm enorme potencial de complicações, como esofagite, estenose esofágica, necrose, perfuração, fístula traqueoesofágica, estenose subglótica e outras. O sinal da dupla sombra ou do "halo" (como na imagem apresentada) é sinal radiológico clássico das baterias, que também apresentam sinais de corrosão periférica com frequência. Sua remoção é uma emergência médica, devendo ser realizada o quanto antes (idealmente dentro das 2 primeiras horas após ingestão), seguida por introdução de CNE para dieta na maioria dos casos.

Shaffer AD, Jacobs IN, Derkay CS, et al. Management and Outcomes of Button Batteries in the Aerodigestive Tract: A Multi-institutional Study. Laryngoscope. 2021 Jan;131(1):E298-E306.
Dawe N, Puvanendran M, Flood L. Unwitnessed lithium ion disc battery ingestion: case report and review of best practice management of an increasing clinical concern. The Journal of Laryngology & Otology. 2013; 127: 84–7.

Respostas
1306) d

MASSAS CERVICAIS/PAROTIDITES/TUMORES

1307) Frente a uma suspeita diagnóstica de linfadenite reacional em uma criança de 3 anos, assinale a alternativa que apresenta a melhor abordagem:
a. Acompanhamento.
b. Tomografia computadorizada.
c. Ecografia.
d. PAAF – punção aspirativa por agulha fina.

Comentários

A linfadenite reacional é uma condição autolimitada e de diagnóstico clínico, não sendo necessários exames complementares na sua investigação.

Wetmore RF, William PP. Differential diagnosis of neck masses. In: Flint PW, Haughey BH, Lund VJ, Niparko JK, Richardson MA, Robbins KT, et al. (Eds.). Cummings Otololaryngology Head and Neck Surgery. 5. ed. Filadélfia - USA: Elsevier. 2010. p. 2812- 21.

1308) Em relação à micobacteriose atípica, qual assertiva é mais correta?
a. Manifestações clínicas incluem massa cervical indolor com descoloração cutânea.
b. O diagnóstico é confirmado por exames de imagem (preferencialmente TC).
c. É mais frequente em adolescentes.
d. É diagnóstico diferencial de cisto tireoglosso.

Comentários

A micobacteriose atípica é causada por micobactérias não tuberculínicas. No pescoço uma manifestação comum é a presença de massa cervical indolor associada à descoloração cutânea. O diagnóstico é realizado pelo teste de Mantoux e, quando necessário, biópsia. É mais frequente em crianças menores e acomete principalmente linfonodos de região submandibular, não sendo diagnóstico diferencial massas cervicais de linha média, como o cisto tireoglosso.

Wetmore RF, William PP. Differential diagnosis of neck masses. In: Flint PW, Haughey BH, Lund VJ, Niparko JK, Richardson MA, Robbins KT, et al. (Eds.). Cummings Otololaryngology Head and Neck Surgery. 5. ed. Filadélfia – USA: Elsevier. 2010. p. 2812- 21.
Crespo NA, Vaz RM. Tumores cervicais benignos. In: Campos CAHD, Costa HODO (Eds.). Tratado de otorrinolaringologia. Vol. IV. São Paulo: Roca. 2003. p. 796- 806.

1309) Em relação a linfonodos cervicais na infância, a alternativa que contém apenas sinais e sintomas de alerta para malignidade é:
a. Idade entre 2-5 anos, região supraclavicular e nodulação endurecida à palpação.
b. Idade acima de 6 anos, nodulação endurecida à palpação e região submandibular.
c. Idade acima de 6 anos, tamanho acima de 2 cm e região supraclavicular.
d. Idade entre 2-5 anos, característica cística e dor à palpação.

Comentários

São considerados linfonodos com sinais e sintomas de alerta para malignidade: Idade acima de 6 anos, tamanho acima de 2 cm, linfonodos em região supraclavicular e linfonodos endurecidos. Idade entre 2-5 anos, linfonodos em região submandibular e linfonodos dolorosos apresentam maior chance de benignidade.

Wetmore RF, William PP. Differential diagnosis of neck masses. In: Flint PW, Haughey BH, Lund VJ, Niparko JK, Richardson MA, Robbins KT, *et al.* (Eds.). Cummings Otololaryngology Head and Neck Surgery. 5. ed. Filadélfia – USA: Elsevier. 2010. p. 2812- 21.
Crespo NA, Vaz RM. Tumores cervicais benignos. In: Campos CAHD, Costa HODO (Eds.). ratado de otorrinolaringologia. Vol. IV. São Paulo: Roca. 2003. p. 796- 806.

Respostas
1307) a; 1308) a; 1309) c

1310) Sobre anomalias vasculares em cabeça e pescoço, qual é a alternativa CORRETA?
a. Lingangiomas macrocísticos possuem menos opções terapêuticas do que os microcísticos.
b. Hemangiomas são tumores exclusivamente cutâneos.
c. Escleroterapia é frequentemente utilizada no tratamento de hemangiomas.
d. Linfangiomas microcísticos podem estar associados à macroglossia.

Comentários

Os linfangiomas podem ser divididos de macrocísticos, microcísticos e mistos. Os linfangiomas microcísticos costumam ter limites mal definidos com o tecido sadio, são de difícil tratamento e frequentemente acometem a língua, ocasionando macroglossia. Os linfangiomas macrocísticos costumam ser mais bem delimitados e oferecem mais opções terapêuticas, como exérese cirúrgica ou escleroterapia. Os hemagiomas podem acometer diversas partes do corpo, porém escleroterapia não é uma forma de tratamento.

Perkins JA, Chen EY. Vascular anomalies of the head and neck. In: Flint PW, Haughey BH, Lund VJ, Niparko JK, Richardson MA, Robbins KT, et al. (Eds.). Cummings Otololaryngology Head and Neck Surgery. 5. ed. Filadélfia – USA: Elsevier. 2010. p. 2822- 34.

1311) Sobre os tumores nasossinusais na infância, assinale a afirmativa CORRETA:
a. Ambos os sexos são acometidos de forma semelhante, alguns estudos indicam discreto predomínio no sexo masculino, incluindo os casos de Angiofibroma nasofaríngeo juvenil.
b. Os principais sintomas incluem obstrução nasal, epistaxe, rinorreia, deformidade nasal, respiração oral e dificuldade de alimentação. Os pacientes também podem apresentar sintomas oculares, como diplopia e proptose.
c. Os teratomas são os tumores de células germinativas mais comuns da infância, são benignos, porém, costumam sofrer transformação maligna em 30-40% dos casos.
d. Os tumores benignos apresentam sintomas mais arrastados e um crescimento lento da lesão. Os pacientes normalmente referem obstrução nasal de longa data e rinorreia. Já as lesões malignas apresentam uma história de crescimento tumoral rápido, sintomas com pouco tempo de evolução, e o relato de sangramento é incomum.

Comentários

Sobre a alternativa **a**: ambos os sexos são acometidos de forma semelhante, exceto pelo angiofibroma nasofaríngeo juvenil que ocorre exclusivamente em pacientes do sexo masculino. Alternativa **b**: correta. Alternativa **c**: Os teratomas são tumores benignos e têm taxa de transformação maligna próxima aos 5%. Alternativa **d**: Nos tumores malignos é comum a queixa de sangramento nasal.

Marquez GJ, Balsalobre L, Fujita RR. Tumores nasossinusais na população pediátrica. In: Balsalobre L,Tepedino MS (Org.). Rinologia 360°: aspectos clínicos e cirúrgicos. Rio de Janeiro: Thieme Revinter. 2022. C. 42. p. 523-34.

1312) Uma criança de 4 anos comparece à consulta com queixa de dificuldade para se alimentar há 3 semanas e ronco de início recente. Ao exame, apresenta aumento importante da tonsila palatina direita, que se apresentava com superfície lisa, atravessando a linha média e em contato com a tonsila esquerda, de tamanho normal.
Não apresentou febre ou odinofagia. Qual a hipótese diagnóstica?
a. Tonsilite aguda.
b. Tonsilite crônica caseosa.
c. Linfoma de tonsila palatina.
d. Carcinoma espinocelular da tonsila palatina.

Comentários

A assimetria de tonsila palatina, alteração no aspecto da superfície da tonsila e ronco de início recente são sinais de suspeição para linfoma em crianças. Tonsilite aguda e crônica caseosa não costumam apresentar assimetria de tonsilas palatinas, e o carcinoma espinocelular é raro em crianças, sendo mais comum em adultos e idosos.

Guimarães AC, de Carvalho GM, Correa CR, Gusmão RJ. Association between unilateral tonsilar enlargement and lymphoma in children: A systematic review and meta-analysis. Crit Rev Oncol Hematol. 2015;93(3):304-11.

Respostas
1310) d; 1311) b; 1312) c

1313) Qual a conduta mais apropriada em caso de assimetria de tonsila palatina (tonsila grau IV unilateral) associada a ronco e disfagia há 3 semanas em criança de 4 anos sem evidência de sinais flogísticos ou histórico de febre e IVAS?
a. Antibioticoterapia por 7 dias.
b. Anti-inflamatório e repouso.
c. Solicitar TC de pescoço.
d. Indicar tonsilectomia para diagnóstico.

Comentários

A criança não apresentava quadro indicativo de tonsilite por não apresentar febre, ou secreção purulenta nas tonsilas, portanto não tem indicação para tratamento com antibiótico. Anti-inflamatório não trará benefício, pois a criança não apresenta odinofagia, e a principal suspeita é de tumor. A TC não é indicada para crianças na suspeita de tumor, pois contém radiação e não elucida o diagnóstico. Em casos com suspeição alta para malignidade, a tonsilectomia deve ser indicada para avaliação histopatológica.

Guimarães AC, Silva VAR, Maunsell R. Avaliação e conduta na assimetria de tonsilas palatinas em crianças. In: Pinna FR, Bezerra TFP, Frizzarini R, Lourençone LFM (Org.). Associação Brasileira de Otorrinolaringologia e Cirurgia Cervicofacial. PRO-ORL Programa de Atualização em Otorrinolaringologia Ciclo 15. Porto Alegre: Artmed Panamericana. 2021. p.139-64. (Sistema de Educação Continuada a Distância, v.3).

1314) Em uma criança com assimetria de tamanho das tonsilas palatinas qual das manifestações clínicas aumenta a suspeição para linfoma?
a. Linfonodomegalia cervical de 1,5 cm.
b. Alteração da coloração da tonsila palatina.
c. Otalgia.
d. Perda de 5% do peso corporal.

Comentários

É fundamental procurarmos por manifestações clínicas que aumentem a suspeição para linfoma nas crianças com assimetria de tamanho das tonsilas palatinas. As principais manifestações são: lteração morfológica (alteração de coloração, lesão visível ou endurecimento à palpação), linfonodomegalia cervical maior do que 3 cm, disfagia, ronco ou apneia de início recente, febre e perda de mais de 10% do peso corporal.

Guimarães AC, Silva VAR, Maunsell R. Avaliação e conduta na assimetria de tonsilas palatinas em crianças. In: Pinna FR, Bezerra TFP, Frizzarini R, Lourençone LFM (Org.). Associação Brasileira de Otorrinolaringologia e Cirurgia Cervicofacial. PRO-ORL Programa de Atualização em Otorrinolaringologia Ciclo 15. Porto Alegre: Artmed Panamericana. 2021 p.139-64. (Sistema de Educação Continuada a Distância, v.3)

1315) Sobre a parotidite recorrente da infância é CORRETO afirmar que:
a. O comprometimento mais frequente é unilateral.
b. Possui pico de incidência entre os 10 e 14 anos, sendo mais comum em meninas.
c. A Tomografia Computadorizada é o exame mais utilizado para definição de seu diagnóstico.
d. A sialoendoscopia não é indicada para seu tratamento.

Comentários

O comprometimento mais frequente é unilateral. O pico de incidência ocorre entre os 3-6 anos e acomete os meninos mais frequentemente.

O exame realizado de rotina é a USG de glândulas parótidas, por sua baixa invasividade e alta disponibilidade. A TC mostra apenas aumento da densidade da glândula com aumento do infiltrado celular e fibrose, não sendo específico para este diagnóstico e servindo mais para diagnóstico diferencial de tumores. A sialorressonância é considerada o padrão ouro (identifica alterações ductais típicas sem necessidade de injeção de contraste).

A sialoendoscopia é indicada por permitir o diagnóstico e melhora do quadro por meio da remoção de *debris*, lavagem e aplicação de medicações.

Wood J, Toll EC, Hall F, Mahadevan M. Juvenile recurrent parotitis: Review and proposed management algorithm. Int J Pediatr Otorhinolaryngol. 2021 Mar;142:110617. Epub 2021 Jan 4. PMID: 33421670.

Respostas
1313) d; 1314) b; 1315) a

1316) Qual a melhor forma de evitar recorrências do cisto tireoglosso?
a. Lavar o campo cirúrgico com mitomicina diluída a 5% após remoção completa da cápsula interna do cisto.
b. Retirada do cisto e de seu trato epitelial até a base da língua, e também ressecção da porção mediana anterior do osso hioide.
c. Remoção das porções laterais do osso hioide em cerca de 0,5 mm.
d. Remoção completa da cápsula interna do cisto.

Comentários

Para diminuir a chance de recorrências, a excisão cirúrgica do cisto tireoglosso deve incluir a ressecção da porção mediana anterior do osso hioide além do trato epitelial até a base da língua (procedimento de Sistrunk).

Cummings. Otolaryngology Head and Neck Surgery. 2021.

1317) Em relação às anomalias oriundas das fendas branquiais, assinale a alternativa CORRETA:
a. Cistos originários da primeira fenda branquial, estão localizados próximos à glândula tireoide.
b. Cistos originários da segunda fenda branquial são incomuns, raramente se exteriorizam na região anterior do pescoço.
c. Cistos originários da primeira fenda branquial costumam drenar na região da fossa tonsilar.
d. Cistos originários da segunda fenda branquial costumam se localizar ao longo da borda do músculo esternocleidomastóideo.

Comentários

Cistos originários da segunda fenda branquial são os mais comuns e se localizam profundamente ao longo do músculo esternocleidomastóideo (ECM). As fístulas externas drenam para a região anterior do pescoço ao longo do ECM. Fístulas internas drenam para a fossa tonsilar.

Cummings. Otolaryngology Head and Neck Surgery. 2021.

1318) Sobre os linfangiomas, assinale a alternativa INCORRETA:
a. É comum que as malformações linfáticas variem de tamanho como resultado de infecção ou de hemorragia intralesional. Dependendo do tamanho e da localização da massa, pode haver comprometimento respiratório e disfagia.
b. Malformações linfáticas microcísticas têm infiltração mais extensa, especialmente na língua e no assoalho da boca, o que torna a sua excisão mais difícil.
c. O tratamento inclui modalidades, como a escleroterapia, radioterapia e excisão cirúrgica.
d. Os linfangiomas cervicais apresentam-se como uma massa lisa, macia e não dolorosa, compressível e que pode ser transiluminada. Lesões que contêm componentes linfáticos e venosos podem ser chamadas de malformações venolinfáticas combinadas.

Comentários

Opções terapêuticas incluem o uso de substâncias esclerosantes (mais frequentemente OK-432) aplicadas localmente nas áreas císticas maiores e cirurgia de ressecção ou ablação para casos selecionados. Radioterapia não tem-se mostrado eficaz para tais casos.

Schweiger C, Smith MM, Kuhl G. Doenças Congênitas da Laringe. In: Pignatari SSN, Anselmo-Lima WT. Tratado de otorrinolaringologia. 3. ed. Rio de Janeiro: Elsevier. 2018. p. 3639- 73.

Respostas
1316) b; 1317) d; 1318) c

1319) Na avaliação de um paciente com suspeita de linfangioma, o exame que proporciona melhor definição da extensão da doença e infiltração nos tecidos moles circundantes é:
a. Ultrassonografia.
b. Tomografia computadorizada.
c. Ressonância magnética.
d. Radiografia cervical.

Comentários

A ressonância magnética fornece resolução superior do tecido mole, facilitando a avaliação de extensão da doença e infiltração nos tecidos moles circundantes. Além disso, oferece o benefício adicional de não submeter a paciente à radiação ionizante.

Renton JP, Smith RJ. Current treatment paradigms in the management of lymphatic malformations. Laryngoscope. 2011 Jan;121(1):56-9. PMID: 21046541 Review.
Dedivitis RA, Guimarães AV. Tumores benignos da boca. Tratado de Otorrinolaringologia e Cirurgia Cervicofacial da ABORL-CCF. 3. ed. Elsevier Editora Ltda. 2018.

1320) Malformações linfáticas são anomalias benignas do sistema linfático que podem ser significativamente infiltrativas e envolver estruturas vitais da cabeça e do pescoço, dificultando seu manejo. Historicamente, os linfangiomas têm sido tratados por excisão cirúrgica, mas esta abordagem de tratamento resulta em morbidade significativa e uma alta taxa de recorrência secundária à ressecção subtotal. Como alternativa à cirurgia, uma variedade de medicamentos tem sido usada como esclerosantes intralesionais. Dentre as alternativas abaixo, marque o agente esclerosante que pode ser usado no tratamento de linfangiomas:
a. OK-432.
b. Doxicilina.
c. Bleomicina.
d. Todas as alternativas.

Comentários

Como alternativa à exérese cirúrgica dos linfangiomas, vários agentes esclerosantes foram estudados, incluindo bleomicina, doxiciclina, etanol e OK-423.

Renton JP, Smith RJ. Current treatment paradigms in the management of lymphatic malformations. Laryngoscope. 2011 Jan;121(1):56-9. PMID: 21046541 Review.

Respostas
1319) c; 1320) d

MEDICINA DO SONO

CAPÍTULO 6

ANATOMIA MACROSCÓPICA/ALTERAÇÕES ANATÔMICAS DA FACE

1321) Assinale a alternativa CORRETA sobre as fissuras labiopalatinas e distúrbios respiratórios do sono:

a. As fissuras labiopalatinas transforame incisivo estão associadas à maior prevalência de obstrução nasal e sintomas de síndrome da apneia obstrutiva do sono na infância.
b. As fissuras de lábio pré-forame incisivo estão associadas à maior prevalência de obstrução nasal e sintomas da síndrome da apneia obstrutiva do sono na infância.
c. As fissuras labiopalatinas pós-forame incisivo não alteram a morfofisiologia nasal e, portanto, não aumentam a prevalência de obstrução nasal e síndrome da apneia obstrutiva do sono na infância.
d. As fissuras submucosas estão associadas à maior prevalência de obstrução nasal e síndrome da apneia obstrutiva do sono na infância.

Comentários

As fissuras labiopalatinas transforame incisivo são aquelas que acometem o vermelhão dos lábios, rebordo alveolar e diferentes extensões do palato ósseo e muscular. Este tipo de fissura, por acometer o rebordo alveolar e assoalho da fossa nasal, altera, de forma mais significativa, a anatomia local, em especial na região da válvula nasal. Desta forma, as fissuras transforame incisivo estão mais associadas à presença de obstrução nasal e sintomas sugestivos de AOS. As fissuras pré-forame incisivo, por acometerem apenas o vermelhão do lábio superior, têm menor impacto na anatomia nasal. As fissuras pós-forame incisivo alteram a anatomia nasal, porém, em menor intensidade que as fissuras transforame. As fissuras submucosas, por não acometerem a totalidade da espessura do palato, impactam minimamente nas dimensões internas nasais e apresentam como sintomatologia típica voz hipernasal.

Fernandes M de BL, Salgueiro AGNS, Bighetti EJB, Trindade-Suedam IK, Trindade IEK. Symptoms of obstructive sleep apnea, nasal obstruction, and enuresis in children with nonsyndromic cleft lip and palate: a prevalence study. The Cleft Palate-Craniofacial Journal. 2019;56(3):307-13.
Trindade IEK, De Oliveira Camargo Gomes A, De Bragança Lopes Fernandes M, Kiemle Trindade SH, Da Silva Filho OG. Nasal airway dimensions of children with repaired unilateral cleft lip and palate. The Cleft Palate-Craniofacial Journal. 2015;52(5):512-6.

1322) O tratamento da AOS (apneia obstrutiva do sono), contemporaneamente, tem-se baseado nos diferentes fenótipos. O fenótipo anatômico compreende um grupo de alterações na morfologia das vias aéreas superiores que predispõem os indivíduos ao colapso das vias aéreas superiores durante sono. Fazem parte deste grupo de alterações:

a. Pacientes classe I de Angle (normo-oclusão dentária).
b. Pacientes classe II de Angle (retrognatia).
c. Pacientes classe III de Angle (prognatismo mandibular).
d. Pacientes com perfil facial côncavo secundários ao prognatismo mandibular.

Comentários

Pacientes com oclusão padrão classe II de Angle apresentam, caracteristicamente, a mandíbula retroposicionada em relação à maxila. Seu perfil facial típico consiste em uma face convexa. Estas alterações faciais fenotípicas refletem em menores dimensões faríngeas, o que se associa à maior prevalência de AOS em pacientes com este perfil facial e oclusal.

Yatabe-Ioshida MS, Campos LD, Yaedu RY, Trindade-Suedam IK. Upper airway 3d changes of patients with cleft lip and palate after orthognathic surgery. The Cleft Palate-Craniofacial Journal 2019;56(3):314-20.

Respostas
1321) a; 1322) b

1323) Constituem fatores anatômicos de risco para AOS nos pacientes com fissuras labiopalatinas:
   a. Perfil facial convexo, secundário ao prognatismo maxilar, frequentes nas fissuras de lábio e palato, com consequente diminuição das dimensões faríngeas.
   b. Perfil facial côncavo, secundário ao retrognatismo maxilar, frequente nas fissuras de lábio e palato, com consequente diminuição das dimensões faríngeas.
   c. Perfil facial convexo, secundário ao prognatismo maxilar, frequentes nas fissuras de lábio e palato, com consequente aumento das dimensões faríngeas.
   d. Perfil facial côncavo, secundário ao retrognatismo maxilar, frequentes nas fissuras de lábio e palato, com consequente aumento das dimensões faríngeas.

Comentários

As fissuras labiopalatinas, bem como as cirurgias corretivas, em especial a queiloplastia, interferem de forma significativa no crescimento da maxila. Desta forma, pacientes com fissuras labiopalatinas apresentam, tipicamente, perfil facial côncavo, secundário à deficiência do crescimento maxilar, com consequente diminuição das dimensões faríngeas.

Campos LD, Trindade IEK, Yatabe M, Trindade SHK, Pimenta LA, Kimbell J et al. "Reduced pharyngeal dimensions and obstructive sleep apnea in adults with cleft lip/palate and class III malocclusion." Cranio2021 Nov;39(6):484-90.

1324) Pacientes com fissuras labiopalatinas apresentam, frequentemente, alterações na morfofisiologia nasal que impactam negativamente na respiração durante a vigília e o sono. Nos pacientes com fissuras transforame unilateral, são achados frequentemente observados:
   a. Achatamento da asa nasal, desvio da porção anterior do septo nasal para o lado da fissura e menores dimensões internas na região da válvula nasal.
   b. Septo nasal alinhado e desconectado da maxila, ponta nasal bem projetada e dimensões internas nasais amplas.
   c. Ptose da ponta nasal, aumento das dimensões na região da válvula nasal e desvio septal obstrutivo para o lado da fissura.
   d. Achatamento da asa nasal no lado contralateral à fissura, diminuição das dimensões internas nasais e desvio septal para o lado contralateral à fissura.

Comentários

As fissuras labiopalatinas transforame incisivo unilaterais são aquelas que acometem o vermelhão dos lábios, rebordo alveolar e diferentes extensões do palato ósseo e muscular. Este tipo de fissura, mais comum no lado esquerdo por acometer o rebordo alveolar e o assoalho da fossa nasal, altera, de forma mais significativa, a anatomia local, em especial na região da válvula nasal. Desta forma, as fissuras transforame incisivo estão mais associadas à presença de achatamento da asa nasal, desvio septal ipsilateral à fissura, menores dimensões internas da região da válvula nasal. As fissuras pré-forame, que acometem as estruturas anteriores ao forame incisivo, impactam em menor grau a anatomia interna nasal. As fissuras transforame bilaterais apresentam, caracteristicamente, septo nasal desarticulado do palato ósseo e menores alterações nos volumes intranasais.

Trindade IEK, Silva-Filho OG. Fissuras labiopalatinas: uma abordagem interdisciplinar. Livraria Santos Editora Ltda, 2007. (ISBN 978-85-7288-631-4).
Trindade IEK, De Oliveira Camargo Gomes A, De Bragança Lopes Fernandes M, Kiemle Trindade SH, Da Silva Filho OG. Nasal airway dimensions of children with repaired unilateral cleft lip and palate. The Cleft Palate-Craniofacial Journal 2015;52(5):512-6.

Respostas
1323) b; 1324) a

1325) Pacientes com síndromes de Apert, Crouzon e Treacher Collins apresentam risco aumentado para AOS. Nestes grupos de pacientes, fazem parte dos fatores para gênese do distúrbio respiratório do sono:

a. Aumento das dimensões do terço médio facial, prognatismo maxilar e, consequentemente, menores dimensões das vias aéreas superiores.
b. Prognatismo mandibular, com aumento das dimensões do terço inferior da face e, consequentemente, menores dimensões das vias aéreas superiores.
c. Retrusão maxilar, diminuição das dimensões do terço médio facial e, consequentemente, menores dimensões das vias aéreas superiores.
d. Hipertelorismo com diminuição das dimensões do terço superior da face e, consequentemente, menores dimensões das vias aéreas superiores.

Comentários

Pacientes com síndrome de Apert, Crouzon e Treacher Collins apresentam, geralmente, diminuição das dimensões do terço médio da face no sentido anteroposterior, o que impacta, de forma negativa, as dimensões das vias aéreas superiores. Desta forma, este grupo especial de pacientes apresenta uma base anatômica para maior risco de AOS.

Bannink N, Nout E, Wolvius EB, Hoeve HL, Joosten KF, Mathijssen IM. Obstructive sleep apnea in children with syndromic craniosynostosis: long-term respiratory outcome of midface advancement. Int J Oral Maxillofac Surg 2010;39(2):115-21.
Ribeiro A de A, Smith FJ, Nary Filho H, Trindade IEK, Tonello C, Trindade-Suedam IK. Three-dimensional upper airway assessment in treacher collins syndrome. The Cleft Palate-Craniofacial Journal 2020;57(3):371-7.

1326) Pacientes com sequência de Robin apresentam, caracteristicamente:

a. Fissura labial, prognatismo mandibular e glossoptose.
b. Fissura de palato, retrognatia e glossoptose.
c. Fissura de palato, retrusão maxilar e frênulo lingual encurtado.
d. Fissura labial, retrognatia e frênulo lingual encurtado.

Comentários

Pacientes com sequência de Robin apresentam, tipicamente, retrognatia significativa associada à glossoptose. Frequentemente estas alterações encontram-se associadas à presença de fissura de palato.

Trindade IEK, Silva-Filho OG. Fissuras labiopalatinas: uma abordagem interdisciplinar. (CIDADE?): Livraria Santos Editora Ltda, 2007.

1327) Pacientes com sequência de Robin apresentam risco aumentado para AOS. Sobre o distúrbio respiratório do sono neste grupo, assinale a alternativa CORRETA:

a. Apresentam AOS mais intensa no primeiro ano de vida, sendo a traqueostomia o tratamento inicial de escolha.
b. Apresentam AOS mais intensa na idade escolar, necessitando, frequentemente, de traqueostomia nesta faixa etária.
c. Apresentam AOS mais intensa nos primeiros meses de vida, sendo a intubação nasofaríngea uma das possíveis estratégias terapêuticas iniciais.
d. Apresentam AOS mais intensa na idade escolar, necessitando, frequentemente, de intubação nasofaríngea nesta faixa etária.

Comentários

Pacientes com sequência de Robin apresentam, principalmente no primeiro ano de vida, sintomas sugestivos de AOS em suas formas mais graves. O tratamento inicial preconizado inclui medidas facilitadoras para deglutição e respiração, associadas à intubação nasofaríngea. Em casos mais graves e ou refratários, a distração osteogênica, bem como a traqueostomia podem ser opções terapêuticas. Na idade escolar, pacientes com sequência de Robin apresentam sintomas sugestivos de AOS mais prevalentes que a população geral, porém, menos intensos que no primeiro ano de vida.

Banhara FL, Trindade IEK, Trindade-Suedam IK, Fernandes MB, Trindade SH. Respiratory sleep disorders, nasal obstruction and enuresis in children with non-syndromic Pierre Robin sequence. Brazilian Journal of OtorhinolaryngologyAvailable online 28 May 2021.

Respostas
1325) c; 1326) b; 1327) c

1328) Assinale a alternativa CORRETA sobre a expansão rápida da maxila (ERM) e suas repercussões sobre as dimensões internas nasais e distúrbios respiratórios sono:

a. A ERM apresenta mínimo impacto sobre as dimensões internas nasais em crianças em idade escolar, pois a ossificação da sutura palatina sagital mediana, comum nesta faixa etária, impede efetiva movimentação ortodôntica.
b. A ERM apresenta impacto significativo sobre o aumento das dimensões internas nasais em crianças em idade escolar, pois a ossificação da sutura palatina sagital mediana ocorre próxima ao término do crescimento da face, permitindo efetiva movimentação ortodôntica.
c. A ERM pode ser eficaz no tratamento de pacientes respiradores bucais, principalmente na faixa etária escolar, pois diminui o diâmetro transverso da maxila, desta forma favorecendo maior permeabilidade nasal.
d. A ERM é uma modalidade terapêutica eficaz da AOS pediátrica, devendo ser indicada como linha de tratamento inicial em pacientes com respiração oral e normo-oclusão dentária.

Comentários

A expansão rápida da maxila, realizada em crianças, antes da ossificação das junturas do viscerocrânio, em especial da sutura palatina mediana, aumenta de forma significativa as dimensões da maxila no sentido laterolateral. Considerando que o palato ósseo constitui parte do assoalho nasal, a ERM de maxila aumenta as dimensões internas intranasais. Desta forma, em pacientes respiradores bucais, com deficiência transversal da maxila e que apresentem indicação ortodôntica para ERM, este tratamento, em paralelo ao tratamento otorrinolaringológico, pode beneficiar os pacientes, auxiliando na permeabilização das fossas nasais. A expansão ortodôntica, não cirúrgica, da maxila, realizada após o término do crescimento facial, não impacta nas dimensões internas intranasais de forma significativa.

Trindade-Suedam IK, Castilho RL, Martins Sampaio-Teixeira AC et al. Rapid maxillary expansion increases internal nasal dimensions of children with bilateral cleft lip and palate. The Cleft Palate-Craniofacial Journal 2016;53(3):272-7.

1329) Constitui fator de risco para AOS residual pós-adenotonsilectomia crianças:

a. Escore Z abaixo da média.
b. Perfil facial classe I de Angle.
c. Deficiência transversal da maxila.
d. Prognatismo mandibular.

Comentários

Constituem fatores de risco para AOS residual, pós-adenontonsilectomia, na população pediátrica, dentre outros fatores: obesidade, alterações craniofaciais, destacando-se o perfil facial classe II de Angle (retrognatia), deficiência transversal da maxila (menores dimensões internas intranasais). Desta forma, pacientes com os fatores de risco descritos devem ser acompanhados no período pós-operatório quanto à possibilidade de AOS residual.

Guilleminault C, Akhtar F. Pediatric sleep-disordered breathing: new evidence on its development. Sleep Med Reviews 2015;24:46-56.

1330) Sobre a AOS na população pediátrica, assinale e alternativa CORRETA:

a. A manifestação clínica frequentemente presente é sonolência diurna excessiva.
b. O grau de hipertrofia tonsilar correlaciona-se com intensidade da AOS.
c. O pico de incidência de AOS em crianças ocorre na idade escolar.
d. Irritabilidade e déficit de atenção são manifestações típicas em crianças.

Comentários

Na população pediátrica, dentre as manifestações diurnas da AOS destacam-se a irritabilidade e os sintomas sugestivos de déficit de atenção. De forma diferente da população adulta, cuja sintomatologia reflete, tipicamente, em sonolência diurna excessiva, a fragmentação do sono, resultante dos eventos respiratórios no pequeno paciente, expressa-se, predominantemente, como irritabilidade.
O grau de hipertrofia tonsilar não reflete, obrigatoriamente, em maior gravidade da AOS, pois mecanismos compensatórios que aumentam a permeabilidade faríngea podem estar presentes, mesmo em crianças com grandes aumentos das tonsilas palatinas.
O pico de incidência da AOS na população pediátrica é encontrado nas crianças pré-escolares, entre 4 e 6 anos de idade.

Berry RB, Wagner MH. Sleep medicine pearls, 3rd ed. Elsevier Saunders; 2015.

Respostas
1328) b; 1329) c; 1330) d

1331) Sobre o avanço maxilomandibular (AMM) para o tratamento da AOS, assinale a alternativa correta:

a. Pacientes com AOS leve, com perfil facial harmônico, devem ser submetidos ao AMM como linha de tratamento inicial.
b. Pacientes com AOS grave, biretrusos, perfil facial convexo, não responsivo ao CPAP podem ser beneficiados com AMM.
c. O grau de avanço maxilomandibular não se correlaciona com melhora do índice de apneia e hipopneia.
d. Pacientes com AOS leve, biprotrusos, devem ser submetidos ao AMM como linha de tratamento inicial.

Comentários

Pacientes de perfil facial classe II, com retrusão maxilar e mandibular, não responsivos ou não tolerantes ao uso do CPAP podem-se beneficiar do avanço maxilomandibular. Pacientes com perfil facial harmônico e com quadros leves devem, inicialmente, ser tratados de forma mais conservadora. Alguns estudos apontam que o grau de avanço maxilomandibular correlaciona-se com melhora do IAH. Desta forma, o AMM mostra-se uma opção terapêutica para casos graves e refratários a outras modalidades de tratamento.

Faria AC, Eckeli AL, Garcia DM, Mello-Filho FV. Relationship between pharyngeal volume and apnea hypopnea index after maxillomandibular advancement surgery in patients with obstructive sleep apnea. Sleep 2017 Apr 28;40(Issue suppl_1):A218.
Krieger MH, Roth T, Dement WC. Principles and practice of sleep medicine, 5th ed. Elsevier Saunders, 2011.

1332) Assinale a alternativa CORRETA sobre os efeitos terapêuticos do avanço maxilomandibular AMM na anatomia das vias aéreas superiores em indivíduos com AOS:

a. O AMM aumenta tridimensionalmente o calibre da faringe pela tração direta da mandíbula, maxila, estruturas musculares e tendinosas, no sentido anteroposterior.
b. O AMM aumenta tridimensionalmente o calibre da faringe pelo relaxamento direto de estruturas musculares e tendinosas relacionados com a mandíbula e maxila.
c. O AMM diminui tridimensionalmente o calibre da faringe pela tração direta da mandíbula, maxila, estruturas musculares e tendinosas no sentido anteroposterior.
d. O AMM diminui o calibre da faringe, no sentido laterolateral, pela tração direta da mandíbula, maxila, estruturas musculares e tendinosas associadas.

Comentários

O avanço maxilomandibular (AMM) aumenta as dimensões faríngeas de forma tridimensional. Este efeito é resultante da tração as estruturas musculares e tendinosas faríngeas inseridas nas bases ósseas da maxila e mandíbula, secundárias ao AMM.

Yatabe-Ioshida MS, Campos LD, Yaedu RY, Trindade-Suedam IK. Upper airway 3D changes of patients with cleft lip and palate after orthognathic surgery. The Cleft Palate-Craniofacial Journal 2019;56(3):314-20.

1333) São músculos dilatadores da faringe, com sua ação positivamente impactada pelo avanço maxilomandibular:

a. M. hioglosso, M. estilofaríngeo, M. estiloglosso.
b. M. genioglosso, M. gênio-hióideo e M. milo-hióideo.
c. M. masseter, M. pterigóideo medial, M. omo-hióideo.
d. M. bucinador, M. palatofaríngeo. M. palatoglosso.

Comentários

Os músculos genioglosso, gênio-hióideo e milo-hióideo compõem o assoalho da cavidade bucal e possuem uma de suas inserções da face interna da região mentoniana. Quando contraídos, uma das ações deste grupamento muscular consiste na anterior da base da língua, com consequente aumento do espaço retrolingual e estabilização da faringe. Desta forma, com o avanço da mandíbula e consequente estiramento deste grupo de músculos pode impactar de forma positiva no tratamento da AOS. O músculo hioglosso, situado na base da língua, tem uma ação antagônica aos músculos previamente citados. M. masseter e pterigóideo medial são relacionados com o processo mastigatório. O músculo bucinador não se relaciona com a dinâmica faríngea.

Moore KL, Dalley AF, Agur AMR. Moore Anatomia Orientada para a clínica, 7.ed. Rio de Janeiro: Guanabara Koogan, 2014.

Respostas

1331) b; 1332) a; 1333) b

1334) Sobre o tratamento cirúrgico da apneia obstrutiva do sono (AOS), assinale a alternativa CORRETA:

a. As faringoplastias, tanto expansiva, lateral e suas derivações, têm como princípio fundamental a ampla ressecção de tecidos moles da orofaringe, objetivando maiores dimensões faríngeas e manutenção de resultados favoráveis a longo prazo.
b. As faringoplastias contemporâneas para tratamento da SAOS têm como princípio fundamental a abordagem da parede lateral da orofaringe, com ênfase na miotomia e criação de retalhos com m. palatofaríngeo, objetivando maiores dimensões faríngeas e resultados favoráveis a longo prazo.
c. A LAUP (*Laser Asssisted Uvulopalatoplasty*) consiste em método amplamente realizado e com excelentes resultados para o tratamento da roncopatia primária, pois foca na extensa resseção da úvula e de redundâncias de partes moles do véu palatino.
d. As faringoplastias contemporâneas para tratamento da SAOS têm como princípio fundamental a abordagem do plano sagital mediano, com ênfase na extensa resseção da úvula e de redundâncias de partes moles do véu palatino.

Comentários

As faringoplastias contemporâneas, para o tratamento da AOS, têm como princípio a abordagem da parede lateral da faringe, com a criação de retalhos musculares que objetivam aumentar e estabilizar as dimensões faríngeas. Desta forma, cirurgias que visam à ressecção apenas de partes moles e focam nas estruturas da linha média, como a úvula, têm sido cada vez menos indicadas.

Sennes LU. Palatopharyngeus muscle: the key in the pharyngoplasty surgeries for obstructive sleep apnea. Brazilian Journal of Otorhinolaryngology 2019;85(Issue 4:397-8.

1335) Homem, 88 anos de idade, refere roncos noturnos intensos com pausas respiratórias recorrentes, segundo relatos dos familiares, há vários anos. Queixa-se de sonolência diurna excessiva e sensação de sono não reparador. Antecedentes pessoais relevantes: hipertensão, diabetes *mellitus* e doença arterial coronariana previamente tratada com angioplastia. Ao exame físico otorrinolaringológico apresenta Mallampati IV, Brodsky 0, oclusão dentária classe II de Angle. Ausência de outras alterações relevantes ao exame físico. Peso, 122 kg, e altura, 1,62 m. Realizou polissonografia que demonstrou índice de apneia e hipopneia de 48 eventos/hora de sono. Frente ao quadro clínico apresentado, assinale a alternativa que contenha hipótese diagnóstica correta e conduta terapêutica inicial mais adequada:

a. AOS em sua forma grave. Por conta da classificação de Friedman favorável, a melhor indicação terapêutica para este paciente é a realização de cirurgia faríngea.
b. AOS em sua forma moderada. Em razão da classificação de Friedman favorável, a melhor indicação terapêutica para este paciente é a realização de cirurgia faríngea.
c. AOS em sua forma grave. Em decorrência da classificação de Friedman desfavorável, a melhor indicação terapêutica para este paciente é a adaptação de aparelhos geradores de pressão positiva nas vias aéreas superiores (PAPs).
d. AOS em sua forma moderada. Em virtude da classificação de Friedman desfavorável, a melhor indicação terapêutica para este paciente é a adaptação de aparelhos geradores de pressão positiva nas vias aéreas superiores (PAPs).

Comentários

No caso em questão, o paciente é idoso, com múltiplas comorbidades. Ademais, apresenta-se ao exame físico com Classificação de Mallampati modificada desfavorável, amigdalectomizado, retrognatia e índice de massa corpórea acima de 40. Desta forma, além do risco cirúrgico aumentado, a classificação de Friedman resultante é IV, fator que desaconselha indicação de cirurgia faríngea com terapia inicial neste caso. Visto a intensidade do caso (AOS rave) e condições clínicas e anatômicas, o tratamento inicial mais racional é a adaptação de dispositivos geradores de pressão positiva nas vias aéreas superiores (PAPs).

Krieger MH, Roth T, Dement WC. Principles and practice of sleep medicine, 5th ed. Elsevier Saunders, 2011.
Rodrigues MM et al. Correlação entre a classificação de Friedman e índice de apneia-hipopneia em portadores de síndrome da apneia e hipopneia obstrutiva do sono. Brazilian Journal of Otorhinolaryngology [online]. 2010.

Respostas
1334) b; 1335) c

ANATOMIA RADIOLÓGICA

1336) Qual o exame radiológico mais bem indicado para planejamento cirúrgico tridimensional para avanço maxilomandibular?
a. Ressonância nuclear magnética.
b. Escaneamento por luz estruturada.
c. Tomografia computadorizada.
d. Telerradiografia em perfil.

Comentários

A tomografia dos ossos da face é indispensável no planejamento cirúrgico tridimensional (3D). O uso dos arquivos DICOM possibilita a geração de malhas 3D não só de ossos como de diferentes tecidos, como pele, vias aéreas, dentes possibilitando ao cirurgião o planejamento virtual da movimentação pretendida.

Hassfeld S & Mühling J. Computer assisted oral and maxillofacial surgery – A review and an assessment of technology. International Journal of Oral and Maxillofacial Surgery 2001;30(1):2-13.
Lin HH, Lonic D & Lo LJ. 3D printing in orthognathic surgery – A literature review. Journal of the Formosan Medical Association 2018;117(7):547-58.
Xia J, Ip HHS, Samman N, Wang D, Kot CSB, Yeung RWK & Tideman H. Computer-assisted three-dimensional surgical planning and simulation: 3D virtual osteotomy. International Journal of Oral and Maxillofacial Surgery 2000;29(1):11-7.

1337) A tomografia de face utiliza uma escala de cinzas relacionada com o coeficiente de atenuação aos raios X. É a escala:
a. Roentgen.
b. House.
c. Moore.
d. Hounsfield.

Comentários

Godfrey Newbold Hounsfield, engenheiro eletricista britânico, compartilhou o prêmio Nobel de Medicina e Fisiologia em 1979, junto a Allan Cormack, pelo desenvolvimento das técnicas de tomografia de raios X. A escala traduz em números as diferentes densidades dos tecidos aos raios X padronizando e melhorando a visualização dos diferentes tecidos.

Tami D, Johanna S. Hounsfield Unit. In: StatPearls [Internet]. Treasure Island (FL): StatPearls Publishing; 2022 Jan. 2021 Mar 16.

1338) A telerradiografia em perfil permite avaliação bidimensional da face e a cefalometria permite grandes avanços no entendimento das características ósseas e radiológicas dos pacientes com apneia do sono (AOS). A retrognatia é um traço marcante associado à AOS. O ângulo cefalométrico que melhor traduz a posição mandibular em relação à base do crânio é:
a. SNA.
b. ANB.
c. SNB.
d. 1-NA.

Comentários

O ponto "S" localiza-se na sela túrcica, o "N" no Nasion, o ponto "A" no local de maior concavidade da maxila, e o ponto "B" no local de maior concavidade da mandíbula. Logo, o ângulo formado entre as linhas SN-NB, chamado SNB, determina a relação entre a mandíbula e a base do crânio.

Jamieson A, Guilleminault C, Partinen M & Quera-Salva MA. Obstructive sleep apneic patients have craniomandibular abnormalities. Sleep 1986;9(4):469-77.
Neelapu BC, Kharbanda OP, Sardana HK, Balachandran R, Sardana V, Kapoor P, Vasamsetti S. Craniofacial and upper airway morphology in adult obstructive sleep apnea patients: A systematic review and meta-analysis of cephalometric studies. Sleep Medicine Reviews 2017;31:79-90.

Respostas
1336) c; 1337) d; 1338) c

1339) Ainda com relação à cefalometria, dentre os ângulos citados abaixo, aquele que se refere à posição entre maxila e mandíbula é:
a. SNA.
b. ANB.
c. SNB.
d. 1-NA.

Comentários

O ponto "A" está no local de maior concavidade da maxila, o ponto "B" no local de maior concavidade da mandíbula e o "N" no Nasion. Logo, o ângulo formado entre as linhas NA-NB, chamado ANB, determina a relação entre a mandíbula e a maxila.

Jamieson A, Guilleminault C, Partinen M, Quera-Salva MA. Obstructive sleep apneic patients have craniomandibular abnormalities. Sleep 1986;9(4):469-77.
Neelapu BC, Kharbanda OP, Sardana HK, Balachandran R, Sardana V, Kapoor P,Vasamsetti S. Craniofacial and upper airway morphology in adult obstructive sleep apnea patients: A systematic review and meta-analysis of cephalometric studies. Sleep Medicine Reviews 2017;31:79-90.

1340) Nos cortes axiais de tomografia e ressonância magnética, o padrão fisiológico em pacientes sem apneia obstrutiva do sono é:
a. Circular.
b. Anteroposterior.
c. Laterolateral.
d. Craniocaudal.

Comentários

O padrão laterolateral é o mais comumente encontrado em pacientes sem distúrbio respiratório.

Rivlin J, Hoffstein V, Kalbfleisch J, McNicholas W, Zamel N, Bryan AC. Upper airway morphology in patients with idiopathic obstructive sleep apnea. Am Rev Respir Dis 1984 Mar;129(3):355-60.

1341) A ressonância magnética pode ser utilizada em algumas situações nos pacientes com apneia do sono, exceto:
a. Avaliação de tumores nasofaríngeos.
b. Avaliação de tecidos moles.
c. Avaliação da perviedade de vias aéreas.
d. Avaliação do esqueleto craniofacial.

Comentários

A ressonância magnética não tem boa visualização de tecidos ósseos pelo baixo teor de água na cortical desse tecido.

Barrera JE. Sleep magnetic resonance imaging: dynamic characteristics of the airway during sleep in obstructive sleep apnea syndrome. Laryngoscope 2011;121(6):1327-35.
Moon IJ, Han DH, Kim JW, Rhee CS, Sung MW, Park JW, Lee CH. Sleep magnetic resonance imaging as a new diagnostic method in obstructive sleep apnea syndrome. Laryngoscope 2010;120(12):2546-54.

1342) Sobre a ressonância magnética funcional do cérebro, é INCORRETO afirmar que:
a. O sinal de intensa atividade metabólica corresponde à vigília.
b. Durante a vigília, muitas áreas de atividade são observadas.
c. Durante o sono REM, áreas relacionadas com o hipocampo e lobo temporal apresentam maior atividade.
d. Durante o sono é observada maior atividade em áreas como tálamo e córtex.

Comentários

Durante a vigília, áreas amplas e de maior sinal correspondente à intensa atividade metabólica são observadas, incluindo córtex e tálamo. Essas áreas apresentam redução do sinal de atividade durante o sono. Em contrapartida, durante o sono REM, áreas relacionadas com o sistema límbico e memória apresentam aumento de atividade como hipocampo e lobo temporal.

Czisch M, Wehrle R, Kaufmann C, Wetter TC, Holsboer F, Pollmacher T & Auer DP. Functional MRI during sleep: BOLD signal decreases and their electrophysiological correlates. European Journal of Neuroscience 2004;20(2):566-74.
Volner K, Chao S, Camacho M. Dynamic sleep MRI in obstructive sleep apnea: a systematic review and meta-analysis. European Archives of Oto-Rhino-Laryngology 2021.

Respostas
1339) b; 1340) c; 1341) d; 1342) b

1343) Com o advento da tomografia computadorizada, as fatias de imagem geradas resultavam em diferentes tipos de arquivo. Com o objetivo de padronizar internacionalmente os arquivos médicos resultantes de estudos de imagem, foi criada a extensão de arquivo:

a. PIXEL.
b. BLEND.
c. DICOM.
d. STL.

Comentários

DICOM significa *digital imaging and comunication in medicine*. O DICOM é um conjunto de normas criado para garantir a troca e o armazenamento seguro das imagens radiológicas. A norma foi criada com o objetivo de facilitar a interpretação das informações provenientes da digitalização dos exames médicos.

Graham RNJ, Perriss RW & Scarsbrook AF. DICOM demystified: A review of digital file formats and their use in radiological practice. Clinical Radiology 2005;60(11):1133-40.

1344) Sobre radiologia no estudo médico das vias respiratórias, é INCORRETO afirmar que:

a. O voxel é um dado que guarda informações do posicionamento de um ponto nas três dimensões do espaço.
b. O agrupamento de fatias (*slices*) de um exame de imagem pode gerar imagens tridimensionais.
c. Com ferramentas adequadas é possível calcular com precisão submilimétrica as distâncias lineares entre tecidos das vias aéreas.
d. Não é possível o cálculo do volume de vias aéreas a partir da tomografia de face.

Comentários

O "empilhamento" de fatias submilimétricas da TC pode gerar modelos tridimensionais com grande precisão. O voxel data é a resultante do posicionamento de um ponto nas 3 coordenadas do espaço, X, Y e Z. As ferramentas disponíveis hoje permitem com grande acurácia o cálculo tanto de distâncias lineares, ângulos e volumes de uma imagem ou malha tridimensional, respectivamente.

Rha EY, Kim JM & Yoo G. Volume measurement of various tissues using the image J software. Journal of Craniofacial Surgery 2015;26(6):e505–e506.

1345) O avanço maxilomandibular (AMM) é uma das opções cirúrgicas no tratamento da apneia obstrutiva do sono (AOS). O planejamento cirúrgico é fundamental para segurança e bom resultado desse procedimento. Atualmente o planejamento pode ser completamente realizado em ambiente virtual. Sobre esse planejamento é INCORRETO afirmar que:

a. A reconstrução tridimensional da tomografia computadorizada fornece malhas 3D dos diferentes tecidos, como ossos, dentes, pele e vias aéreas.
b. O escaneamento de arcadas dentárias gera arquivos 3D com detalhes da anatomia dentária importantes no planejamento do AMM.
c. A impressão 3D permite geração de modelos do paciente e guias cirúrgicas que permitem ao cirurgião melhor análise pré-operatória e maior precisão intraoperatória.
d. O uso da plataforma de Erikson auxilia o cirurgião no planejamento virtual de cirurgias esqueléticas da face.

Comentários

A plataforma de Erikson era utilizada no planejamento convencional de cirurgias esqueléticas não sendo utilizado no planejamento virtual.

Swennen CRJ, Mollemans W, Schutyser F. Three-dimensional treatment planning of orthognathic surgery in the era of virtual imaging. Journal of Oral anc Maxillofacial Surgery 2009;67(10):2080-92.

Respostas
1343) c; 1344) a; 1345) d

1346) Qual tipo de polissonografia é assistida por um técnico durante o sono e possui sete ou mais canais?
a. Tipo 1
b. Tipo 2
c. Tipo 3
d. Tipo 4

Comentários

A polissonografia Tipo 1 é a que possui sete canais e é assistida por um técnico durante a noite. A polissonografia tipo 2 possui sete canais, entretanto, é feita de forma domiciliar, não sendo assistida por técnico.

Berry RB, Wagner MH. Sleep medicine pearls, 3rd ed. (CIDADE?): WB Saunders, 2015.

1347) Abaixo temos uma parte de 30 segundos de uma polissonografia, podemos afirmar que se encontra em qual fase do sono? E quais são os grafoelementos marcados?

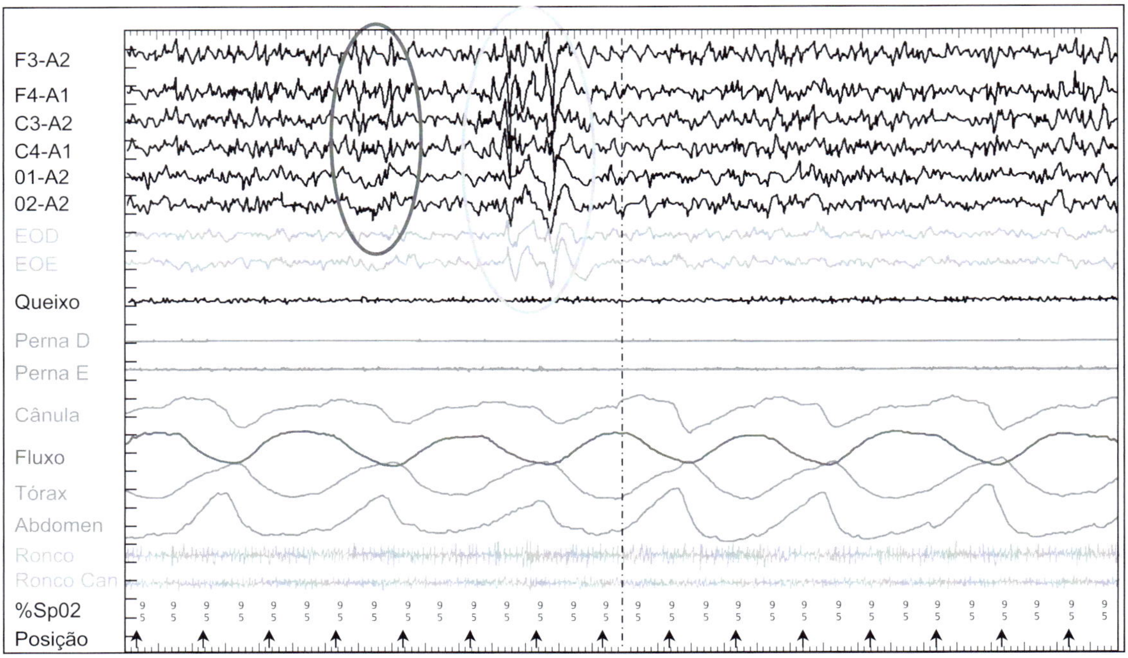

a. Fase 1 sono NREM, fusos transitórios e deflexão assimétrica.
b. Fase 2 sono NREM, fusos de sono e complexo k.
c. Fase 3 sono NREM, fusos complexos e deflexão assimétrica.
d. Sono REM, fusos transitórios e complexo k.

Comentários

A tela acima demonstra um paciente em fase 2 do sono não REM representado por seus grafoelementos fusos de sono e um complexo K.

Berry RB, Wagner MH. Sleep medicine pearls, 3rd ed. (CIDADE?): WB Saunders, 2015.

Respostas
1346) a; 1347) b

1348) Qual a fase do sono representada no hipnograma abaixo?

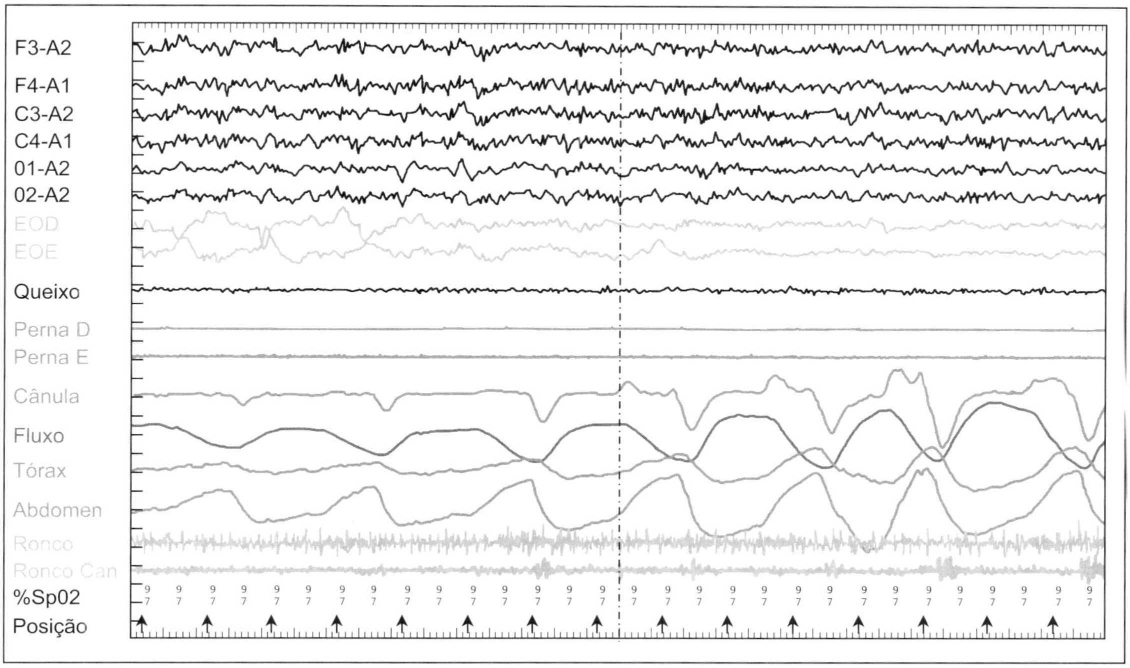

a. Fase N 1 SONO NREM.
b. Fase N 2 SONO NREM.
c. Fase N 3 SONO NREM.
d. SONO REM.

Comentários

A figura anterior representa um estágio na fase de SONO REM, com suas características: movimento oculares rápidos, atonia muscular e ondas de baixa amplitude com frequência mista.

Berry RB, Wagner MH. Sleep medicine pearls, 3rd ed. WB Saunders, 2015.

1349) Sobre as afirmações abaixo:
1. A maior dessaturação de oxiemoglobina durante uma apneia obstrutiva ocorre após seu término.
2. A apneia mista é caracterizada por diminuição do fluxo de ar acima de 90% por mais de 10 segundos, com persistência dos movimentos respiratórios.
3. Despertares breves e abruptos com duração entre 3 e 15 segundos associados a algum tipo de distúrbio respiratório são denominados de microdespertares.

Quais são as afirmativas CORRETAS?

a. 1 e 2.
b. 1 e 3.
c. 2 e 3.
d. Nenhuma das acima.

Comentários

A maior dessaturação de oxiemoglobina durante uma apneia obstrutiva ocorre após seu término. A caracterização dos microdespertares é de despertares breves e abruptos com duração entre 3 e 15 segundos associados a algum tipo de distúrbio respiratório. Na apneia de origem central não há movimento da musculatura respiratória.

Berry RB, Wagner MH. Sleep medicine pearls. 3rd ed. WB Saunders; 2015.

Respostas
1348) d; 1349) b

1350) Correlacione as fases do sono com suas características.

1. FASE 1 sono NREM ( ) Sono reparador e diminui com a idade.
2. FASE 2 sono NREM ( ) Sono paradoxal, alta voltagem e baixa frequência, movimento ocular rápido.
3. FASE 3 sono NREM ( ) Estado transicional, responsável por 5-20% do TTS.
4. SONO REM ( ) Sono intermediários com grafoelementos característicos.

Qual a sequência CORRETA?

a. 1, 2, 3, 4.
b. 2, 4, 1, 3.
c. 3, 4, 1, 2.
d. 4, 2, 3, 1.

Comentários

A fase 3 do sono NREM é conhecida por ser o sono reparador e vai diminuindo com a idade. O sono REM também é conhecido como sono paradoxal em decorrência da alta atividade elétrica do cérebro e os movimentos oculares rápidos. A fase 2 do sono NREM possui grafoelementos característicos como os fusos de sono e o Complexo K, já a Fase 1 do sono NREM também é conhecida como uma fase de transição entre o sono e a vigília.

Berry RB, Wagner MH. Sleep medicine pearls. 3rd ed. WB Saunders; 2015.

ANATOMIA CIRÚRGICA

1351) Durante uma amigdalectomia, após a ressecção da tonsila palatina, visualizamos um músculo que forma a maior parte do "assoalho" da loja amigdaliana. Qual é este músculo?

a. Músculo salpingofaríngeo.
b. Músculo constritor inferior da faringe.
c. Músculo estilofaríngeo.
d. Músculo constritor superior da faringe.

Comentários

O músculo constritor superior da faringe é o principal formador do "assoalho" da loja amigdaliana e pode ser mais bem visualizado após a ressecção da tonsila palatina.

Cahali MB, Lorenzetti FTM et al. Tratamento cirúrgico para ronco e apneia. In: ABORL-CCF (Org.). Tratado de otorrinolaringologia e cirurgia cérvico-facial. 3. ed. Guanabara; 2017. c. 179.

1352) Na técnica cirúrgica descrita por Vicini *et al.*, conhecida como BRP (*Barbed Reposition Pharyngoplasty*), em qual área se INICIA a sutura com o fio barbado?

a. Músculo palatofaríngeo.
b. Espinha nasal posterior.
c. Úvula.
d. Músculo palatoglosso.

Comentários

A sutura se inicia na região da espinha nasal posterior, na transição do palato mole com o palato duro.

Cahali MB, Lorenzetti FTM et al. Tratamento cirúrgico para ronco e apneia. In: ABORL-CCF (Org.). Tratado de otorrinolaringologia e cirurgia cérvico-facial. 3.ed. Guanabara; 2017. c. 179.

Respostas

1350) c; 1351) d; 1352) b

1353) Assinale a alternativa que exibe três referências anatômicas importantes (*landmarks*) para a técnica cirúrgica de BRP (*Barbed Reposition Pharyngoplasty*).

a. Espinha nasal anterior, hâmulo pterigóideo, ponta da úvula.
b. Segundo dente molar superior, ponta da úvula, rafe pterigomandibular.
c. Músculo constritor superior da faringe, espinha nasal posterior, base da úvula.
d. Espinha nasal posterior, hâmulo pterigóideo, rafe pterigomandibular.

Comentários

Os principais pontos de referência anatômica para a técnica de BRP são os que estão na alternativa D. As demais alternativas apresentam pelo menos um erro.

Cahali MB, Lorenzetti FTM et al. Tratamento cirúrgico para ronco e apneia. In: ABORL-CCF (Org.). Tratado de otorrinolaringologia e cirurgia cérvico-facial. 3. ed. Guanabara; 2017. c. 179.

1354) A técnica de faringoplastia lateral descrita por Cahali *et al.* apresenta diferentes versões. Entretanto, uma etapa importante desta técnica cirúrgica está presente em todas as versões. Qual é esta etapa cirúrgica importante?

a. Ressecção do terço distal da úvula.
b. Miotomia do m. constritor superior da faringe.
c. Miotomia do m. constritor médio da faringe.
d. Incisão de relaxamento na linha média da orofaringe.

Comentários

A miotomia do m. constritor superior da faringe está presente em todas as versões da faringoplastia lateral e pode ser considerada uma das etapas importantes desta técnica.

Cahali MB, Lorenzetti FTM et al. Tratamento cirúrgico para ronco e apneia. In: ABORL-CCF (Org.). Tratado de otorrinolaringologia e cirurgia cérvico-facial. 3.ed. Guanabara; 2017. c. 179.

1355) Homem, 38 anos, com queixa de roncos que pioraram há 2 anos, ocorrendo todas as noites e em qualquer posição. Além disso, apresenta qualidade do sono muito ruim, fadiga intensa e sonolência diurna. Realizou polissonografia basal que evidenciou IAH = 4,7/h e SaO_2 mínima = 90%, arquitetura do sono relativamente preservada, índice de microdespertares = 28,3/h, eficiência do sono = 86%. Ao exame otorrinolaringológico apresenta fossas nasais pérvias, tonsilas palatinas grau III, Mallampati (modificado) II, úvula discretamente alongada e boa oclusão dentária.

Qual a classificação de Friedman do paciente em questão:

a. Friedman I.
b. Friedman II.
c. Friedman III.
d. Nenhuma das anteriores.

Comentários

Não é possível fazer o estagiamento de Friedman sem a informação do IMC (peso/altura).

Cahali MB, Lorenzetti FTM et al. Tratamento cirúrgico para ronco e apneia. In: ABORL-CCF (Org.). Tratado de otorrinolaringologia e cirurgia cérvico-facial. 3.ed. Guanabara; 2017. c. 179.

Respostas

1353) d; 1354) b; 1355) d

1356) Em relação ao paciente da questão anterior, qual a hipótese diagnóstica mais provável:
a. Ronco primário.
b. Apneia obstrutiva leve.
c. Síndrome da resistência de vias aéreas superiores.
d. Narcolepsia associada ao ronco.

Comentários

Apesar do IAH do paciente estar dentro da normalidade (IAH < 5/h), o paciente apresenta outros sintomas além do ronco (qualidade de sono ruim, fadiga e/ou sonolência diurna excessiva) e o índice de microdespertares está bastante aumentado. Portanto, seria mais provável pensar em SRVAS do que em ronco primário.

Cahali MB, Lorenzetti FTM et al. Tratamento cirúrgico para ronco e apneia. In: ABORL-CCF (Org.). Tratado de otorrinolaringologia e cirurgia cérvico-facial. 3.ed. Guanabara; 2017. c. 179.

1357) Quais as maneiras de confirmar (ou excluir) a hipótese diagnóstica do caso discutido nas duas questões anteriores?
a. Polissonografia com sensor esofágico e/ou prova terapêutica com APAP.
b. Uso de aplicativo para monitorizar o ronco e/ou sonoendoscopia.
c. Uso de BiPAP e/ou Servoventilador.
d. Marcação de apneias centrais e/ou mistas durante a polissonografia.

Comentários

As duas opções na alternativa **a** estão corretas. Atualmente também é possível a marcação de RERAs na PSG pela cânula de pressão nasal.

Cahali MB, Lorenzetti FTM et al. Tratamento cirúrgico para ronco e apneia. In: ABORL-CCF (Org.). Tratado de otorrinolaringologia e cirurgia cérvico-facial. 3.ed. Guanabara; 2017. c. 179.

1358) Qual das técnicas cirúrgicas NÃO se refere a abordagem esquelética?
a. Avanço maxilomandibular.
b. Suspensão de hioide.
c. Glossectomia mediana.
d. Avanço transpalatal.

Comentários

A técnica de glossectomia mediana NÃO é uma cirurgia esquelética.

Cahali MB, Lorenzetti FTM et al. Tratamento cirúrgico para ronco e apneia. In: ABORL-CCF (Org.). Tratado de otorrinolaringologia e cirurgia cérvico-facial, 3.ed. (CIDADE: EDITORA?), 2017. c. 179.

1359) Qual procedimento citado NÃO é realizado na região palatal?
a) Inspire®.
b) Injeção roncoplástica.
c) Implantes palatais (Pillar®).
d) *Sling* (Roman Blinds).

Comentários

Inspire® é um dos equipamentos para neuroestimulação do nervo hipoglosso; os demais são procedimentos palatais

Cahali MB, Lorenzetti FTM et al. Tratamento cirúrgico para ronco e apneia. In: ABORL-CCF (Org.). Tratado de otorrinolaringologia e cirurgia cérvico-facial. 3.ed. Guanabara; 2017. c. 179.

Respostas
1356) c; 1357) a; 1358) c; 1359) a

1360) Dentre as técnicas descritas de faringoplastia, podemos citar, EXCETO:
a. Faringoplastia lateral.
b. Faringoplastia com sutura barbada (BRP).
c. Faringoplasia expansora.
d. Faringoplastia medial.

Comentários

As três primeiras são técnicas de faringoplastia, porém, a última alternativa (faringoplastia medial) nunca foi descrita.

Cahali MB, Lorenzetti FTM et al. Tratamento cirúrgico para ronco e apneia. In: ABORL-CCF (Org.). Tratado de otorrinolaringologia e cirurgia cérvico-facial. 3.ed Guanabara; 2017. c. 179.

1361) Das afirmações abaixo, qual a CORRETA em relação ao impacto da septoplastia em pacientes com apneia obstrutiva do sono:
a. Não tem influência sobre a saturação de oxigênio durante a noite.
b. Melhora a tolerância e adesão à terapia com aparelho de pressão contínua.
c. Sempre melhora os casos de ronco primário.
d. Está indicado como único tratamento para os casos de apneia moderada.

Comentários

As cirurgias de septoplastia mostraram-se benéficas em pacientes que utilizam aparelho de pressão, melhorando a tolerância e a adaptação. Em alguns casos de ronco primário a septoplastia pode piorar os sintomas, os estudos mostraram melhora da saturação noturna e não está indicado como único tratamento para pacientes com apneia moderada.

Cahali MB, Lorenzetti FTM et al. Tratamento cirúrgico para ronco e apneia. In: ABORL-CCF (Org.). Tratado de otorrinolaringologia e cirurgia cérvico-facial. 3.ed. Guanabara; 2017. c. 179.

1362) Quanto à indicação cirúrgica para o tratamento de SAOS, qual é a alternativa CORRETA?
a. A presença e a severidade da SAOS não interferem no resultado cirúrgico.
b. O paciente não precisa ser esclarecido sobre as taxas de sucesso e das complicações dos procedimentos cirúrgicos.
c. Os resultados a serem alcançados incluem a resolução dos sinais e sintomas clínicos da SAOS, normalização da qualidade do sono, do IAH e dos níveis de saturação de oxiemoglobina.
d. Orientar o paciente de que o tratamento cirúrgico após a redução do edema provocado pelo procedimento leva à cura da doença.

Comentários

O paciente deve ser orientado de que a SAOS é uma doença que não tem sua cura definitiva e absoluta. A correta orientação e informação ao paciente no pré-cirúrgico é de fundamental importância. Os resultados a serem alcançados com a cirurgia incluem a resolução dos sinais e sintomas, a normalização da qualidade do sono, do IAH e dos níveis de saturação de oxiemoglobina.

Cahali MB, Lorenzetti FTM et al. Tratamento cirúrgico para ronco e apneia. In: ABORL-CCF (Org.). Tratado de otorrinolaringologia e cirurgia cérvico-facial. 3.ed. Guanabara; 2017. c. 179.

Respostas
1360) d; 1361) b; 1362) c

1363) Qual é a alternativa CORRETA?
   a. A traqueostomia é um procedimento cirúrgico indicado de rotina para tratamento de SAOS grave.
   b. Os implantes palatais são indicados para níveis de apneia moderada/severa para os pacientes que não desejam utilizar os dispositivos intraorais.
   c. O objetivo da radiofrequência é promover um enrijecimento no palato por meio de orientação de fibras de colágeno.
   d. A cirurgia em múltiplos níveis consiste em tratar diretamente as áreas colapsáveis da via aérea superior.

Comentários

Cirurgia em múltiplos níveis consiste em tratar mais de um nível anatômico das áreas colapsáveis da via aérea superior em um mesmo tempo cirúrgico. A traqueostomia raramente é realizada, os implantes palatais são indicados para casos de ronco primário e a radiofrequência causa fibrose do tecido.

Cahali MB, Lorenzetti FTM et al. Tratamento cirúrgico para ronco e apneia. In: ABORL-CCF (Org.). Tratado de otorrinolaringologia e cirurgia cérvico-facial. 3.ed. Guanabara; 2017. c. 179.

1364) Ao exame físico do paciente roncador, qual é o fator que não se correlaciona com o quadro clínico do paciente?
   a. Retrognatia.
   b. IMC > 30.
   c. Altura acima de 1,8 m.
   d. Estágio IV de Friedman.

Comentários

A retrognatia é uma característica frequente nesses pacientes, pois geralmente se associa a uma redução do espaço aéreo posterior (base da língua). A classificação de Friedman engloba análise de IMC, tamanho de tonsilas e posição da língua em relação ao palato mole. A obesidade está diretamente relacionada com a apneia do sono.

Caldas Neto S, Mello Júnior JF, Martins RHG, Costa SS (eds.). Tratado de otorrinolaringologia e cirurgia cérvico-facial. 2.ed. São Paulo: Roca; 2011. p. 731. v. I.

1365) Na anamnese do paciente com queixa de ronco, é dispensável perguntar sobre:
   a. Paradas respiratórias notadas por companheiro(a).
   b. Se o sono foi repousante ao acordar.
   c. Sonolência diurna.
   d. Uso de roupas leves para dormir.

Comentários

É importante perguntar sobre a presença de paradas respiratórias pelo(a) companheiro(a) se o sono foi repousante e sobre a sonolência diurna.

Caldas Neto S, Mello Júnior JF, Martins RHG, Costa SS (Eds.). Tratado de otorrinolaringologia e cirurgia cérvico-facial, 2.ed. São Paulo: Roca, 2011. p. 731. v. I.

Respostas
1363) d; 1364) d; 1365) d

EMBRIOLOGIA/FISIOLOGIA/SEMIOLOGIA

1366) O que é sono?
   a. É um estado comportamental reversível da percepção do desligamento e da falta de resposta ao meio ambiente.
   b. É um momento que organismo consegue se desligar do dia.
   c. É um complexo de processos antifisiológicos e comportamentais, acíclicos.
   d. É um período nas 24 horas onde o organismo não realiza funções regulatórias.

Comentários

Sono é um processo ativo e fisiológico do organismo. A não resposta aos estímulos externos é o fator fundamental para evolução dos ciclos de sono.

Zancanella E, Zancanella GFLM. Polissonografia e monitorização do sono. In: ABORL-CCF. (Org.). Tratado de otorrinolaringologia e cirurgia cérvico-facial. 3. ed. Guanabara; 2017. c. 175.

1367) Na privação do sono, o que pode acontecer:
   a. Restabelecimento das funções sono-vigília.
   b. Aumento na produção de insulina.
   c. Diminuição da produção de interleucina-6.
   d. Aumento na liberação do cortisol.

Comentários

A homeostase do organismo se caracteriza pelo equilíbrio na distribuição das fases do sono. A redução quantitativa no número de horas de sono determina a redução de ciclos de sono, podendo culminar em síndrome metabólica.

Zancanella E, Zancanella GFLM. Polissonografia e monitorização do sono. In: ABORL-CCF. (Org.). Tratado de otorrinolaringologia e cirurgia cérvico-facial. 3. ed. Guanabara; 2017. c. 175.

1368) O processo de envelhecimento modifica as características do sono. Qual das mudanças é a mais observada?
   a. Atraso de fase de sono.
   b. Redução da eficiência do sono.
   c. Aumento do tempo em sono N3.
   d. Diminuição dos microdespertares *"arousal"*.

Comentários

O processo de envelhecimento traz modificações na eficiência do sono com redução do tempo em sono com aumento do tempo em cama e redução do sono N3. Há aumento de fragmentação do sono por aumento de micordespertares.

Ohayon MM, Carskadon MA, Guilleminault C et al. Meta-analysis of quantitative sleep parameters from childhood to old age in healthy individuals: developing normative sleep values across the human lifespan. Sleep 2004;27(7):1255-73.
Zancanella E et al. Sono no idoso. In: Coifman H. Otorrinogeriatria. 2019.

1369) Em relação aos fatores implicados na fisiopatogenia da apneia obstrutiva do sono AOS, marque a alternativa mais adequada:
   a. Diminuição da colapsibilidade da via aérea superior (VAS).
   b. Alteração da configuração, morfologia, da VAS.
   c. Maior tração da faringe em decorrência da redução do volume pulmonar.
   d. Estabilidade do sistema ventilatório neuromuscular da via aérea superior.

Comentários

São vários os fatores implicados na fisiopatogenia da AOS. Existe um aumento na colapsibilidade faríngea, diminuição da tração caudal da faringe e instabilidade do sistema ventilatório, dentre outros.

Duarte BB et al. In: ABORL-CCF (Org.). Tratado de otorrinolaringologia e cirurgia cérvico-facial, 3.ed. Guanabara; 2017. c. 173.

Respostas
1366) a; 1367) d; 1368) b; 1369) b

1370) Marque a alternativa CORRETA em relação à fisiopatogenia da síndrome da apneia obstrutiva do Sono:

a. Aumento no limiar de despertar.
b. A hipertrofia de amígdalas palatinas e adenoides está associada à SAOS somente na infância.
c. A testosterona tem efeito na colapsabilidade das vias aéreas superiores, justificando a maior prevalência de SAOS em homens.
d. A posição do osso hioide influencia na posição da língua e o seu rebaixamento leva à anteriorização da base de língua.

Comentários

A presença de redução do limar de despertar está associada à AOS no despertar ao final dos eventos respiratórios. A hipertrofia linfoide também pode aparecer em adultos e a posição do osso hioide posterioriza a língua.

Duarte BB et al. In: ABORL-CCF (Org.). Tratado de otorrinolaringologia e cirurgia cérvico-facial, 3.ed. Guanabara; 2017. c. 173.

1371) A maioria dos processos fisiológicos e bioquímicos do corpo se altera durante o sono. Qual das afirmações abaixo está mais correta?

a. Há aumento do cortisol ao adormecer.
b. Há uma relação entre a propensão para dormir e a temperatura corporal.
c. Há diminuição do hormônio de crescimento durante o sono.
d. Há aumento da temperatura corporal coincidindo com o início do sono.

Comentários

Na fisiologia do sono, a diminuição da temperatura corporal se relaciona com atividades metabólicas reduzidas, favorecendo os ciclos de sono.

Duarte BB et al. In: ABORL-CCF (Org.). Tratado de otorrinolaringologia e cirurgia cérvico-facial, 3.ed. Guanabara; 2017. c. 173.

1372) Presença de sintomas diurnos na AOS pode ser avaliada por meio do uso de questionários. Dentre os citados, qual pode trazer dados mais relevantes?

a. Questionário de Berlim avalia impactos diurnos da apneia como atenção e concentração.
b. Questionário FOSQ 10 avalia associação de comorbidades como hipertensão.
c. Escala de sonolência de Epworth avalia, de forma subjetiva, a sonolência diurna.
d. Questionário de Pittsburg avalia a presença de roncos e obesidade.

Comentários

A Escala de Sonolência de Epworth avalia a sonolência diurna de forma subjetiva.

Duarte BB et al. In: ABORL-CCF (Org.). Tratado de otorrinolaringologia e cirurgia cérvico-facial, 3.ed. Guanabara; 2017. c. 173.
Zancanella E, Haddad FM, Oliveira LAMP, Nakasato A, Duarte BB, Soares CFP et al. Obstructive sleep apnea and primary snoring: Treatment | Apneia obstrutiva do sono e ronco primário: tratamento. Brazilian Journal of Otorhinolaryngology 2014;80(1 SUPPL. 1):S17-S28.

1373) Dentre os sintomas associados à AOS, qual dos abaixo deve ser sempre questionado?

a. Perda de consciência.
b. Cefaleia matinal.
c. Perda de peso.
d. Zumbido.

Comentários

Cefaleia matinal pode estar associado à hipóxia intermitente decorrente da AOS.

Sennes LU, Lorenzetti FTM, Daniel MM. Semiologia dos distúrbios do sono. ABORL-CCF (Org.). Tratado de otorrinolaringologia e cirurgia cérvico-facial, 3.ed. Guanabara; 2017. c. 174.

Respostas
1370) c; 1371) b; 1372) c; 1373) b

1374) Comorbidades são comumente associadas à AOS. Qual a mais prevalente?
a. Coronariopatia.
b. Depressão.
c. Refluxo gastroesofágico.
d. Disfunção cognitiva.

Comentários

As patologias cardiovasculares têm maior prevalência populacional relacionada com a AOS.

American Academy of Sleep Medicine. International Classification of Sleep Disorders 3rd edition. Darien, IL2014.
Zancanella E, Haddad FM, Oliveira LAMP, Nakasato A, Duarte BB, Soares CFP et al. Obstructive sleep apnea and primary snoring: Treatment | Apneia obstrutiva do sono e ronco primário: tratamento. Brazilian Journal of Otorhinolaryngology 2014;80(1 SUPPL. 1):S17-S28.

1375) O exame físico otorrinolaringológico é fundamental para AOS. Qual dos itens é mais significativo?
a. Perfil facial.
b. Falta de elementos dentários.
c. Tamanho da úvula.
d. Hipotonia lingual.

Comentários

As alterações craniofaciais são as mais associadas à AOS.

Sennes LU, Lorenzetti FTM, Daniel MM. Semiologia dos distúrbios do sono. ABORL-CCF (Org.). Tratado de otorrinolaringologia e cirurgia cérvico-facial, 3.ed. Guanabara; 2017. c. 174.
Zancanella E, Haddad FM, Oliveira LAMP, Nakasato A, Duarte BB, Soares CFP et al. Obstructive sleep apnea and primary snoring: Treatment | Apneia obstrutiva do sono e ronco primário: tratamento. Brazilian Journal of Otorhinolaryngology 2014;80(1 SUPPL. 1):S17–S28.

1376) Na avalição do paciente com quadro sugestivo de SAOS, qual dado é mais relevante?
a. IMC.
b. Circunferência do pescoço.
c. Sonolência excessiva diurna.
d. Classificação de Friedman.

Comentários

Circunferência do pescoço aumentada é o fator preditivo mais aceito com sugestivo de SAOS.

Sennes LU, Lorenzetti FTM, Daniel MM. Semiologia dos distúrbios do sono. ABORL-CCF (Org.). Tratado de otorrinolaringologia e cirurgia cérvico-facial, 3.ed. Guanabara; 2017. c. 174.
Zancanella E, Haddad FM, Oliveira LAMP, Nakasato A, Duarte BB, Soares CFP et al. Obstructive sleep apnea and primary snoring: Treatment | Apneia obstrutiva do sono e ronco primário: tratamento. Brazilian Journal of Otorhinolaryngology 2014;80(1 SUPPL. 1):S17-S28.

1377) Na avaliação nasofibroscópica com o paciente acordado, o que é mais relevante avaliar?
a. Manobra de Muller.
b. Simulação do ronco.
c. Exame sentado e deitado (inclinação da cadeira de exame).
d. Base de língua.

Comentários

O estreitamento em base de língua deve ser incluído na avaliação endoscópica. Tanto a manobra de Muller quanto simulação do ronco e alteração de posição corporal não têm padronização adequada.

Sennes LU, Lorenzetti FTM, Daniel MM. Semiologia dos distúrbios do sono. ABORL-CCF (Org.). Tratado de otorrinolaringologia e cirurgia cérvico-facial, 3.ed. Guanabara; 2017. c. 174.

Respostas
1374) a; 1375) a; 1376) b; 1377) d

1378) Na oroscopia, qual fator pode ser mais relevante?
a. Presença de palato "WEB".
b. Palato duro ogival.
c. Visualização da parede posterior da faringe.
d. Desgaste dentário.

Comentários

A possibilidade de avaliar a parede posterior da faringe se relaciona com a classificação de Mallampati.

Sennes LU, Lorenzetti FTM, Daniel MM. Semiologia dos distúrbios do sono. ABORL-CCF (Org.). Tratado de otorrinolaringologia e cirurgia cérvico-facial, 3.ed. Guanabara; 2017. c. 174.

1379) Dentre as principais indicações atuais da sonoendoscopia induzida por drogas *DISE*, qual a mais relevante?
a. Indicação da melhor técnica cirúrgica.
b. Avaliação do paciente com apneia central.
c. Confirmação do tratamento do sítio obstrutivo.
d. Avaliação de pacientes com má adaptação ao PAP.

Comentários

A sonoendoscopia tem grande utilidade na investigação do topodiagnóstico da SAOS. Infelizmente, ainda não consegue trazer com exatidão a melhor correlação entre o sítio obstrutivo e a melhor técnica cirúrgica. Tem sua indicação de forma clara para investigar insucessos terapêuticos com adesão à terapia com PAP.

Küpper DS. In: ABORL-CCF (Org.). Tratado de otorrinolaringologia e cirurgia cérvico-facial, 3.ed. Guanabara; 2017. c. 176.

1380) Tecnicamente, a sonoendoscopia induzida por drogas *DISE* tem critérios para sua realização. Dentre eles, um dos mais significativos é:
a. Nível de sedação.
b. Realização em ambiente habitual de sono.
c. Sem relevância quanto à posição corporal.
d. Classificação objetiva do sítio obstrutivo.

Comentários

A sonoendoscopia tem parâmetros objetivos para sua realização e avaliação dos sítios obstrutivos. Necessita ser realizada em ambiente hospitalar e com equipe treinada e habilitada para intercorrências. O nível de sedação pode mudar a conclusão dos sítios obstrutivos analisados. A sistemática na classificação ainda requer melhor detalhamento.

Küpper DS. In: ABORL-CCF (Org.). Tratado de otorrinolaringologia e cirurgia cérvico-facial, 3.ed. Guanabara; 2017. c. 176.

Respostas
1378) c; 1379) d; 1380) a

FISIOPATOGENIA DAS DOENÇAS DO SONO (AOS, INSÔNIA, NARCOLEPSIA, SDE)

1381) Quanto aos fenótipos envolvidos na fisiopatologia da apneia obstrutiva do sono (AOS), identifique a alternativa CORRETA:

a. Maioria dos portadores de AOS possui alterações na resposta muscular da faringe, levando aos eventos obstrutivos.
b. O *high loop gain* corresponde à resposta respiratória exagerada frente à resistência da via aérea superior (VAS), ocasionando instabilidade e maior colapsabilidade da VAS.
c. Um alto limiar de despertar ocorre em aproximadamente um terço dos pacientes apneicos.
d. A obesidade é um fenótipo distinto da AOS, não tendo correlação com *loop gain* ou alterações da resposta muscular da faringe.

Comentários

Na última década, a descrição dos fenótipos fisiopatológicos da AOS auxiliou na compreensão das diferentes apresentações clínicas e contribui para o tratamento individualizado do paciente. São 3 os fenótipos fisiopatológicos envolvidos: 1/3 dos portadores apresentaria um limiar de despertar rebaixado (1), 1/3 teria uma resposta exagerada do *drive* respiratório *high loop gain* (2) e alterações da resposta muscular (3) (Eckert, 2018). A obesidade é o maior fator de risco para AOS e pode alterar os 3 fenótipos fisiopatológicos e não constituindo um em separado.

Eckert DJ. (Phenotypic approaches to obstructive sleep apnoea – New pathways for targeted therapy. Sleep Medicine Reviews 2018;37:45-59.
Peppard PE, Young T, Palta M, Dempsey J, Skatrud J. Longitudinal study of moderate weight change and sleep-disordered breathing. Journal of the American Medical Association 2000;284(23):3015-21.
Zancanella E, Haddad FM, Oliveira LAMP, Nakasato A, Duarte BB, Soares CFP et al. Obstructive sleep apnea and primary snoring: Treatment | Apneia obstrutiva do sono e ronco primário: tratamento. Brazilian Journal of Otorhinolaryngology 2014;80(1 suppl. 1):S17–S28.

1382) No acompanhamento do paciente com indicação de dispositivo de *Continous Positive Airway Pressure* (CPAP) podemos nos deparar com queixas frequentes que interferem na adaptação e adesão ao uso. Identifique a alternativa que contém a queixa e a intervenção que o médico otorrinolaringologista poderia realizar para melhorar a queixa do paciente:

a. Dor e desconforto ao colocar a máscara, a conduta mais adequada seria a imediata troca do modelo de máscara.
b. Ronco residual, o otorrinolaringologista deve prescrever outro tratamento adjuvante ao CPAP para controle do ronco.
c. Escape de ar pela boca, a conduta mais adequada é o uso de máscara oronasal.
d. Boca seca; pode ser prescrito tratamento para congestão nasal ou uso de umidificador.

Comentários

No acompanhamento do paciente em uso do CPAP, todas as queixas acima são comuns, porém, cabe ao médico assistente e à equipe multidisciplinar verificar o correto uso de máscaras, orientação e educação do paciente antes de recomendar a troca do tipo de máscara. Especialmente as queixas de escape de ar pela boca e boca seca podem estar relacionadas com patologias nasais, área de atuação do otorrinolaringologista.

Berry RB, Wagner MH. Sleep medicine pearls, 3rd ed. W.B. Saunders, 2015.

Respostas
1381) b; 1382) d

1383) Paciente feminina de 35 anos com queixa de roncos, apneias testemunhadas e cefaleia matinal. Perfil ansioso, relata estar em uso de escitalopram 10 mg cedo, nega outras comorbidades. Ao exame físico, IMC = 41 kg/m^2, circunferência cervical = 41 cm, Malampatti modificado 3, tonsilas palatinas 2, hipertrofia dos cornetos inferiores ++/4+. Exames de polissonografia com IAH de 14 eventos por hora, saturação mínima da oxiemoglobina de 84%, tempo de sono com saturação da oxiemoglobina abaixo de 90%: 10%. Assinale a alternativa que contenha a melhor opção terapêutica à paciente.

a. Iniciar tratamento com dispositivo Bilevel visto que a paciente apresenta achados e alto risco para hipoventilação associada à obesidade.
b. Indicar cirurgia multilevel (nasal e faríngea) e repetir a polissonografia depois.
c. Indicar perda de peso, incluindo avaliação para cirurgia bariátrica.
d. Indicar aparelho de CPAP com pressão fixa superior a 12 cmH_2O, observado o risco de hipoventilação associada à obesidade.

Comentários

A paciente apresenta obesidade associada a um quadro de AOS leve, segundo estudo de coorte (Peppard *et al.*, 2000). Uma perda de 10% do peso corresponderia à melhora de 26% do IAH, assim, com a perda de peso a paciente do caso ficaria potencialmente curada da AOS. Apesar da obesidade grau 3, a paciente não apresenta hipoxemia acentuada para forte suspeita de hipoventilação associada à obesidade.

Eckert DJ. (Phenotypic approaches to obstructive sleep apnoea – New pathways for targeted therapy. Sleep Medicine Reviews 2018;37:45-59.
Peppard PE, Young T, Palta M, Dempsey J, Skatrud J. Longitudinal study of moderate weight change and sleep-disordered breathing. Journal of the American Medical Association 2000;284(23):3015-21.
Zancanella E, Haddad FM, Oliveira LAMP, Nakasato A, Duarte BB, Soares CFP et al. Obstructive sleep apnea and primary snoring: Treatment | Apneia obstrutiva do sono e ronco primário: Tratamento. Brazilian Journal of Otorhinolaryngology 2014;80(1 suppl. 1):S17-S28.

1384) Apneia obstrutiva do sono apresenta alguns fenótipos clínicos que podem direcionar tratamentos específicos. Quanto à AOS posicional, podemos dizer que:

a. A apneia posicional é considerada quando, no exame de polissonografia, há pelo menos 2 vezes mais eventos na posição supina que em outras posições (IAH > 2× na posição supina).
b. O diagnóstico da apneia posicional é dado pelo registro de maior tempo de dessaturação da oxiemoglobina na posição supina.
c. O tratamento de escolha do paciente com apneia posicional é a posição de decúbito lateral, e entre os métodos com maior adesão a longo prazo podemos citar o *tennis ball training*.
d. A apneia posicional é frequente em pacientes magros, jovens com AOS grave.

Comentários

A apneia posicional é considerada quando há, no exame de polissonografia, pelo menos 2 vezes mais eventos na posição supina que em outras posições (IAH > 2x na posição supina) sem correlação com a dessaturação da oxiemeglobina. O tratamento é realizado com indicação do decúbito lateral, associado ou não a outras terapias como uso do CPAP. A maioria dos estudos clínicos tem curto prazo de acompanhamento e muitos mostram baixa adesão ao *tennis ball training*.

Berry RB, Wagner MH. Sleep medicine pearls, 3rd ed. W.B. Saunders, 2015.

Respostas
1383) c; 1384) a

1385) Menino obeso de 9 anos com queixa de dificuldade escolar, roncos e agitação motora durante o sono. Aos 7 anos realizou adenotonsilectomia por quadro de roncos e apneias relatadas. Ao exame físico nota-se palato ogival e língua volumosa. Foi realizada polissonografia com IAH de 4 eventos por hora, saturação média de 92%, saturação mínima de 89%. Sobre esse caso podemos considerar CORRETO:

a. Esse é um quadro raro, com provável implicação jurídica por conta de a cirurgia não ter alcançado o controle da AOS nessa criança.
b. Esse é um quadro de sucesso cirúrgico, uma vez que o IAH no pós-operatório tardio ser de 4 eventos por hora.
c. Esse é um quadro de persistência ou reincidência da AOS, o que ocorre em aproximadamente 60% das crianças com AOS submetidas à adenotonsilectomia.
d. Esse é um quadro de persistência ou reincidência da AOS, e entre os fatores de risco para sua ocorrência podemos destacar obesidade, asma e idade superior a 7 anos.

Comentários

A AOS na infância é tratada com boa taxa de sucesso. Aproximadamente 59% apresentam melhora clínica e polissonográfica. Porém, a recidiva dos sintomas pode ocorrer em quase 1/3 das crianças, sendo fator de risco para obesidade, asma e idade superior a 7 anos e gravidade da AOS no pré-operatório (Zancanella *et al.*, 2014).

Eckert DJ. (Phenotypic approaches to obstructive sleep apnoea – New pathways for targeted therapy. Sleep Medicine Reviews 2018;37:45-59.
Peppard PE, Young T, Palta M, Dempsey J, Skatrud J. Longitudinal study of moderate weight change and sleep-disordered breathing. Journal of the American Medical Association 2000;284(23):3015-21.
Zancanella E, Haddad FM, Oliveira LAMP, Nakasato A, Duarte BB, Soares CFP et al. Obstructive sleep apnea and primary snoring: Treatment | Apneia obstrutiva do sono e ronco primário: Tratamento. Brazilian Journal of Otorhinolaryngology 2014;80(1 suppl. 1):S17-S28.

1386) Homem, 43 anos, com queixa de obstrução nasal ao deitar, acordando algumas vezes com boca seca e cefaleia matinal. Nega comorbidades, mas consome álcool aos finais de semana (média de 4 latas/dia). Ao exame físico, otoscopia normal, rinoscopia anterior com hipertrofia discreta dos cornetos inferiores, sem desvio septal, oroscopia com amígdala grau 3, Mallampati 2. Peso 98 kg, altura de 170 cm. Identifique a alternativa que melhor se adequa à hipótese diagnóstica e investigação complementar necessária.

a. Provável rinite vasomotora, sendo necessária a realização do *prick-test* para afastar alergias de contato.
b. Hipertrofia da tonsila faríngea, com necessidade de nasofibrolaringoscopia para confirmar indicação cirúrgica.
c. Hipertrofia da tonsila palatina, com indicação de realizar polissonografia para afastar diagnóstico de apneia obstrutiva do sono.
d. Provável obstrução nasal região posterior, sendo indicada tomografia de seios da face para avaliar possível desvio septal na área IV.

Comentários

A AOS é subdiagnosticada, pois o relato de ronco e apneias muitas vezes depende do parceiro de quarto. O médico otorrinolaringologista deve questionar sobre outros sintomas relacionados com a obstrução nasal noturna, como roncos, sono reparador ou sonolência excessiva diurna. Nesse caso de exemplo o paciente apresenta risco elevado de AOS por ser do sexo masculino, meia-idade, obeso e usuário de álcool, com queixa de obstrução nasal ao decúbito, xerostomia, despertares e cefaleia matinal. Pela clínica e exame físico, alto grau de AOS, sendo indicada polissonografia.

Zancanella E, Haddad FM, Oliveira LAMP, Nakasato A, Duarte BB, Soares CFP et al. Obstructive sleep apnea and primary snoring: Treatment | Apneia obstrutiva do sono e ronco primário: Tratamento. Brazilian Journal of Otorhinolaryngology 2014;80(1 suppl. 1):S17-S28.

Respostas
1385) d; 1386) c

1387) Sobre a sonolência excessiva diurna, é CORRETO:

a. É definida como incapacidade de ficar acordado e alerta durante o dia, resultando em períodos de lapsos de sono.
b. Nas principais causas de sonolência diurna, episódios de sono curtos, "cochilos", acabam piorando a sonolência e o cansaço do portador.
c. A sonolência excessiva diurna é avaliada subjetivamente através de questionário e escalas como a Epworth e, objetivamente, pela polissonografia.
d. A narcolepsia é subdividida em tipo 1 e 2, sendo a tipo 1 caracterizada pela associação à cataplexia e baixos níveis de hipocretina (orexina).

Comentários

A sonolência é a incapacidade de ficar acordado e alerta durante o dia, com períodos de necessidade irreprimível de sono ou lapsos não intencionais de sonolência ou sono. Ou seja, nem sempre o sujeito tem os lapsos de sono. Nas hipersonias de origem central e na restrição do tempo de sono, os cochilos produzem alívio na pressão de sono. O exame para avaliação objetiva de sonolência excessiva diurna é o teste de múltiplas latências do sono.

American Academy of Sleep Medicine. International classification of sleep disorders (ICSD), 3rd ed. 2014.

1388) Adolescente de 16 anos, sem queixas respiratórias ou distúrbios dos movimentos do sono, se, particularidades no exame físico otorrinolaringológico. IMC = 21. Hígida. Vem acompanhada da mãe á consulta médica para avaliação de sonolência excessiva diurna. Identifique nas alternativas quais dados e questionamentos são importantes para avaliação e condução do caso.

a. É fundamental a realização de dosagem de orexina no liquor para refutar o diagnóstico de narcolepsia.
b. É necessário avaliar os hábitos gerais da paciente, principalmente quanto à higiene do sono, horários de deitar e levantar, uso de telas e consumo de alimentos estimulantes.
c. Não é importante saber a respeito do período de início da sonolência, fatores emocionais relacionados ou histórico familiar de hipersonia.
d. É fundamental a realização da polissonografia para afastar transtornos de movimentos do sono.

Comentários

A avaliação da sonolência excessiva diurna é majoritariamente clínica, sendo muito importantes os hábitos relacionados com a higiene do sono, assim como tempo do uso de telas, comorbidades, medicações utilizadas e horários de deitar e levantar (diário de sono). Para avaliação objetiva, nesse caso poder-se-ia indicar actigrafia, mas não há indicação de polissonografia na ausência de queixas clínicas sugestivas de apneia obstrutiva do sono, síndrome de pernas inquietas ou bruxismo. O exame para avaliação objetiva de sonolência excessiva diurna é o teste de múltiplas latências do sono, sendo a dosagem de orexina realizada em exceção.

1389) Alguns medicamentos e condições médicas podem produzir sonolência excessiva diurna. Assinale a alternativa CORRETA:

a. Barbitúricos e anticolinérgicos podem causar sonolência.
b. Anti-histamínicos e corticoides frequentemente causam sonolência.
c. Raramente agonistas dopaminérgicos e anticonvulsivantes causam sonolência.
d. A hipersonia é um sintoma característico do hipertireodismo.

Comentários

Barbitúricos, anticolinérgicos, anticonvulsivantes, anti-histamínicos, benzodiazepínicos, opioides e antidepressivos são associados à sonolência. Entre as condições endocrinológicas associadas à sonolência diurna temos o hipotireodismo.

American Academy of Sleep Medicine. International classification of sleep disorders (ICSD), 3rd ed. 2014.

Respostas
1387) d; 1388) b; 1389) a

1390) Sobre a definição de insônia podemos dizer que:
a. O quadro clínico é caracterizado pela dificuldade de iniciar o sono.
b. O diagnóstico da insônia ocorre quando há dificuldade de dormir, havendo oportunidade adequada associada à disfunção no dia a dia.
c. O quadro clínico é caracterizado pelo sujeito não conseguir manter sono ininterrupto por pelo menos 6 horas.
d. O sintoma mais frequente durante o dia é a sonolência, sendo raro quadro de irritabilidade de fadiga.

Comentários

A insônia é caracterizada pela dificuldade de iniciar, manter ou despertar precoce, quando o sujeito tem dificuldade de dormir, havendo oportunidade adequada associada à disfunção no dia a dia. Entre os sintomas diurnos temos irritabilidade, alterações de humor e fadiga.

American Academy of Sleep Medicine. International classification of sleep disorders (ICSD), 3rd ed. 2014.

1391) Paciente de 19 anos apresenta, desde a infância, dificuldades para dormir. Em alguns períodos possui sono normal e, em outros, completa inversão de ritmo do sono. Nega antecedentes, exceto o fato de ser completamente cega desde o nascimento. Qual o provável distúrbio de ritmo circadiano que esta paciente apresenta:
a. Atraso de fase.
b. *Jet Lag.*
c. Livre-curso.
d. Avanço de fase.

Comentários

Os pacientes com cegueira apresentam um padrão de ritmo circadiano conhecido como livre-curso, não obedecendo ao ritmo circadiano influenciado pela luz.

American Academy of Sleep Medicine. International classification of sleep disorders (ICSD), 3rd ed. 2014.

1392) Qual das alternativas abaixo contém variáveis fisiológicas que apresentam padrão de oscilações circadianas.
a. Variação central da temperatura corporal, força muscular e ciclo sono/vigília.
b. Ciclo menstrual, variação da temperatura corporal e ciclo sono/vigília.
c. Frequência cardíaca, frequência respiratória e ciclo menstrual.
d. Ciclo sono/vigília, sensibilidade ao tato, frequência respiratória.

Comentários

Variação central da temperatura corporal, força muscular e ciclo sono/vigília são algumas das variáveis fisiológicas dos seres humanos que seguem as oscilações do ritmo circadiano. O ciclo menstrual e a sensibilidade ao tato não seguem.

Berry RB, Wagner MH. Sleep medicine pearls, 3rd ed. W.B. Saunders, 2015.

Respostas
1390) b; 1391) c; 1392) a

1393) Em relação ao tratamento com aparelhos intraorais de avanço mandibular, assinale a alternativa CORRETA:

a. Apenas em pacientes com oclusão dentária classe II de Angle é possível fazer a adaptação.
b. Em pacientes endentados está indicada a adaptação.
c. É capaz de promover o avanço maxilar com anteriorização do palato duro.
d. Salivação excessiva e dor na região da articulação temporomandibular são efeitos colaterais possíveis.

Comentários

Salivação excessiva e dor na região da articulação temporomandibular são um dos principais para efeitos dos aparelhos intraorais. Não está indicado o uso em pacientes endentados, o avanço é da mandíbula e em outras classes pode ser utilizado o aparelho intraoral.

Berry RB, Wagner MH. Sleep medicine pearls, 3rd ed. W.B. Saunders, 2015.

1394) Segundo a terceira edição da Classificação Internacional dos Distúrbios do Sono, o sonambulismo é:

a. Uma parassonia do sono NREM.
b. Uma parassonia do sono REM associada a um pesadelo seguido de despertar.
c. Um despertar associado à síndrome do pânico.
d. Uma parassonia do sono REM.

Comentários

O ICSD classifica o sonambulismo como uma parassonia do sono NREM, não estando associado a pesadelos ou síndrome do pânico.

American Academy of Sleep Medicine. International classification of sleep disorders (ICSD), 3rd ed. 2014.

1395) Quais são os achados clínicos frequentes em pacientes com narcolepsia tipo I:

a. Perda de peso.
b. Níveis de hipocretina no líquido cefalorraquidiano maiores que 110 pg/mL.
c. Prevalência baixa do alelo HLA-DQB1*0602.
d. Sonolência excessiva diurna e cataplexia.

Comentários

Um dos principais achados clínicos em pacientes com narcolepsia Tipo 1 é sonolência diurna excessiva e cataplexia. Geralmente apresentam alta prevalência do HLA-DQB1*0602. Os níveis de hipocretina no líquido cefalorraquidiano são inferiores a 110 pg/mL e ganham peso.

Berry RB, Wagner MH. Sleep medicine pearls, 3rd ed. W.B. Saunders, 2015.

Respostas
1393) d; 1394) a; 1395) d

DIAGNÓSTICO DAS DOENÇAS/POLISSONOGRAFIA

1396) Numa época de leitura de polissonografia, a presença de frequência mista de baixa amplitude no EEG com complexo K não associada a despertar e fusos de sono na primeira metade da época, corresponde a que fase do sono?

a. N1.
b. N2.
c. N3.
d. REM.

Comentários

O manual da AASM define os critérios para diferenciação das fases do sono por diferentes padrões no EEG, movimentos oculares e variação no tônus muscular.

Berry RB, Quan Sf, Abreu AR et al.; for the American Academy of Sleep Medicine. The AASM Manual for the Scoring of Sleep and Associated Events: Rules, Terminology and Technical Specifications. Version 2.6. Darien, IL: American Academy of Sleep Medicine; 2020.

1397) Atenuação de ritmo alfa em 50% e movimentos oculares lentos, predomina em que fase do sono?

a. N1.
b. N2.
c. N3.
d. REM.

Comentários

O manual da AASM define os critérios para diferenciação das fases do sono por diferentes padrões no EEG, movimentos oculares e variação no tônus muscular.

Berry RB, Quan Sf, Abreu AR et al.; for the American Academy of Sleep Medicine. The AASM Manual for the Scoring of Sleep and Associated Events: Rules, Terminology and Technical Specifications. Version 2.6. Darien, IL: American Academy of Sleep Medicine; 2020.

1398) Qual a definição de apneia?

a. Redução do sinal no sensor nasal ≥ 90% por 10 segundos com dessaturação de 3%.
b. Redução do sinal no sensor nasal ≥ 90% por 10 segundos.
c. Redução do sinal no sensor oronasal ≥ 90% por 10 segundos com dessaturação de 3%.
d. Redução do sinal no sensor oronasal ≥ 90% por 10 segundos.

Comentários

A definição de apneia não se relaciona com a saturação.

Berry RB, Quan Sf, Abreu AR et al.; for the American Academy of Sleep Medicine. The AASM Manual for the Scoring of Sleep and Associated Events: Rules, Terminology and Technical Specifications. Version 2.6. Darien, IL: American Academy of Sleep Medicine; 2020.

1399) Qual a definição de hipopneia?

a. Redução do sinal no sensor de pressão oronasal ≥ 30% por 10 segundos e dessaturação ≥ 3% ou presença de microdespertar.
b. Redução do sinal no sensor de pressão nasal ≥ 30% por 10 segundos e dessaturação ≥ 3% ou presença de microdespertar.
c. Redução do sinal no sensor de pressão nasal ≥ 50% por 10 segundos e dessaturação ≥ 3% ou presença de microdespertar.
d. Redução do sinal no sensor de pressão nasal ≥ 30% por 10 segundos e dessaturação ≥ 4% e presença de microdespertar.

Comentários

O manual da AASM define, atualmente, um único critério para marcação de hipopneia. A hipopneia pode ser diferenciada em obstrutiva ou central.

Berry RB, Quan Sf, Abreu AR et al.; for the American Academy of Sleep Medicine. The AASM Manual for the Scoring of Sleep and Associated Events: Rules, Terminology and Technical Specifications. Version 2.6. Darien, IL: American Academy of Sleep Medicine; 2020.

Respostas
1396) b; 1397) a; 1398) d; 1399) b

1400) A presença de microdespertares deve ser quantificada na polissonografia. Qual a importância clínica deste dado?
a. Está associado à narcolepsia.
b. Está associado à fragmentação do sono.
c. Está associado a parassonias.
d. Está associado à síndrome das pernas inquietas.

Comentários

Microdespertar ou despertar breve pode aparecer tanto associado a eventos respiratórios ou movimento de pernas como também isolado. A presença destes eventos se associa à fragmentação do sono.

Berry RB, Quan Sf, Abreu AR et al.; for the American Academy of Sleep Medicine. The AASM Manual for the Scoring of Sleep and Associated Events: Rules, Terminology and Technical Specifications. Version 2.6. Darien, IL: American Academy of Sleep Medicine; 2020.

1401) Na marcação do RERA (despertar associado ao esforço respiratório), quais canais de monitorização devem ser avaliados?
a. Balão esofágico, oximetria e EEG.
b. Cinta plestimográfica, fluxo aéreo e EEG.
c. EEG, oximetria, cinta plestimográfica.
d. Balão esofágico, fluxo aéreo e EOG.

Comentários

A descrição inicial do RERA utilizou o balão esofágico. A evolução das cintas pletismográficas vem permitindo sua utilização para a marcação desses eventos.

Berry RB, Quan Sf, Abreu AR et al.; for the American Academy of Sleep Medicine. The AASM Manual for the Scoring of Sleep and Associated Events: Rules, Terminology and Technical Specifications. Version 2.6. Darien, IL: American Academy of Sleep Medicine; 2020.

1402) No relatório de uma polissonografia, qual o significado de eficiência do sono?
a. Tempo total de sono pelo tempo acordado.
b. Qualidade da noite de sono.
c. Tempo total de sono dividido pelo tempo total de registro.
d. Arquitetura da noite de sono.

Comentários

A medida da eficiência do sono nada tem haver com a qualidade do sono. Serve para demonstrar se a monitorização realizada observou tempo mínimo de sono. Quanto mais tempo acordado menor o tempo de sono monitorizado. O valor ideal é acima de 85%.

Berry RB, Quan Sf, Abreu AR et al.; for the American Academy of Sleep Medicine. The AASM Manual for the Scoring of Sleep and Associated Events: Rules, Terminology and Technical Specifications. Version 2.6. Darien, IL: American Academy of Sleep Medicine; 2020.

1403) Qual o dado mais importante a ser evidenciado num laudo de titulação de PAP?
a. A pressão (cm H_2O) onde se aboliram os eventos respiratórios, RERAs e ronco.
b. A redução do IAH.
c. A eficiência do sono.
d. A aceitação do paciente na utilização do PAP.

Comentários

A titulação de PAP é um procedimento técnico que visa abolir os eventos respiratórios (apneia, hipopneia, RERA e ronco) em decúbito dorsal e no sono REM. O laudo deve evidenciar se o procedimento teve êxito, descrevendo qual o tipo de PAP e modelo de máscara utilizado.

Kushida CA, Chediak A, Berry RB, Brown LK, Gozal D, Iber C et al. Clinical guidelines for the manual titration of positive airway pressure in patients with obstructive sleep apnea. J Clin Sleep Med 2008;4(2):157-71.

Respostas
1400) b; 1401) b; 1402) c; 1403) a

1404) Numa época de leitura de PSG, a presença de frequência mista de baixa amplitude no EEG associada à presença de 10 ondas lentas corresponde a que fase do sono?

a. N1.
b. N2.
c. N3.
d. REM.

Comentários

O Manual da AASM define os critérios para diferenciação das fases do sono por diferentes padrões no EEG, movimentos oculares e variação no tônus muscular.

Berry RB, Quan Sf, Abreu AR et al.; for the American Academy of Sleep Medicine. The AASM Manual for the Scoring of Sleep and Associated Events: Rules, Terminology and Technical Specifications. Version 2.6. Darien, IL: American Academy of Sleep Medicine; 2020.

1405) Quando posso indicar uma monitorização domiciliar do sono (MDS)?

a. Na triagem de pacientes com distúrbios do sono.
b. Paciente com sonolência excessiva diurna.
c. Paciente com alta probabilidade de apneia.
d. Paciente com quadro sugestivo de insônia.

Comentários

A MDS tem diferentes modalidades: Tipo II monitoriza dados de sono e respiratórios; Tipo III, dados cardiorrespiratórios; e Tipo IV as dessaturações. O tipo de MDS depende de uma avaliação clínica do paciente e um raciocínio diferencial para os diferentes distúrbios do sono. Por apresentar baixa sensibilidade, a MDS tem melhor indicação em pacientes com alta probabilidade para SAOS.

Collop NA, Anderson WM, Boehlecke B, Claman D, Goldberg R, Gottlieb DJ et al. Clinical guidelines for the use of unattended portable monitors in the diagnosis of obstructive sleep apnea in adult patients. Portable Monitoring Task Force of the American Academy of Sleep Medicine. J Clin Sleep Med 2007 Dec 15;3(7):737-47.

1406) Nos critérios diagnósticos para apneia do sono segundo a 3ª Edição da Classificação dos Distúrbios do Sono, foram incluídos além de dados da monitorização do sono:

a. Hipertensão e diabetes.
b. Sono não reparador.
c. Sonolência diurna.
d. Engasgos durante o sono.

Comentários

A 3ª Edição da Classificação dos Distúrbios do Sono, publicada em 2014, incluiu pela primeira vez os dados de comorbidades como hipertensão, distúrbio do humor e diabetes.

American Academy of Sleep Medicine. International classification of sleep disorders, 3rd ed. Darien, IL: American Academy of Sleep Medicine, 2014.

Respostas
1404) c; 1405) c; 1406) a

1407) Na marcação polissonográfica de movimento periódico de membros, quais critérios são definidos?
  a. Amplitude 10 microvolt, Duração: mínima 0,5 - máxima 15 s, Eventos mínimos consecutivos: 05, Tempo entre os eventos: mínimo 05 - máximo 100 s.
  b. Amplitude 8 microvolt, Duração: mínima 0,5 - máxima 10 s, Eventos mínimos consecutivos: 04, Tempo entre os eventos: mínimo 5 - máximo 90 s.
  c. Amplitude 12 microvolt, Duração: mínima 0,5 - máxima 12 s, Eventos mínimos consecutivos: 06, Tempo entre os eventos: mínimo 5 - máximo 120 s.
  d. Amplitude 8 microvolt, Duração: mínima 0,5 - máxima 10 s, Eventos mínimos consecutivos: 08, Tempo entre os eventos: mínimo 5 - máximo 90 s.

Comentários

O manual define movimento periódico como amplitude 8 microvolt.
Duração: mínima 0,5 - máxima 10 s, Eventos mínimos consecutivos: 04.
Tempo entre os eventos: mínimo 5 - máximo 90 s.

Berry RB, Quan Sf, Abreu AR et al.; for the American Academy of Sleep Medicine. The AASM Manual for the Scoring of Sleep and Associated Events: Rules, Terminology and Technical Specifications. Version 2.6. Darien, IL: American Academy of Sleep Medicine; 2020.

1408) Qual informação deve ser descrita no relatório/laudo de polissonografia relacionada às hipopneias?
  a. Utilização da cânula para marcação de hipopneias.
  b. Critério de dessaturação e microdespertar.
  c. Utilização do termistor oronasal para marcação de hipopneias.
  d. Critério utilizado no estagiamento do exame: recomendado ou aceitável.

Comentários

Cada relatório/laudo de polissonografia deve descrever o critério utilizado para marcação das hipopneias, sendo que apenas um critério pode ser utilizado por exame.

Berry RB, Quan Sf, Abreu AR et al.; for the American Academy of Sleep Medicine. The AASM Manual for the Scoring of Sleep and Associated Events: Rules, Terminology and Technical Specifications. Version 2.6. Darien, IL: American Academy of Sleep Medicine; 2020.

1409) Para marcação de eventos respiratórios na polissonografia, diferenciamos o tipo de evento em obstrutivo, misto ou central pela avaliação da presença ou ausência do esforço respiratório nas cintas de tórax e abdome. Definimos:
  a. Evento central pela presença de esforço respiratório.
  b. Evento misto pelo início com esforço respiratório.
  c. Evento obstrutivo pela ausência de esforço respiratório.
  d. Evento misto pelo início com ausência do esforço respiratório.

Comentários

O evento misto se inicia pela ausência do esforço respiratório. O esforço respiratório aparece no final do evento.

Berry RB, Quan Sf, Abreu AR et al.; for the American Academy of Sleep Medicine. The AASM Manual for the Scoring of Sleep and Associated Events: Rules, Terminology and Technical Specifications. Version 2.6. Darien, IL: American Academy of Sleep Medicine; 2020.

Respostas
1407) b; 1408) d; 1409) d

1410) O hipnograma é parte importante do relatório/laudo da polissonografia, por mais que seja item descrito como opcional no manual da Academia Americana do Sono. A familiaridade com a interpretação do hipnograma pode facilitar a identificação da concentração de dessaturações em determinados momentos do exame. Quando isso pode acontecer?
a. Decúbito preferencial, eventos respiratórios e fases do sono.
b. Fases do sono.
c. Eventos respiratórios.
d. Decúbito preferencial.

Comentários

Hipnograma é um resumo gráfico do exame de polissonografia. Pode evidenciar a presença de dessaturações tanto nas fases do sono, nos eventos respiratórios, como também no decúbito preferencial.

Berry RB, Quan Sf, Abreu AR et al.; for the American Academy of Sleep Medicine. The AASM Manual for the Scoring of Sleep and Associated Events: Rules, Terminology and Technical Specifications. Version 2.6. Darien, IL: American Academy of Sleep Medicine; 2020.
Joosten SA, O'Driscoll DM, Berger PJ, Hamilton GS. Supine position related obstructive sleep apnea in adults: pathogenesis and treatment. Sleep Med Rev 2014;18:7-17.

TRATAMENTO CLÍNICO/TRATAMENTO NÃO CIRÚRGICO

1411) É um método de monitorização do sono que utiliza a onda de pulso e actigrafia como parâmetros:
a. Polissonografia tipo 1.
b. Polissonografia tipo 2.
c. Polissonografia tipo 3.
d. Tonometria arterial.

Comentários

A tonometria arterial periférica (TAP) é um sinal fisiológico das alterações do sistema nervoso autonômico e pode ser analisada através de dispositivos portáteis. Além da tonometria, esses monitores portáteis avaliam a frequência cardíaca, a saturação do oxigênio e a actigrafia. O algoritmo automático analisa a amplitude do sinal TAP que, associada às variações da frequência cardíaca e da saturação de oxigênio, identifica os eventos respiratórios.

Bar A, Pillar G, Dvir I, Sheffy J, Schnall RP, Lavie P. Evaluation of a portable device based on peripheral arterial tone for unattended home sleep studies. Chest 2003 Mar;123(3):695-703.

1412) É um método de monitorização de sono que não permite a marcação de eventos de hipopneia associados a despertares:
a. Polissonografia tipo 1.
b. Polissonografia tipo 2.
c. Polissonografia tipo 3.
d. Polissonografia tipo *split night*.

Comentários

Na polissonografia do tipo 3 não há monitorização por eletroencefalograma e, portanto, não é possível realizar o estagiamento das fases do sono ou identificação de despertares. Assim, as hipopneias associadas a despertares não podem ser marcadas.

Collop NA, Anderson WM, Boehlecke B et al. Clinical guidelines for the use of unattended portable monitors in the diagnosis of obstructive sleep apnea in adult patients. Portable Monitoring Task Force of the American Academy of Sleep Medicine. Journal of clinical sleep medicine: JCSM: official publication of the American Academy of Sleep Medicine. 2007; 3:737-47.
Ito K, Ikeda T. Accuracy of Type III Portable Monitors for Diagnosing Obstructive Sleep Apnea. Biomed Hub 2018 June 26;3(2):1-10.

Respostas
1410) a; 1411) d; 1412) c

1413) É considerado fator de risco para apneia obstrutiva do sono:
a. Obesidade.
b. Doença pulmonar obstrutiva crônica.
c. Depressão.
d. Sexo feminino.

Comentários

São considerados fatores de risco para apneia obstrutiva do sono: sexo masculino, idade, obesidade, alterações anatômicas da via aérea superior (hipertrofia de tonsilas palatina, língua volumosa) e alterações esqueléticas faciais (retrognatia e/ou hipoplasia maxilar).

Zinchuk AV, Jeon S, Koo BB et al. Polysomnographic phenotypes and their cardiovascular implications in obstructive sleep apnoea. Thorax 2018;73(5):472-80.

1414) Não faz parte dos critérios diagnósticos da síndrome da apneia obstrutiva do sono, segundo a última classificação internacional de Medicina do Sono (ICSD - 3):
a. Índice de apneia e hipopneia por hora de sono.
b. Presença de sonolência diurna.
c. Dessaturação da oxiemoglobina.
d. Presença de comorbidade cardiovascular.

Comentários

De acordo com a última classificação internacional de Medicina do Sono (ICSD - 3), o diagnóstico da apneia obstrutiva do sono é clínico e polissonografia, ou seja, quando estiverem presentes 5 ou mais eventos respiratório obstrutivos por hora de sono, associados a sinais e sintomas da doença (sonolência, fadiga, insônia, apneia testemunhada) ou doenças associadas (hipertensão, doença coronariana, fibrilação atrial, insuficiência cardíaca congestiva, acidente vascular cerebral, diabetes, disfunções cognitivas ou distúrbios do humor). De maneira alternativa, o manual ainda permite que o diagnóstico seja considerado quando estiverem presentes 15 ou mais eventos respiratórios obstrutivos por hora de sono mesmo na ausência de sintomas ou doenças associadas.

International Classification of Sleep Disorders, 3rd ed. Darien: American Academy of Sleep Medicine, 2014.

1415) São alterações que podem ser encontradas na polissonografia de pacientes com apneia obstrutiva do sono:
a. Aumento do índice de apneia e hipopneia por hora de sono (IAH) e diminuição na fase N1 e N2 do sono NREM.
b. Dessaturação da oxiemoglobina e diminuição da fase N3 do sono NREM.
c. Aumento do índice de apneia e hipopneia por hora de sono (IAH) e aumento da latência para o início do sono.
d. Dessaturação da oxiemoglobina e aumento da porcentagem do sono REM.

Comentários

Na polissonografia dos pacientes com apneia obstrutiva do sono, além do aumento do IAH, que é critério diagnóstico, também podemos encontrar:

- Redução das fases N3 e REM, uma vez que a fragmentação do sono muitas vezes dificulta o alcance e manutenção do paciente nestas fases do sono. Consequentemente há aumento proporcional das demais fases do sono (N1 e N2).
- Dessaturação da oxiemoglobina, observada durante os episódios de obstrução da via aérea superior.
- Redução da latência para início do sono, em decorrência do estado de sonolência excessiva crônica frequentemente observada nestes pacientes.

Berry RB, Brooks R, Gamaldo CE, Harding SM, Lloyd RM, Marcus CL et al. American Academy of Sleep Medicine. The AASM Manual for the Scoring of Sleep and Associated Events: Rules, Terminology and Technical Specifications, Version 2.3. Darien: American Academy of Sleep Medicine, 2016.
Kushida CA, Littner MR, Morgenthaler T et al. Practice parameters for the indications for polysomnography and related procedures: an update for 2005. Sleep 2005:28(4);499-523.

Respostas
1413) a; 1414) c; 1415) b

1416) O tratamento clínico mais eficaz no tratamento da apneia do sono grave é:
a. Aparelho intraoral de avanço mandibular.
b. Aparelho de pressão aérea positiva contínua em via aérea – CPAP.
c. Fonoterapia.
d. Perda de peso e terapia posicional (evitar dormir na posição supina).

Comentários

O CPAP é o tratamento de escolha para apneia do sono grave, uma vez que os demais tratamentos clínicos, principalmente quando empregados de maneira isolada, geralmente não apresentam resposta terapêutica satisfatória. Apesar disso, algumas medidas clínicas podem ser adotadas de maneira combinada, como controle de peso e terapia posicional.

Mehrtash M, Bakker JP, Ayas N. Predictors of continuous positive airway pressure adherence in patients with obstructive sleep apnea. Lung 2019 Apr;197(2):115-21.

1417) É uma contraindicação do uso do aparelho de pressão aérea positiva contínua em modo automático (auto-CPAP):
a. Pacientes com insuficiência cardíaca congestiva.
b. Pacientes com apneia obstrutiva do sono grave.
c. Pacientes com diabetes *mellitus*.
d. Pacientes que apresentem apneia obstrutiva do sono associada à insônia – COMISA.

Comentários

Os auto-CPAPs são aparelhos capazes de detectar, por meio de transdutores acoplados, apneias, hipopneias, limitações ao fluxo aéreo e ronco e, a partir dessas informações, aumentar ou diminuir o fluxo de ar. Os aparelhos não devem ser utilizados em pacientes com insuficiência cardíaca congestiva, doenças pulmonares graves (p. ex., doença pulmonar obstrutiva crônica [DPOC]), condições que causem hipoxemia noturna (síndrome da hipoventilação – p. ex., obesidade), pacientes não roncadores e em pacientes com síndrome da apneia central do sono.

Kushida CA, Littner MR, Hirshkowitz M et al.; American Academy of Sleep Medicine. Practice parameters for the use of continuous and bilevel positive airway pressure devices to treat adult patients with sleep-related breathing disorders. Sleep 2006;29(3):375-80.
Morgenthaler TI, Aurora RN, Brown T et al.; Standards of Practice Committee of the AASM; American Academy of Sleep Medicine. Practice parameters for the use of autotitrating continuous positive airway pressure devices for titrating pressures and treating adult patients with obstructive sleep apnea syndrome: an update for 2007. An American Academy Sleep Medicine report. Sleep 2008;31(1):141-7.

1418) Quando um paciente com apneia obstrutiva do sono apresenta apneias centrais após o início de tratamento com CPAP (aparelho de pressão aérea contínua em via aérea, o provável diagnóstico é:
a. Apneia central decorrente de doença neurológica.
b. Apneia central decorrente de doença cardiovascular.
c. Apneia central decorrente de doença pulmonar.
d. Apneia central emergente ao uso do CPAP.

Comentários

Na apneia central emergente ao tratamento, previamente denominada de apneia complexa, o paciente apresenta predominância de eventos obstrutivos na polissonografia basal, porém, apneias ou hipopneias centrais emergem ou persistem no tratamento com aparelho de pressão positiva e são a anormalidade respiratória residual predominante. A etiopatogenia é em decorrência do desbalanço do centro respiratório após alteração da pressão de CO_2 ocasionada pela desobstrução da via aérea superior.

International Classification of Sleep Disorders, 3 rd ed. Darien: American Academy of Sleep Medicine, 2014.
Nigam G, Riaz M, Chang ET, Camacho M. Natural history of treatment-emergent central sleep apnea on positive airway pressure: a systematic review. Ann Thorac Med 2018 Apr- June;13(2):86-91.

Respostas
1416) b; 1417) a; 1418) d

1419) A durabilidade mínima e máxima para a marcação de um microdespertar na polissonografia é:
   a. De 3 a 15 segundos.
   b. De 3 a 10 segundos.
   c. Até 15 segundos.
   d. Até 10 segundos.

Comentários

O despertar breve/microdespertar é uma mudança abrupta da frequência do EEG incluindo alfa, theta e/ou frequências acima de 16 Hz durante os estágios N1, N2, N3 ou REM que duram ao menos 3 segundos. A duração do despertar acima de 15 segundos, corresponde a mais do que 50% da época, já é considerado critério para o estágio vigília.

Berry RB, Brooks R, Gamaldo CE, Harding SM, Lloyd RM, Marcus CL et al. American Academy of Sleep Medicine. The AASM Manual for the Scoring of Sleep and Associated Events: Rules, Terminology and Technical Specifications, Version 2.3. Darien: American Academy of Sleep Medicine, 2016.

1420) O fenótipo da apneia obstrutiva do sono REM dependente é frequentemente encontrado em:
   a. Mulheres pós-menopausa e obesas.
   b. Homens jovens e não obesos.
   c. Mulheres pré-menopausa e não obesas.
   d. Homens jovens e obesos.

Comentários

A apneia REM dependente é definida como dobro do IAH no REM comparado ao não REM e específica do REM quando o IAH REM: IAH não REM = 2 e o IAH não REM < 5 eventos/hora. As características relacionadas a esse fenótipo são: gênero feminino com idade avançada e obesidade, além de uma hiporesponsividade do músculo genioglosso.

Subramani Y, Singh M, Wong J, Kushida CA, Malhotra A, Chung F. Understanding phenotypes of obstructive sleep apnea: applications in anesthesia, surgery, and perioperative medicine. Anesth Analg. 2017;124(1):179-91.

1421) NÃO é uma alteração craniofacial associada à apneia obstrutiva do sono:
   a. Padrão facial tipo 2.
   b. Padrão facial tipo 3 às custas de prognatismo mandibular.
   c. Padrão facial tipo 3 às custas de hipoplasia maxilar.
   d. Birretrusão maxilomandibular.

Comentários

Alterações do esqueleto facial que tornam a via aérea superior mais estreita favorecem a ocorrência da apneia obstrutiva do sono. No padrão facial tipo 2 ocorre um retroposicionamento mandibular relacionado com um estreitamento da via aérea superior. O padrão facial tipo 3 está relacionado com o prognatismo mandibular ou hipoplasia maxilar, sendo que o estreitamento da via aérea superior está relacionado com a hipoplasia maxilar.

Tufik S. Medicina e biologia do sono. Barueri, SP: Manole, 2008.

1422) O fenótipo da apneia obstrutiva do sono supino dependente é frequentemente encontrado:
   a. Homens jovens com alterações anatômicas da VAS e/ou craniofaciais.
   b. Mulheres jovens com alterações anatômicas de VAS e/ou craniofaciais.
   c. Homens idosos e obesos.
   d. Mulheres pós-menopausa e obesas.

Comentários

A apneia obstrutiva do sono supino dependente é definida como o dobro do IAH na posição supina comparada à posição não supina e específica da posição supina quando IAH supina: IAH não supina = 2 e IAH não supina < 5 eventos/hora. As características relacionadas com esse fenótipo são: homens jovens, não obesos, com alterações anatômicas de via aérea superior em decorrência de alterações craniofaciais e volume pulmonar reduzido.

Subramani Y, Singh M, Wong J, Kushida CA, Malhotra A, Chung F. Understanding phenotypes of obstructive sleep apnea: applications in anesthesia, surgery, and perioperative medicine. Anesth Analg 2017;124(1):179-91.

Respostas
1419) a; 1420) a; 1421) b; 1422) a

1423) O índice de apneia e hipopneia é calculado com base no tempo total de registro em qual tipo de polissonografia?

a. Na polissonografia tipo 1 e 2.
b. Na polissonografia Tipo 3 e 4.
c. Somente na polissonografia tipo 3.
d. Somente na polissonografia tipo 4.

Comentários

Na polissonografia tipo 1 e 2 a monitorização com eletroencefalograma permite o registro do sono e vigília, os eventos obstrutivos (apneia e hipopneia) durante o sono são contabilizados e registrados através de índice no qual o denominador é o tempo total de sono. Na polissonografia do tipo 3 não há monitorização por eletroencefalograma e, portanto, não é possível realizar a diferenciação entre sono e vigília, sendo assim, os eventos obstrutivos são registrados, também, através de índice, porém, o denominador é o tempo total de registro do exame. A polissonografia tipo 4 não possui monitorização do fluxo aéreo, não sendo capaz de detectar apneia e hipopneia.

Collop NA, Anderson WM, Boehlecke B et al. Clinical guidelines for the use of unattended portable monitors in the diagnosis of obstructive sleep apnea in adult patients. Portable Monitoring Task Force of the American Academy of Sleep Medicine. J Clin sleep medicine: JCSM: official publication of the American Academy of Sleep Medicine. 2007; 3:737-47.

1424) O principal músculo dilatador da faringe é:

a. Genioglosso.
b. Palatoglosso.
c. Palatofaríngeo.
d. Estilofaríngeo.

Comentários

O músculo genioglosso é o maior e mais potente dilatador da via aérea superior. O palatoglosso age no palato e na língua e participa do estreitamento do istmo. O músculo estilofaríngeo, o palatofaríngeo e o salpingofaríngeo são elevadores da faringe e da laringe.

Dempsey JA, Veasey SC, Morgan BJ, O'Donnell CP. Pathophysiology of sleep apnea. Physiol Rev 2010 Jan;90(1):47-112.
Pignatari SSN, Anselmo-Lima WT. Tratado de otorrinolaringologia, 3.ed. Rio de Janeiro: Elsevier, 2018.

1425) A duração mínima das apneias e hipopneias obstrutivas na criança e no adulto, respectivamente, é:

a. 10 segundos para ambos.
b. 2 ciclos respiratórios nas crianças e 10 segundos no adulto.
c. 15 segundos para ambos.
d. 2 ciclos respiratórios na criança e 15 segundos no adulto.

Comentários

De acordo com o Manual de Estagiamento do Sono, a definição de apneia obstrutiva do sono no adulto é a redução do sinal de fluxo aéreo acima de 90% em relação ao basal com duração ≥ 10 segundos. A hipopneia é a redução do sinal de fluxo acima de 30% em relação ao basal com duração ≥ 10 segundos associada à redução de 3% da saturação de O_2 ou a um despertar. Na criança, a definição de apneia é a redução do sinal de fluxo aéreo acima de 90% com duração de ≥ 2 ciclos respiratórios. A definição de hipopneia é a redução do sinal de fluxo acima de 30% em relação ao basal, com duração ≥ 2 ciclos respiratórios, associada à redução de 3% da saturação de O_2 ou a um despertar.

Berry RB, Brooks R, Gamaldo CE, Harding SM, Lloyd RM, Marcus CL et al. American Academy of Sleep Medicine. The AASM Manual for the Scoring of Sleep and Associated Events: Rules, Terminology and Technical Specifications, Version 2.3. Darien: American Academy of Sleep Medicine, 2016.

Respostas
1423) c; 1424) a; 1425) b

TRATAMENTO CIRÚRGICO

1426) Quais os achados mais relevantes no exame físico do paciente adulto com ronco/apneia obstrutiva do sono?

a. Manobra de Mueller com obstrução superior a 75%, concêntrica, em região retropalatal.
b. Obesidade, alterações do esqueleto craniofacial e alterações anatômicas da via aérea superior.
c. Obstrução da via aérea superior, acima de 50%, em velofaringe, orofaringe, base de língua ou epiglote em endoscopia dinâmica durante o sono (sonoendoscopia).
d. Espaço retropalatal reduzido na nasofibrofaringolaringoscopia flexível.

Comentários

Os achados mais relevantes do exame físico em pacientes adultos com ronco/SAOS são obesidade, alterações sobre o esqueleto craniofacial e alterações anatômicas sobre a via aérea superior (VAS). A manobra de Mueller, realizada por visualização de nasofibrofaringolaringoscopia flexível é segura e de simples execução, porém, de confiabilidade insuficiente para correlacionar com alterações anatômicas durante o sono natural. A sonoendoscopia atualmente não é utilizada como rotina no exame físico e é indicada quando a anatomia não é condizente com a gravidade da SAOS, avaliação de sítio de intervenção cirúrgica além de palatal, falha de tratamento cirúrgico prévio, avaliação para estimulação de VAS ou de avanço maxilomandibular.

Weaver EM, Kapur VK. Surgical treatment of obstructive sleep apnea in adults. UptoDate, 2021.
Zancanella E, Haddad FM, Oliveira LAMP, Nakasato A, Duarte BB, Soares CFP et al. Diretriz: Apneia obstrutiva do sono e ronco primário: tratamento. Braz J Otorhinolaryngol 2014;80(1 Supl. 1):S17-S28 (2014).

1427) Na técnica de uvulopalatofaringoplastia (UPFP) para tratamento cirúrgico de apneia do sono, quais musculaturas são principalmente manipuladas?

a. Palatofaríngeo, salpingofaríngeo e palatoglosso.
b. Palatofaríngeo, constrictor médio da faringe e palatoglosso.
c. Palatofaríngeo, constritor superior da faringe e palatoglosso.
d. Palatofaríngeo, estilofaríngeo e palatoglosso.

Comentários

Na técnica de uvulopalatofaringoplastia manipulam-se os músculos palatofaríngeo (pilar amigdaliano posterior), constritor superior da faringe (lateral da loja amigdaliana) e palatoglosso (pilar amigdaliano anterior) unindo-os com sutura absorvível objetivando anteriorização palatal e sustentação dos tecidos da parede lateral da faringe.

Cahali MB, Lorenzetti FTM, Kobayashi DY, Pinheiro-Neto CD. Tratamento cirúrgico para ronco e apneia. In: Tratado de otorrinolaringologia, 3.ed. Elsevier, 2018. c. 179.

Respostas
1426) b; 1427) c

1428) Segundo a classificação de Friedman para uvulopalatofaringoplastia (UPFP), apresenta melhor resposta a esse tratamento cirúrgico:

a. Amígdalas palatinas volumosas (grau 3 ou 4), exposição ampla da orofaringe (Mallampati modificado 1 ou 2) e pacientes com índice de massa corpórea (IMC) < 40 kg/m^2.
b. Amígdalas palatinas volumosas (grau 3 ou 4), exposição parcial da orofaringe (Mallampati modificado 3 ou 4) e ausência de hipertrofia de base lingual.
c. Amígdalas palatinas volumosas (grau 3 ou 4), exposição ampla da orofaringe (Mallampati modificado 1 ou 2), independente do IMC.
d. Qualquer tamanho de amígdala palatina e exposição de orofaringe, contanto que IMC < 40 kg/m^2.

Comentários

A classificação de Friedman é dividida em 4 estádios, apresentando melhor resultado o estádio I: amígdalas palatinas grau 3 ou 4, Mallampati modificado 1 ou 2 e IMC < 40kg/m^2. Em 2014, Vidigal *et al.* propôs nova classificação com base no estudo de Friedman considerando cirurgia faríngea em pacientes com IMC > 40 kg/m^2 e obtendo taxa de sucesso entre 75 e 100% em pacientes com amígdalas grau 3 e 4, independente da classificação de Mallampati modificada.

Friedman M, Ibrahim H, Bass L. Clinical staging for sleep-disordered breathing. Otolaryngol - Head Neck Surg 2002;127(1):13-21.
Vidigal TA, Haddad FLM, Cabral RFP, Oliveira MCS, Cavalcante RR, Bittencourt LRA et al. New clinical staging for pharyngeal surgery in obstructive sleep apnea patients. Braz J Otorhinolaryngol 2012;80(6):490-6.

1429) Em relação à indicação de cirurgia para tratamento de SAOS na infância, é CORRETO:

a. A polissonografia é exame padrão ouro para diagnóstico da SAOS na infância, atualmente, e deve ser realizada em todo paciente com indicação cirúrgica, ainda que de maneira simplificada como a polissonografia tipo IV (saturação de oxigênio e frequência cardíaca).
b. Crianças que apresentam atresia de maxila além de hipertrofia adenoamigdaliana se beneficiam de tratamento combinado com adenoamigdalectomia e expansão rápida da maxila, devendo ser acompanhadas em conjunto por ortodontista.
c. Técnicas de tonsilectomia ou tonsilotomia podem ser realizadas com diferentes instrumentais (lâmina fria, eletrocautério, *coblation*, microdesbridador), apresentando grandes diferenças entre si, considerando risco de sangramento e dor no pós-operatório, mas com limitado acesso em decorrência dos custos.
d. Apneia residual após adenoamigdalectomia é rara e as principais causas de falha terapêutica são: IAH pré-cirúrgico elevado, obesidade, idade na cirurgia maior que 7 anos e asma.

Comentários

A polissonografia é exame padrão ouro para diagnóstico da SAOS na infância, porém, de difícil execução e acesso, está indicada se: obesidade, doenças sindrômicas, alterações craniofaciais, doenças neuromusculares. Outros exames disponíveis para diagnóstico em adulto ainda não apresentam validação para uso em crianças. Técnicas de tonsilectomia ou tonsilotomia podem ser realizadas com diferentes instrumentais (lâmina fria, eletrocautério, *coblation*, microdesbridador), apresentando diferenças entre si na prática clínica, porém, ainda sem evidência científica estatisticamente significativa. Uvulopalatofaringoplastia não é comumente realizada em crianças considerando não haver tecido redundante como adultos. Apneia residual após adenoamigdalectomia tornou-se um problema de saúde pública em razão da alta prevalência de sua realização mundialmente.

Isaiah A, Mitchell RB. Management of sleep-related breathing disorders in children. In: Friedman M, Jacobowitz O. Sleep apnea and snoring: surgical and non-surgical therapy, 2nd ed. Elsevier, 2020. c. 68:
Fujita RR, Costa ELB, Pizarro GU. Síndrome da apneia obstrutiva do sono na infância. In: Tratado de otorrinolaringologia, 3.ed. Elsevier, 2018.

Respostas
1428) a; 1429) b

1430) O conceito que melhor se aplica à evolução das técnicas cirúrgicas palatais para tratamento de SAOS:

a. A uvulopalatofaringoplastia, descrita por Fujita em 1981, apresentava menor ressecção de tecido palatal em comparação com as técnicas atuais.
b. A manipulação de tecido retropalatal (p. ex., adenoidectomia) associada à palatoplastia não aumenta risco de complicação como estenose nasofaríngea.
c. As técnicas de palatoplastia passaram a manipular menos tecido central e mais parede lateral da orofaringe.
d. A cauterização de tecido reduz o risco de sangramento no pós-operatório e não influencia em complicações tardias.

Comentários

O conceito atual de palatoplastia para tratamento de ronco/apneia do sono visa menor ressecção de tecido, maior preservação de mucosa, menos manipulação na parte central do palato e maior sustentação da musculatura da parede lateral da orofaringe. Cauterizações excessivas ou manipulações retropalatais podem aumentar o risco de complicação como estenose.

Cahali MB, Lorenzetti FTM, Kobayashi DY, Pinheiro-Neto CD. Tratamento cirúrgico para ronco e apneia. In: Tratado de otorrinolaringologia, 3.ed. Elsevier, 2018. c. 179.
Krespi YP, Kacker A. Multimodality management of nasopharyngeal stenosis after uvulopalatopharyngoplasty. In: Friedman M, Jacobowitz O. Sleep apnea and snoring: surgical and non-surgical therapy, 2nd ed. Elsevier. (2020),

1431) Mulher, 45 anos, hígida, queixa de ronco há mais de 10 anos. Nega sintomas obstrutivos nasais ou sonolência excessiva diurna. Refere perda de 5 kg com discreta melhora do ronco, mas ainda persiste; tentativa prévia de usar aparelho intraoral de avanço mandibular sem sucesso em decorrência de desconforto. Achados relevantes do exame físico: índice de massa corpórea (IMC) = 26 kg/m^2; rinoscopia anterior/nasofibroscopia: mucosa normocorada, sem desvio septal significativo, cornetos inferiores +2/+4; oroscopia: amígdalas palatinas grau 1, Mallampati modificado grau 3, palato flácido e alongamento de úvula. Polissonografia tipo 1: índice de apneia e hipopneia (IAH) 4 eventos/hora com registro de ronco moderado intermitente, 10 despertares/hora, distribuição normal dos estágios do sono, $SatO_{2\ mín}$: 91%, tempo abaixo da $SatO_2$ < 90%: 0% do tempo total de sono. Considerando procedimentos para tratamento de ronco primário, é CORRETO:

a. O implante palatal é o posicionamento de implantes sintéticos (poliéster) no palato mole e pilares amigdalianos anteriores com o objetivo de enrijecimento e redução da vibração local.
b. A injeção roncoplástica em palato mole é opção ambulatorial de baixo custo, em única aplicação, para tratamento definitivo de ronco palatal.
c. A suspensão palatal com fio inabsorvível, conhecida por *sling*, pode ser realizada em caráter ambulatorial, porém, considerando dificuldade média de execução, pode ser mais bem executada com anestesia geral.
d. Técnicas que utilizam *laser*, cauterização e radiofrequência em palato mole apresentam ótimos resultados a longo prazo às custas de dor e alto custo, o que limita sua utilização.

Comentários

O implante palatal é o posicionamento de implantes sintéticos (poliéster) no palato mole (um na linha média e dois paramedianos), inseridos na transição entre palato duro e mole, com o objetivo de enrijecimento da região, estabilização do palato e redução da vibração palatal. Na injeção roncoplástica é injetada substância esclerosante em região submucosa palatal com o objetivo de causar fibrose com enrijecimento local; necessita, em geral, de aplicações seriadas para manutenção do benefício. Com base em evidência científica limitada, o *sling* se destaca dentre as outras técnicas palatais por apresentar bons resultados, ser reversível, de baixo custo, com poucos efeitos adversos. Procedimentos como LAUP (*Laser-Assisted Uvulopalatoplasty*), CAPSO (*Cautery-Assisted Palatal Stiffening Operation*) e radiofrequência podem ser realizados ambulatorialmente, apresentam resultados menos promissores que outras técnicas às custas de muito desconforto intra e pós-procedimento, além do alto custo considerando que as ponteiras costumam ser descartáveis. Em geral esses tratamentos apresentam resultados variados e não duradouros em longo prazo.

Cahali MB, Lorenzetti FTM, Kobayashi DY, Pinheiro-Neto CD. Tratamento cirúrgico para ronco e apneia. In: Tratado de otorrinolaringologia, 3.ed. Elsevier, 2018. c. 179.
Section H. Minimaly invasive palatal procedures. In: Friedman M, Jacobowitz O. Sleep apnea and snoring: surgical and non-surgical therapy, 2nd ed. Elsevier, 2020.

Respostas
1430) c; 1431) c

1432) Homem, 39 anos, hígido, queixa de obstrução nasal bilateral, pior à esquerda, associada a sintomas irritativos nasais, ronco, apneia do sono e sonolência diurna. Achados relevantes do exame físico: índice de massa corpórea (IMC) = 28 kg/m^2; rinoscopia anterior/nasofibroscopia: mucosa pálida, desvio septal para esquerda – área 3, grau 2; hipertrofia de cornetos inferiores +3/+4; oroscopia: amígdalas palatinas grau 2, Mallampati modificado grau 2. Polissonografia tipo 1: índice de apneia e hipopneia (IAH) 23 eventos/hora com predomínio de hipopneias obstrutivas e registro de ronco alto intermitente, 25 despertares/hora, distribuição normal dos estágios do sono, $SatO_{2\ mín}$: 88%, tempo abaixo da $SatO_2$ < 90%: 1% do tempo total de sono. Em relação ao tratamento da obstrução nasal, ronco e apneia obstrutiva do sono desse paciente:

a. Importante alinhar as expectativas do paciente considerando que as cirurgias nasais (septoplastia e turbinectomia) apresentam a função principal de melhorar a obstrução nasal, porém, não apresentam melhora do ronco, apneia ou sonolência diurna.
b. Considerando amígdalas palatinas com discreta hipertrofia e boa exposição de orofaringe, pode-se afirmar que reestabelecendo o fluxo nasal com técnicas cirúrgicas, pode-se melhorar a apneia do sono reduzindo IAH e melhorando a fragmentação do sono.
c. O CPAP (*continuous positive airway pressure*) deve ser sempre oferecido como opção de tratamento da apneia obstrutiva do sono, considerando ser método não invasivo e reversível. A cirurgia nasal pode melhorar o fluxo aéreo nasal e reduzir o nível pressórico terapêutico do CPAP, proporcionando maior conforto e qualidade de vida.
d. A obstrução nasal contribui para a instabilidade da parte colapsável da via aérea superior (faringe), segundo modelo de resistor de Starling. Dessa forma, cirurgias nasais melhoram ronco e apneia obstrutiva do sono.

Comentários

Cirurgias nasais podem melhorar o ronco, reduzir sua intensidade, melhorar sonolência diurna, qualidade de sono (com redução da fragmentação) e qualidade de vida. Podem ser úteis na adaptação ao CPAP considerando possibilidade de redução de seus níveis pressóricos terapêuticos. Não apresentam impacto relevante no IAH. De acordo com o modelo de resistor de Starling, o aumento da resistência do fluxo de ar nasal potencializa o risco de colapso faríngeo em virtude de pressão negativa intraluminal gerada na inspiração.

Cahali MB, Lorenzetti FTM, Kobayashi DY, Pinheiro-Neto CD. Tratamento cirúrgico para ronco e apneia. In: Tratado de otorrinolaringologia, 3.ed. Elsevier, 2018. c. 179.
Kent DT, Kezirian EJ. Nasal obstruction and sleep-disordered breathing. In: Friedman M, Jacobowitz O. Sleep apnea and snoring: surgical and non-surgical therapy, 2nd ed. Elsevier, 2020.

Respostas
1432) c

1433) Considerando ainda o caso clínico anterior, em relação às opções de cirurgias faríngeas para tratamento da SAOS, é CORRETO:

a. Segundo a classificação de Friedman para uvulopalatofaringoplastia (UPFP), amígdalas palatinas pequenas (grau 2) com boa exposição de orofaringe (Mallampati modificado grau 2) apresentam a melhor resposta terapêutica.
b. A escolha da técnica cirúrgica depende da experiência do cirurgião. Atualmente estudos têm mostrado melhores resultados em técnicas com manipulação de parede lateral em comparação à técnica clássica de UPFP.
c. Considerando-se a faringoplastia lateral como tratamento da apneia obstrutiva do sono, é critério para sua indicação a visualização de colabamento retropalatal laterolateral em nasofibrofaringolaringoscopia ou sonoendoscopia.
d. A faringoplastia expansora objetiva expandir a região mais alta do palato mole manipulando, principalmente, os músculos levantador do véu palatino e uvular.

Comentários

Segundo a classificação de Friedman, essas características anatômicas representam o estádio II com taxa de sucesso cirúrgico < 40% *versus* 80% no estádio I. A faringoplastia lateral pode ser indicada em ronco primário á SAOS grave, sendo contraindicações: insuficiência velofaríngea, IMC > 35 kg/m^2 (em virtude de aumento do risco anestésico), deformidade severa do esqueleto facial e abertura de boca muito limitada. A faringoplastia expansora baseou-se na técnica de Orticochea e faringoplastia lateral de Cahali, realizando dissecção do músculo palatofaríngeo (mantendo união parcial com o músculo constritor superior da faringe) e posicionando-o superoanterolateral em túnel no pilar amigdaliano anterior, a fim de criar tensão na parede lateral faríngea.

Pang KP, Woodson BT. Expansion sphincter pharyngoplasty. In: Friedman M, Jacobowitz O. Sleep apnea and snoring: surgical and non-surgical therapy, 2th ed. Elsevier, 2020.
Cahali MB. Lateral pharyngoplasty. Friedman M, Jacobowitz O. Sleep apnea and snoring: surgical and non-surgical therapy, 2nd ed. Elsevier, 2020. c. 40.

1434) Em relação à faringoplastia lateral para tratamento da apneia obstrutiva do sono:

a. Não há contraindicação absoluta para a técnica, exceto má condição geral de saúde.
b. Suturas mais calibrosas e com maior tempo de absorção melhoram a sustentação da parede lateral e não estão relacionadas com o prolongamento da disfagia no pós-operatório.
c. Objetivo principal é o reposicionamento de tecido muscular através de retalho de músculo palatofaríngeo, tratando a principal área responsável pelo estreitamento da via respiratória na SAOS.
d. A preservação do pilar amigdaliano posterior (músculo palatofaríngeo) na amigdalectomia palatina é indiferente considerando que ele será incisado em sua porção mais próxima do polo inferior da loja amigdaliana.

Comentários

Contraindicações à faringoplastia lateral: insuficiência velofaríngea, IMC >35 kg/m^2 (devido aumento do risco anestésico), deformidade severa do esqueleto facial e abertura de boca muito limitada. Paciente deve apresentar condição de saúde adequada para procedimento cirúrgico eletivo além do conhecimento sobre outros tratamentos cirúrgicos e não cirúrgicos disponíveis. Suturas muito calibrosas, com longo tempo de absorção e alta tensão sobre o retalho estão relacionadas a maior duração de insuficiência velofaríngea e disfagia. A faringoplastia lateral foi a primeira técnica cirúrgica desenvolvida para tratamento do colapso da parede lateral da faringe na SAOS, mudando o conceito prévio de manipulação mucosa em linha média. A preservação do pilar amigdaliano posterior (músculo palatofaríngeo) na amigdalectomia palatina é passo cirúrgico essencial para boa qualidade do retalho, que participará da sustentação da parede lateral. Manipulações excessivas, principalmente de sua parte posterior, podem aumentar o risco de complicação como estenose nasofaríngea.

Cahali MB, Lorenzetti FTM, Kobayashi DY, Pinheiro-Neto CD. Tratamento cirúrgico para ronco e apneia. In: Tratado de otorrinolaringologia, 3.ed. Elsevier, 2018. c. 179.
Cahali MB. Lateral pharyngoplasty. Friedman M, Jacobowitz O. Sleep apnea and snoring: surgical and non-surgical therapy, 2nd ed. Elsevier, 2020. c. 40.

Respostas
1433) b; 1434) c

1435) Homem, 40 anos, hipertenso, cirurgia bariátrica há 5 anos, queixa de engasgos durante a noite, sono não reparador e sonolência excessiva diurna há pelo menos 10 anos. Realizou tentativas prévias de tratamento com CPAP (*continuous positive airway pressure*) e aparelho intraoral (avanço mandibular), sem adaptação. Achados relevantes do exame físico: IMC = 29 kg/m^2; nasofibrolaringoscopia: septo centrado, espaço retropalatal estreito, manobra de Mueller com obstrução maior que 75%, retropalatal e concêntrica; oroscopia: amígdalas palatinas grau 2, Mallampati modificado 3, língua indentada, oclusão dentária classe II; análise facial com retrognatia discreta, terço médio de face eutrófico. Polissonografia tipo 1: IAH 45 eventos/hora, ronco alto, 30 despertares/hora, redução de porcentagem de sono N3 e R, $SatO_{2mín}$: 79%, tempo abaixo da $SatO_2$ < 90%: 10% do tempo total de sono. Em relação à indicação de tratamento cirúrgico para SAOS, é CORRETO:

a. A cirurgia ortognática deve ser considerada em decorrência de falha de tratamentos prévios e alteração craniofacial.
b. O preparo ortodôntico completo antes da realização da cirurgia é mandatório, impossibilitando a mesma no caso de discrepâncias.
c. O avanço maxilomandibular (AMM) deve levar em consideração a idade do paciente, gravidade da SAOS, tentativas prévias de tratamento (cirúrgico ou não cirúrgico) e comorbidades.
d. A estimulação da via aérea superior, com estimulador do nervo hipoglosso, não é opção a esse paciente em razão do padrão concêntrico de obstrução retropalatal na manobra de Mueller.

Comentários

A indicação de avanço maxilomandibular (AMM) pode variar de acordo com cada serviço e deve levar em consideração a idade do paciente em razão da qualidade de cicatrização óssea, presença de comorbidades que possam comprometê-la, além de risco anestésico. Em geral é indicada para SAOS grave refratária a tratamentos prévios ou não adesão. Correção de alterações craniofaciais podem ser agregadas ao tratamento. A cirurgia ortognática atua no esqueleto facial objetivando correção de alterações craniofaciais, melhora da estética facial e oclusão dentária. O AMM visa ampliação e estabilização da VAS em conjunto com a manutenção da estética facial e oclusão dentária. O preparo ortodôntico prévio à cirurgia facilita e pode até ser pré-requisito ao planejamento e execução da cirurgia, porém, não inviabiliza a mesma (técnica do benefício antecipado). A estimulação da VAS, com estimulador do nervo hipoglosso, ainda não é realidade no Brasil e uma de suas contraindicações atuais é o colapso concêntrico retropalatal na sonoendoscopia.

Cahali MB, Lorenzetti FTM, Kobayashi DY, Pinheiro-Neto CD. Tratamento cirúrgico para ronco e apneia. In: Tratado de otorrinolaringologia, 3.ed. Elsevier, 2018. c. 179.
Liu SYC, Powell NB, Riley RW. Maxillofacial surgical techniqyes for hypopharyngeal obstruction in obstructive sleeop apnea. In: Friedman M, Jacobowitz O. Sleep apnea and snoring: surgical and non-surgical therapy, 2nd ed. Elsevier, 2020. c. 57.

Respostas
1435) c

1436) Considerando ainda o caso clínico anterior, em relação ao manejo perioperatório que envolve a cirurgia de avanço maxilomandibular (AMM), é CORRETO:

a. Pacientes que não apresentam hipoplasia de maxila e mandíbula inevitavelmente apresentarão alterações estéticas como biprotrusão facial, considerando necessidade de avanço mínimo de 10 mm em mandíbula.
b. A cirurgia de AMM tem como característica dor intensa no pós-operatório e necessidade de alimentação líquida por pelo menos 3 semanas.
c. A parestesia da região mentual pode ocorrer após estiramento do nervo alveolar inferior e, em geral, melhora dentro de 6 meses.
d. Os resultados cirúrgicos são excelentes, apresentando taxa de cura acima de 60% em metanálises atuais.

Comentários

Complicações maiores são raras com bom preparo cirúrgico em mãos experientes, sendo a obstrução da VAS a mais temida. Lesão de artérias palatinas descendentes podem evoluir para necrose avascular do palato. Outras complicações: má oclusão dentária, obstrução nasal, alterações em articulações temporomandibulares, osteomielite, pseudoartrose, infecção de sítio cirúrgico, parestesia persistente e lesão dentária. Não é uma cirurgia caracterizada por dor intensa em pós-operatório e atualmente não se tem utilizado bloqueio maxilomandibular completo, permitindo alguma abertura bucal para segurança em caso de êmese e alimentação líquida, sem carga, por pelo menos 3 semanas. Atuais técnicas de planejamento cirúrgico virtual, utilizando tomografia computadorizada com cortes finos e escaneamento de oclusão dentária, possibilitam melhor compreensão dos movimentos cirúrgicos necessários, além de previsão do resultado estético e de ampliação de VAS. Metanálises de 2010 e 2015, com mais de 500 pacientes em cada, mostram taxa de sucesso cirúrgico (redução > 50% do $IAH_{pré}$ e $IAH_{pós}$ < 20 eventos/hora) próximo de 85% e taxa de cura ($IAH_{pós}$ < 5 eventos/hora) entre 38 e 43%.

Cahali MB, Lorenzetti FTM, Kobayashi DY, Pinheiro-Neto CD. Tratamento cirúrgico para ronco e apneia. In: Tratado de otorrinolaringologia, 3.ed. Elsevier, 2018. c. 179.
Liu SYC, Powell NB, Riley RW. Maxillofacial surgical techniqyes for hypopharyngeal obstruction in obstructive sleeop apnea. In: Friedman M, Jacobowitz O. Sleep apnea and snoring: surgical and non-surgical therapy, 2nd ed. Elsevier, 2020. c. 57.

1437) O tratamento da SAOS deve ser individualizado a cada paciente e, considerando as diversas técnicas cirúrgicas disponíveis, é CORRETO afirmar:

a. Exceto a traqueostomia, o avanço maxilomandibular (AMM) tem sido a mais efetiva para o controle da SAOS.
b. O conceito de cirurgia multinível engloba manipulação simultânea de mais de um sítio de obstrução da via respiratória, seja ele nasal, faríngeo e/ou de hipofaringe.
c. A cirurgia robótica, *Transoral Robotic Surgery* (TORS), caracteriza-se por mínima manipulação de tecidos, apresentando resultados superiores a outras técnicas, com poucos efeitos adversos, sendo limitada em decorrência de seu alto custo.
d. Sendo a região retrolingual responsável por grande parte da obstrução na via respiratória, procedimentos como tonsilectomia lingual, suspensão da língua e glossectomia apresentam bons resultados cirúrgicos mesmo quando realizados isoladamente.

Comentários

O avanço maxilomandibular (AMM) tem sido a técnica mais efetiva, depois da traqueostomia, para tratamento da SAOS em virtude de sua abordagem concomitante em nasofaringe, orofaringe e hipofaringe. O conceito de cirurgia multinível engloba manipulação simultânea de mais de um sítio de obstrução da via respiratória, exceto a região nasal, e surgiu no contexto de falha de cirurgias direcionadas a um único sítio de obstrução. Nos trabalhos está muito associada à cirurgia robótica, que foi primeiramente descrita para tratamento de SAOS em 2010, por Vicini *et al.* A TORS facilita o acesso cirúrgico, proporcionando maiores ressecções, principalmente para base da língua, com efeitos adversos significativos e alto custo. Manipulações isoladas da língua não apresentam bons resultados para tratamento da SAOS, mas podem ser associadas a outros procedimentos palatais quando há hipertrofia de tecidos e estreitamento dessa topografia.

Cahali MB, Lorenzetti FTM, Kobayashi DY, Pinheiro-Neto CD. Tratamento cirúrgico para ronco e apneia. In: Tratado de otorrinolaringologia, 3.ed. Elsevier, 2018. c. 179.
Zancanella E, Haddad FM, Oliveira LAMP, Nakasato A, Duarte BB, Soares CFP et al. Diretriz: Apneia obstrutiva do sono e ronco primário: tratamento. Braz J Otorhinolaryngol 2014;80(1 Supl. 1):S17-S28.

Respostas
1436) c; 1437) a

1438) Na anestesia do paciente apneico cirúrgico deve-se levar em consideração alguns conceitos, sendo CORRETO:

a. Ácido tranexâmico deve ser evitado considerando-se o risco de trombose em paciente pós-cirúrgico com indicação de repouso relativo.
b. A extubação com paciente acordado deve ser evitada em virtude de desconforto do paciente considerando menor efeito de medicação amnésica nessa fase da anestesia.
c. Profilaxia medicamentosa para trombose venosa deve ser instituída, preferencialmente, levando-se em consideração a indicação de repouso relativo e menor mobilidade em consequência da dor.
d. A infiltração de anestésico local no intraoperatório ajuda no controle da dor com menor necessidade de medicação sistêmica, evitando-se uso excessivo de opioides e risco de depressão respiratória.

Comentários

Ropivacaína, lidocaína ou bupivacaína costumam ser boas opções de anestésicos para infiltração local de sítio cirúrgico, devendo-se evitar injeção diretamente no vaso, considerando risco de arritmias. Ácido tranexâmico pode ser utilizado de maneira endovenosa e via oral e alguns estudos mostram seu efeito tópico, reduzindo volume de sangramento sem aumentar risco de trombose. A extubação com paciente acordado é recomendada, assim como reversão completa de bloqueadores neuromusculares. Profilaxia da trombose venosa é preferencialmente mecânica com meia elástica compressiva.

Practice Guidelines for the Perioperative Management of Patients with Obstructive Sleep Apnea: An Updated Report by the American Society of Anesthesiologists Task Force on Perioperative Management of Patients with Obstructive Sleep Apnea. Anesthesiology 2014;120(2):268-86.
Mickelson SA. Perioperative monitoring in obstructive sleep apnea/hypopnea syndrome. In: Friedman M, Jacobowitz O. Sleep apnea and snoring: surgical and non-surgical therapy, 2nd ed. Elsevier, 2020. c. 13.

1439) Considerando o manejo perioperatório e riscos de complicação do paciente apneico:

a. As cirurgias palatais costumam causar dor intensa e os opioides podem ser usados sem restrições para melhor controle da dor e deglutição.
b. A fase mais crítica para complicações ocorre 72 horas após cirurgia palatal, período em que ocorrem rebotes de sono R, causando maior relaxamento muscular, associado a edema de sítio cirúrgico, com maior risco de obstrução da via aérea.
c. O CPAP (*continuous positive airway pressure*) pode ser usado em pacientes pós-operatórios de cirurgias de via aérea superior para prevenção de dessaturação de oxigênio, exceto em cirurgias de avanço maxilar por conta do risco de enfisema subcutâneo.
d. Considerando-se o risco de dessaturação de oxigênio no pós-operatório, todo paciente submetido à cirurgia faríngea deve permanecer internado por pelo menos uma noite, podendo-se avaliar alta se houver adequada oxigenação em ar ambiente e boa aceitação da dieta.

Comentários

Os opioides devem ser usados com cautela em pacientes apneicos em razão do risco de insuficiência respiratória aguda, assim como narcóticos, hipnóticos sedativos e ansiolíticos. A fase mais crítica para complicações são as primeiras 24 horas de pós-operatório incluindo dessaturação de oxiemoglobina e obstrução de via aérea. O CPAP deve ser encorajado no período pré-operatório para melhora da qualidade do sono e no pós-operatório pode ser usado com máscara *full face* (toda face) quando cirurgia nasal associada, exceto em cirurgias de avanço maxilar em razão do risco de enfisema subcutâneo. Não há consenso quanto ao tempo apropriado para alta e deve-se levar em consideração as comorbidades associadas, o risco de dessaturação maior que a basal, risco de desidratação por ingesta insuficiente, o controle da dor.

Cahali MB, Lorenzetti FTM, Kobayashi DY, Pinheiro-Neto CD. Tratamento cirúrgico para ronco e apneia. In: Tratado de otorrinolaringologia, 3.ed. Elsevier, 2018. c. 179.
Mickelson SA. Perioperative monitoring in obstructive sleep apnea/hypopnea syndrome. In: Friedman M, Jacobowitz O. Sleep apnea and snoring: surgical and non-surgical therapy, 2nd ed. Elsevier, 2020. c. 13.

Respostas
1438) d; 1439) c

1440) Considerando dados atuais para resultados a longo prazo e impacto em risco cardiovascular do tratamento cirúrgico *versus* não cirúrgico no paciente apneico, é CORRETO afirmar que:

a. A uvulopalatofaringoplastia (UPFP), quando comparada ao CPAP (*continuous positive airway pressure*), apresenta menor benefício a curto e longo prazos, sendo o CPAP ainda hoje considerado tratamento padrão ouro para apneia obstrutiva do sono.
b. Estudos atuais têm mostrado maior sobrevida e redução de eventos cardiovasculares em pacientes usuários de CPAP em comparação à UPFP.
c. A gravidade da apneia obstrutiva do sono, sendo representada pelo índice de apneia/hipopneia (IAH), é o preditor mais importante de aterosclerose em pacientes apneicos obesos.
d. Benefícios do tratamento cirúrgico sobre tratamento não cirúrgico podem ser explicados pela completa adesão a um tratamento cirúrgico contra má adesão a um tratamento clínico efetivo.

Comentários

A UPFP, quando comparada a outros tratamentos como CPAP ou expectante, mostra benefícios a curto e longo prazos. Discute-se o conceito de adesão parcial a um tratamento efetivo em contrapartida à adesão total a um tratamento de menor resolutividade. Estudos atuais evidenciam mortalidade maior em apneicos não tratados *versus* tratados, sobrevida maior quando UPFP *versus* usuários de CPAP e menos eventos cardiovasculares em pacientes que realizaram UPFP *versus* não operados. Hipoxemia recorrente e duração da hipoxemia estão diretamente relacionadas com o processo inflamatório sistêmico gerando dano vascular e suas consequências.

Cahali MB, Lorenzetti FTM, Kobayashi DY, Pinheiro-Neto CD. Tratamento cirúrgico para ronco e apneia. In: Tratado de otorrinolaringologia, 3.ed. Elsevier, 2018. c. 179.
Bliznikas D, Lin H-S. The impact pf surgical treatment of OSA on cardiac risk factors. In: Friedman M, Jacobowitz O. Sleep apnea and snoring: surgical and non-surgical therapy, 2nd ed. Elsevier, 2020. c. 12.

PREVENÇÃO

1441) Qual frase abaixo é a CORRETA em relação ao crescimento orofacial e a prevenção da apneia obstrutiva do sono?

a. A respiração nasal correta não é importante para o bom desenvolvimento craniofacial e da via aérea superior.
b. A detecção e a intervenção precoce de fatores que possam prejudicar o crescimento facial é importante para prevenir a apneia do sono.
c. A respiração nasal correta é importante para o bom desenvolvimento craniofacial apenas nos 2 primeiros anos de vida.
d. A detecção e a intervenção precoce de fatores que possam prejudicar o crescimento facial não é importante para prevenir a apneia do sono.

Comentários

A manutenção de uma via aérea pérvia, o estímulo da musculatura facial e a atuação clínica e cirúrgica precoce em fatores que possam prejudicar a respiração nasal são fundamentais para o bom desenvolvimento muscular, neurológico e anatômico da face e da via aérea superior. A atuação precoce pode prevenir as consequências da apneia do sono.

Guilleminault C, Sullivan S, Huang Y. Sleep-disordered breathing, orofacial growth, and prevention of obstructive sleep apnea. Sleep Med Clin 2019 Mar;14(1):13-20.

Respostas
1440) d; 1441) b

1442) Em relação à obesidade e à apneia obstrutiva do sono, podemos afirmar que:

a. Existe uma relação apenas em adultos, podendo a obesidade ser um fator de risco para apneia do sono.
b. Existe uma relação apenas em crianças podendo a obesidade ser um fator de risco para apneia do sono.
c. Existe uma relação profunda tanto em crianças como em adultos, sendo a obesidade um fator de risco para apneia do sono.
d. Existe um aumento da prevalência da obesidade em adultos e crianças, entretanto, não existe relação com a apneia do sono.

Comentários

A prevalência da obesidade tanto na população infantil quanto adulta vem aumentando, possuindo uma forte relação entre obesidade e apneia do sono.

Guilleminault C, Sullivan S, Huang Y. Sleep-disordered breathing, orofacial growth, and prevention of obstructive sleep apnea. Sleep Med Clin 2019 Mar;14(1):13-20.
Schwab RJ, Pasirstein M, Pierson R et al. Identification of upper airway anatomic risk factors for obstructive sleep apnea with volumetric magnetic resonance imaging. Am J Respir Crit Care Med 2003;168(5):522-30.

1443) É CORRETO afirmar, em relação ao desenvolvimento e formação do sistema estomatognático e da musculatura facial em crianças com nascimento prematuro.

a. A prematuridade dos bebês não influencia o desenvolvimento facial das crianças.
b. A musculatura facial hipotônica dos bebês prematuros não se correlaciona com alterações na formação estrutural e funcional da via área superior.
c. A musculatura facial hipotônica dos bebês prematuros se correlaciona com alterações na formação estrutural e funcional da via área superior.
d. Após os 3 anos, a musculatura facial hipotônica dos bebês prematuros não se correlaciona com alterações na formação estrutural e funcional da via área superior.

Comentários

As crianças prematuras, em razão de sua musculatura facial hipotônica, possuem uma redução ou mesmo ausência de treinamento muscular adequado, o que é de suma importância para o desenvolvimento craniofacial e da via aérea superior. Crianças de nascimento prematuro têm maior chance de desenvolver distúrbios respiratórios do sono por alterações no desenvolvimento da via aérea superior, assim a precoce detecção destas alterações é fundamental na prevenção de alterações do crescimento facial.

Guilleminault C, Akhtar F. Pediatrics sleep disordered-breathing: new evidences on its development. Sleep Med Rev 2015;14:1-11.
Huang YS, Paiva T, Hsu JF et al. Sleep and breathing in premature infants at 6 months of age. BMC Pediatrics 2014;14:303.

1444) Qual alternativa abaixo apresenta fatores de risco para apneia obstrutiva do sono?

a. Sexo masculino, obesidade e idade avançada.
b. Sexo feminino, obesidade e menopausa.
c. Sexo feminino, obesidade e idade avançada.
d. Sexo masculino, obesidade e jovem.

Comentários

Os maiores fatores de risco para apneia do sono são sexo masculino, obesidade e idade avançada, ainda que os mecanismos não estejam totalmente esclarecidos.

Duarte B, Nakasato A, Formigoni G, Cahali M, Fisiopatologia da apneia obstrutiva do sono. In: Tratado de otorrinolaringologia, 3.ed. 2018. p. 196-211.

Respostas
1442) c; 1443) c; 1444) a

1445) Quais dos achados anatômicos abaixo podemos encontrar com maior prevalência em pacientes com distúrbio respiratório obstrutivo do sono.

a. Retroposicionamento maxilomandibular, tonsilas palatinas hipertróficas e hipertrofia de cornetos.
b. Osso hioide em posição inferior, tonsilas palatinas normais e hipertrofia de cornetos.
c. Osso hioide em posição inferior, tonsilas palatinas normais e cornetos normotróficos.
d. Hipertrofia tonsilopalatina, osso hioide em posição inferior e retroposicionamento maxilomandibular.

Comentários

Os pacientes com apneia obstrutiva do sono geralmente apresentam algum grau de estreitamento ao longo da sua via aérea posterior. Entre os achados anatômicos comuns responsáveis pela diminuição da luz da via aérea superior encontramos a hipertrofia das tonsilas palatinas, o osso hioide em posição inferior e o retroposicionamento dos ossos da mandíbula e maxila.

Duarte B, Nakasato A, Formigoni G, Cahali M, Fisiopatologia da apneia obstrutiva do sono. In: Tratado de otorrinolaringologia, 3.ed. 2018. p. 196-211.

1446) Entre os fatores ambientais que podemos controlar para melhorar a qualidade do sono estão:

a. Emagrecer.
b. Evitar ingestão de bebidas alcoólicas.
c. Horários regulares de sono.
d. Todos estão corretos.

Comentários

As medidas comportamentais são sugeridas para melhorar a qualidade de vida e minimizar a gravidade da doença, podendo ser implementadas independentemente da gravidade da apneia obstrutiva do sono.

Sguillar D, Caparroz F, Haddad F, Gregorio LC. Tratamento clínico da apneia obstrutiva do sono. In: Tratado de otorrinolaringologia, 3.ed. 2018. p. 200-11.

1447) Homem, 40 anos com queixa de roncos altos e sono não reparador, não apresenta sonolência diurna ou queixas de via aérea superior. Apresenta exame físico otorrinolaringológico normal, IMC = 32,6 e polissonografia com IAH = 16,6 eventos/hora e Nadir = 88%. Após 6 meses de acompanhamento nutricional e rotina regular de exercícios físicos, perdendo em torno de 20% do seu peso corporal relata que teve uma melhora importante do seu sono e da disposição diária. Hoje apresenta IMC = 29,7 e na polissonografia IAH = 7,2 e Nadir = 93.

Entre as afirmativas podemos correlacionar ao caso acima:

a. Depósito de gordura na língua, paredes laterais e tecidos moles da faringe podem levar à redução na área seccional da faringe.
b. A melhora dos índices polissonográficos provavelmente deve-se à redução do peso.
c. A obesidade tem sido associada ao comprometimento funcional dos músculos da via aérea superior, tornando esses músculos mais suscetíveis ao colapso durante o sono.
d. Todas estão corretas.

Comentários

Apesar de já estar comprovado que obesidade é um fator importante para o desenvolvimento da SAOS, e que reduções do peso corporal podem melhorar a gravidade da SAOS, o exato mecanismo fisiopatológico ainda não é totalmente compreendido.

Sguillar D, Caparroz F, Haddad F, Gregorio LC. Tratamento clínico da apneia obstrutiva do sono. In: Tratado de otorrinolaringologia, 3.ed. 2018. p. 200-11.

Respostas
1445) d; 1446) d; 1447) d

1448) Das afirmativas abaixo, quanto aos fatores de risco para apneia do sono,
I – A prevalência da apneia obstrutiva do sono vai aumentando com a idade.
II – A obesidade é um fator de risco independente para apneia do sono.
III – Após a menopausa as mulheres não têm a mesma prevalência de apneia do sono dos homens.
Quais estão CORRETAS?
a. I.
b. II e III.
c. III.
d. I e II.

Comentários

A prevalência da apneia do sono vai aumentando com o passar dos anos, seja por fatores anatômicos ou sistêmicos. A obesidade não depende de fatores associados para estar relacionada com a apneia do sono sendo um fator de risco independente. Após a menopausa e, possivelmente, em decorrência de fatores hormonais, a prevalência da apneia do sono é igual em ambos os sexos.

Sguillar D, Caparroz F, Haddad F, Gregorio LC. Tratamento clínico da apneia obstrutiva do sono. In: Tratado de otorrinolaringologia, 3.ed. 2018. p. 200-11.

1449) Homem, 45 anos com queixa de ronco e apneia do sono, sem queixas de obstrução nasal ou rinite alérgica, acorda muito durante a noite, tendo um sono não reparador, quer melhorar sua qualidade de sono, pois já está dormindo em quarto separado da esposa. Relata não realizar esportes com frequência, estando acima do peso (IMC = 32,1), não é tabagista, entretanto, toma de 2 a 3 copos de vinho toda noite para "dormir melhor". Não apresenta alterações craniofaciais e exame otorrinolaringológico normal.
Quais as afirmativas CORRETAS em relação a este caso?
I – A perda de peso é de suma importância e ajuda a ter uma qualidade de sono melhor.
II – O uso de álcool 1 a 3 h antes de dormir é benéfico, pois diminui a latência para iniciar o sono.
III – O tabagismo é prejudicial ao sono, pois altera a arquitetura do sono e altera as funções neuromusculares da via aérea.
a. I.
b. I e II.
c. II e III.
d. I e III.

Comentários

No caso acima, provavelmente, a mudança comportamental ajudaria este paciente. A obesidade está correlacionada com o aparecimento da apneia do sono assim como pacientes tabagistas têm maior prevalência de apneia obstrutiva do sono. O consumo de álcool à noite é prejudicial ao nosso sono, pois altera nossa arquitetura do sono.

Sguillar D, Caparroz F, Haddad F, Gregorio LC. Tratamento clínico da apneia obstrutiva do sono. In: Tratado de otorrinolaringologia, 3.ed. 2018. p. 200-11.

Respostas
1448) d; 1449) d

1450) Em relação ao uso de medicamentos e à prevenção dos distúrbios do sono, podemos afirmar que:

a. O tratamento do refluxo faringolaríngeo com inibidores de bomba de próton associado a pró-cinéticos não interfere na qualidade de vida e do sono.
b. As metilxantinas exercem um estímulo ao sistema nervoso central aumentando a latência para o sono e diminuindo o tempo total de sono.
c. Os benzodiazepínicos não exercem efeitos na musculatura faríngea não tendo assim relação com aumento da apneia do sono.
d. Os corticoides nasais não são uma boa opção de tratamento para pacientes com rinite alérgica e apneia do sono.

Comentários

As metilxantinas exercem um estímulo ao sistema nervoso central aumentando a latência para o sono e diminuindo o tempo total de sono prejudicando a qualidade do sono. Existe uma relação entre refluxo faringolaríngeo (RFL) e apneia obstrutiva do sono, inibidores de bomba de próton associado a pró-cinéticos são ótima opção terapêutica, podendo melhorar a qualidade de vida dos pacientes. O uso de corticoide nasal tópico em pacientes com apneia do sono e rinite alérgica é uma ótima opção terapêutica que utilizam. Os benzodiazepínicos causam relaxamento muscular e alteram a arquitetura do sono, piorando a qualidade do sono.

Sguillar D, Caparroz F, Haddad F, Gregorio LC. Tratamento clínico da apneia obstrutiva do sono. In: Tratado de otorrinolaringologia, 3.ed. 2018. p. 200-11.

1451) Recomenda-se não utilizar benzodiazepínicos antes de dormir, pois essas medicações:

a. Podem potencializar os efeitos miorrelaxantes na musculatura faríngea.
b. Exacerbam a apneia obstrutiva e a hipoxemia durante o sono.
c. Interferem na arquitetura do sono, reduzindo o sono REM, o sono de ondas lentas e a latência do sono, aumentando o tempo total de sono.
d. Todas estão certas.

Comentários

Os benzodiazepínicos podem potencializar os efeitos miorrelaxantes na musculatura faríngea e exacerbar a apneia obstrutiva e a hipoxemia. Além da influência respiratória eles interferem na arquitetura do sono, reduzindo o sono REM, o sono de ondas lentas e a latência do sono, aumentando o tempo total de sono.

Sguillar D, Caparroz F, Haddad F, Gregorio LC. Tratamento clínico da apneia obstrutiva do sono. In: Tratado de otorrinolaringologia, 3.ed. 2018. p. 200-11.

1452) Em relação à amamentação e à prevenção de distúrbios respiratórios do sono, podemos afirmar que:

a. Aleitamento materno permite adequado desenvolvimento e maturação da musculatura orofacial, reduzindo o risco de distúrbios respiratórios do sono.
b. Aleitamento materno não interfere no desenvolvimento e maturação da musculatura orofacial.
c. Aleitamento materno, apesar de permitir bom desenvolvimento craniofacial, não previne distúrbios respiratórios do sono.
d. Aleitamento materno exclusivo não protege o bebê de infecções da via aérea superior, facilitando a respiração nasal e os distúrbios respiratórios do sono.

Comentários

O aleitamento materno exclusivo estimula o correto desenvolvimento, crescimento e maturação da musculatura da via aérea inferior sendo de suma importância para o crescimento ósseo facial e do sistema estomatognático, podendo prevenir os distúrbios respiratórios do sono. Concomitante as imunoglobulinas maternas protegem a criança de infeções da via aérea superior permitindo uma adequada respiração nasal.

Brew B, Marks G, Almqvist C, Cistulli P, Webb K, Marshall N. Breastfeeding and snoring: a birth co-hort study - PLoS One 2014 Jan 8;9(1):e84956.
Guilleminault C, Sullivan S, Huang Y. Sleep-disordered breathing, orofacial growth, and prevention of obstructive sleep apnea. Sleep Med Clin 2019 Mar;14(1):13-20.

Respostas

1450) b; 1451) d; 1452) a

1453) A ingestão de bebidas alcoólicas de pequena à média quantidade antes de dormir:
a. Está indicada, sendo parte da preparação para um boa noite de sono.
b. Pode reduzir o tempo total de sono, dos estágios de sono REM e fase N3 do sono não REM.
c. Não causa alteração na tensão muscular da musculatura da via aérea superior.
d. Não causa alteração nos estágios do sono.

Comentários

O uso de bebidas alcoólicas antes de dormir não é recomendado, pois ele causa uma supressão dos estágios de sono REM e fase N3 do sono não REM, diminui o tempo total de sono e aumenta o relaxamento muscular das musculaturas da via aérea superior.

Sguillar D, Caparroz F, Haddad F, Gregorio LC. Tratamento clínico da apneia obstrutiva do sono. In: Tratado de otorrinolaringologia. 3.ed. 2018. p. 200-11.

1454) Entre as opções abaixo, qual apresenta hábito que podem contribuir para uma boa noite de sono?
a. Evitar exercícios físicos extenuantes antes de dormir.
b. Comer excessivamente antes de ir para cama.
d. Utilizar benzodiazepínicos 1 hora antes de dormir.
c. Tomar 1 xícara de café após a janta.

Comentários

Exercício físico libera adrenalina em nossa corrente sanguínea. Realizar exercícios físicos extenuantes, principalmente à noite, pode aumentar nossa latência ao sono e à arquitetura do sono.

Sguillar D, Caparroz F, Haddad F, Gregorio LC. Tratamento clínico da apneia obstrutiva do sono. In: Tratado de otorrinolaringologia, 3.ed. 2018. p. 200-11.

1455) Quais os principais fenômenos evolutivos que contribuíram para o desenvolvimento da apneia obstrutiva do sono na espécie humana?
a. Encurtamento da face e subida da laringe.
b. Alongamento da face e descida da laringe.
c. Alongamento da face e subida da laringe.
d. Encurtamento da face e descida da laringe.

Comentários

Ao longo da evolução do ser humano, do ponto de vista anatômico, o encurtamento da face e a descida da laringe contribuíram muito para o desenvolvimento da gênese da apneia obstrutiva do sono.

Guilleminault C, Sullivan S, Huang Y. Sleep-disordered breathing, orofacial growth, and prevention of obstructive sleep apnea. Sleep Med Clin 2019 Mar;14(1):13-20.

Respostas
1453) b; 1454) a; 1455) d

CASOS CLÍNICOS

1456) Homem, 58 anos, queixa de roncos, pausas respiratórias observadas pela esposa, além de muito sono durante o dia. Ele tem HAS que está controlada com medicação, ganhou peso *sic* nos últimos 10 anos, hoje com IMC de 30,4 kg/m². Acha que a memória dele tem piorado, esquecendo mais coisas do dia a dia. Ele foi referenciado ao laboratório de sono para a realização de uma polissonografia:

Resumo dos Achados Polissonográficos	
Análise do sono	
Data/Horário de início	08/02/2019 21:19:14
Data/Horário de término	09/02/2019 05:29:20
Tempo Total de Registro (TTR)	490.1 minutos
Tempo Total de Sono (TTS)	395.5 minutos
Latência para o início do sono	63.0 minutos
Latência para o sono REM	128.0 minutos
Tempo acordado após o adormecer	29.0 minutos
Eficiência do Sono (TTS/TTR × 100)	80,7%
O índice de despertares	2.0 (nº/h)
Eventos respiratórios	
Índice de Apneia-Hipopneia (IAH)	33,1
Índice de Apneias Obstrutivas	3,9
Presença de Respiração de Cheyne-Stokes	Não
Presença de hipoventilação: NA (×) não ( ) sim ( )	

Em uma polissonografia, qual a latência de sono considerada normal?
a. 10 minutos.
b. 20 minutos.
c. 30 minutos.
d. 50 minutos.

Comentários

A latência de sono considerada normal é de 30 minutos, segundo a AAMS.

Berry RB, Brooks R, Gamaldo CE. American Academy of Sleep Medicine. The AASM Manual for the Scoring of Sleep and Associated Events. Rules, terminology and technical specifications, version 2.0. Darien, IL: American Academy of Sleep Medicine; 2012.

1457) Ainda referente ao mesmo paciente, segundo o médico, ele tem um atraso no início da fase REM. Qual a latência para o início do sono REM, considerada normal?
a. 30-40 minutos.
b. 40-60 minutos.
c. 50-70 minutos.
d. 60-90 min.

Comentários

A latência considerada normal é de 60 a 90 minutos, segundo a AAMS.

Berry RB, Brooks R, Gamaldo CE. American Academy of Sleep Medicine. The AASM Manual for the Scoring of Sleep and Associated Events. Rules, terminology and technical specifications, version 2.0. Darien, IL: American Academy of Sleep Medicine; 2012.

Respostas
1456) c; 1457) d

1458) Para AOS no adulto, são considerados fatores de risco:
a. Dismorfismos craniofaciais como retrognatia, retroposição maxilar.
b. Sexo masculino.
c. Obesidade.
d. Todos acima.

Comentários

São considerados fatores de risco para AOS no adulto: idade, sexo masculino, obesidade, fatores anatômicos.

Benjafield AV, Ayas NT, Eastwood PR, Heinzer R, Ip MSM, Morrell MJ *et al.* Estimation of the global prevalence and burden of obstructive sleep apnoea: a literature- based analysis. The Lancet Respiratory Medicine 2019;7(8):687-98.

1459) Para AOS na criança, são considerados fatores de risco:
a. Prematuridade.
b. Sexo masculino.
c. Baixo peso.
d. Idade de 2 a 9 anos.

Comentários

Na criança são considerados como fatores de risco para AOS: prematuridade, hipertrofia das tonsilas, alterações craniofaciais como retro/micrognatia mandibular e/ou hipoplasia maxilar, entre outros. Diferente do adulto, acomete ambos os sexos da mesma forma. Idade não é um fator de risco, mas como há maior prevalência da hipertrofia adenotonsilar na idade entre 4 a 7 anos, esta faixa etária apresenta maior prevalência de AOS.

Kaditis AG, Alvarez MLA, Boudewyns A, Alexopoulos EI, Ersu R, Joosten K et al. Obstructive sleep disordered breathing in 2- to 18-year-old children: diagnosis and management. Eur Respir J 2016;47:69-94.

1460) O evento observado na polissonografia (seta) corresponde a:

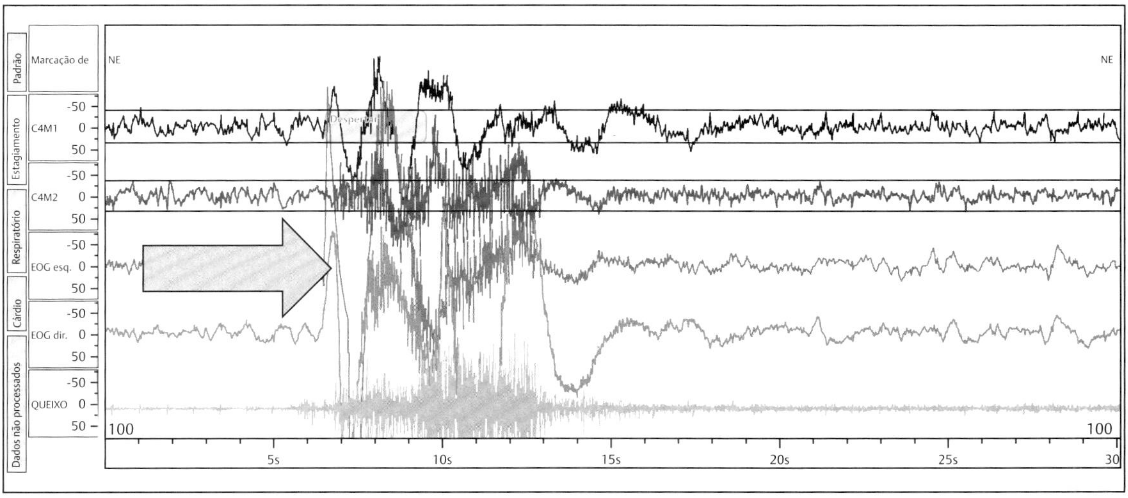

a. Ronco.
b. Despertar.
c. Desobstrução brusca da via aérea (*choking*).
d. Possível crise convulsiva.

Comentários

Nesta página de polissonografia observam-se os canais de EEG, EOG e de EMG do mento, mostrando abrupta e intensa atividade, que corresponde a um despertar. O despertar pode estar associado a eventos respiratórios como ronco, apneias, hipopneias ou desobstruções bruscas da via aérea, porém, não são apresentadas as curvas respiratórias.

Berry RB, Brooks R, Gamaldo CE. American Academy of Sleep Medicine. The AASM Manual for the Scoring of Sleep and Associated Events. Rules, terminology and technical specifications, version 2.0. Darien, IL: American Academy of Sleep Medicine; 2012.

Respostas
1458) d; 1459) a; 1460) b

1461) Menina, 4 anos, os pais na consulta com pediatra queixam que ela tem dificuldade para dormir. Ela não dorme a noite inteira, acorda de 2 a 3 vezes a noite, toda noite é uma luta para levá-la para a cama, pois ela não quer dormir, muitas vezes indo dormir com os pais na cama deles.
O transtorno de sono mais provável neste caso é:
a. Insônia de início.
b. Insônia de manutenção.
c. Insônia condicionada.
d. Insônia idiopática.

Comentários

As insônias condicionadas se devem a fatores externos por intervenção dos pais, falta de horários de dormir, fatores ambientais, entre outros.

Morgenthaler TI, Owens J, Alessi C et al. Practice parameters for behavioral treatment of bedtime problems and night wakings in infants and young children. SLEEP 2006;29(10):1277-81.

1462) Mãe de menino de Lucas de 4 anos, queixa-se na consulta que o filho ronca todas as noites, tem sono agitado e no mês anterior apresentou 3 episódios assim descritos: pouco tempo depois de adormecer, sentou-se na cama, gritou muito alto, sem reconhecer ninguém. Estes episódios duraram alguns poucos minutos, com filho voltando a dormir logo depois, não se lembrando de nada no dia seguinte. A mãe refere que ela e o marido estão apavorados.
O distúrbio descrito clinicamente corresponde a:
a. Pesadelos.
b. Despertar confusional.
c. Terror noturno.
d. Sonilóquio.

Comentários

O comportamento descrito acima é denominado "Terror noturno". Esta parassonia ocorre na primeira metade da noite, durante a fase profunda de sono, com manifestações de gritos, movimentos, expressões como medo, terror, ansiedade, com dificuldade de a criança ser despertada pelos pais/cuidadores durante este episódio, durando poucos minutos. Mesmo quando acordada, logo a seguir a criança não se recorda do evento, nem de sonhos ou pesadelos.

Morgenthaler TI, Owens J, Alessi C et al. Practice parameters for behavioral treatment of bedtime problems and night wakings in infants and young children. SLEEP 2006;29(10):1277-81.

1463) Neste mesmo caso da questão 1462, as parassonias são comuns em crianças, muitas vezes com histórico familiar, podendo ser exacerbadas por algum distúrbio do sono, como:
a. Distúrbio respiratório do sono.
b. Má higiene de sono.
c. Privação de sono (tempo de sono insuficiente).
d. Todas as anteriores.

Comentários

As parassonias são exacerbadas por todos os fatores que alteram a qualidade do sono, como privação do sono, má higiene do sono, horários irregulares de sono, distúrbios respiratórios como ronco e apneia.

Morgenthaler TI, Owens J, Alessi C et al. Practice parameters for behavioral treatment of bedtime problems and night wakings in infants and young children. SLEEP 2006;29(10):1277-81.

Respostas
1461) c; 1462) c; 1463) d

1464) Ainda referente ao mesmo caso, a parassonia descrita na questão 1462 ocorre mais comumente em qual fase do sono:
a. Sono REM.
b. Sono NREM 1.
c. Sono NREM 2.
d. Sono NREM 3.

Comentários

O terror noturno é uma parassonia que ocorre na fase profunda do sono, ocorrendo mais frequentemente na primeira metade da noite, com a criança com movimentos preservados e de difícil despertar.

Morgenthaler TI, Owens J, Alessi C et al. Practice parameters for behavioral treatment of bedtime problems and night wakings in infants and young children. SLEEP 2006;29(10):1277-81.

1465) As manifestações mais comuns de SAOS em crianças são:
I. Roncos e pausas respiratórias.
II. Hiperatividade.
III. Enurese.
IV. Sudorese noturna.
a. I e II estão corretos.
b. I e III estão corretos.
c. I, II e III estão corretos.
d. I, II, III e IV estão corretos.

Comentários

A síndrome de apneia obstrutiva do sono (SAOS) na criança se caracteriza por manifestações noturnas como roncos, pausas respiratórias observadas, sono agitado, sudorese noturna, exacerbação de parassonias, e por sintomas diurnos como hiperatividade, maior irritabilidade, dificuldade de concentração e de memorização e, mais raramente, com sonolência diurna excessiva.

Kaditis AG, Alvarez MLA, Boudewyns A, Alexopoulos EI, Ersu R, Joosten K et al. Obstructive sleep disordered breathing in 2- to 18-year-old children: diagnosis and management. Eur Respir J 2016;47:69-94.

1466) Homem, 55 anos procurou a UBS com queixa de roncos noturnos e pausas respiratórias observadas. Relata que acorda com a sensação de não ter descansado e durante o dia fica com bastante sono, com facilidade de cochilar. Foi encaminhado ao serviço de Medicina de Sono para investigação de Apneia obstrutiva do sono (AOS).
Assinale as alternativas CORRETAS:
I – Fatores de risco para AOS são sexo masculino, obesidade, idade acima de 45 anos.
II – A prevalência estimada no Brasil é de 8-10%.
III – AOS é considerada fator de risco independente para HAS, DM e síndrome metabólica.
IV – O tratamento com CPAP normaliza HAS noturna.
a. As alternativas I, II e III estão corretas.
b. As alternativas I, III e IV estão corretas.
c. As alternativas I, II e IV estão corretas.
d. As alternativas I e III estão corretas.

Comentários

No adulto, os fatores de risco mais comuns para AOS são sexo masculino, idade e obesidade. O estudo epidemiológico na população adulta de São Paulo, Brasil, observou prevalência de AOS (IAH > 5 e/h) em 46,5% dos homens e de 30,6% das mulheres, e de SAOS (IAH > 15 e/h) em 24,8% dos homens, e 9,6% das mulheres, sendo hoje considerado fator de risco independente para DM tipo II, HAS e síndrome metabólica. Embora o tratamento adequado com CPAP tenha demonstrado redução dos níveis pressóricos sistólicos e diastólicos nos pacientes com SAOS, este não necessariamente normaliza os níveis pressóricos, sendo indicado tratamento complementar para a HAS com acompanhamento médico regular.

Benjafield AV, Ayas NT, Eastwood PR, Heinzer R, Ip MSM, Morrell MJ et al. Estimation of the global prevalence and burden of obstructive sleep apnoea: a literature-based analysis. The Lancet Respiratory Medicine 2019;7(8):687-98.

Respostas
1464) d; 1465) d; 1466) d

1467) Homem, 42 anos, com IMC = 43,5%, está em programação de cirurgia bariátrica. Ele tem diagnóstico de síndrome metabólica. Queixa de roncos e sonolência diurna, com facilidade de cochilar durante o dia.
Assinale a alternativa CORRETA:
a. Há elevada chance de diagnóstico de SAOS (síndrome de apneia obstrutiva do sono), e deve ser titulado CPAP, sem necessidade de polissonografia noturna.
b. Há elevada chance de diagnóstico de SAOS, deve ser feita polissonografia diurna (cochilo) para confirmação diagnóstica e início de tratamento com CPAP o mais breve possível.
c. Há elevada chance de diagnóstico de SAOS, o fator causal mais provável sendo a obesidade. Como o paciente está em programação de cirurgia bariátrica, deve realizar o exame de polissonografia diagnóstica após a cirurgia, no momento de perda de peso máximo
d. Há elevada chance de diagnóstico de SAOS. O paciente tem indicação de polissonografia noturna diagnóstica e deve usar o CPAP desde ao menos 2 meses antes da cirurgia.

Comentários

PAC com obesidade mórbida tem elevada chance de SAOS, em casos graves apresentam hipoventilação por obesidade, o diagnóstico deve ser feito por polissonografia completa, com calibração de CPAP/indicação de NIV (*non-invasive ventilation*) ao menos 2 meses antes da cirurgia (recomendação da Associação de Cirurgia Bariátrica).

Benjafield AV, Ayas NT, Eastwood PR, Heinzer R, Ip MSM, Morrell MJ et al. Estimation of the global prevalence and burden of obstructive sleep apnoea: a literature-based analysis. The Lancet Respiratory Medicine 2019;7(8):687-98.

Respostas
1467) d

1468) Homem, 65 anos, está em uso de CPAP--Aflex há cerca de 2 meses, com pressão aberta, rampa de 15 minutos, alívio em 1, máscara nasal. Retornou para a leitura e ajuste, quando necessário. Refere que tem tido dificuldades no uso do CPAP, pois acorda com sensação de sufocamento, quando então tira o equipamento. Ainda mantém sonolência diurna.

Dias com uso do aparelho	55 dias
Dias sem uso do aparelho	30 dias
Porcentagem de dias com uso do aparelho	64,7%
Uso acumulado	249 horas 59 minutos
Uso máximo (1 dia)	7 horas 27 minutos
Média de uso (todos os dias)	2 horas 56 minutos
Média de uso (dias de uso)	4 horas 33 minutos
Uso mínimo (1 dia)	1 hora 19 minutos
Porcentagem de dias com uso ≥ 4 horas	40%
Porcentagem de dias com uso < 4 horas	60%
Total de média do nº de horas de soprador por dia (durante período do relatório)	249 horas 59 minutos
Estatísticas do REMstar Auto	
Pressão média de Auto-CPAP	8,8 cm H_2O
Média de pico de pressão de Auto-CPAP	11,4 cm H_2O
Média de pressão do aparelho ≤ 90% do tempo	12,1 cm H_2O
Média do tempo em apneia por dia	1,5 minutos
Média do tempo em vazamento grande por dia	2,3 minutos
Média do IAH	3,2

Pelos dados da leitura, assinale a afirmação CORRETA:

a. A pressão ideal do CPAP é de 12 cm H_2O.
b. A pressão ideal do CPAP é de 8,8 cm H_20.
c. Há problemas de adaptação da máscara com vazamento.
d. Há elevado IAH residual.

Comentários

A pressão ideal com base nesta monitorização é de 12 cmH_2O, correspondendo ao valor da pressão que abole 90% dos eventos respiratórios obstrutivos. O valor médio de pressão do CPAP automático inclui na soma também a pressão mais baixa do período de rampa, e as pressões expiratórias mais baixas pela função de alívio, sendo menor que a pressão ideal. Nesta monitorização, o paciente apresentou vazamento por um tempo de 2,3 minutos, sendo considerado baixo; e um IAH residual de 3,2 e/h, sendo considerado normal.

Patil SP, Ayappa IA, Caples SM, Kimoff RJ, Patel SR, Harrod CG. Treatment of adult obstructive sleep apnea with positive airway pressure: an American Academy of Sleep Medicine clinical practice guideline. J Clin Sleep Med 2019;15(2):335-43.

Respostas
1468) a

1469) Mulher, 68 anos, realizou polissonografia de noite inteira para diagnóstico de apneia do sono.

Eventos Respiratórios (Por Posição Corporal)												
	Duração (min.)	Sono (%)	REM (%)	NREM (%)	AC (Nº)	AO (Nº)	AM (Nº)	HIP (Nº)	IAH (Nº/h)	RERA (Nº)	IDR (Nº/h)	Dessat. (Nº)
Supino	295,1	92,5	6,7	85,8	0	20	0	148	36,9	0	36,9	191
Esquerda	85,8	92,1	42,5	49,5	0	6	0	32	28,9	0	28,9	44
Direita	43,4	100,0	51,2	48,8	0	0	0	12	16,6	0	16,6	17
Ereto	0,2	0,0	0,0	0,0	0	0	0	0	0,0	0	0,00	0

A distribuição dos eventos respiratórios sugere:

a. AOS posicional.
b. AOS às custas de hipoventilação.
c. AOS sem associação a eventos complexos.
d. Nenhuma das anteriores.

Comentários

Esta tabela de distribuição dos eventos respiratórios por posição corporal mostra o maior número de eventos respiratórios de hipopneias, associado a apneias obstrutivas sem a presença de apneias centrais ou mistas, o que caracteriza o quadro de AOS sem associação a eventos complexos. AOS posicional (supino) é definida com uma concentração dos eventos respiratórios duas vezes maior em posição supina do que nas demais posições, o que não ocorreu nesta paciente.

Berry RB, Quan Sf, Abreu AR et al.; for the American Academy of Sleep Medicine. The AASM Manual for the Scoring of Sleep and Associated Events: Rules, Terminology and Technical Specifications. Version 2.6. Darien, IL: American Academy of Sleep Medicine; 2020.

Respostas

1469) c

1470) Sr Sebastião, 58 anos, fez titulação com um APAP por uma noite, com a leitura a seguir.

Resumo de Aderência à Terapêutica – Todos os Dados

Estatísticas de aderência à terapêutica	
Intervalo de datas	20/11/2011 – 20/11/2011 (1 dia)
Dias com uso do aparelho	1 dia
Dias sem uso do aparelho	0 dias
Porcentagem de dias com uso do aparelho	100%
Uso acumulado	6 horas 56 minutos
Uso máximo (1 dia)	6 horas 56 minutos
Média de uso (todos os dias)	6 horas 56 minutos
Média de uso (dias de uso)	6 horas 56 minutos
Uso mínimo (1 dia)	6 horas 56 minutos
Porcentagem de dias com uso ≥ 4 horas	100%
Porcentagem de dias com uso < 4 horas	0%
Total de média do nº de horas de soprador por dia (durante período do relatório)	7 horas 36 minutos
Estatísticas do REMstar Auto	
Pressão média de Auto-CPAP	8,0 cm H2O
Média de pico de pressão de Auto-CPAP	8,0 cm H2O
Média de pressão do aparelho ≤ 90% do tempo	11,0 cm H2O
Média do tempo em apneia por dia	15,7 minutos
Média do tempo em vazamento grande por dia	4 horas 1,0 minutos
Média de IAH	9,0

Com base nestes dados, o paciente deve ser orientado a:

a. Usar um CPAP com pressão de 8 cmH_2O.
b. Usar um CPAP com pressão de 11 cmH_2O.
c. Repetir o exame por IAH residual > 5 e/h.
d. Repetir o exame por vazamento importante.

Comentários

O paciente apresentou um vazamento importante durante 4 horas das 6 horas de uso, o que invalida a monitorização.

Patil SP, Ayappa IA, Caples SM, Kimoff RJ, Patel SR, Harrod CG. Treatment of adult obstructive sleep apnea with positive airway pressure: an American Academy of Sleep Medicine clinical practice guideline. J Clin Sleep Med 2019;15(2):335-43.

Respostas
1470) d.

OTONEUROLOGIA

CAPÍTULO 7

1471) De acordo com a definição no último consenso de sintomas vestibulares, como definimos vertigem e tonturas?

a. Vertigem é a sensação de seu corpo estar em movimento, quando não está na realidade, ou sensação de distorção dos movimentos, quando em atividade. Tontura é sensação de alteração espacial, sem distorção ou falsa sensação de movimento.
b. Tontura é a sensação de seu corpo estar em movimento, quando não está na realidade, ou sensação de distorção dos movimentos, quando em atividade. Vertigem é sensação de alteração espacial, sem distorção ou falsa sensação de movimento.
c. Vertigem é a falsa sensação de rotação, sem você estar em movimento. Tontura é a sensação de desequilíbrio, com seu corpo estático.
d. Vertigem é a falsa sensação de rotação, associada a sintomas neurovegetativos, enquanto tontura é a falsa sensação de movimento espacial, sem sintomas neurovegetativos.

Comentários

Segundo o último consenso de sintomas vestibulares, realizado pela Bárány Society, a vertigem é definida como a falsa sensação de movimento do seu corpo, enquanto parado, também incluindo distorções dos movimentos neste caso, enquanto tontura seria a sensação de alteração espacial sem esta falsa sensação de movimento do seu corpo. Este consenso veio delinear, de maneira mais clara, as definições, até para fins acadêmicos, pois estavam havendo muitas dúvidas e distorções destes conceitos nos últimos anos.

Bisdorffa A, von Brevernb M, Lempertc T, . Newman-Tokerd DE. Classification of vestibular symptoms: Towards an international classification of vestibular disorders first Consensus Document of the Committee for the Classification of Vestibular Disorders of the Bárány Society. Journal of Vestibular Research. 2009;19:1-13.

1472) Qual a definição correta e os sintomas, da síndrome do mal do desembarque (SMD), segundo o último consenso da Sociedade Bárány?

a. SMD seria a sensação de vertigem não rotatória, que ocorre em até 48 horas após sair de algum veículo com movimentação passiva.
b. SMD seria a sensação de vertigem rotatória, associada a náuseas, vômitos e mal-estar geral, que ocorre em até 48 horas após sair de veículo com movimentação passiva.
c. SMD seria a sensação de vertigem não rotatória, presente na maior parte do dia, por mais de 48 horas após sair de veículo com movimentação passiva.
d. SMD seria a sensação de náuseas e vômitos, associada à vertigem rotatória, por períodos curtos de tempo, após sair de veículo com movimentação passiva.

Comentários

Segundo o último consenso, a síndrome do mal do desembarque é classificada pelos seguintes itens: sensação de vertigem não rotatória, com sensação oscilatória, presente na maior parte do dia, normalmente ocorrendo em até 48 horas após exposição a veículo com movimentação passiva, e com duração superior a 48 horas, posteriormente. Os sintomas reduzem temporariamente ao se movimentar, e podem reduzir gradualmente em até 30 dias, porém, podem permanecer por mais tempo que isso e não apresentam critérios para outras doenças vestibulares.

Chaa Y-H, Baloh RW, Cho C, Magnussond M, Songe JJ, Struppf M, et al. Mal de débarquement syndrome diagnostic criteria: Consensus document of the Classification Committee of the Bárány Society. J Vestib Res. 2020;30:285-93.

Respostas
1471) a; 1472) c

1473) Quais os 4 critérios diagnósticos para confirmarmos doença de Ménière?

a. Dois ou mais episódios de vertigens com duração de 20 minutos a 12 horas, alteração na audiometria com queda neurossensorial em frequências graves ou médias, sintomas neurovegetativos concomitantes à crise, *tinnitus* no ouvido patológico.
b. Dois ou mais episódios de vertigem episódica, com mais de 1 ano de evolução, acompanhado de plenitude aural, *tinnitus* e hipoacusia do lado lesionado.
c. Dois ou mais episódios de vertigens com duração de 20 minutos a 12 horas, acompanhado de hipoacusia neurossensorial, náuseas e vômitos, plenitude auricular e *tinnitus*.
d. Dois ou mais episódios de vertigem episódica, com duração da crise de 20 minutos a 12 horas, com audiometria documentando perda neurossensorial em frequências graves e/ou medianas em pelo menos uma das crises, flutuação de sintomas aurais (plenitude auricular, *tinnitus* ou hipoacusia), e que não apresente critérios para outras doenças vestibulares.

Comentários

Segundo a última normativa, para que se tenha um consenso sobre a definição da síndrome de Ménière, ficou decidido que para se fechar um diagnóstico conclusivo da doença, o paciente deveria ter dois ou mais episódios de vertigem, de duração de 20 minutos a 12 horas, associado à alteração com perda neurossensorial em frequências graves ou medianas, documentada por audiometria, associado à clássica flutuação dos sintomas de plenitude auricular, *tinnitus* e hipoacusia. Como sempre estes sintomas podem ser mimetizados por outras patologias, como, por exemplo, em tumores do ângulo pontocerebelar, e por isto o último item para fechar o diagnóstico seria justamente não terem sido encontradas outras possíveis doenças vestibulares. Salientamos que, ainda atualmente, o diagnóstico continua clínico e com audiometria. Os outros exames subsidiários ainda não apresentam um consenso para seu uso obrigatório no diagnóstico.

Lopez-Escameza JA, Carey J, Chung WH, Goebel JA, Magnusson M, Mandalà M, et al. Diagnostic criteria for Ménière's disease. J Vestib Res. 2015;25:1-7.
Scarpa A, Ralli M, De Bonis E, Troisi D, Montanino A,Viola P, et al. Pharmacological, surgical and diagnostic innovations in Meniere's disease: a review. Transl Med 2020 Dec. 31;23:48-52.

1474) Criança apresentando quadro de tonturas recorrentes, com durações variando de 5 minutos a 72 horas, associado a ocasionais escotomas visuais cintilantes, ocasionais cefaleias de moderada intensidade, sempre em região parietal à esquerda, e ocasionalmente pulsátil, que pioram quando pratica atividades físicas. Seguindo critérios diagnósticos dos últimos consensos, qual seria o possível diagnóstico desta criança?

a. Vertigem Postural paroxística benigna (VPPB).
b. Doença de Ménière.
c. Paroxismia vestibular.
d. Enxaqueca vestibular na criança.

Comentários

Os critérios diagnósticos acima se encaixam para definição de enxaqueca vestibular na criança, pelo último consenso da Sociedade Bárány. Para ser classificada como VPPB, teríamos que ter o critério de piora das tonturas aos movimentos e resposta positiva à manobra de Dix-Hillpike. Descartamos a doença de Ménière também, por não termos diagnósticos auriculares, tanto de sintomas quanto de documentação audiométrica. E a paroxismia vestibular é definida com crises episódicas, com duração de menos de 1 minuto. O que a descarta também como opção.

van de Berg R, Widdershoven J, Bisdorff A, Evers S, Wiener-Vacher S, Cushing SL, et al. Vestibular migraine and recurrent vertigo of childhood: Diagnostic criteria consensus document of the Classification Committee of Vestibular Disorders of the Bárány Society and the International Headache Society. J Vestib Res. 2021;31:1-9.

Respostas
1473) d; 1474) d

1475) Como confirmamos um diagnóstico de enxaqueca ou migrânea vestibular?
a. Através de anamnese e exame físico, associados à audiometria, vHIT e VEMP alterados.
b. Através de anamnese e exame físico, associados a EEG alterado (eletroencefalograma).
c. Apenas com anamnese e exame físico.
d. Através de anamnese e exame físico associados à RM encefálica (ressonância magnética).

Comentários

Segundo o último consenso da Sociedade Bárány, apenas com critérios de anamnese e exame físico se confirma o diagnóstico. Os critérios utilizados seriam: ao menos 5 episódios de sintomas vestibulares com duração de 5 minutos a 72 horas. História prévia ou atual de migrânea com ou sem aura. Pelo menos 50% destes episódios de migrânea serem acompanhados de sintomas vestibulares, sendo as cefaleias localizadas em uma área específica, característica pulsátil, moderada a severa intensidade, e com piora às atividades físicas, e que não se tenha outras doenças vestibulares comprovadas.

Lempert T, Olesen J, Furman J, Waterston J, Seemungal B, Carey J, et al. Vestibular migraine: Diagnostic criteria. J Vestib Res. 2012;22(4):167-72.

1476) Paciente de 39 anos, apresentando crises episódicas de vertigens, com duração de minutos a horas, associadas a fotofobia, misofonia, ocasionalmente associadas a cefaleias parietais à direita, plenitude auricular e *tinnitus* à direita. Posterior à crise, paciente fica, alguns dias, com mal-estar geral e, algumas vezes, apresenta como "aviso" da crise sensação de "cabeça aérea". Sobre este caso clínico, que diagnósticos podemos pensar, visto que não temos audiometria em mãos para analisar?
a. Paroxismia vestibular e VPPB.
b. Enxaqueca vestibular e síndrome de Ménière.
c. Hidropisia endolinfática e labirintite.
d. Tontura postural perceptual persistente e VPPB.

Comentários

Os trabalhos científicos atualmente notam correlação temporal da enxaqueca ou migrânea vestibular com a síndrome de Ménière. Os sintomas descritos no enunciado podem sugerir as duas patologias como diagnóstico diferencial. Inclusive alguns estudos futuros podem, talvez, sugerir a correlação fisiopatológica das duas enfermidades. Outras patologias têm sido descritas tendo esta correlação com a migrânea. As mais comuns são a vertigem postural paroxística benigna, doenças cerebelares e psiquiátricas.

von Brevern M, Neuhauser H. Epidemiological evidence for a link between vertigo and migraine. J Vestib Res. 2011;21:299-304.

1477) Quando podemos suspeitar que um paciente está apresentando crises vertiginosas de paroxismia vestibular?
a. Crises de tonturas rotatórias, náuseas e vômitos, seguidas de sudorese e mal-estar geral, duração maior que 1 minuto, com pelo menos 10 recorrências.
b. Crises de tonturas rotatórias ou não rotatórias, com mais de 10 crises, duração inferior a 1 minuto, sem outros diagnósticos de doenças vestibulares confirmados, e que cessam ao uso de carbamazepina ou oxcarbamazepina.
c. Crises de tonturas tipo cabeça aérea, escotomas visuais, fotofobia, náuseas e vômitos, súbitas e recorrentes, e com *drop attack*.
d. Crises de tonturas rotatórias ou não rotatórias, associadas à plenitude auricular, *tinnitus*, e mal-estar geral com cabeça aérea após a crise, recorrentes, episódicas.

Comentários

Segundo o último consenso, ficaram definidos os seguintes itens para confirmação de paroxismia vestibular: crises de tonturas rotatórias ou não rotatórias, com número de mais de 10 casos recorrentes, duração inferior a 1 minuto, que cessam ao se realizar teste terapêutico com carbamazepina ou oxcarbazepina, e que não tenham confirmação de outra doença vestibular. Hoje ainda não podemos confirmar o diagnóstico com exame de imagem, principalmente a RM de 7 tesla, pois em muitos pacientes se encontra o conflito neurovascular da AICA com o VIII par craniano, mas não se conseguiu, ainda, demostrar lesões na superfície do nervo que justificariam as crises.

Strupp M, Lopez-Escamez JA, Kim JS, Straumann D, Jen JC, Carey J, et al. Vestibular paroxysmia: diagnostic criteria. J Vestib Res. 2016;26:409-15.

Respostas
1475) c; 1476) b; 1477) b

1478) Como podemos definir presbivestibulopatia?

a. Síndrome vertiginosa no idoso que aumenta o risco de quedas e possíveis lesões mais graves, associadas à perda cognitiva e espacial, sem tratamento adequado até o momento, apenas paliativo.
b. Doença degenerativa do sistema vestibular do idoso, levando a vertigens recorrentes, associadas a desequilíbrios e perda de noção espacial, normalmente causada por degeneração otolítica.
c. Síndrome vestibular crônica, com desequilíbrios e instabilidade postural, alterações na marcha e recorrência de quedas, em indivíduos com mais de 60 anos, associada, e redução de resposta nos testes vestibulares.
d. Síndrome vestibular crônica, onde o idoso passa a apresentar tonturas posturais, disautonomia, que pode levar a desmaios e quedas ao solo, com potencial risco de traumas, associado a perdas de noção espacial.

Comentários

Segundo o último consenso, a presbivestibulopatia é uma síndrome vertiginosa em pessoas com mais de 60 anos de idade, associada à instabilidade postural e desequilíbrios, alterações da marcha com possibilidade de quedas recorrentes, e associadas a alterações de redução de resposta do RVO no exame Vhit. Também com resposta sinusoidal do RVO na cadeira rotatória, e redução da resposta calórica. Como sempre, nas definições, completa os critérios diagnósticos não achar outra causa vestibular pertinente ou documentada. A prevalência desta alteração vem aumentando em razão da longevidade das pessoas atualmente. Hoje se calcula que em torno de 20-30% das pessoas apresentam algum tipo de instabilidade ou tonturas, acima dos 60 anos de idade, e isto pula para 50% de incidência para pessoas acima dos 80 anos de idade. O VEMP (potencial evocado miogênico vestibular) tem sido bastante estudado para se diagnosticar doenças vestibulares nos idosos, com novas normativas sobre a leitura de suas latências variando com a idade sendo publicadas com frequência.

Basta D, Todt I, Ernst A. Characterization of age-related changes in vestibular evoked myogenic potentials. J Vestib Res 2007;17:93-8.
Agrawala Y, van de Berg R, Wuyts F, Walther L, Magnusson M, Oh E, et al. Presbyvestibulopathy: Diagnostic criteria Consensus document of the classification committee of the Bárány Society. J Vestib Res. 2019;29:161-70.

1479) Paciente vem apresentando tonturas e/ou vertigens de curta duração, mas recorrentes, principalmente ao estar deitado, sentado ou agachado, e ao levantar-se bruscamente tem sensação seguida de mal-estar, escurecimento visual e sensação de desmaio, que melhoram em alguns segundos. Qual o provável diagnóstico deste caso?

a. Vertigem ou tontura ortostática hemodinâmica.
b. Vertigem postural paroxística benigna.
c. Síndrome cervicogênica.
d. Paroxismia vestibular.

Comentários

A vertigem ou tontura ortostática hemodinâmica é uma definição relativamente recente de alterações bastante antigas e já bem conhecidas. Normalmente entram neste conjunto de diagnósticos a hipotensão ortostática (HO), quadro de hipoperfusão sanguínea craniana que ocorre quando a pessoa sai de uma posição normalmente sentada, deitada ou agachada para a posição em pé de modo súbito. Neste movimento pode demorar alguns milésimos de segundo para que o coração equilibre a pressão sanguínea no sistema nervoso central, pela questão gravitacional, causando os sintomas. O segundo item que entra neste grupo seria a taquicardia ortostática postural (TOP), que apresenta o mesmo princípio fisiológico explicado para a HO, porém, associado a uma taquicardia compensatória cardíaca. Justo para tentar equilibrar esta alteração de fluxo de maneira mais rápida. E por último, as síncopes, que se encaixam nas alterações de resposta do sistema nervoso autônomo, causando as reduções de pressão arterial de acordo com determinados estímulos ou condições ambientais, que variam de indivíduo para indivíduo.

Kim KA, Bisdorff A, Bronstein AM, Lempert T, Rossi-Izquierdo M, Staab JP, et al. Hemodynamic orthostatic dizziness/vertigo: Diagnostic criteria. J Vestib Res. 2019;29:45-56.

Respostas
1478) c; 1479) a

1480) Paciente de 48 anos apresentando episódios de tonturas persistentes há mais de 3 meses, tipo desequilíbrio, e que pioram aos movimentos bruscos. Por algumas horas e, principalmente, em casa se sente melhor. Percebeu que piora em locais com muito movimento, por exemplo, em *shoppings* ou em supermercados, e também ocorre piora importante em momentos de estresse. Utiliza os seguintes medicamentos de uso contínuo: rosuvastatina, glibenclamida e escitalopram. Nega outros sintomas auditivos ou neurológicos. Com este quadro clínico, qual seria o possível diagnóstico clínico, sem exames complementares?

a. Vertigem postural paroxística benigna.
b. Hidropisia endolinfática.
c. Síndrome cervicogênica.
d. Tontura postural perceptual persistente.

Comentários

Segundo o último consenso para diagnóstico de tontura postural perceptual persistente, doença que já teve vários nomes diferentes previamente, mas que sempre apresenta um sintoma em comum, desencadeamento de tonturas após distúrbios do humor. Para suspeita, devemos ter a confluência de cinco critérios de confirmação. Uma ou mais crises de tonturas não rotatórias e instabilidade, por mais de 3 meses de duração, com períodos prolongados de mal-estar, mas não necessariamente presente nas 24 horas do dia. Os sintomas podem ser provocados por levantamento postural brusco, movimentos bruscos gerais e exposição a estímulos visuais ou locais com muita informação visual, como por exemplo, supermercados. As crises podem ser iniciadas por outras situações que causem vertigem ou tonturas, como doenças crônicas vestibulares ou doenças sistêmicas, mas também por distúrbios do humor, como ansiedade ou estresse. Neste caso clínico, o uso de medicamento ansiolítico escitalopram pode ajudar na suspeita diagnóstica. Os sintomas causam progressivo desconforto e afetam a qualidade de vida. E, por último, que não tenham outras causas que melhor expliquem as crises vestibulares.

Staab JP, Eckhardt-Henn A, Horii A, Jacob R, Strupp M, Brandt T, Bronstein A. Diagnostic criteria for persistent postural-perceptual dizziness (PPPD): Consensus document of the committee for the Classification of Vestibular Disorders of the Bárány Society. J Vestib Res. 2017;27:191-208.

1481) Quais são os critérios atuais para confirmação de quadro de vestibulopatia bilateral?

a. Crises de tonturas rotatórias, desencadeadas em pessoa em posição estática, causando oscilopsia ou borramento visual durante a crise, com piora em locais claros, redução da resposta do RVO (reflexo vestíbulo-ocular) bilateral nas provas vestibulares.
b. Síndrome vestibular crônica, caracterizada por instabilidade ou desequilíbrio no paciente ao andar, associada à oscilopsia ou borramento visual e que pioram em locais escuros. Não apresentam, normalmente, sintomas quando o paciente está estático ou sentado, com redução do RVO bilateral nas provas vestibulares.
c. Síndrome vestibular crônica, caracterizada pela piora aos movimentos bruscos, e em claridade, com oscilopsia ou borramento visual na crise. Ocorre abolição do RVO nas provas vestibulares, com aumento ou irritação nas provas calóricas.
d. Síndrome vestibular crônica, característica da idade, causando desequilíbrios e instabilidade ao andar, com risco de quedas ao solo, associado à dificuldade ou perda de foco visual, que se acentuam em ambientes claros, e com assimetria da resposta do RVO nas provas vestibulares.

Comentários

A vestibulopatia bilateral é considerada uma síndrome vestibular crônica, causada por hipofunção labiríntica bilateral, vista como redução do RVO bilateral nas provas vestibulares. Também pode ocorrer redução na prova calórica bilateral. É caracterizada por instabilidade ou desequilíbrio do paciente em caminhadas ou movimentos rápidos encefálicos, podendo ter oscilopsia e borramento visual e pioram em ambientes escurecidos ou escuros. Normalmente não ocorrem sintomas quando o paciente está estático ou sentado. O último item para confirmação é que não encontremos outras possíveis patologias que justifiquem os sintomas. A incidência relativa da doença varia de 4-7% da população geral, com pico de incidência dos 50-60 anos. Muitos casos ainda são considerados idiopáticos e pioram muito a qualidade de vida destes pacientes.

Strupp M, et al. Bilateral vestibulopathy: Diagnostic criteria Consensus document of the Classification Committee of the Bárány Society. J Vestib Res. 2017;27:177-89.

Respostas
1480) d; 1481) b

1482) Quando estamos falando sobre vertigem posicional paroxística benigna (VPPB), qual dos itens abaixo você consideraria mais correto?

a. A VPPB é uma das labirintopatias mais comuns, ocorrendo por soltura das otocônias da mácula utricular, que ficam flutuando pelos canais semicirculares; e pela gravidade, durante os movimentos da pessoa, e dando a falsa noção de se estar em movimento, causando as tonturas. Os canais mais acometidos são os canais semicirculares anteriores.
b. A VPPB é uma das labirintopatias mais comuns, ocorrendo por soltura das otocônias da mácula sacular, que ficam flutuando pelos canais semicirculares; e pela gravidade, durante os movimentos da pessoa, dando a falsa noção de se estar em movimento, causando as tonturas. Os canais mais acometidos são os canais semicirculares anteriores.
c. A VPPB é uma das labirintopatias mais comuns, ocorrendo por soltura das otocônias da mácula utricular, que ficam flutuando pelos canais semicirculares; e pela gravidade, durante os movimentos da pessoa, dando a falsa noção de se estar em movimento, causando as tonturas. Os canais mais acometidos são os canais semicirculares laterais.
d. A VPPB é uma das labirintopatias mais comuns, ocorrendo por soltura das otocônias da mácula utricular, que ficam flutuando pelos canais semicirculares; e pela gravidade, durante os movimentos da pessoa, dando a falsa noção de se estar em movimento, causando as tonturas. Os canais mais acometidos são os canais semicirculares posteriores.

Comentários

Estima-se que a VPPB é uma das labirintopatias mais comuns a nível mundial, onde a incidência na literatura varia de 20-30% de todos os casos das doenças vestibulares. Os canais mais acometidos são os canais semicirculares posteriores, 80-90% das vezes, e surgem por soltura/liberação de debris ou das otocônias, da mácula utricular, que fica flutuando nos canais semicirculares. Ao se movimentar a cabeça, pelo efeito da gravidade, no plano do canal acometido ocorre movimento anômalo da endolinfa, defletindo a cúpula, causando ataques de vertigens posicionais e nistagmos.

Power L, Murray K, Szmulewicz DJ. Characteristics of assessment and treatment in Benign Paroxysmal Positional Vertigo (BPPV). J Vestib Res. 2020;30:55-62.
von Brevern M, Bertholon P, Brandt T, Fife T, Imai T, Nuti D, Newman-Tokerg D. Benign paroxysmal positional vertigo: Diagnostic criteria Consensus document of the Committee for the Classification of Vestibular Disorders of the Bárány Society. J Vestib Res. 2015;25:105-17.

Respostas
1482) d

1483) Quais os critérios diagnósticos para confirmação de vertigem postural paroxística benigna dos canais semicirculares posteriores?

a. Vertigens posturais, desencadeadas nos movimentos de abaixar a cabeça, ou levantar-se da posição deitada, com duração menor que 1 minuto, nistagmo posicional após se realizar a manobra diagnóstica de Dix-Hallpike ou de Semont, geralmente durando menos de 1 minuto, e sem outros diagnósticos confirmados.
b. Vertigens posturais, desencadeadas nos movimentos de virar a cabeça para os lados, na posição deitada, com duração menor que 1 minuto, nistagmo posicional após se realizar a manobra diagnóstica de Dix-Hallpike ou de Semont, geralmente durando menos de 1 minuto, e sem outros diagnósticos confirmados.
c. Vertigens posturais, desencadeadas nos movimentos bruscos da cabeça, para qualquer posição, com duração maior que 1 minuto, nistagmo posicional após se realizar a manobra diagnóstica de Dix-Hallpike ou de Semont, geralmente durando menos de 1 minuto, e sem outros diagnósticos confirmados.
d. Vertigens posturais, desencadeadas nos movimentos de andar associados a desequilíbrios e sensação de queda, nistagmo posicional após se realizar a manobra diagnóstica de Dix-Hallpike ou de Semont, geralmente durando menos de 1 minuto, e sem outros diagnósticos confirmados.

Comentários

Caracteristicamente, a VPPB de canais posteriores se apresenta com vertigens posturais fugazes, com duração de menos de 1 minuto, ao ocorrerem movimentos de flexão ou extensão cervical (da cabeça), e/ou ao se levantar da posição de decúbito para a ortostática. Após a anamnese, deve-se confirmar realizando manobras diagnósticas de Dix-Hillpike ou Semont, onde se verificará uma combinação de nistagmo torcional, batendo para a direção da orelha que estará para baixo, e um nistagmo vertical para cima, na direção da cabeça. A duração dele normalmente também é inferior a 1 minuto. O paciente pode permanecer, após as crises, com sensação de instabilidade, mal-estar e náuseas, e é típico que a vertigem tenha uma intensidade maior logo após o movimento e vá decrescendo de intensidade em sequência. Muitos casos ainda são considerados idiopáticos, mas é muito comum ocorrerem as VPPBs após traumas craniencefálicos, aonde este movimento brusco irá causar a soltura dos debris otoconiais. Já várias literaturas têm sido publicadas correlacionando a doença com carências de vitamina D, diabetes *mellitus*, alterações de tireoide, dentre outras.

Power L, Murray K, Szmulewicz DJ. Characteristics of assessment and treatment in Benign Paroxysmal Positional Vertigo (BPPV). J Vestib Res. 2020;30:55-62.
von Brevern M, Bertholon P, Brandt T, Fife T, Imai T, Nuti D, Newman-Tokerg D. Benign paroxysmal positional vertigo: Diagnostic criteria Consensus document of the Committee for the Classification of Vestibular Disorders of the Bárány Society. J Vestib Res. 2015;25:105-17.

Respostas
1483) a

1484) Paciente de 40 anos apresentando vertigens posturais, ao deitar e virar para os lados, duração de alguns segundos e depois cessa. Tiveram início após traumatismo craniencefálico em acidente de carro. Vem ao consultório e depois de anamnese detalhada e exame físico, realiza-se a manobra diagnóstica Dix-Hillpike e de Roll Test, evidenciando-se VPPB de canal lateral. Após se realizar manobras de reposicionamento canalicular de Gufoni ou de Zuma e Maia, verifica-se que o paciente não está melhorando das vertigens, ocorrendo, inclusive, agravamento do quadro. Quais as prováveis causas para que isso aconteça?

a. Que, com o TCE, tenha acometimento de mais de um canal semicircular.
b. Que, com o TCE, tenha ocorrido *plug* ou obstrução do canal semicircular acometido.
c. Que apesar da história clínica o paciente esteja desenvolvendo vertigem postural paroxística central.
d. Todas as alternativas estão corretas.

Comentários

A VPPB normalmente é uma doença benigna que, se bem diagnosticada e tratada, apresenta alto índice de resolução. Porém, quando se tem manobras diagnósticas bem claras, as manobras de reposicionamento canalicular adequado são realizadas e o paciente não está evoluindo bem ou até ocorre piora dos sintomas, alguns diagnósticos diferenciais devem ser pensados e investigados. Os mais comuns, segundo a história clínica acima, seriam: 1) o médico não estar conseguindo fazer a manobra de reposicionamento adequadamente, por motivos técnicos; 2) o TCE poderia ter deslocado maior quantidade de otólitos, ocorrendo um *plug* ou obstrução do canal semicircular (obstrução completa deste canal por maior quantidade dos debris otoconiais). Muitas vezes, quando isto ocorre, não se consegue soltá-los pelas manobras usuais. Além disso, pensando na soltura de vários debris, mais canais podem estar acometidos e é comum termos que realizar várias manobras, para cada canal, até a melhora do quadro; 3) a possibilidade de existência de quadro de situações centrais pós-TCE, ou seja, neurológicas, que simulam a VPPB clássica. Nesse caso, novos exames de imagem podem ser necessários e primordiais para o diagnóstico.

Power L, Murray K, Szmulewicz DJ. Characteristics of assessment and treatment in Benign Paroxysmal Positional Vertigo (BPPV). J Vestib Res. 2020;30:55-62.
von Brevern M, Bertholon P, Brandt T, Fife T, Imai T, Nuti D, Newman-Tokerg D. Benign paroxysmal positional vertigo: Diagnostic criteria Consensus document of the Committee for the Classification of Vestibular Disorders of the Bárány Society. J Vestib Res. 2015;25:105-17.

1485) Paciente de 51 anos vem ao consultório com queixa de tonturas recorrentes, há 6 meses, em crises rotatórias, porém, seguidas de flutuação, náuseas, mal-estar, sensação de plenitude auricular bilateral e *tinnitus*, que pioram durante as crises. Ao se realizar audiometria, nota-se flutuação das respostas na curva, que durante os períodos piores apresentam queda neurossensorial em frequências graves, bilateralmente. Com base nesta descrição, qual o possível diagnóstico e quais os outros exames, além da audiometria, poderiam ser usados para confirmação diagnóstica?

a. Hidropisia endolinfática: o exame de eletrococleografia durante a crise vertiginosa, associado à RM, pode confirmar o diagnóstico.
b. Hidropisia endolinfática: os exames de vectoeletronistagmografia e RM podem confirmar o diagnóstico.
c. Enxaqueca vestibular: o exame de eletrococleografia durante a crise vertiginosa, associado à RM com protocolo específico, pode sugerir o diagnóstico.
d. Enxaqueca vestibular: os exames de vectoeletronistagmografia e RM podem confirmar o diagnóstico.

Comentários

A hidropisia endolinfática é uma doença caracterizada pelo aumento da pressão do líquido endolinfático na orelha interna. Várias causas possíveis podem ser atribuídas, como o diabetes *mellitus* – por inibir o completo e adequado funcionamento da bomba de sódio-potássio AtpAse da orelha interna, além de causar redução e dificuldade de fluxo sanguíneo pela estria vascular. Exames para confirmação diagnóstica também foram e vêm sendo criados. O mais antigo e clássico é a eletrococleografia, que pode confirmar o diagnóstico, porém, tem baixa sensibilidade quando o paciente está fora da crise vertiginosa. O VEMP, potencial evocado miogênico vestibular, que nos mostra respostas dos nervos vestibulares superiores e inferiores, e do sáculo e utrículo, nos fornece resultados promissores. Atualmente, um novo método de análise da RM, com um protocolo de uso de contraste 4 horas antes da realização do exame, esperando impregnação da orelha interna, com melhor visualização do sistema endolinfático, pode evidenciar a presença de dilatação do mesmo.

Scarpa A, Ralli M, De Bonis E, Troisi D, Montanino A, Viola P, et al. Pharmacological, surgical and diagnostic innovations in Meniere's disease: a review. Transl Med UniSa. 2020 Oct;23:48-52.
Zanetti D, Conte G, Scola E, Casale S, Lilli G, Di Berardino F. Advanced Imaging of the Vestibular Endolymphatic Space in Ménière's Disease. Front Surg. 2021 Aug;23;8:700271.

Respostas
1484) d; 1485) a

1486) Paciente com diagnóstico de VPPB (canalolitíase) de canal posterior direito foi submetido à manobra de Epley. Durante a 3ª posição da manobra (cabeça girada em 135 graus para a esquerda), observou-se nistagmo vertical para baixo. Esse nistagmo sugere que:

a. As partículas retornaram para o braço ampular do canal posterior.
b. As partículas entraram na *crus* comum.
c. Trata-se de cupulolitíase do canal posterior direito.
d. A manobra foi ineficaz.

Comentários

As manobras terapêuticas para VPPB devem sempre ser realizadas observando o nistagmo provocado durante cada passo da manobra. O nistagmo deve ser compatível com os conceitos fisiopatológicos da VPPB de cada canal semicircular. Durante a 3ª posição da manobra de Epley, o aparecimento do nistagmo vertical para baixo configura bom prognóstico terapêutico, uma vez que sugere que as partículas entraram na *crus* comum e se aproximaram do utrículo.

Asprella Libonati G. Otorhinolaryngology Clinics. An International Journal 2012;4(1):25-40.
Ramos BF, Cal R, Brock CM, Mangabeira Albernaz PL, Zuma e Maia F. Apogeotropic variant of horizontal semicircular canal benign paroxysmal positional vertigo: Where are the particles? Audiol Res. 2019;9(2):228.

1487) A síndrome de Lindsay-Hemenway ocorre em pacientes com neurite vestibular que apresentam VPPB de canal posterior ipsilateral. A respeito dessa síndrome pode-se afirmar que:

a. A VPPB é decorrente das medicações utilizadas para o tratamento da neurite.
b. A denervação do sáculo explica o desprendimento das otoconias que causam a VPPB.
c. Ocorre apenas em casos de neurite do ramo superior do nervo vestibular.
d. É decorrente da alteração de densidade da endolinfa.

Comentários

A síndrome de Lindsay-Hemenway ocorre em pacientes com VPPB de canal posterior com história recente de lesão labiríntica isquêmica, decorrente, na maioria das vezes, de neurite vestibular. Dano seletivo às estruturas irrigadas pela artéria vestibular anterior (utrículo, canais semicirculares anterior e lateral) facilita o desprendimento das otocônias da mácula utricular. Estas podem-se deslocar para o canal posterior ipsilateral, inervado pelo ramo inferior do nervo vestibular, cuja função está intacta nos casos de neurite do ramo superior do nervo vestibular e causar a VPPB.

Casani AP, Cerchiai N, Navari E. Paroxysmal positional vertigo despite complete vestibular impairment: the role of instrumental assessment. Acta Otorhinolaryngol Ital. 2018;38(6):563-68.

1488) O paciente com VPPB do canal posterior esquerdo apresenta o seguinte nistagmo no teste de Dix-Hallpike para a esquerda:

a. Componente vertical para cima e torsional geotrópico.
b. Componente vertical para cima e torsional apogeotrópico.
c. Componente vertical para baixo e torsional geotrópico.
d. Componente vertical para baixo e torsional apogeotrópico.

Comentários

O paciente com VPPB do canal posterior apresenta otólitos localizados próximos à ampola do canal posterior. Durante o teste de Dix-Hallpike para o lado afetado, os otólitos se afastam da ampola e geram fluxo endolinfático ampulífugo excitatório que estimula esse canal. Quando o canal posterior esquerdo é estimulado, há a ativação do músculo oblíquo superior ipsilateral (esquerdo) e do músculo reto inferior contralateral (direito). A ação primária (fase lenta) desses músculos é, respectivamente, inciclotorção e depressão dos olhos. Dessa forma, a fase rápida do nistagmo provocado é composta por componente vertical para cima e torsional geotrópico.

Wong AMF. Eye movement disorders. Oxford: Oxford University Press; 2007.

Respostas
1486) b; 1487) c; 1488) a

1489) O nistagmo pseudoespontâneo demonstrado por pacientes com diagnóstico de VPPB do canal lateral ocorre:
a. Em decorrência do mecanismo de acúmulo de otólitos na cupulolitíase.
b. Por conta do *canalith jam* pós-manobra.
c. Após manobra ineficaz para tratamento da VPPB.
d. Em razão da inclinação de 30 graus do canal lateral em relação ao plano horizontal.

Comentários

Pacientes com VPPB de canal lateral podem manifestar o nistagmo pseudoespontâneo, que pode ser diferenciado do nistagmo espontâneo através do teste de "Bow" e "Lean". O nistagmo pseudoespontâneo aumenta de intensidade no teste de "Lean" e reverte de direção no teste de "Bow". Isso decorre da inclinação do canal lateral de 30 graus em relação ao plano horizontal. Por outro lado, o nistagmo espontâneo (p. ex., decorrente de neurite vestibular) não altera de direção com a mudança de posição da cabeça em relação à gravidade.

Asprella-Libonati G. Pseudo-spontaneous nystagmus: a new sign to diagnose the affected side in lateral semicircular canal benign paroxysmal positional vertigo. Acta Otorhinolaryngol Ital. 2008;28:73-8.
Zuma e Maia F, Ramos BF, Cal R, Brock CM, Mangabeira Albernaz PL, Strupp M. Management of lateral semicircular canal benign paroxysmal positional vertigo. Front Neurol. 2020;11:1040.

1490) Em relação ao tratamento da VPPB (canalolitíase) do canal posterior, pode-se afirmar que:
a. A manobra de Semont deve ser utilizada sobretudo em pacientes obesos.
b. A manobra de Epley deve ser realizada com movimentos rápidos.
c. As manobras devem ser interrompidas se sintomas neurovegetativos intensos e retomadas após uso de sedativos labirínticos.
d. A manutenção da cabeça no plano do canal tratado aumenta a efetividade da manobra.

Comentários

As manobras mais utilizadas para tratamento da VPPB do canal posterior são: Epley e Semont. A literatura demonstra bons resultados com ambas as manobras. Entretanto, existem peculiaridades a serem consideradas na execução de cada uma delas. A manobra de Epley utiliza a gravidade para permitir o retorno dos otólitos para o utrículo e, dessa forma, não exige movimentos rápidos da cabeça. Por outro lado, a manobra de Semont necessita da inércia para levar os otólitos do braço ampular para o braço não ampular do canal posterior. Como normalmente é executada de maneira mais brusca, pode haver dificuldade com pacientes obesos ou com restrição de mobilidade. O sucesso terapêutico também é maior quando a cabeça do paciente é mantida no plano do canal durante a manobra.

Bhattacharyya N, Gubbels SP, Schwartz SR, Edlow JA, El-Kashlan H, Fife T, et al. Clinical practice guideline: benign paroxysmal positional vertigo (update). Otolaryngol Head Neck Surg. 2017;156(3_suppl):S1-S47.

1491) Paciente foi diagnosticado com neurite vestibular à esquerda há 15 dias. Há 1 dia iniciou episódios de tontura rotatória com duração de segundos nas mudanças de decúbito. No teste de Dix-Hallpike para à esquerda observou-se nistagmo vertical para cima com componente torsional geotrópico. Qual achado mais provável do *Video Head Impulse Test* (VHIT) desse paciente?
a. Diminuição do ganho do RVO dos canais anterior e lateral à esquerda.
b. Diminuição do ganho do RVO dos canais anterior, posterior e lateral à esquerda.
c. Diminuição do ganho dos canais posterior esquerdo.
d. Diminuição do ganho do RVO dos canais anterior e posterior esquerdo.

Comentários

A síndrome de Lindsay-Hemenway ocorre em pacientes com VPPBB de canal posterior com história recente de neurite do ramo superior do nervo vestibular. Esse diagnóstico pode ser confirmado pelo *Video Head Impulse Test* (VHIT), que deve demonstrar diminuição do ganho do RVO dos canais anterior e lateral, já que essas estruturas são invervadas pelo ramo superior do nervo vestibular. Por outro lado, a função do canal posterior, inervado pelo ramo inferior do nervo vestibular, deve estar normal para que o paciente possa manifestar tontura e nistagmo posicional decorrentes da movimentação dos otólitos.

Casani AP, Cerchiai N, Navari E. Paroxysmal positional vertigo despite complete vestibular impairment: the role of instrumental assessment. Acta Otorhinolaryngol Ital. 2018;38(6):563-8.
Halmagyi GM, Chen L, MacDougall HG, Weber KP, McGarvie LA, Curthoys IS. The video head impulse test. Front Neurol. 2017;8:258.

Respostas
1489) d; 1490) d; 1491) a

1492) Paciente apresentou nistagmo vertical para baixo na manobra de Dix-Hallpike para direita. São hipóteses diagnósticas a serem consideradas, EXCETO:

a. Migrânea vestibular.
b. Deiscência de canal semicircular superior direito.
c. VPPB do canal anterior direito.
d. VPPB apogeotrópica do canal posterior direito.

Comentários

O nistagmo vertical para baixo provocado por testes posicionais é sinal clínico comumente descrito em pacientes com alterações centrais/cerebelares. Entretanto, também pode decorrer de VPPB acometendo o canal anterior, ou da variante apogeotrópica do canal posterior. Nesta variante as partículas estão localizadas na porção distal do braço não ampular do canal posterior próximo a *crus* comum. Dessa forma, durante o teste de Dix-Hallpike, os otólitos se deslocam em direção à ampola, geram corrente endolinfática ampulípeta inibitória com consequente nistagmo vertical para baixo.

Vannucchi P, Pecci R, Giannoni B, Di Giustino F, Santimone R, Mengucci A. Apogeotropic posterior semicircular canal benign paroxysmal positional vertigo: some clinical and therapeutic considerations. Audiol Res. 2015;5(1):130.
Zuma e Maia F, Ramos BF, Mangabeira Albernaz PL, Cal R, Schubert MC. An algorithm for the diagnosis of vestibular, cerebellar, and oculomotor disorders using a systematized clinical bedside examination. Cerebellum. 2020.

1493) Paciente com episódios de tontura rotatória na mudança de decúbito há 2 dias. Ao exame com vídeo Frenzel, pode-se observar nistagmo espontâneo horizontal para direita, que aumenta de intensidade no teste de *lean* e que inverte de direção com fase rápida para esquerda no teste de *bow*. No *supine roll test* pode-se observar nistagmo geotrópico mais intenso ao girar a cabeça para a esquerda. No *seated supine positioning test* nota-se nistagmo horizontal para a direita. A hipótese diagnóstica mais provável é:

a. VPPB do canal lateral geotrópica à direita.
b. VPPB do canal lateral geotrópica à esquerda.
c. VPPB do canal lateral apogeotrópica à direita.
d. VPPB do canal lateral apogeotrópica à esquerda.

Comentários

Na variante geotrópica da VPPB do canal lateral os otólitos estão flutuando no braço não ampular do canal. Vários testes podem ser utilizados para identificação do lado afetado, que é essencial ao tratamento adequado dessa doença. O teste diagnóstico mais utilizado é o *supine roll test*. Neste teste o lado afetado na variante geotrópica é o lado em que a cabeça é girada provocando nistagmo mais intenso (fluxo endolinfático ampulípeto excitatório). O nistagmo pseudoespontâneo nessa variante bate para o lado não afetado, já que pela gravidade as partículas tendem a se afastar da ampola (fluxo endolinfático ampulífugo inibitório) decorrente da inclinação do canal em relação ao plano horizontal. No *seated supine positioning test* o nistagmo bate para o lado não afetado, uma vez que na posição supina o canal é verticalizado e as partículas se afastam da ampola (fluxo endolinfático ampulífugo inibitório). No teste de *bow* (flexão anterior da cabeça) na variante geotrópica as partículas se deslocam em direção à ampola (fluxo endolinfático ampulípeto excitatório) e o nistagmo provocado bate para o lado afetado.

Asprella-Libonati G. Pseudosspontaneous nystagmus: a new sign to diagnose the affected side in lateral semicircular canal benign paroxysmal positional vertigo. Acta Otorhinolaryngol Ital. 2008;28:738.
Zuma e Maia F, Ramos BF, Cal R, Brock CM, Mangabeira Albernaz PL, Strupp M. Management of lateral semicircular canal benign paroxysmal positional vertigo. Front Neurol. 2020;11:1040.

Respostas
1492) b; 1493) b

1494) Pacientes com lesão acometendo flóculos e paraflóculos cerebelar podem manifestar a seguinte alteração patológica:
a. Nistagmo posicional central.
b. Sacadas hipométricas.
c. Nistagmo periódico alternante.
d. Nistagmo rebote.

Comentários

Diferentes regiões do cerebelo estão associadas a alterações oculomotoras específicas. Flóculos e paraflóculos → nistagmo vertical para baixo, nistagmo rebote, *gaze evoked nystagmus* (nistagmo evocado pela mirada, nistagmo nas posições excêntricas), alteração do acompanhamento e da supressão do reflexo vestíbulo-ocular. Nódulo e úvula ventral → nistagmo periódico alternante, nistagmo posicional central e nistagmo pós-*head-shaking* patológico. Verme dorsal → sacadas hipométricas. Núcleo fastigio → sacadas hipermétricas.

Leigh RJ, Zee DS. The neurology of eye movements. 5th ed. Oxford: Oxford University Press; 2015.
Zuma e Maia F, Ramos BF, Mangabeira Albernaz PL, Cal R, Schubert MC. An algorithm for the diagnosis of vestibular, cerebellar, and oculomotor disorders using a systematized clinical bedside examination. Cerebellum. 2020.

1495) Paciente com diagnóstico de VPPB de canal posterior direito foi submetido à manobra de Epley. Durante a 2ª posição da manobra (cabeça girada em 45 graus para a esquerda), observou-se inversão do componente torsional do nistagmo. Qual hipótese diagnóstica deve ser considerada?
a. VPPB de canal posterior bilateral.
b. VPPB apogeotrópica de canal posterior direito.
c. Cupulolitíase de canal posterior direito.
d. VPPB de canal anterior direito.

Comentários

As manobras terapêuticas para VPPB devem sempre ser realizadas observando-se o nistagmo provocado durante cada passo da manobra. O nistagmo deve ser compatível com os conceitos fisiopatológicos da VPPB de cada canal semicircular. Durante a 2ª posição da manobra de Epley (cabeça girada em 45 graus para esquerda), a inversão do nistagmo sugere dois diagnósticos: VPPB de canal posterior bilateral ou retorno das partículas ao braço ampular do canal posterior. Na primeira hipótese, o estímulo excitatório do canal posterior contralateral (esquerdo) é mais intenso e provoca a inversão do componente torsional do nistagmo. Na segunda hipótese, o retorno das partículas ao braço ampular do canal posterior gera fluxo endolinfático ampulípeto inibitório. Neste caso, o nistagmo costuma apresentar intensidade menor e pode apresentar componente vertical para baixo associado.

Balatsouras DG, Koukoutsis G, Ganelis P, Korres GS, Kaberos A. Diagnosis of single- or multiple-canal benign paroxysmal positional vertigo according to the type of nystagmus. Int J Otolaryngol. 2011;2011:483965.

1496) Em relação às sacadas, pode-se afirmar, EXCETO:
a. As sacadas horizontais são geradas na formação reticular paramediana pontina (PPRF).
b. As sacadas verticais são geradas no núcleo intersticial rostral do fascículo longitudinal medial (rMILF).
c. Lesão no núcleo fastígio pode resultar em sacadas hipermétricas.
d. Lesão no nódulo cerebelar pode resultar em sacadas hipométricas.

Comentários

Diferentes regiões do cerebelo estão associadas a alterações oculomotoras específicas. Lesão no verme dorsal pode-se manifestar com sacadas hipométricas, enquanto lesão do núcleo fastígio pode-se manifestar com sacadas hipermétricas. Sacadas horizontais são geradas na ponte (PPRF – formação reticular paramediana pontina), enquanto sacadas verticais são geradas no mesencéfalo (rMILF – núcleo intersticial rostral do fascículo longitudinal medial).

Leigh RJ, Zee DS. The neurology of eye movements, 5th ed. Oxford: Oxford University Press; 2015.
Zuma w Maia F, Ramos BF, Mangabeira Albernaz PL, Cal R, Schubert MC. An algorithm for the diagnosis of vestibular, cerebellar, and oculomotor disorders using a systematized clinical bedside examination. Cerebellum. 2020.

Respostas
1494) d; 1495) a; 1496) d

1497) Na variante apogeotrópica da VPPB do canal lateral:
a. O nistagmo pseudoespontâneo bate para o lado não afetado.
b. Os otólitos podem estar localizados na cúpula ou no braço não ampular do canal lateral.
c. O nistagmo no *seated supine positioning test* bate para o lado afetado.
d. O nistagmo no *supine roll test* é mais intenso ao girar a cabeça em direção ao lado afetado.

Comentários

Na variante apogeotrópica da VPPB do canal lateral os otólitos podem estar flutuando no braço ampular do canal ou grudados na cúpula do lado do canal ou do lado do utrículo. Vários testes podem ser utilizados para identificação do lado afetado, que é essencial ao tratamento adequado dessa doença. O teste diagnóstico mais utilizado é o *supine roll test*. Neste teste o lado afetado na variante apogeotrópica é o lado no qual a cabeça é girada que provoque nistagmo menos intenso. O nistagmo pseudoespontâneo nessa variante bate para o lado afetado, já que pela gravidade as partículas tendem a se deslocar em direção à ampola (fluxo endolinfático ampulípeto excitatório) decorrente da inclinação do canal em relação ao plano horizontal. No *seated supine positioning test* o nistagmo bate para o lado afetado, uma vez que na posição supina o canal é verticalizado e as partículas se deslocam em direção à ampola (fluxo endolinfático ampulípeto excitatório).

Asprella-Libonati G. Pseudosspontaneous nystagmus: a new sign to diagnose the affected side in lateral semicircular canal benign paroxysmal positional vertigo. Acta Otorhinolaryngol Ital. 2008;28:73-8.
Zuma e Maia F, Ramos BF, Cal R, Brock CM, Mangabeira Albernaz PL, Strupp M. Management of lateral semicircular canal benign paroxysmal positional vertigo. Front Neurol. 2020;11:1040.

1498) Na variante geotrópica da VPPB do canal lateral:
a. O nistagmo bate para lado afetado no teste de *bow*.
b. O nistagmo bate para o lado afetado no *seated supine positioning test*.
c. O nistagmo pseudoespontâneo é decorrente de corrente endolinfática excitatória.
d. O nistagmo no *supine roll test*, ao girar a cabeça em direção ao lado afetado, é decorrente de corrente endolinfática inibitória.

Comentários

Na variante geotrópica da VPPB do canal lateral, os otólitos estão flutuando no braço não ampular do canal. Vários testes podem ser utilizados para identificação do lado afetado, que é essencial ao tratamento adequado dessa doença. O teste diagnóstico mais utilizado é o *supine roll test*. Neste teste o lado afetado na variante geotrópica é o lado em que a cabeça é girada provocando nistagmo mais intenso (fluxo endolinfático ampulípeto excitatório). O nistagmo pseudoespontâneo nessa variante bate para o lado não afetado, já que pela gravidade as partículas tendem a se afastar da ampola (fluxo endolinfático ampulífugo inibitório) decorrente da inclinação do canal em relação ao plano horizontal. No *seated supine positioning test* o nistagmo bate para o lado não afetado, uma vez que na posição supina o canal é verticalizado e as partículas se afastam da ampola (fluxo endolinfático ampulífugo inibitório). No teste de *bow* (flexão anterior da cabeça), na variante geotrópica as partículas se deslocam em direção à ampola (fluxo endolinfático ampulípeto excitatório) e o nistagmo provocado bate para o lado afetado.

Asprella-Libonati G. Pseudosspontaneous nystagmus: a new sign to diagnose the affected side in lateral semicircular canal benign paroxysmal positional vertigo. Acta Otorhinolaryngol Ital. 2008;28:73-8.
Zuma e Maia F, Ramos BF, Cal R, Brock CM, Mangabeira Albernaz PL, Strupp M. Management of *Lateral Semicircular Canal Benign Paroxysmal Positional Vertigo*. Front Neurol. 2020;11:1040.

1499) Na cupulolitíase do canal posterior direito, o nistagmo provocado pelo teste de Dix-Hallpike para direita será:
a. Horizontal geotrópico.
b. Vertical para cima com componente torsional geotrópico.
c. Vertical para baixo com componente torsional apogeotrópico.
d. Vertical para baixo.

Comentários

O nistagmo provocado na cupulolitíase de canal posterior é verticotorsional geotrópico com componente vertical para cima, assim como da canalolitíase do canal posterior. As variantes se diferenciam apenas pela duração inferior a 1 minuto na canalolitíase e supeior a 1 minuto na cupulolitíase.

von Brevern M, Bertholon P, Brandt T *et al.* Benign paroxysmal positional vertigo: diagnostic criteria. J Vestib Res. 2015;25:105-17.

Respostas
1497) c; 1498) a; 1499) b

1500) Paciente refere sensação de instabilidade constante com piora aos movimentos cefálicos há 1 dia. Ao exame com vídeo Frenzel, pode-se observar nistagmo espontâneo horizontal para esquerda, que aumenta de intensidade no teste de *lean* e que inverte de direção com fase rápida para a direita no teste de *bow*. A hipótese diagnóstica mais provável é:

a. Neurite vestibular dos ramos superior e inferior direito.
b. Neurite vestibular do ramo superior direito.
c. TPPP.
d. VPPB do canal lateral.

Comentários

Pacientes com VPPB de canal lateral podem manifestar o nistagmo pseudoespontâneo que pode ser diferenciado do nistagmo espontâneo através do teste de *bow* e *lean*. O nistagmo pseudoespontâneo aumenta de intensidade no teste de *Lean* e reverte de direção no teste de *Bow*. Isso decorre da inclinação do canal lateral de 30 graus em relação ao plano horizontal. Por outro lado, o nistagmo espontâneo (p. ex., decorrente de neurite vestibular) não altera de direção com a mudança de posição da cabeça em relação à gravidade. O lado afetado poderá ser identificado pela diferença da intensidade do nistagmo no *supine roll test* para ambos os lados ou por outros testes úteis para "lateralização" da VPPB do canal lateral.

Asprella-Libonati G. Pseudo-spontaneous nystagmus: a new sign to diagnose the affected side in lateral semicircular canal benign paroxysmal positional vertigo. Acta Otorhinolaryngol Ital. 2008;28:73-8.
Zuma e Maia F, Ramos BF, Cal R, Brock CM, Mangabeira Albernaz PL, Strupp M. Management of lateral semicircular canal benign paroxysmal positional vertigo. Front Neurol. 2020;11:1040.

1501) Sobre o quadro clínico da Síndrome da deiscência do canal semicircular superior (SDCS), assinale a alternativa CORRETA:

a. Os sintomas vestibulares mais relatados são a vertigem induzida por pressão (fenômeno de Henneberth) ou por sons (fenômeno de Tullio).
b. Espera-se que o nistagmo induzido por pressão e/ou sons seja no plano horizontal.
c. A maioria dos pacientes vai apresentar sintomas leves e toleráveis, sendo que o início dos sintomas costuma ocorrer já na infância ou adolescência.
d. Além da perda auditiva, é raro encontrar outros sintomas auditivos, como autofonia e zumbido pulsátil.

Comentários

Os sintomas vestibulares são bastante frequentes na SDCS, sendo que a vertigem induzida por pressão ou por sons é o tipo mais comumente encontrado. Espera-se que o nistagmo que ocorre nessa situação seja no mesmo plano do canal com a deiscência, ou seja, no plano vertical. A maioria dos pacientes vai, de fato, apresentar sintomas leves ou toleráveis, porém, esses sintomas costumam surgir entre a 4ª e 5ª décadas de vida, sem preferência por gênero. Os sintomas auditivos, além da perda auditiva, são relativamente frequentes, sendo que a autofonia e o zumbido pulsátil são os exemplos mais comuns.

Minor LB. Clinical manifestations of superior semicircular canal dehiscence. Laryngoscope. 2005;115:1717-27.
Minor LB. Superior canal dehiscence syndrome. Am J Oto. 2000;21:9-19.

Respostas
1500) d; 1501) a

1502) Sobre os critérios diagnósticos da síndrome da deiscência do canal semicircular superior (SDCS), publicados pelo Comitê Internacional de Classificação das Doenças Vestibulares pela *Bárány Society* em 2021, é CORRETO afirmar:

a. É essencialmente clínico, não havendo a necessidade de qualquer exame complementar.
b. A tomografia computadorizada de alta resolução (TCAR) demonstrando a presença de deiscência óssea do canal é suficiente para definir o diagnóstico.
c. É necessário que o paciente apresente zumbido pulsátil, hiperacusia de condução óssea ou vertigem e/ou oscilopsia induzida por pressão ou som para que seja diagnosticado com a SDCS.
d. A ressonância magnética (RM) pode ser utilizada como exame de imagem para o diagnóstico da SDCS.

Comentários

Segundo os critérios diagnósticos da SDCS é necessário que o paciente apresente algum sintoma sugestivo da SDCS para seu diagnóstico, sendo eles zumbido pulsátil, hiperacusia de condução óssea ou vertigem e/ou oscilopsia induzida por pressão ou som. Além disso, há necessidade do exame de TCAR evidenciando a presença da deiscência óssea. A RM pode ser útil em alguns casos, em especial no planejamento do tratamento cirúrgico, mas não substitui a TCAR no diagnóstico da SDCS. Por último, há também a necessidade da presença de algum sinal clínico ou teste diagnóstico complementar sugestivo desse diagnóstico, além de que não haja nenhuma outra doença vestibular mais provável para o diagnóstico do paciente.

Ward BK, van de Berg R, van Rompaey V, Bisdorff A, Hullar TE, Welgampola MS, Carey JP. Superior semicircular canal dehiscence syndrome: Diagnostic criteria consensus document of the committee for the classification of vestibular disorders of the Bárány Society. J Vestib Res. 2021;31:131-41.

1503) Sobre os exames complementares na síndrome da deiscência do canal semicircular superior (SDCS), é CORRETO afirmar:

a. O achado mais comum na audiometria é a perda auditiva neurossensorial em baixas frequências.
b. A eletrococleografia pode apresentar aumento da amplitude do potencial de somação e da razão do potencial de somação com o potencial de ação, o que pode levar à confusão diagnóstica com a hidropisia endolinfática.
c. O aumento do limiar do Potencial Evocado Miogênico Vestibular (VEMP) cervical e a diminuição de amplitude no VEMP ocular sugerem o diagnóstico de SDCS.
d. A imitanciometria pode trazer informações importantes para o diagnóstico diferencial com as doenças da orelha média, já que na SDCS os reflexos estapedianos costumam estar ausentes.

Comentários

A alteração encontrada na eletrococleografia pode ser justificada pelo fato de a pressão estática da perilinfa na escala vestibular e na escala timpânica estar reduzida em comparação à pressão estática na endolinfa da escala média, assim mimetizando as condições encontradas na hidropisia endolinfática. O achado mais comum na audiometria dos pacientes com SDCS é um *gap* aéreo-ósseo em baixas frequências (geralmente em 250, 500, 1.000 Hz e, às vezes, 2.000 Hz) geralmente de grau leve. Além disso, os limiares, de baixa frequência por via óssea, podem ser negativos em alguns casos em decorrência do estado de hipercondução óssea. Os achados sugestivos no VEMP são de diminuição do limiar no VEMP cervical e de aumento da amplitude das respostas no VEMP ocular. A pesquisa dos reflexos estapedianos costuma vir normal em pacientes com SDCS, ao contrário das doenças de orelha média.

Adams ME, Klleny PR, Telian SA, El-Kashlan H, Heidenreich KD, Mannarelli GR et al. Electrocochleography as a diagnostic and intraoperative adjunct in superior semicircular canal dehiscence syndrome. Otol Neurotol. 2011;32:1506-12.
Eberhard KE, Chari DA, Nakajima HH, Klokker M, Cayé-Thomassen P, Lee DJ. Current trends, controversies and future directions in the evaluation and management of Superior Canal Dehiscence Syndrome. Front Neurol. 2021;12:638574.
Ward BK, Carey JP, Minor LB. Superior canal dehiscence syndrome: lessons from the first 20 years. Front Neurol. 2017;8:177.

Respostas
1502) c; 1503) b

1504) Sobre o tratamento da síndrome da deiscência do canal semicircular superior (SDCS), assinale a alternativa CORRETA:

a. A principal forma mais efetiva de tratamento é com betaistina e medicamentos sedativos vestibulares como a meclizina.
b. Mesmo para os pacientes com sintomas leves e toleráveis, que são a maioria dos casos, a única forma efetiva de controle dos sintomas é o tratamento cirúrgico.
c. Para os casos de SDCS com sintomas mais graves e intoleráveis, existe a opção do tratamento cirúrgico com diversas técnicas, já tendo sido desenvolvidas, sendo as mais utilizadas as de tamponamento, reconstrução ou cobertura do canal.
d. Os sintomas vestibulares como tonturas e desequilíbrio são os que apresentam maior resolução com o tratamento cirúrgico.

Comentários

O tratamento cirúrgico é considerado o tratamento de eleição para os pacientes com SDCS com sintomas graves e intoleráveis, existindo diversas técnicas possíveis como as citadas na opção C. Até o momento não existe nenhum tratamento clínico considerado efetivo nos pacientes com SDCS. Para pacientes com sintomas leves e toleráveis, que são a maioria dos pacientes com SDCS, a doença pode ser conduzida de forma conservadora com orientação e medidas evitativas para os estímulos causadores dos sintomas. Os sintomas que costumam ter maior resolução com a cirurgia costumam ser os auditivos, como a autofonia, amplificação de ruídos internos e zumbido. Os sintomas vestibulares como tontura e desequilíbrio apresentam piores resultados.

Alkhafaji MS, Varma S, Pross SE, Sharon JD, Nellis JC, Della Santina CC, et al. Long-term patient-reported outcomes after surgery for superior canal dehiscence syndrome. Otol Neurotol. 2017;38:1319-26.
Ward BK, Carey JP, Minor LB. Superior canal dehiscence syndrome: lessons from the first 20 years. Front Neurol. 2017;8:177.

1505) Paciente do gênero feminino, 33 anos, com queixa de início súbito de vertigem há pouco mais de 24 horas, com vômitos, instabilidade postural e intolerância aos movimentos cefálicos. Sem queixas auditivas. Costuma ter cefaleia frontal, latejante, de intensidade moderada, pelo menos duas vezes ao mês. Teve cefaleia occipital de moderada intensidade e de curta duração junto do início da crise vertiginosa e não apresenta sintomas migranosos no momento. Ao exame físico geral apresenta-se lúcida e orientada, mas desidratada. Exame físico otorrinolaringológico normal. Apresenta nistagmo espontâneo horizontal à esquerda, respeitando a lei de Alexander. Teste de cobertura alternada normal (sem desalinhamento vertical dos olhos). Teste do impulso cefálico é normal (sem sacada corretiva). Exame neurológico normal. Paciente não tem história de episódios prévios de vertigem nem outras comorbidades ou medicações de uso contínuo. Qual a hipótese diagnóstica mais provável?

a. Migrânea vestibular.
b. Neurite vestibular.
c. Acidente vascular encefálico (AVE).
d. Doença de Ménière.

Comentários

Paciente em crise vertiginosa por mais de 24 horas é classificado como síndrome vestibular aguda (SVA). Nesse caso, as duas hipóteses diagnósticas mais prováveis são neurite vestibular e o acidente vascular encefálico (AVE). No caso em questão, mesmo com a ausência de fatores de risco e o exame neurológico normal, a hipótese de AVE é a mais provável pelo teste do impulso cefálico normal, devendo esse paciente ser mantido em observação clínica até a realização da ressonância magnética com difusão, que deve ser feita, idealmente, com 48 horas de sintomas. A migrânea vestibular é uma hipótese diagnóstica possível, mas menos provável em casos de crises vertiginosas de mais de 24 horas de duração e sem sintomas migranosos concomitantes. Por fim, não se espera que a Doença de Ménière se apresente com uma crise vertiginosa tão prolongada e sem sintomas auditivos, fazendo dessa hipótese muito pouco provável.

Kattah JC, Talkad AV, Wang DZ, Hsich YH, Newman-Toker DE. HINTS to diagnose stroke in the acute vestibular syndrome: three-step bedside oculomotor examination more sensitive than early MRI diffusion-weighted imaging. Stroke. 2009 Nov;40(11):3504-10.

Respostas
1504) c; 1505) c

1506) No paciente com síndrome vertiginosa aguda (SVA), assinale a alternativa que sugere uma alteração vestibular central:

a. Perda auditiva (nova).
b. Teste do impulso cefálico alterado, com sacada corretiva.
c. Ausência de desalinhamento vertical dos olhos no teste de cobertura alternada.
d. Nistagmo espontâneo horizonto-rotatório, unidirecional, respeitando a lei de Alexander.

Comentários

A forma mais sensível de diferenciar um quadro vestibular periférico de um quadro vestibular central num paciente com SVA nas primeiras 48 horas é pelo acrônimo HINTS, que é um conjunto de três testes clínicos feitos à beira do leito. São eles: 1. Teste do impulso cefálico: que quando alterado, com a presença de uma sacada corretiva, sugere alteração vestibular periférica; 2. Avaliação do nistagmo: a presença de um nistagmo horizonto-rotatório, unidirecional, respeitando a lei de Alexander (aumenta a velocidade do nistagmo ao olhar para o lado da fase rápida e diminui a velocidade ao olhar para o lado da fase lenta) sugere uma origem periférica; 3. Teste de cobertura alternada: pretende verificar a presença de um desalinhamento vertical dos olhos que, quando presente, sugere fortemente uma causa central. Por fim, mais recentemente, esse acrônimo foi atualizado para HINTS PLUS, incluindo a avaliação auditiva já que, se houver evidências de perda auditiva súbita na SVA, pode sugerir um quadro central, em especial um acidente vascular encefálico de artéria cerebelar anteroinferior (AICA).

Kattah JC, Talkad AV, Wang DZ, Hsich YH, Newman-Toker DE. HINTS to diagnose stroke in the acute vestibular syndrome: three-step bedside oculomotor examination more sensitive than early MRI diffusion-weighted imaging. Stroke. 2009 Nov;40(11):3504-10.
Newman-Toker DE, Kerber KA, Hieh YH, Pula JH, Omron R, Saber Tehrani AS, *et al.* HINTS outperforms ABCD2 to screen for stroke in acute continuous vertigo and dizziness. Acad Emerg Med. 2013 Oct;20(10):986-96.

1507) Sobre a avaliação do paciente com síndrome vestibular aguda (SVA), assinale a alternativa CORRETA:

a. A melhor forma de abordagem nas primeiras 48 horas de sintomas é com a ressonância magnética.
b. O teste de cobertura alternada, utilizado para avaliar um possível desalinhamento vertical dos olhos, tem alta especificidade para o diagnóstico de alterações vestibulares centrais.
c. A presença de perda auditiva (nova) no contexto de uma SVA sugere alteração periférica, o que torna uma investigação mais detalhada desnecessária.
d. A avaliação da marcha do paciente traz pouca informação para o diagnóstico do paciente com SVA, não havendo necessidade de realizá-la.

Comentários

A melhor forma de abordagem nas primeiras 48 horas é com um conjunto de três testes clínicos: teste do impulso cefálico, teste de cobertura alternada e avaliação do nistagmo, que formam o acrônimo HINTS; o teste de cobertura alternada confirmando a presença de um desalinhamento vertical dos olhos tem alta especificidade para detecção de uma alteração vestibular central, sendo essa uma alteração raramente encontrada em alterações vestibulares periféricas. A presença de uma perda auditiva (nova) no contexto de uma SVA sugere alteração vestibular central, sendo o diagnóstico mais comum, nesses casos, o acidente vascular encefálico de artéria cerebelar anteroinferior (AICA); a avaliação da marcha é importante, pois a presença de uma ataxia muito significativa, em que o paciente não consegue nem ficar de pé ou se sentar sem a ajuda dos membros superiores, é fortemente sugestiva de alterações vestibulares centrais.

Carmona S, Martinez C, Zalazar G, Moro M, Batuecas-Caletrio A, Luis L, Gordon C. The diagnostic accuracy of truncal ataxia and hints as cardinal signs for acute vestibular syndrome. Front Neurol. 2016 Aug 8;7:125.
Newman-Toker DE, Kerber KA, Hieh YH, Pula JH, Omron R, Saber Tehrani AS, et al. HINTS outperforms ABCD2 to screen for stroke in acute continuous vertigo and dizziness. Acad Emerg Med. 2013 Oct;20(10):986-96.

Respostas
1506) a; 1507) b

1508) Em 2009 foi publicada a Classificação Internacional dos Sintomas Vestibulares pelo Comitê Internacional de Classificação das Doenças Vestibulares da Bárány Society com o intuito de uniformizar a nomenclatura utilizada para as doenças vestibulares. Sobre essa classificação, assinale a alternativa CORRETA:

a. Vertigem, ou vertigem interna, é a sensação de ilusão de movimento do próprio indivíduo, apenas quando de característica rotatória.
b. Tontura é a sensação de alteração na orientação espacial, com ilusão de movimento não rotatória.
c. Oscilopsia é um tipo de sintoma vestibulovisual em que há falsa sensação de oscilação dos objetos presentes no campo visual.
d. Sintomas posturais como instabilidade postural, mesmo sem estarem acompanhados de outros sintomas vestibulares como vertigem e tontura, quase sempre indicam uma alteração do labirinto.

Comentários

Segundo essa classificação, vertigem, ou vertigem interna, é a sensação de ilusão de movimento do próprio indivíduo, seja com característica rotatória ou não. Tontura é a sensação de alteração na orientação espacial, sem a sensação de ilusão de movimento; a oscilopsia, que é um dos sintomas vestibulovisuais mais comuns, ocorre quando há uma sensação de oscilação bidirecional dos objetos presentes no campo visual. A presença de instabilidade postural pode ter várias causas e, em especial se desacompanhada de outros sintomas vestibulares, deve levantar a suspeita de uma causa não vestibular.

Bisdorff A, Von Brevern M, Lempert T, et al. Classification of vestibular symptoms: towards an international classification of vestibular disorders. J Vestib Res. 2009;19:1-13.

1509) Paciente de 49 anos, com início insidioso de episódios de vertigem há aproximadamente 5 meses, de curta duração (segundos), que ocorrem de forma espontânea. Os episódios são frequentes e ocorrem pelo menos 5 vezes ao dia. Nega queixas auditivas ou neurológicas. Apresenta história de cefaleias migranosas esporádicas, mas sem relação com as crises de tontura. Ao exame físico na avaliação ambulatorial, fora da crise, a única alteração encontrada foi um nistagmo induzido por hiperventilação. Qual a hipótese diagnóstica mais provável?

a. Paroxismia vestibular.
b. Migrânea vestibular.
c. Doença de Ménière.
d. Epilepsia vestibular.

Comentários

O diagnóstico da paroxismia vestibular é clínico, geralmente se apresentando com episódios recorrentes de vertigem espontânea com duração de segundos e que podem ocorrer diversas vezes ao dia. Sintomas auditivos podem ou não ocorrer como zumbido e hiperacusia durante as crises. A presença do exame de ressonância magnética mostrando imagem sugestiva de conflito neurovascular no nervo vestibular não é necessária para o diagnóstico. Porém, para o diagnóstico definitivo há necessidade de resposta positiva no teste terapêutico com carbamazepina ou oxcarbazepina. A presença de nistagmo induzido por hiperventilação não é um sinal específico, mas sugere esse diagnóstico nesse contexto. A ausência de sintomas auditivos e neurológicos bem como a curta duração das crises torna as hipóteses de migrânea vestibular, doença de Ménière e epilepsia vestibular menos prováveis.

Strupp M, Lopez-Escamez JA, Kim J-S, Straumann D, Jen JC, Carey J, et al. Vestibular paroxysmia: diagnostic criteria. J Vestib Res. 2016;26:409-15.

Respostas
1508) c; 1509) a

1510) Paciente do gênero feminino, 36 anos, com história de tontura tipo "cabeça pesada", com início insidioso há cerca de 8 meses, pouco tempo depois de ter sido diagnosticado transtorno de pânico. A tontura é praticamente contínua, começando logo que se levanta da cama, com piora quando está na posição ereta e caminhando, e que vai piorando ao longo do dia. Tem instabilidade ao caminhar, mas nega quedas até o momento. Sente piora dentro de um carro em movimento e quando está em locais como supermercados e *shoppings centers*. Tem história de cefaleias migranosas frequentes, pelo menos 2 vezes por mês, cinetose significativa desde a infância e, apesar do tratamento medicamentoso do transtorno psiquiátrico, ainda se considera bastante ansiosa. O exame físico otoneurológico é normal. Qual a hipótese diagnóstica mais provável?

a. Migrânea vestibular.
b. Tontura postural perceptual persistente.
c. Mal do desembarque.
d. Vestibulopatia bilateral.

Comentários

A tontura postural perceptual persistente (TPPP) é uma alteração funcional do sistema vestibular, geralmente desencadeada por um distúrbio vestibular, distúrbio psiquiátrico ou outra condição médica geral. É mais comum em mulheres, em especial quando há presença de enxaqueca e transtornos de ansiedade. Costuma se manifestar na forma de uma tontura crônica e/ou instabilidade postural, com piora na posição ereta, diante de estímulos visuais complexos, aos movimentos cefálicos e dentro de veículos em movimento. A migrânea vestibular geralmente se apresenta na forma de síndrome vestibular episódica. O mal do desembarque, apesar de ter uma manifestação clínica muito semelhante, costuma se iniciar em até 48 horas após uma viagem e melhora dentro de um veículo em movimento. A vestibulopatia bilateral frequentemente apresenta sinais sugestivos ao exame físico otoneurológico como a alteração do teste do impulso cefálico e instabilidade postural mais importante, geralmente com história de quedas e oscilopsia.

Staab JP, Eckhardt-Henn A, Horii A, Jacob R, Strupp M, Brandt T, Bronstein A. Diagnostic criteria for persistent postural-perceptual dizziness (PPPD): Consensus document of the committee for the classification of Vestibular Disorders of the Bárány Society. J Vestib Res. 2017;27:191-208.

1511) Os novos critérios para o diagnóstico da doença de Ménière foram publicados em 2015 pelo Comitê Internacional de Classificação das Doenças Vestibulares pela Bárány Society, propondo duas categorias: Doença de Ménière Definida e Doença de Ménière Provável. Sobre esses critérios diagnósticos, assinale a alternativa CORRETA:

a. O diagnóstico é clínico, não necessitando de nenhuma forma de exame complementar para classificar o paciente como doença de Ménière definida;
b. Uma crise vertiginosa típica da doença de Ménière costuma ser prolongada, podendo ter duração superior a 24 horas.
c. Um paciente com dois ou mais episódios de vertigem com duração de 20 minutos até 24 horas, com sintomas auditivos flutuantes na orelha afetada e sem outra hipótese diagnóstica mais provável, já pode ser classificado como doença de Menière provável, mesmo sem documentação de perda auditiva na audiometria.
d. A documentação da hidropisia endolinfática com eletrococleografia ou ressonância magnética é essencial para a classificação do paciente como doença de Ménière definida.

Comentários

O diagnóstico da doença de Ménière continua sendo essencialmente clínico, mas para ser classificado como uma doença de Ménière definida há necessidade de documentação audiométrica de perda auditiva em baixas a médias frequências em uma das orelhas. A duração da crise vertiginosa da doença de Ménière costuma ser prolongada, geralmente de 20 minutos até 12 horas, de forma mais atípica, até 24 horas, o que, nesse caso, poderia ser classificada como doença de Ménière provável. Em uma crise vertiginosa com mais de 24 horas de duração deve-se suspeitar de outros diagnósticos. Apesar dos avanços na identificação da hidropisia endolinfática, em especial nos estudos com ressonância magnética, essa ainda não é considerada um pré-requisito para o diagnóstico da doença de Ménière.

Lopez-Escamez JA, Carey J, Chung WH, Goebel JA, Magnusson M, Mandalà M, et al. Diagnostic criteria for Ménière's disease. J Vestib Res. 2015;25(1):1-7.

Respostas
1510) b; 1511) c

1512) Paciente de 65 anos, gênero masculino, iniciou com instabilidade postural com quedas recorrentes de forma insidiosa há cerca de 7 meses, com piora no período noturno. Nega vertigem, mas apresenta sensação de cabeça "pesada" a maior parte do tempo, em especial quando está caminhando. Acha que os objetos do campo visual "tremem" quando está caminhando ou quando faz movimentos com a cabeça. Tem história de cefaleias enxaquecosas, que hoje são raras. É bastante ansioso, o que ficou ainda pior depois do início dessas queixas. Teve internação hospitalar poucas semanas antes do início dos sintomas para tratamento de endocardite infecciosa com antibióticos endovenosos, mas não se lembra de quais. Ao exame físico apresenta teste do impulso cefálico alterado, com sacada corretiva, bilateral, além de marcha hesitante, mas não característica. Assinale a alternativa com a hipótese diagnóstica mais provável:

a. Migrânea vestibular.
b. Tontura postural perceptual persistente.
c. Vestibulopatia bilateral.
d. Presbivestibulopatia.

Comentários

Vestibulopatia bilateral é como hoje é conhecida a condição quando há uma diminuição significativa da função vestibular bilateral. Os sintomas clássicos são a instabilidade postural, pior em ambientes com baixa iluminação pela diminuição da aferência visual, geralmente com quedas. Muitos desses pacientes também vão apresentar queixa de oscilopsia, que é a sensação de oscilação dos objetos no campo visual, ao caminhar e com os movimentos cefálicos. Existem diversas causas, mas uma das mais comuns é por ototoxicidade, em especial por uso de antibióticos do grupo dos aminoglicosídeos como a gentamicina. A migrânea vestibular costuma se apresentar como síndrome vestibular recorrente, e não crônica. Tontura postural perceptual persistente e presbivestibulopatia também se manifestam como uma síndrome vestibular crônica, mas são menos prováveis nesse caso.

Strupp M, Kim J-S, Murofushi T, Straumann D, Jen JC, Rosengren SM, et al. Bilateral vestibulopathy: diagnostic criteria consensus document of the Classification Committee of the Bárány Society. J Vestib Res. 2017;27:177-89.

1513) Qual das doenças vestibulares abaixo costuma se apresentar na forma de uma síndrome vestibular episódica desencadeada?

a. Migrânea vestibular.
b. Vertigem posicional paroxística benigna (VPPB).
c. Vestibulopatia bilateral.
d. Doença de Ménière.

Comentários

Atualmente, a abordagem realizada ao paciente com queixas vestibulares deve ser feita valorizando mais os *Timing and triggers* – ou seja, o modo de início e evolução, possíveis desencadeantes e os sintomas associados – e menos no tipo de tontura apresentada pelo paciente. A partir disso é possível classificar o paciente em alguns tipos de síndromes vestibulares, sendo elas a síndrome vestibular aguda, a síndrome vestibular crônica e a síndrome vestibular episódica. Essa última pode ser subdividida em desencadeada, que são as queixas vestibulares que ocorrem de forma recorrente a partir de algum desencadeante claro – como em alguns tipos de movimentos da cabeça, como é o caso da VPPB –, e espontânea, que são as queixas vestibulares que ocorrem, em princípio, sem nenhum tipo de desencadeante – que é onde se enquadra a doença de Ménière e a maioria dos casos de migrânea vestibular. Dentre os principais exemplos da síndrome vestibular crônica, temos a vestibulopatia bilateral, em que os sintomas ocorrem de forma contínua, geralmente por meses a anos.

Bisdorff AR, Staab JP, Newman-Toker DE. Overview of the International Classification of Vestibular Disorders. Neurol Clin. 2015 Aug;33(3):541-50, vii.
Newman-Toker DE, Edlow JA. TiTrATE: a novel, evidence-based approach to diagnosing acute dizziness and vertigo. Neurol Clin. 2015 Aug;33(3):577-99.

Respostas
1512) c; 1513) b

1514) Em 2017 foram publicados pelo Comitê Internacional de Classificação das Doenças Vestibulares pela Bárány Society os critérios diagnósticos de nova entidade intitulada Tontura Postural Perceptual Persiste (TPPP). A TPPP, que é considerada uma alteração funcional do sistema vestibular, tenta reunir as características encontradas em outros distúrbios anteriormente conhecidos como vertigem postural fóbica, vertigem visual e tontura subjetiva crônica. Sobre os critérios diagnósticos da TPPP, assinale a alternativa CORRETA:

a. É um diagnóstico de exclusão, sendo o seu diagnóstico possível apenas se descartadas outras vestibulopatias.
b. Para seu diagnóstico é necessária a presença de um transtorno de ansiedade.
c. Apesenta-se na forma de uma síndrome vestibular crônica, com sintomas como tontura e/ou instabilidade postural pelo menos na maior parte do dia, por 3 meses ou mais.
d. Os sintomas costumam melhorar na posição ortostática e em situações de estímulos visuais complexos.

Comentários

O diagnóstico da TPPP é clínico, não dependendo de nenhum tipo de exame complementar. Não é um diagnóstico de exclusão, pode estar presente, de forma concomitante, com outras vestibulopatias. Apesar de a presença de um transtorno de ansiedade ser algo comum entre os pacientes com TPPP, além do que pode ser um dos seus possíveis desencadeantes, não é necessária sua presença para o diagnóstico. Apresenta-se na forma de síndrome vestibular crônica, com sintomas presentes na maior parte do tempo por pelo menos 3 meses, podendo haver momentos de melhora e piora. Os sintomas característicos são da piora na posição ortostática, em especial na posição ereta, piora com a movimentação cefálica e em ambientes com estímulo visual complexo.

Staab JP, Eckhardt-Henn A, Horii A, Jacob R, Strupp M, Brandt T, Bronstein A. Diagnostic criteria for persistent postural-perceptual dizziness (PPPD): Consensus document of the committee for the classification of Vestibular Disorders of the Bárány Society. J Vestib Research. 2017;27:191-208.

1515) A migrânea vestibular é uma das causas mais comuns de sintomas vestibulares na população, tendo sido, no entanto, reconhecida oficialmente como entidade clínica há poucos anos. Sobre os critérios diagnósticos publicados em 2012 pelo Comitê Internacional de Classificação das Doenças Vestibulares pela Bárány Society, em acordo com a Sociedade Internacional de Cefaleia, assinale a alternativa CORRETA:

a. As tonturas referidas pelo paciente com migrânea vestibular podem ocorrer desencadeadas pelo movimento cefálico.
b. A crise vertiginosa costuma ser de curta duração, raramente passando de 5 minutos.
c. É possível estabelecer o diagnóstico de migrânea vestibular definida mesmo que não haja a presença de sintomas migranosos na maioria dos episódios de sintomas vestibulares.
d. Exames complementares, como o teste do impulso cefálico por vídeo e/ou a prova calórica, mostrando alteração da função vestibular, são importantes para confirmar o diagnóstico de migrânea vestibular.

Comentários

Os sintomas vestibulares em pacientes com migrânea vestibular podem ser de vários tipos, sendo o mais comum a vertigem espontânea. Porém, também podem ocorrer na forma de vertigem/tontura posicional ou desencadeada pelos movimentos cefálicos, bem como vertigem visualmente induzida. A duração da crise é muito variável, podem ser de segundos (menos frequente), minutos, horas ou até vários dias, mas pelos critérios diagnósticos há necessidade de pelo menos cinco episódios com duração de 5 minutos a 72 horas. Para estabelecer o diagnóstico de migrânea vestibular definida há necessidade de sintomas migranosos (cefaleia, aura visual ou fotofobia e fonofobia) em pelo menos 50% das crises de sintomas vestibulares. Por fim, seu diagnóstico é clínico, não sendo necessários exames complementares, apesar de esses serem interessantes para descartar outras vestibulopatias.

Huang TC, Wang SJ, Kheradmand A. Vestibular migraine: an update on current understanding and future directions. Cephalalgia. 2020;40:107-21.
Lempert T, Olesen J, Furman J, Waterston J, Seemungal B, Carey J, et al. Vestibular migraine: diagnostic criteria. J Vestib Res. 2012;22(4):167-72.

Respostas
1514) c; 1515) a

1516) O reflexo vestíbulo-ocular (RVO) é responsável pela estabilização do campo visual. Ao testá-lo por meio do *head impulse test*, em paciente com neurite vestibular acometendo o lado esquerdo, espera-se observar:

a. Sacada corretiva para a esquerda, ao girar a cabeça para a direita.
b. Permanência dos olhos no alvo.
c. Sacada corretiva para a direita, ao girar a cabeça para a esquerda.
d. Movimento dos olhos para longe do alvo, sem sacada corretiva.

Comentários

Quando o reflexo vestíbulo-ocular está intacto, os olhos do paciente se mantêm no alvo graças a um movimento ocular no sentido contrário ao do impulso da cabeça. Quando o RVO está comprometido, esse movimento dos olhos não ocorre ou ocorre de forma precária. Os olhos, então, saem do alvo, o que obriga o indivíduo a realizar um movimento ocular compensatório, levando-os de volta ao alvo. A esse movimento compensatório dá-se o nome de sacada corretiva.

Tratado de otorrinolaringologia. ABORL-CCF. 3. ed. p. 41.

1517) O reflexo vestibuloespinal tem importante participação no controle postural e pode ser avaliado, de forma indireta, por meio do VEMP cervical. As principais estruturas avaliadas pelo VEMP cervical são:

a. Nervo vestibular inferior e sáculo.
b. Nervo vestibular inferior e utrículo.
c. Nervo vestibular superior e utrículo.
d. Nervo vestibular superior e sáculo.

Comentários

O VEMP cervical é considerado o padrão ouro para avaliação da função sacular. Avalia, de forma indireta, o sáculo e as vias neurais a ele associadas: nervo vestibular inferior, núcleos vestibulares, trato vestibuloespinal, nervo acessório, músculo esternoclidomastóideo. O estímulo sonoro é o mais utilizado na prática clínica. O VEMP tem especial indicação em suspeita de síndrome da terceira janela, acometimento do ramo inferior do nervo vestibular e doença de Ménière em fases iniciais e/ou suspeita de acometimento contralateral.

Bittar RSM, Ganança MM, Ganança FF. Síndromes vestibulares centrais. In: Otoneurologia clínica. 2. ed. p. 112.
Tratado de otorrinolaringologia - ABORL-CCF. 3. ed. p. 102.

1518) Os VEMPs (potencial evocado miogênico vestibular) cervical e ocular são importantes ferramentas de avaliação da função otolítica. O principal parâmetro de avaliação deste exame, dentre as opções abaixo é:

a. Latência.
b. Índice de assimetria.
c. Morfologia.
d. Frequência.

Comentários

Quando a função vestibular está diminuída nos órgãos testados, a amplitude das respostas do VEMP é reduzida ou ausente. Como existe grande variação de amplitude interindividual, a forma mais confiável de se avaliar as amplitudes é por meio do índice de assimetria das amplitudes entre os dois lados. Este, portanto, é o principal parâmetro avaliado nos VEMP.

II Fórum Brasileiro de Otoneurologia – Exames Otoneurológicos – parte I: definições e evidências científicas dos exames físico e complementares. p. 51-4.

Respostas
1516) c; 1517) a; 1518) b

1519) Paciente do sexo masculino, 42 anos, queixa-se de tontura à exposição de ruídos intensos e ao carregar peso. À manobra de Valsalva observou-se tontura e nistagmo. Considerando o diagnóstico mais provável, o principal achado aos VEMPs cervical e ocular desse paciente é:
a. Índice de assimetria alterado.
b. Redução do limiar de resposta no lado acometido.
c. Ausência de formação de onda no lado acometido.
d. Redução da amplitude do potencial no lado acometido.

Comentários

A avaliação funcional do sáculo e do utrículo por meio dos VEMP cervical e ocular, respectivamente, depende da exposição a sons intensos, geralmente 90 a 100 dBNa, que estimulam, indiretamente, os órgãos otolíticos. Indivíduos que apresentam a síndrome da terceira janela, entretanto, apresentam uma redução do limiar de excitabilidade, sendo sensíveis a estímulos sonoros menores que 70 dBNA.

Tratado de otorrinolaringologia - ABORL-CCF. 3. ed. p. 255.

1520) Na síndrome da terceira janela, uma possível alteração encontrada na avaliação auditiva é:
a. Perda auditiva condutiva em frequências graves.
b. Imitanciometria com curva do tipo Ar.
c. Ausência de reflexos estapedianos.
d. Perda auditiva neurossensorial em frequências graves.

Comentários

A existência de uma "terceira janela" provocada por uma falha óssea no labirinto, mais comum no canal semicircular superior, permite que parte da energia recebida por um estímulo sonoro se dissipe, levando a uma pequena perda auditiva condutiva. Neste caso, não há comprometimento das vias dos reflexos estapedianos, que geralmente estão presentes.

Tratado de otorrinolaringologia - ABORL-CCF. 3. ed. p. 255.

1521) Mulher, 64 anos, com queixa de vertigem ao virar-se na cama. À torção lateral da cabeça (*Head-roll test*) apresenta nistagmo ageotrópico, mais intenso com a cabeça para a direita. O diagnóstico mais provável é:
a. VPPB de canal lateral esquerdo, do tipo ductolitíase.
b. VPPB de canal lateral direito, do tipo cupulolitíase.
c. VPPB de canal lateral direito, do tipo ductolitíase.
d. VPPB de canal lateral esquerdo, do tipo cupulolitíase.

Comentários

A característica do nistagmo posicional indica o local do acometimento. O quadro a seguir resume as principais possibilidades:

Características do nistagmo	Diagnóstico
DH D: vertical para cima e torcional para a direita	VPPB CPD
DH E: vertical para cima e torcional para a esquerda	VPPB CPE
DH D ou E: vertical para baixo e torcional D	VPPB CAD
DH D ou E: vertical para baixo e torcional E	VPPB CAE
HR: Horizontal geotrópico mais intenso com orelha D para baixo	Ductolitíase CLD
HR: Horizontal geotrópico mais intenso com orelha E para baixo	Ductolitíase CLE
HR: Horizontal ageotrópico mais intenso com orelha D para baixo	Cupulolitíase CLE
HR: Horizontal ageotrópico mais intenso com orelha E para baixo	Cupulolitíase CLD

DH: Dix-Hallpike; D: cabeça para a direita; E: cabeça para a esquerda; HR: *Head roll*.
Tratado de otorrinolaringologia - ABORL-CCF. 3. ed. p. 242-4.

Respostas
1519) b; 1520) a; 1521) d

1522) Mulher, 34 anos, com queixa de vertigem aos movimentos cefálicos. À torção lateral da cabeça (*Head-roll test*) apresenta nistagmo geotrópico, mais intenso com a cabeça para a direita. O diagnóstico mais provável é:

a. VPPB de canal lateral esquerdo, do tipo ductolitíase.
b. VPPB de canal lateral direito, do tipo cupulolitíase.
c. VPPB de canal lateral direito, do tipo ductolitíase.
d. VPPB de canal lateral esquerdo, do tipo cupulolitíase.

Comentários

A característica do nistagmo posicional indica o local do acometimento. O quadro a seguir resume as principais possibilidades:

Características do nistagmo	Diagnóstico
DH D: vertical para cima e torcional para a direita	VPPB CPD
DH E: vertical para cima e torcional para a esquerda	VPPB CPE
DH D ou E: vertical para baixo e torcional D	VPPB CAD
DH D ou E: vertical para baixo e torcional E	VPPB CAE
HR: Horizontal geotrópico mais intenso com orelha D para baixo	Ductolitíase CLD
HR: Horizontal geotrópico mais intenso com orelha E para baixo	Ductolitíase CLE
HR: Horizontal ageotrópico mais intenso com orelha D para baixo	Cupulolitíase CLE
HR: Horizontal ageotrópico mais intenso com orelha E para baixo	Cupulolitíase CLD

DH: Dix-Hallpike; D: cabeça para direita; E: cabeça para esquerda; HR: *Head roll*

Tratado de otorrinolaringologia - ABORL-CCF. 3. ed. p. 242-4.

1523) Para o diagnóstico de doença de Ménière definida, é fundamental:

a. Eletrococleografia com aumento do potencial SP/AP.
b. Audiometria com perda neurossensorial em alta ou média frequência.
c. Episódios de vertigem durando de 5 minutos a 72 horas.
d. Prova calórica com hipofunção do labirinto afetado.

Comentários

De acordo com o CCBS – *Classification Committee of the Bárány Society,* os critérios diagnósticos para a síndrome de Ménière definida são:

- Dois ou mais episódios de vertigem espontânea, com duração de 20 minutos a 12 horas.
- Audiometria comprovando perda auditiva sensorioneural em frequências graves e médias, em pelo menos uma orelha, ocorrida antes, durante ou após um episódio de vertigem.
- Sintomas auditivos flutuantes (zumbido, plenitude) na orelha afetada.
- Nenhum outro diagnóstico mais provável.

Lopez-Escamez JÁ, et al. Diagnostic criteria for Ménière's disease. J Vestib Res. 2015;25:1-7.
Tratado de otorrinolaringologia - ABORL-CCF. 3. ed. p. 264-5.

Respostas
1522) c; 1523) b

1524) Oscilopsia é um sintoma vestibular mais frequentemente encontrado em:
a. Síndrome vestibular aguda (neurite vestibular).
b. Migrânea vestibular.
c. Síndrome vestibular bilateral.
d. Tontura postural perceptual persistente.

Comentários

A oscilopsia é a expressão clínica do comprometimento bilateral do reflexo vestíbulo-ocular. A incapacidade de fixação do alvo na retina provoca a sensação de oscilação do ambiente, que se intensifica aos movimentos cefálicos e deambulação.

Bittar RSM, Ganança MM, Ganança FF. Síndromes vestibulares centrais. In: Otoneurologia clínica. 2. ed. p. 138.

1525) O achado mais frequente na avaliação de pacientes com migrânea vestibular é:
a. Exames otoneurológicos normais.
b. Hipofunção vestibular unilateral.
c. Perda auditiva neurossensorial em agudos.
d. Perda auditiva em "U invertido".

Comentários

O diagnóstico da migrânea vestibular é essencialmente clínico e não existem marcadores biológicos para a doença. No intervalo livre de sintomas os exames complementares geralmente são normais. Alterações significativas às avaliações auditivas e/ou vestibular sugerem outros diagnósticos.

Lempert T, Olesen J, Furman J, Waterston J, Seemungal B, Carey J, *et al.* Vestibular migraine: Diagnostic criteria. J Vestib Res. 2012;22:167-72.

1526) Sobre o tratamento da síndrome vestibular aguda periférica, marque a opção MAIS CORRETA:
a. O uso de corticoide sistêmico é indicado.
b. Drogas com efeito sedativo labiríntico devem ser usadas enquanto houver nistagmo.
c. Reabilitação vestibular é indicada se houver sintomas refratários.
d. O uso de drogas antivirais é indicado.

Comentários

De acordo com a literatura, o corticoide mostra melhora do prognóstico da doença. Antivirais como o aciclovir não parecem trazer benefícios. Exercícios de reabilitação vestibular aceleram o processo de compensação vestibular e devem ser encorajados desde o início dos sintomas. Drogas com efeito sedativo labiríntico devem ser usadas pelo menor tempo necessário, para que não haja atraso da compensação vestibular.

Tratado de otorrinolaringologia - ABORL-CCF. 3. ed. p. 246-7.

1527) A cinetose é uma síndrome caracterizada por tontura, palidez, sudorese, salivação, bocejos, náusea, vômitos e mal-estar generalizado, desencadeada quando o indivíduo se submete a determinados movimentos passivos (viagem de carro, ônibus, barco, avião). Qual das seguintes alternativas é a causa mais provável desse fenômeno?
a. Hipersensibilidade individual do centro do vômito na formação reticular do bulbo.
b. Discrepância entre as mensagens provenientes dos sistemas vestibular, visual e proprioceptivo.
c. Hipofunção do sistema vestibular periférico com baixo ganho do reflexo vestíbulo-ocular.
d. Falha do processamento neural no sistema vestibular.

Comentários

A cinetose pode ocorrer em qualquer indivíduo que possua integridade do processamento neural no sistema vestibular, sendo mais prevalente em mulheres e crianças acima de 2 anos de idade e, frequentemente, associada ao diagnóstico de migrânea. O conflito entre as informações vestibular, visual e proprioceptiva está envolvido em sua fisiopatologia.

Bittar RSM, Ganança MM, Ganança FF. Síndromes vestibulares centrais. In: Otoneurologia clínica. 2. ed. p. 163-7.

Respostas
1524) c; 1525) a; 1526) a; 1527) b

1528) Durante um movimento da cabeça no plano horizontal para a direita, é provocada corrente endolinfática, no canal semicircular lateral direito:
a. Ampulífuga, inibitória.
b. Ampulípeta, excitatória.
c. Ampulífuga, excitatória.
d. Ampulípeta, inibitória.

Comentários

As cristas ampulares dos canais semicirculares constituem receptores sensoriais que percebem as acelerações angulares realizadas pela cabeça. Suas células apresentam cílios cuja disposição anatômica determina se uma corrente endolinfática terá efeito excitatório ou inibitório. Nos canais laterais, um movimento para o lado do próprio canal provoca, por inércia, uma corrente ampulípeta. A corrente ampulípeta, nos canais laterais, tem efeito excitatório por provocar uma deflexão dos estereocílios sobre o cinocílio.

Bittar RSM, Ganança MM, Ganança FF. Síndromes vestibulares centrais. In: Otoneurologia clínica. 2. ed. p. 3-4.
Tratado de otorrinolaringologia - ABORL-CCF. 3. ed. p. 15-6.

1529) Dos seguintes tratamentos invasivos para doença de Ménière, qual não é considerado ablativo para o labirinto?
a. Terapia intratimpânica com gentamicina.
b. Terapia intratimpânica com corticoide.
c. Secção do nervo vestibular.
d. Labirintectomia cirúrgica.

Comentários

A aplicação intratimpânica de corticoide é uma opção de tratamento para os casos refratários às medidas não invasivas ou em pacientes com contraindicação ao uso do corticosteroide sistêmico. O procedimento é de simples realização e apresenta baixo risco de complicação, principalmente em relação aos limiares auditivos. A gentamicina é um antibiótico da classe dos aminoglicosídeos com potencial vestibulotóxico e ototóxico e provoca, de forma não cirúrgica, ablação da função labiríntica. Secção do nervo vestibular e labirintectomia são procedimentos cirúrgicos ablativos destrutivos, destinados a raros casos.

Tratado de otorrinolaringologia - ABORL-CCF. 3. ed. p. 268.

1530) Diante de um paciente com vertigem de início abrupto, é mandatório fazer o diagnóstico diferencial entre um quadro periférico, cujo protótipo é a neurite vestibular, e um acometimento central, mais grave e potencialmente fatal. Dos achados abaixo de exame físico, qual chama mais a atenção sobre a possibilidade de estarmos diante de uma lesão central?
a. *Head impulse test* normal.
b. Nistagmo mais intenso ao olhar para o lado da fase rápida.
c. Teste do Skew sem correção do olhar.
d. Romberg com queda para um dos lados.

Comentários

A síndrome vestibular aguda de origem periférica cursa com hipofunção labiríntica (geralmente unilateral) e, consequentemente:
Head Impulse test alterado unilateralmente, com presença de sacada corretiva ao virar a cabeça para o lado afetado; nistagmo unidirecional com fase rápida batendo em direção ao lado saudável, mais intenso ao olhar para o lado da fase rápida – Lei de Alexander; ausência de desalinhamento vertical dos olhos – teste do *Skew* sem correção do olhar. Esses três exames compõem o protocolo "HINTS". Ao Romberg pode-se perceber queda para o lado hipofuncionante.

Tratado de otorrinolaringologia - ABORL-CCF. 3. ed. p. 268.

Respostas
1528) b; 1529) b; 1530) c

1531) Em relação à doença de Ménière, qual dos seguintes exames tem papel mais relevante no diagnóstico da doença?

a. Eletrococleografia.
b. Audiometria.
c. VEMP.
d. Prova calórica.

Comentários

De acordo com os critérios de classificação da doença de Ménière (Bárány Society), é necessário quadro de perda auditiva sensorial de baixa e média frequência. A audiometria é o exame padrão ouro para detectar perda auditiva.

Costa SS, Paparella MM, Selaimen FA. Doença de Ménière. In: Maia FCA, Albernaz PLM, Carmona S. Otoneurologia atual. Rio de Janeiro: Revinter, 2014.
Lopez-Escamez JA, et al. Diagnostic criteria for Ménière's disease. J Vestib Res. 2015;25:1-7.

1532) Em relação à tontura na infância, marque a alternativa INCORRETA:

a. A vertigem paroxística benigna da infância ocorre em igual frequência em relação ao sexo.
b. A principal causa de tontura na infância é a VPPB (vertigem posicional paroxística benigna).
c. A doença de Ménière, embora rara, pode ser causa de tontura em crianças.
d. Os problemas na manutenção do equilíbrio em crianças na idade pré-escolar podem afetar o desenvolvimento motor e intelectual.

Comentários

A principal causa de tontura na infância é a vertigem paroxística benigna da infância (VPBI). Alguns autores consideram a VPBI e também a migrânea vestibular como causas principais de tontura na infância. A VPPB é a principal causa de vertigem em adultos.

Mezzalira R, et al. Otoneurologia clínica. Rio de Janeiro: Revinter, 2014.
van de Berg R, et al. Vestibular migraine and recurrent vertigo of childhood: diagnostic criteria Consensus document of the Committee Classification of Vestibular Disorders of the Bárány Society and the International Headache Society. J Vestib Res. 2021;31(1):1-9.

1533) De acordo com o protocolo HINTS, um paciente com quadro agudo de vertigem, apresentando teste do impulso cefálico alterado à direita, nistagmo espontâneo à esquerda e teste do Skew sem alterações sugere:

a. Síndrome vestibular periférica aguda à direita.
b. Síndrome vestibular periférica aguda à esquerda.
c. Síndrome vestibular central.
d. Nenhuma das alternativas.

Comentários

O teste do impulso cefálico indica o lado afetado através da alteração do RVO. Já o nistagmo "bate" para o lado oposto à lesão. E, por fim, o teste do Skew apresenta-se sem alterações nas lesões vestibulares periféricas.

Kattah JC, Talkad AV, Wang DZ, Hsieh Y-H, Newman-Toker DE. HINTS to diagnose stroke in the acute vestibular syndrome. Stroke 2009;40(11):3504-10.
Newman-Toker DE, Kerber KA, Hsieh YH, Pula JH, Omron R, Saber Tehrani ASS, et al. HINTS outperforms ABCD2 to screen for stroke in acute continuous vertigo and dizziness. Acad Emerg Med. 2013;20(10):986-96.

1534) Qual condição não é considerada causa de arreflexia vestibular bilateral?

a. Ototoxicidade.
b. Doença imunomediada.
c. Cinetose.
d. Doença de Ménière.

Comentários

Ao contrário da ototoxicidade, doença imunomediada e doença de Ménière, a cinetose não apresenta risco de causar perda da função vestibular bilateral.

Albernaz PLM. Arreflexia vestibular bilateral. In: Maia FCA, Albernaz PLM, Carmona S. Otoneurologia atual. Rio de Janeiro: Revinter, 2014.
Mezzalira R, et al. Otoneurologia clínica. Rio de Janeiro: Revinter; 2014.

Respostas
1531) b; 1532) b; 1533) a; 1534) c

1535) Todas as condições descritas a seguir podem obter resultados satisfatórios com a reabilitação vestibular, EXCETO:

a. Arreflexia vestibular bilateral.
b. Cinetose.
c. Vertigem de origem metabólica.
d. Neurite vestibular.

Comentários

O tratamento da vertigem de origem metabólica consiste na correção de hábitos alimentares e/ou tratamento farmacológico.

Oliveira MH. Reabiltação vestibular. Rio de Janeiro: Revinter; 2020.
Sauvage JP, Grenier H. Reabilitação vestibular. Guia Prático. Rio de Janeiro: Revinter; 2017.
Ramos S, et al. Vertigem de origem metabólica. In: Maia FCA, Albernaz PLM, Carmona S. Otoneurologia atual. Rio de Janeiro: Revinter; 2014.

1536) São aplicações clínicas do exame VEMP (potencial evocado miogênico vestibular), EXCETO:

a. Neurite vestibular.
b. Doença de Ménière.
c. Síndrome da deiscência do canal semicircular superior.
d. Migrânia vestibular.

Comentários

O VEMP (Potencial Evocado Miogênico Vestibular) pode estar ausente ou com diminuição da amplitude na doença de Ménière, assim como na neurite vestibular. Na síndrome da deiscência do canal semicircular superior podemos observar um limiar mais baixo das respostas do VEMP. Na migrânea vestibular não existe nenhuma alteração no exame de VEMP.

Cal R, et al. Potenciais Evocados Miogênicos Vestibulares (VEMP). In: Maia FCA, Albernaz PLM, Carmona S. Otoneurologia atual. Rio de Janeiro: Revinter; 2014.

1537) Em relação à vertigem posicional paroxística benigna (VPPB), assinale a alternativa CORRETA:

a. Manobra de Epley é o tratamento mais efetivo para VPPB.
b. A incidência da VPPB é maior na faixa entre 20 e 40 anos.
c. Não existe relação entre traumatismo craniano e VPPB.
d. Uma das complicações das manobras de reposicionamento é a conversão dos detritos de um canal semicircular para outro.

Comentários

A manobra de Epley é indicada para VPPB de canal posterior (canalitíase), que é o local mais acometido nas VPPBs. Entretanto, ela não é efetiva para tratamento de VPPB de canais laterais. A incidência de VPPB é maior na terceira idade. Traumatismos cranianos podem ocasionar deslocamentos de otólitos do utrículo para os canais semicirculares em razão do impacto mecânico do trauma.

As manobras de reposicionamento devem ser realizadas com precisão, após a determinação correta do tipo de VPBB. Uma manobra feita de maneira inadequada ou não adequada para o canal acometido pode ocasionar conversão de detritos de um canal para outro.

Herdman SJ, Clendaniel R. Vestibular rehabilitation, 4th ed. Philadephia: EA Davis Company, 2014.
Libonati GA. Vertigem posicional paroxística benigna. In: Maia FCA, Albernaz PLM, Carmona S. Otoneurologia atual. Rio de Janeiro: Revinter; 2014.

Respostas
1535) c; 1536) d; 1537) d

1538) Em relação à reabilitação vestibular, assinale a alternativa INCORRETA:

a. A técnica de substituição consiste em intensificar outros meios que participam do equilíbrio, como visão e propriocepção.
b. A habituação se baseia no conceito de que a exposição repetida a um estímulo provocativo tende a resultar na redução da resposta anormal.
c. A técnica de habituação é indicada na arreflexia vestibular bilateral.
d. É normal certo desconforto durante a execução dos exercícios de reabilitação vestibular.

Comentários

A técnica de habituação consiste em expor o indivíduo a um estímulo provocativo para ocasionar uma redução da resposta anormal. Na técnica de habituação é importante a presença de RVO (ainda que afetado). Na arreflexia vestibular bilateral não temos como estimular o RVO, visto que ele está abolido. Portanto, neste caso, a técnica adequada no tratamento da arreflexia vestibular bilateral é a substituição e não a habituação.

Herdman SJ, Clendaniel R. Vestibular rehabilitation. 4th ed. Philadelphia: EA Davis Company, 2014.
Oliveira MH. Reabiltação vestibular. Rio de Janeiro: Revinter; 2020.
Sauvage JP, Grenier H. Reabilitação vestibular. Guia Prático. Rio de Janeiro: Revinter; 2017

1539) Diante de um paciente com queixa de zumbido e perda auditiva unilateral e com respostas inconsistentes do ouvido acometido no exame de PEATE, qual deve ser a conduta?

a. Repetir a audiometria em 6 meses.
b. Não realizar nenhum exame se o paciente relatar que a perda auditiva tem mais de 5 anos.
c. Solicitar ressonância magnética de ouvido/ossos temporais.
d. Dar alta ao paciente se o mesmo não tiver zumbido e se a perda não atrapalhar nas atividades do dia a dia.

Comentários

Todo paciente com perda auditiva unilateral, com ou sem zumbido, apresenta como diagnóstico diferencial o neurinoma do acústico. Neste caso, com um PEATE alterado, é importante a realização da ressonância magnética com o intuito de descartar tal moléstia.

Vital JP, Reis JL, Penha RS. The early diagnosis of an acoustic neuroma. Acta Med Port.1993;6(5):209-13.
Jackler RK. Acoustic neuroma. In: Jackler RK, Brackman DE (Eds.). Neurotology. Mosby, 1994.
Jackler RK. Diagnosing acoustic neuromas. Audio-Digest Otolaryngology. 2000 Feb 21;33:04.

1540) Em relação ao tratamento do zumbido, podemos afirmar que:

a. A técnica de habituação por TRT (*Tinnitus Retraining Therapy*) deve ser realizada por no máximo 6 meses. Se não tiver resposta neste período é recomendado interromper este tratamento.
b. A estimulação magnética transcraniana aumenta o risco de desenvolver tumores intracranianos e, por isso, não é uma técnica indicada.
c. Pacientes com insônia associada a zumbido não se beneficiam com a terapia cognitiva comportamental.
d. O tratamento do bruxismo pode ter efeito benéfico na abordagem de um paciente com zumbido.

Comentários

A técnica de TRT não apresenta um período máximo de estímulo. Até o momento não foi constatada a associação entre estimulação magnética transcraniana e risco aumentado de tumores intracranianos.
A terapia cognitiva comportamental tem efeitos comprovados no tratamento coadjuvante na insônia provocada pelo zumbido.
A proximidade da ATM e as estruturas dentárias da orelha fazem com que esta inter-relação, provavelmente por percussão e compressão, cause zumbido. Portanto, o tratamento destas patologias pode melhorar ou abolir o zumbido.

Figueiredo RR, Azevedo AA. Zumbido. Rio de Janeiro: Revinter, 2013.
Lefaucheur J-P, et al. Evidence-based guidelines on therapeutic use of repetitive transcranial megnetic stimulation: An update (2014-2018). Clinical Neurophysiology. 2020;131:474-528.

Respostas
1538) c; 1539) c; 1540) d

1541) Em relação aos princípios anatomofisiológicos que regem o equilíbrio, assinale a alternativa INCORRETA:

a. Os órgãos otolíticos detectam as acelerações lineares impostas nos movimentos translacionais da cabeça e sua posição relativa à força da gravidade.
b. O nervo vestibular superior inerva o canal semicircular anterior e lateral e a mácula do utrículo.
c. É nos núcleos vestibulares que se convergem todas as informações, visual proprioceptiva vestibular e das articulações dos músculos do pescoço e do resto do corpo.
d. Uma das funções do sistema vestibular é manter a imagem clara e estável durante os movimentos. Portanto, quando a cabeça faz uma rotação em certa velocidade e direção, os olhos devem girar na mesma velocidade e na mesma direção para manter a imagem estável.

Comentários

Quando a cabeça faz uma rotação em certa velocidade e direção, os olhos devem girar na mesma velocidade e na direção contrária para manter a imagem estável.

Maia FCZ, Portinho F. Princípios anatomofisiológicos que regem o equilíbrio. In: Maia FCA, Albernaz PLM, Carmona S. Otoneurologia atual. Rio de Janeiro: Revinter, 2014.

1542) Em relação à tontura postural perceptual persistente, podemos afirmar que:

a. Apesar de os sintomas serem persistentes, eles não causam sofrimento significativo ou prejuízo funcional.
b. Os sintomas costumam ser exacerbados por postura ereta, movimento (ativo ou passivo), ou por estímulos visuais (em movimento ou padrões visuais complexos).
c. Não apresentam nenhuma relação com aspectos emocionais.
d. A TPPP acomete, principalmente, os homens.

Comentários

Os sintomas persistentes da TPPP, sem dúvida, causam sofrimento ou prejuízo e apresentam uma relação direta com os aspectos emocionais. Os dados mostram que a TPPP é mais frequente no sexo feminino.

Bittar RSM, von Söhsten Lins EMD. Clinical characteristics of patients with persistent postural-perceptual dizziness. Braz J Otorhinolaryngol. 2015;81(3):276-82
Staab JP, et al. Diagnostic criteria for persistente postural-perceptual dizziness (PPPD): Consensus Document of the Committee for the Calssification of Vestibular Disorders of the Bárány Society. J Vestib Res. 2017;27(4):191-208.

1543) Em relação à doença de Ménière, marque a opção CORRETA:

a. Os benzodiazepínicos são contraindicados no tratamento da fase aguda da doença, pois eles impedem a compensação vestibular.
b. A doença de Ménière não tem uma fisiopatologia bem definida, mas já sabemos que doenças como diabetes e hipotireoidismo não apresentam qualquer relação com a doença de Ménière.
c. Os sintomas cocleares nunca se manifestam de maneira isolada. Eles sempre ocorrem associados aos sintomas vestibulares.
d. Na maioria dos casos, os sintomas se iniciam entre a terceira e a sétima décadas de vida, com pequena predominância no sexo feminino.

Comentários

Os benzodiazepínicos podem atrapalhar na compensação vestibular, entretanto, na fase aguda, eles podem ser úteis no alívio dos sintomas. O diabetes e o hipotireoidismo são fatores conhecidos que podem influenciar na evolução da doença de Ménière. Os sintomas cocleares podem-se manifestar entre os sintomas vestibulares.

Costa SS, Paparella MM, Selaimen FA. Doença de Ménière. In: Maia FCA, Albernaz PLM, Carmona S. Otoneurologia atual. Rio de Janeiro: Revinter, 2014.
Lopez-Escamez JA, et al. 'Diagnostic criteria for Ménière's disease'. J Vestib Res. 2015;25(1):1-7.

Respostas
1541) d; 1542) b; 1543) d

1544) Em relação ao tratamento da migrânea vestibular, marque a alternativa INCORRETA.
   a. O tratamento da migrânea (enxaqueca) vestibular é dividido em duas etapas: tratamento da crise aguda e profilaxia.
   b. O tratamento profilático pode ser feito com betabloqueadores (p. ex., propranolol), antidepressivos tricíclicos (p. ex., amitriptilina), anticonvulsivantes (p. ex. topiramato) e inibidores seletivos da receptação da serotonina (p. ex. venlafaxina).
   c. Orientações sobre hábitos alimentares são importantes, visto que determinados alimentos podem agir como gatilhos para a manifestação dos sintomas.
   d. O tratamento da migrânea vestibular em adolescentes se baseia apenas em mudanças de hábitos alimentares e tratamento da crise aguda.

Comentários

Inicialmente o tratamento da migrânea vestibular em adolescentes se baseia nas mudanças de hábitos alimentares e tratamento da crise aguda. Entretanto, em alguns casos, o uso de medicamentos profiláticos pode ser necessário.

Carmona S. Enxaqueca vestibular. In: Maia FCA, Albernaz PLM, Carmona S. Otoneurologia atual. Rio de Janeiro: Revinter, 2014.
Mezzalira R, et al. Otoneurologia clínica. Rio de Janeiro: Revinter, 2014.
Migraine associated vertigo in: https://dizziness-and-balance.com/disorders/central/migraine/mav.html

1545) Em relação à síndrome do desequilíbrio do idoso (presbivestibulopatia/presbivertigem), assinale a alternativa incorreta.
   a. O comprometimento vestibular é altamente prevalente em adultos mais velhos, com quase 50% dos indivíduos com mais de 60 anos demonstrando alguma forma de perda fisiológica vestibular.
   b. Em relação ao tratamento, é importante a resolução das comorbidades associadas que podem afetar o equilíbrio.
   c. Em decorrência do risco de queda, a reabilitação vestibular deve ser evitada em pacientes com síndrome do desequilíbrio do idoso.
   d. Uma das principais metas do tratamento é evitar quedas.

Comentários

A reabilitação vestibular é altamente indicada no tratamento de pacientes com síndrome do desequilíbrio do idoso.

Agrawal Y, et al. Presbyvestibulopathy: Diagnostic criteria Consensus document of the classifications committee of the Bárány Society. J Vestib Res. 2019;29(4):161-70.
Herdman SJ, Clendaniel R. Vestibular rehabilitation, 4th ed. Philadelphia: EA Davis Company, 2014.
Mezzalira R, et al. Otoneurologia clínica. Rio de Janeiro: Revinter, 2014.
Oliveira MH. Reabiltação vestibular. Rio de Janeiro: Revinter, 2020

1546) Paciente de 65 anos, com queixa de tontura desencadeada pela movimentação da cabeça. Ao exame físico: Dix-HallPike com nistagmo torcional horário, com componente vertical para cima. Restante do exame físico otológico e otoneurológico sem alterações. Realizada hipótese diagnóstica de VPPB. Qual o canal acometido?
   a. Canal anterior.
   b. Canal lateral.
   c. Canal posterior.
   d. Não se pode afirmar, pois não sabemos para qual lado foi feita a manobra.

Comentários

Na vertigem posicional paroxística benigna o canal acometido é definido pelo nistagmo e não pela manobra realizada. No canal posterior, torcional com componente vertical para cima e, no canal anterior, torcional com componente vertical para baixo.

von Brevern M, *et al.* Benign paroxysmal positional vertigo: diagnostic criteria. J Vest Res. 2015;25(3-4):105-17.

Respostas
1544) d; 1545) c; 1546) c

1547) Os critérios para diagnóstico de doença de Ménière definida foram estabelecidos em 2015 pela Sociedade Bárány. Esses critérios incluem:

a. Dois ou mais episódios de vertigem ou tontura com duração de 20 minutos a 24 horas.
b. Perda auditiva em alta frequência documentada por audiometria.
c. Eletrococleografia com relação SP/AP superior a 35%.
d. Dois ou mais episódios de vertigem com duração de 20 minutos a 12 horas.

Comentários

Os critérios da Sociedade Bárány para doença de Ménière definida são:
Dois ou mais episódios de vertigem com duração de 20 minutos a 12 horas, perda auditiva sensorioneural em baixas ou médias frequências, sintomas aurais flutuantes, não mais bem explicados por outro diagnóstico vestibular.

Lopez-Escamez JA, et al. Diagnostic criteria for Ménière's disease. J Vestib Res. 2015;25(1):1- 7.

1548) Criança de 4 anos com história de episódios de vertigem recorrentes com duração de aproximadamente 10 minutos, associados a vômitos, palidez, sudorese, instabilidade e choro forte. Com base nessa história, quais as principais hipóteses diagnósticas?

a. Migrânea vestibular da infância e epilepsia vestibular.
b. Tumor de sistema nervoso central e doença de Ménière.
c. Vertigem posicional paroxística benigna e migrânea vestibular.
d. Epilepsia vestibular e tontura cervical.

Comentário

A migrânea vestibular da infância, chamada anteriormente de vertigem paroxística benigna da infância, é caracterizada por:

- 5 ou mais episódios de sintomas vestibulares de moderada a severa intensidade com duração de 5 minutos a 72 horas.
- História de migrânea
- Ao menos metade dos episódios associados a, ao menos, um dos seguintes: cefaleia (unilateral ou pulsátil ou dor moderada/intensa ou piora com atividade diária); fono ou fotofobia, aura visual.
- Idade menor 18 anos.
- Não mais bem explicada por outras doenças vestibulares.
- A epilepsia e os tumores de sistema nervoso central são os principais diagnósticos diferenciais.

van de Berg R, et al. Vestibular Migraine and Recurrent Vertigo of Childhood: Diagnostic Criteria Consensus Document of the Classification Committee of Vestibular Disorders of the Bárány Society and the International Headache Society. J Vestib Res. 2021;31(1):1-9.

1549) Paciente com história de tontura há 3 horas, apresentando nistagmo horizonto-rotatório para a direita unidirecional, *head impulse test* sem alterações, ausência de sintomas auditivos e sem *skew desviation* (*cover test* negativo). Diante desse quadro, qual é a alternativa CERTA?

a. Quadro vestibular periférico, neurite vestibular direita.
b. Quadro vestibular periférico, comprometendo nervo vestibular superior esquerdo.
c. Quadro vestibular agudo, não sendo possível descartar quadro central.
d. Quadro vestibular central com comprometimento de tronco encefálico.

Comentários

Nos quadros vestibulares agudos, o HINTS mostra *head impulse* alterado nos quadros periféricos e teste de *Skew* (ou *cover test*) alterado nos quadros centrais.
Alguns nistagmos são sugestivos de quadros centrais, como os multidirecionais. Os nistagmos horizonto-rotatórios podem estar presentes tanto em quadros periféricos como em quadros centrais.

Newman-Toker DE, Kerber KA, Hsieh YH, Pula JH, Omron R, Saber Tehrani AS, et al. HINTS outperforms ABCD2 to screen for stroke in acute continuous vertigo and dizziness. Acad Emerg Med. 2013 Oct;20(10):986-96.

Respostas
1547) d; 1548) a; 1549) c

1550) Quanto à migrânea vestibular, pode-se afirmar que:
a. Não há sintomas auditivos associados, o que permite o diagnóstico diferencial com doença de Ménière.
b. Pode ter vertigem posicional que ocorre depois de mudança da posição da cabeça.
c. A vectoeletronistagmografia tem padrão dentro da normalidade.
d. A cefaleia precede em até 2 horas a crise vestibular.

Comentários

Os sintomas vestibulares que ocorrem em crises na migrânea vestibular são muito variáveis, incluindo: vertigens espontâneas (internas e externas), posicionais, visuais, induzidas por movimento.

Lempert T, et al. Vestibular migraine: diagnostic criteria. J Vestib Res. 2012;22(4):167-72.

1551) São causas de vestibulopatia bilateral, EXCETO:
a. Ototoxicidade.
b. Doença de Ménière.
c. CANVAS.
d. Migrânea vestibular.

Comentários

As três causas mais frequentes de vestibulopatia bilateral são: drogas ototóxicas, Ménière bilateral e meningite. Outras causas são: schwannoma bilateral, doenças autoimunes, genéticas, doença neurológica degenerativa (como CANVAS – *cerebellar ataxia with neuropathy and vestibular areflexia syndrom*).

Strupp M, et al. Bilateral vestibulopathy: Diagnostic criteria Consensus document of the Classification Committee of the Bárány Society. J Vestib Res. 2017;27(4):177-89.

1552) Quanto aos exames de avaliação vestibular, assinale a alternativa CORRETA:
a. A finalidade do VEMP cervical é averiguar a integridade funcional do utrículo e das conexões centrais.
b. A prova calórica avalia o nervo vestibular superior.
c. O *video head impulse test* (vHIT) é capaz de avaliar os seis canais semicirculares, sáculo e utrículo.
d. O VEMP ocular apresenta alterações em casos de neurite vestibular inferior.

Comentários

O VEMP cervical avalia o sáculo e o nervo vestibular inferior, o ocular, utrículo e nervo vestibular superior.
Na prova calórica avaliamos canais laterais e, portanto, nervo vestibular superior.
O *head impulse* avalia os canais semicirculares e não avalia sáculo e utrículo.

Pignatari SSN, Anselmo-Lima WT (Orgs.). Tratado de otorrinolaringologia. 3. ed. Rio de Janeiro: Elsevier; 2018.

1553) A paroxismia vestibular é uma doença caracterizada pela compressão neurovascular do oitavo nervo craniano. Quando devemos pensar nesse diagnóstico?
a. História de crises vertiginosas com duração mínima de 10 minutos.
b. Dix-HallPike com tontura e nistagmo típicos de VPPB.
c. Ressonância com presença de alça vascular define o diagnóstico.
d. Resposta ao tratamento com carbamazepina.

Comentários

Os critérios diagnósticos para paroxismia vestibular são:
- Ao menos 10 ataques de tontura rotatória ou não rotatória.
- Duração inferior a 1 minuto.
- Fenômenos estereotipados.
- Resposta ao tratamento com carbamazepina/oxcarbamazepina.
- Não mais bem explicado por outros diagnósticos.

Strupp M, et al. Vestibular paroxysmia: diagnostic criteria. J Vestib Res. 2016;25(5-6):409-415.

Respostas
1550) b; 1551) d; 1552) b; 1553) d

1554) Mulher, 30 anos, previamente hígida, procura o pronto atendimento com queixa de tontura rotatória de forte intensidade, há 3 dias, com duração de segundos e de início súbito, desencadeada pelo movimento de olhar para cima e para a direita. Refere início após jogar a cabeça para trás para secar o cabelo. Nega zumbido ou perda auditiva.
Ao exame: ausência de nistagmo espontâneo ou semiespontâneo; *Head Impulse test*, *cover test*, Romberg e Unterberger negativos. À manobra de Dix-Hallpike foi observado: nistagmo com latência de aproximadamente 3 segundos, duração de 10 segundos, torcional anti-horário com componente vertical para cima.
O diagnóstico e o tratamento mais adequados seriam:
a. VPPB CSP ductolitíase; Manobra de Semont.
b. VPPB CSA ductolitíase; Manobra de Yacovino.
c. VPPB CSP cupulolitíase; Manobra de Epley.
d. VPPB CSCL cupulolitíase; Manobra de Lempert.

Comentários

Na VPPB de canal posterior, o nistagmo na manobra de Dix-Hallpike é torcional, com componente vertical para cima. A duração do nistagmo inferior a 1 minuto sugere ductolitíase, e quando superior a 1 minuto, cupulolitíase. O tratamento pode ser realizado com Manobra de Epley ou de Semont.

von Brevern M, et al. Benign paroxysmal positional vertigo: diagnostic criteria. J Vestib Res. 2015;25(3-4):105-17.

1555) Em relação à VPPB, assinale a alternativa CORRETA:
a. A sigla VPPB significa vestibulopatia posicional paroxística benigna.
b. A VPPB é a segunda causa mais comum de vestibulopatia depois da migrânea vestibular.
c. Na VPPB, a queixa de tontura rotatória é obrigatória para o diagnóstico.
d. Na VPPB, a observação no nistagmo é obrigatória para definir o canal acometido.

Comentários

A VPPB – vertigem posicional paroxística benigna – é a doença vestibular mais frequente na população, caracterizada por crises recorrentes de tontura ou vertigem desencadeadas pela movimentação da cabeça. O nistagmo observado nas manobras diagnósticas de posicionamento define o canal acometido.

von Brevern M, et al. Benign paroxysmal positional vertigo: diagnostic criteria. J Vestib Res. 2015;25(3-4):105-17.

1556) No paciente com neurite vestibular podemos fazer diversos testes para observar a presença de nistagmo. Com a melhora clínica, alguns testes se tornam negativos e temos que usar testes mais sensíveis para avaliar a presença do nistagmo. Assinale qual alternativa apresenta os testes em ordem dos menos sensíveis para os mais sensíveis na avaliação da presença de nistagmo.
a. *Head impulse*, nistagmo espontâneo, nistagmo semiespontâneo.
b. Nistagmo espontâneo, nistagmo semiespontâneo, *head shaking*.
c. *Cover test*, *head impulse*, nistagmo semiespontâneo.
d. *Head shaking*, nistagmo espontâneo, nistagmo semiespontâneo.

Comentários

O paciente com neurite vestibular geralmente apresenta nistagmo espontâneo na fase aguda. Com o passar do tempo, o nistagmo espontâneo não pode mais ser visto, mas ainda se observa o nistagmo semiespontâneo. Com a melhora clínica do paciente, também o nistagmo semiespontâneo deixa de ser visualizado, mas a realização do *head-shaking* pode demonstrar um nistagmo que estava latente.

Pignatari SSN, Anselmo-Lima WT (Orgs.). Tratado de otorrinolaringologia, 3.ed. Rio de Janeiro: Elsevier, 2018.
Pérez P, Llorente JL, Gómez JR, Del Campo A, López A, Suárez C. Functional significance of peripheral head-shaking nystagmus. Laryngoscope. 2004 June;114(6):1078-84.

Respostas
1554) a; 1555) d; 1556) b

1557) Quais *bed side tests* podem contribuir para o diagnóstico de síndrome vestibular central?

a. Nistagmo semiespontâneo bidirecional.
b. *Head impulse test* alterado com sacadas.
c. Nistagmo espontâneo horizonto-rotatório para a esquerda.
d. *Head-shaking positive*.

Comentários

A presença de nistagmo com fase rápida alternada é indicativa de comprometimento central.

Newman-Toker DE, Kerber KA, Hsieh Y-H, Pula JH, Omron R, Tehrani ASS, *et al.* HINTS outperforms ABCD2 to screen for stroke in acute continuous vertigo and dizziness. Acad Emerg Med. 2013 Oct;20(10):986-96.

1558) Em relação aos *bed side tests*, é CORRETO afirmar:

a. No teste do impulso cefálico, ou *head impulse*, testamos a capacidade de o indivíduo realizar o reflexo vestíbulo-ocular.
b. No teste de Romberg o paciente sempre cai para o lado hiperfuncionante e o mesmo ocorre no Unterberger.
c. No teste de diadococinesia testamos: cerebelo, força muscular e funcionamento do nervo trigêmeo.
d. No teste de *cover test* ou teste do Skew o desvio do olhar sugere acometimento do labirinto ipsilateral.

Comentários

O *head impulse test* avalia o reflexo vestíbulo-ocular e, portanto, está alterado em casos de comprometimento periférico, diferente do teste do Skew, que está alterado em comprometimentos centrais. Nos testes Romberg e Unterberger a queda/desvio ocorre para o lado hipofuncionante.
Os testes de diadococinesia auxiliam na avaliação da função cerebelar, mas cumpre atentar para eventuais alterações musculoesqueléticas ou de força, que podem interferir na realização dos testes.

Davies R. Bedside neuro-otological examination and interpretation of commonly used investigations. J Neurol Neurosurg Psychiatry 2004;75 Suppl 4(Suppl 4):iv32-44.

1559) A anatomia e a fisiologia do sistema vestibular são bastante complexas. Assinale a alternativa CORRETA:

a. As células ciliadas da crista ampolar dos canais semicirculares enviam informações ao sistema nervoso central quanto à aceleração linear e gravitacional.
b. Em condições normais, o canal semicircular lateral do lado que se faz a movimentação cefálica é sempre ativado, enquanto o lado oposto é inibido.
c. O utrículo e o sáculo são órgãos otolíticos localizados na porção mastóidea do osso temporal e responsáveis por enviar informações quanto à aceleração angular da cabeça.
d. O labirinto membranáceo tem em seu interior a endolinfa, que é rica em sódio e pobre em potássio.

Comentários

Os canais semicirculares são responsáveis pela informação de movimentos angulares, enquanto o vestíbulo - sáculo e utrículo - é responsável pelas acelerações lineares e gravitacionais.
A endolinfa é rica em potássio e pobre em sódio, e a perlinfa é rica em sódio e pobre em potássio.

Pignatari SSN, Anselmo-Lima WT (Orgs.). Tratado de otorrinolaringologia, 3.ed. Rio de Janeiro: Elsevier, 2018.

Respostas
1557) a; 1558) a; 1559) b

1560) O tratamento das doenças vestibulares pode incluir medicamentos, reabilitação, dieta, entre outros. Qual o objetivo desses tratamentos?

a. Os exercícios de reabilitação vestibular utilizam mecanismos de adaptação vestibular, substituição de estratégias sensoriais ou motoras e habituação.
b. Os supressores vestibulares são usados no controle de sintomas vestibulares, náuseas e vômitos na fase aguda e podem ser mantidos continuamente no primeiro ano.
c. A betaistina é um modulador histaminérgico, atuando como forte antagonista H1 e, por isso, leva à sonolência.
d. As manobras de reposicionamento de otólitos objetivam levar os otólitos à posição fisiológica, resolvendo quadros de hipofunção vestibular.

Comentários

Os médicos são responsáveis pelo diagnóstico da doença e indicação da reabilitação vestibular (RV). A RV usa exercícios personalizados com base em protocolos que utilizam mecanismos de adaptação vestibular, substituição de estratégias sensoriais ou motoras e habituação para acelerar a compensação vestibular e recuperar o equilíbrio corporal.

Os supressores vestibulares podem ser prescritos na fase aguda das doenças vestibulares para controle sintomático. Seu uso deve acontecer pelo menor tempo possível a fim de não prejudicar a compensação vestibular e evitar efeitos colaterais indesejados.

A betaistina é um modulador histaminérgico, atuando como fraco agonista H1, e um forte antagonista do heterorreceptor H3. Embora tenha uma ação primordialmente periférica no labirinto, atua, também, no sistema nervoso central (SNC).

O objetivo da terapia com manobras é a reposição dos otólitos à posição fisiológica, resolvendo o episódio de sintomas vestibulares posicionais.

Pignatari SSN, Anselmo-Lima WT (Orgs.). Tratado de otorrinolaringologia, 3.ed. Rio de Janeiro: Elsevier, 2018.

1561) Não há consenso internacional acerca do tratamento da doença de Menière, porém, as medidas mais utilizadas, inicialmente, envolvem o uso de betaistina, o aumento do consumo de água e outras medidas comportamentais, como evitar possíveis fatores de gatilho (estresse, privação de sono, abuso de carboidratos, açúcar refinado, entre outros).

Imagine um paciente com Doença de Menière de difícil controle, em uso de altas doses de betaistina e seguindo corretamente todas as medidas comportamentais, mas sem grande prejuízo dos níveis auditivos.

Qual seria um próximo passo na tentativa de controle da doença?

a. Injeção intratimpânica de dexametasona.
b. Injeção intratimpânica de gentamicina.
c. Cirurgia de neurectomia vestibular.
d. Cirurgia de labirintectomia.

Comentários

O tratamento da doença de Ménière deve seguir certos passos, deixando as modalidades cirúrgicas para o momento em que as menos invasivas já foram esgotadas. No paciente do caso, por apresentar boa resposta auditiva, devemos evitar procedimentos que possam cursar com perda auditiva, como o uso da gentamicina, que apresenta possível efeito ototóxico.

Nevoux J, Barbara M, Dornhoffer J, Gibson W, Kitahara T, Darrouzet V. International consensus (ICON) on treatment of Ménière's disease. Eur Ann Otorhinolaryngol Head Neck Dis. 2018;135(1):29-32.
Pignatari SSN, Anselmo-Lima WT. Tratado de otorrinolaringologia, 3.ed. Rio de Janeiro: Elsevier, 2018.

Respostas
1560) a; 1561) a

1562) O paciente com diagnóstico de migrânea vestibular deve ser orientado a aderir a mudanças de seu estilo de vida, evitando diversos tipos de alimentos, estresse, exercício extenuante, privação de sono, entre outras. Em situações nas quais as crises de tontura tornam-se bastante frequentes ou incapacitam, de maneira importante, o paciente, podemos utilizar diferentes classes de medicamentos para o tratamento profilático dessa doença.

Aponte, entre as alternativas abaixo, uma opção de tratamento profilático de migrânea vestibular:

a. Ciclobenzaprina.
b. Piracetam.
c. Sumatriptano.
d. Venlafaxina.

Comentários

A ciclobenzaprina é um relaxante muscular e pode ter ação na dor aguda, mas não na profilaxia da migrânea vestibular. O mesmo ocorre com o sumatriptano, que pode ser utilizado para abortar crises de migrânea. O piracetam pode ser utilizado para tratamento de crises, quando associado à cinarizina ou outro bloqueador dos canais de cálcio. A profilaxia da migrânea vestibular é realizada por meio da utilização de medicamentos das classes de antidepressivos, anticonvulsivantes, betabloqueadores ou bloqueadores dos canais de cálcio. A venlafaxina é um antidepressivo inibidor da receptação de serotonina e noradrenalina amplamente utilizado para este fim.

Dieterich M, Obermann M, Celebisoy N. Vestibular migraine: the most frequent entity of episodic vertigo. J Neurol. 2016;263 Suppl 1:82-9.
Salmito MC, Duarte JA, Morganti LOG, Brandão PVC, Nakao BH, Villa TR, *et al.* Prophylactic treatment of vestibular migraine. Braz J Otorhinolaryngol. 2017;83(4):404-10.

1563) O curso natural de um quadro de hipofunção vestibular unilateral aguda, também conhecida como neurite vestibular, é a melhora após alguns dias, com recuperação total ou parcial da função vestibular.

Assinale a opção que mostra uma classe de medicamentos que pode melhorar o prognóstico natural desta condição:

a. Flunarizina.
b. Diazepam.
c. Dimenidrinato.
d. Dexametasona.

Comentários

Somente os corticosteroides conseguiram mostrar melhora do prognóstico natural da hipofunção vestibular unilateral aguda. Os bloqueadores dos canais de cálcio (flunarizina), inibidores de histamina/acetilcolina (dimenidrinato) e inibidores do GABA (diazepam) funcionam como supressores vestibulares e, dependendo do tempo de uso, podem atrasar a compensação vestibular, dificultando a recuperação da função vestibular.

Pignatari SSN, Anselmo-Lima WT. Tratado de otorrinolaringologia. 3. ed. Rio de Janeiro: Elsevier; 2018.
Sjögren J, Magnusson M, Tjernström F, Karlberg M. Steroids for acute vestibular neuronitis-the earlier the treatment, the better the outcome? Otol Neurotol. 2019;40(3):372-4.

Respostas
1562) d; 1563) d

1564) Paciente 67 anos, há 1 semana se queixando de vertigem ao deitar ou sentar na cama, sem náuseas, queixas auditivas ou visuais. Na manobra de Dix-Hallpike, apresentou nistagmo torcional horário, com componente vertical para cima, em crescendo-decrescendo, com vertigem, ao se deitar para a esquerda. Realizada a manobra de Epley, foi orientado a retornar em 1 semana. Retornou com intensa vertigem aos movimentos cefálicos. Nova manobra de Dix-Hallpike evidenciou nistagmo geotrópico, com vertigem, quando o paciente foi deitado para ambos os lados.
Diante da hipótese de VPPB, aponte a opção CORRETA:
a. Ocorreu conversão de canal.
b. Ocorreu congestão canalítica (*canalith jam*).
c. Ocorreu erro no primeiro diagnóstico.
d. Ocorreu dissecção da artéria vertebral.

Comentários

Durante as manobras de reposicionamento, *debris* otoconiais podem-se deslocar de um canal semicircular para outro, principalmente do posterior para o lateral. Após a falha terapêutica, a conversão de canal é a segunda principal complicação do tratamento da VPPB.

Yamane H, Iguchi H, Konishi K, Sakamaoto H, Wada T, Fujioka T, et al. Three-dimensional cone beam computed tomography imaging of the membranous labyrinth in patients with Meniere's disease. Acta Otolaryngol. 2014;134(10):1016-21.
Zuma e Maia FC, Albernaz PLM, Cal RV. Behavior of the posterior semicircular canal after Dix-Hallpike maneuver Behavior of the posterior semicircular canal after Dix-Hallpike maneuver. Audiol Res. 2016;6:140.

1565) A tontura perceptual postural persistente (TPPP) é um diagnóstico bastante prevalente entre as causas de tontura, podendo ser o diagnóstico principal em 15 a 20% dos pacientes com queixas vestibulares. Apesar de estipulados seus critérios diagnósticos em 2017, ainda não há consenso internacional sobre o seu tratamento.
Assinale a alternativa que contém um diagnóstico diferencial da TPPP:
a. Doença de Ménière.
b. Migrânea vestibular.
c. Labirintite infecciosa.
d. Vertigem somatoforme.

Comentários

Somente a vertigem somatoforme causa vertigem/tontura crônica. Todas as outras opções podem ser causas de vertigem episódica ou vertigem aguda.

Staab JP, Eckhardt-Henn A, Horii A, Jacob R, Strupp M, Brandt T, et al. Diagnostic criteria for persistent postural-perceptual dizziness (PPPD): Consensus document of the committee for the Classification of Vestibular Disorders of the Bárány Society. J Vestib Res. 2017;27(4):191-208.
Staab JP. Persistent postural-perceptual dizziness. Semin Neurol. 2020 Feb;40(1):130-7.

1566) Em 2021, novos critérios diagnósticos para causas de tontura na infância foram publicados. A migrânea vestibular da infância é uma causa bastante comum de tontura nesta faixa etária. Sabe-se que grande parte das crianças acometidas por tal problema acabará evoluindo com migrânea na vida adulta.
Sobre o tratamento da migrânea vestibular na infância, considere a resposta CORRETA:
a. O uso de anticonvulsivantes costuma ser necessário.
b. O uso de bloqueadores de canais de cálcio deve ser prolongado.
c. O controle alimentar e as medidas comportamentais são essenciais.
d. O uso de Gingko-biloba deve ser evitado pelo risco de paraefeitos.

Comentários

A maioria dos pacientes com migrânea vestibular se beneficia com as mudanças alimentares e comportamentais, sendo eficazes mesmo como única forma de tratamento. Bloqueadores de canais de sódio, assim como anticonvulsivantes, devem ser evitados, principalmente em uso prolongado, pois apresentam possíveis efeitos colaterais. Diferentemente, o *Gingko-biloba* pode ser usado, justamente por apresentar poucos efeitos colaterais.

Pignatari SSN, Anselmo-Lima WT. Tratado de otorrinolaringologia. 3. ed. Rio de Janeiro: Elsevier, 2018.
van de Berg R, Widdershoven J, Bisdorff A, Evers S, Wiener-Vacher S, Cushing SL, *et al.* Vestibular migraine of childhood and recurrent vertigo of childhood: diagnostic criteria Consensus document of the Committee for the Classification of Vestibular Disorders of the Bárány Society and the International Headache Society. J Vestib Res. 2021;31(1):1-9.

Respostas
1564) a; 1565) d; 1566) c

1567) Um paciente com hipofunção vestibular unilateral aguda apresenta ganho reduzido do reflexo vestíbulo-ocular dos canais semicirculares anterior e lateral direitos, além de sacadas cobertas e descobertas ao exame de teste de impulso cefálico em vídeo.
Qual é o resultado esperado no exame de potenciais evocados miogênicos vestibulares (VEMPs)?
a. VEMP cervical com assimetria e redução da resposta à direita.
b. VEMP cervical normal.
c. VEMP ocular com assimetria e aumento da resposta à esquerda.
d. VEMP ocular normal.

Comentários

As alterações observadas no vHIT mostram que há alteração na função do nervo vestibular superior, com preservação do inferior. O VEMP cervical avalia o sáculo e o nervo vestibular inferior, enquanto o ocular, o utrículo e o nervo vestibular superior. Portanto, a alteração dos VEMPs será percebida no VEMP ocular, com o cervical sem alterações. Além disso, a alteração será uma diminuição da resposta, e não o aumento, levando à assimetria de respostas.

Pignatari SSN, Anselmo-Lima WT. Tratado de otorrinolaringologia. 3. ed. Rio de Janeiro: Elsevier; 2018.
Skoric MK, Adamec I, Pavicic T, Pavlovic I, Ruška B, Crnošija L, Habek M. Vestibular evoked myogenic potentials and video head impulse test in patients with vertigo, dizziness and imbalance. J Clin Neurosci. 2017;39:216-20.

1568) A doença de Ménière é uma das principais causas de tontura em nosso meio. A fisiopatologia de seus sintomas ainda não foi completamente elucidada, porém, a hidropisia endolinfática é a característica patológica mais encontrada em estudos histopatológicos.
Sobre os critérios diagnósticos desta doença, definidos em 2015 pelo Comitê de Audição e Equilíbrio da Academia Americana de Otorrinolaringologia e Cirurgia de Cabeça e Pescoço (AAO-HNS), a Bárány Society e outras entidades, escolha a afirmativa CORRETA:
a. O paciente deve apresentar pelo menos 2 episódios de vertigem espontânea, com duração entre 30 minutos e 12 horas.
b. Na eletrococleografia, o parâmetro de maior confiabilidade é a relação entre o potencial de somação e o potencial de ação (SP/AP).
c. O exame audiométrico evidencia perda auditiva do tipo sensorioneural, e acomete frequências baixas e médias.
d. O paciente apresenta sintomas flutuantes, como zumbido, plenitude aural, flutuação da audição ou do nível de consciência.

Comentários

O diagnóstico da doença de Ménière é eminentemente clínico. Dentre os critérios diagnósticos estabelecidos em 2015, o único exame complementar é a audiometria. A eletrococleografia pode auxiliar no diagnóstico, porém, não é essencial ao mesmo e não está listada dentre os critérios acima mencionados.

Lopez-Escamez JA, Carey J, Chung WH, Goebel JA, Magnusson M, Mandalà M, et al. Diagnostic criteria for Ménière's disease. J Vestib Res. 2015;25(1):1-7.
Pignatari SSN, Anselmo-Lima WT. Tratado de otorrinolaringologia, 3.ed. Rio de Janeiro: Elsevier, 2018.

Respostas
1567) b; 1568) c

1569) Mulher, 22 anos, é levada por seu marido ao serviço de emergência de um hospital, com queixa de vertigem ininterrupta há mais de 4 horas, com náuseas, vômitos, taquicardia e sudorese profusa. Ao exame físico percebem-se nistagmo espontâneo e semiespontâneo horizontais para a direita, com o aumento de sua intensidade ao olhar para a direita, e diminuição ao olhar para a esquerda. É realizado o teste do impulso cefálico, que evidencia sacadas corretivas ao virar a cabeça para a esquerda.

Baseando-se na bateria HINTS, qual seria o próximo passo para se avaliar a paciente?

a. Pesquisa do desvio *skew* (*skew deviation*).
b. Pesquisa do nistagmo de agitação cefálica (*head shake*).
c. Pesquisa do nistagmo sem fixação ocular.
d. Pesquisa do nistagmo desencadeado por hiperventilação.

Comentários

HINTS é a sigla em inglês para três testes oculomotores: o teste do impulso cefálico (*head impulse test*), nistagmo periférico típico (*nystagmus*), e pesquisa do desvio do Skew (*test for skew deviation*). Deve ser aplicada em pacientes com quadro vertiginoso agudo.

Kattah JC, Talkad AV, Wang DZ, Hsieh YH, Newman-Toker DE. HINTS to diagnose stroke in the acute vestibular syndrome: three-step bedside oculomotor examination more sensitive than early MRI diffusion-weighted imaging. Stroke. 2009;40(11):3504-10.
Pignatari SSN, Anselmo-Lima WT. Tratado de otorrinolaringologia, 3.ed. Rio de Janeiro: Elsevier, 2018.

1570) Mulher, 43 anos, é encaminhada pelo neurologista com queixa de, há 1 ano, desequilíbrio, pela maior parte do dia, que se agrava ao assumir a ortostase e ao deambular, e melhora ao se deitar. Não consegue sair de casa sozinha e refere que as visitas regulares ao *shopping*, que costumava realizar, agravam sua queixa. Já não consegue realizar suas atividades em casa. Bastante ansiosa e chorosa durante a consulta, a paciente relata que, antes de tal desequilíbrio se iniciar, apresentou episódios de vertigem ao se deitar na cama, perdurando por aproximadamente 1 mês.

Marque a opção correta do provável diagnóstico do caso acima:

a. VPPB.
b. TPPP.
c. AVE.
d. Paroxismia vestibular.

Comentários

A paciente, provavelmente, apresentou VPPB no início do quadro, cursando com TPPP posteriormente (ela apresenta todos os critérios diagnósticos). Não há relato de vertigem deflagrada por movimentos específicos da cabeça, como o que ocorre na VPPB. Patologias centrais já haviam sido investigadas e descartadas pelo neurologista, que encaminhou a paciente ao otorrinolaringologista. Paroxismia vestibular causa episódios de tontura que duram menos de 1 minuto, e não da forma constante como a do caso.

Staab JP, Eckhardt-Henn A, Horii A, Jacob R, Strupp M, Brandt T, et al. Diagnostic criteria for persistent postural-perceptual dizziness (PPPD): Consensus document of the committee for the Classification of Vestibular Disorders of the Bárány Society. J Vestib Res. 2017;27(4):191-208.

Respostas

1569) a; 1570) b

1571) Homem, 25 anos, procurou o pronto-socorro de um hospital com queixa de vertigem constante, com náuseas e vômitos, iniciada há 6 horas. Nega queixas visuais ou auditivas associadas. Durante seu exame físico observaram-se nistagmos espontâneo e semiespontâneo horizontais para a direita, seguindo a lei de Alexander.

Quais os prováveis achados no exame de teste de impulso cefálico em vídeo deste paciente?

a. Redução do ganho do reflexo vestíbulo-ocular (RVO) dos canais semicirculares posterior e lateral direitos.
b. Redução do ganho do RVO dos canais semicirculares anterior e lateral esquerdos.
c. Redução do ganho do RVO dos canais semicirculares anterior e lateral direitos.
d. Redução do ganho do reflexo vestíbulo-ocular (RVO) dos canais semicirculares posterior e lateral esquerdos.

Comentários

A anatomia nos ensina que os canais semicirculares anterior e lateral são inervados pelo nervo vestibular superior, enquanto o canal semicircular posterior é inervado pelo nervo vestibular inferior. Tratando-se de acometimento vestibular periférico (nistagmo periférico e seguindo a lei de Alexander), não se espera que haja redução da função vestibular dos canais posteriores e laterais, poupando o canal anterior. Além disso, os nistagmos espontâneo e semiespontâneo têm a componente rápida para a direita, o que nos leva a acreditar que a lesão é à esquerda.

MacDougall HG, Weber KP, McGarvie LA, Halmagyi GM, Curthoys IS. The video head impulse test: diagnostic accuracy in peripheral vestibulopathy. Neurology. 2009;73(14):1134-41.
Pignatari SSN, Anselmo-Lima WT. Tratado de otorrinolaringologia, 3.ed. Rio de Janeiro: Elsevier, 2018.

1572) Mulher, 55 anos, há 6 meses se queixa de diversos episódios de vertigem espontânea, durando 10 minutos, associada a náuseas, zumbido e plenitude unilaterais à direita, fotofobia e fosfenos. Tem hipertensão arterial sistêmica e diabetes *mellitus* controlados, além de história de migrânea, sem cefaleia desde o início do climatério.

Marque a opção com o diagnóstico correto para o paciente acima:

a. Doença de Ménière.
b. Migrânea vestibular.
c. VPPB.
d. Paroxismia vestibular.

Comentários

A paciente preenche os critérios diagnósticos de migrânea vestibular (2012), formulados pelo Comitê de Classificação dos Distúrbios Vestibulares da Bárány Society, em conjunto com o Subcomitê de Classificação de Migrânea da Sociedade Internacional de Cefaleias.

A duração da vertigem, na Doença de Ménière, deve ser, no mínimo, de 20 minutos. A vertigem na VPPB e na paroxismia vestibular dura menos de 1 minuto e, na primeira, deve ser deflagrada por certos movimentos da cabeça.

Lempert T, Olesen J, Furman J, Waterston J, Seemungal B, Carey J, et al. Vestibular migraine: diagnostic criteria. J Vestib Res. 2012;22(4):167-72.

Respostas
1571) b; 1572) b

1573) Mulher, 72 anos, há 15 dias iniciou queixa de vertigem, durando menos de 1 minuto, sem queixas visuais, auditivas ou náuseas e vômitos. Refere que a tontura está associada a alguns movimentos, principalmente ao de extensão do pescoço. Por isso, a tontura prevalece quando se deita ou senta na cama, assim como quando rega as plantas em vasos acima do nível da cabeça. Ao exame físico não apresentava nistagmo espontâneo ou semiespontâneo, assim como alterações nos testes de *head shake* e de impulso cefálico.
Diante desse caso, qual seria a próxima medida a ser tomada?
a. Exame de eletronistagmografia.
b. Teste de desvio Skew.
c. Manobra de Dix-Hallpike.
d. Ressonância magnética de encéfalo.

Comentários

A história é bastante sugestiva de VPPB e não há qualquer achado ou elemento na anamnese sugestivo de comprometimento do sistema nervoso central. Dessa maneira, realiza-se a manobra de Dix-Hallpike, a procura de VPPB do canal semicircular posterior, que corresponde a 90% dos casos.

von Brevern M, Bertholon P, Brandt T, Fife T, Imai T, Nuti D, et al. Benign paroxysmal positional vertigo: diagnostic criteria. J Vestib Res. 2015;25(3-4):105-17.

1574) Homem, 6 anos, iniciou queixa de tontura, tipo desequilíbrio, há 1 semana, com alguns episódios de queda da própria altura. Nega queixas visuais, porém, refere náuseas discretas e pouco frequentes. Há 1 mês se queixa de plenitude aural à esquerda, sem otalgia ou otorreia. Apresenta rinite alérgica, sem controle ambiental ou medicamentoso. Assinale o provável diagnóstico para o caso acima:
a. Otite média com efusão.
b. Migrânea vestibular da infância.
c. Vertigem recorrente da infância.
d. Causa oftalmológica (erro de refração).

Comentários

As doenças da orelha média são consideradas, por alguns autores, a causa mais frequente de vestibulopatias na infância. A otite média com efusão é a principal dentre as otites médias. O paciente apresenta plenitude aural que corrobora para esse diagnóstico. Erros de refração não cursam com queixa otológica e os critérios diagnósticos de migrânea vestibular e vertigem recorrente na infância não são preenchidos pelo paciente.

Pignatari SSN, Anselmo-Lima WT. Tratado de otorrinolaringologia. 3. ed. Rio de Janeiro: Elsevier; 2018.
van de Berg R, Widdershoven J, Bisdorff A, Evers S, Wiener-Vacher S, Cushing SL, et al. Vestibular migraine of childhood and recurrent vertigo of childhood: diagnostic criteria Consensus document of the Committee for the Classification of Vestibular Disorders of the Bárány Society and the International Headache Society. J Vestib Res. 2021;31(1):1-9.

Respostas
1573) c; 1574) a;

1575) Homem, 50 anos, tem queixa de vertigem, de segundos de duração, ao se expor a ruídos intensos, assim como quando espirra ou tosse. Hipoacusia à direita e sensação de autofonia. Percebe os ruídos de sua mastigação e dos movimentos do pescoço em orelha direita. Foi submetido à audiometria e impedanciometria, que evidenciaram perda auditiva condutiva, principalmente em frequências graves, e preservação dos reflexos acústicos.
Qual seria o exame que auxiliaria muito no diagnóstico?
a. Tomografia computadorizada de crânio.
b. Ressonância magnética de ossos temporais.
c. Vídeo-oculografia com prova calórica.
d. Potencial evocado miogênico vestibular cervical.

Comentários

A história do paciente nos leva à hipótese diagnóstica de síndrome da terceira janela, principalmente deiscência de canal semicircular superior direito. Sendo assim, o VEMP cervical poderia auxiliar no diagnóstico, com o resultado de redução do limiar de resposta. Os outros exames não trazem resultados que possam elucidar o diagnóstico, o que ocorre com o VEMP.

Hunter JB, Patel NS, O'Connell BP, Carlson ML, Shepard NT, McCaslin DL, Wanna GB. Cervical and Ocular VEMP Testing in Diagnosing Superior Semicircular Canal Dehiscence. Otolaryngol Head Neck Surg. 2017;156(5):917-23.
Pignatari SSN, Anselmo-Lima WT. Tratado de otorrinolaringologia, 3.ed. Rio de Janeiro: Elsevier, 2018.

1576) Em um quadro vertiginoso agudo de causa periférica, responda a CORRETA.
a. Não se observam sacadas corretivas no *head impulse test.*
b. No *cover test* aparecem sacadas de refixação vertical.
c. O nistagmo espontâneo não sofre influência da fixação visual.
d. O nistagmo semiespontâneo aumenta de intensidade quando desvia o olhar em direção à componente rápida.

Comentários

Nistagmo semiespontâneo, nos quadros periféricos, obedece à Lei de Alexander.

Gonçalves DU, Ganança FF, Bottino MA, et al. Greters. In: Otoneurologia clínica, 2.ed. Rio de Janeiro: Thieme-Revinter; 2020.

1577) "É um fenômeno vestibular central capaz de perpetuar o sinal aferente vestibular primário, mesmo após cessado o estímulo periférico proveniente da célula ciliada, resultado da ativação conjunta de neurônios de 1ª e 2ª ordens". Esta frase define o conceito de:
a. Recrutamento vestibular.
b. Velocidade estocada.
c. Reflexo optocinético.
d. Conflito vestibulovisual.

Comentários

Este é o conceito de velocidade estocada que é uma característica do sistema vestibular. Depende da atuação de neurônios com elevada constante de tempo para carga e descarga, portanto, armazenam a atividade proveniente do órgão vestibular periférico e mantêm a descarga além do tempo de sua estimulação.

Gonçalves DU, Ganança FF, Bottino MA, et al. Greters. In: Otoneurologia clínica. 2. ed. Rio de Janeiro: Thieme-Revinter; 2020.

Respostas
1575) d; 1576) d; 1577) b;

1578) Mulher, 57 anos, com zumbido em orelha direita e tontura insidiosa, tipo desequilíbrio, sem piora do zumbido, sem plenitude auricular e sem cefaleia. Paciente nega comorbidades e uso de medicação. Com base nestes dados de anamnese e nos exames abaixo, o provável diagnóstico é:

a. Doença de Ménière em orelha direita.
b. Neurite vestibular direita.
c. Vertigem postural paroxística benigna.
d. Schwannoma vestibular direita.

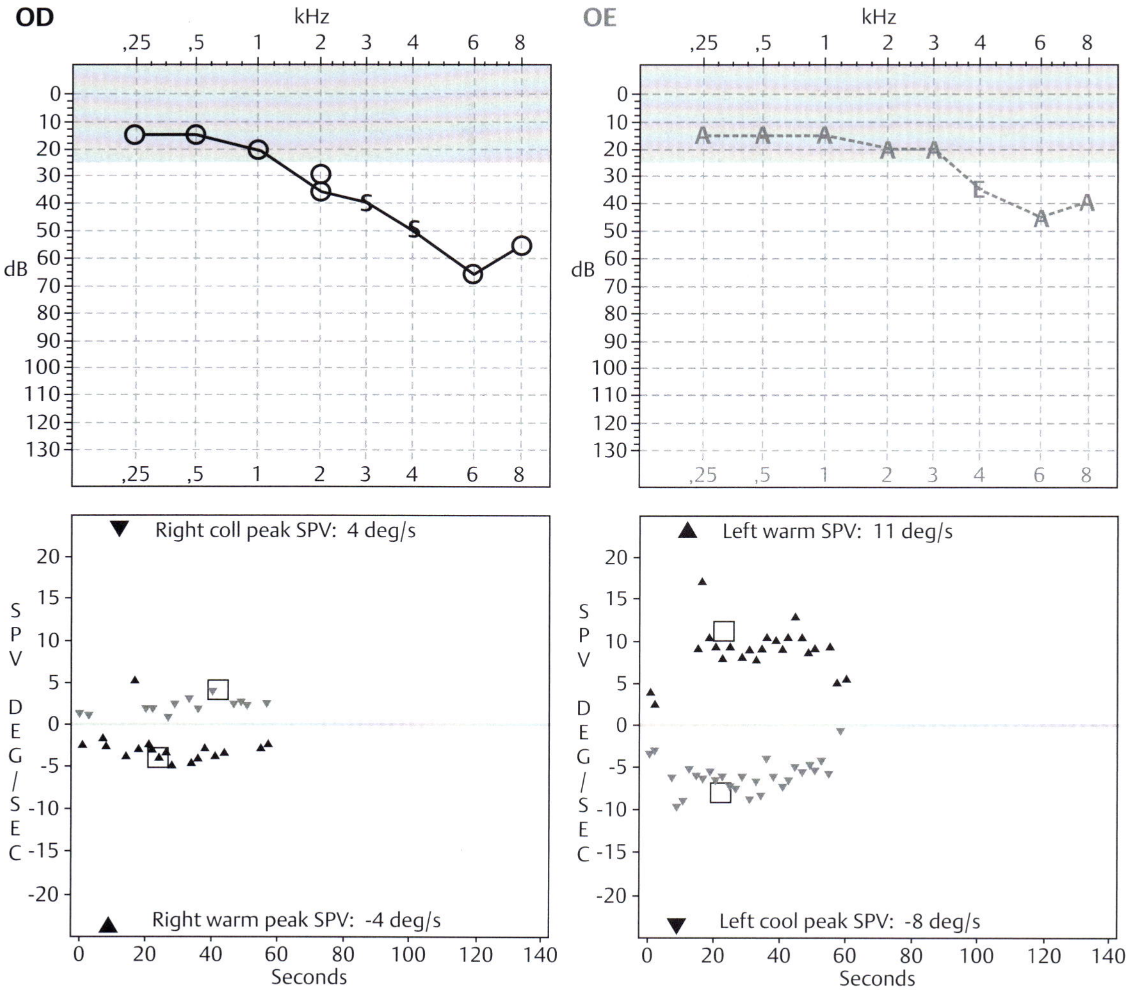

Comentários

Tontura insidiosa, zumbido unilateral com rebaixamento auditivo neurossensorial do lado do zumbido e hipofunção vestibular demonstrada na prova calórica também no mesmo lado são sinais e sintomas muito sugestivos de comprometimento retrococlear pelo Schwannoma e não são compatíveis com os demais diagnósticos.

Gonçalves DU, Ganança FF, Bottino MA, et al. Greters. In: Otoneurologia clínica. 2. ed. Rio de Janeiro: Thieme-Revinter; 2020.

Respostas
1578) d

1579) É critério diagnóstico para migrânea vestibular definida, segundo a Bárány Society 2012:

a. Ao menos 5 episódios com sintomas vestibulares, de moderada à severa intensidade, com duração de 5 minutos a 72 horas.
b. Presença de sintomas auditivos bilaterais durante a crise.
c. Cefaleia presente em todos os episódios.
d. Fonofobia em todos os episódios.

Comentários

Critérios diagnósticos atuais de migrânea vestibular foram estabelecidos pela Bárány Society em 2012.

Gonçalves DU, Ganança FF, Bottino MA, et al. Greters. Otoneurologia clínica. 2. ed. Rio de Janeiro: Thieme-Revinter; 2020.

1580) Este *video head impulse test* foi realizado em vigência de uma crise vertiginosa aguda. O provável diagnóstico é (responda a correta):

a. Neurite vestibular superior esquerda.
b. Vertigem postural paroxística benigna (canal semicircular lateral esquerdo).
c. Neurite vestibular inferior esquerda.
d. Migrânea vestibular.

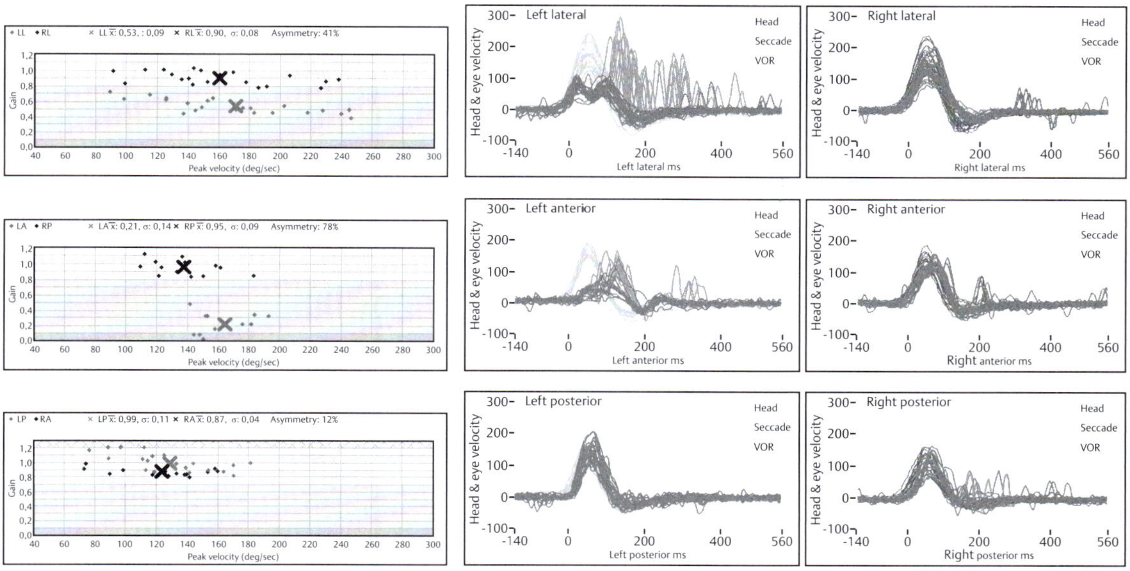

Comentários

Baixo ganho com sacadas em canais semicirculares lateral e anterior esquerdos, inervados pelo nervo vestibular superior.

Gonçalves DU, Ganança FF, Bottino MA, et al. Greters. In: Otoneurologia clínica; 2. ed. Rio de Janeiro: Thieme Revinter; 2020.

1581) Com relação à oculografia, assinale a alternativa CORRETA:

a. A ausência de EIFO (efeito inibidor da fixação ocular) sugere comprometimento do mesencéfalo.
b. Geralmente o nistagmo pervertido é vertical inferior ao estímulo quente e vertical superior ao estímulo frio, sugerindo lesão de núcleos vestibulares na parte protuberante.
c. Nistagmo de posição com latência e fatigável sugere lesão em cerebelo.
d. O nistagmo vertical inferior na posição de Rose sugere comprometimento de tronco alto.

Comentários

O EIFO ocorre por ação cerebelar, o nistagmo de posição com latência e fatigável sugere comprometimento periférico, e o nistagmo vertical inferior geralmente aparece em doenças que acometem a transição craniovertebral.

Gonçalves DU, Ganança FF, Bottino MA, et al. Greters. In: Otoneurologia clínica; 2. ed. Rio de Janeiro: Thieme Revinter; 2020.

Respostas

1579) a 1580) a; 1581) b;

1582) A vestibulopatia mais comum na infância é a vertigem paroxística benigna da infância. Assinale a alternativa CORRETA:

a. É considerada como uma variante da enxaqueca.
b. O diagnóstico é por meio de oculografia.
c. O tratamento é com supressores vestibulares.
d. O prognóstico é reservado e pode evoluir para hipofunção vestibular bilateral na idade adulta.

Comentários

O diagnóstico é clínico, o tratamento é com controle de gatilhos, podendo ser necessária a reabilitação vestibular e podendo evoluir para migrânea.

Gonçalves DU, Ganança FF, Bottino MA, et al. Greters. In: Otoneurologia clínica. 2. ed. Rio de Janeiro: Thieme Revinter; 2020.

1583) Mulher, 44 anos apresentou neurite vestibular há 6 meses tratada com prednisona, aciclovir e dimenidrinato. Evoluiu com melhora da vertigem, mas mantém desequilíbrio praticamente contínuo com sensação de andar nas nuvens e cabeça oca sempre que está em pé, que piora com mudanças posturais, em locais muito movimentados e com estimulação visual. Nega sintomas auditivos. Dieta é adequada. Nega antecedentes mórbidos, mas apresenta perfil ansioso. Nega quadros vestibulares anteriores.

Ao exame físico: nistagmo espontâneo e semiespontâneo ausentes, Romberg ausente, provas cerebelares normais, marcha normal.

Oculografia: predomínio labiríntico de 52% à esquerda na prova calórica. Prova rotatória simétrica. Demais provas dentro da normalidade.

Posturografia dinâmica computadorizada: mau desempenho nas condições 1 e 2 e bom desempenho nas demais condições. Provas laboratoriais normais.

A principal hipótese diagnóstica é:

a. Vertigem postural paroxística benigna (VPPB).
b. Tontura postural perceptual persistente (TPPP).
c. Migrânea vestibular.
d. Labirintopatia metabólica.

Comentários

Paciente apresentou evento vestibular agudo, tratado e resolvido, porém, devido ao perfil ansioso, desenvolveu a tontura atual que caracteriza a TPPP. A oculografia mostra hipofunção vestibular direita (sequela da neurite) compensada. O mau desempenho nas condições mais fáceis da posturografia e um bom desempenho nas condições mais complexas são características da TPPP.

Gonçalves DU, Ganança FF, Bottino MA, et al. Greters. In: Otoneurologia clínica. 2. ed. Rio de Janeiro: Thieme Revinter, 2020.

1584) Assinale a alternativa CORRETA com relação à fisiologia das células ciliadas e dos canais semicirculares:

a. Quando em repouso, não há disparos neurais nas células ciliadas.
b. A deflexão dos estereocílios em direção ao cinocílio diminui a liberação de neurotransmissores na fenda sináptica.
c. Para os canais laterais, a corrente ampulípeta é excitatória.
d. A cúpula, em condições normais, possui densidade menor que a endolinfa.

Comentários

Mesmo em repouso há disparos de neurônios acoplados às células ciliadas. A deflexão dos estereocílios em direção ao cinocílio despolariza a célula, portanto, aumenta a liberação de neurotransmissores na fenda. A densidade da cúpula é a mesma da endolinfa.

Gonçalves DU, Ganança FF, Bottino MA, et al. Greters. In: Otoneurologia clínica. 2. ed. Rio de Janeiro: Thieme Revinter; 2020.

Respostas
1582) a 1583) b; 1584) c

1585) Com relação ao potencial evocado miogênico vestibular (VEMP), é CORRETO afirmar:
a. Avalia a via vestibuloespinal.
b. Os estímulos são de baixa frequência.
c. O utrículo é avaliado pelo VEMP cervical.
d. Permite diferenciar entre comprometimento central e periférico.

Comentários

O VEMP cervical avalia sáculo. Utrículo é avaliado pelo VEMP ocular.

Gonçalves DU, Ganança FF, Bottino MA, et al. Greters. In: Otoneurologia clínica. 2. ed. Rio de Janeiro: Thieme Revinter; 2020.

1586) Homem, 65 anos, com tontura do tipo rotatória, náuseas e vômitos há 6 horas, início súbito, com hipoacusia direita e cefaleia occiptal em peso.
Antecedentes pessoais: hipertensão arterial sistêmica e dislipidemia em uso de losartana e sinvastatina. Exame físico: nistagmo espontâneo ausente. Nistagmo semiespontâneo bidirecional. *Head impulse test* negativo. Romberg oscilante com olhos abertos e fechados. Assinale hipótese diagnóstica mais provável é:
a. Neurite vestibular.
b. Doença de Ménière.
c. Surdez súbita com vertigem.
d. Acidente vascular encefálico.

Comentários

Características do quadro clínico e antecedentes do paciente apontam para quadro central. Nistagmo semiespontâneo bidirecional e *head impulse* negativo, em vigência de quadro vertiginoso agudo, sugerem fortemente acometimento de sistema nervoso central.

Gonçalves DU, Ganança FF, Bottino MA, et al. Greters. In: Otoneurologia clínica, 2.ed. Rio de Janeiro: Thieme Revinter, 2020.

1587) Paciente de 25 anos com tontura do tipo instabilidade praticamente contínua, que piora com movimentos da cabeça para os lados, com mudanças posturais e com espirros. Plenitude auricular bilateral intermitente sem relação com a tontura. Hipoacusia bilateral não flutuante. Nega zumbido. Cefaleia bitemporal latejante com foto e fonofobia nos períodos pré-menstruais. Nega antecedentes mórbidos, nega otites, nega uso de medicações. Hábitos alimentares adequados. Mãe e avó materna diabéticas. Otoscopia dentro da normalidade, bilateralmente. Audiometria mostra *gap* aéreo ósseo bilateral em baixas frequências, simétrico com índice de reconhecimento de fala dentro da normalidade e reflexos estapedianos presentes bilateralmente.
Assinale a alternativa CORRETA com relação ao provável diagnóstico:
a. Enxaqueca vestibular.
b. Síndrome da deiscência de canal semicircular superior.
c. Labirintopatia metabólica.
d. Otosclerose.

Comentários

O caso descrito pode ser encontrado em todas as alternativas, mas os achados na audiometria caracterizam a síndrome da deiscência do canal semicircular superior.

Gonçalves DU, Ganança FF, Bottino MA, et al. Greters. In: Otoneurologia clínica, 2.ed. Rio de Janeiro: Thieme Revinter, 2020.

Respostas
1585) a 1586) d; 1587) b

1588) Em paciente com desequilíbrio após uso de gentamicina, é esperado encontrar nos exames:
a. Mau desempenho nas condições 3 e 5 da posturografia e *video head impulse* normal.
b. Mau desempenho nas condições 3 e 4 da posturografia e alteração nos canais semicirculares laterais no *video head impulse test.*
c. Mau desempenho nas condições 2 e 3 da posturografia e alteração nos canais semicirculares anterior e lateral bilateral.
d. Mau desempenho nas condições 5 e 6 da posturografia e alteração em todos os canais semicirculares no *video head impulse test.*

Comentários

Sendo a gentamicina uma droga potencialmente vestibulotóxica, é esperado encontrar hipofunção ou arreflexia vestibular, portanto, acometimento dos seis canais semicirculares. Nas condições 5 e 6 da posturografia está sendo avaliada a função vestibular.

Gonçalves DU, Ganança FF, Bottino MA, et al. Greters. In: Otoneurologia clínica, 2.ed. Rio de Janeiro: Thieme Revinter, 2020.

1589) Mulher, 52 anos, com tontura do tipo rotatória, náuseas e vômitos há 4 horas, início súbito, sem sintomas auditivos ou visuais, com cefaleia occiptal. Antecedentes pessoais: hipertensão arterial sistêmica em uso de betabloqueador. Hiperinsulinemia controlada com dieta. Dislipidemia em uso de sinvastatina. Exame físico: nistagmo espontâneo horizontal para a direita. Nistagmo semiespontâneo horizontal que se acentua com o olhar para direita e desaparece com o olhar para esquerda. *Head impulse test* com sacada corretiva ao movimentar a cabeça para a esquerda. Romberg com queda para esquerda com olhos fechados.
O provável diagnóstico é:
a. Doença de Ménière direita.
b. Neurite vestibular esquerda.
c. Migrânea vestibular.
d. Acidente vascular encefálico de fossa posterior.

Comentários

Bed side testes compatíveis com quadro vertiginoso agudo de características periféricas. Sem sintomas auditivos, sugere neurite vestibular.

Gonçalves DU, Ganança FF, Bottino MA, et al. Greters. In: Otoneurologia clínica, 2.ed. Rio de Janeiro: Thieme Revinter, 2020.

1590) Assinale a alternativa CORRETA com relação à compensação vestibular:
a. Independe de estímulos sensoriais e motores nos primeiros 30 dias após a lesão.
b. Durante a compensação dinâmica ocorre a reprogramação das respostas neurais aos movimentos cefálicos.
c. O cerebelo atua estimulando o núcleo vestibular do lado sadio durante o processo de compensação.
d. O restabelecimento da atividade no núcleo vestibular do lado lesado depende do uso de medicamentos gabaérgicos.

Comentário

O período precoce após a lesão favorece a atividade neural e o aproveitamento de pistas visuais e somatossensorias são importantes para a compensação vestibular efetiva. O cerebelo atua reduzindo o tônus de repouso no núcleo vestibular do lado sadio. O restabelecimento da atividade tônica do lado lesionado depende da criação de uma nova atividade neural intrínseca.

Gonçalves DU, Ganança FF, Bottino MA, et al. Greters. In: Otoneurologia clínica, 2.ed. Rio de Janeiro: Thieme Revinter, 2020.

Respostas
1588) d 1589) b; 1590) b

1591) Sobre o vHIT, marque o item CORRETO:

a. Uma função óbvia do vHIT é prover a medida direta do RVO, mas o HIT clínico já possui sensibilidade parecida com o vHIT.
b. Os três principais parâmetros avaliados pelo vHIT são o ganho do RVO, a assimetria e as sacadas corretivas.
c. Sacadas com curta latência, que ocorrem durante o movimento da cabeça, são chamadas de sacadas descobertas.
d. A amplitude das sacadas não tem correspondência com o grau de redução do RVO.

Comentários

Uma das principais vantagens do vHIT em relação ao HIT clínico é sua maior sensibilidade. Sacadas cobertas são as que ocorrem durante o movimento da cabeça (baixa latência), e as descobertas, são as que ocorrem após o fim do movimento da cabeça. As sacadas terão amplitudes correspondentes ao grau de redução do RVO: quanto mais reduzido, maiores serão as sacadas.

Chen L, Halmagyi GM. Video head impulse testing: from bench to bedside. Semin Neurol. 2020;40(1):5-17.
Weber KP, Aw ST, Todd MJ, McGarvie LA, Curthoys IS, Halmagyi GM. Head impulse test in unilateral vestibular loss: vestibulo-ocular reflex and catch-up saccades. Neurology 2008;70(06):454-63.

1592) Ainda sobre o vHIT, marque a alternativa CORRETA:

a. Existem casos de ganho normal com sacadas, que podem ser ocasionados por aumento da idade, e são creditadas a uma redução discreta de ganho, erro de reposição do olhar independente do RVO e inabilidade de suprimir sacadas para novos alvos.
b. Existem três padrões principais no vHIT para as hipofunções periféricas agudas: completo, afetando os três canais, padrão superior, afetando o canal lateral e posterior, e o padrão inferior, afetando o canal anterior.
c. O padrão típico de acometimento das vestibulopatias periféricas é a hipofunção vista no vHIT, inclusive na doença de Ménière.
d. Apesar de ser o padrão ouro para casos de neurite vestibular, o vHIT não é tão útil em casos de vestibulopatias não agudas, como a vestibulopatia bilateral.

Comentários

Nos quadros de hipofunção vestibular periférica aguda, as três possibilidades de padrão de alteração do vHIT são o padrão completo, afetando os ramos superior e inferior do nervo vestibular, que mostra hipofunção dos três canais; o padrão superior, acometendo o canal lateral e o anterior; e o padrão inferior, acometendo o canal posterior. Geralmente pacientes com doença de Ménière apresentam ganhos normais no vHIT, particularmente entre as crises. A vestibulopatia bilateral é um exemplo de vestibulopatia crônica facilmente reconhecível pelo vHIT.

Chen L, Halmagyi GM. Video head impulse testing: from bench to bedside. Semin Neurol. 2020;40(1):5-17.

1593) Sobre a função vestibular nas doenças vestibulares, marque a alterantiva ERRADA:

a. Doenças vestibulares centrais são causadas por uma lesão na via vestibular no nervo vestibular, tronco encefálico, cerebelo, áreas subcorticais (tálamo), corticais (córtex parietoinsular).
b. Apesar de geralmente apresentar vHIT normal, as vestibulopatias centrais agudas podem apresentar vHIT alterado, como lesões de tronco e de cerebelo.
c. Um padrão de hipofunção vestibular dos canais laterais poupando os canais verticais é sugestivo de síndrome de Wernicke.
d. Ganhos reduzidos de canais anteriores, com sacadas corretivas lentificadas, sugerem doença de Gaucher.

Comentários

O acometimento do nervo vestibular configura um acometimento periférico da via vestibular, não central.

Chen L, Halmagyi GM. Video head impulse testing: from bench to bedside. Semin Neurol. 2020;40(1):5-17.

Respostas
1591) b 1592) a; 1593) a

1594) Num paciente com síndrome vestibular episódica, o achado de hipofunção vestibular por meio da prova calórica associado ao achado de ganho normal do RVO do canal lateral medido pelo vHIT, num mesmo dia de exame, sugere:
a. Doença de Ménière.
b. Migrânea vestibular.
c. VPPB.
d. TPPP.

Comentários

A prova calórica e os testes de vHIT para canais laterais avaliam a mesma estrutura vestibular (canais laterais). Apesar disso, há uma divergência frequente entre a função vestibular medida por um e por outro. A hipofunção vista pela prova calórica num paciente com ganhos normais de canais laterais medidos pelo vHIT sugere doença de Ménière e, possivelmente, por meio de estudo experimental, demonstra que a hipofunção da calórica no paciente com hidropisia vestibular pode ser causada por um fenômeno hidrostático, não por uma real hipofunção.

Mcgarvie LA, Curthoys IS, Macdougall HG, Halmagyi GM. What does the head impulse test *versus* caloric dissociation reveal about vestibular dysfunction in Ménière's disease? Ann N Y Acad Sci. 2015;1343(1):58-62.

1595) Sobre a tontura de origem cervical, marque a alterativa CORRETA:
a. É uma entidade clínica muito frequente e universalmente aceita como uma das principais causas de tontura.
b. Para o diagnóstico da tontura cervical, um achado patognomônico é a hipofunção vestibular na prova calórica associada à função normal do canal lateral medida pelo vHIT.
c. Testes vestibulares servem, principalmente, para excluir possibilidades diagnósticas alternativas; exames de imagem são úteis para detectar lesões estruturais cervicais potencialmente relacionadas, mas não excluem nem confirmam o diagnóstico.
d. Fisioterapia tem sido contraindicada para a tontura cervical proprioceptiva.

Comentários

A tontura cervical é uma entidade ainda controversa, apesar das evidências da função sensorial do pescoço. Não existem exames patognomônicos para esta entidade. Apesar do diagnóstico controverso, o tratamento da tontura cervical proprioceptiva pode incluir a fisioterapia, que, inclusive, pode ser o principal método de tratamento.

Yacovino DA, Hain TC. Clinical characteristics of cervicogenic-related dizziness and vertigo. Semin Neurol. 2013;33(3):244-55.

1596) Sobre os medicamentos usados em otoneurologia, marque a alterativa CORRETA:
a. Os supressores vestibulares são contraindicados em razão de seu efeito de atrapalhar os mecanismos naturais de compensação vestibular.
b. A betaistina parece não atrapalhar a compensação vestibular, mas não deve ser usado por períodos prolongados.
c. Medicamentos antidepressivos são efetivos nos transtornos de humor, mas não nas doenças vestibulares.
d. Carbamazepina e oxcarbazepina são os medicamentos anticonvulsivantes, mas podem ser utilizados para o tratamento de tontura e zumbido da paroxismia vestibular.

Comentários

Os supressores vestibulares, de fato, podem comprometer os mecanismos naturais de compensação vestibular, mas, ainda assim, podem ser prescritos na fase aguda das doenças vestibulares para controle sintomático. A betaistina é segura mesmo quando usada por períodos prolongados, e os medicamentos antidepressivos apresentam melhora representativa nos pacientes portadores de zumbido, enxaqueca vestibular, síndrome de Ménière, tontura postural perceptual persistente e hiperacusia.

Salmito MC, et al. Neurotology: definitions and evidence-based therapies - Results of the I Brazilian Forum of Neurotology. Braz J Otorhinolaryngol. 2020;86(2):139-48.

Respostas
1594) a 1595) c; 1596) d

1597) Sobre o tratamento profilático da migrânea vestibular, marque a alterativa CORRETA:
a. Os medicamentos profiláticos usados para MV melhoram os sintomas dessa doença, porém, não há diferença estatisticamente significante entre as respostas dos medicamentos profiláticos.
b. Os medicamentos profiláticos contra migrânea vestibular são específicos para ela, diferentes dos usados para migrânea clássica.
c. Medicamentos supressores vestibulares, como a flunarizina, não devem ser usados em casos de migrânea vestibular.
d. Entre os medicamentos usados para profilaxia da migrânea vestibular estão os inibidores de receptação de neurotransmissores, como a amitriptilina, mas inibidores da categura DUAL, que inibem a receptação de serotonina e noradrenalina, não devem ser usados.

Comentários

Os medicamentos profiláticos para migrânea vestibular são os mesmos usados para migrânea clássica e incluem inibidores de canal de cálcio, como a flunarizina, e antidepressivos, incluindo os inibidores de receptação de neurotransmissores não seletivos, duais e seletivos de serotonina.

Bisdorff AR. Management of vestibular migraine. Ther Adv Neurol Disord. 2011;4:183-91.
Cha YH. Migraine-associated vertigo: diagnosis and treatment. Semin Neurol. 2010;30:167-74.
Fotuhi M, Glaun B, Quan SY, Sofare T. Vestibular migraine: a critical review of treatment trials. J Neurol. 2009;256:711-6.
Salmito MC, Duarte JA, Morganti LOG, Brandão PVC, Nakao BH, Villa TR, *et al.* Profilactic treatment of vestibular migraine. Braz J Otorhinolaryngol. 2017;83(4):404-10.

1598) Sobre a recorrência da VPPB, marque a alterativa CORRETA:
a. Não há relação entre VPPB e comorbidades, estando a recorrência atribuída, principalmente, ao acaso.
b. Já existe estudo multicêntrico com grande n confirmando uma relação entre recorrência de VPPB e a presença de comorbidades.
c. Hipertensão, diabetes e lúpus são considerados fatores de risco para recorrência de VPPB.
d. Não há relação entre diabetes (e pré-diabetes) e recorrência de VPPB demonstrada em estudos científicos.

Comentários

Já existem estudos com grande amostra demonstrando relações estatísticas entre recorrência de VPPB e comorbidades, como HAS e diabetes, mas não lúpus.

De Stefano A, Dispenza F, Suarez H, Perez-Fernandez N, Manrique-Huarte R, Ban JH, *et al.* A multicenter observational study on the role of comorbidities in the recurrent episodes of benign paroxysmal positional vertigo. Auris Nasus Larynx. 2014;41(1):31-6.
Webster G, Sens PM, Salmito MC, Cavalcante JDR, dos Santos PRB, da Silva ALM, *et al.* Hyperinsulinemia and hyperglycemia: risk factors for recurrence of benign paroxysmal positional vertigo. Braz J Otorhinolaryngol. 2015;81(4).

1599) Sobre a ressonância magnética para doença de Ménière, marque a alterativa CORRETA:
a. Faz parte dos critérios diagnósticos mais recentes da Bárány Society.
b. Ainda não é utilizada na prática clínica.
c. Pode ser realizada com contraste intratimpânico ou endovenoso, mas o intratimpânico é preferível pelo fato de dispensar o intervalo de tempo entre a injeção e a aquisição.
d. Pode ser executada em duas etapas, sendo a segunda cerca de 4 horas após a injeção de gadolínio endovenoso com a sequência 3D-FLAIR, em equipamento de 3 Tesla.

Comentários

Apesar de ser uma técnica já validada, e utilizada clinicamente, o protocolo para pesquisa de hidropisia por meio da ressonância magnética ainda não faz parte de critérios diagnósticos. O uso do contraste endovenoso tem sido preferível em decorrência da praticidade e da binauralidade, mas ambas as vias de aplicação de contraste requerem o intervalo entre a injeção e a aquisição do exame.

Loureiro RM, Sumi DV, Tames HL de VC, Soares CR, Salmito MC, Gomes RLE, et al. Endolymphatic hydrops evaluation on MRI: Practical considerations. Am J Otolaryngol. 2020;41(2):102361.
Nakashima T, Naganawa S, Sugiura M, Teranishi M, Sone M, Hayashi H, et al. Visualization of endolymphatic hydrops in patients with Meniere's disease. Laryngoscope. 2007;117(3):415-20.

Respostas
1597) a 1598) b; 1599) d

1600) Recentemente, liderado pela Sociedade Bárány, diversos critérios diagnósticos das principais doenças vestibulares foram atualizados. Sobre esse assunto, marque o item correto:

a. As crises que configuram a migrânea vestibular, pelos critérios mais recentes, possui duração entre 20 minutos e 12 horas.
b. Para o diagnóstico da doença de Ménière definida, não é necessário exame complementar algum.
c. Para o diagnóstico da paroxismia vestibular, o critério radiológico requer alças vasculares que provocam algum deslocamento do nervo vestibular.
d. Entre os critérios diagnósticos para TPPP, inclui-se um ou mais sintomas de tontura, instabilidade, ou vertigem não rotatória presentes na maioria dos dias, por 3 meses ou mais.

Comentários

A duração das crises de MV varia entre 5 minutos e 72 horas; para o diagnóstico de Ménière definido, alteração auditiva neurossensorial por audiometria é necessária; não há mais necessidade de alteração radiológica para o diagnóstico de paroxismia vestibular.

Mcgarvie LA, Curthoys IS, Macdougall HG, Halmagyi GM. What does the head impulse test versus caloric dissociation reveal about vestibular dysfunction in Ménière's disease? Ann N Y Acad Sci. 2015;1343(1):58-62.
Salmito MC, *et al*. Neurotology: definitions and evidence-based therapies - Results of the I Brazilian Forum of Neurotology. Braz J Otorhinolaryngol. 2020;86:139-48.

1601) Em qual alternativa abaixo se encontram as etapas necessárias e imprescindíveis para o diagnóstico da doença de Ménière:

a. História clínica e audiometria tonal limiar.
b. Audiometria tonal liminar e eletrococleografia.
c. Eletrococleografia e pesquisa de potencial evocado miogênico vestibular (VEMP).
d. Eletrococleografia e provas calóricas.

Comentários

A diretriz mais acatada mundialmente para o diagnóstico da doença de Ménière é a estabelecida pelo Comitê sobre Audição e Equilíbrio da Academia Americana de Otorrinolaringologia e Cirurgia de Cabeça e Pescoço publicada em 1995, que determina que o diagnóstico de doença de Mènière definida seja feito quando estiverem presentes os seguintes requisitos:

- Dois ou mais episódios de vertigem com 20 minutos ou mais de duração.
- Zumbido ou sensação de plenitude aural na orelha afetada.
- Perda de audição documentada por meio de audiometria em pelo menos uma ocasião.
- Outras causas excluídas.
- Portanto, para o diagnóstico da doença de Ménière, necessita-se apenas de história clínica e audiometria tonal liminar.

Committee on Hearing and Equilibrium guidelines for the diagnosis and evaluation of therapy in Ménière's disease. American Academy of Otolaryngology. – Head and Neck Foundation, Inc. Otolaryngol Head Neck Surg. 1995;113(3):181-5.

Respostas
1600) d 1601) a

1602) Mulher, 23 anos, queixa-se de perda de audição na orelha esquerda, há duas semanas. A audiometria tonal limiar revelou perda de audição neurossensorial bilateral, leve, à direita, porém, mais intensa em frequências altas (sons agudos) e severa à esquerda, com curva audiométrica de tipo horizontal. Frente a este quadro clínico, qual hipótese diagnóstica é provável:

a. Doença de Ménière.
b. Schwannoma vestibular.
c. Doença imunomediada da orelha interna.
d. Fístula perilinfática.

Comentários

A perda de audição da doença imunomediada da orelha interna tem múltiplas formas de se expressar. A surdez pode-se estabelecer de forma súbita, rapidamente progressiva ou flutuante, acompanhada ou não de vertigens, plenitude aural e zumbidos. Boa parte das vezes as manifestações são bilaterais, porém, podem ocorrer em apenas uma das orelhas. O quadro clínico que se correlaciona com esta doença é o acometimento de adultos jovens, do gênero feminino, que se queixam de perda rapidamente progressiva, geralmente em ambos os ouvidos e de forma assimétrica.

García-Berrocal JR, Ibáñez A, Rodríguez A, González-García JA, Verdaguer JM, Trinidad A, Ramírez-Camacho R. Alternatives to systemic steroid therapy for refractory immune-mediated inner ear disease: a physiopathologic approach. Eur Arch Otorhinolaryngol. Novembro de 2006;263(11):977-82.
Penido NO, Aumond MD, Leonhardt FD, Abreu CEC, Toledo RN. Disacusia neurossensorial imunomediada. Rev Brasileira de Otorrinolaringologia. 2002;68:730-4.
Toubi E, Ben-David J, Kessel A, Halas K, Sabo E, Luntz M. Immune-mediated disorders associated with idiopathic sudden sensorineural hearing loss. Ann Otol Rhinol Laryngol. 2004;113:445-9.

1603) Na impossibilidade de utilização do corticoide por via sistêmica para o tratamento da doença imunomediada da orelha interna, qual opção terapêutica é a melhor:

a. Ciclofosfamida ou metotrexato.
b. Anticorpo monoclonal quimérico.
c. Dexametasona por via transtimpânica.
d. Gentamicina tamponada por via transtimpânica.

Comentários

A doença imunomediada da orelha interna é uma entidade essencialmente inflamatória e não de formação de autoanticorpos, desta forma o corticoide é a única opção terapêutica eficiente para seu controle. Quando da impossibilidade de administração da droga por via transtimpânica. A dexametasona deve ser a droga preferida, pois atinge altas concentrações intracelulares, sendo, portanto, mais efetiva.

García-Berrocal JR, Ibáñez A, Rodríguez A, González-García JA, Verdaguer JM, Trinidad A, Ramírez-Camacho R. Alternatives to systemic steroid therapy for refractory immune-mediated inner ear disease: a physiopathologic approach. Eur Arch Otorhinolaryngol. 2006 Nov.;263(11): 977-82.
Penido NO, Aumond MD, Leonhardt FD, Abreu CEC, Toledo RN. Disacusia neurossensorial imunomediada. Rev Brasileira de Otorrinolaringologia. 2002;68:730-4.
Toubi E, Ben-David J, Kessel A, Halas K, Sabo E, Luntz M. Immune-mediated disorders associated with idiopathic sudden sensorineural hearing loss. Ann Otol Rhinol Laryngol. 2004;113:445-9.

1604) Em relação ao sintoma vertigem, presente nos pacientes portadores da doença de Ménière, podemos afirmar que:

a. Pode ser acompanhada de disartria e perda de consciência.
b. Apresenta-se de início súbito, com duração, frequentemente, entre 20 minutos e 24 horas.
c. A crise leva dias a semanas de duração.
d. Está sempre acompanhada de zumbidos, plenitude aural e anacusia.

Comentários

O tempo é importante para o diagnóstico, pois quando a crise vertiginosa ultrapassa 24 horas, outras doenças devem ser consideradas, como a neuronite vestibular e outras.

Caldas Neto S, Mello Júnior JF, Martins RHG, Costa SS (Eds.). Tratado de otorrinolaringologia e cirurgia cervicofacial. 2.ed. São Paulo: Roca, 2011. v. II. p. 531-40.
Ganança FF, Pontes PAL. Manual de otorrinolaringologia e cirurgia de cabeça e pescoço. São Paulo: Manole, 2011. v. I. p. 523-39.

Respostas
1602) c; 1603) c 1604) b

1605) Em relação ao diagnóstico da doença de Ménière, marque a alternativa CORRETA:

a. Geralmente em um estágio avançado da doença, o paciente apresenta sinais de hiper-reflexia na prova calórica e cVEMP (potencial evocado miogênico vestibular cervical) normal.
b. Quando comparamos os achados do cVEMP e do oVEMP (potencial evocado miogênico vestibular ocular), podemos dizer que em um estágio inicial da doença, o cVEMP, pode estar alterado, enquanto oVEMP pode estar normal.
c. A plataforma dinâmica computadorizada, juntamente com a prova rotatória são os melhores exames complementares para o diagnóstico preciso da doença de Ménière.
d. Todos os pacientes portadores da doença de Ménière apresentam sinais de hipo ou arreflexia na prova calórica, e aumento de latências no cVEMP e oVEMP.

Comentários

Em estágios iniciais da doença de Ménière, o cVEMP geralmente se altera antes do oVEMP, pois o cVEMP tem origem no sáculo, enquanto oVEMP representa, primordialmente, função utricular. Os estudos de otopatologia em pacientes com doença de Ménière revelam que o sáculo é primeiramente acometido pela hidropisia em relação ao utrículo.

Schessel DA, Minor LB, Nedzelski J. Ménière's disease and other peripheral vestibular disorders. In: Cummings CW, Flint PW, Harker LA, Haughey BH, *et al.* (Eds.). Cummings otolaryngology head neck surgery,4th ed. Philadelphia: Elsevier Mosby, 2005. p. 3209-53.

1606) Com relação ao tratamento das vestibulopatias na infância, é correto afirmar que:

a. Deve ser realizado, preferencialmente, com medicamentos sedativos do labirinto.
b. Deve ser o mais conservador possível.
c. Deve ser baseado apenas na reabilitação vestibular.
d. A reabilitação vestibular está indicada apenas nos quadros migranosos.

Comentários

A criança está numa fase de importantes aquisições cognitivas, comportamentais e sociais. A utilização de medicamentos que causam sedação e depressão do sistema vestibular pode apresentar efeitos adversos que devem ser evitados para não comprometer o desenvolvimento cognitivo. A reabilitação vestibular pode ser realizada em qualquer criança.

Mezzalira R, Bittar RSM, Santos MA. Diagnóstico e tratamento da vertigem na infância. In: Associação de Otorrinolaringologia e Cirurgia Cérvico-Facial. (Org.). PRO-ORL Programa de Atualização em Otorrinolaringologia. Porto Alegre: Artmed, 2010. v. 5/1. p. 135-67.
Mezzalira R. Vestibulopatias na infância. In: Caldas Neto S, Mello Júnior JF, Martins RHG, Costa SS (Eds.). Tratado de otorrinolaringologia e cirurgia cérvico-facial, 2.ed. São Paulo: Roca, 2011. v. II. p. 515-9.

1607) Com relação à neurite vestibular, é correto afirmar que:

a. A neurite vestibular é caracterizada por intensa crise vertiginosa súbita com profusas manifestações neurovegetativas, geralmente associada a sintomas auditivos como hipoacusia ou zumbido e precedida de plenitude auricular unilateral.
b. A degeneração das otocônias do utrículo, após uma neurite vestibular, pode desencadear uma vertigem postural paroxística benigna do mesmo lado acometido.
c. O nistagmo espontâneo costuma ocorrer em direção à orelha lesada na fase aguda da vestibulopatia.
d. As provas calóricas mostram sinais sugestivos de comprometimento vestibular periférico, não sendo comum, portanto, a presença do recrutamento vestibular.

Comentários

Os sintomas auditivos por definição não estão presentes na neurite vestibular. Na fase aguda das vestibulopatias, a fase rápida do nistagmo (componente de correção central) espontâneo assume a direção do lado são, e o recrutamento vestibular pode estar presente na prova calórica da orelha acometida.

Colafêmina JF. Causas periféricas da vertigem. In: Campos CAH, Costa HOO. Tratado de otorrinolaringologia. São Paulo: Roca, 2003. v. II. p. 443-4.

Respostas
1605) b; 1606) b 1607) b

1608) Qual é a alternativa CORRETA com relação à cinetose?
   a. A crise é caracterizada por uma fase inicial de desconforto físico e bocejos periódicos seguidos por manifestações neurovegetativas e neurológicas associadas a sintomas cocleares.
   b. Aceitando-se o conflito sensorial como causa da cinetose, uma estratégia para seu tratamento (ou prevenção) seria minimizar a discrepância entre os estímulos, portanto, são indicadas modificações ambientais e adaptações posturais.
   c. Os medicamentos devem ser introduzidos após o início dos sintomas e não antes da instalação dos mesmos.
   d. A reabilitação vestibular tem papel limitado no tratamento da cinetose.

Comentários

O tratamento definitivo para a cinetose é feito através de exercícios de reabilitação vestibular com atuação sobre o ganho do reflexo vestíbulo-ocular. Sintomas auditivos não estão presentes no quadro clínico. Medicamentos são usados de forma preventiva, portanto, antes do início dos sintomas.

Maia RA. Tratamento clínico da vertigem. In: Campos CAH, Costa HOO. Tratado de otorrinolaringologia. São Paulo: Roca, 2003. v. II. p. 529-30.

1609) Quanto ao diagnóstico da VPPB, qual é a resposta CORRETA?
   a. É essencialmente clínico e pode ser confirmado pela manobra de Dix-Hallpike ou *Head Roll Test*.
   b. A eletronistagmografia é necessária para afastar comprometimento de vias vestibulares centrais.
   c. O potencial evocado vestibular é útil para localizar a lesão na via vestibular.
   d. São necessários exames de imagem para excluir doença neurológica.

Comentários

O diagnóstico da VPPB é essencialmente clínico e tem início na anamnese. As características do nistagmo na manobra de Dix-Hallpike são importantes na identificação do canal acometido e do tipo de lesão estrutural (canalitíase ou cupulolitíase). Os exames complementares são importantes na pesquisa dos fatores associados à VPPB ou diante de achados atípicos durante a avaliação, mas não são necessários para o diagnóstico.

Bitar RSM. Vertigem paroxística postural benigna: diagnóstico e tratamento. PRO-ORL: Programa de atualização em otorrinolaringologia. (CIDADE: EDITORA?), 2008. v. 2/4. p. 123-53.

1610) Um paciente apresenta quadro de tontura recorrente com sudorese, náuseas e instabilidade postural; é portador de hipertensão controlada, úlcera gástrica e asma brônquica. Qual a droga que deve ser evitada no seu tratamento ambulatorial?
   a. Cinarizina e flunarizina.
   b. Clonazepan.
   c. Betaistina.
   d. Ginkgo-biloba.

Comentários

A betaistina tem propriedades farmacológicas semelhantes à histamina. É um fraco agonista dos receptores H1, não tem efeito nos receptores H2 e é um potente antagonista dos receptores H3. A betaistina é contraindicada em pacientes com úlcera gastrointestinal ativa e feocromocitoma e deve ser utilizada com precaução em pacientes asmáticos.

Ganança FF, Pontes PAL. Manual de otorrinolaringologia e cirurgia de cabeça e pescoço. São Paulo: Manole, 2011. v. I.

Respostas
1608) b; 1609) a 1610) c

1611) Nos testes vestibulares, quando da interpretação dos traçados das provas calóricas, é CORRETO afirmar que:

a. A prova calórica é estímulo de frequência muito baixa e testa, apenas, o canal semicircular superior e o nervo vestibular superior.
b. A preponderância do labirinto (PL) pode ser calculada quando se realiza a prova calórica fria e a preponderância direcional do nistagmo (PDN) é calculada após a análise comparativa entre as provas calóricas fria e quente.
c. A presença do efeito inibidor da fixação ocular (EIFO) indica lesão no sistema nervoso central.
d. A abertura dos olhos no registro do nistagmo pós-calórico reduz a VACL nos pacientes normais.

Comentários

Na abertura dos olhos, após o registro do nistagmo pós-calórico em indivíduos normais, espera-se uma redução no valor da velocidade angular da componente lenta do nistagmo (VACL), indicando a presença do efeito inibidor da fixação ocular (EIFO). A ausência do EIFO indica uma lesão do sistema nervoso central.

Ganança FF, Pontes PAL. Manual de otorrinolaringologia e cirurgia de cabeça e pescoço. São Paulo: Manole, 2011. v. I.

1612) Os nistagmos são movimentos oculares que auxiliam nos diagnósticos de afecções do sistema vestibular. Sobre os nistagmos, considere as afirmativas abaixo.

I. O nistagmo é formado por duas componentes: uma lenta, provocada pelo deslocamento da endolinfa nos canais semicirculares e outra rápida, decorrente de reflexo originado na formação reticular do tronco encefálico.
II. No caso de uma síndrome deficitária unilateral aguda, o paciente apresenta um nistagmo cuja componente lenta se dá no sentido do ouvido comprometido.
III. O nistagmo vertical superior e torcional para a direita com duração maior que um minuto, na pesquisa do nistagmo de posicionamento, caracteriza uma lesão central.

É (são) correta(s) a(s) afirmativa(s):

a. I, apenas.
b. II, apenas.
c. III, apenas.
d. I e II, apenas.

Comentários

O nistagmo vertical superior e torcional para a direita, com duração superior a um minuto, na pesquisa do nistagmo de posicionamento, indica a VPPB por cupulolitíase de canal semicircular posterior à direita.

Ganança FF, Pontes PAL. Manual de otorrinolaringologia e cirurgia de cabeça e pescoço. São Paulo: Manole, 2011. v. I.

1613) Qual é a opção INCORRETA?

a. A função primordial dos reflexos vestíbulo-oculares á possibilitar a estabilização do campo visual durante a movimentação da cabeça.
b. A função primordial dos reflexos vestibuloespinhais é possibilitar a manutenção da posição em pé e do controle postural durante a movimentação.
c. Caracteriza-se por oscilopsia a incapacidade de se manter a posição ortostática equilibrada durante a movimentação cefálica, alteração característica da hipo ou arreflexia vestibular unilateral.
d. Os reflexos vestíbulo-oculares e espinhais e suas relações com os núcleos vestibulares e o cerebelo formam um sistema representado por uma rede de estruturas inter-relacionadas.

Comentários

Oscilopsia corresponde a um tipo de tontura não rotatória, caracterizada pela sensação de oscilação dos objetos do campo visual, presente, principalmente, em vestibulopatias bilaterais.

Ganança CF, Ganança FF. Semiologia vestibular. In: Zeigelboim BS, Jurkiewicz AL (Orgs.). Multidisciplinaridade na otoneurologia. São Paulo: Roca, 2012. p. 97-110.

Respostas
1611) d; 1612) c; 1613) c

1614) Corresponde a sinal de alteração vestibular central:
a. Nistagmo semiespontâneo em paciente sem crise vertiginosa.
b. Presença de latência do nistagmo de posicionamento.
c. Nistagmo fatigável.
d. Piora do nistagmo com os olhos fechados.

Comentários

Pacientes com alterações vestibulares periféricas apresentam nistagmo espontâneo e/ou semiespontâneo sempre acompanhados de tontura, no período de crise/pós-crise vertiginosa.

Ganança FF, Pontes PAL. Manual de otorrinolaringologia e cirurgia de cabeça e pescoço. São Paulo: Manole, 2011. v. I.

1615) A manobra de reposicionamento de partículas mais indicada para a vertigem posicional paroxística benigna de canal semicircular posterior é:
a. Manobra de Epley ou de Semont.
b. Rolagem corporal na direção do labirinto sadio.
c. Rolagem corporal na direção do labirinto comprometido.
d. Manobra de Dix-Hallpike repetida na mesma sessão.

Comentários

A manobra de Epley ou a de Semont visam reposicionar as partículas (frações de otocônias) para o utrículo, possibilitando a resolução dos sintomas e sinais na vertigem posicional paroxística benigna de canal semicircular posterior.

Caovilla HH, Ganança MM. Princípios e indicações da reabilitação vestibular. In: PRO-ORL (Programa de Atualização em Otorrinolaringologia – Sistema de Educação Médica Continuada à Distância). Porto Alegre: Artmed, 2010. p. 23-62.

1616) Na perda vestibular periférica bilateral severa podem ser úteis para incrementar a função vestibular residual:
a. Exercícios de adaptação vestibular e estimulações sensoriais alternativas visuais e somatossensoriais.
b. Manobra de Epley ou Semont e exercícios de Brandt-Daroff.
c. Manobra de rolagem corporal e exercícios de Brandt-Daroff.
d. Manobra de girar a cabeça para o lado e exercícios de Brandt-Daroff.

Comentários

A perda vestibular periférica bilateral severa impede a visão nítida aos movimentos cefálicos e dificulta o controle postural; os exercícios de adaptação vestibular podem incrementar a função vestibular residual, mas na impossibilidade de adaptar o reflexo vestíbulo-ocular, as estimulações sensoriais visuais ou somatossensoriais ajudam a manter a acuidade visual dinâmica e o controle postural.

Caovilla HH, Ganança MM. Princípios e indicações da reabilitação vestibular. In: PRO-ORL (Programa de Atualização em Otorrinolaringologia – Sistema de Educação Médica Continuada à Distância). Porto Alegre: Artmed, 2010. p. 23-62.

1617) Em relação à síndrome da terceira janela, é CORRETO afirmar que:
a. A fístula perilinfática, o aqueduto vestibular alargado e a deiscência do canal semicircular superior são exemplos de doenças pertencentes a esta síndrome.
b. O paciente, usualmente, deve se submeter à cirurgia de tamponamento via fossa média.
c. A tosse intensa pode desencadear o quadro vertiginoso.
d. Por se tratar de uma doença da orelha interna, *gap* aéreo-ósseo não é encontrado.

Comentários

Sons de intensidade alta ou, ainda, qualquer mecanismo que aumente a pressão intracraniana podem levar à vertigem nas síndromes da terceira janela.

Caldas Neto S, Mello Júnior JF, Martins RHG, Costa SS (Eds.). Tratado de otorrinolaringologia e cirurgia cervicofacial. In: Bittar RSM, Medeiros IRT, Venosa AR, Oliveira CACP. Vestibulopatias periféricas, 2.ed. São Paulo: Roca, 2011. v. II. c. 39.

Respostas
1614) a; 1615) a; 1616) a 1617) c

1618) A enxaqueca vestibular é uma causa comum de tonturas/vertigem na população adulta. Em relação a ela:

a. A associação temporal (concomitância) da tontura com a cefaleia não é fundamental para o diagnóstico.
b. A audiometria geralmente mostra perda sensorioneural bilateral de caráter leve.
c. O controle dos fatores-gatilho (incluindo os alimentares) não tem nenhuma influência na enxaqueca vestibular, diferentemente do que acontece na enxaqueca clássica.
d. A segunda edição da classificação internacional das cefaleias aborda os critérios diagnósticos para enxaqueca vestibular.

Comentários

A associação da cefaleia enxaquecosa com a tontura não é um item fundamental para o diagnóstico. Atualmente usamos para o diagnóstico os critérios sugeridos por Neuhauser e Lempert.

Caldas Neto S, Mello Júnior JF, Martins RHG, Costa SS (Eds.). Tratado de otorrinolaringologia e cirurgia cérvico-facial, 2.ed. São Paulo: Roca, 2011. v. II. c. 39.

1619) Na neurite vestibular:

a. O HSV-II é o agente mais aceito como etiológico para o surgimento da doença.
b. A alteração da discriminação auditiva associada à perda sensorioneural de configuração em rampa descendente sugere fortemente o diagnóstico.
c. Os ramos vestibulares do VIII podem ser afetados, mas a lesão de seu ramo inferior costuma ser bem mais frequente.
d. A história aguda, o *head thrust* positivo e a hiporreflexia labiríntica unilateral sugerem o diagnóstico.

Comentários

A história é aguda e pode ter ou não um precedente viral agudo em 50% dos casos. O *head thrust* e a hiporreflexia mostram assimetria labiríntica com a hipofunção do lado lesado. A audição é habitualmente preservada.

Caldas Neto S, Mello Júnior JF, Martins RHG, Costa SS (Eds.). Tratado de otorrinolaringologia e cirurgia cervicofacial. In: Bittar RSM, Medeiros IRT, Venosa AR, Oliveira CACP. Vestibulopatias periféricas, 2.ed. São Paulo: Roca, 2011. v. II. c. 39.

1620) Não é função do sistema vestibular:

a. Coordenação dos movimentos da cabeça e do corpo.
b. Sensação e percepção de movimentação cefálica.
c. Orientação do corpo no plano vertical.
d. Controle do centro de pressão do corpo.

Comentários

A função de coordenação dos movimentos da cabeça e do corpo é realizada, primordialmente, pelo cerebelo.

Ganança CF, Ganança FF. Semiologia vestibular. In: Zeigelboim BS, Jurkiewicz AL (Orgs.). Multidisciplinaridade na otoneurologia. São Paulo: Roca, 2012. p. 97-110.

Respostas
1618) a; 1619) d; 1620) a.

CAPÍTULO 8

CIRURGIA PLÁSTICA FACIAL

1621) A manobra de *tongue in groove* clássica, descrita por Kridel em 1999, tem como objetivos:

a. Projetar e contrarrodar o nariz.
b. Definir a ponta nasal e rodar o nariz.
c. Sustentar a ponta nasal e rodar o nariz.
d. Deprojetar a ponta nasal e contrarrodar o nariz.

Comentários

A manobra de *tongue in groove* consiste na sutura das *crura* mediais no septo caudal original do paciente. Desta forma, é um mecanismo de sustentação da ponta nasal e também promove rotação do nariz. Deve ser utilizado em pacientes com septo longo, centralizado e com necessidade de aumento do ângulo nasolabial.

Tratado de Rinoplastia da ABCPF/ABORL-CCP. Rio de Janeiro: Thieme Revinter, 2021. c. 12.

1622) Assinale a alternativa CORRETA em relação às manobras de suporte da ponta nasal em rinoplastia:

a. O *strut* columelar é um enxerto que promove, além da sustentação, definição e projeção da ponta nasal.
b. O *tongue in groove* promove sustentação da ponta nasal e corrige desvios septais caudais.
c. O enxerto de extensão septal apresenta melhores resultados a longo prazo, quando utilizado laterolateral.
d. O *strut* columelar, a manobra de *tongue in groove* e o enxerto de extensão septal são as 3 opções para a sustentação da ponta nasal.

Comentários

O *strut* columelar não é responsável pela projeção e definição da ponta. São necessárias outras manobras.
Para a realização da manobra de *tongue in groove*, o septo caudal deve ser previamente corrigido.
As duas formas e fixação do enxerto de extensão septal são utilizadas, laterolateral e terminoterminal, sem estudo que comprove a superioridade de algum deles.

Tratado de Rinoplastia da ABCPF/ABORL-CCP. Rio de Janeiro: Thieme Revinter, 2021. c. 12.

Respostas
1621) c; 1622) d

1623) Em relação às suturas utilizadas na ponta nasal durante a rinoplastia, assinale alternativa CORRETA:

a. A sutura transdomal horizontal permite o posicionamento da borda caudal da *crus* lateral em um plano abaixo da borda cefálica, preservando, desta forma, a função da válvula externa.
b. A *cranial tip suture* é semelhante à transdomal oblíqua, permitindo a rotação da margem caudal da *crus* lateral no mesmo nível da borda cefálica.
c. A C *point suture* ou sutura "columelar *breakpoint*" é realizada na transição da *crus* intermédia e da *crus* lateral, permitindo um refinamento do ângulo columelolobular.
d. A sutura *turn-under flap* permite maior estabilidade da *crus* lateral, reforçando a válvula interna e diminuindo a definição da ponta nasal.

Comentários

A *cranial tip suture*, descrita recentemente por Kovacevic, é realizada formando um desenho de triângulo, permitindo uma elevação da borda caudal da *crus* lateral, melhorando a função da válvula externa e esteticamente, realizando melhor transição da ponta para o rebordo alar.

Tratado de Rinoplastia da ABCPF/ABORL-CCP. Rio de Janeiro: Thieme-Revinter, 2021. c. 12.

1624) Em relação ao *Lateral Crural Tensioning*, assinale a alternativa INCORRETA:

a. É uma combinação do *lateral crural steal*, de Kridel (1989), com o *septal extension graft*, de Byrd (1997), e com o *tongue in groove*, de Kridel (1999).
b. O lateral crural *steal* definirá a rotação da ponta nasal nesta manobra.
c. A técnica consiste no uso do *septal extension graft*, *lateral crural steal* com as suturas intradomais, e fixação do novo *domus* no enxerto de extensão septal.
d. Promove melhora da válvula externa pelo tensionamento da *crus* lateral e também da válvula interna, pela preservação do *scroll*.

Comentários

Diferentemente da associação do *lateral crural steal* com o *strut* que promove rotação do nariz, quando utilizamos *o lateral cural steal* com o enxerto de extensão septal se ganha tensionamento da *crus* lateral, sem rotação do nariz, já que todo o posicionamento da ponta nasal (rotação e projeção) é obtido com o enxerto de extensão septal.

Tratado de Rinoplastia da ABCPF/ABORL-CCP. Rio de Janeiro: Thieme-Revinter, 2021. c. 12.

1625) Em relação às técnicas para a septoplastia, assinale a alternativa INCORRETA:

a. A técnica de Goldman preconiza a remoção de fitas verticais da cartilagem quadrangular. Não deve ser utilizada como técnica única de eleição para correção de laterorrinias.
b. Nos desvios septais caudais é fundamental descolar o mucopericôndrio bilateralmente, separar e refixar o septo caudal na espinha nasal anterior e, muitas vezes, associar *batten* septais ou *splint* nasais de lâmina perpendicular/vômer ou cartilagem quadrangular reta.
c. Nas correções dos desvios septais altos é necessário o uso de enxertos tipo *batten* septais ou *spreader grafts* e ressecção alta da cartilagem quadrangular, próximo à área "K".
d. A septoplastia extracorpórea é uma alternativa muito eficaz para correção de desvios septais complexos e laterorrinias severas.

Comentários

A ressecção da cartilagem quadrangular deve ser sempre conservadora, preservando pelo menos 10-15 mm superiormente e próximo a área "K". Por isso, que nestes desvios septais altos, o uso de enxertos é fundamental para correção da deformidade em local que não podemos simplesmente remover a área desviada.

Tratado de Rinoplastia da ABCPF/ABORL-CCP. Rio de Janeiro: Thieme Revinter, 2021. c. 5.

Respostas
1623) b; 1624) b; 1625) c

1626) Assinale a alternativa CORRETA em relação à importância do *radix* na rinoplastia:
a. É a área que se estende inferiormente do násio até uma linha horizontal à altura do canto lateral.
b. A correta posição do násio corresponde, anatomicamente, à sutura nasomaxilar.
c. O násio corresponde ao ponto mais anterior do *radix*.
d. Está localizado entre a dobra da pálpebra inferior e os cílios, e projeta-se cerca de 11 mm adiante do plano corneal.

Comentários

A correta posição do násio corresponde, anatomicamente, à sutura nasofrontal.
O násio corresponde ao ponto mais posterior do *radix*.
Está localizado entre a dobra da pálpebra superior e os cílios, e projeta-se cerca de 11 mm adiante do plano corneal.

Tratado de Rinoplastia da ABCPF/ABORL-CCP. Rio de Janeiro: Thieme Revinter, 2021. c. 6.

1627) Assinale a alternativa INCORRETA relacionada com a válvula nasal externa:
a. As principais medidas preventivas durante a rinoplastia estão relacionadas com a preservação da *crus* lateral e as suturas relacionadas no *domus*.
b. As causas congênitas de insuficiência de válvula externa podem ser relacionadas com o mau posicionamento de *crus* lateral ou fragilidade da *crus* lateral.
c. As causas adquiridas podem ser traumáticas ou, mais comumente, iatrogênicas em decorrência da ressecção excessiva de *crus* lateral.
d. As principais técnicas para tratamento da insuficiência de válvula externa são: *lateral crural strut graft*, *alar batten graft*, *alar rim graft* e *spreader graft* estendido.

Comentários

O *spreader graft* é utilizado para correção e prevenção da insuficiência de válvula interna e o *spreader graft* estendido também é utilizado na estabilização do enxerto de extensão septal para alongamento de narizes curtos.

Tratado de Rinoplastia da ABCPF/ABORL-CCP. Rio de Janeiro: Thieme Revinter, 2021. c. 15.

1628) Assinale a alternativa INCORRETA em relação à deformidade da ponta nasal em parênteses:
a. É definida como a angulação em relação à linha média inferior a 30 graus, com *crus* lateral convexa e ângulo de repouso superior a 100 graus.
b. Pode ocasionar problemas estéticos como ponta globosa mal definida, ausência de quebra do *supratip* e ponta em parênteses.
c. As deformidades funcionais são raras, já que a *crus* lateral normalmente se encontra larga, rígida e com força excessiva na região do *scroll*.
d. As melhores opções cirúrgicas são o reposicionamento de *crus* lateral e o tensionamento de *crus* lateral.

Comentários

As repercussões funcionais são muito frequentes, já que a *crus* lateral encontra-se mal posicionada, fragilizada e, muitas vezes, ocasionando fragilidade da parede lateral.

Tratado de Rinoplastia da ABCPF/ABORL-CCP. Rio de Janeiro: Thieme Revinter, 2021. c. 17.

Respostas
1626) a; 1627) d; 1628) c

1629) Assinale a alternativa INCORRETA relacionada com a válvula nasal interna:
a. Forma um ângulo mais obtuso em narizes afrodescendentes e asiáticos.
b. É limitada, medialmente, pela porção superior do septo nasal, lateralmente pela borda caudal da cartilagem lateral superior e inferiormente pela cabeça do corneto inferior.
c. É a região de menor resistência da via aérea superior, podendo corresponder a até 50% da resistência da via aérea nasal.
d. A válvula nasal apresenta uma estrutura estática que é o septo nasal e uma dinâmica que é a borda caudal da cartilagem lateral superior.

Comentários

A válvula nasal é a região de maior resistência das vias aéreas superiores e também da cavidade nasal. Desta forma, qualquer alteração mínima nesta região já impacta na qualidade respiratória.

Tratado de Rinoplastia da ABCPF/ABORL-CCP. Rio de Janeiro: Thieme Revinter, 2021. c. 2.

1630) Sobre as osteotomias utilizadas durante a rinoplastia, assinale a alternativa INCORRETA:
a. As osteotomias laterais levam ao estreitamento das paredes nasais largas e também a abertura ou fechamento do teto da pirâmide óssea nasal.
b. As ostetotomias intermédias devem ser realizadas em casos de assimetrias de ossos próprios e laterorrinias, e sempre devem ser realizadas após a osteotomia lateral.
c. As osteotomias transversas podem ser utilizadas de formas percutâneas, intranasais (com uso de serras ou material ultrassônico) e com ou sem o acesso *full open*.
d. A combinação dos tipos de osteotomias para cada tipo de nariz e/ou alteração depende da experiência e indicação de cada cirurgião.

Comentários

As osteotomias intermédias (ou lateral dupla) devem ser sempre realizadas antes da osteotomia lateral, já que mantêm uma estabilidade no osso próprio para a realização da osteomia lateral.

Tratado de Rinoplastia da ABCPF/ABORL-CCP. Rio de Janeiro: Thieme Revinter, 2021. c. 10.

1631) Em relação ao extensor caudal de septo, assinale a alternativa INCORRETA:
a. Os parâmetros da ponta nasal definidos pelo extensor septal são: *supratip break, tip defining point, columelar double break*, rotação e projeção.
b. Pode ser fixado de modo laterolateral ou terminoterminal, com fios absorvíveis ou não absorvíveis para sua fixação no septo caudal.
c. A redução da projeção da ponta nasal pode ser realizada por meio da manobra de *tongue in groove* "*set back*", que consiste no movimento anteroposterior do complexo da ponta nasal fixo ao extensor septal.
d. No tratamento de narizes curtos, o enxerto deve ser confeccionado com pequena extensão anteroposterior e, preferencialmente, laterolateral.

Comentários

Em casos de narizes curtos congênitos ou iatrogênicos, o enxerto de extensão septal é essencial para poder alongar o nariz. Desta forma ele deve ser longo no sentido anteroposterior, sendo preferido por muitos cirurgiões nestes casos a fixação laterolateral e muitas vezes associado ao uso dos *spreaders grafts* estendidos.

Tratado de Rinoplastia da ABCPF/ABORL-CCP. Rio de Janeiro: Thieme Revinter, 2021. c. 12.

Respostas
1629) c; 1630) b; 1631) d

1632) São considerados enxertos de definição da ponta nasal, EXCETO:
a. *Cap graft*, que também promove pequeno ganho de projeção.
b. Escudo de Sheen, que promove, também, ganho de projeção.
c. Asa de gaivota, utilizado especialmente em reconstruções de cartilagens alares.
d. *Alar batten graft*, responsável também por melhorar as regiões de válvula externa e interna.

Comentários

O enxerto tipo *alar batten graft* não tem como objetivo definir a ponta. Sua indicação é na prevenção e/ou tratamento da insuficiência de válvula nasal interna e/ou externa.

Tratado de Rinoplastia da ABCPF/ABORL-CCP. Rio de Janeiro: Thieme Revinter, 2021. c. 14.

1633) Na rinoplastia de redução do dorso nasal, a ressecção de giba nasal proeminente em um paciente com nariz caucasiano pode causar deformidade de estruturação do terço médio. Qual tipo de enxerto é capaz de prevenir essa deformidade?
a. Enxerto de contorno articulado bilateral.
b. Extensor septal em formato triangular único disposto lado a lado.
c. *Spreader-graft* bilateral.
d. *Butterfly-graft* bilateral.

Comentários

A ressecção de uma giba nasal proeminente em narizes caucasianos pode causar uma deformidade nasal conhecida como V invertido, em que se pode observar claramente a transição da porção óssea para a porção cartilaginosa do terço médio do nariz. Essa deformidade pode ocorrer, principalmente, em pacientes de pele mais fina e porção óssea menor. O enxerto capaz de prevenir essa deformidade é o enxerto conhecido como *spreader-graft*, disposto e fixo entre a cartilagem lateral superior e o septo nasal.

Dolci JEL, Dolci ELL, Osman SA. Rinoplastia revisional. In: Caldas Neto S, Mello Junior JF, Martins RHG, Costa SS (Eds.). Tratado de otorrinolaringologia e cirurgia cérvico-facial, 2.ed. São Paulo: Roca, 2011. p. 497-518.

1634) Ao longo da história de rinoplastia, as técnicas de grandes ressecções de estruturas nasais vêm sendo substituídas por técnicas de remodelação ou reestruturação dessas estruturas. Ressecções muito agressivas da porção cefálica da *crus* lateral podem determinar deformidades a longo prazo. Qual é a deformidade mais provável de surgir por essa ressecção exagerada?
a. Retração de asa nasal, com possível pinçamento da válvula nasal.
b. Asa nasal alargada, por ser maior que a distância intercantal.
c. Assimetria da inserção da asa nasal, determinada pela sua sutura irregular durante sua ressecção.
d. Asa nasal pendente, por encobrir a porção inferior do nariz na visão de perfil.

Comentários

A ressecção agressiva da porção cefálica da *crus* lateral pode criar um espaço tecidual extenso na região supra-apical, podendo resultar em progressiva retração cefálica da margem da asa nasal, com desestabilização da relação columela-asa nasal, com possível pinçamento da válvula nasal.

Dolci JEL, Dolci ELL, Osman SA. Rinoplastia revisional. In: Caldas Neto S, Mello Junior JF, Martins RHG, Costa SS (Eds.). Tratado de otorrinolaringologia e cirurgia cérvico-facial, 2.ed. São Paulo: Roca, 2011. p. 497-518.

Respostas
1632) d; 1633) c; 1634) a

1635) A válvula nasal externa pode ser avaliada por meio da inspeção estática do nariz do paciente, ao analisar-se a incidência de fotografia da base nasal. Igualmente, pode ser avaliada durante inspeção dinâmica pela inspiração forçada, e observação do comportamento da região alar. Assinale métodos que podem ser utilizados mais provavelmente para corrigir casos de deficiência de válvula externa:

a. *Spreader graft* estendido.
b. *Strut* de *crus* lateral.
c. *Pumpling grafts*.
d. *Flaring suture*, ou sutura na cartilagem triangular.

Comentários

A deficiência da válvula externa pode ser corrigida por meio de enxertos que fortaleçam a *crus* lateral da cartilagem alar, ou cartilagem lateral inferior. São métodos possíveis a utilização de *alar batten graft*, *strut* de *crus* lateral com ou sem reorientação da cartilagem alar, asa de gaivota (*seagull wing graft*), *turn-in flap* da *crus* lateral da cartilagem alar, entre outros.

Dolci JEL, Dolci ELL, Osman SA. Rinoplastia revisional. In: Caldas Neto S, Mello Junior JF, Martins RHG, Costa SS (Eds.). Tratado de otorrinolaringologia e cirurgia cérvico-facial, 2.ed. São Paulo: Roca, 2011. p. 497-518.

1636) Quanto aos pontos anatômicos de referência para a análise facial, assinale a alternativa CORRETA:

a. O *radix* representa o ponto mais proeminente do dorso nasal na análise do perfil.
b. O *rhinium* representa o ponto de transição entre o dorso ósseo e o dorso cartilaginoso.
c. O ponto ou a região subnasal corresponde à transição entre a cartilagem lateral superior e a cartilagem alar.
d. O pogônio representa o ponto mais inferior do queixo na análise de perfil.

Comentários

O *radix* representa o ponto mais profundo do dorso nasal. O ponto subnasal representa a região de encontro da columela e porção cutânea do lábio superior. O pogônio representa o ponto mais anterior do contorno do queixo.

Sampaio PL, Caropreso CA, Carreirão Neto W, Dolci JEL, Ferreira NGM. Rinosseptoplastia: acessos fechado, aberto e semiaberto. In: Caldas Neto S, Mello Junior JF, Martins RHG, Costa SS (Eds.). Tratado de otorrinolaringologia e cirurgia cérvico-facial, 2.ed. São Paulo: Roca, 2011. p. 469-488.

1637) A perfilometria representa o estudo das medidas da face. Assinale a alternativa CORRETA em relação à proporção desejada na perfilometria:

a. O dorso ósseo deve ter aproximadamente 75 a 80% da largura da base alar.
b. A distância interalar deve corresponder à distância de um canto lateral do olho até o canto lateral do olho contralateral.
c. A projeção da ponta nasal (distância entre o sulco alar-facial até a ponta nasal) deve corresponder a 20% do comprimento nasal (distância entre o *radix* até a ponta nasal).
d. Sob a visão frontal, na ponta nasal devemos identificar um único ponto luminoso que corresponde à região do *scroll* (intersecção entre a cartilagem lateral superior e inferior).

Comentários

A distância interalar deve corresponder à distância do canto lateral de olho até o canto medial do mesmo olho. A projeção da ponta nasal pode ser mensurada por técnicas diferentes. Uma delas compara a distância entre o sulco alar-facial até a ponta nasal (d1) com a distância do *radix* até a ponta nasal (d2). Por esse método, a distância da projeção d1 deve ter aproximadamente 60% da distância d2. Sob a visão frontal, na ponta nasal devemos identificar dois pontos luminosos que devem ter aproximadamente 6 mm de diferença entre eles, e que correspondem à região dos domos da cartilagem lateral inferior.

Sampaio PL, Caropreso CA, Carreirão Neto W, Dolci JEL, Ferreira NGM. Rinosseptoplastia: acessos fechado, aberto e semiaberto. In: Caldas Neto S, Mello Junior JF, Martins RHG, Costa SS (Eds.). Tratado de otorrinolaringologia e cirurgia cérvico-facial, 2.ed. São Paulo: Roca, 2011. p. 469-88.

Respostas
1635) b; 1636) b; 1637) a

1638) As incisões da rinoplastia são portas de acesso às estruturas do nariz. Identifique a alternativa com afirmação CORRETA:

a. A incisão transfixante destrói um dos mecanismos de sustentação da ponta nasal.
b. A incisão marginal destrói a intersecção da região do *scroll*, ponto de interligação entre a cartilagem lateral superior e inferior.
c. A incisão transcolumelar deve ser feita em linha reta na metade superior da columela, na altura do triângulo frágil.
d. A incisão intercartilaginosa separa a conexão entre o osso próprio nasal e as duas cartilagens laterais superiores.

Comentários

A incisão transfixante promove a separação entre a porção caudal do septo nasal e a *crus* medial, destruindo conexões fibrosas que auxiliam no mecanismo de sustentação da ponta nasal. A incisão marginal permite o descolamento da porção caudal da cartilagem lateral inferior, preservando a região do *scroll* (ponto de interligação entre a cartilagem lateral superior e inferior, que se encontra na extremidade cefálica da *crus* lateral da cartilagem lateral inferior). Quanto à incisão transcolumelar, alguns formatos são possíveis (em "V", em "V" invertido, em degrau) porém, deve-se evitar uma linha reta e evitar, também, que seja feito na altura do triângulo frágil para não deturpar sua anatomia e formato. Quanto à incisão intercartilaginosa, ela separa o ponto de interligação entre a cartilagem lateral superior e inferior (região do *scroll*), que se encontra na extremidade cefálica da *crus* lateral da cartilagem lateral inferior. Não estabelece, portanto, nenhuma ação sobre a região de interligação entre a cartilagem lateral superior e o osso próprio nasal.

Sampaio PL, Caropreso CA, Carreirão Neto W, Dolci JEL, Ferreira NGM. Rinosseptoplastia: acessos fechado, aberto e semiaberto In: Caldas Neto S, Mello Junior JF, Martins RHG, Costa SS (Eds.). Tratado de otorrinolaringologia e cirurgia cérvico-facial, 2.ed. São Paulo: Roca, 2011. p. 469-88.

1639) As suturas domais exercem efeito singular na rinoplastia, e consiste em uma manobra frequentemente utilizada para definição da ponta nasal. Quanto à sua execução, pode-se afirmar que:

a. Uma ou mais suturas domais devem ser aplicadas em cada domo de modo que ambos permaneçam unidos tanto na extremidade cefálica quanto na extremidade caudal.
b. A lateralização domal torna a *crus* medial mais curta, e deprojeta a ponta nariz.
c. A sutura trasdomal dupla permite a redução da altura da *crus* medial, reduzindo a rotação da ponta nasal.
d. A sutura domal reestabelece a relação de um domo com o outro e evita que cicatrizem em posições assimétricas ou deformadas.

Comentários

Uma ou mais suturas domais devem ser aplicadas em cada domo de modo que ambos permaneçam unidos, porém, essa união deve-se restringir à extremidade cefálica, devendo haver cerca de 6 mm de distância entre um domo e outro na extremidade caudal para que a distância entre os pontos luminosos da ponta nasal seja preservada. A lateralização domal promove o aumento da *crus* medial com encurtamento da *crus* lateral, exercendo, portanto, um efeito de ganho de rotação e de projeção do nariz. A sutura transdomal dupla auxilia na definição do formato da ponta nasal, mas não reduz sua rotação. Por fim, quando a ponta é desmontada e as cartilagens laterais inferiores são completamente expostas, a sutura entre os domos reestabelece a relação de um domo com o outro e evita que cicatrizem em posições assimétricas ou deformadas

Sampaio PL, Caropreso CA, Carreirão Neto W, Dolci JEL, Ferreira NGM. Rinosseptoplastia: acessos fechado, aberto e semiaberto. In: Caldas Neto S, Mello Junior JF, Martins RHG, Costa SS (Eds.). Tratado de otorrinolaringologia e cirurgia cérvico-facial, 2.ed. São Paulo: Roca, 2011. p. 469-88.

Respostas
1638) a; 1639) d

1640) A espessura da pele do nariz do paciente pode auxiliar na escolha do tipo de manobras a serem executadas. Para pacientes com nariz afrodescendente ou mestiço, e que possuem cobertura de pele mais espessa, assinale uma opção de manobra que pode ser utilizada para ganho de definição do formato de ponta e aumento de projeção:

a. Extensor septal, com posicionamento da extremidade superior acima da altura dos *domus*.
b. Ressecção de base alar.
c. Osteotomias laterais.
d. Enxerto de *radix*.

Comentários

A pele mais espessa permite o posicionamento de enxertos de ponta em altura superior à dos domos para auxiliar na definição e projeção da ponta nasal. A realização de ressecção de base alar, de osteotomias ou a colocação de enxertos no *radix* podem necessárias no nariz de pacientes afrodescendentes, porém, não alteram a definição do formato da ponta nasal ou sua projeção.

Patrocínio TG, Patrocínio LG, Patrocínio JA. Rinoplastia no afrodescendente In: Caldas Neto S, Mello Junior JF, Martins RHG, Costa SS (Eds.). Tratado de otorrinolaringologia e cirurgia cérvico-facial, 2.ed. São Paulo: Roca, 2011. p. 534-45.

1641) A pele que recobre a pirâmide nasal apresenta, em geral, características diferentes dependendo da sua localização. Assinale a alternativa CORRETA:

a. A região do dorso nasal cartilaginoso apresenta pele com espessura delgada.
b. A região do *radix* é rica em glândulas sebáceas.
c. A região da ponta é rica em glândulas sudoríparas.
d. A região do terço inferior do nariz apresenta espessura de pele delgada.

Comentários

Na anatomia da pirâmide nasal, a região do dorso nasal apresenta espessura de pele delgada, enquanto a região do *radix* e do terço inferior do nariz apresenta espessura de pele mais espessa. A ponta nasal é a região mais rica em glândulas sebáceas do nariz, não em glândulas sudoríparas.

Sampaio PL, Caropreso CA, Carreirão Neto W, Dolci JEL, Ferreira NGM. Rinosseptoplastia: acessos fechado, aberto e semiaberto. In: Caldas Neto S, Mello Junior JF, Martins RHG, Costa SS (Eds.). Tratado de otorrinolaringologia e cirurgia cérvico-facial, 2.ed. São Paulo: Roca, 2011. p. 469-88.

1642) Quanto às unidades subanatômicas do nariz, assinale a alternativa CORRETA:

a. A porção superior do nariz é formada pelas cartilagens laterais superiores.
b. As cartilagens laterais inferiores auxiliam na composição do terço médio nasal.
c. A zona K é definida como a junção das cartilagens laterais superiores, quadrangular, lâmina perpendicular do etmoide e osso nasais.
d. O bordo cefálico da cartilagem lateral superior auxilia na composição da válvula interna.

Comentários

A porção superior do nariz é formada pelos ossos próprios nasais e processos frontais da maxila. A cartilagem lateral superior auxilia na composição do terço médio nasal, enquanto a cartilagem lateral inferior auxilia na composição do terço inferior. O bordo mais caudal da cartilagem lateral superior e o modo como ele se imbrica no bordo cefálico da cartilagem lateral inferior auxiliam na composição da válvula interna.

Sampaio PL, Caropreso CA, Carreirão Neto W, Dolci JEL, Ferreira NGM. Rinosseptoplastia: acessos fechado, aberto e semiaberto. In: Caldas Neto S, Mello Junior JF, Martins RHG, Costa SS (Eds.). Tratado de otorrinolaringologia e cirurgia cérvico-facial, 2.ed. São Paulo: Roca, 2011. p. 469-88.

Respostas
1640) a; 1641) a; 1642) c

1643) São mecanismos de suporte da ponta nasal:
   a. Tamanho, formato e consistência das cartilagens laterais superiores.
   b. Espinha nasal posterior.
   c. Dorso cartilaginoso septal.
   d. Ligamento cantal.

Comentários

Os mecanismos de suporte da ponta nasal correspondem a:
- Tamanho, formato e consistência das cartilagens laterais inferiores (CLI).
- União da base das *cruras* mediais das CLI ao bordo caudal da cartilagem septal.
- União dos bordos caudais das cartilagens laterais superiores (CLS) aos bordos cefálicos crurais das CLI.
- Ligamento interdomal.
- Dorso cartilaginoso septal.
- Cartilagens sesamoides da abertura piriforme.
- União das CLI à pele e à musculatura que a recobrem.
- Espinha nasal anterior.
- Septo membranoso.

Sampaio PL, Caropreso CA, Carreirão Neto W, Dolci JEL, Ferreira NGM. Rinosseptoplastia: acessos fechado, aberto e semiaberto. In: Caldas Neto S, Mello Junior JF, Martins RHG, Costa SS (Eds.). Tratado de otorrinolaringologia e cirurgia cérvico-facial, 2.ed. São Paulo: Roca, 2011. p. 469-88.

1644) Assinale a alternativa CORRETA a respeito das osteotomias que podem ser realizadas durante a rinoplastia:
   a. A osteotomia transversa é executada sobre a região de intersecção do processo ascendente da maxila e osso próprio nasal.
   b. Osteotomias paramedianas devem ser evitadas para prevenir o fechamento do dorso nasal.
   c. Osteotomias percutâneas laterais duplas previnem a deformidade conhecida como "V" invertido.
   d. Osteotomias laterais duplas podem ser necessárias para o estreitamento da largura óssea do dorso nasal.

Comentários

A osteotomia transversa é aquela que une as extremidades superiores das osteotomias laterais e paramedianas. As osteotomias paramedianas são exatamente as indicadas para auxiliar no fechamento do dorso nasal após a ressecção de uma giba, quando apenas as osteotomias laterais não conseguem reestabelecer essa relação. Quando bem executadas, são as osteotomias que previnem o surgimento da deformidade do "V" invertido.

Sampaio PL, Caropreso CA, Carreirão Neto W, Dolci JEL, Ferreira NGM. Rinosseptoplastia: acessos fechado, aberto e semiaberto. In: Caldas Neto S, Mello Junior JF, Martins RHG, Costa SS (Eds.). Tratado de otorrinolaringologia e cirurgia cérvico-facial, 2.ed. São Paulo: Roca, 2011. p. 469-88.

1645) Na rinoplastia com acesso aberto, o correto local da incisão transcolumelar é fundamental. Considerando as subunidades da base nasal, a localização mais indicada e segura é:
   a. Transição entre a base e o pilar central da columela.
   b. Região do infralóbulo (infra *tip*).
   c. Base alar.
   d. Transição entre pilar central da columela e infralóbulo.

Comentários

A incisão transcolumelar deve ser realizada na transição da base columelar com pilar central da columela. Se esta incisão for muito alta, próxima ao lóbulo (ou no lóbulo), pode-se tornar visível. Se for muito baixa (na base columelar), pode comprometer a irrigação da columela em decorrência de um pedículo longo. A base alar é uma área não adjacente à columela.

Daniel RK, Palhazi P. Rhinoplasty: an anatomical and clinical atlas. Cham: Springer International Publishing; 2018.
Gomes GA, Jorge RBB, Cedin AC. Tratado de rinoplastia: Academia Brasileira de Cirurgia Plástica da Face da ABORL-CCF. Rio de Janeiro: Thieme-Revinter; 2021.

Respostas
1643) c; 1644) d; 1645) a

1646) Durante a análise facial, o entendimento dos ângulos nasais é determinante para o planejamento da rinoplastia e para obtenção de um resultado mais harmônico e suave. O ângulo formado pela intersecção das linhas *nasion-glabella* e *nasion*-ponta nasal é:

a. Labiocolumelar.
b. Lobulocolumelar.
c. Nasofrontal.
d. Nasolabial.

Comentários

O ângulo nasofrontal é formado pela intersecção das linhas *nasion-glabella* e *nasion*-ponta e deve ter 115° a 130°. O *nasion* é o ponto mais posterior da região frontal e sua posição contribui para determinar a área do *radix*.

Daniel RK, Palhazi P. Rhinoplasty: an anatomical and clinical atlas. Cham: Springer International Publishing; 2018.
Rohrich RJ, Jr WPA, Ahmad J, Gunter JP. Dallas rhinoplasty: nasal surgery by the master, 3rd ed. Boca Raton: Quality Medical Publishing; 2014.

1647) Descrita por R. Kridel, em 1999, a sutura de *tongue in groove* é uma das opções para suporte da ponta nasal. Esta sutura é realizada entre quais estruturas?

a. *Crura* laterais e dorso cartilaginoso.
b. *Crura* mediais e porção caudal do septo nasal.
c. *Domus* e porção caudal do septo nasal.
d. *Crura* mediais e *strut* columelar.

Comentários

A sutura de *tongue in groove*, descrita por R. Kridel em 1999, é realizada entre porção caudal do septo nasal e as *crura* mediais. Sua importância é controlar a abertura do ângulo nasolabial, corrigir deformidades da base columelar, da forma, da força, da posição e simetria das *crura* mediais, mudar a projeção e a rotação da ponta nasal.

Kridel RW, Scott BA, Foda HM. The tongue-in-groove technique in septorhinoplasty. Arch Facial Plast Surg. 1999;1:246-56.
Gomes GA, Jorge RBB, Cedin AC. Tratado de rinoplastia: Academia Brasileira de Cirurgia Plástica da Face da ABORL-CCF. Rio de Janeiro: Thieme-Revinter; 2021.

1648) Deformidades adquiridas ou congênitas na região da válvula nasal externa comprometem a respiração e o contorno estético da borda alar. Uma cuidadosa avaliação para determinar o melhor tratamento para insuficiência da válvula nasal e melhorar o equilíbrio estético de luz e sombra é fundamental. Uma das opções é a colocação de enxertos. Dentre as alternativas abaixo, qual seria o enxerto mais indicado:

a. Escudo de Sheen.
b. *Strut* columelar.
c. *Cap*.
d. *Alar rim*.

Comentários

O *alar rim graft*, ou enxerto de contorno alar, é utilizado e efetivo para reestabelecer a normalidade da função da válvula nasal externa e melhora da estética do contorno alar em rinoplastias primárias ou secundárias.

Gomes GA, Jorge RBB, Cedin AC. Tratado de rinoplastia: Academia Brasileira de Cirurgia Plástica da Face da ABORL-CCF. Rio de Janeiro: Thieme-Revinter; 2021.
Troell RJ, Powell NB, Riley RW, Li KK. Evaluation of a new procedure for nasal alar rim and valve collapse: nasal alar rim reconstruction. Otolaryngol Head Neck Surg. 2000;122(2):204-11.

Respostas
1646) c; 1647) b; 1648) d

1649) Na reconstrução do dorso no nariz em sela, algumas etapas são importantes para melhor resultado a longo prazo. Uma minuciosa avaliação pré-operatória estabelece o planejamento e alinha expectativas do paciente e cirurgião. Dentre as opções abaixo, a característica mais importante que deve ser avaliada na consulta é:

a. Abertura do ângulo lobulocolumelar.
b. Suporte anatômico do dorso.
c. Conchas nasais inferiores.
d. Relação columela-alar.

Comentários

É fundamental a avaliação do suporte estrutural anatômico do nariz através da documentação fotográfica, rinoscopia e palpação do dorso. A presença ou não do suporte é determinante para escolha do enxerto, técnica e prognóstico.

Daniel RK, Brenner KA. Saddle nose deformity: a new classification and treatment. Facial Plast Surg Clin North Am. 2006;14(4):301-12.
Gomes GA, Jorge RBB, Cedin AC. Tratado de rinoplastia: Academia Brasileira de Cirurgia Plástica da Face da ABORL-CCF. Rio de Janeiro: Thieme-Revinter; 2021.

1650) O ponto "C" da ponta nasal corresponde à transição entre:

a. *Domus* e *crus* lateral ipsilateral.
b. As regiões domais.
c. Os dois "pés" das *crura* mediais.
d. *Crus* média e intermediária.

Comentários

O ponto "C" está na transição das *crus* medial e intermediária. Nesta região, as fitas de cartilagens que apresentavam um trajeto próximo e paralelo sofrem intenso giro helicoidal nos sentidos cranial e lateral, tornando as cartilagens laterais inferiores divergentes.

Gomes GA, Jorge RBB, Cedin AC. Tratado de rinoplastia: Academia Brasileira de Cirurgia Plástica da Face da ABORL-CCF. Rio de Janeiro: Thieme Revinter; 2021.
Huizing EH, de Groot JAM. Functional reconstructive nasal surgery. Sttutgart: Thieme; 2003.

1651) A região do *radix* é uma região limitada inferiormente por uma linha horizontal à altura do canto lateral do olho e uma linha superior, ambas equidistantes ao ponto:

a. *Nasion*.
b. *Rhinion*.
c. *Sellion*.
d. *Kyphion*.

Comentários

Identificar o ponto *nasion* é fundamental para determinar área do radix. O radix é uma região anatômica nasal compreendida entre uma linha horizontal à altura do canto lateral do olho até *nasion* e sua correspondente distância superiormente a este ponto.

Daniel RK, Palhazi P. Rhinoplasty: an anatomical and clinical atlas. Cham: Springer International Publishing; 2018.
Gomes GA, Jorge RBB, Cedin AC. Tratado de Rinoplastia: Academia Brasileira de Cirurgia Plástica da Face da ABORL-CCF. Rio de Janeiro: Thieme-Revinter; 2021.

Respostas
1649) b; 1650) d; 1651) a

1652) A cirurgia da base nasal é um passo importante e desafiador na rinoplastia. O conhecimento das subunidades anatômicas e suas relações são determinantes para escolher a melhor técnica. A quantidade de tecido que se estende lateralmente ao sulco alar-facial ou crista alar se chama:
a. Base alar.
b. Assoalho narinário.
c. *Flare*.
d. Triângulo mole.

Comentários

O *flare* é o excesso de tecido que se estende lateralmente ao sulco alar-facial ou crista alar. Quando presente, exige o emprego de técnicas específicas para sua correção.

Daniel RK, Palhazi P. Rhinoplasty: an anatomical and clinical atlas. Cham: Springer International Publishing; 2018.
Gomes GA, Jorge RBB, Cedin AC. Tratado de rinoplastia: Academia Brasileira de Cirurgia Plástica da Face da ABORL-CCF. Rio de Janeiro: Thieme Revinter; 2021.

1653) O modelo que propõe um entendimento minucioso das cartilagens laterais inferiores e suas tensões dinâmicas, provocadas pelas curvaturas das *crura* lateral e medial, incluindo as intermediárias, onde se criam forças de empuxo contrárias e complementares, é:
a. Tripé de Anderson.
b. M-Arch.
c. Extensor septal.
d. *Tongue in groove*.

Comentários

O M-Arch de Peter Adamson foi descrito em 2006 e envolve as forças de tensão que atuam nas cartilagens laterais inferiores. O tripé de Anderson se refere às cartilagens como uma mola em balanço que possui um único ponto de fixação rígida, que seria o septo caudal. Este conceito visualiza a ponta nasal como uma estrutura piramidal. O extensor septal e *tongue in groove* são apenas técnicas para estruturação da ponta nasal que podem envolver vários conceitos durante suas respectivas execuções.

Adamson PA, Litner JA, Dahiya R. The M-Arch model: a new concept of nasal tip dynamics. Arch Facial Plast Surg. 2006;8(1):16-25.
Anderson JR. A reasoned approach to nasal base surgery. Arch Otolaryngol. 1984;110(6):349-58.
Gomes GA, Jorge RBB, Cedin AC. Tratado de rinoplastia: Academia Brasileira de Cirurgia Plástica da Face da ABORL-CCF. Rio de Janeiro: Thieme Revinter; 2021.

1654) Segundo Tardy e Brown, são elementos maiores de suporte da ponta nasal:
a. Tamanho, formato e resiliência das *crura* mediais e laterais.
b. Faixa de tecido fibroso entre os dois *domus* (ligamento interdomal).
c. Espinha nasal anterior e cartilagens sesamoides.
d. Adesão das cartilagens laterais inferiores à pele e ao envelope tecidos moles.

Comentários

Além das cartilagens laterais inferiores como elemento maior de suporte para ponta nasal, temos o tecido fibroso entre as *crura* mediais e borda caudal da cartilagem septal e *scroll* (tecido fibroso entre a borda caudal da cartilagem superior e a borda cefálica da cartilagem lateral inferior).

Gomes GA, Jorge RBB, Cedin AC. Tratado de rinoplastia: Academia Brasileira de Cirurgia Plástica da Face da ABORL-CCF. Rio de Janeiro: Thieme Revinter; 2021.
Shamouelian D, Leary RP, Manuel CT, Harb R, Protsenko DE, Wong BJF. Rethinking nasal tips support: a finite element analysis. Laryngoscope. 2015;125:326-30.

Respostas
1652) c; 1653) b; 1654) a

1655) A avaliação da superfície nasal na forma de polígonos geométricos permite a identificação de sombras e realces, que estão ligados às estruturas subjacentes e podem ser modificados cirurgicamente. Este conceito se refere a:
a. Superfícies estéticas de luz e sombra de Toriumi.
b. Polígonos nasais de Baris Çakir.
c. Tripé de Anderson.
d. M-Arch de Adamson.

Comentários

Os polígonos nasais de Baris Çakir foram descritos em 2013 e são mais uma ferramenta na análise nasal, contribuindo para identificar luz, sombras e realces que podem ser modificados por meio da alteração das estruturas anatômicas nasais durante a cirurgia.

Çakır B, Dogan T, Öreroğlu AR, Daniel RK. Rhinoplasty: surface aesthetics and surgical techniques. Aesthet Surg J. 2013;33(3):363-756.
Gomes GA, Jorge RBB, Cedin AC. Tratado de Rinoplastia: Academia Brasileira de Cirurgia Plástica da Face da ABORL-CCF. Rio de Janeiro: Thieme Revinter; 2021.
Toriumi DM. New concepts in nasal tip contouring. Arch Facial Plast Surg. 2006;8:156-85.

1656) Qual alternativa contempla as principais complicações da utilização do extensor septal?
a. Perfuração do septo nasal e sangramento.
b. Perda do suporte a longo prazo e extrusão do enxerto.
c. Infecção e pinçamento de válvula nasal externa.
d. Assimetrias da ponta nasal e abaulamento na área da válvula nasal externa.

Comentários

As principais complicações da utilização do extensor septal são assimetrias da ponta nasal por falta de uma adequada estabilização das forças de tensão e abaulamento na área da válvula nasal externa em razão de uma grande espessura do enxerto e/ou fixação inadequada.

Gomes GA, Jorge RBB, Cedin AC. Tratado de rinoplastia: Academia Brasileira de Cirurgia Plástica da Face da ABORL-CCF. Rio de Janeiro: Thieme Revinter; 2021.
Toriumi DM. Structure rhinoplasty: lessons learned in 30 years. Chicago: DMT Solutions; 2019. p. 1564.

1657) Sobre as conchas inferiores, é CORRETO afirmar que:
a. Devem ser abordadas cirurgicamente em toda a rinosseptoplastia.
b. Colaboram na função mucociliar, mas não têm relação com o sistema de defesa celular e humoral do nariz contra agressores externos.
c. Cirurgias com extensas ressecções, gerando amplos espaços, são as mais indicadas sem riscos de complicações.
d. Atuam na resistência da via aérea superior e na turbulência do fluxo aéreo.

Comentários

Entre as principais funções das conchas inferiores estão resistência respiratória, turbulência do fluxo aéreo intranasal, função mucociliar atuando no sistema de defesa celular humoral contra agressores externos. Amplas resseções que geram grandes espaços podem prejudicar a respiração e aumentar o risco de complicações. Estudos recentes mostram que não há benefício na qualidade de vida em cirurgias das conchas nasais de rotina em rinosseptoplastias primárias.

de Moura BH, Migliavacca RO, Lima RK, Dolci JEL, Becker M, Feijó C, Brauwers E, Lavinsky-Wolff M. Partial inferior turbinectomy in rhinoseptoplasty has no effect in quality-of-life outcomes: A randomized clinical trial. Laryngoscope. 2018 Jan;128(1):57-63.
Lavinsky-Wolff M, Camargo HL Jr, Barone CR, Rabaioli L, Wolff FH, Dolci JE, Polanczyk CA. Effect of turbinate surgery in rhinoseptoplasty on quality-of-life and acoustic rhinometry outcomes: a randomized clinical trial. Laryngoscope. 2013 Jan;123(1):82-9.
Roithmann et al. Cirurgia das conchas nasais. In: Gomes GA, Jorge RBB. Tratado de rinoplastia: Academia Brasileira de Cirurgia Plástica da Face da ABORL-CCF. Rio de Janeiro: Thieme-Revinter Publicações; 2021.

Respostas
1655) b; 1656) d; 1657) d

1658) A septoplastia extracorpórea é uma alternativa para a correção de grandes desvios da pirâmide cartilaginosa do nariz, que produzem problemas funcionais e estéticos. Sobre essa técnica é CORRETO afirmar que:

a. Retira-se exclusivamente a porção desviada do septo nasal.
b. Para corrigir o desvio septal é criada uma estrutura em forma de "L", com o cuidado de projetar uma borda interna quadrangular, que parece biomecanicamente mais estável.
c. Após a correção recoloca-se o novo septo nasal no paciente, sendo fixado na porção óssea do nariz e na espinha nasal anterior.
d. A fixação caudal do novo septo nasal não é preconizada de forma rotineira.

Comentários

Na septoplastia extracorpórea remove-se todo o septo nasal para fora do nariz para confecção de um novo septo em formato de "L", tendo o cuidado de projetar uma borda interna arredondada que parece ser biomecanicamente mais estável. A fixação do bordo caudal na espinha nasal anterior é preconizada.

Nassif Filho ACN et al. Septoplastia. In: Gomes GA, Jorge RBB. Tratado de rinoplastia: Academia Brasileira de Cirurgia Plástica da Face da ABORL-CCF. Rio de Janeiro: Thieme Revinter Publicações; 2021.

1659) Sobre a anatomofisiopatologia da ventilação nasal, é CORRETO afirmar que:

a. A válvula nasal interna é a área de maior resistência da via área, correspondendo a pelo menos 90% da resistência da via aérea.
b. Durante a inspiração é gerada uma pressão negativa transmural que interfere na estabilidade da parede nasal lateral e na região alar que são áreas rígidas do nariz.
c. Durante a inspiração, as narinas se contraem e as válvulas nasais internas se dilatam com a aproximação da cartilagem lateral superior do septo nasal.
d. Em uma respiração nasal eficiente ocorre aquecimento, umidificação e filtração do ar.

Comentários

A válvula nasal interna é a área de maior resistência da via área, correspondendo a pelo menos 50% da resistência da via aérea e não 90%. A parede nasal lateral e a região alar são estruturas flexíveis que têm sua estabilidade desafiada pela pressão negativa transmural gerada durante a inspiração. Ainda, durante a inspiração, as narinas se dilatam e as válvulas nasais internas se contraem. A resposta D está correta, detalhando algumas propriedades da respiração nasal eficiente.

Gomes GA et al. Anatomia aplicada a rinoplastia. In: Gomes GA, Jorge RBB. Tratado de rinoplastia: Academia Brasileira de Cirurgia Plástica da Face da ABORL-CCF. Rio de Janeiro: Thieme Revinter Publicações; 2021.

1660) Sobre a projeção ideal da ponta nasal durante a análise pré-operatória é MAIS CORRETO afirmar que:

a. Deve corresponder a um terço da extensão do nariz.
b. Deve ser igual à largura da base alar.
c. Deve ser igual à extensão do lábio inferior.
d. Deve corresponder a 0,67 da largura do nariz.

Comentários

Para definirmos se o nariz que está sendo avaliado tem uma projeção de ponta adequada ou se há uma hipo ou hiperprojeção, alguns parâmetros são avaliados. A projeção ideal da ponta corresponde à largura da base alar. Também pode-se dizer que se a extensão do nariz estiver correta, a razão entre a extensão nasal e a projeção da ponta nasal deverá ser aproximadamente 1,0; 0,67.

Jorge RBB et al. Análises facial e nasal. In: Gomes GA, Jorge RBB. Tratado de rinoplastia: Academia Brasileira de Cirurgia Plástica da Face da ABORL-CCF. Rio de Janeiro: Thieme Revinter Publicações; 2021.

Respostas
1658) d; 1659) d; 1660) b

1661) Mulher, 21 anos, vem à consulta desejando fazer rinoplastia, pois acha seu nariz grande, principalmente, nas fotografias feitas por seu aparelho celular, especialmente nas *selfies*. Na consulta, a análise facial e nasal revelou um nariz proporcional com sua face. A explicação mais provável para a insatisfação com o tamanho do nariz em fotos do celular inconsistente com a análise facial padronizada no consultório pode estar:

a. No modelo do celular da paciente que apresenta defeito e aumentam o nariz.
b. No efeito conhecido como "distorção em barril" que acontece em *smartphones*, fazendo os objetos que estão no centro da foto parecerem maior do que os da periferia.
c. Na inabilidade do profissional de conhecer os parâmetros estéticos da face e detectar a queixa da paciente.
d. Na iluminação das fotos padronizadas do consultório que distorcem o tamanho do nariz.

Comentários

O efeito de distorção em barril presente nas fotografias de curta distância criadas pelos *smatphones* pode levar a um aumento da largura do nariz de 30% nos homens e 29% nas mulheres.

Gomes GA *et al.* Documentação fotográfica para rinoplastia. In: Gomes GA, Jorge RBB. Tratado de rinoplastia: Academia Brasileira de Cirurgia Plástica da Face da ABORL-CCF. Rio de Janeiro: Thieme Revinter Publicações; 2021.
Ward B, Ward M, Fried O, Parskhover B. Nasal distance in short-distance photographs: the selfie effect. JAMA Plastic Surgery. 2018 July:333-5.

1662) Sobre o exame da área de vávula nasal, é CORRETO afirmar que:

a. O formato ideal do nariz mostra uma boa relação anatomofuncional com as estruturas osteocartilaginosas e a válvula nasal interna.
b. A identificação de desvios septais caudais deve ser feita por endoscopia nasal.
c. O exame da cavidade nasal por endoscopia nasal pode identificar aumento da concha nasal inferior que, ao obstruir a coana, pode causar insuficiência da válvula nasal.
d. A rinoscopia anterior com o espéculo nasal permite a identificação de problemas na área de válvula nasal externa.

Comentários

O diagnóstico de desvios septais caudais pode ser realizado simplesmente pela inspeção ou rinoscopia anterior. A cabeça da concha inferior faz parte da área da válvula nasal, e não a sua cauda. O exame com espéculo nasal pode distorcer a avaliação da válvula nasal externa.

Gomes GA et al. Anatomia aplicada à rinoplastia. In: Gomes GA, Jorge RBB. Tratado de rinoplastia: Academia Brasileira de Cirurgia Plástica da Face da ABORL-CCF. Rio de Janeiro: Thieme Revinter Publicações; 2021.

1663) Sobre a irrigação que a ponta nasal possui, é CORRETO afirmar que:

a) A artéria columelar é a principal irrigação para a ponta nasal.
b) A base nasal recebe irrigação da artéria columelar.
c) O plano dérmico de capilares fornece irrigação para a pele da região do *domus*.
d) A artéria nasal lateral se origina diretamente da artéria do dorso nasal.

Comentários

A artéria nasal lateral é a mais importante via de irrigação para a ponta nasal. Ela se origina diretamente da artéria facial ou artéria angular. O plano subdérmico de capilares fornece irrigação para a região domal. A base nasal recebe irrigação da artéria columelar que se anastamosa com a artéria nasal lateral, formando uma rica irrigação para a ponta nasal.

Gomes GA et al. Anatomia aplicada à rinoplastia. In: Gomes GA, Jorge RBB. Tratado de rinoplastia: Academia Brasileira de Cirurgia Plástica da Face da ABORL-CCF. Rio de Janeiro: Thieme Revinter Publicações; 2021.

Respostas
1661) b; 1662) a; 1663) b

1664) Sobre métodos de avaliação da função nasal é CORRETO afirmar que:
a. A endoscopia nasal é mais bem indicada quando há suspeita de desvios septais caudais.
b. A tomografia da face é indicada para avalição septal e para análise de doenças associadas da parede lateral do nariz.
c. A rinomanometria é a técnica que objetiva a geometria nasal, que analisa as ondas sonoras refletidas nas cavidades nasais.
d. A rinometria acústica avalia a alteração no fluxo aéreo, fazendo uma medição objetiva da permeabilidade nasal, avaliando tanto pressão como fluxo aéreo.

Comentários

A endoscopia nasal é mais bem indicada quando há suspeita de desvios septais posteriores, patologias associadas às caudas das conchas inferiores, alterações anatômicas das coanas e patologias da rinofaringe. A rinometria acústica, e não a rinomanometria, é a técnica que objetiva a geometria nasal, que analisa as ondas sonoras refletidas nas cavidades nasais. Já a rinomanometria avalia a alteração no fluxo aéreo, fazendo uma medição objetiva da permeabilidade nasal, avaliando tanto pressão como fluxo aéreo.

Nassif Filho ACN et al. Septoplastia. In: Gomes GA, Jorge RBB. Tratado de rinoplastia: Academia Brasileira de Cirurgia Plástica da Face da ABORL-CCF. Rio de Janeiro: Thieme Revinter Publicações; 2021.

1665) Sobre os ângulos nasais na avaliação do perfil, é CORRETO afirmar que:
a. Para a correta avaliação, a cabeça deve estar posicionada em posição natural, com o plano horizontal de Frankfurt levemente inclinado em relação ao solo.
b. O ângulo nasolabial esperado em homens é levemente mais aberto do que em mulheres, em torno de 95 a 100 graus.
c. O ângulo lobulocolumelar considerado normal é de 60 graus.
d. A porção mais profunda do ângulo nasofrontal deve estar situada entre a linha dos cílios superiores e a dobra supratarsal.

Comentários

Para a correta avaliação, a cabeça deve estar posicionada em posição natural, com o plano horizontal de Frankfurt paralelo ao solo, sem inclinações. O ângulo nasolabial esperado em homens é levemente mais aberto do que em mulheres, em torno de 95 a 100 graus. O ângulo lobulocolumelar considerado normal é de 45 graus. A última alternativa está correta.

Jorge RBB et al. Análises facial e nasal. In: Gomes GA, Jorge RBB. Tratado de rinoplastia: Academia Brasileira de Cirurgia Plástica da Face da ABORL-CCF. Rio de Janeiro: Thieme Revinter Publicações; 2021.

1666) Sobre a borda alar é CORRETO afirmar que:
a. Faz parte dos limites do vestíbulo nasal e apresenta estrutura cartilaginosa em sua espessura.
b. É a região compreendida entre os lóbulos da ponta e da asa nasal, o que caracteriza a região como área de forte sustentação.
c. Incisões intercartilaginosas para acesso à ponta nasal são realizadas muito próximas a essa região, podendo haver traumas locais e retrações cicatriciais.
d. Enxertos nessa região são posicionados com o objetivo de dar sustentação e retificação dessa região e melhorar o contorno da ponta nasal.

Comentários

A região da borda alar faz parte dos limites do vestíbulo nasal e não apresenta estrutura cartilaginosa em sua espessura, o que caracteriza a região como área de pouca sustentação. As incisões marginais, e não as intercartilaginosas, para acesso à ponta nasal são realizadas muito próximas a essa região, podendo haver traumas locais e retrações cicatriciais. A resposta correta é a **d**, já que enxertos nessa região são muito úteis para dar sustentação e retificação dessa região e melhorar o contorno da ponta nasal.

Caropreso CA et al. Enxertos de definição da ponta nasal. In: Gomes GA, Jorge RBB. Tratado de rinoplastia: Academia Brasileira de Cirurgia Plástica da Face da ABORL-CCF. Rio de Janeiro: Thieme Revinter Publicações; 2021.

Respostas
1664) b; 1665) d; 1666) d

1667) Em narizes com ponta nasal bulbosa, a técnica de tensionamento da *crura* lateral pode ser indicada para refinamento da ponta nasal. Essa técnica tem como característica:

a. Preservar a borda cefálica das cartilagens laterais inferiores.
b. Diminuir o tônus da parede lateral.
c. Alargar a ponta nasal preservando sua integridade.
d. Dispensar o uso do enxerto de extensão septal.

Comentários

A técnica de tensionamento da *crura* lateral para o refinamento da ponta nasal, descrita por Richard Davis, tem a grande vantagem de dispensar ressecções de bordo cefálico da cartilagem lateral inferior, mantendo sua integridade. Ela preconiza o aumento do tônus da parede lateral, permitindo um estreitamento da ponta nasal sem ressecção do bordo cefálico das *crura* laterais. A técnica prevê a presença do enxerto de extensão septal e lateralização do *domus*.

De Souza RA. Técnicas de sutura. In: Gomes GA, Jorge RBB. Tratado de rinoplastia: Academia Brasileira de Cirurgia Plástica da Face da ABORL-CCF. Rio de Janeiro: Thieme Revinter Publicações; 2021.

1668) Sobre os enxertos de *spreader grafts* podemos afirmar que:

a. São fixos entre as cartilagens laterais inferiores e o septo nasal.
b. São sempre posicionados em pares.
c. São usados para prevenir o colapso da válvula nasal externa.
d. Podem ser úteis para correção de desvios septais altos.

Comentários

Os *spreaders grafts* são fixos entre as cartilagens laterais superiores e o septo nasal. Podem ser uni ou bilaterais, dependendo da indicação. Entre as indicações está a prevenção do colapso da válvula nasal interna e a correção de desvios septais altos.

Sales JO. Alinhando a pirâmide nasal. In: Gomes GA, Jorge RBB. Tratado de rinoplastia: Academia Brasileira de Cirurgia Plástica da Face da ABORL-CCF. Rio de Janeiro: Thieme Revinter Publicações; 2021.

1669) Segundo a classificação de Angle para as maloclusões, o paciente que possui a cúspide mesiovestibular do primeiro molar superior ocluindo no sulco mesiovestibular do primeiro molar inferior, corresponde a:

a. Classe I de Angle.
b. Classe II de Angle.
c. Classe II de Angle.
d. Classe IV de Angle.

Comentários

Em 1899, Angle desenvolveu um sistema de classificação para descrever oclusão dentária normal e anormal. O ponto de referência na classificação de Angle é a relação dos primeiros molares. Cada molar tem quatro superfícies chamadas cúspides. As superfícies entre cada cúspide é chamada de sulco. As cúspides próximas à língua são chamadas linguais e aquelas próximas à bochecha são chamadas vestibulares. Cúspides localizadas anteriormente, ou em direção à linha média são referidas como mesiais, e aquelas situadas posteriormente ou longe da linha média são chamadas distais. Pacientes classe I de Angle (cúspide mesiovestibular do primeiro molar superior ocluindo no sulco mesiovestibular do primeiro molar inferior) apresentam boa relação entre os primeiros molares.

Papel ID (Ed.). Facial plastic and reconstructive surgery, 4th ed. New York, NY: Thieme; 2016.

Respostas
1667) a; 1668) d; 1669) a

1670) Segundo a classificação de Angle para as maloclusões, o paciente que possui a cúspide mesiovestibular do primeiro molar superior para mesial em relação ao sulco mesiovestibular do primeiro molar inferior corresponde a:

a. Classe I de Angle.
b. Classe II de Angle.
c. Classe III de Angle.
d. Classe IV de Angle.

Comentários

Pacientes classe II de Angle são os mais comumente encontrados no dia a dia. Esta maloclusão pode ser decorrente de alterações apenas dentárias, ou dentoesqueléticas (deficiência de crescimento da mandíbula – retrognatia). Desta forma, a classe II de Angle significa que a cúspide mesiovestibular do primeiro molar superior está posicionada mais à frente em relação ao sulco mesiovestibular do primeiro molar inferior.

Papel ID (Ed.). Facial plastic and reconstructive surgery, 4th ed. New York, NY: Thieme; 2016.

1671) Segundo a classificação de Angle para as maloclusões, o paciente que possui a cúspide mesiovestibular do primeiro molar superior para distal em relação ao sulco mesiovestibular do primeiro molar inferior, corresponde a:

a. Classe I de Angle.
b. Classe II de Angle.
c. Classe III de Angle.
d. Classe IV de Angle.

Comentários

Pacientes classe III de Angle apresentam, basicamente, alterações esqueléticas. A deficiência de crescimento da maxila ou a protrusão excessiva da mandíbula (prognatismo) podem provocar este tipo de maloclusão. Desta forma, a classe III de Angle significa que a cúspide mesiovestibular do primeiro molar superior está posicionada mais atrás em relação ao sulco mesiovestibular do primeiro molar inferior.

Papel ID (Ed.). Facial plastic and reconstructive surgery, 4th ed. New York, NY: Thieme; 2016.

1672) Como é chamada a fratura de face que se inicia do processo zigomático alveolar da maxila e continua em diagonal pelo assoalho da órbita e da órbita medial, então cruza a raiz nasal e continua descendo pela órbita e maxila contralateral?

a. Le Fort I.
b. Le Fort II.
c. Le Fort III.
d. Lannelongue.

Comentários

A resposta correta é fratura de maxila tipo Le Fort II. A fratura tipo Le fort I correnponde à fratura horizontal da maxila, que separa a maxila inferior e o palato da porção superior do esqueleto facial. A fratura tipo Le fort III, também chamada de disjunção craniofacial, inicia no arco zigomático, atravessa a órbita através da parede lateral, assoalho e parede medial. Separa o nariz do osso frontal, cruza o septo superior. Ela inclui fraturas semelhantes do lado contralateral e se completa, posteriormente, passando lâminas pelas pterigoides, separando a face anteriormente do osso frontal e posteriormente do esfenoide, levando a uma separação craniofacial completa. A fratura de Lannelongue se entende desde a abertura piriforme anterior e divide, transversalmente, o palato duro em duas partes.

Papel ID (Ed.). Facial plastic and reconstructive surgery, 4th ed. New York, NY: Thieme; 2016.

Respostas

1670) b; 1671) c; 1672) b

1673) Qual a relação entre o avanço ósseo e movimentos de partes moles, quando se realiza uma mentoplastia de avanço?

a. 1:1.
b. 1:0,8.
c. 1:0,5.
d. 1:0,3.

Comentários

Durante a mentoplastia de avanço, para cada 1 mm de avanço ósseo, pode-se esperar 0,8 mm de movimento de partes moles. Em relação ao aumento vertical, a mentoplastia produz uma proporção de aproximadamente 1:1. Na mentoplastia de recuo, para cada 1 mm de movimento ósseo, há uma média de aproximadamente 0,5 mm de movimento do tecido. Quando se opta por reduzir verticalmente o mento, a resposta é pobre, com 0,3 mm de movimento dos tecidos moles para cada 1 mm de redução óssea.

Mesa J, Buchman SR, Mackay DR et al. Atlas of operative craniofacial surgery. New York, NY: Thieme; 2019.

1674) O esqueleto do terço médio da face consiste em um sistema de suportes horizontais e verticais que se combinam para formar uma estrutura entrelaçada que mantém as dimensões horizontais e verticais, protege as órbitas, seios paranasais, cavidades oral e nasal. Dentre as alternativas a seguir, a que não corresponde a um suporte vertical do terço médio da face é:

a. Processo nasomaxilar.
b. Processo zigomaticomaxilar.
c. Processo pterigomaxilar.
d. Processos alveolares da maxila.

Comentários

Os suportes verticais incluem os processos nasomaxilares, zigomaticomaxilares e pterigomaxilares. A borda superior das órbitas e o osso espesso da glabela formam a "barra frontal", onde os suportes verticais ficam suspensos. Inferiormente, as estruturas que contribuem para o sistema são as bordas inferiores das órbitas, os processos alveolares da maxila, palato, processos zigomáticos dos temporais e asas maiores do esfenoide.

Kühnel TS, Reichert TE. Trauma of the midface. GMS Curr Top Otorhinolaryngol Head Neck Surg. 2015 Dec 22;14:Doc06.

1675) As fissuras craniofaciais, também chamadas de fissuras atípicas, podem ser classificadas conforme sua localização na face. A classificação anatômica mais utilizada para estas fissuras, que as divide em 15 diferentes tipos, é a classificação de:

a. Van der Meulen.
b. Tessier.
c. Treacher Collins.
d. Spina.

Comentários

A Classificação Topográfica de Tessier é a classificação anatômica mais utilizada. Dividida de 0 a 14, esta classificação utiliza os números para definir a localização da fissura. Ela é comumente usada por cirurgiões, porque é puramente uma descrição e não faz pretensão de causalidade e relações de desenvolvimento. Também existe uma facilidade de correlação entre o defeito anatômico e a cirurgia reconstrutiva necessária.

Mélega JM, Viterbo F, Mendes FH. Cirurgia plástica: os princípios e a atualidade. Rio de Janeiro: Guanabara Koogan; 2011.

Respostas
1673) b; 1674) d; 1675) b

1676) A classificação de Tessier para as fissuras craniofaciais diferencia 15 diferentes localizações. Qual é estrutura anatômica considerada como ponto de referência central nesta classificação?

a. O palato.
b. O nariz.
c. A órbita.
d. A orelha.

Comentários

A classificação de Tessier diferencia 15 localizações (0-14) para fendas craniofaciais com a fissura palpebral (órbita) como ponto de referência central. Os eixos de fenda 0-7 estão abaixo da fissura/órbita e, portanto, são fendas faciais. Os eixos de fenda 8-14 estão acima da fissura/órbita e, portanto, são fendas cranianas.

Mathijssen IMJ, Versnel SL. Craniofacial clefts. In: Farhadieh R, Bulstrode N, Cugno S. Plastic and reconstructive surgery. Wiley Blackwell; 2015. p. 255-63.
Tessier P. Anatomical classification of facial, craniofacial and laterofacial clefts. J Maxillofac Surg. 1976;4(2):69-92.

1677) Dentre as fissuras craniofaciais raras, segundo a classificação de Tessier, qual delas é a mais comum?

a. 1.
b. 2.
c. 7.
d. 9.

Comentários

A fissura número 7 é a mais comum. As fissuras 1 e 2 acometem o canal lacrimal, sendo mediais a ele. As fissuras 9 e 11 são mais raras.

Mélega JM, Viterbo F, Mendes FH. Cirurgia plástica: os princípios e a atualidade. Rio de Janeiro: Guanabara Koogan; 2011.

1678) A disostose craniofacial caracterizada por craniossinostose, hipoplasia maxilar, órbitas rasas e proptose ocular é conhecida como:

a. Síndrome de Crouzon.
b. Síndrome de Pierre Robin.
c. Síndrome de Treacher Collins.
d. Síndrome de Apert.

Comentários

Descrita por Crouzon em 1912, esta síndrome apresenta o fechamento prematuro de suturas cranianas e a sinostose prematura de suturas centrofaciais e da base do crânio. A configuração braquicefálica é a mais frequente. Esta síndrome é progressiva, de início no primeiro ano de vida e aparecendo com frequência só aos 2 anos de idade. Existem, ainda, formas precoces congênitas nas quais a sinostose começa ainda dentro do útero e já é manifestada ao nascimento com deformidades faciais como hipoplasia maxilar superior, responsável por dificuldades respiratórias e exoftalmia.

Mélega JM, Viterbo F, Mendes FH. Cirurgia plástica: os princípios e a atualidade. Rio de Janeiro: Guanabara Koogan; 2011.
Silva DL, Neto FXP, Carneiro SG, Palheta ACP, Monteiro M, Cunha SC et al. Síndrome de Crouzon: revisão da literatura. Int. Arco. Otorhinolaryngol. 2008;12(3):436-41.

Respostas
1676) c; 1677) c; 1678) a

1679) A disostose mandibulofacial é um distúrbio hereditário caracterizado por anomalias craniofaciais. Este distúrbio hereditário, caracterizado pela inclinação antimongoloide das fissuras palpebrais, coloboma da pálpebra inferior, micrognatia, hipoplasia das arcadas zigomáticas e microtia é também conhecido como:

a. Síndrome de Crouzon.
b. Síndrome de Pierre Robin.
c. Síndrome de Treacher Collins.
d. Síndrome de Apert.

Comentários

Descrita pela primeira vez por Thomson, em 1846, teve na abordagem de Treacher Collins, em 1900, a descrição dos seus componentes essenciais, tornando seu nome epônimo preferido pela literatura. A incidência aproxima-se de 1:40.000 a 1:70.000 casos por nascidos vivos, não existindo preferência por sexo ou raça. A probabilidade de uma criança herdar a condição quando um dos progenitores apresenta a síndrome é de 50%. O gene portador da alteração genética foi mapeado na porção distal do braço longo do cromossomo 5 (5q31.3- q33.3). A expressão fenotípica desta doença, provavelmente, resulta de malformação congênita envolvendo o primeiro e o segundo arco braquial bilateralmente.

Da Silva DL et al. Treacher Collins syndrome: review of the literature. Intl. Arch. Otorhinolaryngol. (São Paulo) 2008;12(1):116-21.
Mélega JM, Viterbo F, Mendes FH. Cirurgia plástica: os princípios e a atualidade. Rio de Janeiro: Guanabara Koogan; 2011.

1680) A disostose craniofacial, caracterizada por craniossinostose, malformações do terço médio da face e sindactilia das mãos e pés, é conhecida como:

a. Síndrome de Crouzon.
b. Síndrome de Pierre Robin.
c. Síndrome de Treacher Collins.
d. Síndrome de Apert.

Comentários

A Síndrome de Apert é uma doença autossômica dominante causada por mutações no gene do receptor do fator de crescimento fibroblástico tipo 2 (FGFR2, lócus 10q25-26) é caracterizada por craniossinostose grave, anomalias craniofaciais e sindactilia simétrica em mãos e pés. Esta desordem genética é rara e chega a 5% das cranioestenoses, afetando aproximadamente 65.000 nascimentos, sem predileção por sexo ou etnia, embora haja sugestiva associação à idade paterna avançada.

Agochukwu NB, Solomon BD, Muenke M. Impact of genetics on the diagnosis and clinical management of syndromic craniosynostoses. Childs Nerv Syst. 2012;28(9):1447-63.
Mélega JM, Viterbo F, Mendes FH. Cirurgia plástica: os princípios e a atualidade. Rio de Janeiro: Guanabara Koogan; 2011.

1681) Assinale a opção que descreve características do ligamento intercrural do nariz:

a. Conecta as duas *crura* mediais em sua porção cefálica do segmento infralobular.
b. Na sua porção entre as *crura* laterais, passa sobre o ângulo septal anterior (ligamento suspensório de Converse).
c. Liga a borda cefálica da cartilagem lateral inferior à borda caudal da cartilagem lateral superior.
d. Um de seus segmentos conecta a camada profunda lateral do SMAS nasal à região da válvula nasal interna.

Comentários

Na opção **a** está descrito o ligamento interdomal. Note que apesar de ser denominado interdomal, este ligamento conecta as duas *crura* mediais das cartilagens laterais inferiores. A opção **c** descreve o ligamento horizontal do *scroll*. A opção **d** descreve o ligamento vertical do *scroll*.

Tratado de rinoplastia da ABCPF/ABORL-CCF. Rio de Janeiro:Thieme Revinter; 2021. p. 21 e 29. c. 2.

Respostas
1679) c; 1680) d; 1681) b

1682) Sobre a tela subcutânea cútis, podemos afirmar que:

a. É uma área de tecidos moles situada junto à espinha nasal anterior.
b. É o tecido subcutâneo da região do *supratip*.
c. Faz parte do SMAS do nariz.
d. Compõe a estrutura das asas nasais.

Comentários

A *tela subcutânea cútis* forma as paredes laterais das asas e o assoalho do nariz. É independente de cartilagens e músculos. É um tecido mole fibroso que dá estrutura à parede lateral da asa, sem a necessidade de suporte cartilaginoso.

Tratado de rinoplastia da ABCPF/ABORL-CCF. Rio de Janeiro: Thieme Revinter; 2021. p. 32. c. 2.

1683) "A incisão é realizada com o vestíbulo evertido, com a lâmina de bisturi número 15 e trajeto paralelo à borda cefálica da cartilagem lateral inferior. Vai transfixar a pele do vestíbulo e a cartilagem da *crus* lateral da cartilagem lateral inferior."

Marque a alternativa CORRETA a respeito da incisão descrita acima:

a. É uma das incisões que pode compor a abordagem fechada à rinoplastia e dá acesso a intervenções tanto sobre as estruturas do dorso como nas cartilagens laterais inferiores.
b. Faz parte da abordagem aberta à rinoplastia e dá acesso somente às cartilagens laterais inferiores.
c. É uma das incisões que pode compor a abordagem fechada e dá acesso somente às estruturas do dorso nasal.
d. Faz parte da abordagem aberta e é a preferencial para acesso ao ligamento medial de Pitanguy.

Comentários

A descrição trata da incisão transcartilaginosa. Embora pouco usada hoje em dia, é uma das incisões que pode ser usada na abordagem fechada à rinoplastia e permite acessar e modificar o dorso osteocartilaginoso e as cartilagens laterais inferiores, sem a necessidade de incisão transfixante do septo membranoso, nem incisões marginais ou incisões transcolumelares.

Tratado de rinoplastia da ABCPF/ABORL-CCF. Rio de Janeiro:Thieme Revinter; 2021. p. 56. c. 4.

1684) Considerando a cirurgia conservadora do dorso nasal (SPAR), assinale a opção CORRETA:

a. No SPAR tipo A a fita de cartilagem quadrangular é ressecada da porção superior desta cartilagem.
b. No SPAR tipo B não se realiza osteotomia transversa.
c. No SPAR tipo B a fita de cartilagem quadrangular é ressecada da porção superior desta cartilagem.
d. No SPAR tipo A não se realiza osteotomia transversa.

Comentários

A principal diferença entre o SPAR tipo A e o SPAR tipo B é referente à posição onde se resseca a fita de cartilagem quadrangular. No SPAR tipo A esta fita é retirada na porção superior do septo nasal, enquanto no SPAR tipo B a fita é retirada na porção inferior da cartilagem quadrangular.

Tratado de rinoplastia da ABCPF/ABORL-CCF. Rio de Janeiro:Thieme Revinter; 2021. p. 103. c. 8.

1685) Marque a opção que descreve a finalidade correta da Sutura de Gruber por:

a. Diminuir a distância entre os *domi* divergentes.
b. Diminuir o ângulo domal.
c. Reduzir a convexidade do eixo longo da *crus* lateral.
d. Alterar a projeção e a rotação da ponta nasal sem alterar, significativamente, as estruturas de sustentação.

Comentários

A opção **a** descreve a finalidade da sutura interdomal. A opção **b** descreve a finalidade da sutura transdomal. A opção **d** descreve a finalidade do *lateral crural steal.*

Tratado de rinoplastia da ABCPF/ABORL-CCF. Rio de Janeiro:Thieme Revinter; 2021. p. 156, 158, 159 e 162. c. 13.

Respostas

1682) d; 1683) a; 1684) a; 1685) c

1686) Assinale a opção que descreve os objetivos a serem buscados na correção da “ponta nasal em parênteses”.

a. Ângulo domal amplo, *crus* lateral convexa, ângulo interdomal menor que 15 graus.
b. *Crura* laterais planas, ângulo de descanso de aproximadamente 100 graus e eixo transverso da *crus* lateral com ângulo maior que 30 graus em relação à linha média.
c. Ângulo domal estreito, *crus* lateral contava , ângulo interdomal maior que 15 graus.
d. *Crura* laterais côncavo-convexas, ângulo de descanso de aproximadamente 10 graus e eixo transverso da *crus* lateral com ângulo menor que 30 graus em relação à linha média.

Comentários

A deformidade tipo ponta nasal em parênteses é causada por: angulação da *crura* laterais em relação à linha média inferior a 30 graus; *crura* laterais convexas e ângulo de descanso maior que 100 graus. Portanto, ao perceber esta característica, que tem potencial de trazer repercussões estéticas e funcionais, o cirurgião deve procurar técnicas cirúrgicas que as revertam conforme descrito corretamente na opção **b**.

Tratado de rinoplastia da ABCPF/ABORL-CCF. Rio de Janeiro:Thieme Revinter; 2021. p. 203 a 213. c. 17 .

1687) Assinale a opção que descreve a correta relação entre técnica cirúrgica e seu propósito:

a. *Spreader Grafts* - auxiliam no tratamento e na prevenção da insuficiência da válvula nasal externa.
b. *Alar Rim Grafts* - auxiliam no tratamento e prevenção da insuficiência da válvula nasal interna.
c. Fáscia infundida por *microfat* - auxilia no aumento da espessura do envelope nasal de tecidos moles.
d. Enxerto composto de pele e cartilagem auricular – projeção e definição da ponta nasal.

Comentários

Pacientes com pele excessivamente fina, atrófica, são mais frequentemente vistos em casos que já foram operados mais de uma vez. Fáscia (temporal, costal) infiltrada com *microfat* pode auxiliar na prevenção e tratamento de irregularidades da ponta e/ou dorso nasal nestes pacientes, auxiliando na recomposição da espessura do envelope nasal de tecidos nasal e prevenindo a ocorrência de retrações indesejada.

Toriumi DM. Structure rhinoplasty. p. 1162. v. 2.

1688) Pela classificação de Rohrich, os elementos de referência para a classificação em 3 tipos de *flare* alar são:

a. Distância interalar e largura da base nasal.
b. Espessura da base alar e relação alar-columelar.
c. Ponto mais lateral do *alar rim* e junção entre assoalho e base alar.
d. Largura da base alar e ponto mais lateral do alar rim.

Comentários

Rohrich classificou o *flare alar* em 3 tipos, com base no ponto mais lateral do alar rim, e a junção assoalho-base alar, da seguinte maneira: Tipo 1 – o ponto mais lateral do *alar rim* está abaixo da junção do assoalho com a base alar; Tipo 2 – o ponto mais lateral do *alar rim* está no mesmo nível da junção do assoalho com a base alar; Tipo 3 – o ponto mais lateral do *alar rim* está acima da junção do assoalho com a base alar.

Tratado de rinoplastia da ABCPF/ABORL-CCF. Rio de Janeiro: Thieme Revinter; 2021. p. 225 a 226. c. 20 .

1689) Em qual opção está descrita a correta relação anatômica?

a. O SMAS medial superficial do nariz passa abaixo do ligamento domal.
b. O SMAS medial superficial do nariz se insere no músculo orbicular da boca.
c. O SMAS medial profundo passa entre o ligamento domal e o ângulo septal anterior.
d. O SMAS medial profundo forma o ligamento da abertura piriforme.

Comentários

O SMAS medial se divide entre superficial e profundo, seguindo a linha média, abaixo da região do *scroll*. O segmento profundo segue abaixo do ligamento domal e acima do ângulo septal anterior, indo se inserir no músculo depressor do septo nasal. O segmento superficial passa acima do ligamento domal e irá se inserir no músculo orbicular da boca.

Tratado de rinoplastia da ABCPF/ABORL-CCF. Rio de Janeiro: Thieme Revinter; 2021. p. 20 e 21. c. 2.

Respostas

1686) b; 1687) c; 1688) c; 1689) c

1690) Considerando o conceito do tripé de Anderson, marque a opção que correlaciona corretamente a técnica cirúrgica e o efeito obtido:

a. O *overlapping da crus lateral* – rotação cefálica e diminuição da projeção.
b. Lateralização dos domi – rotação inferior da ponta e diminuição da projeção.
c. Amputação da crus lateral – rotação inferior da ponta e diminuição da projeção.
d. O enxerto de extensão septal associado a *spreader grafts* alongados – favorece o giro cefálico da ponta.

Comentários

Com base na teoria do *tripé de Anderson,* a técnica do *Overlapping* de *Crus* Lateral promove o encurtamento dos pés superiores do tripé, contribuindo, portanto, para a rotação cefálica e diminuição da projeção da ponta nasal.

Tratado de rinoplastia da ABCPF/ABORL-CCF. Rio de Janeiro: Thieme Revinter; 2021. p. 139. c. 12 .

1691) Sobre o uso de preenchedores no nariz, assinale a opção em que constam fatores que aumentam o risco de complicações por injeção intravascular:

a. Usar produtos cuja base é o ácido hialurônico e cânulas rombas.
b. Injetar menos de 0,1 mL em cada ponto e alterar a posição antes de uma nova injeção e narizes que nunca foram operados.
c. Injeção distante de vasos calibrosos e uso de preenchedores hidrolisáveis.
d. Agulhas afiadas e de pequeno calibre e narizes que já foram operados previamente.

Comentários

Agulhas finas apresentam maior risco de injeção intravascular e complicações, quando comparadas a cânulas rombas, reduzem este risco. Em relação a narizes previamente operados, frequentemente, apresentam afinamento das estruturas de tecido mole, o que torna maior o risco em relação a narizes não operados previamente.

Tratado de rinoplastia da ABCPF/ABORL-CCF. Rio de Janeiro: Thieme Revinter; 2021. p. 266. c. 25.

1692) Os procedimentos sobre as conchas inferiores são adjuvantes frequentes aos propósitos funcionais de uma rinosseptoplastia. Marque a opção abaixo que justifica a realização deste procedimento do ponto de vista anatomofisiológico:

a. Quanto mais espaço no interior do nariz, melhor a respiração.
b. Existe uma correlação inequívoca entre a intensidade da obstrução nasal e achados de rinoscopia, exames de imagem e com os testes específicos da permeabilidade nasal.
c. Não existe relação matemática entre a área de secção transversal de uma fossa nasal e seu respectivo fluxo.
d. Em decorrência da situação da cabeça da concha inferior na região da válvula nasal interna, a redução da cabeça da concha inferior resulta em importante aumento do fluxo aéreo.

Comentários

A cabeça da concha inferior é um dos componentes da válvula nasal interna, local tido como responsável por cerca de 50% da resistência ao fluxo aéreo nasal. A diminuição da cabeça da concha resulta, portanto, em um aumento importante do fluxo aéreo.

Tratado de rinoplastia da ABCPF/ABORL-CCF. Rio de Janeiro: Thieme Revinter; 2021. p. 266. c. 25.

Respostas
1690) a; 1691) d; 1692) d

1693) A anatomia da região frontal da face determina os acessos cirúrgicos para a abordagem na frontoplastia. Qual a alternativa CORRETA?

a. A abordagem da frontoplastia ocorre em plano subperiosteal em todo o terço superior da face.
b. Na região temporal o acesso e o descolamento devem ser acima da fáscia temporal superficial.
c. Na região temporal o acesso deve ser acima da fáscia temporal profunda.
d. Na região temporal o acesso deve ser subperiosteal ou subgaleal.

Comentários

A abordagem para frontoplastia à região central da face ocorre em plano subperiosteal. Entretanto, na região temporal, o local de escolha é acima da fáscia temporal profunda. O nervo facial corre junto à camada profunda da fáscia temporal superficial, sendo, por este motivo, recomendado que a dissecção ocorra abaixo do local.

Sclafani AP. Thomas procedures in facial plastic surgery: aesthetic surgery of the forehead and upper third of the face. USA: People's Medical Publishing; 2015.

1694) Em relação à anatomia palpebral, é CORRETO afirmar que:

a. A pálpebra inferior apresenta duas bolsas de gordura intraorbitárias.
b. O músculo oblíquo inferior localiza-se entre as bolsas intraorbitárias medial e média.
c. Nas pálpebras superiores o músculo orbicular dos olhos apresenta 3 camadas, já nas inferiores somente 2.
d. O tarso contribui para a sustentação estrutural somente da pálpebra superior.

Comentários

A pálpebra inferior apresenta 3 bolsas de gorduras: medial, média e lateral.
Tanto nas pálpebras superiores quanto nas inferiores o músculo orbicular dos olhos apresenta 3 camadas: pré-orbital, pré-septal e pré-tarsal.
O tarso contribui para a sustentação estrutural das pálpebras superiores e inferiores, sendo de largura significativamente maior nas superiores.

Pessa JE, Rohrich RJ. Topografia facial: anatomia clínica da face. Rio de Janeiro: DiLivros; 2014.

1695) Em relação ao preenchimento nasal (rinomodelação), pode-se afirmar que:

a. A linha média é isenta de risco vascular, uma vez que os vasos se encontram na linha paramediana.
b. O uso de agulhas deve ser priorizado em relação ao uso de cânulas em decorrência da precisão no momento da injeção.
c. Recomenda-se maior volume injetado em menos sessões para maior segurança do procedimento.
d. São sinais de obstrução intravascular dor severa, palidez e livedo nas primeiras 24 horas da aplicação.

Comentários

Os vasos encontram-se, preferencialmente, na linha paramediana, entretanto, há variações anatômicas e risco vascular tanto por injeção intrínseca quanto compressão externa.
O uso de cânulas rombas é a escolha para injetáveis no nariz.
Para a maior segurança e menor risco de comprometimento vascular recomenda-se menor volume de produto aplicado com maior número de sessões.
Os sinais de comprometimento vascular incluem dor, palidez seguida de livedo e lesões ulcerativas após 24 horas.

Moon HJ. Injection rhinoplasty using filler. Facial Plast Surg Clin N Am. 2018;26(2018):323-30.

Respostas
1693) c; 1694) b; 1695) d

1696) A osteotomia é manobra rotineira durante a rinoplastia. É CORRETO afirmar que:
a. Os ossos nasais apresentam a mesma espessura em todas as suas porções.
b. As osteotomias devem ser sempre simétricas quanto à sua localização.
c. A osteotomia transversa é indicada para fechar o teto nasal.
d. A osteotomia paramediana é indicada para estreitamento ósseo nos casos em que não há redução do dorso.

Comentários

A espessura dos ossos nasais varia de acordo com sua porção em um mesmo paciente, sendo mais espesso próximo à porção ascendente da maxila e mais fino próximo ao dorso nasal.
As osteotomias podem variar de localização e ser assimétricas quando desejamos corrigir um nariz desviado.
A osteotomia lateral é indicada para fechar o teto nasal. A transversa é utilizada para uma completa mobilização da pirâmide nasal e para a comunicação entre as osteotomias laterais.

Most SP, Muramaki CS. A modern approach to nasal osteotomies. Facial Plast Surg Clin N Am. 2005;13:85-92.

1697) São fatores essenciais tanto para a forma quanto para a função da ponta nasal a forma, a espessura, a função e a posição tanto das cartilagens laterais superiores quanto das inferiores. Qual alternativa abaixo está INCORRETA:
a. O ângulo de repouso (*resting angle*) adequado é de 100 graus.
b. Nos casos em que o *resting angle* é maior do que 180 graus haverá uma medialização do bordo cefálico das cartilagens laterais inferiores, levando a uma aparência de nariz pinçado.
c. Nos casos de mau posicionamento das cartilagens laterais inferiores, o reposicionamento é a única maneira eficaz de tratamento.
d. O mal posicionamento das cartilagens laterais inferiores pode levar à perda da forma e função da ponta nasal.

Comentários

O *resting angle* adequado é de 100 graus, e quanto maior o ângulo, mais medializado estará o bordo cefálico das laterais inferiores.
O reposicionamento é uma técnica eficaz para o tratamento nestes casos, mas não a única. As suturas que elevem os bordos cefálicos e uso de enxertos estruturais de *crura* laterais podem melhorar a angulação.
Com o mau posicionamento há perda da função e estética nasal, levando a pinçamento de ponta e alteração de válvula nasal externa.

Çakir B, Oreroglu AR, Daniel RK. Surface asthetics in rhinoplasty: a step-by-step guide. Aesthet Surg L. 2014;34(6):941-55.

1698) São medidas consideradas eficazes no pós-operatório para melhora da definição do *supratip* e ponta nasal na pele grossa, EXCETO:
a. Aplicação de triancinolona injetável no pós-operatório.
b. Uso de isotretinoína para peles com hipertrofia sebácea na região.
c. Esparadrapagem prolongada.
d. Uso de câmera hiperbárica.

Comentários

A triancinolona diluída 1:100.000 pode ser utilizada a cada 6 semanas nos pós-operatório para edema na região do *supratip*.
O uso de isotretinoína 0,5 mg/kg/dia é recomendado para pacientes com hipertrofia sebácea e pele espessa.
A esparadrapagem por 2-4 semanas tem efeito significativo para pacientes de pele grossa no *supratip*.

Cobo R, Vitery L. Isotretinoin use in thisck-skinned rhinoplasty patients. Facial PLast Surg. 2016;23(6):656-61.
Davis RE, Hrisomalos EN. Surgical manegement of the thick-skinned nose. Facial Plast Surg. 2018;34(1):22-8.
Ozucer B et al. Effect of postrhinoplasty taping on postperative edema and nasal draping: a randomized clinical trial. JAMA Facial Plast Surg. 2016;18(3):157-63.

Respostas
1696) d; 1697) c; 1698) d

1699) A pele grossa é um desafio na rinoplastia. São medidas intraoperatórias que aperfeiçoam o resultado, EXCETO:

a. Melhora do posicionamento das cartilagens laterais inferiores.
b. Reinserção dos ligamentos.
c. Ressecção mais ampla das estruturas.
d. Emagrecimento da pele.

Comentários

Os casos de rinoplastia em pele grossa devem sempre priorizar o reforço na estrutura nasal. Para isso evitam-se ressecções mais agressivas e utiliza-se a técnica estruturada com melhora do posicionamento das cartilagens laterais inferiores (em vez da ressecção ampla). A eliminação do espaço morto é um pilar fundamental nestes pacientes, e a reinserção dos ligamentos deve fazer parte da cirurgia.
O *debulking* (emagreciemtno da pele) é uma medida auxiliar importante, desde que realizada no plano adequado.

Cobo R, Camacho JG, Orrego J. Integrated management of the thick-skinned rhinoplasty patient. Facial Plast Surg. 2018;34(1):3-8.

1700) A otoplastia é a técnica cirúrgica para correção de orelhas em abano. Pode-se afirmar que todas as alternativas estão corretas, EXCETO:

a. 95% do crescimento auricular é estabelecido até os 3 anos de idade.
b. Uma orelha é considerada de abano quando o ângulo concha-escafa é maior do que 110 graus.
c. Uma orelha é considerada de abano quando o ângulo entre a mastoide e a concha (ângulo cefaloconchal) é superior a 40 graus com uma protrusão maior que 3 cm.
d. Na infância, a cartilagem auricular é mais fina e permite maior mobilidade durante o processo cirúrgico.

Comentários

Aos 3 anos de idade o crescimento auricular é de 80-85%, estando próximo ao da idade adulta (95%) aos 6 anos de idade, quando já se pode indicar a otoplastia.
As alternativas **b** e **c** fazem parte da definição de orelhas de abano.
Com o avanço da idade, a cartilagem auricular perde elasticidade, podendo apresentar focos de calcificação, o que pode demandar tratamentos mais agressivos.

Soares C. Otoplastia - Baseada em Evidências com Realidade Aumentada. Rio de Janeiro: Thieme Revinter; 2016.

1701) São objetivos da otoplastia, EXCETO:

a. A hélice deve estar posicionada lateralmente em relação a anti-hélice na visão frontal.
b. O terço médio deve estar alinhado com o lobo inferior e posicionado posterior ao lobo superior.
c. A simetria interaural é considerada aceitável quando as diferenças são de até 3 mm.
d. O sulco retroauricular deve ser mantido sem aproximação excessiva da orelha à mastoide. Em média, 12 mm da anti-hélice à mastoide costuma ser suficiente.

Comentários

São objetivos da cirurgia a correção dos defeitos anatômicos principais, como: confecção de nova anti-hélice, remoção do excesso de concha, correção do lóbulo e da topografia do pavilhão auricular em relação à mastoide. O alinhamento dos polos superior e inferior deve ser feito juntamente com o terço médio.

Soares C. Otoplastia - Baseada em Evidências com Realidade Aumentada. Rio de Janeiro: Thieme Revinter; 2016.

Respostas
1699) c; 1700) a; 1701) b

1702) São características da rinoplastia ultrassônica, EXCETO:
a. Diminuição do edema e equimose no pós-operatório.
b. Maior risco de osteonecrose.
c. Controle maior da fratura.
d. Maior risco de colapso ósseo em decorrência de acesso *full open*.

Comentários

A rinoplastia ultrassônica apresenta maior seletividade na abordagem do osso nasal. Entre as suas característica estão maior precisão e controle da fratura e consequente diminuição no edema e equimose do pós-operatório. Em razão da predileção pelo tecido ósseo, o periósteo é poupado de lesão, diminuindo, por consequência, o risco de osteonecrose.
O acesso *full open* é necessário, o que pode favorecer o colapso ósseo nos casos em que houver lesão de periósteo.

Fallahi HR, Keyhan SO, Fattahi T, Mohiti AK. Comparison of piezosurgery and conventional osteotomy post rhinoplasty morbidities: a double-blind randomized controlled trial. J Oral Maxillofac Surg. 2019 May;77(5):1050-5.
Ghassemi A, Prescher A, Talebzadeh M, Holze F, Modabber A. Osteotomy of the nasal wall using a newly designed piezo scalpel — A cadaver study. J Oral Maxillofac Surg. 2013 Dec;71(12):2155.
Preti G, Martinasso G, Peirone B, et al. Cytokines and growth factors involved in the osseointegration of oral titanium implants positioned using piezoelectric bone surgery versus a drill technique: A pilot study in minipigs. J Periodontol. 2007;78:716.
Robiony M, Lazzarotto A, Noccini R, Costa F, Sembronio S, Franz L. Piezosurgery: Ten Years' Experience of Percutaneous Osteotomies in Rhinoplasty. J Oral Maxillofac Surg. 2019 June;77(6):1237-44.

1703) A preservação de dorso apresenta resultados mais consistentes em qual tipo de caso?
a. Rinoplastia primária e pseudogiba.
b. Rinoplastia primária e giba elevada.
c. Rinoplastia secundária e laterorrinia.
d. Rinoplasita secundária e cartilagens largas.

Comentários

A preservação de dorso costuma apresentar melhores resultados em narizes com dorso elevado submetidos à rinoplastia primária. O emprego da técnica de preservação de dorso é baseada na experiência do cirurgião; desse modo pode ser empregada em diversos casos, inclusive em rinoplastias revisionais e secundárias. O cirurgião deve considerar a preservação de dorso por limitação de resultado nos casos que apresentam: cartilagens largas, nariz desviado, assimetria de pirâmide nasal e ângulo nasofrontal profundo.

Montes-Bracchini JJ. Nasal profile hump reduction using let-down technique. Facial Plast Surg. 2019;35(5):486-91.

1704) Considerando a técnica de preservação de dorso, qual das alternativas melhor traduz seu fundamento?
a. Preservar as linhas estéticas dorsais.
b. Patência da válvula nasal interna.
c. Mantém integridade da área K.
d. Manutenção do dorso em monobloco.

Comentários

A manutenção do dorso em monobloco possibilita os benefícios que a utilização dessa técnica determina, observados nas demais alternativas. Evidenciamos a economia de enxertos como os *spreader grafts* para a reconstrução da válvula nasal interna.

Kosins AM, Daniel RK. Decision making in preservation rhinoplasty: a 100 case series with one-year follow-up. Aesthet Surg J. 2019;40(1):34-48.

Respostas
1702) b; 1703) b; 1704) d

1705) Os efeitos pós-operatórios: dor, equimose, edema e traumas intraoperatórios à mucosa, quando comparamos a osteotomia lateral convencional (realizada com cinzel) com a osteotomia lateral ultrassônica (realizada com piezo), segundo a literatura:
a. Menos pronunciados na osteotomia lateral convencional.
b. Menos pronunciados na osteotomia lateral ultrassônica.
c. Não há diferenças significativas.
d. Mais pronunciados quando realizados conjuntamente.

Comentários

A osteotomia lateral ultrassônica em rinoplastia reduz efeitos pós-operatórios como: dor, equimose, edema e traumas à mucosa quando comparados à osteotomia lateral convencional. Osteotomias ultrassônicas estão especialmente associadas a menos edema pós-operatório e equimose em osteotomias não executadas sob visão direta.

Tsikopoulos A et al. Piezoelectric or convencional osteotomy in rhinoplasty?A systematic review and meta-analysis of clinical outcomes. ORL J Otorhinolaryngol Relat Spec. 2020;82(4):216-34.

1706) Qual a melhor escolha para a reconstrução de nasal diante de um paciente com estenose de narina?
a. *Alar rim* articulado.
b. Lateral *crural strut graft.*
c. Enxerto composto de concha auricular com pele anterior.
d. Enxerto composto de concha auricular com pele posterior.

Comentários

O enxerto composto de concha auricular é um enxerto autólogo, versátil e confiável. Ideal para reconstrução nasal de múltiplas camadas em decorrência da facilidade de coleta, baixa morbidade na área doadora e formato convexo. A preferência pelo enxerto composto de concha auricular com pele anterior se deve à menor espessura do subcutâneo em relação ao posterior, mais susceptível à necrose da pele.

Scheithauer MO et al. The auricle's cavum conchae composite graft in nasal reconstruction. Am J Rhinol Allergy. 2013;27(2):e53-7.

1707) Qual a principal causa de perfuração septal?
a. Intubação nasotraqueal.
b. Uso de drogas vasoconstritoras.
c. Iatrogênica.
d. Trauma externo.

Comentários

A manipulação cirúrgica prévia do septo nasal é a principal causa de perfuração septal. A perfuração ocorre na região onde a cartilagem septal ou osso intermediário foi removido e os retalhos septais falham no fechamento durante o período de cicatrização. Fatores que reduzem o suprimento sanguíneo da mucosa septal, como pressão excessiva durante o tamponamento nasal ou imobilização e formação de hematoma predispõem à perfuração do septo nasal, especialmente quando os retalhos septais estão acometidos por um quadro de rinite crônica ou uso de *spray* nasal vasoconstrictor.

Kridel RWH, Delaney SW. Approach to correction of septal perforation. Facial Plast Surg Clin North Am. 2019;27:443-9.

1708) Segundo a análise facial, qual a medida ideal do ângulo de repouso?
a. 100°.
b. 90°.
c. 110°.
d. 120°.

Comentários

O *resting angle,* ou ângulo de repouso, é formado pela cartilagem lateral superior e borda superior da cruz lateral. Um ângulo de repouso em torno de 100 parece agradável ao observador.

Çakir B, Öreroglu AR, Daniel RK. Surface aesthetic and analysis. Clin Plastic Surg 2016;43:1-15.

Respostas
1705) b; 1706) c; 1707) c; 1708) a

1709) A septoplastia extracorpórea na rinoplastia é mais bem indicada em qual situação?
a. Nariz desviado com desvio septal residual.
b. Nariz desviado predominantemente por desvio de pirâmide óssea.
c. Nariz desviado com desvio moderado a severo localizado no septo caudal e dorsal.
d. Nariz desviado com desvio leve a moderado localizado no septo caudal e dorsal.

Comentários

Desvio moderado a severo do septo dorsal e caudal é considerado um desafio para o cirurgião, nesses casos a septoplastia extracorpórea demonstra ser uma técnica efetiva. A reconstrução das pontes caudal e septal do *L-strut* a partir da extração da cartilagem quadrangular em monobloco permite várias manobras para retificar o *L-strut* como: excisão de cartilagem redundante, *splint* de cartilagem e/ou ósseo, utilização de placa de material absorvível como o PDS como molde para alinhar a estrutura e uso de broca para desgaste.

McGrath M, Bell Evan, Locketz GD, Becker DG. Review and update on extracorporeal septoplasty. Curr Opin Otolaryngol Head Neck Surg. 2019;27:1-6.

1710) Na preservação de dorso que necessita de redução de giba osteocartilaginosa, qual a indicação da técnica de *letdown* para redução dorso?
a. Giba osteocartilaginosa > 4 mm.
b. Giba osteocartilaginosa = 4 mm.
c. Giba osteocartilaginosa < 4 mm.
d. Giba osteocartilaginosa > 4 mm sem ressecção do processo frontal da maxila.

Comentários

Nos narizes que necessitam de redução de giba osteocartilaginosa > 4 mm, a técnica de *letdown* (remoção de cartilagem septal e lâmina perpendicular do etmoide com remoção de processo frontal da maxila) deve ser empregada. Alguns autores advogam que a descida da pirâmide osteocartilaginosa é limitada pela fixação óssea da concha inferior na parede lateral do nariz. Portanto, a retirada do processo frontal da maxila permite melhor adaptação da pirâmide osteocartilaginosa no rebaixamento para o interior da abertura piriforme, além de reduzir o risco de deformidade em degrau visível.

Patel PN, Abdelwahab M, Most SP. A review and modification od dorsal preservation rhinoplasty techniques. Facial Plast Surg Aesthet Med. 2020;22(2):71-9.

1711) Nos casos de orelhas proeminentes, qual a melhor conduta?
a. Remoção de cartilagem e pele com sutura simples da pele.
b. Sutura da cartilagem para remodelação de hélix e anti-hélix sem remoção de cartilagem.
c. Uso de modelador de orelhas por 6 semanas.
d. Sutura da cartilagem com remoção de cartilagem segundo a necessidade.

Comentários

A combinação de modificação da cartilagem por sutura e remoção seguindo o diagnóstico correto das alterações anatômicas pré-operatória permite ao cirurgião atingir um resultado satisfatório com redução da necessidade de cirurgias revisionais ou correções.

Markey J, Mace J, Anderson Y, Wang TD. Hybrid cartilage-modifying otoplasty technique and outcomes. JAMA Facial Plast Surg. 2018;20(1):57-62.

1712) Diante de um hematoma orbital no pós-operatório imediato de blefaroplastia superior?
a. Reabordagem imediata em centro cirúrgico para hemostasia.
b. Cantotomia lateral e cantólise.
c. Arteriografia de vasos periorbitários.
d. Embolização.

Comentários

O hematoma orbital requer alívio da pressão orbital para permitir o fluxo sanguíneo fisiológico para o olho. A cantotomia lateral e cantólise para permitir que a pálpebra inferior se mova livremente e descomprima o conteúdo hemático no interior da órbita para evitar lesões ao nervo óptico.

Mack PW. Blepharoplasty complications. Facial Plast Surg. 2012;28:273-87.

Respostas
1709) c; 1710) a; 1711) d;. 1712) b

1713) Dificuldade de fechamento palpebral no pós-operatório de blefaroplastia se deve a:
   a. Lesão do músculo elevador da pálpebra superior.
   b. Infiltração anestésica inadvertida retrobulbar.
   c. Retirada excessiva de músculo de Müller e conjuntiva tarsal.
   d. Retirada excessiva de pele da pálpebra superior.

Comentários

A retirada excessiva de pele da pálpebra superior é a principal causa de dificuldade de fechamento da pálpebra superior. Para evitar esse tipo de problema, a excisão da faixa de pele deve ser conservadora no momento de a marcação cirúrgica considerar as medidas e as características da pele.

Weissman JD, Most SP. Upper lid blepharoplasty. Facial Plast Surg. 2013;29(1):16-21.
Zoumalan CI, Roostaeian J. Simplifying blepharoplasty. Plast Reconstr Surg. 2016;137(1):196e-213e.

1714) Qual a conduta mais apropriada no manejo das fraturas do osso frontal?
   a. O algoritmo está muito bem definido conforme os conceitos do ATLS.
   b. As complicações como: meningite, mucocele, abscesso cerebral e sinusite crônica são raras.
   c. Os pacientes devem ser acompanhados por longo período após o trauma de osso frontal.
   d. Nos casos de fratura de parede posterior deve-se dar preferência a cirurgias com acesso amplo como: cranialização e obliteração do seio.

Comentários

A condução da fratura de osso frontal pode variar desde observação e acompanhamento até indicação de cranialização por acesso coronal. A literatura dispõe de diversos algoritmos que divergem na maneira de abordar cada tipo de fratura, principalmente nos casos de fratura de parede posterior e lesão do ducto nasofrontal. Há uma tendência a se considerar procedimentos menos invasivos como a cirurgia endoscópica, notadamente o Draf III e procedimentos que camuflam pequenas irregularidades da parede anterior. O paciente deve ser acompanhado por muitos anos após a fratura do osso frontal, pois as complicações como: mucocele, abscesso cerebral, meningite e sinusite frontal podem ocorrer muito tempo depois do trauma.

Vincent A, Wang W, Shokri T, Gordon E, Inman JC, Ducic Y. Mangement of frontal sinus fractures. Facial Plast Surg. 2019;35:645-50.

1715) De acordo com a espessura da pele do paciente, qual o valor máximo e mínimo da pele no *supratip break*?
   a. O menor valor em paciente com pele fina é em torno de 6 mm e pele espessa pode chegar a 10 mm.
   b. O menor valor em paciente com pele fina é em torno de 5 mm e pele espessa pode chegar a 11 mm.
   c. O menor valor em paciente com pele fina é em torno de 4 mm e pele espessa pode chegar a 12 mm.
   d. O menor valor em paciente com pele fina é em torno de 3 mm e pele espessa pode chegar a 13 mm.

Comentários

Varia de acordo com a espessura da pele do paciente e do sexo. O menor valor em pacientes do sexo masculino com pele fina, em torno de 6 mm, até o máximo em pacientes do sexo feminino com pele espessa, que pode chegar a 10 mm.

Tratado de rinoplastia da ABCPF/ABORL-CCF. Rio de Janeiro: Thieme Revinter; 2021. c. 26.

1716) Qual a medida do ângulo nasolabial no homem e na mulher?
   a. Entre 95° e 100° no sexo feminino e 105° e 110° no masculino.
   b. Entre 105° e 110° no sexo feminino e 95° e 100° no masculino.
   c. Entre 110° e 115° no sexo feminino e 85° e 105° no masculino.
   d. Entre 110° e 120° no sexo feminino e 80° e 110° no masculino.

Comentários

Entre 105° e 110° no sexo feminino e 95° e 100° no masculino.

Tratado de rinoplastia da ABCPF/ABORL-CCF. Rio de Janeiro:Thieme Revinter; 2021. c. 26.

Respostas
1713) d; 1714) c; 1715) a; 1716) b

1717) O ângulo formado entre o longo eixo da *crus* lateral e a linha média sem estar cefalizada:
   a. Pode variar entre 40º e 50º.
   b. Pode variar entre 30º e 45º.
   c. Pode variar entre 35º e 55º.
   d. Pode variar entre 30º e 60º.

Comentários

O ângulo formado entre o longo eixo da *crus* lateral e a linha média é importante para se determinar se a posição da mesma é favorável. Pode variar entre 35° e 55°.

Tratado de rinoplastia da ABCPF/ABORL-CCF. Rio de Janeiro: Thieme Revinter; 2021. c. 26..

1718) Qual o instrumento específico utilizado para medir o longo eixo da *crus* lateral e a linha média?
   a. Projetômetro.
   b. Compasso.
   c. Régua.
   d. Goniômetro.

Comentários

O instrumento para realizar esta medida é o goniômetro. Ângulos menores que 30° classificam a *crus* lateral como cefalizada, dando o aspecto da "ponta em parênteses".

Tratado de rinoplastia da ABCPF/ABORL-CCF. Rio de Janeiro: Thieme Revinter; 2021. c. 26.

1719) A largura do dorso na região do *rhinion* no sexo feminino e masculino:
   a. Mede entre 7,5 e 8 mm no sexo feminino e entre 8 e 9 mm no sexo masculino.
   b. Mede entre 5 e 6 mm no sexo feminino e entre 8 e 9 mm no sexo masculino.
   c. Mede entre 6 e 6,5 mm no sexo feminino e no sexo masculino.
   d. Mede entre 5,5 e 6,5 mm no sexo feminino e no sexo masculino.

Comentários

A largura do dorso na região do *rhinion* é entre 7,5 e 8 mm no sexo feminino e entre 8 e 9 mm no sexo masculino.

Tratado de rinoplastia da ABCPF/ABORL-CCF. Rio de Janeiro: Thieme Revinter; 2021. c. 26.

1720) Como se caracteriza quanto à espessura da pele do nariz na região do nasion, *rhinion* e *supratip*?
   a. A pele tende a ser mais fina no *nasion*, depois mais fina e mais móvel no *rhinion*, seguindo mais espessa e menos móvel distalmente em direção à ponta.
   b. A pele tende a ser mais espessa no *nasion*, depois mais fina e mais móvel no *rhinion*, seguindo mais espessa e menos móvel distalmente em direção à ponta, com grande espessura na região do *supratip*.
   c. A pele tende a ser mais espessa no *nasion*, depois mais espessa e mais móvel no *rhinion*, seguindo mais espessa e menos móvel distalmente em direção à ponta.
   d. A pele tende a ser mais espessa no *nasion*, depois mais espessa e mais móvel no *rhinion*, seguindo mais espessa e menos móvel distalmente em direção à ponta.

Comentários

Medidas da espessura da pele maior do que 3 mm no intraoperatório ajudam a classificar os pacientes de pele espessa. Ao longo do eixo craniocaudal, a pele tem três espessuras: mais espessa no *radix*, fina no dorso e espessa em região do *supratip* e ponta nasal.

Tratado de rinoplastia da ABCPF/ABORL-CCF. Rio de Janeiro: Thieme Revinter; 2021. c. 26.

Respostas
1717) c; 1718) d; 1719) a; 1720) b

1721) Qual medida regula o ângulo de rotação?
a. Medida no eixo craniocaudal do *radix* à ponta.
b. Distância da borda do incisivo central ao subnasal.
c. Medida da borda do incisivo central ao *infratip*.
d. Medida da columela à ponta.

Comentários

Borda do incisivo-*infratip*: Regula o ângulo de rotação. Ao aumentar a rotação, o valor aumenta e, ao diminuir a rotação, o valor diminui.

Tratado de rinoplastia da ABCPF/ABORL-CCF. Rio de Janeiro: Thieme Revinter; 2021. c. 26.

1722) Qual o valor médio da altura da base nasal?
a. 15-16 mm.
b. 16-17 mm.
c. 19-20 mm.
d. 21-23 mm.

Comentários

O valor médio é de 21 a 23 mm. Revela a projeção da ponta nasal e ajuda no planejamento cirúrgico.

Tratado de rinoplastia da ABCPF/ABORL-CCF. Rio de Janeiro: Thieme Revinter; 2021. c. 26.

1723) A largura da base é aproximadamente:
a. 33 a 35 mm.
b. 40 mm.
c. Não se aplica esta medida.
d. Nenhuma das alternativas acima.

Comentários

É ao redor de 33 a 35 mm. Junto com a medida da altura da base, ajuda a planejar o tratamento da base nasal, indicando-se ou não o estreitamento.

Tratado de rinoplastia da ABCPF/ABORL-CCF. Rio de Janeiro: Thieme Revinter; 2021. c. 26.

1724) Qual o valor médio do comprimento do dorso nasal (*radix-tip* ou RT)?
a. 30 mm.
b. 35 mm.
c. 40 mm.
d. 60 mm.

Comentários

O valor médio do comprimento do dorso é 40 mm. Pode-se alongar ou encurtar o nariz variando a posição do *radix* ou dos pontos de definição da ponta no eixo craniocaudal.

Tratado de rinoplastia da ABCPF/ABORL-CCF. Rio de Janeiro: Thieme Revinter; 2021. c. 26.

Respostas
1721) c; 1722) d; 1723) a; 1724) c

1725) Assinale a alternativa CORRETA:

a. *Spreader grafts* são enxertos cartilaginosos utilizados para reconstrução do dorso cartilaginoso após separação das cartilagens laterais superiores da cartilagem quadrangular.
b. *Spreader flaps/auto-spreader* é uma estratégia cirúrgica de reconstrução do dorso ósseo na técnica de Joseph, em que enxertos ósseos são confeccionados a partir da lâmina perpendicular do osso etmoide e fixadas no teto ósseo após a correção da altura do mesmo.
c. O teto cartilaginoso da pirâmide nasal tem a forma de um platô/abóbada, sendo mais estreita na região do *rhinion* (transição osteocartilaginosa) e mais larga na região intercartilaginosa.
d. Na técnica descrita por Cottle para abordagem do dorso nasal, o teto da pirâmide nasal é abordada diretamente para modificação da mesma, sendo necessária a reconstrução das estruturas que a formam.

Comentários

Spreader flaps/auto-spreader é uma estratégia cirúrgica de reconstrução do dorso cartilaginoso na técnica de Joseph em que os excessos das cartilagens laterais superiores não são ressecadas e, sim, refixadas no septo cartilaginoso de forma a refazer o teto cartilaginoso.
O teto cartilaginoso da pirâmide nasal tem a forma de um platô/abóboda, sendo mais larga na região do *rhinion* (transição osteocartilaginosa) e mais estreita na região intercartilaginosa. Na técnica descrita por Joseph para abordagem, o dorso nasal, o teto da pirâmide nasal é abordada diretamente para modificação da mesma, sendo necessária a reconstrução das estruturas que a formam. Já na técnica descrita por Cottle, o teto da pirâmide nasal é modificado sem abordagem direta, preservando as relações das estruturas que o compõem.

Sheen JH. Spreader graft: a method of reconstructing the roof of the middle nasal vault following rhinoplasty. Plast Reconstr Surg. 1984 Feb;73(2):230-9.
Kern EB. History of dorsal preservation surgery: seeking our historical godfather(s) for the "push down" and "let down" operations. Facial Plast Surg Clin North Am. 2021 Feb;29(1):1-14.

1726) Assinale a alternativa CORRETA:

a. O enxerto extensor de septo nasal tem a função de definir a rotação e projeção da ponta nasal quando utilizado em conjunto com a fixação das *crura* mediais neste enxerto (*tongue in groove*).
b. A fixação do enxerto extensor septal nas cartilagens laterais inferiores pode ser feito tanto de forma terminoterminal quanto laterolateralmente.
c. O *strut* columelar é um enxerto cartilaginoso fixado entre as cartilagens laterais superiores e cuja função é dar sustentação e projeção à ponta nasal.
d. Para utilização do enxerto extensor do septo nasal associada ao *tongue in groove*, o L *strut* tem pouca importância uma vez que o próprio extensor septal será responsável pela sustentação da ponta nasal.

Comentários

A fixação do enxerto extensor septal no septo anterior pode ser feito tanto de forma terminoterminal quanto laterolateralmente. O *strut* columelar é um enxerto cartilaginoso fixado entre as *crura* mediais e cuja função é dar sustentação e projeção à ponta nasal. Para utilização do enxerto extensor do septo nasal associado ao tongue in groove é necessário que o L *strut* tenha uma sustentação adequada e resista à força exercida pela ponta nasal. Desvios de septo nasal anterior, assimetrias de ponta e columela, e perda de projeção e rotação da ponta são algumas das complicações observadas quando o L *strut* se mostra sem sustentação.

Toriumi DM, Checcone MA. New concepts in nasal tip contouring. Facial Plast Surg Clin North Am. 2009 Feb;17(1):55-90.
Toriumi DM. Caudal septal extension graft for correction of the retracted columella. Op Tech Otolaryngol Head Neck Surg. 1995;6:311-8.

Respostas
1725) a; 1726) a

1727) Assinale a alternativa CORRETA:

a. *Struts* de dimensão 10-14 mm fixado abaixo da *crura* lateral (*miniature lateral crural strut grafts*) e o lateral *tensioning* são opções de técnicas utilizadas para corrigir convexidades e concavidades das superfícies das *crura* laterais.
b. Idealmente, para que a região do *alar rim* (margem alar) tenha uma boa sustentação, a borda cefálica deve ser mais alta que a borda caudal da *crus* lateral quando consideramos o plano da superfície da *crus* lateral.
c. *Alar rim grafts* são enxertos posicionados sob as cartilagens laterais inferiores na face vestibular e cuja função é melhorar a sustentação e retificar a superfície das *crura* laterais.
d. *Resting angle* é o ângulo formado entre os planos definidos pela superfície das *crura* laterais e a superfície das *crura* mediais.

Comentários

Idealmente, para que a região do *alar rim* (margem alar) tenha uma boa sustentação, a borda caudal deve ser discretamente mais baixa que a borda cefálica da *crus* lateral em relação ao plano da superfície da *crus* lateral.
Alar rim grafts são enxertos posicionados na margem alar (*alar rim*) em túneis confeccionados nesta região e cuja função é corrigir retrações nesta região. *Lateral crural strut grafts* (ou enxertos de Gunter) são enxertos posicionados sob as cartilagens laterais inferiores na face vestibular e cuja função é melhorar a sustentação e retificar a superfície das *crura* laterais.
Resting angle é o ângulo formado entre os planos definidos pela superfície das *crura* laterais e a superfície das cartilagens laterais superiores. Idealmente este ângulo deve medir 100 graus. Corresponde ao conceito descrito por Toriumi em que a borda caudal deve ser discretamente mais baixa que a borda cefálica da *crus* lateral em relação ao plano da superfície da *crus* lateral.

Çakır B, Öreroğlu AR, Daniel RK. Surface aesthetics and analysis. Clin Plast Surg. 2016 Jan;43(1):1-15.
Toriumi DM, Checcone MA. New concepts in nasal tip contouring. Facial Plast Surg Clin North Am. 2009 Feb;17(1):55-90.

1728) Em relação às incisões realizadas nas vias de acesso de uma rinoplastia, assinale a CORRETA:

a. Na via aberta, são realizadas incisões intercartilaginosas e transcolumelares.
b. As incisões transcolumelares são realizadas no acesso fechado ao dorso nasal.
c. Incisões intercartilaginosas e marginais são realizadas na via do *delivery* para acessar as cartilagens laterais inferiores.
d. A incisão transcolumelar deve ser realizada na columela, na altura da região correspondente aos triângulos moles da ponta nasal.

Comentários

A incisão transcolumelar deve ser realizada na columela, na altura da região correspondente à transição entre as *crura* mediais e os *footplates* das cartilagens laterais inferiores.

Gunter J, Rohrich RJ, Adams WP (Eds.). Dallas rhinoplasty: nasal surgery by the masters, 3rd ed. Thieme; 2014 Mar.

1729) Em relação à anatomia e fisiologia palpebral, é CORRETO afirmar que:

a. A inserção do septo orbitário e aponeurose do m. levantador da pálpebra superior se faz na borda cranial do tarso.
b. A bolsa de gordura de Eiler é um importante reparo anatômico durante a realização de uma cantoplastia ou cantopexia.
c. O músculo de Müller é delgado, formado por fibras musculares estriadas e é inervado pelo n. oculomotor (III par craniano).
d. O músculo orbicular dos olhos é dividido em 3 porções: pré-tarsal, pré-septal e orbital, sendo que, medialmente, a porção septal se divide em duas "cabeças" que envolvem o saco lacrimal.

Comentários

No oriental, a inserção do septo orbitário e da aponeurose do m. levantador da pálpebra superior se faz na porção caudal do tarso, fazendo com que o sulco palpebral se localize mais caudal do que no ocidental, cujas inserções destes se fazem mais cranial e, consequentemente, o sulco se localiza mais cranial.
A bolsa de gordura de Eiler é uma pequena bolsa de gordura acessória localizada no espaço de Eiler (espaço existente entre o septo orbitário e o tendão cantal lateral que se insere no tubérculo de Whitnall) e serve como reparo anatômico para o tubérculo de Whitnall.

McCord Jr CD, Codner MA. Eyelid and periorbital surgery. St. Louis, Missouri: Quality Medical Publishing, Inc.; 2008. v. 1.

Respostas
1727) a; 1728) c; 1729) b

1730) Em defeitos da pálpebra inferior maiores que 75%, a reconstrução da lamela posterior pode ser realizada por meio de:

a. Retalho de Tenzel.
b. Retalho de Hughes.
c. Retalho de Cutler-Beard.
d. Retalho de Mustardé.

Comentários

O retalho de Hughes é um retalho tarsoconjuntival de deslizamento da pálpebra superior que é suturado na lamela posterior da pálpebra inferior. Necessita de um segundo tempo cirúrgico depois de 3 a 6 semanas para desautomizar o retalho.

McCord Jr CD, Codner MA. Eyelid and periorbital surgery. St. Louis, Missouri: Quality Medical Publishing, Inc.; 2008. v. 1.

1731) Sobre a blefaroplastia inferior com acesso transconjuntival, quais estruturas ficam preservadas?

a. Pele, tarso e músculo orbicular.
b. Pele e músculo orbicular.
c. Pele, músculo orbicular e septo orbitário.
d. Apenas a pele e o tarso.

Comentários

Em um acesso transconjuntival, podemos poupar a pele, tarso e músculo orbicular. O acesso é dado por uma incisão na conjuntiva até o septo orbitário, sendo o plano-alvo para dissecção entre o septo orbitário e o músculo orbicular.

Most SP, Mobley SR, Larrabee WF Jr. Anatomy of the eyelids. Facial Plast Surg Clin North Am. 2005 Nov;13(4):487-92.
Sbrissa R, Pitanguy I. Atlas de cirurgia palpebral, 2.ed. Rio de Janeiro: Revinter; 2016 Nov.

1732) Sobre a orelha externa, assinale a CORRETA:

a. A orelha externa tem origem a partir do segundo e do terceiro arco branquial.
b. O arco mandibular é responsável pela formação da hélice e do trágus, ao passo que o arco hioide é responsável pela formação da hélice, escafa, anti-hélice, concha, anti-trágus e lóbulo.
c. As diferenças entre a orelha neonatal e a orelha adulta são: a cartilagem mais macia e maleável e o seu tamanho.
d. A orelha tem aproximadamente 85% do seu tamanho adulto aos 3 anos. A orelha atinge sua largura final aos 7 anos e sua altura final aos 13 anos.

Comentários

O arco mandibular (1º arco) é responsável pela formação da hélice, escafa, anti-hélice, concha, anti-trágus e lóbulo, ao passo que o arco hioide (2º arco) é responsável pela formação da hélice e do trágus. A orelha tem aproximadamente 85% do seu tamanho adulto aos 3 anos. A orelha atinge sua largura final aos 7 anos e sua altura final aos 13 anos. Na visão frontal, a hélice deve estar projetada 2-5 mm lateralmente do que a anti-hélice, sendo visível.

Janis JE, Rohrich RJ, Gutowski KA. Otoplasty. Plast Reconstr Surg. 2005;115(4):60e-72e.

Respostas

1730) b; 1731) a; 1732) b

1733) Sobre a otoplastia para correção de orelhas proeminentes, assinale a alternativa correta:

a. As suturas de Mustardé devem ser posicionadas entre a concha e o periósteo da mastoide para reduzir o ângulo cefaloconchal.
b. O lóbulo da orelha tem que estar no mesmo plano do terço superior da orelha. Em casos em que o lóbulo estiver à frente, deve ser planejada uma correção da deformidade em um outro tempo cirúrgico.
c. As suturas de Furnas devem ser posicionadas por meio de um acesso retroauricular com pontos tipo *matress suture* em toda a região da anti-hélice.
d. A distância da hélice para a mastoide ao final da cirurgia deve atingir o padrão da normalidade: de 10-12 mm no terço superior, 16-18 mm no terço médio e de 20-22 mm no terço inferior da orelha.

Comentários

As suturas de Furnas devem ser posicionadas entre a concha e o periósteo da mastoide para reduzir o ângulo cefaloconchal, aproximando a concha da mastoide. Na otoplastia, ao reposicionar a concha auricular, muitas vezes cria-se uma deformidade de lóbulo proeminente. A deformidade de lóbulo deve ser corrigida no mesmo ato cirúrgico com técnica tipo *fish tail*ou zetaplastia, por exemplo. As suturas de Mustardé devem ser posicionadas por meio de um acesso retroauricular com pontos tipo *matress suture* em toda a região da anti-hélice.

Ordon A, Wolfswinkel E, Shauly O, Gould DJ. Aesthetic otoplasty: principles, techniques and an integrated approach to patient-centric outcomes. Aesthetic Plastic Surgery. 2019;43(5):1214-25.
Siegert R, Magritz R. Otoplasty and auricular reconstruction. Facial Plastic Surgery. 2019;35(04):377-86.

1734) Na ritidoplastia, a respeito do nervo facial e seus ramos, assinale a alternativa CORRETA:

a. Os ramos temporais têm origem superficial à fáscia massetérica-parotídea e tornam-se mais superficiais em um ponto 1,5 a 3 cm acima do arco zigomático, dentro da fáscia temporal superficial.
b. A topografia externa do ramo temporal pode ser classicamente delimitada de uma linha traçada a partir de um ponto 0,5 cm abaixo do trágus até um ponto 1,5 cm lateral à cauda do supercílio.
c. Os ramos zigomáticos correm profundamente à fáscia massetérica, paralelamente à artéria facial transversa. Quando eles alcançam a área do ligamento retentor zigomático, dirigem-se à face interna dos músculos que eles inervam: zigomático maior, zigomático menor, mentual e orbicular dos olhos.
d. Os ramos mandibulares emergem da glândula parótida aproximadamente no ângulo da mandíbula, dirigindo-se anteriormente próximo do bordo da mandíbula, correndo paralelo a artéria e veia faciais.

Comentários

Os ramos temporais têm origem profunda à fáscia massetérica-parotídea, assim como os outros ramos do facial. Os ramos zigomáticos não fazem inervação do músculo mentual. Os ramos mandibulares correm anteriormente próximos ao bordo da mandíbula, cruzam as artérias e veias faciais.

Neligan PC, Warren RJ. Cirurgia plástica: técnicas de *lifting* facial, 3.ed. Rio de Janeiro: Elsevier, 2017.

Respostas
1733) d; 1734) b

1735) Em relação à anatomia da face é correto afirmar que:

a. O tecido adiposo na face é dividido em superficial e profundo, sendo o profundo mais volumoso.
b. Os ligamentos retentores verdadeiros são ligações curtas e firmes da derme ao periósteo, sendo os ligamentos zigomático, mandibular e platisma-auricular exemplos destes.
c. O SMAS é mais espesso e uniforme na região parotideomassetérica e é mais fino e significativamente descontínuo na região anterior da bochecha.
d. O ramo frontal (temporal) do n. facial, após emergir de sua porção intraparotídea, cruza a porção central do arco zigomático justaperiostealmente e segue seu trajeto pela fáscia temporal profunda.

Comentários

O SMAS é composto de várias camadas que se dividem e se dirigem à musculatura mímica superficial da face. Continua-se como fáscia temporoparietal na região temporal.
A gordura facial superficial é separada da profunda pela fáscia temporoparietal e gália nas regiões temporal e frontal e pelo sistema musculoaponeurótico superficial (SMAS) na região médio-facial e pescoço. Representa aproximadamente 56% do tecido adiposo facial. O profundo localiza-se, profundamente, a estas fáscias e SMAS e representa, aproximadamente, 44% deste tecido

LaTrenta G. Atlas de cirurgia estética de face e pescoço. New York: Elsevier; 2004.

1736) Um paciente submetido à ritidoplastia não apresenta, após 1 ano da realização do procedimento, recuperação da sensibilidade na região adjacente ao pavilhão auricular direito nem no lóbulo da orelha direita. Diante do caso clínico, o diagnóstico corresponde:

a. Parestesia do ramo trigêmeo direito.
b. Hematoma retrouricular e retrobulbar à direita.
c. Lesão do ramo auricular magno direito.
d. Inexistência de lesão nervosa, com perda de sensibilidade nessa área dado o descolamento inerente à técnica cirúrgica de ritidoplastia.

Comentário

O nervo auricular maior, um ramo do plexo cervical, é sensitivo para o lóbulo da orelha e parte posterior do pavilhão auricular, trágus e antitrágus. O nervo está sobre risco de lesão durante a dissecção do bordo posterior do músculo estenoclidomastóideo.

Neligan PC, Warren RJ. Cirurgia plástica: técnicas de *lifting* facial, 3.ed. Rio de Janeiro: Elsevier; 2017.

1737) Em relação às complicações da otoplastia, qual alterativa encontra-se CORRETA?

a. Hematomas, infecções, cicatrizes hipertróficas e alterações de sensibilidade são consideradas complicações recentes na otoplastia.
b. As infecções são complicações muito frequentes.
c. É importante que o antibiótico usado nas infecções tenha efeito contra estafilococos e pseudomonas.
d. A hipercorreção do pavilhão auricular ocorre quando o ângulo pavilhão/cabeça fica menor que 20 graus.

Comentário

As complicações na otoplastia podem ser divididas entre recentes e tardias. As recentes ocorrem nas primeiras horas ou dias e incluem: hematomas, infecções, deiscência de sutura e necrose de pele/cartilagem. Já a extrusão de fios, granulomas, assimetrias, hipercorreções e cicatrizes inestéticas são exemplos de complicações tardias.

Tratado de otorrinolaringologia e cirurgia cérvico-facial, 3. ed.; 2017.

Respostas
1735) c; 1736) c; 1737) c

1738) Para a realização da otoplastia é necessário importante conhecimento anatômico. Sobre a anatomia da orelha externa, qual alternativa encontra-se CORRETA:

a. A concha é dividida em duas concavidades, a cimba (superior) e o *cavum* (inferior).
b. Um ângulo maior que 20 graus, entre a parede medial do pavilhão e o couro cabeludo da região temporal define a orelha em abano.
c. Participam da irrigação da orelha externa a artéria temporal profunda e a artéria auricular posterior.
d. A inervação medial da orelha externa é feita medialmente pelos nervos auriculotemporal (ramo do nervo temporal) e pelo ramo auricular do nervo vago.

Comentário

O pavilhão auricular é formado por uma cartilagem fibroelástica coberta por fina camada de pele. A concha é dividida em duas concavidades, a cimba (superior) e o *cavum* (inferior). Sua irrigação é derivada de ramos da carótida externa, incluindo a artéria temporal superficial e auricular posterior e occipital. A inervação sensorial é medialmente pelos nervos grande auricular (C3) e occipital menor (C2) e, lateralmente, pelos nervos auriculotemporal e ramo auricular do nervo vago. A orelha de abano é definida por um ângulo auriculotemporal superior a 30 graus.

Tratado de otorrinolaringologia e cirurgia cérvico-facial, 3. ed.; 2017.

1739) Qual alternativa encontra-se CORRETA em relação à técnica cirúrgica da otoplastia:

a. O pavilhão auricular apresenta rica inervação sensitiva, sendo sempre necessária a infiltração local anestésica associada à sedação ou anestesia geral.
b. A sutura de Mustardé tem como finalidade o reposicionamento auricular, com fixação da concha remanescente no periósteo da mastoide.
c. Não devem ser seccionados ligamentos posteriores ou músculos extrínsecos da orelha.
d. As suturas de Mustardé devem ser realizadas após marcação da dobra da anti-hélix, tendo como resultado a plicatura da cartilagem.

Comentário

A otoplastia pode ser realizada apenas com anestesia local, dependendo do perfil do paciente. Um dos passos principais da cirurgia é a realização das suturas de Mustardé em anti-hélix malformada parcial ou totalmente. Com essas suturas são formados dois vetores de mesma direção, resultando em dobra da cartilagem. Os músculos extrínsecos e ligamentos posteriores da orelha externa devem ser seccionados para que o reposicionamento auricular possa ser realizado.

Tratado de otorrinolaringologia e cirurgia cérvico-facial, 3. ed.; 2017.

1740) Paciente apresenta queixa de assimetria da ponta nasal desde o nascimento. Ao exame físico, observa-se colabamento em área de válvula nasal externa esquerda à inspiração, do lado em que há a deformidade na ponta. À palpação da ponta nasal suspeita-se de agenesia de cartilagem lateral inferior à esquerda. Qual seria o enxerto em rinoplastia mais adequado para reconstrução da cartilagem em agenesia?

a. O pavilhão auricular apresenta rica inervação sensitiva, sendo sempre necessária a infiltração local anestésica associada à sedação ou anestesia geral.
b. A sutura de Mustardé tem como finalidade o reposicionamento auricular, com fixação da concha remanescente no periósteo da mastoide.
c. Não devem ser seccionados ligamentos posteriores ou músculos extrínsecos da orelha.
d. As suturas de Mustardé devem ser realizadas após marcação da dobra da anti-hélix, tendo como resultado a plicatura da cartilagem.

Comentários

O enxerto em asa de gaivota é confeccionado a partir da cartilagem conchal auricular, sendo posicionado entre a cruz medial e lateral e é utilizado para a reconstrução funcional e estética das cartilagens laterais inferiores, que pode ser derivada de uma agenesia das cartilagens ou da sua hiper-ressecção em rinoplastias anteriores.

Tratado de otorrinolaringologia e cirurgia cérvico-facial, 3. ed.; 2017.

Respostas
1738) a; 1739) d; 1740) c

1741) É um enxerto que pode ser usado para a correção de insuficiência de válvula nasal interna, EXCETO:
a. *Spreader graft*.
b. Enxerto em asa de borboleta.
c. Enxerto em asa de gaivota.
d. *Auto-spreader graft*.

Comentário

A insuficiência da válvula nasal interna é uma causa relativamente comum de obstrução nasal. Essa válvula é delimitada pelo septo caudal medialmente, as cartilagens laterais superiores, anterolateralmente, e a cabeça dos cornetos inferiores, inferiormente. São enxertos usados para a correção de sua insuficiência. Já o enxerto em asa de gaivota é usado apara a reconstrução funcional e estética da ponta nasal.

Tratado de otorrinolaringologia e cirurgia cérvico-facial, 3. ed.; 2017.

1742) Em relação às características da rinoplastia em narizes étnicos, qual a alternativa CORRETA:
a. A distância intercantal é o parâmetro mais adequado para avaliação da largura da base nasal nesse grupo de pacientes.
b. A espinha nasal geralmente é bem pronunciada e anteriorizada.
c. O uso de isotretinoína é uma opção para redução da espessura cutânea em narizes étnicos.
d. Em decorrência da tendência à envergadura e falta de maleabilidade, a cartilagem costal não é usada para enxerto de dorso nasal em narizes étnicos.

Comentários

Narizes étnicos apresentam algumas particularidades na sua anatomia. A pele espessa, o envelope fibrogorduroso pronunciado e a falta de um suporte osteocartilaginoso importante gera uma ponta nasal mal projetada e base nasal alargada. A espinha nasal tende a ser hipodesenvolvida. A cartilagem costal é uma ótima opção para aumento dorsal nesse grupo de pacientes. Em razão da maior espessura da pele nesses pacientes, a isotretinoína vem surgindo como opção para a redução dessa espessura e melhor definição dos resultados.

Tratado de otorrinolaringologia e cirurgia cérvico-facial, 3. ed.; 2017.

1743) Paciente apresenta-se no consultório com queixas de obstrução nasal. À rinoscopia, apresenta septo centrado e cornetos inferiores normotróficos. Nega sintomas de rinite alérgica. À inspeção nasal, apresenta colabamento importante da válvula nasal externa à inspiração. Qual o enxerto em rinoplastia mais adequado para a melhora da obstrução nasal do paciente.
a. *Spreader graft*.
b. Enxerto em asa de gaivota.
c. *Alar rim*.
d. *Cap graft*.

Comentários

A paciente apresentada mostra insuficiência de válvula nasal externa. O *alar rim* é posicionado em bolsa dissecada paralela ao rebordo alar e pode ser usado par a correção de válvula nasal externa leve a moderada.

Tratado de otorrinolaringologia e cirurgia cérvico-facial, 3. ed.; 2017.

Respostas
1741) c; 1742) c; 1743) c

1744) Em relação às medidas da análise facial, qual alternativa é CORRETA?

a. A linha de Frankfurt é uma linha horizontal que atravessa a borda inferior do conduto auditivo externo, passando pela borda infraorbital.
b. O meridiano zero é obtido trançando uma linha vertical que vai desde o *nasion* até o ponto mais proeminente do mento (gnátio).
c. O ângulo nasal toma como referência a borda superior do vermelhão do lábio até o ponto subnasal.
d. O ângulo nasal normal varia de 30 a 36 graus.

Comentário

A linha de Frankfurt é uma linha horizontal que é traçada na borda superior do conduto auditivo externo, passando pela borda infraorbital e que cruza o chamado meridiano zero, que é uma linha vertical que se desloca desde o *nasion* até o pogônio (o ponto mais proeminente do mento). O ângulo nasosseptal é o que tem como referência a borda superior do vermelhão do lábio até o ponto subnasal, sendo ideal um ângulo de 90 graus para homens e de 100 a 115 graus para mulheres. Já o ângulo nasal, que varia de 30 a 36 graus, é medido a partir da linha do plano facial e de uma diagonal sobre o dorso que atravessa o *nasion*.

Tratado de otorrinolaringologia e cirurgia cérvico-facial, 3. ed.; 2017.

1745) Em relação às vias de acesso à rinoplastia, assinale a alternativa CORRETA:

a. São incisões usadas no acesso tipo *delivery*: incisão transfixante, incisão intercartilaginosa e de Rethi.
b. A abordagem fechada (*delivery*) expõe toda a cartilagem lateral inferior.
c. A incisão intercartilaginosa é a que permite acesso ao dorso nasal.
d. As incisões realizadas em via de acesso aberto da rinoplastia são: incisão intercartilaginosa, incisão de Rethi e incisões marginais.

Comentário

A rinoplastia possui três tipos de vias de acesso. Na via fechada, em que não há exposição das cartilagens laterais inferiores, mas a sua ressecção retrógrada. A abordagem semiaberta (*delivery*) não é considerada uma via fechada, pois expõe toda a cartilagem lateral inferior. A abordagem aberta é constituída pelas incisões: marginais e de Rethi.

Tratado de otorrinolaringologia e cirurgia cérvico-facial, 3. ed.; 2017.

1746) Qual dos enxertos a seguir é usado para a definição da ponta nasal:

a. *Spreader graft*.
b. Escudo de Scheen.
c. *Batten graft*.
d. Enxerto em asa de gaivota.

Comentários

O escudo de Sheen é um enxerto em formato de escudo usado para aumentar a projeção da ponta nasal e mudar o seu contorno.

Tratado de otorrinolaringologia e cirurgia cérvico-facial, 3. ed.; 2017.

Respostas
1744) d; 1745) c; 1746) b

1747) Durante uma cirurgia de *facelifting* existem alguns pontos de maior risco de lesão do nervo facial, no chamado *danger space*. Sobre o espaço do ramo frontal do nervo facial, qual dos abaixo e um marco anatômico que o delimita?

a. Veia sentinela.
b. Arco zigomático.
c. Epicanto medial.
d. Forame infraorbitário.

Comentário

Os ramos distais do nervo frontal estão imediatamente profundos ao músculo frontal, passando superior à veia sentinela. A dissecção nesta região deve ser subcutânea ou subperiosteal. Depois de cruzar o arco zigomático, o ramo frontal transita para um plano mais superficial, imediatamente profundo para a fáscia temporoparietal. A dissecção nesta região deve ser subcutânea ou diretamente sobre a fáscia temporal profunda.

Tratado de otorrinolaringologia e cirurgia cérvico-facial, 3. ed.; 2017.
Sinclair NR, Coombs DM, Kwiecien G, Zins JE. How to prevent and treat complications in facelift surgery, part 1: short-term complications. Aesthet Surg J Open Forum. 2021 Jan;3(1):1-13.

1748) Sobre a blefaroplastia, é CORRETO afirmar que:

a. As bolsas de gordura encontram-se em compartimentos nasal e central na pálpebra inferior, e na pálpebra superior distribuem-se em três compartimentos: nasal, central e temporal.
b. É importante avaliar se há necessidade de frontoplastia associada, pois a ptose do supercílio pode simular dematocalase.
c. Uma complicação comumente associada à blefaroplastia superior e o *scleral show* ou esclera aparente.
d. As pálpebras são divididas em três lamelas anterior, média e posterior.

Comentário

As bolsas de gordura na pálpebra superior estão nos compartimentos nasal e central e, da pálpebra inferior, nos compartimentos nasal, central e temporal. O *scleral show* é associado à blefaroplastia inferior. As pálpebras são divididas em duas lamelas: a anterior, formada por pele e músculo orbicular dos olhos, e a posterior, formada pelo tarso e conjuntiva.

Tratado de otorrinolaringologia e cirurgia cérvico-facial, 3. ed.; 2017.

1749) A orelha de abano tem as principais alterações em:

a. Ângulos auriculoencefálico e escafoconchal.
b. Ângulo de Citeli e conchal.
c. Fossa triangular e fossa escafoide.
d. Dobradura da anti-hélix e antitrágus.

Comentários

São os pricipais ângulos determinados pelo excesso de concha (ângulo auriculoencefálico) e pela anti-hélix mal definida (ângulo escafoconchal).

Tratado de otorrinolaringologia e cirurgia cérvico-facial, 3. ed.; 2017.

Respostas
1747) a; 1748) b; 1749) a

1750) Para o adequado planejamento cirúrgico e camuflagem de cicatrizes na cirurgia plástica facial é importante seguir as linhas naturais da face e suas relações com as fibras elásticas, chamadas:
a. Linhas de Langer.
b. Linhas de Dennie Morgan.
c. Plano facial.
d. Linhas de Frankfurt.

Comentários

As linhas de Langer, tamb[em chamadas de linha de clivagem, estão presentes em todo o corpo humano e, em especial, na face. Têm importância ainda maior por serem uma área central e exposta para cicatrizes! As incisões devem ser paralelas a estas linhas, que são perpendiculares às fibras musculares, com o objetivo de melhorar o aspecto cicatricial.

Tratado de otorrinolaringologia e cirurgia cérvico-facial, 3. ed.; 2017.

1751) Sobre o trajeto do nervo facial na face, complete:
O ramo frontal do nervo facial emerge da glândula parótida e abaixo da gordura do SMAS. No nível do __________ torna-se mais superficial, sendo sua localização tendo como referência uma linha imaginária que vai de 0,5 cm abaixo _______ a outro ponto 2 cm lateral à parte lateral ___________.
a. Arco zigomático/do trágus/da sobrancelha.
b. Arco zigomático/da concha/do rebordo orbitário.
c. Processo estiloide/da hélix/da sobrancelha.
d. Eminência mastoide/do antitrágus/do rebordo orbitário.

Comentários

Esses pontos servem de referências para o planejamento cirúrgico das cirurgias plásticas, pois o ramo frontal do nervo facial é responsável pela inervação motora da músculo frontal.

Tratado de otorrinolaringologia e cirurgia cérvico-facial, 3. ed.; 2017.

1752) Inervação sensitiva e motora da orelha:
a. VII, C2, C3, V3, X.
b. VII, C1, C2, V3, XI.
c. VII, C2, C3, V3, V5.
d. VII, C1, C2, V2, XII.

Comentários

VII (ramo intermédio do nervo facial), C2, C3 (ramos do nervo auricular magno e do nervo occipital menor do plexo cervical superficial), V3 (nervo auriculotemporal do terceiro ramo do nervo trigêmio), X (nervo de Arnold - ramo do nervo vago)

Tratado de otorrinolaringologia e cirurgia cérvico-facial, 3. ed.; 2017.

1753) Na região central da pálpebra superior, as camadas são:
a. Pele/subcutâneo/músculo orbicular do olho/tarso e saco conjuntival/gordura.
b. Pele/músculo orbicular do olho/septo orbital/gordura/espaço pré-aponeurótico/aponeurose do músculo levantador superior da pálpebra/espaço pós-aponeurótico/músculo tarsal e conjuntiva.
c. Pele/subcutâneo/músculo orbicular/músculo levantador da pálpebra superior/gordura/conjuntiva.
d. Pele/lamela anterior/músculo reto superior/lamela inferior/ligamento suspensor do bulbo/conjuntiva.

Comentários

O conhecimento dessas camadas palpebrais é essencial à realização da blefaroplastia.

Tratado de otorrinolaringologia e cirurgia cérvico-facial, 3. ed.; 2017.

Respostas
1750) a; 1751) a; 1752) a; 1753) b

1754) Como se considera um ângulo nasal normal e como é medido?

a. 30-36º da linha do plano facial e de uma linha diagonal sobre o dorso desde o *nasion*.
b. 120º da glabela ao dorso nasal.
c. 85º, linha entre columela e lábio superior.
d. Em média 90º nos homens e 100º e 115º nas mulheres, linha entre columela e lábio superior.

Comentários

O ângulo nasolabial nas mulheres é mais obtuso, pois o nariz feminino tem maior rotação em relação ao dos homens.

Tratado de otorrinolaringologia e cirurgia cérvico-facial, 3. ed.; 2017.

1755) Correlacione:

(A) Plano Frankfurt
(B) Porio
(C) Pogônio
(D) SNA
(E) Linha H
( ) Plano do porio ao rebordo orbitário inferior.
( ) Traçado sobre o perfil de tecido mole, tangencia mento e lábio superior.
( ) Define a posição anterioposterior da maxila em relação à base do crânio.
( ) Ponto mais superior do meato acústico externo.
( ) Ponto mais anterior da sínfise mentoniana.

Comentários

Pontos de referências na face, importantes para planejamento em cirurgias faciais.

Tratado de otorrinolaringologia e cirurgia cérvico-facial, 3. ed.; 2017.

1756) Quais fraturas são realizadas no *Let Down*?

a. Laterais duplas, bilateralmente e transversa.
b. Laterais bilaterais e mediais oblíquas.
c. Bilaterais simples e transversa.
d. Laterais duplas bilateralmente.

Comentários

As fraturas de impactação do dorso nasal na técnica *Let Down* consiste em osteotomias laterais duplas e uma transversa. Já o *Push Down*, uma osteotomia lateral de cada lado e uma transversa. O *Let Down* é para maiores reduções do dorso nasal e quando o cirurgião quer evitar o estreitamento da região da válvula óssea (assistir vídeo explicativo).

Tratado de otorrinolaringologia e cirurgia cérvico-facial, 3. ed.; 2017.

1757) São enxertos utilizados na ponta nasal, exceto:

a. Sheen.
b. *Cap Graft*.
c. *Strut* columelar.
d. *Spreader Graft*.

Comentários

Spreader graft é um enxerto de dorso fixado entre as cartilagens laterais superiores e o septo no intuito de alargar o terço médio do nariz e evitar o V invertido.

Tratado de otorrinolaringologia e cirurgia cérvico-facial, 3. ed.; 2017.

Respostas
1754) d; 1755) A, E, D, B, C; 1756) a; 1757) d

1758) São enxertos utilizados na rinoplastia de aumento, exceto:
a. *Free Diced Cartilage*.
b. *Turkish Delight*.
c. *Alar Rim*.
d. Gel de cartilagem.

Comentários

O *alar rim* é um enxerto não anatômico localizado na borda alar para dar suporte nessa região.

Tratado de otorrinolaringologia e cirurgia cérvico-facial, 3. ed.; 2017.

1759) Uma criança de 9 anos com histórico de respiração oral e obstrução nasal persistente apresenta desvio septal obstrutivo, hipertrofia de cornetos inferiores, hipertrofia de tonsila faríngea com obstrução de 80% do *cavum* e tonsilas palatinas grau IV. Qual é a alternativa CORRETA quanto aos sintomas apresentados?
a. Se o desvio septal estiver acompanhado de rinoescoliose óssea, a fratura dos ossos próprios nasais poderá ser associada à septoplastia sem que isso interfira no desenvolvimento nasal.
b. Septoplastia pode ser realizada, estando indicada a remoção de porções generosas da cartilagem quadrangular para evitar rinoescolioses futuras.
c. Septoplastia em nariz infantil ou em crescimento nunca deve ser realizada, devendo-se aguardar o crescimento nasal definitivo após a puberdade.
d. Durante a septoplastia, a condrotomia posterior está indicada, porém, deve-se evitar a elevação do pericôndrio da cartilagem quadrangular bilateralmente para não retardar o crescimento nasofacial.

Comentários

O mais importante é reforçar que uma criança (não importa a idade) que tem desvio septal obstrutivocom desvio de pirâmide nasal deve ser submetida à correção cirúrgica o mais breve possível, lembrando sempre das áreas que devem ser preferencialmente preservadas.

Maniglia CP, Maniglia JV. Rinosseptoplastia reparadora em crianças. In: Caldas Neto S, Mello Júnior JF, Martins RHG, Costa SS (Eds.). Tratado de otorrinolaringologia. 2.ed. São Paulo: Roca; 2011. v. III. p. 571-6.

1760) A regra dos terços faciais, em análise estética facial, diz que em uma face com proporções ideais:
a. O ângulo nasolabial deve ser maior no sexo feminino.
b. A distância entre o *nasion* e a base nasal deve ser aproximadamente ⅓ da distância entre a linha de implante capilar e o *nasion*.
c. A distância entre o *nasion* e a base nasal deve ser aproximadamente igual à distância entre a linha de implante capilar e o *nasion*.
d. A largura da base alar deve ter, aproximadamente, a mesma medida que há entre o epicanto medial e lateral do olho.

Comentários

Os terços faciais são obtidos traçando linhas horizontais passando pelo mento, pela base nasal, pela glabela e pelo implante capilar. A face é dividida em três terços de igual medida em uma face com proporções estéticas agradáveis.

Gunter JP, Hackney FL. Avaliação clínica e análise facial. In: Gunter JP, Rohrich RJ, Adams Jr WP (Eds.). Dallas Rinoplastia - Cirurgia do Nariz pelos Mestres. (CIDADE: EDITORA?); 2006. c. 4. p. 31-42.

Respostas
1758) c; 1759) a; 1760) b

1761) Sobre a projeção da ponta nasal, é CORRETO afirmar que:

a. Pela regra de Byrd (relação entre altura da ponta e comprimento do dorso), pontas hiperprojetadas têm uma relação > 0,50 e hipoprojetadas < 0,50.
b. A regra de Byrd é útil para avaliar a ação do músculo depressor do septo nasal.
c. Aproximadamente de 50 a 60% da altura da ponta deveria se projetar mais anterior a uma linha vertical adjacente ao ponto de maior projeção do lábio superior.
d. Um ângulo nasolabial maior que 110°, na mulher, e 100°, no homem, são características de pontas hipertrojetadas.

Comentários

Traçando uma linha horizontal que parte da junção bochecha-asa nasal e vai até a ponta do nariz, aproximadamente 50% a 60% da altura da ponta deveria se projetar mais anterior a uma linha vertical adjacente ao ponto de maior projeção do lábio superior. Hiperprojetado mais de 60%. Hipoprojetado menos de 50%.

Gunter JP, Hackney FL. Avaliação clínica e análise facial. In: Gunter JP, Rohrich RJ, Adams Jr WP (Eds.). Dallas Rinoplastia - Cirurgia do Nariz pelos Mestres. (CIDADE: EDITORA?); 2006. c. 4. p. 31-42.

1762) Dentre as possíveis causas de obstrução nasal em paciente com queixa estética, a insuficiência de válvula nasal deve ser lembrada e avaliada sistematicamente antes de uma rinoplastia. Dito isso, é CORRETO afirmar que:

a. A válvula nasal externa é o ponto de maior resistência ao fluxo aéreo na inspiração.
b. Uma causa comum de obstrução nasal pós-rinoplastia é a diminuição da área da válvula nasal interna.
c. Uma piora na respiração durante a manobra de Cottle sugere insuficiência na válvula nasal interna.
d. A manobra de Cottle é o teste "padrão ouro" para avaliar insuficiência de válvula.

Comentários

A válvula nasal interna é o ponto de maior resistência ao fluxo aéreo e 75 a 85% dos pacientes submetidos à rinoplastia apresentam redução em sua área.

Carpes OLF, Shwartsmann CC, Berg C. Insuficiência valvar. In: Caldas Neto S, Mello Júnior JF, Martins RHG, Costa SS (Eds.). Tratado de otorrinolaringologia. 2.ed. São Paulo: Roca; 2011. v. III. p. 577-83.

1763) Qual alternativa contém etiologias do nariz em sela?

a. Hematoma/abscesso de septo nasal, granulomatoses nasais e turbinectomia.
b. Fratura de nariz, síndrome de Pierre Robin e hanseníase virchowiana.
c. Síndrome de Binder, leishmaniose cutaneomucosa e uso crônico de cocaína.
d. Granulomatose de Wegener, síndrome de Treacher-Collins e iatrogenia cirúrgica.

Comentários

As etiologias do nariz em sela podem ser classificadas em: congênitas/hereditárias e adquiridas. As primeiras são divididas em raciais (afrodescendentes, asiáticos) e malformações (fissura labiopalatal, síndrome de Binder, displasia frontonasal). As adquiridas são divididas em traumáticas (fraturas, iatrogênica cirúrgica), inflamatórias (granulomatose de Wegener, uso crônico de cocaína), infecciosas (abscesso septal, granulomatoses nasais infecciosas) e neoplásica (tumores benignos e malignos). Em geral, síndrome de Pierre Robin, turbinectomia e síndrome de Treacher Collins não são etiologia do nariz em sela.

Patrocínio JA, Patrocínio LG. Nariz em sela. In: Campos CAH, Costa HOO (Eds.). Tratado de otorrinolaringologia. São Paulo: Roca; 2002. v. 5. p. 727-38.
Pereira Filho EJ, Jurado JRP, Lima LFR. Nariz em sela. In: Caldas Neto S, Mello Júnior JF, Martins RHG, Costa SS (Eds.). Tratado de otorrinolaringologia. 2.ed. São Paulo: Roca; 2011. v. III. p. 547-58.

Respostas
1761) c; 1762) b; 1763) c

1764) Qual é a alternativa INCORRETA com relação aos enxertos utilizados em rinoplastia?
a. Os autoenxertos são os mais indicados na rinoplastia, pois praticamente não há rejeição.
b. Os homoenxertos (aloenxertos) são irradiados previamente antes de serem utilizados.
c. Os heteroenxertos (xenoenxertos) foram praticamente abandonados na rinoplastia devido ao alto índice de absorção a longo prazo.
d. Os materiais aloplásticos (implantes) são a primeira escolha para rinoplastia em razão do baixo índice de rejeição e extrusão a longo prazo.

Comentários

Os materiais aloplásticos (implantes) são de uso controverso em rinoplastia principalmente pela possibilidade de infecção e rejeição/extrusão a longo prazo. Atualmente, os autoenxertos são a primeira escolha de enxerto nas rinoplastias.

Murta AA, Bezerra APCA, Cedin AC. Cirurgia da ponta nasal. In: Caldas Neto S, Mello Júnior JF, Martins RHG, Costa SS (Eds.). Tratado de otorrinolaringologia. 2.ed. São Paulo: Roca; 2011. v. III. p. 559-70.
Patrocínio JA, patrocínio LG. Nariz em sela. In: Campos CAH, Costa HOO (Eds.). Tratado de otorrinolaringologia. São Paulo: Roca; 2002. v. 5. p. 727-38.
Pereira Filho EJ, Jurado JRP, Lima LFR. Nariz em sela. In: Caldas Neto S, Mello Júnior JF, Martins RHG, Costa SS (Eds.). Tratado de otorrinolaringologia. 2.ed. São Paulo: Roca; 2011. v. III. p. 547-58.

1765) A cirurgia nasal em crianças, como procedimento eletivo, deve ser realizada por conta da alteração da função, por estética ou para reconstrução, a fim de corrigir uma obstrução nasal ou ter acesso à cavidade nasal. O que deve ser evitado nas rinocirurgias infantis?
a. Elevação dos retalhos mucopericondral e mucoperiosteal.
b. Fixação do septo caudal à espinha nasal.
c. Pequenas partes de cartilagem em áreas de fraturas devem ser retiradas.
d. Condrotomia posterior.

Comentários

A condrotomia posterior ou separação da cartilagem com a lâmina perpendicular do etmoide deve ser evitada devido à alteração na sustentação nasal e crescimento adequado do mesmo.

Maniglia CP, Maniglia JV. Rinosseptoplastia reparadora em crianças. In: Caldas Neto S, Mello Júnior JF, Martins RHG, Costa SS (Eds.). Tratado de otorrinolaringologia.. 2.ed. São Paulo: Roca; 2011. v. III. p. 571-6.

1766) Pensando-se nas osteotomias na rinoplastia conservadora (*push* down), que fratura não deve ser realizada?
a. Lateral.
b. Lateral em dois níveis.
c. Paramediana.
d. Transversa.

Comentários

A fratura paramediana pode trazer alterações no dorso nasal, região que se deseja preservar na rinoplastia conservadora.

Dewes JW. Rinosseptoplastia conservadora: septo piramidal, ajustes, reposicionamento. In: Caldas Neto S, Mello Júnior JF, Martins RHG, Costa SS (Eds.). Tratado de otorrinolaringologia. 2.ed. São Paulo: Roca; 2011. v. III. p. 489-96.

Respostas
1764) d; 1765) d; 1766) c

1767) A falha na ressecção do dorso cartilaginoso, levando a um ângulo septal anterior muito proeminente em relação à ponta nasal, pode levar a qual tipo de alteração no pós-operatório de rinoplastia?

a. Nariz em sela.
b. Deformidade em “bico de papagaio” (*Pollybeak*).
c. Insuficiência de válvula nasal.
d. Deformidade tipo “V” invertido.

Comentários

A falha na ressecção do dorso cartilaginoso com ângulo septal proeminente significa ressecção incompleta, ou seja, a cartilagem quadrangular está muito alta. Portanto, não se pode utilizar nariz em sela e não há relação com a cartilagem lateral superior que proporcione as alterações da válvula interna e “V” invertido.

Dolci JEL, Dolci ELL, Osman SA. Rinoplastia revisional. In: Caldas Neto S, Mello Júnior JF, Martins RHG, Costa SS (Eds.). Tratado de otorrinolaringologia. 2.ed. São Paulo: Roca; 2011. v. III. p. 497-518.

1768) Quais as principais artérias responsáveis pela irrigação da ponta nasal?

a. Artéria angular e artéria labial superior.
b. Artéria nasal lateral e artéria columelar.
c. Artéria labial superior e artéria columelar.
d. Artéria nasal lateral e artéria angular.

Comentários

São os ramos arteriais da artéria facial e os ramos da artéria carótida externa.

Navarro JAC, Navarro PL, Navarro ML. Anatomia da cavidade nasal e seios paranasais. In: Caldas Neto S, Mello Júnior JF, Martins RHG, Costa SS (Eds.). Tratado de otorrinolaringologia. 2.ed. São Paulo: Roca; 2011. v. I. p. 614-40.

Respostas
1767) b; 1768) a

1769) São opções para sustentar a base nasal os enxertos/manobras abaixo, EXCETO:
   a. *Strut* columelar.
   b. *Tongue in groove*.
   c. *Spreader graft*.
   d. Extensor caudal septal.

Comentários

O *spreader graft* é um enxerto "alargador" do dorso nasal e não de sustentação da base nasal. Já o *strut* columelar é o principal enxerto de sustentação de base nasal. "*Tongue in groove*" é a sutura da cruz medial do alar na cartilagem quadrangular do septo; ajuda no apoio de ponta/base nasal. Extensor caudal septal é enxerto tirado do próprio septo (cartilagem quadrangular), suturado na cauda do septo, em superposição ou terminoterminal com o septo.

Rohrich RJ, Adams Jr WP, Huynh B, Muzaffar AR. Avaliação clínica e análise facial. In: Gunter JP, Rohrich RJ, Adams Jr WP (Eds.). Dallas Rinoplastia – Cirurgia do Nariz pelos Mestres. (CIDADE: EDITORA?); 2006. c. 47. p. 562-74.

1770) Durante a septoplastia de um nariz em crescimento, deve-se preservar e evitar a manipulação cirúrgica de regiões importantes no desenvolvimento nasal e craniofacial. Das alternativas apresentadas abaixo, que opção contém a(s) zona(s) a ser(em) preservada(s)?
   a. Porção anterocentral.
   b. Região do osso próprio nasal.
   c. Zona esfenodorsal e esfenoespinal.
   d. Crista da maxila e vômer.

Comentários

São zonas de crescimento do septo nasal na criança. Trabalhos experimentais em animais e acompanhamentos de crianças por longos anos comprovam as orientações de áreas que devem ser preservadas preferencialmente.

Maniglia CP, Maniglia JV. Rinosseptoplastia reparadora em crianças. In: Caldas Neto S, Mello Júnior JF, Martins RHG, Costa SS (Eds.). Tratado de otorrinolaringologia. 2.ed. São Paulo: Roca; 2011. v. III. p. 571-6.

Respostas
1769) c; 1770) c

ESTOMATOLOGIA

1771) Homem, 62 anos, há 6 meses realizou transplante de pulmão bilateral por fibrose pulmonar intersticial após dengue hemorrágica. Diabético, em uso de tacrolimo, prednisona e linagliptina. Há 1 mês iniciou sensação de aspereza e incômodo com o aspecto estético das lesões em língua. Ao exame, lesões brancas não destacáveis em placa, verticais, indolores, em borda lateral e dorso da língua. Ao exame histopatológico observa-se presença de hiperceratose, acantose e células balonizantes. Provável diagnóstico:

a. Leucoplasta idiopática.
b. Candidíase leucoplásica ou hiperplásica.
c. Leucoplasia pilosa.
d. Língua pilosa.

Comentários

Lesão branca não destacável em bordo lateral de língua, de aspecto corrugado e orientação vertical associada à imunodepressão (transplantes ou HIV) está relacionada com infecção pelo vírus Epstein-Barr (EBV).
Importante diagnóstico diferencial com leucoplasia idiopática realizado por meio de biópsia.
Na infecção pelo EBV o estudo histopatológico revela acantose, hiperparaceratose, células balonizantes que indicam infecção viral na camada espinhosa e ao estudo imuno-histoquímico e hibridização *in situ* visualiza-se a presença do vírus EBV.

Greenspan D, Greenspan JS, Conant M, Petersen V, Silverman SJR, Souza Y, Oral "hairy" leukoplakia in male homosexuals: evidence of association with both papillomavirus and a herpes-group virus. Lancet 1984;2:831-4.
Greenspan JS, Greenspan D, Webster-Cyriaque J. Hairy leukoplakia; lessons learned: 30-plus years. Oral Dis 2016 Apr;22 Suppl 1:120-7.

1772) Mulher, 45 anos, apresentou quadro gripal associado ao SARS-CoV-2 evoluindo com aumento de parótidas, boca seca, lesões ulceradas, dolorosas em palato mole e língua, perda de olfato e diminuição do paladar. Realizado teste gustativo notando-se alteração gustativa para amargo no terço posterior da língua. Qual nervo está comprometido?

a. IX par craniano.
b. V par craniano.
c. VII par craniano.
d. XII para craniano.

Comentários

As manifestações orofaciais na infecção pelo COVID-19 são altamente variáveis. Parotidite aguda, xerostomia e candidíase são achados relativamente frequentes. Em boca ainda se observam lesões ulcerativas, vesicobolhosas e alterações gustativas. A hiposmia e a disgeusia são sintomas bem definidos e correlacionados com o COVID-19. O terço posterior da língua é inervado por ramos sensitivos do nervo glossofaríngeo (IX par), responsável pela sensibilidade gustativa para amargo e inervação motora do nervo hipoglosso (XII par) nesta região.

Huang N et al. SARS-CoV-2 infection of the oral cavity and saliva. Nature Medicine 2021; 27:892-903.
Zahra SA et al. Can symptoms of anosmia and dysgeusia be diagnostic for COVID-19? Brain and Behavior 2020:1-18.

Respostas
1771) c; 1772) a

1773) Mulher, 53 anos, portadora de vírus da hepatite C há 2 anos com sensação de queimação e aspereza em boca observando períodos de remissão e exacerbação. Ao exame notam-se lesões brancas em placas, não destacáveis em língua e estrias brancas com aspecto rendilhado bilateral em região de bochechas. Qual a alternativa CORRETA:

a. Ao exame histopatológico observamos hiperceratose, mucosite de interface com vacuolização de camada basal, linfócitos e corpúsculos de Civatte.
b. Doença definida como autoimune.
c. Evolução para carcinoma espinocelular (CEC) em 50% dos casos.
d. Preconizado tratamento com drogas imunossupressoras.

Comentários

O líquen plano oral é definido como doença por hipersensibilidade tardia, mediada pelos linfócitos T e associadas a infecções virais como hepatite C, tendo como apresentação mais frequente a forma reticular descrita anteriormente. Somente 2% dos casos evoluem para CEC na sua forma erosiva e utilizam-se corticoides tópicos no tratamento da forma reticular.
À análise histopatológica observam-se hiperparaceratose, acantose, destruição da camada basal e infiltrado inflamatório com predomínio de linfócitos T, degeneração e apoptose de queratinócitos basais (corpúsculos de Civatte).

Le Cleach L, Chosidow O. Clinical practice. Lichen planus. N Engl J Med 2012;366:723.
Regezzi K, Sciubba A, James J. Patologia oral: correlações clinicopatológicas. Guanabara Koogan; 2017. p. 97-101.

1774) Homem, 60 anos, tabagista e etilista observou aparecimento de lesão dolorosa em bordo lateral de língua há 6 meses. Ao exame nota-se lesão branca em placa, não destacável, em contato direto com dente fraturado indicando trauma contínuo.
Quanto ao diagnóstico, podemos afirmar que:

a. A hiperceratose e acantose são achados tardios na leucoplasia e indicam progressão para malignidade.
b. A biópsia incisional com *punch* não é a mais indicada para o diagnóstico de displasias associadas à leucoplasia.
c. A displasia epitelial bucal descreve um espectro de alterações citológicas e arquiteturais sendo um marcador histopatológico na leucoplasia para possível malignização.
d. Não seria indicado retirar o dente, pois a língua não é sítio de maior risco para malignização.

Comentários

A leucoplasia é definida pela OMS como placa branca de risco questionável, tendo excluído outras doenças ou distúrbios conhecidos que não apresentam risco aumentado para câncer.
O risco de malignização é maior em idosos, com lesões maiores de 2 cm, heterogêneas, borda lateral da língua, assoalho bucal e região retromolar.
A biópsia busca a possibilidade de estarmos frente a quadros de displasias ou CEC, sendo incisional em áreas mais suspeitas.
A displasia é um marcador histopatológico de risco para malignização. Ela é classificada em leve, moderada ou severa, de baixo ou alto grau, dependendo dos critérios diagnósticos arquiteturais e citológicos como descritos no quadro abaixo:

Critérios Diagnósticos para Displasia Epitelial

Alterações arquiteturais	Alterações citológicas
Estratificação epitelial irregular	Variações anormais do tamanho do núcleo
Cristas epiteliais em forma de gota	Variações anormais da forma do núcleo
Irregularidade superficial e aumento de figuras de mitose	Variações anormais da forma da célula
Queratinização prematura de células isoladas	Variações anormais do tamanho da célula
Pérolas de queratina com cristas epiteliais	Aumento da razão núcleo/célula
Perda de coesão das células epiteliais	Aumento do número e tamanho dos nucléolos
Perda de polaridade das células basais	Hipercromasia

Mihai Merzianu. Histopatology of oral cavity cancer and potentially malignant disorders. In: Kuriakose MA. Comtemporary oral oncology, biology, epidemiology, etiology and prevention. Springer; 2017. p. 155-79.
Van der Waal I. Oral leukoplakia: a diagnostic challenge for clinicians and pathologists. Oral Dis 2019;25(10):348-9.
Barnes L et al. Pathology and genetics of head and neck, 3rd ed. Lyon: IARC, 2005.

Respostas
1773) a; 1774) c

1775) Mulher, 55 anos, não tabagista ou etilista, vem notando aparecimento de lesões brancas em palato duro e gengivas inserida e marginal, há 4 anos, indolores, múltiplas, algumas com aspecto verrucoso e de crescimento lento. Neste caso podemos afirmar que:
a. A transformação maligna é rara em casos como o descrito acima.
b. Esta doença é observada em mulheres jovens sexualmente ativas.
c. Aspecto histopatológico de hiperceratose, hiperplasia verrucosa são achados frequentes e que precedem a evolução para CEC ou carcinoma verrucoso.
d. Recidivas não ocorrem após exérese cirúrgica com margem adequada.

Comentários

A leucoplasia verrucosa proliferativa inclui um subgrupo de leucoplasias raras. Essas lesões mostram crescimento lento e progressivo. Evoluem de lesões homogêneas únicas para multifocais, com aspecto de placas brancas de aparência verrucosa, exofítica e fissurada. Não apresentam relação com tabaco e álcool. Ocorrem, principalmente, em mulheres acima de 50 anos. Apesar da remoção cirúrgica, elas são frequentemente recidivantes e com alta taxa de malignização (70-100%).

Lodi G. Oral leukoplakia. In: UpToDate, 2021:1-14.
Speight PM, Khurram SA, Kujan O. Oral potentially malignant disorders: risk of progression to malignancy. Oral Surg Oral Med Oral Pathol Oral Radiol 2018 June;125(6):612-27.

1776) Homem, 62 anos, há 4 meses observou fraqueza, cansaço, dificuldade para falar, deglutir, perda de 10 kg, aumento progressivo da língua, linfonodos cervicais e inguinais. Ex-tabagista. À biópsia de língua observa-se depósito amiloide corado com vermelho congo. Frente ao exposto, qual provável diagnóstico?
a. Angioedema hereditário.
b. Linfangioma.
c. Carcinoma em língua.
d. Amiloidose.

Comentários

Doença rara, mais frequente em homens idosos e que decorre de depósitos extracelulares anormais de fibrilas amiloides lesando diferentes órgãos e tecidos. A língua é a localização mais frequente em boca, evoluindo com macroglossia. À histopatologia observam-se os depósitos amiloides com a coloração de vermelho congo e luz polarizada. As formas de apresentação são divididas em: 1. Heredofamiliar; 2. Localizada (língua, laringe e anel de Waldeyer); 3. Sistêmica Adquirida Primária (AL) sem fator causal (forma mais frequente); 4. Secundária (AA) associada à TBC, D. Crohn, Hansen e AR e 5. Associada a mieloma múltiplo em 10% dos casos (IgG cadeia leve *kappa*).

Neville BW et al. Amiloidose. Patologia Oral e Maxilofacial2016:766-8.
Adamo D et al. Localized amyloidosis of the tongue: case report, surgical management, and review of the literature. J Oral Maxillofac Surg 2020:1-11.

Respostas
1775) c; 1776) d

1777) Mulher, 51 anos. Natural de São Paulo. Há 2 meses, após tratamento odontológico, observou aparecimento de lesões pouco dolorosas em palato concomitante a inchaço labial inferior com melhora parcial após corticoides. Ao exame nota-se edema labial inferior à esquerda e lesão granulomatosa com aspecto pedregoso em linha média de palato duro estendendo-se para palato mole.
O estudo histopatológico de palato revelou acantose, granulomas epitelioides com infiltrado linfoplasmocitário, histiócitos e células gigantes tipo Langhans sem necrose, neutrófilos ou eosinófilos. Pesquisa BAAR e fungos negativa. Em lábio observou-se edema sem infiltrado inflamatório. Qual o provável diagnóstico?

a. Doença de Crohn.
b. Sarcoidose.
c. Granuloma letal de linha média.
d. Granulomatose orofacial.

Comentários

As granulomatoses orofaciais são uma reação imune a fatores alérgicos (alimentares, odontológicos e cosméticos) ou relacionados com doença sistêmica (doença de Crohn, sarcoidose, Tbc).
Dentro do espectro destas granulomatoses encontramos a queilite granulomatosa de Miescher que se apresenta com aumento do volume de lábio, indolor e persistente. Enquanto a síndrome de Melkersson-Rosenthal se caracteriza pela tríade de edema labial, paralisia facial periférica recidivante e língua fissurada. Achados histopatológicos mostram granulomas não caseosos com infiltrado linfoplasmocitário nas duas formas.

Grave B, McCullough M, Wiesenfeld D. Orofacial granulomatosis—A 20-year review. Oral Dis 2009;15:46-51.
Sciubba JJ & Said-Al-Naief N. Orofacial granulomatosis: presentation, pathology and management of 13 cases. J Oral Pathol Med 2003;32(10):576-85.

1778) Mulher, 66 anos, do lar. Há 6 meses notou aparecimento de lesões bolhosas em boca que se rompem com facilidade, dolorosas, associadas à disfagia e odinofagia, sem períodos de acalmia. Apresenta ainda, há 1 semana, lesão bolhosa em canto externo de olho esquerdo. Ao exame observa-se lesão ulcerada em face laríngea de epiglote, bolhas distribuídas em palato mole, arco palatoglosso e olho E. O exame histopatológico revela clivagem subepitelial, infiltrado linfoplasmocitário em córion subjacente e expressão de IgG com padrão linear em membrana basal à imunofluorescência. Qual o provável diagnóstico?

a. Pênfigo vulgar.
b. Penfigoide bolhoso.
c. Penfigoide de membranas mucosas.
d. Doença linear de IgA.

Comentários

Penfigoide de membranas mucosas (cicatricial) é uma doença autoimune, mucocutânea, bolhosa crônica, em que autoanticorpos são dirigidos contra componentes da membrana basal (lamininas, BP180, BP230 e outros). A doença afeta, principalmente, membranas mucosas e, raras vezes, a pele, com maior frequência em mulheres entre 50-60 anos. A boca é o local inicial da doença em 95% dos casos, acometendo ainda: ânus, nariz, esôfago, laringe e olhos. As lesões orais apresentam-se como gengivite descamativa, vesículas ou bolhas em mucosa oral. À histopatologia observa-se processo inflamatório crônico, bolhas subepiteliais e, à Imunofluorescência perilesional, depósito linear de IgG e C3 em zona de membrana basal.

Neville BW et al. Lesões vesicobolhosas. In: Patologia oral e maxilofacia, 4.ed. Elsevier; 2016. p. 718-22.
Said S & Golitz L. Vesiculobullous eruptions of the oral cavity. Otolaryngol Clin N Am 2011;44:133-60.

Respostas
1777) d; 1778) c

1779) Em relação ao herpes-zóster, assinale a alternativa CORRETA:

I. Febre, cefaleia e dor intensa precedem as lesões cutâneas e orais.

II. Vesículas evoluem para úlceras e, posteriormente, crostas em trajeto do nervo afetado e terminam na linha média.

III. A dor intensa pode persistir por 1 a 3 meses após resolução das lesões de pele e mucosa oral.

IV. Comprometimento de assoalho bucal, pele sobre a mandíbula e hemilíngua com vesículas e crostas caracteriza comprometimento de V3 do nervo trigêmeo.

a. Todas são corretas.
b. I-II-IV são corretas.
c. I e III são corretas.
d. II-III-IV são corretas.

Comentários

Após infecção inicial pelo VZH (varicela), o vírus é transportado para os nervos sensitivos e permanece em estado de latência. O herpes-zóster ocorre por reativação do vírus. A incidência é alta em idosos, diabéticos, HIV, imunossupressão e estresse físico ou emocional. Pródromos como queimação, formigamento e dor precedem as lesões vesiculares dolorosas, unilaterais, distribuídas em dermátomo que param na linha média. Após a resolução do quadro mucocutâneo, 20% dos pacientes permanecem com dor nevrálgica intensa e persistente que permanecem até 3 meses.

Cohen JI. Herpes-zóster. N Engl J Med 2013;369(18):1766-7.
Harpaz R, Leung JW. The epidemiology of herpes-zóster in The US during the Era of Varicella and Herpes-zóster changing Patterns among older adults. Clin Infect Dis 2019;2;69(2):341-4.

1780) Mulher, 55 anos, diabética, com dores articulares frequentes. Há 1 ano observou aumento intermitente de glândulas parótidas bilateralmente, pouco dolorosas, associadas à boca seca e olhos secos. Quanto ao diagnóstico, podemos afirmar que:

a. Teste de Schirmer > 5 mm após 5 minutos, sialometria não estimulada > 1,5 mL em 15 minutos e FAN > 1/320 são critérios diagnósticos definitivos de síndrome Sjögren primária.
b. Radioterapia, AIDS, e uso de drogas colinérgicas não são critérios de exclusão para síndrome Sjögren.
c. Biópsia de glândula salivar menor exibindo sialoadenite linfocítica focal com índice de maior ou igual a 1 foco de 50 linfócitos/4 mm² associado a SS-Ro+, sialometria não estimulada < 1,5 mL em 15 minutos e teste de Rosa Bengala menor ou igual a 4 confirmam a síndrome Sicca.
d. Doenças do tecido conjuntivo, xerostomia, sialometria não estimulada > 1,5 mL/15 min e Teste Schirmer > 5 mm em 5 minutos confirmam a síndrome Sjögren primária.

Comentários

A síndrome de Sjögren é doença autoimune crônica sistêmica que envolve glândulas salivares e lacrimais resultando em boca e olhos secos (síndrome Sicca) na forma primária e na forma secundária quando associada a outra doença autoimune de tecido conjuntivo. Os critérios de Classificação Internacional e da American College of Rheumatology se baseiam em sintomas e sinais oculares/orais, achados histopatológicos, sorológicos e definem se os pacientes apresentam síndrome de Sjögren primária ou secundária.

Baer AN. Diagnosis and classification of Sjögren's Syndrome. UpToDate, 2021.
Neville BW et al. Síndrome de Sjögren. In: Patologia oral e maxilofacial, 4.ed. Elsevier; 2016. p. 434-8.
Shiboski CH, Shiboski SC, Seror R et al. 2016 American College of Reumatology/European League Against Rheumatism classification criteria for primary Sjögren's syndrome: A consensus and data-driven methodology involving three international patient co-horts. Ann Rheum Dis 2017;76:9.

Respostas
1779) a; 1780) c

1781) Mulher, 22 anos, sexualmente ativa, apresentando lesões brancas em placa em palato, múltiplas, irregulares, indolores com aspecto serpiginoso. Qual o provável diagnóstico?

a. Sífilis primária.
b. Sífilis secundária.
c. Granuloma letal de linha média.
d. Granuloma orofacial.

Comentários

Doença sexualmente transmissível provocada pela espiroqueta *Treponema pallidum*. Fase primária caracterizada pelo cancro duro, indolor, lesão única, ulcerada com borda endurecida. Após período de latência de 4-6 semanas observa-se fase secundária com placas esbranquiçadas, com halo enantemático de aspecto serpiginoso, em palato, indolores, associadas a lesões palmoplantares bacilíferas.

Regezi J, Sciubba J, Jordan R. – Sífilis. In: Patologia oral: correlações clinicopatológicas. Elsevier; 2017. p. 26-8.

1782) Qual forma de candidíase mais comum associada ao HIV?

a. Queilite angular.
b. Candidíase hiperplásica.
c. Candidíase eritematosa focal em língua (glossite romboide mediana).
d. Candidíase pseudomembranosa.

Comentários

A candidíase é uma infecção oportunista associada ao fungo *Candida albicans* e é a manifestação intraoral mais comum na infecção pelo HIV. As formas eritematosa difusa e pseudomembranosa são os padrões clínicos mais encontrados no paciente HIV.

A candidíase pseudomembranosa, forma aguda de infecção, é caracterizada por placas brancas destacáveis que se apresentam sobre superfície mucosa vermelha e está relacionada com a queda de CD4.

Suryana K, Suharsono H, Antara IGPJ. Factors associated with oral candidiasis in people living with HIV/AIDS: a case control study. HIV/AIDS 2020;12:33-9.

Respostas

1781) b 1782) d

1783) Menino, 4 anos, natural de São Paulo-SP. Há 2 dias feridas em boca, dolorosas, que impedem a alimentação. Manchas e placas vermelhas em face e tronco que progrediram para dorso e membros, não pruriginosas. Febre de 38°C há 1 dia. Em uso de ácido valproico há 1 ano para tratamento de epilepsia e substituído por fenobarbital há 1 mês, após crise convulsiva. Evoluiu com destacamento cutâneo por rompimento de bolhas em menos de 10% do corpo. Lesões eritematosas e descamativas em região malar, perianal e genitais, além de lesões orais erosivas hemorrágicas em lábio, ulceradas em língua e mucosa oral. Exames mostravam anemia, linfocitose sem eosinofilia. Qual provável diagnóstico?

a. Síndrome de hipersensibilidade induzida por drogas (DRESS).
b. Necrólise epidérmica tóxica (NET).
c. S. Stevens Johnson (SSJ).
d. Eritema Multiforme Major (EMM).

Comentários

Reação imunológica celular por hipersensibilidade tardia Tipo IV em crianças e adultos jovens adversa a medicamentos (penicilina, sulfas, fenitoína, carbamazepina, nevirapina) e vírus herpes simples com sinais prodrômicos em 2 semanas. Na S. Stevens Johnson observa-se o acometimento cutâneo de 2 ou mais mucosas. Na pele, máculas evoluem para pápulas, vesículas, bolhas e placas urticariformes ou eritema confluente assumindo a aparência de alvo. O descolamento cutâneo produz rompimento de bolhas com menos de 10% da superfície corpórea. Nas mucosas ocorre formação de vesículas, bolhas, úlceras, crostas em lábios, mucosa jugal, palato, gengivas, laringe, esôfago, mucosa nasal e genital.
A classificação desta síndrome é baseada, atualmente, no descolamento da pele, como descrito no quadro abaixo.

Classificação da Síndrome de Hipersensibilidade Tipo IV mediada por Drogas

Classificação	EMM	SSJ	SSJ-NET (Sobreposição)	NET
Descolamento/área corpo (%)	< 10%	< 10%	10-30%	> 30%
Comprometimento de mucosa	Sim	Sim	Sim	Sim
Gravidade	Baixa	Moderada	Moderada a grave	Grave
Relação com medicamento	Baixa	Frequente	Frequente	Alta

EMM (eritema multiforme major); SSJ (síndrome de Steven Johnson); SSS-NET (sobreposição entre SSJ e NET); NET (necrólise epidérmica tóxica).

Cacoub P et al. The DRESS syndrome. A literature review. Am J Med 2011;124(7):588-97.
Hsu DY et al. Pediatric Stevens-Johnson Syndrome and toxic epidermal necrolysis in the United States J Am Acad Dermatol 2017;76(5):811-7.

1784) Em relação ao Sarcoma de Kaposi epidêmico, qual o vírus envolvido, localização oral preferencial destas lesões e grupo de risco mais frequente?

a. EBV, borda lateral de língua, idosos.
b. HPV, palato mole, mulheres.
c. CMV, língua, transplantados.
d. Herpes-vírus tipo 8, palato e homens homossexuais.

Comentários

O sarcoma de Kaposi é um tumor de proliferação vascular endotelial que afeta pele e mucosa causado pelo Herpes-vírus tipo 8 (HHV8) e que é capaz de promover a angiogênese associada a um sistema imunológico frágil. Classificados em: Forma Clássica (Mediterrânea), Endêmica (Africano), Iatrogênica (Transplantados) e Epidêmica (AIDS). As lesões de pele formam placas ou nódulos roxos, vermelhos ou marrons. A localização preferencial em boca é o palato, sendo os homens homossexuais o grupo mais afetado.

Bishop BN, Lynch DT. Kaposi sarcoma. In: StatPearls [Internet]. Treasure Island (FL): StatPearls Publishing; 2022 Jan. 2021 Oct 17.
Stakus KA et al. Kaposi's sarcoma-associated herpesvirus gene expression in endotelial (spindle) tumor cels. J Virol 1997;71:715-9.
Tappero JW et al. Kaposi's sarcoma: epidemiology, pathogenesis, histology, clinical spectrum, staging criteria and therapy. J Am Acad Dermat 1993;28:371-95.

Respostas
1783) c; 1784) d

1785) Criança de 5 anos, frequenta a escola, iniciou febre, odinofagia e sialorreia. Evoluiu com diarreia e tosse. Ao exame, observam-se lesões aftoides em palato mole, parede posterior de faringe e tonsilas. Qual o provável diagnóstico?

a. Herpangina – *Coxsackie vírus* tipo A.
b. Herpes simples.
c. Estreptococos beta-hemolítico.
d. Mononucleose (EBV).

Comentários

A herpangina é causada pelo vírus *Coxsackie* (A ou B), enterovírus da família dos Picornavíridae. Transmissão orofecal, mais frequente no verão e em crianças em fase escolar. Período de incubação de 4-7 dias. Inicia-se com dor de garganta, febre seguida de diarreia e vômitos. A maioria dos casos é subclínica. As lesões originam vesículas frágeis e aparecem na região posterior da boca, em palato mole e arcos palatoglossos.

Hui-Yu et al. Diagnosis and treatment of herpangina: Chinese expert consensus. World J Pediatr 2020 Apr;16(2):129-34.

1786) Em relação a granulomatose de Wegener podemos afirmar que:

a. Corresponde a uma vasculite necrosante granulomatosa sistêmica com comprometimento de vias aéreas superiores, sem comprometimento das vias aéreas inferiores.
b. O envolvimento oral ocorre na grande maioria dos casos e aparece como gengivite moriforme.
c. A imunofluorescência indireta c-ANCA (anticorpos antineutrofílicos citoplasmáticos) PR3-ANCA tem sensibilidade < 50%.
d. Achados histológicos de processo inflamatório perivascular, proliferação de vasos, vasculite necrosante, células epitelioides, granulomas e infiltração neutrofílica são característicos.

Comentários

A granulomatose de Wegener é uma doença bem reconhecida cuja patogênese está relacionada com uma reação imune anormal a um antígeno ambiental ou infeccioso. As lesões granulomatosas necrotizantes do trato respiratório, sinusites crônicas, glomerulonefrite necrotizante e vasculite sistêmica de pequenas artérias e veias são os achados mais característicos. A prevalência de lesões orais varia de 6-13% dos casos com mucosa gengival hiperplásica e hemorrágica da gengiva, caracterizando a gengivite moriforme. Úlceras em palato por extensão nasal acompanhadas de fístulas bucossinusais também podem ser vistas em estágios mais tardios da doença já associados a comprometimento renal. A imunofluorescência indireta é um marcador laboratorial de alta sensibilidade. PR3-ANCA é encontrado em 95% dos casos.

Neville BW, Damm DD. Patologia oral e maxillofacial. 4. ed. Guanabara Koogan; 2016. p. 315-8.
Springer JM et al. Clinical characteristics of an internet-based cohort of patient-reported diagnosis of granulomatosis with polyangiitis and microscopic polyangiitis: observational study. In J Med Internet Res 2020;22(7):e17231.

1787) Homem, 18 anos. Há 7 dias com lesões ulceradas e dolorosas em lábios, assoalho de boca e pênis. Quadro de faringite e linfonodomegalia cervical concomitante aos sintomas anteriores. Nega febre, sem sintomas oculares ou artralgias. Nega história prévia semelhante. Acne ausente. Teste de Patergia negativo. Qual o provável diagnóstico?

a. PFAPA.
b. Síndrome de Behçet.
c. Herpes tipo I-II.
d. Neutropenia cíclica.

Comentários

Os vírus herpes simples (tipo I e II) pertencem à família Herpesviridae. A maioria dos casos com infecção oral é provocada pelo herpes simples tipo I. No entanto, pode ocorrer coinfecção de herpes tipo I-II se houver contato orogenital.
Como diagnósticos diferenciais observamos a neutropenia cíclica, doença hematológica rara, granulocitopoiética congênita, autossômica dominante causada por mutação de gene elastase de neutrófilos e caracterizada por períodos de neutropenia (< 1.500/mm^3) associada a lesões aftosas recorrentes. A síndrome de febre periódica, estomatite aftosa, faringite e adenite cervical (PFAPA) é uma doença autoinflamatória caracterizada por episódios recorrentes de inflamação provocados por desregulação do sistema imune com critérios bem definidos e a síndrome de Behçet, vasculite que pode causar lesões aftoides em boca, pseudofoliculites, eritema nodoso e uveítes ou retinopatias.

Amarilyo G, Rothman D. Consensus treatment plans for periodic fever, aphthous stomatitis, pharyngitis and adenitis syndrome (PFAPA): a framework to evaluate treatment responses from the childhood arthritis and rheumatology research alliance (CARRA) PFAPA work group Pediatr Rheumatol Online J 2020 Apr 15;18(1);31.
Coates TD. Cyclic neutropenia. In: UpToDate. May 09, 2016.
Scherrer MAR et al. Behçet's disease: review with emphasis on dermatological aspects. An Bras Dermatol 2017;92(4):452-64.

Respostas
1785) a; 1786) d; 1787) c

1788) Qual o método diagnóstico mais sensível para detecção do HPV?

a. *Dot blot.*
b. *Southern blot.*
c. Hibridização *in situ.*
d. PCR.

Comentários

A hibridização *in situ* constitui técnica de patologia molecular através de ligação complementar de sondas marcadas com moléculas fluorescentes. Os métodos iniciais de detecção de HPV usados foram hibridização de sonda direta, como *dot blot* e *Southern blot*. Além de serem trabalhosos e demorados, eles tinham baixa sensibilidade, exigiam grandes quantidades de DNA em amostras clínicas e foram amplamente substituídos pela tecnologia de amplificação, PCR, que permitiu a detecção de números de cópias de vírus de baixo nível em amostras clínicas.

A PCR é um ensaio de amplificação de alvo seletivo capaz de aumentar exponencialmente e reproduzir as sequências de HPV presentes em espécimes biológicos. O processo de amplificação pode, teoricamente, produzir um bilhão de cópias de uma única molécula de DNA de fita dupla após 30 ciclos de amplificação.

Araújo MG et al. Update on human papilomavírus – Part II: complementary diagnosis, treatment and prophylaxis. An Bras Dermatol 2021;96(2):125-38.
Garland SM, Tabrizi S. Methods for HPV detection: polymerase chain reaction assays. In: Emerging issue on HPV infection, 2011.

1789) Qual doença cursa com o sinal de Forchheimer?

a. CMV.
b. Rubéola.
c. Sarampo.
d. Caxumba.

Comentários

O sinal de Forchheimer corresponde a máculas eritematosas ou petéquias localizadas na transição entre palato duro e palato mole e ocorrem em 20% dos casos. As principais doenças que geram esse tipo de alteração são a faringite estreptocócica, escarlatina e rubéola.

Neville BW, Damm DD. Patologia oral e maxillofacial. 4. ed. Guanabara Koogan; 2016. p. 237-8.

1790) O exame anatomopatológico de uma lesão oral mostra "degeneração hidrópica das células da camada basal associada a intenso infiltrado inflamatório linfocítico em faixa abaixo do epitélio subjacente".

As características clínicas desta lesão são:

a. Placas brancas estriadas, formando um rendilhado, bilateralmente, na região posterior da mucosa jugal.
b. Bolhas que se rompem, deixando área de exulceração extensa, com hiperemia ao redor da lesão.
c. Áreas eritematosas de atrofia das papilas linguais circundadas por bordas serpiginosas brancas, levemente elevadas.
d. Úlcera na mucosa não queratinizada, recoberta por fibrina sobre base eritematosa.

Comentários

A descrição do anatomopatológico corresponde ao líquen plano oral, cujas características clínicas são aquelas descritas na alternativa **a**. A alternativa **b** corresponde a uma doença vesicobolhosa, como os pênfigos e os penfigoides. A alternativa **c** corresponde à glossite migratória benigna. A alternativa **d** é a descrição de uma afta.

Neville WB, Damm DD, Allen CM, Bouquot JE. Patologia oral & maxilofacial. 3.ed. Rio de Janeiro: Guanabara Koogan, 2009.

Respostas
1788) d; 1789) b; 1790) a

1791) Sobre as manifestações clínicas das doenças vesicobolhosas, é CORRETO afirmar que:

a. As bolhas dos pênfigos são mais tensas e resistentes à ruptura do que as dos penfigoides, porque o seu nível de clivagem é mais baixo.
b. O penfigoide bolhoso é a doença vesicobolhosa autoimune mais comum, acometendo uma faixa etária mais velha do que o pênfigo vulgar.
c. É comum a presença de lesões do pênfigo vulgar na mucosa ocular, com tendência à formação de cicatrizes.
d. A epidermólise bolhosa adquirida leva à formação de bolhas ao mínimo trauma, que se rompem, deixando grandes ulcerações recobertas por crostas, além de lesões cutâneas em alvo.

Comentários

As bolhas dos penfigoides são mais tensas, porque o nível de clivagem é subepitelial, enquanto as bolhas dos pênfigos, por serem intraepiteliais, são mais frágeis à ruptura. É o penfigoide de membranas mucosas que geralmente tem lesões oculares com tendência à formação de cicatrizes. As lesões cutâneas em alvo são típicas do eritema multiforme, e não da epidermólise bolhosa.

Miyamoto D et al. Bullous pemphigoid. Anais Brasileiros de Dermatologia [online]. [Accessed 10 October 2021], 2019: 94(2):133-46.
Porro AM et al. Pemphigus vulgaris. Anais Brasileiros de Dermatologia [online]. [Accessed 10 October 2021], 2019;94(3):264-78.

1792) Sobre a doença de Behçet, é CORRETO afirmar que:

a. É uma vasculite sistêmica caracterizada por infiltrado linfocítico e formação de autoanticorpos, que são utilizados como critério diagnóstico.
b. É caracterizada por remissões e recorrências, principalmente das aftas orais, lesões genitais e cutâneas, cujas biópsias são um importante critério diagnóstico.
c. O teste de Patergia positivo é característico, refletindo uma resposta imunológica exacerbada da pele ao trauma, sendo um critério diagnóstico.
d. Existe uma forte associação entre a doença e a presença do HLA-B51, frequentemente encontrado nos países ocidentais e que é utilizado como critério diagnóstico.

Comentários

A doença de Behçet é uma vasculite sistêmica, caracterizada por infiltrado inflamatório neutrofílico. As biópsias das lesões orais, genitais e cutâneas são inespecíficas, não tendo um papel no diagnóstico. Existe associação da doença com o HLA-B51, que é mais positivo nos países do Oriente Médio e do Extremo Oriente. Nenhum teste laboratorial ou exame anatomopatológico é diagnóstico.

Yazici H, Seyahi E, Hatemi G et al. Behçet syndrome: a contemporary view. Nat Rev Rheumatol 2018;14:107-19

1793) É critério diagnóstico para a síndrome de Sjögren:

a. Presença de autoanticorpos: anti-Ro, anti-La, FAN e fator reumatoide.
b. Teste de Schirmer sem anestesia: ≥ 5 mm do papel filtro úmido por lágrima.
c. Ultrassonografia de glândulas salivares maiores: múltiplas áreas hiperecogênicas e diminuição da vascularização.
d. Fluxo salivar não estimulado: ≤ 1,5 mL de saliva em 15 minutos.

Comentários

A presença dos autoanticorpos anti-Ro e anti-La é critério diagnóstico de acordo com o Consenso de 2002; já os critérios diagnósticos da EULAR de 2016 consideram somente a presença do anti-Ro. Em nenhuma das duas classificações aparecem o FAN ou o fator reumatoide. Já o teste de Schirmer sem anestesia é positivo e critério diagnóstico, quando ≤ 5 mm do papel filtro é umedecido por lágrima, denotando xeroftalmia. A ultrassonografia, embora útil, ainda não é considerada um fator diagnóstico, mas mostra múltiplas áreas hipoecoicas com hipervascularização das glândulas salivares maiores.

Mariette X, Criswell LA. Primary Sjögren's Syndrome. N Engl J Med 2018 Mar 8;378(10):931-9.

Respostas
1791) b; 1792) c; 1793) d

1794) Criança de 5 anos iniciou quadro de inapetência, odinofagia e febre baixa, de 37,9°C há 3 dias. Ao exame físico apresenta algumas vesículas e várias ulcerações pequenas em mucosa jugal, labial e nas bordas laterais da língua, além de algumas vesículas nas bordas das palmas das mãos e nas plantas dos pés.
Os agentes etiológicos mais prováveis são:
a. Coxsackievírus A16 e enterovírus A17.
b. Herpesvírus simples tipo 1 ou 2.
c. Epstein-Barr.
d. Vírus varicela-zóster.

Comentários

Trata-se da síndrome mão-pé-boca, causada, principalmente, pelo Coxsackievírus A16 e pelo enterovírus A17. O HSV-1 e o HSV-2 não costumam causar lesões cutâneas desta forma. O Epstein-Barr é responsável pela mononucleose infecciosa. Na varicela, o acometimento cutâneo é mais difuso.

Neville WB, Damm DD, Allen CM, Bouquot JE. Patologia oral & maxilofacial. 3. ed. Rio de Janeiro: Guanabara Koogan; 2009.

1795) Paciente de 27 anos, natural e procedente de São Paulo-SP, queixa-se de odinofagia leve há cerca de 2 meses, sem sintomas sistêmicos associados. Já usou diversos anti-inflamatórios, com pequena melhora, mas com recidiva do incômodo após a suspensão. Passou em consulta com um otorrinolaringologista há 3 semanas, que prescreveu pantoprazol, mas também não houve melhora. Evoluiu com aparecimento de lesões orais e uma "alergia no corpo".
Ao exame clínico apresenta hiperemia de orofaringe com placas opalescentes de formato serpiginoso em palato mole, além de erupção cutânea maculopapular nas costas.
Espera-se que este paciente apresente:
a. Anatomopatológico com infiltrado linfocítico em faixa e degeneração hidrópica da camada basal do epitélio.
b. VDRL e FTA-Abs positivos.
c. Anatomopatológico com presença de granuloma e do agente etiológico com aspecto de "roda de leme".
d. Anticorpos anti-VCA IgM e IgG positivos.

Comentários

A descrição do caso clínico é compatível com sífilis secundária, que apresenta tanto VDRL quanto teste treponêmico positivos. A alternativa **a** descreve o líquen plano, a alternativa **c** a paracoccidioidomicose, e a alternativa **d** a mononucleose infecciosa.

Brasil. Ministério da Saúde. Secretaria de Vigilância em Saúde. Departamento de Doenças de Condições Crônicas e Infecções Sexualmente Transmissíveis. Protocolo Clínico e Diretrizes Terapêuticas para Atenção Integral às Pessoas com Infecções Sexualmente Transmissíveis (IST)/Ministério da Saúde, Secretaria de Vigilância em Saúde, Departamento de Doenças de Condições Crônicas e Infecções Sexualmente Transmissíveis. Brasília: Ministério da Saúde, 2020.

1796) Na investigação de paciente com uma doença vesicobolhosa foi realizada uma biópsia, com envio de material para anatomopatológico (AP) e para imunofluorescência direta (IFD). Para o diagnóstico de pênfigo vulgar, espera-se encontrar:
a. AP com bolha de clivagem subepitelial.
b. IFD com depósito linear de IgG e C3 na face dérmica da zona da membrana basal.
c. AP com bolha de clivagem intraepitelial e células acantolíticas.
d. IFD com depósito linear de IgG e C3 na face epidérmica da zona da membrana basal.

Comentários

O pênfigo vulgar é caracterizado no AP por bolha de clivagem intraepitelial com células acantolíticas e, na IFD, por depósito intraepitelial e intercelular de IgG e C3. Tanto os penfigoides quanto a epidermólise bolhosa apresentam AP com bolha com clivagem subepitelial e IFD com depósito linear na zona de membrana basal. A imunofluorescência indireta com a técnica de *salt-split* permite a diferenciação: nos penfigoides há depósito na face epidérmica, enquanto na epidermólise bolhosa há depósito na face dérmica.

Aoki V et al. Imunofluorescência direta e indireta. Anais Brasileiros de Dermatologia [online]. [Acesso em 10 de Outubro 2021] 2010;85(4):490-500.
Miyamoto D et al. Bullous pemphigoid. Anais Brasileiros de Dermatologia [online]. [Acesso em 10 de Outubro 2021] 2019:94(2):133-46.
Porro AM et al. Pemphigus vulgaris. Anais Brasileiros de Dermatologia [online]. [Acesso em 10 de Outubro 2021] 2019;94(3):264-78.

Respostas
1794) a; 1795) b; 1796) c

1797) Homem, 50 anos de idade, trabalhador rural do interior de São Paulo, tabagista de 40 anos/maço e etilista de 1 dose de destilado por dia, queixa-se de aparecimento de uma lesão oral dolorosa há 2 meses.
Ao exame, apresenta múltiplas ulcerações orais rasas na mucosa gengival, com fundo granuloso e pontilhado hemorrágico.
O anatomopatológico da biópsia da lesão mostra hiperplasia pseudoepiteliomatosa e resposta inflamatória granulomatosa, com macrófagos, células gigantes multinucleadas e formas esféricas, com membrana birrefringente, apresentando múltiplos brotamentos em aspecto de roda de leme.
O diagnóstico é:
a. Carcinoma espinocelular.
b. Leishmaniose.
c. Tuberculose.
d. Paracoccidioidomicose.

Comentário

O paciente apresenta epidemiologia positiva para paracoccidiodomicose, achados clínicos típicos – estomatite moriforme – e anatomopatológico que mostra o fungo.

Shikanai-Yasuda MA, Mendes RP, Colombo AL, Telles FQ, Kono A, Paniago AMM et al. II Consenso Brasileiro em Paracoccidioidomicose - 2017. Epidemiol. Serv. Saúde [Internet]. 2018 Ago [Acesso em 14 de Outubro 2021]; 27(esp): e0500001.

1798) Mulher, 60 anos, diabética parcialmente controlada, queixa-se de queimação na região dorsal da língua há 2 semanas. Ao exame apresenta área eritematosa, lisa, bem demarcada, na linha média da região posterior do dorso da língua, com lesão especular no palato.
O tratamento indicado é:
a. Miconazol gel oral.
b. Clonazepam tópico.
c. Triancinolona em orabase.
d. Orientações ao paciente e acompanhamento.

Comentários

A descrição corresponde à glossite romboide mediana, condição associada à infecção por *Candida albicans*, portanto, o tratamento envolve antifúngico tópico. O clonazepam tópico é utilizado para síndrome da boca ardente, que por definição não apresenta lesões clinicamente evidentes. Corticoterapia não melhora a lesão. Além disso, por se tratar de uma condição sintomática com presença de fungos, faz-se necessário o tratamento.

Reamy BV, Derby R, Bunt CW. Common tongue conditions in primary care. Am Fam Physician 2010 Mar 1;81(5):627-34.

Respostas
1797) d; 1798) a

1799) Mulher, 65 anos de idade queixa-se de queimação intraoral há cerca de 6 meses, que se iniciou após o falecimento de sua mãe. A dor é bastante incômoda e piora ao longo do dia, melhorando quando toma líquidos. A paciente ainda se queixa de boca seca, mas sem dificuldade para se alimentar. Nega quaisquer outros sintomas. Foi diagnosticada com depressão há 3 meses, em uso de medicação desde então, com melhora do humor, porém, sem melhora das queixas orais. O exame físico otorrinolaringológico é normal.

A conduta apropriada no momento é:

a. Entrar em contato com o psiquiatra para otimizar o tratamento da depressão e encaminhar a paciente à psicoterapia.
b. Investigar outras etiologias para os sintomas orais, seja por meio de anamnese mais detalhada quanto através de exames complementares.
c. Iniciar o tratamento com clonazepam tópico, cujo efeito GABAérgico diminui a transmissão dos impulsos dolorosos periféricos.
d. Iniciar o tratamento com ácido alfalipoico via oral, cujo efeito antioxidante e neuroprotetor tem efeito benéfico na neuropatia periférica da doença.

Comentários

O enunciado descreve o quadro clínico clássico da síndrome da boca ardente. Este é, no entanto, um diagnóstico de exclusão, de forma que outros diagnósticos diferenciais devem ser descartados. A paciente está tratada para depressão, com controle dos sintomas psiquiátricos, porém, mantém os sintomas orais, de forma que o ajuste dos antidepressivos não é a primeira escolha, embora psicoterapia possa ter efeito benéfico. O tratamento mais específico da síndrome da boca ardente, seja com clonazepam tópico, seja com ácido alfalipoico, deverá ser introduzido após se fechar o diagnóstico.

Currie C, Jääskeläinen S. Burning mouth syndrome: a review. Oral Surg 2020;13:379-88.

1800) Sobre o diagnóstico da sífilis, é CORRETO afirmar que:

a. O campo escuro é um exame confiável em lesões da cavidade oral.
b. O VDRL é um exame que procura anticorpos contra cardiolipina e é positivo logo no início da sintomatologia primária.
c. O VDRL é positivo na sífilis secundária em 99% dos casos.
d. Os testes antitreponêmicos possuem baixo grau de especificidade.

Comentários

O campo escuro identifica o treponema, mas existem outras classes de espiroquetas que podem ser encontradas. O VDRL pode estar negativo no início da sintomatologia primária. Geralmente ele positiva após 1 a 2 semanas do aparecimento do cancro. O VDRL pode ser falso positivo. Este exame normaliza após tratamento e a reinfecção aumenta os títulos em 4 vezes ou mais. Os testes antitreponêmicos são o FTA-Abs *(fluorescente treponemal anti-body absortion)* e o TPPA (*treponema pallidum particle agglutination assay*) e conferem alto grau de especificidade. Permanecem positivos por anos, logo, não avaliam a resposta ao tratamento.

Neville BW et al. Patologia oral e maxilofacial 3.ed. Guanabara Koogan; 2009. C. 5.

1801) As manchas de Koplik são patognomônicas de:

a. Rubéola.
b. Sarampo.
c. Caxumba.
d. Mononucleose infecciosa.

Comentários

Manchas de Koplik são pápulas puntiformes, isoladas ou agrupadas, esbranquiçadas ou amareladas, sobre fundo eritematoso. Aparece na mucosa da bochecha na altura dos pré-molares. Desaparecem com o surgimento do exantema maculopapular. Como se trata de sinal patognomônico, permitem o diagnóstico da doença antes do surgimento do exantema.

Camargo ACK, Liquidato BM, Soler RC, Saliture TBS, Bussoloti Filho I. Tratado de otorrinolaringologia, 3.ed. Elsevier; 2018. c. 83 - Doenças Infecciosas da Cavidade Oral.

Respostas

1799) b; 1800) c; 1801) b

1802) Marque as complicações do sarampo que ocorrem na cavidade oral:
a. Aftas e língua saburrosa.
b. Perda dos elementos dentários e drenagem de secreção pelo ducto de Stenon.
c. Candidose e estomatite necrosante aguda.
d. Lesões bolhosas e vesiculares.

Comentários

O vírus do sarampo é um Paramixovírus, altamente contagioso e que mobiliza bastante a imunidade do hospedeiro. A candidose é a infecção oportunista que ocorre frequentemente e a estomatite necrosante aguda é comum em paciente com comprometimento imunológico.

Camargo ACK, Liquidato BM, Soler RC, Saliture TBS, Bussoloti Filho I. Tratado de otorrinolaringologia, 3.ed. Elsevier; 2018. c. 83 - Doenças Infecciosas da Cavidade Oral.

1803) Marque a alternativa CORRETA sobre a infecção pelo vírus do herpes simples:
a. O HSV possui capacidade de latência, ubiquidade, neurotropismo e gera infecções subclínicas.
b. A transmissão se faz pelo contato sanguíneo.
c. A primoinfecção geralmente é assintomática.
d. A gengivoestomatite herpética é manifestação da reativação do HSV.

Comentários

A transmissão ocorre pelo contato direto com secreção oral infectada. A primoinfecção pode ser assintomática, mas geralmente causa erupções cutâneas, mucosas ou sob a forma de gengivoestomatite herpética, acompanhada ou não de febre, linfonodomegalia, além de disfagia e odinofagia.

Camargo ACK, Liquidato BM, Soler RC, Saliture TBS, Bussoloti Filho I. Tratado de otorrinolaringologia, 3.ed. Elsevier; 2018. c. 83 - Doenças Infecciosas da Cavidade Oral.

1804) Sobre a infecção pelo vírus do herpes simples na cavidade oral, é CORRETO afirmar que:
a. As lesões não são dolorosas.
b. A infecção pode predispor ao eritema multiforme.
c. As vesículas se rompem, formam lesões ulceradas, depois são encobertas por crostas e deixam cicatriz.
d. A reativação pode ser assintomática, porém, não é transmissível.

Comentários

As lesões são dolorosas. As vesículas não deixam cicatriz após o término da infecção. A reativação pode ser assintomática (subclínica), mas transmissível. Uma das principais causas de eritema multiforme são as infecções causadas pelo vírus herpes simples.

Camargo ACK, Liquidato BM, Soler RC, Saliture TBS, Bussoloti Filho I. Tratado de otorrinolaringologia, 3.ed. Elsevier; 2018. c. 83 - Doenças Infecciosas da Cavidade Oral.
Moreno P, Fraiha PT. Tratado de otorrinolaringologia, 3.ed. Elsevier; 2018. c. 88 - Doenças Vesicobolhosas

Respostas
1802) c; 1803) a; 1804) b

1805) Sobre a tuberculose da cavidade oral, é CORRETO afirmar que:
a. Podem ocorrer lesões orais de duas maneiras: a doença primária, a mais comum, e a lesão secundária, através de disseminação linfática.
b. A ação germicida da saliva e grande vascularização da mucosa protege a cavidade oral, diminuindo a incidência de tuberculose primária na boca.
c. A má higiene da cavidade oral não interfere no acometimento da região pelo *Mycobacterium tuberculosis*.
d. As úlceras da cavidade oral são pouco ou nada dolorosas, assim como na sífilis.

Comentários

A tuberculose é causada pelo *Mycobacterium tuberculosis* pelo contato respiratório. As lesões primárias são raras em razão da grande vascularização da mucosa oral e pela ação germicida da saliva. A disseminação da lesão secundária ocorre por disseminação hematogênica ou linfática. Os pacientes imunocomprometidos possuem maior chance de serem acometidos ou quando ocorre aumento da virulência do patógeno. A má higiene oral, traumas locais, inflamações crônicas e doenças periodontais podem estar associadas ao quadro. As ulcerações são bastante dolorosas, são cobertas por fibrina e podem ser únicas ou múltiplas.

Camargo ACK, Liquidato BM, Soler RC, Saliture TBS, Bussoloti Filho I. Tratado de otorrinolaringologia, 3.ed. Elsevier; 2018. c. 83 - Doenças Infecciosas da Cavidade Oral.

1806) O diagnóstico de leishmaniose é feito:
a. Pela clínica que é bastante característica.
b. Pelo achado frequente da Leishmania na mucosa.
c. Pela reação de Montenegro, que é característica de lesão ativa.
d. Pelo PCR e imuno-histoquímica.

Comentários

O achado da Leishmania na mucosa é extremamente raro. A reação de Montenegro não distingue infecção passada, doença ativa ou inativa.
Hoje a imuno-histoquímica e a identificação pelo PCR é a maneira mais segura de se fechar o diagnóstico. O tratamento da Leishmaniose mucosa se faz com antimonial pentavalente por pelo menos 28 dias. Uma segunda escolha é a anfotericina B. Pode-se associar a pentoxifilina ao glucantine porque é ativa no TNF-alfa (este aumenta a lesão tecidual).

Camargo ACK, Liquidato BM, Soler RC, Saliture TBS, Bussoloti Filho I. Tratado de otorrinolaringologia, 3.ed. Elsevier; 2018. c. 83 - Doenças Infecciosas da Cavidade Oral.

1807) Sobre a histoplasmose é CORRETO afirmar que:
a. Possui duas evoluções clínicas: a forma pulmonar e a disseminada.
b. Não está associada à síndrome da imunodeficiência adquirida.
c. As lesões orais são indolores e acometem, principalmente, a mucosa jugal.
d. O diagnóstico é feito através das características clínicas, do histopatológico e da cultura.

Comentários

A histoplasmose possui 3 estágios de evolução clínica: subclínica, pulmonar e disseminada. As lesões orais aparecem na forma disseminada, principalmente acometendo indivíduos imunocomprometidos. Pode ser a primeira manifestação da Síndrome da Imunodeficiência Adquirida. As lesões orais são ulcerações dolorosas com bordas elevadas.

Neville BW et al. Patologia oral e maxilofacial, 3.ed. Guanabara Koogan; 2009. c. 6 .
Camargo ACK, Liquidato BM, Soler RC, Saliture TBS, Bussoloti Filho I. Tratado de otorrinolaringologia, 3.ed. Elsevier; 2018. c. 83.

Respostas
1805) b; 1806) d; 1807) d

1808) Os achados histopatológicos em forma de roda de leme são encontrados na:
a. Leishmaniose.
b. Tuberculose.
c. Paracoccidioidomicose.
d. Actinomicose.

Comentários

Os microrganismos mostram, frequentemente, múltiplos brotamentos filhos ligados à célula mãe, resultando em uma aparência descrita como semelhante às "orelhas de Mickey Mouse" ou "roda de leme" de um navio. Os fungos podem ser visualizados com a coloração de hematoxilina-eosina ou Grocott, sendo essa última a mais eficaz.

Neville BW et al. Patologia oral e maxilofacial, 3.ed. Guanabara Koogan; 009. c. 6 - Infecções Fúngicas e Protozoárias.
Camargo ACK, Liquidato BM, Soler RC, Saliture TBS, Bussoloti Filho I. Tratado de otorrinolaringologia, 3.ed. Elsevier; 2018. c. 83.

1809) Sobre o tratamento da actinomicose, é CORRETO afirmar que:
a. O tratamento inicial deve ser endovenoso com penicilina G.
b. As quinolonas são indicadas para o tratamento ambulatorial.
c. Os antifúngicos são indicados para uso prolongado.
d. No paciente alérgico, o tratamento indicado é com sulfametoxazol e trimetoprima em altas doses.

Comentários

Actinomicose é uma infecção crônica supurativa e granulomatosa, causada por bacilo anaeróbico Gram-positivo. Penicilina G é a droga de escolha para o tratamento, sendo administrada em altas doses por períodos prolongados, em razão dos altos índices de recidiva. Pacientes alérgicos à penicilina podem utilizar tetraciclina, eritromicina, cloranfenicol e clindamicina.

Camargo ACK, Liquidato BM, Soler RC, Saliture TBS, Bussoloti Filho I. Tratado de otorrinolaringologia, 3.ed. Elsevier; 2018. c.

1810) A acantólise da camada espinhosa do epitélio oral é característica de:
a. Penfigoide bolhoso das mucosas.
b. Líquen plano.
c. Epidermólise bolhosa.
d. Pênfigo vulgar.

Comentários

O pênfigo vulgar é uma doença que ocasiona a formação de bolhas intraepidérmicas em pele e mucosa. As células da camada espinhosa do epitélio de superfície apresentam-se geralmente separadas, uma característica que tem sido denominada acantólise, e as células soltas tendem a assumir uma forma arredondada. No penfigoide bolhoso, a biópsia da mucosa perilesional exibe uma separação entre o epitélio de superfície e o tecido conjuntivo subjacente na região da membrana basal. No líquen plano a espessura da camada espinhosa pode variar, porém, não encontramos a acantólise. Na epidermólise bolhosa encontramos fendas subepiteliais.

Neville BW et al. Patologia oral e maxilofacial. 3. ed. Guanabara Koogan; 2009. c. 16 - Doenças dermatológicas.
Moreno P, Fraiha PT, Fraiha PM. Tratado de otorrinolaringologia. 3.ed. Elsevier; 2018. c. 88.

1811) No pênfigo vulgar, com a formação da fenda acantolítica, ocorre edema intercelular e células livres flutuam no interior da bolha. Essas células são chamadas de:
a. Células de Civatte.
b. Células de Reed-Sternberg.
c. Células de Tzanck.
d. Células de Nikolsky.

Comentários

Corpos de Civatte são encontrados no histopatológico do líquen plano. Células de Reed-Sternberg são células encontradas no linfoma de Hodgkin e são conhecidas pela semelhança com olhos de coruja. Sinal Nikolsky está presente no pênfigo vulgar e ocorre quando existe a formação de uma bolha ao se friccionar o epitélio próximo às lesões.

Moreno P, Fraiha PT, Fraiha PM. Tratado de otorrinolaringologia. 3.ed. Elsevier; 2018. c. 88 .

Respostas
1808) c; 1809) a; 1810) d; 1811) c

1812) Como se faz o diagnóstico definitivo de doença vesicobolhosa?
a. Pela clínica exuberante, porque é muito característica.
b. Pela clínica e pela imunofluorescência indireta.
c. Pela cultura do tecido e histopatológico.
d. Pela imunofluorescência direta e histopatológico.

Comentários

As três principais técnicas para investigar as doenças vesicobolhosas autoimunes são a imunofluorescência indireta, a imunofluorescência direta e a histopatologia. A primeira permite a titulação de anticorpos em várias diluições do soro em solução salina e determina a maior diluição com fluorescência visível. A segunda detecta anticorpos presentes nos tecidos acometidos. Faz-se, então, uma biópsia perilesional, e coloca-se o material no meio de Michel, transporte ideal que não causa prejuízo na imunomarcação. Outra amostra do material deve ser colhida para exame histopatológico e colocada em formol para transporte. Utiliza-se a coloração hematoxilina-eosina.

Neville BW et al. Patologia oral e maxilofacial. 3.ed. Guanabara Koogan; 2009. c. 16.
Moreno P, Fraiha PT, Fraiha PM. Tratado de otorrinolaringologia, 3.ed. Elsevier; 2018. c.

1813) Sobre a Doença de Behçet, é CORRETO afirmar que:
a. É uma vasculite crônica de etiologia mediada por IgE que atinge adultos jovens.
b. É uma doença multissistêmica de caráter recorrente, com uma tríade principal de aftas orais, lesões genitais e uveíte recidivante.
c. Não acomete as articulações, nem o SNC, mas pode acometer o trato digestório.
d. Apesar de ter origem mediada por IGE, a colchicina é uma medicação muito utilizada no tratamento da doença.

Comentários

A doença de Behçet é uma vasculite crônica multissistêmica que envolve artérias e veias de qualquer calibre, de etiologia desconhecida. Ambos os sexos são acometidos, mais frequente em adultos jovens, rara em crianças, mas pode acometer qualquer idade. Também pode afetar as articulações, pulmões, sistema nervoso central e trato digestório. A úlcera aftoide pode ser *minor*, *major* ou herpetiforme. São dolorosas e podem surgir em qualquer local da mucosa oral, com duração de 1 a 3 semanas. A úlcera genital pode ocorrer no pênis, bolsa escrotal, vulva, vagina ou colo uterino. O tratamento pode ser feito com corticoide tópico, colchicina (principalmente nas formas cutaneomucosas e artríticas), corticoides sistêmicos, azatioprina ou ciclofosfamida.

Neville BW et al. Patologia oral e maxilofacial. 3.ed. Guanabara Koogan; 2009. c. 9.
Miziara ID, Mahmoud A. Tratado de otorrinolaringologia. 3.ed. Guanabara Koogan; 2018. c. 85.
Ogawa AI, Frizzarini R. Tratado de otorrinolaringologia. 3.ed. Elsevier; 2018. c. 91.

1814) A causa mais frequente de reação liquenoide é:
a. Infecciosa.
b. Genética.
c. Reação a fármacos.
d. Idiopática.

Comentários

As reações liquenoides são reações locais relacionadas com fármacos como carbamazepina e com materiais odontológicos como amálgama (mercúrio). As reações desaparecem após a suspensão da droga ou a retirada do material.

Artico G, Bruno IS, Seo J, Hirota SK, Acay R, Migliari DA. Reação liquenoide à carbamazepina em mucosa bucal - Relato de caso. Anais Brasileiros de Dermatologia 2011; 86(4Supl1):152-5.
Neville BW et al. Patologia oral e maxilofacial. 3. ed. Guanabara Koogan; 2009. c.

Respostas
1812) d; 1813) b; 1814) c

1815) Quais as formas clínicas do líquen plano?

a. Reticular e eritematoso.
b. Ulcerogranulomatoso, reticular e pigmentar.
c. Nodular, pigmentar, erosivo e reticular.
d. Reticular, papular, eritematoso, atrófico, erosivo e bolhoso e pigmentar.

Comentários

O líquen plano é uma doença mucocutânea de pacientes em torno de 40-60 anos, principalmente do sexo feminino. Os sintomas variam de intensidade (podem ser assintomáticos ou com dor e ardência, aspereza e disfagia). Existem períodos de exacerbação e remissão. Diferentes formas clínicas da doença podem surgir na mucosa oral, entre elas a reticular (mais comum), papular, eritematosa, bolhosa e pigmentar, além das formas atróficas e erosivas (principais e com capacidade de malignização). Está associado ao vírus da hepatite C, cirrose biliar primária e miastenia. Características da lesão de pele: pápulas poligonais, púrpuras e pruríticas acometem superfície flexora. Alopecia e acometimento das unhas são frequentes. Vulva e pênis também podem estar acometidos.

Slama LB. Pathologie de la muqueuse buccale. Société Française d'Oto-rhino-laryngologie et de Chirurgie de la Face et du Cou; 2009. c. 13.
Neville BW et al. Patologia oral e maxilofacial. 3. ed. Guanabara Koogan; 2009. c. 16.
Silva L, Maciel FA, Lopes MA. Tratado de otorrinolaringologia, 3.ed. Elsevier; 2018. c.

1816) As características histológicas do líquen plano são:

a. Ortoceratose com camada espinhosa sem alterações.
b. Somente paraceratose com alteração da espessura da camada espinhosa.
c. Alterações das cristas epiteliais que se tornam pontiagudas com aspecto de dentes de serra.
d. Ortoceratose, paraceratose, cristas epiteliais hiperplásicas e faixa de linfócitos T dentro do epitélio e ausência de corpos de Civatte.

Comentários

No histopatológico encontramos paraceratose e ortoceratose, alteração da espessura da camada espinhosa, cristas epiteliais hiperplásicas com aspecto de dentes de serra. Existe destruição da camada basal com intenso infiltrado em faixa de linfócitos T imediatamente abaixo do epitélio. Corpos coloides de Civatte são encontrados no epitélio.

Neville BW et al. Patologia oral e maxilofacial. 3. ed. Guanabara Koogan; 2009. c.

1817) Sobre odiagnóstico da síndrome de Sjögren, podemos afirmar que:

a. A doença se manifesta com olho seco, boca seca e manifestações sistêmicas.
b. O sinal de comprometimento ocular é confirmado pela cintilografia de glândula lacrimal.
c. A biópsia para exame histopatológico é bastante importante para o diagnóstico. Evidencia mais de um foco de linfócitos em 4 mm^2 de tecido com 10 a 20 linfócitos pelo menos.
d. Na cintilografia salivar há rápida absorção, concentração aumentada e/ou excreção lenta.

Comentários

Um meio simples de confirmar a redução da secreção lacrimal é a realização do teste de Schirmer. Um pedaço de filtro de papel estéril e padronizado é colocado sobre a margem da pálpebra inferior. A produção de lágrima pode ser avaliada medindo-se o tamanho da porção úmida do filtro de papel. Valores inferiores a 5 mm (após um período de 5 minutos) são considerados diagnósticos de ceratoconjutivite *sicca*. A biópsia evidencia mais de um foco de 50 ou mais células dentro de uma área de 4 mm^2 de tecido glandular é considerado importante para sustentar o diagnóstico. Na cintilografia salivar a absorção é lenta, concentração reduzida e/ou excreção lenta.

Neville BW et al. Patologia oral e maxilofacial. 3. ed. Guanabara Koogan; 2009. c. 11.
Bühler RB, Piltcher OB, Frizzarini R. Tratado de otorrinolaringologia. 3. ed. Elsevier; 2018. c. .

Respostas
1815) d; 1816) c; 1817) a

1818) Em relação ao território de inervação de nervos cranianos, podemos afirmar que:
a. O nervo trigêmeo é responsável pela gustação dos dois terços anteriores da língua.
b. O nervo corda do tímpano é responsável pela gustação do terço posterior da língua.
c. O nervo glossofaríngeo é responsável pela inervação sensitiva do terço posterior da língua.
d. O nervo hipoglosso é responsável pela sensibilidade dos dois terços anteriores da língua.

Comentários

O nervo trigêmeo é o responsável pela inervação sensitiva dos dois terços anteriores da língua, por meio do seu ramo, o nervo lingual. A gustação dos dois terços anteriores é feita pelo nervo corda do tímpano, ramo do nervo facial. A inervação sensitiva e a gustação do terço posterior da língua são feitas pelo nervo glossofaríngeo. O nervo hipoglosso é responsável pela motricidade da língua.

Moore KL, Dalley AF, Agur AMR. Anatomia orientada para clínica, 8.ed. Rio de Janeiro: Grupo GEN, 2018.

1819) Menina, 12 meses de idade, foi submetida à cirurgia para a correção de fissura labiopalatina bilateral. Qual das afirmações abaixo está correta sobre a formação embriológica do palato normal?
a. As proeminências mandibulares formam os processos palatinos laterais e o segmento intermaxilar.
b. O segmento intermaxilar forma a parte anterior e mediana do palato, incluindo os dentes incisivos superiores.
c. As proeminências maxilares formam o segmento intermaxilar, gengiva e filtro do lábio superior.
d. Os elementos derivados do 1° arco faríngeo são responsáveis pela formação do palato completo.

Comentários

As proeminências maxilares formam os processos palatinos laterais, enquanto o segmento intermaxilar é formado pela fusão das saliências nasais mediais, estruturas derivadas da saliência frontonasal. O segmento intermaxilar forma o filtro do lábio superior, porção incisiva da maxila e parte anterior do palato, até o forame incisivo.

Moore KL, Persaude TVN, Torchia MG. Embriologia clínica. Rio de Janeiro: Grupo GEN, 2020.
Sadler TW. Langman Embriologia Médica. Rio de Janeiro: Grupo GEN, 2021.

1820) A reação autoimune no pênfigo vulgar oral acomete um tipo de junção de adesão epitelial e sua proteína, que são:
a. Zônula de adesão, desmogleína 3.
b. Hemidesmossomo, desmoplaquina.
c. Desmossomo, desmogleína 3.
d. Zônula de oclusão, desmogleína 1.

Comentários

Os desmossomos são junções de adesão entre as células epiteliais da mucosa oral. Uma proteína do grupo das caderinas, a desmogleína-3, faz parte da sua estrutura. Essas proteínas são o alvo da reação autoimune do pênfigo vulgar oral.

Kierszenbaum AL. Histologia e biologia celular - Uma introdução à patologia. Rio de Janeiro: Grupo GEN, 2021
Moreno P, Fraiha P, Fraiha PM. Doenças vesicobolhosas. In: Associação Brasileira de Tratado de Otorrinolaringologia. Rio de Janeiro: Grupo GEN, 2017.

1821) Um paciente com suspeita clínica de penfigoide das membranas mucosas foi submetido à biópsia da lesão oral e imunofluorescência direta do material. Qual o resultado da imunofluorescência direta no penfigoide das membranas mucosas?
a. Deposição intercelular de IgG na camada espinhosa do epitélio.
b. Deposição linear de IgG na zona da membrana basal.
c. Deposição intercelular de C3 na camada espinhosa do epitélio.
d. Altos títulos de autoanticorpos contra o antígeno do penfigoide no sangue.

Comentários

No penfigoide das membranas mucosas, a reação autoimune surge contra proteínas dos hemidesmossomos, que ancoram o domínio basal de uma célula epitelial à sua lâmina basal subjacente. Quando a imunofluorescência é realizada, observa-se uma marcação fluorescente linear na zona de membrana basal, região onde estão os hemidesmossomos. A deposição intercelular sugere acometimento dos desmossomos, e, portanto, o quadro seria sugestivo de pênfigo vulgar. Os autoanticorpos no sangue são encontrados pela imunofluorescência indireta.

Moreno P, Fraiha P, Fraiha PM. Doenças vesicobolhosas. In: Associação Brasileira de Tratado de Otorrinolaringologia. Rio de Janeiro: Grupo GEN; 2017.

Respostas
1818) c; 1819) b; 1820) c; 1821) b

1822) Um paciente deu entrada com lesões sugestivas de eritema multiforme. Na anamnese o médico deve investigar possíveis desencadeantes do quadro. Quais situações são mais frequentemente relacionadas com a patogênese do eritema multiforme?

a. Infecção pelo vírus de Epstein-Barr, hipersensibilidade a fármacos.
b. Infecção por *T. Pallidum*, neoplasia.
c. Infecção pelo vírus Herpes simples, hipersensibilidade a fármacos.
d. Infecção por *Streptococcus pneumoniae*, neoplasia.

Comentários

O quadro de eritema multiforme é uma reação de hipersensibilidade desencadeada, principalmente, por fármacos, ou infecções. Dentre as infecções virais, a infecção pelo vírus herpes simples é o principal desencadeante.

Moreno P, Fraiha P, Fraiha PM. Doenças vesicobolhosas. In: Associação Brasileira de Tratado de Otorrinolaringologia. Rio de Janeiro: Grupo GEN; 2017.

1823) Em relação ao mecanismo fisiopatológico das doenças vesicobolhosas e seu respectivo aspecto anatomopatológico, assinale a alternativa CORRETA:

a. No pênfigo vulgar, os autoanticorpos se dirigem à desmogleína 1 dos hemidesmossomos, gerando uma bolha suprabasal e células de Tzank.
b. No penfigoide das membranas mucosas os autoanticorpos se dirigem aos antígenos do penfigoide nos hemidesmossomos, gerando uma bolha suprabasal e células acantolíticas.
c. No penfigoide das membranas mucosas, proteases secretadas por eosinófilos quebram as fibrilas de ancoragem do hemidesmossomo, destacando o epitélio da lâmina própria.
d. No pênfigo vulgar os autoanticorpos quebram as caderinas existentes entre as duas placas do desmossomo e geram células acantolíticas e o surgimento de uma bolha subepitelial.

Comentários

No penfigoide das membranas mucosas, a reação autoimune surge contra proteínas dos hemidesmossomos, que ancoram o domínio basal de uma célula epitelial à sua lâmina basal subjacente. Portanto, a reação autoimune determina a formação de uma bolha subepitelial. No pênfigo vulgar, a reação autoimune voltada contra os desmossomos gera uma bolha supra basal e células acantolíticas, as chamadas células de Tzank.

Moreno P, Fraiha P, Fraiha PM. Doenças vesicobolhosas. In: Associação Brasileira de Tratado de Otorrinolaringologia. Rio de Janeiro: Grupo GEN; 2017.

1824) Homem, 30 anos, realizou exame para doação de sangue em que foram detectados VDRL de 1:64 e FTA-ABS positivo, com título de 1:320. Relata antecedente de lesão oral que identificou como afta, de resolução espontânea, há 2 anos, e cerca de 4 meses depois, apresentou lesões orais e de pele que duraram alguns meses, interpretadas como "alergia" (*sic*) e que depois desapareceram. Qual o tratamento de escolha para o caso?

a. Doxiciclina, 100 mg via oral, a cada 12 horas, por 7 dias.
b. Penicilina G benzatina, 2,4 milhões UI IM/semana, por 3 semanas.
c. Ceftriaxona, 1 g IM ou IV, 1 vez ao dia, por 3 dias.
d. Penicilina cristalina, 18 a 24 milhões UI/dia, IV por 14 dias.

Comentários

A sífilis tardia, ou seja, com duração superior a 1 ano, ou duração indeterminada, deve ser tratada com o tratamento de escolha de penicilina G benzatina, 2,4 milhões UI IM/semana, por 3 semanas, totalizando 7,2 milhões UI. Doxixiclina e ceftriaxona são esquemas alternativos, porém, não nas doses e durações descritas. A penicilina cristalina deve ser usada em casos de neurossífilis.

Camargo ACK, Liquidato BM, Soler RC, Saliture TBS, Bussoloti Filho I. In: Associação Brasileira de Tratado de Otorrinolaringologia. Rio de Janeiro: Grupo GEN, 2017.
Freitas FLS. Protocolo Brasileiro para Infecções Sexualmente Transmissíveis 2020: sífilis adquirida. Epidemiol Serv Saúde 2021;30(spe1).

Respostas
1822) c; 1823) c; 1824) b

1825) A mucosa oral, na sua maior parte, é constituída por um epitélio de revestimento pavimentoso estratificado não queratinizado, sua estrutura é semelhante à pele. A camada espinhosa do epitélio de revestimento da mucosa oral é:

a. A camada mais superficial deste epitélio, rica em queratina.
b. A camada intermediária deste epitélio, com prolongamentos citoplasmáticos.
c. A camada que é formada pelo epitélio e pelo tecido conjuntivo abaixo dele.
d. A camada mais próxima do tecido conjuntivo da lâmina própria.

Comentários

A camada espinhosa é uma camada da pele ou da mucosa oral, localizada entre as camadas mais basais e mais superficiais, em que as células apresentam prolongamentos citoplasmáticos semelhantes a espinhos. A camada basal ou germinativa encontra-se mais próxima do tecido conjuntivo da lâmina própria.

Junqueira LC, Carneiro J. Histologia básica - Texto & atlas. 13. ed. Rio de Janeiro: Grupo GEN, 2017.

1826) Quando recebemos um exame anatomopatológico de uma biópsia oral realizada, em que o patologista descreve exocitose e papilomatose, entendemos que há, respectivamente:

a. Aumento da camada córnea e presença de núcleos na camada córnea.
b. Aumento da camada córnea e presença de células inflamatórias.
c. Edema intercelular e presença e núcleos na camada córnea.
d. Presença de células inflamatórias e aumento das papilas da lâmina própria.

Comentários

O aumento em espessura da camada córnea corresponde à ceratose, e a presença de núcleos na camada córnea corresponde à paraceratose. A presença de células inflamatórias no epitélio, especialmente monócitos, corresponde à exocitose. O edema intercelular é a espongiose e a papilomatose é a projeção das papilas dérmicas, com alongamento das cristas epiteliais.

Rivitti EA. Dermatologia de Sampaio e Rivitti. [Digite o Local da Editora]: Grupo A, 2018.

1827) Mulher, 35 anos, relata bolhas dolorosas na boca recorrentes há 2 meses. Ao exame da cavidade oral observou-se ausência de bolhas, presença de lesão erosada, com bordas regulares, localizada no palato mole e que media cerca de 1,5 cm no maior diâmetro. Após realização de biópsia, a solicitação de exame anatomopatológico deve ser preenchida com a seguinte suspeita clínica:

a. Lesão branca a esclarecer.
b. Lesão aftosa a esclarecer.
c. Doença ulcerogranulomatosa a esclarecer.
d. Lesão bolhosa a esclarecer.

Comentários

Mesmo que a bolha tenha se rompido, deixando no local uma erosão, a lesão elementar inicial era a bolha, o que deve ser considerado para a formulação da hipótese diagnóstica.

Moreno P, Fraiha P, Fraiha PM. Doenças vesicobolhosas. In: Associação Brasileira de Tratado de Otorrinolaringologia. Rio de Janeiro: Grupo GEN; 2017.

Respostas
1825) b; 1826) d; 1827) d

1828) Paciente chegou para consulta com diagnóstico prévio de líquen plano oral, na forma reticular. Para confirmar esse diagnóstico, qual deve ser a apresentação clínica desta doença, ao exame da cavidade oral?

a. Placas esbranquiçadas estriadas, bilaterais, que formam um rendilhado.
b. Erosões dolorosas na mucosa, bilaterais e simétricas.
c. Descamação no lábio inferior, com formação de crostas e aspecto atrófico.
d. Acromia na região acometida da mucosa oral, com lesões semelhantes na pele.

Comentários

A apresentação clínica mais frequente do líquen plano na sua forma reticular é o surgimento de lesões esbranquiçadas lineares e confluentes na mucosa da bochecha bilateralmente, com um aspecto rendilhado. Essas estrias são chamadas de estrias de Wickham, e podem acometer o dorso da língua e outras regiões da mucosa, menos frequentemente. Esse quadro é assintomático ou oligossintomático, diferente do líquen plano erosivo, que apresenta áreas erosadas e muito dolorosas.

Silva L, Maciel FA, Lopes MA. Lesões brancas de boca. In: Associação Brasileira de Tratado de Otorrinolaringologia. Rio de Janeiro: Grupo GEN; 2017.

1829) Em relação às lesões de boca causadas pelo Papilomavírus humano (HPV), podemos afirmar que:

a. A infecção se dá exclusivamente pelos subtipos 6, 11, 16 e 18.
b. As lesões orais apresentam aspecto clínico de bolhas e pústulas.
c. O HPV pode atuar sinergicamente com fatores como o tabagismo e o etilismo na oncogênese.
d. A detecção dos subtipos virais pode ser feita com imunofluorescência direta das lesões.

Comentários

Os subtipos do HPV mais prevalentes são 6, 11, 16 e 18, no entanto, outros podem estar presentes, especialmente 2 e 4 nas verrugas. O aspecto clínico é bem variado, mas as lesões são sólidas, sem conteúdo líquido. Pode atuar sinergicamente com o tabagismo e o etilismo na oncogênese, sendo detectados e identificados os subtipos pelos métodos de hibridização *in situ* e PCR.

Camargo ACK, Liquidato BM, Soler RC, Saliture TBS, Bussoloti Filho I. In: Associação Brasileira de Tratado de Otorrinolaringologia. Rio de Janeiro: Grupo GEN; 2017.

1830) Um R1 de Otorrinolaringologia faz uma biópsia de lesão oral e, ao receber o exame anatomopatológico, há referência ao encontro de células de Tzank. O que são Células de Tzank?

a. Células acantolíticas no interior da bolha.
b. Células da camada basal do epitélio.
c. Células do sistema imune que atacam as células epiteliais.
d. Células de defesa do sistema imune.

Comentários

As células de Tzank são células acantolíticas que se desprenderam do epitélio em decorrência do processo autoimune que destruiu os desmossomos. Apresentam formato mais esférico e localizam-se no interior da fenda no epitélio.

Moreno P, Fraiha P, Fraiha PM. Doenças vesicobolhosas. In: Associação Brasileira de Tratado de Otorrinolaringologia. Rio de Janeiro: Grupo GEN; 2017.

Respostas
1828) a; 1829) c; 1830) a

1831) Criança de 3 anos de idade que frequenta creche, tem história de febre de 38,5°C, adinamia e odinofagia. Ao exame de orofaringe apresenta múltiplas pequenas lesões arredondadas e erosadas que acometem palato mole, úvula e arcos palatoglosso e palatofaríngeo. A principal hipótese diagnóstica e etiologia são, respectivamente:
a. Estomatite aftosa recorrente e autoimune.
b. Herpangina e enterovírus.
c. Doença de Behçet e adenovírus.
d. Primoinfecção herpética e herpes simples tipo 1.

Comentários

A herpangina acomete crianças entre os 3 e 10 anos e é causada por diversos vírus do grupo dos enterovírus humanos, especialmente o *Coxsackie*. A febre pode ser alta e as lesões, caracteristicamente, localizam-se na região posterior da cavidade oral, ou orofaringe, o que contribui para a diferenciação clínica com a primoinfecção herpética. A estomatite aftosa recorrente e a Doenca de Behçet apresentam lesões de aspecto aftoide e recorrência no quadro.

Camargo ACK, Liquidato BM, Soler RC, Saliture TBS, Bussoloti Filho I. In: Associação Brasileira de Tratado de Otorrinolaringologia. Rio de Janeiro: Grupo GEN; 2017.

1832) Homem, 48 anos, trabalhador na construção civil, tabagista e etilista há 30 anos. Refere quadro de febre diária de 37,8°C, emagrecimento de 4 kg em 30 dias e tosse há 2 meses. Há 2 semanas começou com odinofagia de grande intensidade e notou lesões orais. Ao exame apresentava múltiplas lesões no palato mole, ulceradadas e irregulares, recobertas por fibrina e muito dolorosas. A principal hipótese diagnóstica e tratamento são, respectivamente:
a. Leishmaniose e antimoniato de meglumina.
b. Paracoccidioidomicose e fluconazol.
c. Tuberculose e esquema quádruplo.
d. Histoplasmose e anfotericina B.

Comentários

A tuberculose oral, mais frequentemente, é secundária a um quadro de tuberculose pulmonar. Neste caso, isto é sugerido pelos sintomas de febre diária e emagrecimento. As lesões orais da tuberculose são muito dolorosas, em comparação com as demais doenças ulcerogranulomatosas. O tratamento para casos novos recomendado pelo Ministério da Saúde é o esquema quádruplo, composto por rifampicina, isoniazida, pirazinamida e etambutol.

Camargo ACK, Liquidato BM, Soler RC, Saliture TBS, Bussoloti Filho I. In: Associação Brasileira de Tratado de Otorrinolaringologia. Rio de Janeiro: Grupo GEN; 2017.
Ministério da Saúde. Secretaria de Vigilância em Saúde Departamento de Vigilância das Doenças Transmissíveis. Manual de Recomendações para o Controle da Tuberculose no Brasil, 2ª edição atualizada, 2019.

1833) Em relação à mononucleose infecciosa podemos afirmar que:
a. É causada pelo vírus Epstein-Barr e acomete crianças de até 2 anos de idade.
b. O índivíduo apresenta-se com linfonodomegalia axilar, faringite e febre baixa.
c. Fadiga, hepatoesplenomegalia e exantema maculopapular podem estar presentes.
d. Hemograma com eosinofilia e sorologia fazem parte dos exames complementares para o diagnóstico.

Comentários

A mononucleose infecciosa é mais frequente em adolescentes e adultos jovens. A febre é alta na mononucleose, e fadiga, hepatoesplenomegalia e exantema podem estar presentes. O hemograma característico apresenta linfocitose, com presença de linfócitos atípicos.

Camargo ACK, Liquidato BM, Soler RC, Saliture TBS, Bussoloti Filho I. In: Associação Brasileira de Tratado de Otorrinolaringologia. Rio de Janeiro: Grupo GEN; 2017.

Respostas
1831) b; 1832) c; 1833) c

1834) Em relação à sorologia para sífilis, podemos afirmar que:
a. O VDRL é um teste treponêmico que permanece positivo mesmo após tratamento.
b. O FTA-ABS é um teste não treponêmico que pode permanecer positivo mesmo após tratamento.
c. O VDRL já é positivo assim que surge o cancro na sífilis primária.
d. O VDRL é um teste que pode apresentar reação cruzada com lúpus e hanseníase.

Comentários

O VDRL é um teste não treponêmico que, em caso de sífilis, se torna positivo em duas semanas após o surgimento do cancro duro. Pode apresentar reação cruzada com malária, lúpus e outras doenças. O FTA-ABS é um teste treponêmico que pode se manter positivo por anos, mesmo após o tratamento.

Camargo ACK, Liquidato BM, Soler RC, Saliture TBS, Bussoloti Filho I. In: Associação Brasileira de Tratado de Otorrinolaringologia. Rio de Janeiro: Grupo GEN; 2017.

1835) Em relação à anatomia da boca e da orofaringe, podemos afirmar que:
a. Nas carúnculas sublinguais do assoalho da boca, abrem-se as glândulas submandibulares.
b. Nas pregas franjadas do assoalho da boca abrem-se os dutos das glândulas sublinguais.
c. As tonsilas linguais ocupam a fossa tonsilar, entre os arcos palatoglosso e palatofaríngeo.
d. O frênulo lingual prende a face inferior da língua à gengiva inserida.

Comentários

As carúnculas sublinguais são elevações de formato arredondado onde se abrem os ductos das glândulas submandibulares. Localizam-se no assoalho da boca, uma a cada lado do frênulo lingual. Este, por sua vez, é uma prega mucosa que prende a face inferior da língua ao assoalho da boca. Os dutos das glândulas sublinguais abrem-se nas pregas sublinguais do assoalho da boca. As tonsilas palatinas ocupam a fossa tonsilar.

Moore KL, Dalley AF, Agur AMR. Anatomia orientada para clínica. 8. ed. [Rio de Janeiro]: Grupo GEN, 2018.

1836) Sobre o HPV na boca é CORRETO afirmar que:
a. Geralmente são lesões dolorosas.
b. Os condilomas localizam-se, sobretudo, no palato mole, pilares e úvula.
c. Os papilomas habitualmente são múltiplos e acometem, mais frequentemente, a língua.
d. Os subtipos mais encontrados na cavidade oral são: 6, 11, 16 e 18.

Comentários

A maioria dos pacientes queixa-se apenas do aparecimento da lesão, não apresentando sintomatologia dolorosa. Os papilomas acometem, mais frequentemente, o palato mole, pilares e úvula, já os condilomas são mais frequentemente encontrados na língua. Os subtipos mais comuns são: 6, 11, 16 e 18; o 16 e o 18 apresentam maior potencial oncogênico, enquanto o 6 e o 11 são frequentes nos papilomas e condilomas e apresentam baixa oncogenicidade, já o 2 e o 4 são os mais comuns nas verrugas vulgares.

Camargo ACK, Liquidato BM, Soler RC, Saliture TBS, Bussoloti Filho I. Doenças infecciosas da cavidade oral. In: Pignatari SSN, Anselmo-Lima WT (Orgs.). Tratado de otorrinolaringologia. 3.ed. Rio de Janeiro: Elsevier; 2018.

Respostas
1834) d; 1835) a; 1836) d

1837) Sobre a candidíase oral, assinale a resposta MAIS CORRETA:
a. A *Candida albicans*, quando presente na mucosa bucal, sempre sugere infecção.
b. A forma clínica mais frequente encontrada é a forma atrófica.
c. Doenças sistêmicas debilitantes e o uso prolongado de antibióticos e corticoterapia são possíveis fatores predisponentes.
d. O tratamento com antifúngicos sistêmicos é a primeira escolha para a maioria dos pacientes.

Comentários

A *Candida albicans* é um fungo saprófita da cavidade oral, ocorrendo infecção (candidíase ou monilíase) quando ocorrem alterações locais ou sistêmicas que modificam a defesa do indivíduo como: anemia, leucose, diabetes, síndrome da imunodeficiência adquirida, uso de antibióticos e corticoterapia. A forma mais comum de candidíase oral é a pseudomembranosa. Na maioria das vezes, a primeira escolha terapêutica será o uso de bochechos com alcalinizantes e antifúngicos como nistatina solução.

Abranches DC, Pimentel DRN, Hirata CHW. Alterações estomatológicas da infância. In: Pignatari SSN, Anselmo-Lima WT (Orgs.). Tratado de otorrinolaringologia, 3.ed. Rio de Janeiro: Elsevier, 2018.

1838) Menino, 4 anos, apresentando febre, odinofagia e disfagia há 6 dias. Ao exame observam-se múltiplas pequenas lesões ulceradas (aftoides) em palato duro e gengiva. Qual a melhor hipótese etiológica?
a. Vírus *Coxsackie*.
b. Vírus Varicela-zóster.
c. Citomegalovírus.
d. Vírus Herpes Simples.

Comentários

A primoinfecção herpética, causada pelo vírus herpes simples tipo 1 (HSV), tem dois picos de incidência, o primeiro em crianças entre 6 meses e 5 anos de idade, e o segundo por volta dos 20 anos de idade. Caracteriza-se por múltiplas vesículas (1-2 mm) que se rompem transformando-se em úlceras, frequentemente, na mucosa da gengiva alveolar, língua e palato. Pode ocorrer de forma subclínica ou apresentar sintomas como febre, linfoadenomegalia, odinofagia e disfagia.

Abranches DC, Pimentel DRN, Hirata CHW. Alterações estomatológicas da infância. In: Pignatari SSN, Anselmo-Lima WT (Orgs.). Tratado de otorrinolaringologia, 3.ed. Rio de Janeiro: Elsevier, 2018.

1839) Mulher, 45 anos, apresenta ressecamento mucoso oral, vaginal e ocular. Cita candidíase oral frequente. Ao exame oral observam-se dentes com muitas cáries e mucosa oral ressecada. Qual a resposta MAIS CORRETA?
a. Esclerodermia é a melhor hipótese e deve ser solicitada tomografia de tórax e pesquisa de anticorpo antinúcleo.
b. Desidratação é a melhor hipótese e deve ser orientado aumento da ingestão de líquidos, não sendo necessária investigação complementar.
c. Lúpus eritematoso sistêmico é a melhor hipótese e devem ser solicitadas as sorologias: FAN, anti-DNA, anti-Sm.
d. Síndrome de Sjögren é a melhor hipótese e deve ser solicitada biópsia de glândula salivar e sorologias: anti-Ro/SS-A, anti-La/SS-B, FAN e FR.

Comentários

A síndrome de Sjögren (SS) é um distúrbio inflamatório crônico imunologicamente mediado, associado à função das glândulas lacrimais e salivares, provocando olhos secos e boca seca. **Os critérios modificados da Comunidade Europeia para SS pelo grupo do AECG são**: sintomas de olho seco; sinais de olho seco (teste de Schirmer ou rosa bengala alterados); sintomas de boca seca; testes de função glandular alterados (sialograma, cintilografia, sialometria); biópsia positiva; presença de autoanticorpos (anti-SSa ou anti-SSb) (diagnóstico definitivo: 4 critérios, sendo que 1 deles, obrigatoriamente, deve ser ou biópsia positiva ou presença de anticorpos específicos. A prevalência é de 0,5% na população adulta, com predomínio em mulheres entre 40 e 60 anos. Diagnóstico diferencial: amiloidose, diabetes *mellitus* (DM), sarcoidose, infecções virais, trauma, radiação ou doença psicogênica, uso de drogas, como anti-hipertensivos, parassimpaticolíticos e psicofármacos (causam sintomas de boca e/ou olho seco).

Rocha AC, Gaujac C, Santos-Silva AR, Brandão TB. Hipossalivação. In: Pignatari SSN, Anselmo-Lima WT (Orgs.). Tratado de otorrinolaringologia, 3.ed. Rio de Janeiro: Elsevier, 2018.

Respostas
1837)c; 1838) d; 1839) d

1840) Sobre o granuloma piogênico e sua variante o granuloma gravídico é CORRETO afirmar que:

a. O granuloma piogênico é considerado pela maioria uma reação, que se apresenta semelhante a um tumor.
b. O granuloma gravídico afeta aproximadamente 10% das grávidas.
c. A maioria das lesões acomete o palato, mas gengiva, lábio e língua também podem ser afetados.
d. O uso de antimicrobianos com boa penetração óssea é recomendado.

Comentários

O granuloma piogênico (GP) é uma lesão reativa a estímulo de baixa intensidade (trauma, fatores hormonais e algumas drogas) que se apresenta semelhante a um tumor. A possível etiologia microbiana foi descartada, portanto, não há recomendação usual de antimicrobianos para seu tratamento, remoção cirúrgica e, em alguns casos, observação é a conduta postulada. A maioria das lesões ocorre na gengiva inserida de pacientes jovens e acomete cerca de 5% das pacientes grávidas, sendo, então, chamado de granuloma gravídico (GG).

Alves FA. Doenças traumáticas da boca. In: Pignatari SSN, Anselmo-Lima WT (Orgs.). Tratado de otorrinolaringologia, 3.ed. Rio de Janeiro: Elsevier, 2018.

1841) Homem, 32 anos refere a presença de afta na mucosa jugal há 3 semanas. Cita, ainda, pequena lesão no pênis pouco dolorosa. O quadro tem ocorrido repetidamente no último ano. Qual a afirmativa MAIS CORRETA sobre o paciente acima?

a. Provavelmente o paciente apresenta sífilis tardia e deve ser tratado com penicilina.
b. Provavelmente o paciente apresenta um quadro de estomatite aftosa recorrente (EAR) idiopática e deve usar corticosteroides nas crises.
c. Provavelmente o paciente apresenta doença de Behçet (DB) e deve ser investigado se apresenta conjuntivite, episclerite ou uveíte anterior.
d. Provavelmente o paciente apresenta doença de Kawasaki e deve ser encaminhado para investigação cardiológica.

Comentários

A doença de Behçet tem como tríade clássica aftas orais, genitais e uveíte recidivante. Pode, também, causar lesões em articulações, vasos, pulmões, sistemas nervoso central e digestório. Acomete, mais frequentemente, homens jovens (2 a 3:1), sendo rara em crianças. A EAR está presente em aproximadamente 100% dos pacientes com DB, entretanto, a presença de lesões genitais associadas sugere mais fortemente a suspeita de DB, devendo ser realizada maior investigação oftalmológica para a existência de possíveis lesões relacionadas.

Miziara ID, Mahmoud A. Doenças aftoides. In: Pignatari SSN, Anselmo-Lima WT (Orgs.). Tratado de otorrinolaringologia, 3.d. Rio de Janeiro: Elsevier, 2018.

1842) Assinale a resposta CORRETA sobre estomatite aftoide recorrente (EAR):

a. A EAR acomete 40 a 50% da população em geral e pode chegar a 90% em grupos específicos (ex.: pacientes HIV positivos).
b. Não existe diferença de prevalência em relação à raça e ao nível socioeconômico.
c. Apenas aproximadamente 10% dos pacientes referem antecedentes familiares de EAR.
d. Entre 10 e 20% dos pacientes apresentam anormalidades como déficit de ferro, deficiência de vitamina B12 ou folato e 3% dos casos têm doença celíaca.

Comentários

A EAR tem prevalência de 10 a 20%, mas pode chegar a 50% em grupos específicos (ex.: pacientes HIV positivos). Tem maior frequência em indivíduos brancos, com maior nível socioeconômico, não tabagistas e herpes labial recidivante. Há histórico familiar em 30% dos pacientes. Entre 10 a 20% dos pacientes apresentam anormalidades como déficit de ferro, deficiência de vitamina B12 ou folato e 3% dos casos têm doença celíaca, sendo importante a investigação destas condições clínicas.

Miziara ID, Mahmoud A. Doenças aftoides. In: Pignatari SSN, Anselmo-Lima WT (Orgs.). Tratado de otorrinolaringologia, 3.ed. Rio de Janeiro: Elsevier, 2018.

Respostas
1840) a; 1841) c; 1842) d

1843) Qual a correlação MAIS CORRETA?

a. Pênfigo vulgar – lesões em alvo ou elevadas – fenda subepitelial.
b. Penfigoide bolhoso – fenda suprabasal – bolhas menos resistentes.
c. Eritema multiforme – lesões maiores que 3 cm – várias mucosas envolvidas.
d. Síndrome de Stevens-Johnson – lesões em alvo – pelo menos 2 mucosas envolvidas.

Comentários

O pênfigo vulgar (PV) caracteriza-se pelo aparecimento de bolhas intraepidérmicas e formação de fenda acantolítica suprabasal; as células de Tzanck são comuns, mas não patognomônicas; o sinal de Nikolsky pode ser observado ao friccionar o epitélio. O penfigoide bolhoso (PB) é a doença bolhosa autoimune mais comum, frequente em idosos, e apresenta fenda subeptelial com separação entre o epitélio e o tecido conjuntivo, na zona da membrana basal e formação de bolhas mais tensas e resistentes. O eritema multiforme é caracterizado por um grande espectro clínico, apresenta lesões com menos de 3 cm e lesões em alvo; sua forma menor acomete sempre lábios e somente uma mucosa; a forma maior (Stevens-Johnson) acomete pelo menos 2 mucosas, mas menos de 10% da superfície corporal.

Moreno P, Fraiha PT, Fraiha PM. Doenças vesibolhosas. In: Pignatari SSN, Anselmo-Lima WT (organizadores). Tratado de otorrinolaringologia, 3.ed. Rio de Janeiro: Elsevier, 2018.

1844) Assinale a alternativa CORRETA sobre a herpangina:

a. Doença causada pelo vírus *Coxsackie* A (tipos A1-6, A8, A10).
b. É mais comum durante o inverno.
c. Acomete, frequentemente, crianças com idade inferior a 2 anos.
d. As lesões são mais comuns em áreas queratinizadas, como lábios e palato duro.

Comentários

A herpangina é uma doença causada pelo vírus *Coxsackie* (tipos A1-6, A8, A10), caracteriza-se por febre alta, mal-estar, coriza, dor de garganta, disfagia e pequenas vesículas, mais comuns em áreas pouco queratinizadas como úvula, palato mole, pilares anteriores e, menos frequentemente, nas tonsilas palatinas, sendo mais costumeiro no verão e em crianças de 3 a 10 anos de idade.

Abranches D C, Pimentel DRN, Hirata CHW. Alterações estomatológicas da infância. In: Pignatari SSN, Anselmo-Lima WT (Orgs.). Tratado de otorrinolaringologia, 3.ed. Rio de Janeiro: Elsevier, 2018.
Bussoloti Filho I, Camargo ACK, Liquidato BM, Soler RC, Saliture TBS. Doenças infecciosas da cavidade oral. In: Pignatari SSN, Anselmo-Lima WT (Orgs.). Tratado de otorrinolaringologia, 3.ed. Rio de Janeiro: Elsevier, 2018.

1845) Paciente apresentando úlceras superficiais orais indolores com halo eritematoso em palato e mucosa jugal. Qual a melhor hipótese diagnóstica?

a. Lúpus eritematoso sistêmico.
b. Doença de Kawasaki.
c. Doença de Crohn.
d. Anemia por deficiência de vitamina B12.

Comentários

O lúpus eritematoso sistêmico (LES) é uma doença multissistêmica, autoimune, mais frequente em mulheres jovens. Pode apresentar manifestações orais como evento primário, como: ulcerações superficiais orais com halo eritematoso (predominantemente no palato duro e mucosa jugal), estomatite aftosa recorrente, lesões semelhantes a líquen plano e leucoplasia; no LES as lesões podem ser indolores ou não, já no lúpus discoide geralmente são dolorosas. A doença de Kawasaki tem como principais manifestações orais lábio seco e eritematoso e língua em "morango"; na doença de Crohn costumam apresentar edema labial, queilite angular, gengivite e úlceras aftoides; e na anemia por deficiência de vitamina B12 verifica-se glossite atrófica e sensação dolorosa na língua.

Ogawa AI, Frizzarini R. Manifestações orais das doenças sistêmicas. In: Pignatari SSN, Anselmo-Lima WT (Orgs.). Tratado de otorrinolaringologia, 3.ed. Rio de Janeiro: Elsevier, 2018.

Respostas
1843) d; 1844) a; 1845) a

1846) Mulher, 30 anos, com história familiar de polipose intestinal apresentando máculas pigmentadas nos lábios e mucosa oral, língua e palato duro. Refere ter retirado um nódulo maligno na mama há 1 ano. Qual a síndrome mais provável desta paciente?

a. Síndrome de Peutz-Jeghers.
b. Síndrome de Albright.
c. Síndrome de Stevens-Johnson.
d. Púrpura de Henoch-Schönlein.

Comentários

A síndrome de Peutz-Jeghers é uma doença hereditária autossômica dominante caracterizada pela presença de polipose gastrointestinal e pigmentação melânica cutaneomucosa, manifesta-se, frequentemente, na segunda década de vida, sem preferência de gênero, possuindo risco maior de desenvolver neoplasias. Apresenta lesões acastanhadas e enegrecidas (manchas circulares) na pele e mucosa oral, mais frequentemente nos lábios, podendo ocorrer também na língua, gengiva, palato duro e/ou mole.

Pimentel DRN, Hirata CH, Abranches DC. Lesões pigmentadas da mucosa oral. In: Pignatari SSN, Anselmo-Lima WT (Orgs). Tratado de otorrinolaringologia, 3.ed. Rio de Janeiro: Elsevier, 2018.

1847) Sobre as manifestações orais associadas à Síndrome da imunodeficiência adquirida (AIDS) é CORRETO dizer que:

a. As infecções fúngicas pelo gênero *Candida* são pouco frequentes nestes pacientes.
b. A leucoplasia pilosa é causada pelo citomegalovírus (CMV) e sua prevalência é de aproximadamente 100% nos pacientes HIV positivos.
c. Os sorotipos mais comuns do papilomavírus humano (HPV) em pacientes com AIDS são 2, 11 e 16.
d. O linfoma não Hodgkin geralmente se apresenta na cavidade oral como massa avermelhada, ulcerada ou não.

Comentários

As infecções fúngicas pelo gênero *Candida* são as mais comuns das complicações orais ocasionadas pelo HIV. A leucoplasia pilosa é causada pelo Epstein-Barr vírus (EBV) e sua prevalência é de aproximadamente 40 a 60% dos pacientes HIV positivos que desenvolverão AIDS em 1 a 2 anos. Os sorotipos mais comuns de papilomavirus humano (HPV) em pacientes com AIDS são 7, 13 e 32. A presença de linfoma não Hodgkin sugere progressão para AIDS e geralmente se apresenta na cavidade oral como uma massa nos tecidos moles, ulceradas ou não associadas a tecidos necróticos.

Miziara ID, Valentini Júnior M. Lesões orais associadas à AIDS. In: Campos CAHD, Costa HODO (Eds.). Tratado de otorrinolaringologia. São Paulo: Roca, 2003. p. 317-23. v. III.

1848) Sobre o tratamento das doenças ulcerogranulomatosas da cavidade oral, assinale a associação CORRETA:

a. GUNA e NOMA – penicilina G benzatina 2.400.000 U, 1 vez por semana, durante 3 semanas.
b. Sífilis secundária e terciária – penicilina, clindamicina, tetraciclina e metronidazol.
c. Histoplasmose – sulfas por tempo prolongado.
d. Leishmaniose – antimoniato de meglumina via EV ou IM ou Anfotericina B.

Comentários

O tratamento recomendado para histoplasmose em casos leves é o itraconazol e, em casos resistentes, a anfotericina B. Os tratamentos para sífilis e GUNA estão invertidos. O tratamento para Leishmaniose está correto.

Camargo ACK, Liquidato BM, Soler RC, Saliture TBS, Bussoloti Filho I. Doenças infecciosas da cavidade oral. In: Pignatari SSN, Anselmo-Lima WT (Orgs.). Tratado de otorrinolaringologia, 3.ed. Rio de Janeiro: Elsevier, 2018.

Respostas
1846) a; 1847) d; 1848) d

1849) Sobre a mucosite oral (MO), assinale a alternativa CORRETA:

a. Crioterapia, com gelo picado na boca por aproximadamente 1 hora, sendo administrado o quimioterápico no meio deste período, é uma maneira de prevenir a mucosite oral.
b. A incidência da MO em pacientes submetidos à radioterapia para tratamento de tumores de cabeça e pescoço é de aproximadamente 50%.
c. A prevalência e a gravidade da MO aparentemente é maior em adultos jovens.
d. Avaliação e tratamento odontológico prévio ao esquema antineoplásico tem um papel pouco importante na prevenção da MO.

Comentários

Crioterapia usando, por exemplo, gelo picado na boca por aproximadamente 1 hora, sendo administrado o quimioterápico no meio deste período, é uma maneira de tentar prevenir a MO. A incidência da MO em pacientes submetidos à radioterapia para tratamento de tumores de cabeça e pescoço é de aproximadamente 85 a 100%, sendo variável por depender de fatores como agressividade da doença de base e esquema terapêutico antineoplásico. A prevalência e a gravidade da MO, aparentemente, é maior em crianças e pacientes mais velhos. Avaliação e tratamento odontológico prévio ao esquema antineoplásico é importante na prevenção da MO.

Silva L, Santos PSS. Mucosite oral. In: Pignatari SSN, Anselmo-Lima WT (Orgs.). Tratado de otorrinolaringologia, 3.ed. Rio de Janeiro: Elsevier, 2018.

1850) Sobre as afecções da língua, qual a afirmação MAIS CORRETA?

a. A língua fissurada, plicata ou escrotal é uma condição rara.
b. A língua geográfica (glossite migratória benigna) não apresenta predisposição familiar.
c. A língua pilosa também é conhecida como língua saburrosa e língua pilosa negra.
d. A língua atrófica ou careca não possui maiores implicações clínicas, não sendo necessária maior investigação complementar.

Comentários

A língua fissurada, plicata ou escrotal é uma alteração relativamente frequente e pode associar-se à língua geográfica em 50% dos casos. A língua geográfica (glossite migratória benigna), embora de etiologia ainda desconhecida, apresenta predisposição familiar. A língua pilosa também é conhecida como língua saburrosa e língua pilosa negra. A glossite atrófica associa-se a causas locais ou sistêmicas como: deficiência de vitamina B12, anemia ferropriva, deficiência de ácido fólico, ingestão de alimentos muito quentes ou picantes, próteses orais, diabetes, alergia (alimentos, creme dental, enxaguante bucal ou medicamentos), psoríase, doença celíaca, síndrome de Sjögren, sífilis, entre outros; portanto, deve ser realizada investigação clínica adequada.

Lemos-Júnior CA, Migliari DA. Afecções da língua. In: Pignatari SSN, Anselmo-Lima WT (Orgs.). Tratado de otorrinolaringologia, 3.ed. Rio de Janeiro: Elsevier, 2018.

1851) Qual dos quadros abaixo não apresenta, habitualmente, risco de malignização?

a. Queilite actínica.
b. Glossite romboide mediana.
c. Líquen plano.
d. Leucoplasia verrucosa.

Comentários

A glossite romboide mediana, ou atrofia papilar central, no passado foi considerada uma alteração do desenvolvimento da língua, mas, atualmente, a maioria dos autores considera tratar-se de uma infecção fúngica crônica associada, em 90% dos casos, à colonização por *Candida albicans*.

Silva L, Maciel FA, Lopes MA. Lesões brancas de boca. In: Pignatari SSN, Anselmo-Lima WT (Orgs.). Tratado de otorrinolaringologia, 3.ed. Rio de Janeiro: Elsevier, 2018.

Respostas

1849) a; 1850) c; 1851) b

1852) Sobre as lesões brancas neoplásicas da boca ou com potencial de malignização, é CORRETO afirmar que:

a. A fibrose submucosa é uma afeção bucal crônica, insidiosa e progressiva e apresenta risco aproximado de malignização de 4%.
b. As leucoplasias não homogêneas apresentam risco de transformação maligna em torno de 6-10%.
c. As leucoplasias homogêneas apresentam risco de transformação maligna de aproximadamente 0,6 a 5%.
d. As leucoplasias não homogêneas verrucosas proliferativas apresentam risco de transformação maligna de aproximadamente 50%.

Comentários

A fibrose submucosa é uma afeção oral crônica, insidiosa e progressiva, sendo seu risco aproximado de malignização de 8% quando acompanhada por longos períodos. As leucoplasias homogêneas apresentam risco de transformação maligna de aproximadamente 0,6 a 5%, enquanto as leucoplasias não homogêneas em torno de 20 a 25%, e a leucoplasia verrucosa proliferativa apresenta risco de 70 a 100% de malignização em longo prazo.

Silva L, Maciel FA, Lopes MA. Lesões brancas de boca. In: Pignatari SSN, Anselmo-Lima WT (Orgs.). Tratado de otorrinolaringologia, 3.ed. Rio de Janeiro: Elsevier, 2018.

1853) Assinale a alternativa MAIS CORRETA sobre tumores benignos da boca:

a. Hemangiomas são malformações compostas de brotos endoteliais que se infiltram em estruturas adjacentes. Sua prevalência no sexo feminino é de 2:1.
b. As mucoceles orais são cistos de retenção de glândulas salivares menores acometendo, mais comumente, o palato mole.
c. Rânula geralmente está associada à obstrução traumática do ducto de uma glândula submandibular.
d. O fibroma traumático ou irritativo é um tumor com risco de transformação maligna.

Comentários

Hemangiomas são malformações compostas de brotos endoteliais que se infiltram em estruturas adjacentes e têm prevalência maior no sexo feminino (2:1). As mucoceles orais são cistos de retenção de glândulas salivares menores e acometem, mais comumente, o lábio inferior. Rânula geralmente está associada à obstrução traumática do ducto de uma glândula sublingual. O fibroma traumático ou irritativo é um tumor vegetante, com origem provável por trauma crônico gerando hiperplasia fibrosa e tecido de granulação como mecanismo de reparo; apesar de não apresentar risco de transformação maligna, é frequente ocorrer recidiva se persistir o fator traumático.

Dedivitis RA, Guimarães AV. Tumores benignos da boca In: Pignatari SSN, Anselmo-Lima WT (Orgs.). Tratado de otorrinolaringologia, 3.ed. Rio de Janeiro: Elsevier, 2018.

1854) Qual das alternativas está errada?

a. As lesões orais podem ser as primeiras manifestações de diversas doenças sistêmicas.
b. As doenças autoimunes frequentemente apresentam-se com lesões orais.
c. As lesões orais em doenças sistêmicas têm sempre o padrão ulcerado.
d. Lesão oral associada à história clínica e exame físico detalhado podem fazer diagnóstico de diversas doenças sistêmicas.

Comentários

A alternativa **c** está errada, pois as lesões podem variar amplamente de padrão. Por exemplo, tumorações, úlceras, petéquias, máculas, vesículas e outros.

Campos CAHD, Costa HODO (Eds.). Tratado de otorrinolaringologia, 2.ed. São Paulo: Roca, 2003. v. IV.

Respostas
1852) c; 1853) a; 1854) c

1855) São exemplos de doenças autoimunes que se manifestam com lesões orais:
a. Doença de Crohn, anemia ferropriva e sarcoidose.
b. Leucemia, lúpus eritematoso sistêmico e polimiosite.
c. Síndrome de Sjögren, esclerodermia e lúpus eritematoso sistêmico.
d. Poliarterite nodosa, polimiosite e esclerodermia.

Comentários

A alternativa **c** está certa, pois é a única que apresenta três doenças de causa autoimune.

Campos CAHD, Costa HODO (Eds.). Tratado de otorrinolaringologia. 2.ed. São Paulo: Roca, 2003. v. IV.
Laskaris G. Color atlas of oral diseases, 2nd ed. New York: Thieme, 1994.

1856) Diversas doenças endocrinológicas podem-se manifestar com lesões orais, EXCETO:
a. Hipotireoidismo.
b. Fibrose cística.
c. Diabetes *mellitus*.
d. Insuficiência adrenocortical.

Comentários

A fibrose cística é considerada uma doença de causa metabólica e não endócrina. Lesões orais podem estar presentes pelo ressecamento da mucosa e é frequente um difuso edema de lábios.

Laskaris G. Color atlas of oral diseases, 2nd ed. New York: Thieme, 1994.

1857) Quais das doenças a seguir podem apresentar-se com lesões ulceradas?
a. Esclerodermia e doença de Kawasaki.
b. Poliarterite nodosa e anemia talassêmica.
c. Leucemia e síndrome de Sjögren.
d. Doença de Crohn e leucemia.

Comentários

Lesões orais podem estar presentes em 10-20% dos pacientes portadores da doença de Crohn; úlceras aftoides difusas e ulceração no palato estão entre elas. A mucosa oral é afetada em 80% ou mais dos pacientes portadores de leucemias agudas; úlceras difusas aparecem, principalmente, na gengiva, podendo evoluir para necrose periodontal.

Laskaris G. Color atlas of oral diseases, 2nd ed. New York: Thieme, 1994.

1858) PFR, 32 anos, chega ao PS com fortes dores articulares, dispneia leve e ao exame físico apresenta lesões ulceradas e dolorosas em mucosa jugal e palato mole. À ausculta pulmonar E, o MV e a broncofonia estão diminuídos. Suspeita diagnóstica:
a. Esclerodermia.
b. Granulomatose de Wegener.
c. Lúpus eritematoso sistêmico.
d. Tuberculose.

Comentários

A suspeita diagnóstica é de LES. Em 30-40% dos pacientes com lúpus podem-se encontrar lesões na mucosa oral, sendo que as lesões ulceradas e dolorosas em mucosa jugal são frequentes. O fato de o paciente ser do sexo feminino, apresentar dores articulares e dispneia também colabora para a suspeita, pois a doença acomete articulações e a pleura (pleurites) com grande frequência.

Campos CAHD, Costa HODO (Eds.). Tratado de otorrinolaringologia. 2.ed. São Paulo: Roca, 2003. v. IV.
Laskaris G. Color atlas of oral diseases, 2nd ed. New York: Thieme, 1994.

Respostas
1855) c; 1856) b; 1857) d; 1858) c

1859) A glossite atrófica pode estar presente em pacientes com:
a. Leucemia.
b. Anemia perniciosa.
c. Escarlatina.
d. Doença de Kawasaki.

Comentários

A anemia perniciosa é uma anemia megaloblástica causada pela deficiência de vitamina B12, que pode aparecer em pacientes com disfunções pancreáticas, parasitoses, doenças do íleo, pacientes submetidos à gastrectomia (atenção para algumas técnicas da cirurgia bariátrica tão comuns nos dias de hoje). A manifestação oral é frequente e precoce, podendo ser o único sinal clínico.

Campos CAHD, Costa HODO (Eds). Tratado de otorrinolaringologia. 2.ed. São Paulo: Roca, 2003. v. IV.
Laskaris G. Color atlas of oral diseases, 2nd ed. New York: Thieme, 1994.

1860) Considerando as infecções virais a seguir, qual NÃO costuma manifestar-se com lesões orais?
a. Herpangina.
b. Mononucleose.
c. Gripe por H1N1.
d. Varicela.

Comentários

A infecção pelo vírus H1N1 não costuma manifestar-se com lesões orais.

Laskaris G. Color atlas of oral diseases, 2nd ed. New York: Thieme, 1994.

1861) São lesões que podem aparecer na mucosa oral de pacientes com tuberculose e sífilis secundária, respectivamente:
a. Petéquias e úlcera labial.
b. Úlcera no dorso da língua e lesão macular no palato mole.
c. Úlcera labial e úlcera gengival.
d. Lesão macular no palato mole e úlcera em palato duro.

Comentários

Apesar de não ser uma localização comum na tuberculose, a lesão oral pode estar presente e é ulcerada, irregular, indolor, mais frequente no dorso da língua. Pode aparecer, também, em palato, mucosa jugal e lábios. Na sífilis secundária, as manifestações cutaneomucosas são frequentes; a forma macular e múltipla no palato mole é bem típica.

Laskaris G. Color atlas of oral diseases, 2nd ed. New York: Thieme, 1994.

1862) São considerados diagnósticos diferenciais do eritema multiforme, EXCETO:
a. Gengivoestomatite herpética primária.
b. Pênfigo vulgar.
c. Síndrome de Stevens-Johnson.
d. Psoríase.

Comentários

Na psoríase são raras as lesões em mucosa oral; quando aparecem, localizam-se no dorso da língua, similar à língua geográfica. A gengiva e a mucosa jugal também podem ser afetadas.

Laskaris G. Color atlas of oral diseases, 2nd ed. New York: Thieme, 1994.

Respostas
1859) b; 1860) c; 1861) b; 1862) d

1863) Petéquias no palato mole ou duro, equimose na mucosa jugal mais sangramento gengival frequente podem estar presentes na:
a. Anemia aplástica.
b. Agranulocitose.
c. Púrpura trombocitopênica.
d. Neutropenia congênita.

Comentários

Na púrpura trombocitopênica são frequentes e típicas as lesões decorrentes do sangramento da mucosa oral: petéquias e equimose. O palato e a gengiva são os locais mais acometidos.

Campos CAHD, Costa HODO (Eds.). Tratado de otorrinolaringologia. 2.ed. São Paulo: Roca, 2003. v. IV.

1864) Qual das alternativas a seguir inclui apenas variações da normalidade da cavidade oral?
a. Tórus palatino, grânulos de Fordyce, língua fissurada, leucoplasia.
b. Pigmentação melânica racial, tórus palatino, grânulos de Fordyce, língua geográfica.
c. Tórus mandibular, glossite romboide mediana, leucoedema, lesão aftosa recorrente.
d. Leucoedema, grânulos de Fordyce, língua fissurada, líquen plano.

Comentários

Essas alterações não são consideradas doenças e não possuem indicação de tratamento, sendo apenas variações da normalidade da cavidade oral.

Boraks S. Medicina bucal: tratamento clínico-cirúrgico das doenças bucomaxilofaciais. Porto Alegre: Artmed, 2011.

1865) Fenda suprabasal no epitélio escamoso estratificado, com a presença de acantólise, perda de adesão dos queratinócitos são características histológicas de:
a. Líquen plano.
b. Penfigoide de membranas mucosas.
c. Pênfigo vulgar.
d. Eritema multiforme.

Comentários

O pênfigo vulgar é uma doença imunomediada, com formação de bolhas em pele e mucosa. A mucosa oral é bastante acometida, pois é revestida pelo epitélio escamoso estratificado, tecido-alvo na patogênese da doença.

Caldas Neto S, Mello Júnior JF, Martins RHG, Costa SS (Eds.). Tratado de otorrinolaringologia e cirurgia cervicofacial, 2.ed. São Paulo: Roca, 2011. v. IV.

1866) Dermatose neutrofílica de curso crônico, caracterizada pela tríade de úlceras orais, genitais e uveíte, refere-se à:
a. Síndrome de Albright.
b. Doença de Addison.
c. Síndrome de Peutz-Jeghers.
d. Síndrome de Behçet.

Comentários

A doença de Behçet é uma vasculite crônica, recorrente, multissistêmica, definida pela tríade clássica: aftas orais, genitais e uveíte de caráter recidivante.

Caldas Neto S, Mello Júnior JF, Martins RHG, Costa SS (Eds.). Tratado de otorrinolaringologia e cirurgia cervicofacial, 2.ed. São Paulo: Roca, 2011. v. IV.

Respostas
1863) c; 1864) b; 1865) c; 1866) d

1867) Artrite, pleurite, pericardite, fotossensibilidade, *rash* malar e manifestações orais, como úlceras superficiais indolores com halo eritematoso em palato e mucosa jugal, são características de:

a. Doença de Crohn.
b. Síndrome de Behçet.
c. Síndrome de Sjögren.
d. Lúpus eritematoso sistêmico.

Comentários

O lúpus eritematoso sistêmico é uma doença autoimune caracterizada por desenvolvimento de focos inflamatórios em vários tecidos e órgãos.

Caldas Neto S, Mello Júnior JF, Martins RHG, Costa SS (Eds.). Tratado de otorrinolaringologia e cirurgia cervicofacial, 2.ed. São Paulo: Roca, 2011. v. IV.

1868) Acometimento de pele e mucosa, podendo atingir mãos, pés, pernas e braços, com manifestação oral através de úlceras rasas extensas, recobertas por exsudato amarelado, generalizadas e dolorosas, sintomas de disfagia, sialorreia, sinais prodrômicos como mal-estar geral, hipertermia, cefaleia, coriza, faringite, dor muscular e articular, caracterizam:

a. Leishmaniose.
b. Eritema multiforme.
c. Herpes.
d. Hanseníase.

Comentários

Eritema multiforme, doença de etiologia desconhecida, lesões de natureza sistêmica, de eclosões bruscas em pele e mucosa, geralmente como resposta inflamatória de reação de hipersensibilidade por contato ou ingestão de certas drogas.

Boraks S. Medicina bucal: tratamento clínico-cirúrgico das doenças bucomaxilofaciais. Porto Alegre: Artmed, 2011.
Caldas Neto S, Mello Júnior JF, Martins RHG, Costa SS (Eds.). Tratado de otorrinolaringologia e cirurgia cervicofacial, 2.ed. São Paulo: Roca, 2011. v. IV.

1869) Doença sistêmica causada por um fungo, cuja sintomatologia inicial é referida na boca, porém, a infecção bucal sucede a pulmonar. Trata-se de:

a. Paracoccidioidomicose.
b. Candidíase.
c. Leishmaniose.
d. Mononucleose infecciosa.

Comentários

O *Paracoccidioides brasiliensis* é um fungo que tem como hábitat a terra e os vegetais rasteiros, causando a paracoccidioidomicose por inalação. O indivíduo se contamina ao levar à boca os vegetais ou as mãos contaminadas por eles.

Caldas Neto S, Mello Júnior JF, Martins RHG, Costa SS (Eds.). Tratado de otorrinolaringologia e cirurgia cervicofacial, 2.ed. São Paulo: Roca, 2011. v. IV.

1870) Sinal clínico mais comum na síndrome de ardência bucal:

a. Despigmentação da mucosa.
b. Exulceração.
c. Eritroplasia.
d. Não apresenta nenhum sinal clínico.

Comentários

A síndrome da ardência bucal se caracteriza pela ausência de sinais clínicos, porém, acompanhada de múltiplas queixas somáticas, geralmente em mulheres idosas, após menopausa, portadoras de distúrbios emocionais.

Caldas Neto S, Mello Júnior JF, Martins RHG, Costa SS (Eds.). Tratado de otorrinolaringologia e cirurgia cervicofacial, 2.ed. São Paulo: Roca, 2011. v. IV.

Respostas
1867) d; 1868) b; 1869) a; 1870) d

1871) Manchas de coloração enegrecida intensa, localizadas na pele peribucal, na mucosa labial e, ainda, na mucosa jugal, em decorrência da deposição de melanina, sob a forma de manchas circulares múltiplas em pequena dimensão. Podem ocorrer, também, no lábio e na gengiva, no palato duro, mole e na língua, associadas a um importante distúrbio sistêmico, a polipose intestinal. Essas características referem-se à:

a. Síndrome de Addison.
b. Síndorme de Albright.
c. Síndrome de Peutz-Jeghers.
d. Síndrome de Sturge-Weber.

Comentários

A síndrome de Peutz-Jeghers é uma doença genética autossômica dominante, caracterizada por polipose intestinal e por máculas pigmentadas nos lábios e na mucosa oral. O quadro de polipose intestinal é benigno, porém, os pacientes possuem grande tendência a desenvolver tumores malignos em diversos órgãos (fígado, pulmões, intestinos, mamas), sendo necessário o acompanhamento contínuo.

Caldas Neto S, Mello Júnior JF, Martins RHG, Costa SS (Eds.). Tratado de otorrinolaringologia e cirurgia cervicofacial, 2.ed. São Paulo: Roca, 2011. v. IV.

1872) Em relação às manifestações orais das doenças inflamatórias intestinais, é CORRETO afirmar que:

a. A retocolite ulcerativa idiopática pode cursar com lesões aftoides profundas no palato duro.
b. A doença de Crohn pode envolver todo o tubo gastrointestinal, desde a boca até o ânus, formando granulomas e fissuras.
c. Lesões intraorais ocorrem em até 10% dos portadores de doença de Crohn e nunca precedem o quadro intestinal.
d. O típico aspecto de lesão em cobblestone (calçamento em pé de moleque) está relacionado com a retocolite ulcerativa.

Comentários

A doença de Crohn é uma moléstia inflamatória intestinal que pode acometer qualquer segmento do tubo digestório, da boca ao ânus, ao contrário da retocolite ulcerativa idiopática, que se restringe aos cólons. Não é infrequente o acometimento da cavidade oral, e as lesões orais podem preceder o aparecimento das lesões intestinais, constituindo importante indício clínico que pode orientar o diagnóstico.

Caldas Neto S, Mello Júnior JF, Martins RHG, Costa SS (Eds.). Tratado de otorrinolaringologia e cirurgia cervicofacial, 2.ed. São Paulo: Roca, 2011. v. IV.
Kumar V, Abbas AK, Aster JC, Robbins FN. Cotran pathologic basis of disease, 7th ed. Filadélfia: Sunders, 2005.
Trost LB, Mcdonell JK. Important cutaneous manifestations of inflammatory bowel disease. Postgrad Med J 2005;81:580-5.

1873) Durante crises de afta, a droga de escolha para tratamento é:

a. Corticosteroide tópico.
b. Dapsona.
c. Colchicina.
d. Corticosteroide sistêmico.

Comentários

Durante as crises, o tratamento de eleição é apenas local. Outras drogas podem ser usadas nos intervalos entre as crises, se a doença for de repetição, para evitar o aparecimento de novos episódios.

Caldas Neto S, Mello Júnior JF, Martins RHG, Costa SS (Eds.). Tratado de otorrinolaringologia e cirurgia cervicofacial, 2.ed. São Paulo: Roca, 2011. v. II.

Respostas
1871) c; 1872) b; 1873) a

1874) A queilite angular é uma condição que acomete a mucosa labial, cujo agente etiológico mais comum é:
a. Vírus herpes.
b. Vírus Epstein-Barr.
c. Estreptococos do grupo A.
d. *Candida albicans*.

Comentários

A queilite angular é uma condição geralmente causada por fungos que acometem o ângulo labial.

Caldas Neto S, Mello Júnior JF, Martins RHG, Costa SS (Eds.). Tratado de otorrinolaringologia e cirurgia cervicofacial, 2.ed. São Paulo: Roca, 2011. v. II.

1875) A leucoplasia pilosa é uma condição:
a. Causada pelo vírus Epstein-Barr e que acomete indivíduos portadores de hepatite B.
b. Causada pelo herpesvírus e que acomete pacientes portadores de hepatite C.
c. Causada pelo vírus Epstein-Barr e que acomete indivíduos portadores do HIV.
d. Causada por fungos e que acomete indivíduos tabagistas.

Comentários

A leucoplasia pilosa é uma condição de alta prevalência em portadores do vírus HIV (chegando a 38% dos casos) e é causada pelo vírus EB.

Caldas Neto S, Mello Júnior JF, Martins RHG, Costa SS (Eds.). Tratado de otorrinolaringologia e cirurgia cervicofacial, 2.ed. São Paulo: Roca, 2011. Volume II.

1876) A causa básica da doença de Behçet é:
a. Necrose da mucosa por imunocomplexos.
b. Traumática.
c. Infecção viral.
d. Vasculite.

Comentários

A doença de Behçet caracteriza-se por ser uma vasculite crônica, recorrente e multissistêmica definida pela tríade: aftas orais, genitais e uveíte.

Caldas Neto S, Mello Júnior JF, Martins RHG, Costa SS (Eds.). Tratado de otorrinolaringologia e cirurgia cervicofacial, 2.ed. São Paulo: Roca, 2011. v. II.

1877) Em relação à sífilis oral, é CORRETO afirmar que:
a. A sífilis primária é representada pelo cancro duro, que ocorre, em média, 6 semanas após o contágio.
b. A boca é a localização extragenital mais frequente da doença.
c. As lesões secundárias são extremamente dolorosas.
d. A "lues maligna" tem comportamento neoplásico.

Comentários

A localização bucal é a mais prevalente após as lesões genitais.

Caldas Neto S, Mello Júnior JF, Martins RHG, Costa SS (Eds.). Tratado de otorrinolaringologia e cirurgia cervicofacial, 2.ed. São Paulo: Roca, 2011. v. II.

Respostas
1874) d; 1875) c; 1876) d; 1877) b

1878) Qual é a alternativa CORRETA?
a. *Cancrum oris* é denominação corrente da sífilis oral.
b. A gengivoestomatite ulceronecrótica (guna) pode atingir a maxila e os lábios.
c. Sarampo não é fator predisponente para guna.
d. O agente etiológico mais frequente é o *Staphylococcus aureus*.

Comentários

A guna, inicialmente, compromete o processo alveolar ósseo e papila interdentária, estendendo-se para a mucosa gengivolabial, área maxilar e/ou lábios.

Caldas Neto S, Mello Júnior JF, Martins RHG, Costa SS (Eds.). Tratado de otorrinolaringologia e cirurgia cervicofacial, 2.ed. São Paulo: Roca, 2011. v. II.

1879) Em relação às leucoplasias orais, é CORRETO afirmar que:
a. O epitélio displásico pode ser encontrado em 25% das amostras de biópsias de leucoplasias.
b. As placas brancas são removíveis por raspagem.
c. Representam um aumento puro e simples da camada de queratina.
d. Respondem bem ao tratamento com vitamina B.

Comentários

Embora a leucoplasia seja considerada lesão pré-maligna, a maior parte (cerca de 75%) tem caráter benigno.

Caldas Neto S, Mello Júnior JF, Martins RHG, Costa SS (Eds.). Tratado de otorrinolaringologia e cirurgia cervicofacial, 2.ed. São Paulo: Roca, 2011. v. II.

1880) Qual é a alternativa CORRETA?
a. A queilite actínica está relacionada com predisposição genética.
b. A forma crônica ocorre em indivíduos de pele clara e que se expõem ao sol.
c. As lesões agudas não apresentam crostas.
d. Atinge, mais frequentemente, o lábio superior.

Comentários

A doença é mais comum, inclusive, naqueles indivíduos que trabalham expostos ao sol.

Caldas Neto S, Mello Júnior JF, Martins RHG, Costa SS (Eds.). Tratado de otorrinolaringologia e cirurgia cervicofacial, 2.ed. São Paulo: Roca, 2011. v. II.

1881) Em relação às lesões pigmentares da cavidade oral, pode-se dizer que:
a. A pigmentação racial é a menos frequente delas.
b. A síndrome de Peutz-Jeghers tem caráter dominante.
c. Os melanomas ocorrem, com frequência, antes da puberdade nas mulheres.
d. Os hemangiomas de língua são raros.

Comentários

A síndrome de Peutz-Jeghers (síndrome hereditária de polipose intestinal) é uma doença genética autossômica dominante.

Caldas Neto S, Mello Júnior JF, Martins RHG, Costa SS (Eds.). Tratado de otorrinolaringologia e cirurgia cervicofacial, 2.ed. São Paulo: Roca, 2011. v. II.

Respostas
1878) b; 1879) a; 1880) b; 1881) b

1882) Qual é a alternativa CORRETA?
a. Pigmentação exógena da cavidade bucal não ocorre por via sistêmica.
b. O local de acometimento mais frequente do melanoma oral é o lábio.
c. O diagnóstico de paracoccidiodomicose oral pode ser feito pelo exame micológico direto.
d. A glossite romboide mediana, em geral, é causada por vírus do herpes tipo II.

Comentários

O exame micológico direto é um teste diagnóstico rápido e prático na blastomicose sul-americana.

Caldas Neto S, Mello Júnior JF, Martins RHG, Costa SS (Eds.). Tratado de otorrinolaringologia e cirurgia cervicofacial, 2.ed. São Paulo: Roca, 2011. v. II.

1883) Os seguintes achados fazem parte da doença de Behçet, EXCETO:
a. Aftas orais.
b. Lesões genitais.
c. Uveíte.
d. Xerostomia.

Comentários

A tríade de critérios maiores da doença de Behçet é representada por aftas orais, genitais e uveíte.

Caldas Neto S, Mello Júnior JF, Martins RHG, Costa SS (Eds.). Tratado de otorrinolaringologia e cirurgia cervicofacial, 2.ed. São Paulo: Roca, 2011. v. II.

1884) O único nervo que não está envolvido na sensação gustatória é o nervo:
a. Corda do tímpano.
b. Glossofaríngeo.
c. Vago.
d. Petroso superficial.

Comentários

O nervo petroso superficial é ramo do nervo facial e responsável pela formação do nervo vidiano junto ao nervo petroso profundo em direção ao gânglio esfenopalatino que é parassimpático e responsável pela inervação da glândual lacrimal.

Miniti A, Bento RF, Butugan O. Otorrinolaringologia clínica e cirúrgica, 2.ed. Rio de Janeiro: Atheneu, 2001.

Respostas
1882) c; 1883) d; 1884) d

1885) Paciente de 28 anos com queixa de incômodo em cavidade oral há 10 dias, nega febre ou odinofagia. O exame físico da cavidade oral é mostrado na foto a seguir.
Qual é a principal hipótese diagnóstica?

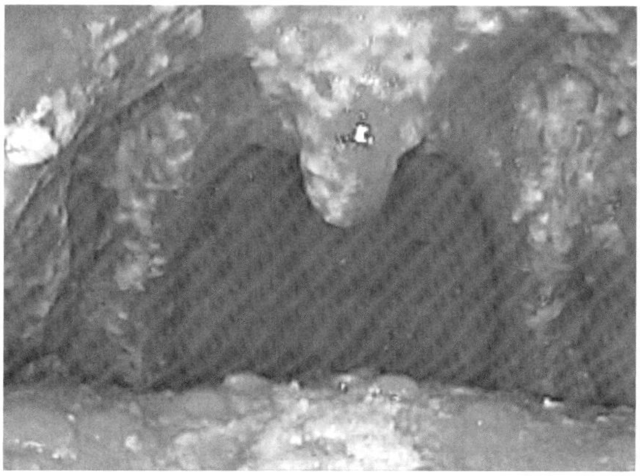

a. Sífilis.
b. Líquen plano.
c. Leucoplasia.
d. Monilíase oral.

Comentários

A figura mostra lesões brancas por toda a cavidade oral de aspecto pseudomembranoso que podem se destacar ao raspar com a espátula de exame. Esse aspecto sugere a forma pseudomembranosa da candidíase (monilíase oral).

Miziara et al. Condutas práticas em estomatologia, disciplina de otorrinolaringologia da FMUSP, 2007.

1886) Paciente é submetido à biópsia de lesão oral e um dos achados é a acantólise. Qual é o provável diagnóstico?
a. Leucoplasia.
b. Líquen plano.
c. Pênfigo vulgar.
d. Penfigoide de membranas mucosas.

Comentários

A acantólise suprabasal ocorre em razão do desprendimento das células intraepiteliais em decorrência de agressão autoimune contra os desmossomos que são responsáveis pela adesão celular intraepitelial.

Aoki V, Maruta CW e Santi CG. Dermatoses bolhosas autoimunes. Rio de Janeiro: Editora Atheneu, 2016.

Respostas
1885) d; 1886) c

1887) Sobre as lesões pré-malignas é CORRETO afirmar que:
   a. As leucoplasias têm risco de malignização em torno de 50%.
   b. As eritroplasias têm risco de malignização em torno de 50%.
   c. O líquen plano não tem necessidade de acompanhamento clínico próximo, pois não há risco de malignização.
   d. A leucoplasia verrucosa proliferativa é mais comum em pacientes acima dos 50 anos e tem como diagnóstico diferencial o carcinoma verrucoso.

Comentários

O risco de malignização de leucoplasias varia de 5-30% e o das eritroplasias em 90%. O líquen plano na mucosa oral está associado a maior risco de desenvolvimento de câncer. A leucoplasia verrucosa proliferativa é mais comum na população idosa, apresentando-se como placas múltiplas e assimétricas que se tornam verrucosas, com aspecto muito semelhante ao carcinoma verrucoso.

Campos CAHD, Costa HODO (Eds.). Tratado de otorrinolaringologia, 2.ed. São Paulo: Roca, 2003. c. 10 e 60. v. IV.
Caldas Neto S, Mello Júnior JF, Martins RHG, Costa SS (Eds.). Tratado de otorrinolaringologia e cirurgia cervicofacial, 2.ed. São Paulo: Roca, 2011. v. IV.
Shah J, Kowalski LP. Cirurgia de cabeça e pescoço, 2.ed. Rio de Janeiro: Revinter, 2000.

1888) Dentre os fatores de risco para o câncer de boca é CORRETO afirmar que:
   a. O etilismo é o fator de risco mais importante do câncer de boca.
   b. O tabagismo e o etilismo são responsáveis por um risco 30 vezes maior de desenvolvimento de câncer de boca.
   c. O HPV é o principal fator de risco em pacientes acima de 50 anos.
   d. Não há diferença de incidência de câncer de boca relacionado com o sexo.

Comentários

Os fatores de risco para desenvolvimento de câncer de boca são tabagismo, etilismo (juntos aumentam o risco de desenvolvimento tumoral em 30 vezes) e infecção por HPV, hoje com importância na população mais jovem. A incidência em homens é 2 vezes maior que em mulheres (INCA – www.inca.gov.br, estimativa 2012).

Campos CAHD, Costa HODO (Eds.). Tratado de otorrinolaringologia, 2.ed. São Paulo: Roca, 2003. c. 10 e 60. v. IV.
Caldas Neto S, Mello Júnior JF, Martins RHG, Costa SS (Eds.). Tratado de otorrinolaringologia e cirurgia cervicofacial, 2.ed. São Paulo: Roca, 2011. v. IV.
Shah J, Kowalski LP. Cirurgia de cabeça e pescoço, 2.ed. Rio de Janeiro: Revinter, 2000.

1889) A imunofluorescência é uma técnica utilizada para diagnóstico das doenças bolhosas autoimunes. Qual das alternativas representa o exame e o anticorpo que são utilizados no diagnóstico do pênfigo vulgar?
   a. Imunofluorescência direta, IgA.
   b. Imunofluorescência direta, IgG.
   c. Imunofluorescência indireta, IgG.
   d. Imunofluorescência indireta, IgM.

Comentários

O pênfigo vulgar é doença autoimune mediada por IgG contra proteínas do desmossomo. A imunofluorescência direta é o método para diagnóstico da doença sendo que a indireta é importante no acompanhamento dos pacientes.

Aoki V, Maruta CW e Santi CG. Dermatoses bolhosas autoimunes. Rio de Janeiro: Editora Atheneu, 2016.

Respostas
1887) d; 1888) b; 1889) b

1890) Mulher, 48 anos, comparece ao consultório com queixa de lesões orais dolorosas há 30 dias. Ao exame físico não apresenta lesões no momento. Porém, ao remover a espátula de exame, foi observada uma bolha no local. Qual é o nome desta manobra? E qual é o provável diagnóstico?

a. Sinal de Nikolsky, pênfigo vulgar.
b. Sinal de Nikolsky, penfigoide bolhoso.
c. Estrias de Wickham, líquen plano.
d. Afta *major*, doença de Behçet.

Comentários

O sinal de Nikolsky representa fragilidade na adesão celular onde, ao trauma, existe a quebra desta adesão e a consequente formação de bolhas. Esta facilidade na formação de bolhas ao sinal de Nikolsky é vista com frequência no pênfigo vulgar.

Miziara et al,. Condutas práticas em estomatologia, disciplina de otorrinolaringologia da FMUSP, 2007.

Respostas

1890) a

FONIATRIA

CAPÍTULO 10

TRANSTORNO DO ESPECTRO AUTISTA E DISFLUÊNCIA

1891) A gagueira é uma disfluência da fala. Quanto à epidemiologia da gagueira do neurodesenvolvimento, podemos afirmar que:

a. A idade de início é entre 7 e 10 anos de idade.
b. A incidência é igual para ambos os sexos em todas as faixas etárias.
c. A incidência na população é de 5% e a prevalência 1%.
d. O risco entre parentes biológicos de primeiro grau é o mesmo da população em geral.

Comentários

5% das crianças apresentam disfluência durante a aquisição de linguagem, mas apenas 1% permanece gaguejando cronicamente. A idade de início é entre 2 e 7 anos para 80-90% dos afetados.
A incidência é igual para ambos os sexos na infância, mas há um predomínio da gagueira nos homens na vida adulta. O risco entre parentes biológicos de uma pessoa que gagueja é mais de 3 vezes maior.

Pirana S. Disfluência da fala – gagueira e taquifemia. In: Pinna FR, Bezerra TFP, Frizzarini R, Lourençone LFM (Orgs.). Associação Brasileira de Otorrinolaringologia e Cirurgia Cérvico-Facial. PRO-ORL Programa de Atualização em Otorrinolaringologia: Ciclo 14. Porto Alegre: Artmed, 2020. p. 57-75 (Sistema de Educação Continuada a Distância, v.4).

1892) Entre os critérios do DSM-V (Manual Diagnóstico e Estatístico dos Transtornos Mentais – 5ª edição) para diagnóstico e classificação da gagueira do neurodesenvolvimento, encontra-se:

a. Perturbações na fluência normal em alterar o padrão temporal da fala; inapropriadas para idade e para as habilidades linguísticas do indivíduo persistentes.
b. Causa ansiedade em relação à fala ou a limitações na comunicação efetiva, participação social ou no desempenho acadêmico ou profissional.
c. O início dos sintomas ocorre tardiamente, após um período de desenvolvimento adequado da fala e linguagem.
d. Não é atribuível a déficit motor da fala ou sensorial; sendo causada por lesão neurológica, não sendo mais bem explicada por outro transtorno mental.

Comentários

Para o diagnóstico de gagueira deve haver impacto na comunicação.
A perturbação da fluência altera o padrão temporal da fala, o início dos sintomas ocorre precocemente no período de desenvolvimento da linguagem e não é causado por lesão neurológica.

American Psychiatric Association - APA. Manual diagnóstico e estatístico de transtornos mentais: DSM-5. Porto Alegre: Artmed, 2014.

Respostas
1891) c; 1892) b

1893) São fatores de risco para a cronificação da gagueira:

a. Sexo feminino, início antes dos 3 anos de idade.
b. Distúrbios do sono, prematuridade.
c. Gaguejar por menos de 6 meses do início do tratamento.
d. Ausência de interferências familiares e emocionais.

Comentários

Entre os fatores de risco para cronificação da gagueira encontram-se: sexo masculino, início após 3 anos de idade, gaguejar por mais de 6 meses do início do tratamento e interferências familiares e emocionais.

Pirana S. Disfluência da fala – gagueira e taquifemia. In: Pinna FR, Bezerra TFP, Frizzarini R, Lourençone LFM (Orgs.). Associação Brasileira de Otorrinolaringologia e Cirurgia Cérvico-Facial. PRO-ORL Programa de Atualização em Otorrinolaringologia: Ciclo 14. Porto Alegre: Artmed, 2020. p. 57-75 (Sistema de Educação Continuada a Distância, v.4).

1894) Pais de uma criança de 2 anos e 8 meses vem à consulta preocupados, pois está gaguejando em alguns momentos. Iniciou as primeiras palavras com 1 ano e 3 meses, fala bastante, usa frases com 2 a 3 palavras e subitamente começou a gaguejar há 2 meses, quando nasceu o irmãozinho. Qual seria a melhor conduta neste momento?

a. Orientar que se trata de disfluência normal da infância e que irá desaparecer até os 5 anos, quando só então podemos falar em gagueira e instituir tratamento.
b. Encaminhar para terapia psicológica, pois a causa é emocional, em decorrência do nascimento do irmão.
c. Corrigir a criança quando apresentar rupturas, para que o padrão de fala não se fixe, cronificando o quadro.
d. Orientar que lentifiquem a velocidade da fala ao conversarem com a criança, fornecendo um modelo de fala adequada.

Comentários

Há controvérsias se existe disfluência normal da infância; esperar mais de 6 meses para iniciar intervenção terapêutica aumenta significativamente a chance de cronificação da gagueira. A causa da gagueira não é emocional, portanto, não há indicação de terapia psicológica em crianças pequenas; o nascimento do irmão não é fator causal. Não se deve corrigir a criança ou chamar atenção para as alterações da fala. Apresentar um modelo de fala adequado é a melhor orientação.

Pirana S. Disfluência da fala – gagueira e taquifemia. In: Pinna FR, Bezerra TFP, Frizzarini R, Lourençone LFM (Orgs.). Associação Brasileira de Otorrinolaringologia e Cirurgia Cérvico-Facial. PRO-ORL Programa de Atualização em Otorrinolaringologia: Ciclo 14. Porto Alegre: Artmed, 2020. p. 57-75 (Sistema de Educação Continuada a Distância, v. 4).

1895) Com relação aos estudos de neuroimagem e funcionais nos indivíduos que gaguejam, podemos afirmar:

a. Os achados são semelhantes entre gagos recuperados e gagos cronificados (que permanecem gaguejando).
b. Na área de Broca há atividades neurais distintas para processamento fonológico, do léxico e da gramática.
c. Há uma atividade dopaminérgica diminuída nos indivíduos que gaguejam, na região dos núcleos da base.
d. A pessoa que gagueja não consegue antecipar seus momentos de disfluência (rupturas).

Comentários

Temos atividades neurais distintas na área de Broca: exames de neuroimagem conferem que existem processamentos neurais distintos e rotas diferentes para processar o som, armazenar o significado e transformar em aprendizado as palavras.

Sahin N, Pinker S, Cash S, Schomer D, Halgren E. Sequential processing of lexical, grammatical, and phonological information within Broca's area. Science 2009;326(5951):445-9.

Respostas
1893) b; 1894) d; 1895) b

1896) O diagnóstico do autismo mudou do DSM-IV para o DSM-V (Manual Diagnóstico e Estatístico dos Transtornos Mentais – 5ª edição). Entre as mudanças, podemos assinalar:
a. Os vários subgrupos do transtorno do espectro autista – TEA, foram desmembrados no DSM-V.
b. Critério do DSM IV sobre comunicação e social foram desmembrados em 3 no DSM-V.
c. O DSM-V mantém a ocorrência de alterações sensoriais como critério diagnóstico.
d. Foi incluída no DSM-V uma escala de severidade para orientação terapêutica e acompanhamento da evolução.

Comentários

A escala de severidade para cada um dos domínios foi incluída no DSM-V. A diferenciação entre desenvolvimento típico e TEA é segura e confiável, porém, as evidências atuais não sustentam a distinção entre os vários subgrupos do diagnóstico e o grupo de trabalho decidiu reuni-los em um único diagnóstico no DSM-V. Os critérios sobre comunicação e social foram unificados no DSM-V. A ocorrência de alterações sensoriais não era prevista no DSM-IV.

Celeri EHRV. Diagnóstico. In: Montenegro MA, Celeri EHRV, Casella EB. Manual prático de diagnóstico e tratamento. Rio de Janeiro: Thieme Revinter; 2018. p. 27-36.

1897) Os indivíduos com TEA (transtorno do espectro autista) apresentam alterações na comunicação, com marcadas alterações de linguagem. Podemos observar:
a. Ausência de ecolalia.
b. Adequada atenção compartilhada.
c. Inabilidade na estruturação e interpretação de narrativas.
d. Maiores dificuldades nos aspectos articulatórios do que nos pragmáticos.

Comentários

Há presença de ecolalia, repetição da fala do outro, sem agregar informações. Inadequada atenção compartilhada, dificultando a intenção comunicativa e as maiores dificuldades encontram-se nos aspectos pragmáticos.

Armonia AC. Autismo e linguagem infantil. In: Assumpção Junior FB, Kuczynski E. Autismo infantil - Novas tendências e perspectivas. Série de Psiquiatria da Infância à Adolescência, 2.ed. São Paulo: Thieme Revinter; 2015. p. 93-103.

1898) Funções executivas são parte do sistema que supervisiona toda hierarquia de processamento cerebral e abrange habilidades necessárias para efetuar comportamentos dirigidos e com propósito. Para avaliação funcional, é importante conhecer as principais funções executivas. Quanto ao funcionamento das funções executivas no TEA (Transtorno do Espectro Autista), podemos assinalar:
a. Processos atencionais: déficits em atenção compartilhada.
b. Flexibilidade cognitiva com tendência a comportamentos não perseverativos.
c. Facilidade para categorização e generalização.
d. Memória de trabalho preservada.

Comentários

Há déficits em atenção compartilhada e outros em razão da qualidade do funcionamento intelectual; inflexibilidade cognitiva com tendência a comportamento perseverativo; dificuldade de categorização, abstração e generalização e déficits em memória de trabalho.

Padovani CR. Perfil neuropsicológico do autismo. In: Assumpção Junior FB, Kuczynski E. Autismo infantil - Novas tendências e perspectivas. Série de Psiquiatria da Infância à Adolescência, 2.ed. São Paulo: Atheneu; 2015. p. 107-22.

Respostas
1896) a; 1897) c; 1898) a

1899) No transtorno do espectro autista (TEA) há sinais bem precoces presentes já no primeiro ano de vida que são sinais de alerta (*red flags*). Faz parte destes sinais:

a. Não balbuciar até 12 meses.
b. Contato visual típico.
c. Presença de atenção compartilhada.
d. Sorriso social presente nos primeiros meses.

Comentários

A ausência de balbucio até os 12 meses é um sinal de alerta para vários transtornos da comunicação e para o TEA. Na criança com TEA o contato visual quando bebê é atípico não há atenção compartilhada nem sorriso social.

Gadia C, Rotta NT. Aspectos clínicos do transtorno do espectro autista. In: Rotta NT, Ohlweiler L, Riesgo RS. Transtornos de aprendizagem: abordagem neurobiológica e multidisciplinar. Porto Alegre: Artmed; 2016. p. 368-77.

1900) Qual das afirmativas pode ser considerada como fator de risco para ocorrência do TEA (transtorno do espectro autista)?

a. Idade materna avançada.
b. Uso de ácido valproico durante a gestação.
c. Vacinação para rubéola.
d. Gestação única e cesárea.

Comentários

O uso de ácido valproico (anticonvulsivante) durante a gestação aumenta significativamente o risco de apresentar TEA, assim como idade paterna avançada, gestação múltipla e cesárea. Não há relação entre vacinas e desenvolvimento de TEA.

Becker MM, Riesgo RS. Aspectos neurobiológicos dos transtornos do espectro autista. In: Rotta NT, Ohlweiler L, Riesgo RS. Transtornos de Aprendizagem: abordagem neurobiológica e multidisciplinar. Porto Alegre: Artmed; 2016. p. 357-67.

FUNÇÕES EXECUTIVAS E APRENDIZAGEM

1901) O principal lobo cerebral responsável pelas funções executivas é?

a. Temporal.
b. Parietal.
c. Occipital.
d. Frontal.

Comentários

O lobo frontal, principalmente a região anterior dele, denominada lobo pré-frontal, é a sede do executivo central, centro das funções executivas.

Fávero ML, Pirana S. Tratado de foniatria. Rio de Janeiro: Revinter, 2020. c. 4. p. 23.

1902) Três componentes, além do executivo central, dão sustentação à memória de trabalho, são eles:

a. Hipotálamo, controle atencional e entrada articulatória.
b. Entrada visual, hipocampo e núcleos da base.
c. Alça visual, *buffer* episódico e alça fonológica.
d. Entrada articulatória, hipocampo e lobo frontal.

Comentários

A alça fonológica, a alça visual e o *buffer* episódico são componentes que dão sustentação à memória de trabalho.

Fávero ML, Pirana S. Tratado de foniatria. Rio de Janeiro: Revinter, 2020. c. 4. p. 24 e 25.

Respostas
1899) a; 1900) b; 1901) d; 1902) c

1903) Qual a afirmativa que melhor descreve a memória explícita ou declarativa?
a. É o armazenamento de conhecimento adquirido sem esforço consciente.
b. É uma memória utilizada de forma automática, lembrada durante a execução de uma atividade, sem consciência de que a estamos a utilizando.
c. É um processo de evocação consciente de experiências prévias, coisas e lugares.
d. Decorre da habituação, do condicionamento clássico e das habilidades motoras e perceptuais como andar de bicicleta ou nadar.

Comentários

A memória explícita ou declarativa é a memória relacionada com a evocação consciente de experiências passadas, ao contrário da memória implícita da qual não temos consciência.

Fávero ML, Pirana S. Tratado de foniatria. Rio de Janeiro: Revinter, 2020. c. 4. p. 27 e 28.

1904) Uma criança de 11 anos, com queixa de problemas na aprendizagem escolar, durante a avaliação foniátrica, após se certificar que ela entendeu que deveria copiar figuras exatamente igual ao modelo em uma prova de cópia de figuras, foi solicitado a ela que copiasse uma figura que tinha 10 círculos pequenos em um pedaço de papel. Após copiar os 10 círculos, ela continuou a copiar círculos até que a folha de papel estivesse completamente preenchida e sem nenhum espaço em branco.
A partir dessa história clínica, qual a afirmativa CORRETA?
a. Essa criança pode apresentar facilidade em fazer círculos e por isso quis desenhar círculo na folha toda.
b. Essa criança pode apresentar alteração em controle inibitório e isso pode ter relação com sua queixa de aprendizagem.
c. Essa criança pode ter alteração em controle inibitório, mas isso não causa problemas escolares.
d. Essa criança com certeza não tem problema em controle inibitório.

Comentários

O fato descrito acima se chama perseveração e pode significar alteração em controle inibitório, que é uma dificuldade em controlar uma atividade, em parar na hora que é preciso. O controle inibitório faz parte das funções executivas e sua ausência pode causar problemas no desempenho escolar.

Fávero ML, Pirana S. Tratado de foniatria. Rio de Janeiro: Revinter, 2020. c. 4.

1905) Criança de 5 anos que tem dificuldade em organizar tarefas e atividades, reluta em desenvolver tarefas que exijam esforço mental, frequentemente perde suas coisas e é facilmente distraída por estímulos externo, perdendo o foco durante suas tarefas. Além disso, tem dificuldade em atenção aos detalhes e em atividades lúdicas, sendo impreciso também ao executar suas tarefas. Seus pais se queixam que isso ocorre na escola e em casa. Durante a consulta foniátrica, a criança não se manteve atenta ao examinador, pegando diversos objetos na sala sem se ater a nenhum deles.
O diagnóstico mais provável é de:
a. Transtorno do espectro do autismo.
b. Transtorno de linguagem.
c. Transtorno do déficit de atenção e hiperatividade.
d. Transtorno de aprendizagem.

Comentários

As características da criança descritas no enunciado estão descritas no DSM V como sendo critérios diagnósticos para Déficit de Atenção e Hiperatividade (TDAH).

American Psychiatric Association. Diagnostic and Statistical Manual of Mental Disorders - DSM-5, 5th ed. Washington: American Psychiatric Association Publishing, 2013.

Respostas
1903) c; 1904) b; 1905) c

1906) Qual a afirmativa que melhor descreve o conceito de dislexia?
a. Uma dificuldade de aprendizagem em leitura.
b. Um transtorno de aprendizagem de diversos domínios da linguagem.
c. Um transtorno do neurodesenvolvimento frequentemente associado a crises convulsivas de difícil controle.
d. Um termo utilizado para crianças que apresentam transtorno de aprendizagem em leitura caracterizado por problemas de decodificação, fluência de leitura e ortografia.

Comentários

Segundo o DSMV, o termo dislexia pode ser utilizado para crianças com transtorno de aprendizagem em leitura que apresentem alterações em decodificação, fluência de leitura e ortografia.

American Psychiatric Association. Diagnostic and Statistical Manual of Mental Disorders - DSM-5, 5th ed. Washington: American Psychiatric Association Publishing, 2013.

1907) Em relação ao transtorno de aprendizagem, assinale a alternativa CORRETA:
a. É uma alteração neurobiológica, permanente e específica na aquisição das habilidades de leitura, matemática e/ou escrita.
b. É classificado em distúrbio, dificuldade e transtorno específico de aprendizagem de acordo com a intensidade de acometimento da aprendizagem escolar.
c. A classificação em leve, moderado ou grave se baseia nas notas das avaliações escolares.
d. É um diagnóstico dado quando a criança tem uma alteração na aprendizagem escolar causada por distúrbios do sono.

Comentários

O transtorno de aprendizagem é uma alteração neurobiológica, permanente e específica das aquisições das habilidades de leitura, matemática e/ou escrita. O termo não deve ser confundido com distúrbio ou dificuldade.

Fávero ML, Pirana S. Tratado de foniatria. Rio de Janeiro: Revinter, 2020. c. 17.

1908) Uma criança que ronca, acorda muito à noite e tem otite média secretora, pode apresentar:
a. Baixo rendimento escolar por dificuldade em atenção.
b. Transtorno de aprendizagem, pois o sono ruim prejudica o aprendizado.
c. Transtorno de neurodesenvolvimento em decorrência da dificuldade auditiva.
d. Transtorno de atenção e hiperatividade.

Comentários

A criança que tem problemas de saúde que levam a um prejuízo de aprendizagem não podem ser diagnosticadas como tendo transtorno de neurodesenvolvimento, o que inclui o TDAH e o transtorno de aprendizagem.

American Psychiatric Association. Diagnostic and Statistical Manual of Mental Disorders - DSM-5, 5th ed. Washington: American Psychiatric Association Publishing, 2013.
Fávero ML, Pirana S. Tratado de foniatria. Rio de Janeiro: Revinter, 2020.

1909) Pode ser causa de transtorno de aprendizagem:
a. Distúrbios do sono.
b. Disfunções vestibulares.
c. Disfunções neurológicas.
d. Más condições pedagógicas.

Comentários

Nenhum transtorno pode receber essa denominação caso seja causado por fatores extrínsecos ao indivíduo, já que para receber a denominação de transtorno, a causa deve ser neurobiológica.

American Psychiatric Association. Diagnostic and Statistical Manual of Mental Disorders - DSM-5. 5th ed. Washington: American Psychiatric Association Publishing, 2013.
Fávero ML, Pirana S. Tratado de foniatria. Rio de Janeiro: Revinter, 2020.

Respostas
1906) d; 1907) a; 1908) a; 1909) c

1910) São considerados fatores de risco para transtorno de aprendizagem:
a. Não frequentar a escola.
b. Prematuridade e história familiar.
c. Hipertrofia de adenoide.
d. Problemas pedagógicos.

Comentárioss

Prematuridade e história familiar são fatores de risco para transtorno de neurodesenvolvimento, como o transtorno de aprendizagem, as demais alternativas podem causar dificuldades de aprendizagem, mas não transtornos.

Fávero ML, Pirana S. Tratado de foniatria. Rio de Janeiro: Revinter, 2020.

FISSURA LABIOPALATINA E SÍNDROMES GENÉTICAS

1911) Qual das seguintes alternativas refere-se às alterações que determinam a fissura labiopalatina no período embrionário?
a. Deformidades faciais com perda de tecidos e comprometimento das matrizes osteogênicas.
b. Deformidades faciais sem perda de tecidos e comprometimentos das matrizes osteogênicas.
c. As forças musculares não atuam nas deformidades faciais.
d. O potencial de crescimento ósseo e muscular é alterado.

Comentários

As fissuras labiopalatinas decorrem de falha na união de tecidos durante a embriogênese, entre a 4ª e 12ª semana, não há perdas celulares teciduais, mutações enzimáticas, comprometimento de matrizes osteogênicas ou matrizes formadoras de tecidos. Elas têm potencial de crescimento normal e as deformidades são decorrentes da ação das forças musculares, atuando sobre as estruturas descontínuas.

Tabith Jr A, Guerra MES. Fissuras labiopalatinas. In: Fávero ML, Pirana S. Tratado de foniatria. São Paulo: Thieme Revinter, 2020. c. 19. p. 161-70.

1912) Quais as funções atribuídas ao fechamento velofaríngeo, durante a produção da fala?
a. Criar pressão intraoral para articulação das consoantes oclusivas, fricativas e sibilantes e manter a qualidade nasal das vogais.
b. Não interfere na produção da fala.
c. Criar escape nasal durante a produção da fala.
d. Criar fraca pressão durante a produção da fala.

Comentários

As duas importantes funções atribuídas ao fechamento velofaríngeo durante a produção da fala são: manter qualidade nasal das vogais e criar pressão intraoral para a articulação das consoantes oclusivas, fricativas e sibilantes, sem o qual sua produção far-se-á com fraca pressão e acompanhada de escape de ar nasal audível.

Tabith Jr A, Guerra MES. Fissuras labiopalatinas. In: Fávero ML, Pirana S. Tratado de foniatria. São Paulo: Thieme Revinter, 2020. c. 19. p. 161-70.

Respostas
1910) b; 1911) b; 1912) a

1913) Sobre fissura labiopalatina, assinale a afirmativa CORRETA:
a. Todas as fissuras labiopalatinas são sindrômicas.
b. Não é frequente na população mundial.
c. Ocorre como entidades sindrômicas e não sindrômicas.
d. Não tem fatores genéticos associados.

Comentários

As fissuras labiopalatinas são entidades encontradas em todas as comunidades do mundo, afetando, aproximadamente, 1 em cada 700 nascimentos vivos, com ampla variabilidade geográfica. Elas ocorrem, aproximadamente, em 70% dos casos como entidades isoladas, sem outras anormalidades cognitivas ou craniofaciais e são denominadas não sindrômicas. As entidades sindrômicas correspondem a aproximadamente 30% dos casos e estão associadas a mais de 400 síndromes mendelianas classificadas no OMIM.

Tabith Jr A, Guerra MES. Fissuras labiopalatinas. In: Fávero ML, Pirana S. Tratado de foniatria. São Paulo: Thieme Revinter, 2020. c. 19. p. 161-70.

1914) Quais as estruturas que podem estar afetadas na fissura labiopalatina (excluindo a fissura rara da face)?
a. Lábio superior.
b. Rebordo alveolar.
c. Palato mole e palato duro.
d. Todas as anteriores.

Comentários

As fissuras labiopalatinas podem afetar de forma completa e incompleta as seguintes estruturas faciais: lábio superior, rebordo alveolar, palato mole e palato duro.

Tabith Jr A, Guerra MES. Fissuras labiopalatinas. In: Fávero ML, Pirana S. Tratado de foniatria. São Paulo: Thieme Revinter, 2020. c. 19. p. 161-70.

1915) Qual a causa mais frequente de distúrbio da função auditiva em pacientes com fissura de palato?
a. Alteração da tuba auditiva por inadequada contratilidade do músculo tensor do véu palatino.
b. Malformação da cóclea.
c. Malformação do nervo coclear.
d. Alteração da tuba auditiva na função mucociliar.

Comentários

A alteração auditiva mais frequente que se instala no paciente com fissura de palato é alteração da tuba auditiva que ocorre falha da função da válvula velofaríngea por inadequada contratilidade do músculo tensor do véu palatino.

Tabith Jr A, Guerra MES. Fissuras labiopalatinas. In: Fávero ML, Pirana S. Tratado de foniatria. São Paulo: Thieme Revinter, 2020. c. 19. p. 161-70.

1916) Qual é a condição hereditária mais frequente que leva à deficiência intelectual?
a. Síndrome Rett.
b. Síndrome de Prader-Willi.
c. Síndrome X Frágil.
d. Síndrome Velocardiofacial.

Comentários

A síndrome do X Frágil é a forma mais frequente de deficiência intelectual hereditária.

Dualibi APFF, Fávero ML, Pirana S. A consulta foniátrica. In: Fávero ML, Pirana S. Tratado de foniatria. São Paulo: Thieme Revinter, 2020. c. 15. p. 119-28.

Respostas
1913) c; 1914) d; 1915) a; 1916) c

1917) Sobre a síndrome velocardiofacial, assinale a alternativa CORRETA:
a. É a síndrome da deleção 22q11.2.
b. Tem grande variabilidade clínica.
c. Podem ocorrer dismorfismos faciais, fissura de palato, defeitos cardíacos e deficiência intelectual.
d. Todas as anteriores.

Comentários

A síndrome velocardiofacial também conhecida como deleção 22q112, caracteriza-se por grande variabilidade clínica, podendo apresentar dismorfismos faciais (face, alongada, nariz proeminente com base alargada, fissura palpebral estreita, retrognatia), fissura de palato, insuficiência velofaríngea, defeitos cardíacos congênitos, alterações do timo e distúrbios intelectuais.

Dualibi APFF, Fávero ML, Pirana S. A consulta foniátrica. In: Fávero ML, Pirana S. Tratado de foniatria. São Paulo: Thieme Revinter, 2020. c. 15. p. 119-28.

1918) Sobre síndromes associadas à perda auditiva, assinale a resposta CORRETA:
a. Não tem descrito muitas síndromes associadas à perda auditiva.
b. A síndrome de Down é caracterizada por dismorfismos faciais e deficiência intelectual, no entanto, não apresenta distúrbios auditivos e visuais.
c. A Síndrome de Goldenhar pode apresentar anomalias nas orelhas como microtia, atresia do conduto auditivo, malformação de orelha média, cisto pré-auricular e displasia auricular.
d. Não tem descrito perda auditiva na síndrome de Turner.

Comentários

Os pacientes com síndrome de Goldenhar podem apresentar anomalias nas orelhas, como descrito na alternativa C. Tem descrito mais de 400 síndromes associadas à perda auditiva. A síndrome de down é caracterizada por dismorfismos faciais, deficiência intelectual e distúrbios auditivos e visuais. Na síndrome de Tuner podem ocorrer infecções na orelha média na infância e perda auditiva sensorioneural na adolescência.

Zehnhoff-Dinnesen A, Wiskirska-Woznica B, Neumann K, Nawka T. Foniatrics I Fundamentals – Voice Disorders – Disorders of language and hearing Development. European Manual of medicine. Spring-Verlag, 2020.

1919) Das condições médicas citadas a seguir, quais determinam mais frequentemente o aumento da prevalência de otite média com efusão nos primeiros anos de vida?
a. Síndrome de Down e fissura de palato.
b. Síndrome do X Frágil e síndrome Rett.
c. Síndrome de Angelman e síndrome de Prader Willi.
d. Velocardiofacial e deformidade Mondini.

Comentários

A ocorrência de pelo menos um episódio de otite média com efusão aumenta para 70 a 90% em paciente com síndrome de Down e fissura de palato.

Zehnhoff-Dinnesen A, Wiskirska-Woznica B, Neumann K, Nawka T. Foniatrics I Fundamentals – Voice Disorders – Disorders of language and hearing Development. European Manual of medicine. Spring-Verlag, 2020.

1920) Qual é a causa da síndrome de Down?
a. 95% por Trissomia do cromossomo 21.
b. 2-3% por mosaico.
c. 5% por translocação.
d. Todas as anteriores.

Comentários

A Síndrome de Down ou Trissomia 21 é caracterizada por Trissomia do cromossomo 21 em aproximadamente 95% dos casos, mosaico em aproximadamente 2 a 3% dos casos e translocação em aproximadamente 5% dos casos.

Zehnhoff-Dinnesen A, Wiskirska-Woznica B, Neumann K, Nawka T. Foniatrics I Fundamentals – Voice Disorders – Disorders of language and hearing Development. European Manual of medicine. Spring-Verlag, 2020.

Respostas
1917) d; 1918) c; 1919) a; 1920) d

FONIATRIA DO IDOSO

1921) A neuroplasticidade é extremamente importante para o desenvolvimento, para a aprendizagem e para o sucesso das terapias de linguagem, mas é importante que saibamos por quanto tempo podemos contar com ela:
a. A neuroplasticidade se mantém inalterada durante toda a vida de um indivíduo.
b. Após a maturação completa das vias auditivas, a neuroplasticidade deste sistema desaparece.
c. A neuroplasticidade ocorre durante toda a vida de um indivíduo, mas ela é maior na infância, estando reduzida na senescência.
d. A neuroplasticidade tende a desaparecer após os 70 anos de idade.

Comentários

A resposta correta é a **c**, pois a neuroplasticidade ocorre durante toda a vida de um indivíduo, mas ela é maior na infância, estando reduzida na senescência. Os bebês apresentam uma grande neuroplasticidade, que vai progressivamente diminuindo, mas que permanece na senescência.

Ramos BD. Bilinguismo e treinamento musical: Preservando a cognição. In: Coifman H. Otorrinogeriatria. São Paulo: Editora Payá; 2019. p. 105-12.
Ramos BD. Neurociência da linguagem. In: Fávero ML & Pirana S. Tratado de foniatria. Rio de Janeiro: Thieme Revinter Publicações Ltda, 2020. p. 31-8.

1922) O treinamento musical na infância melhora as habilidades auditivas para o aprendizado da linguagem. Em relação ao treinamento musical pode-se dizer que:
a. Treinamento musical na infância por 2 anos pode atrasar a demência em 4 anos.
b. Treinamento musical na infância por 4 anos pode atrasar a demência em 4 anos.
c. Ainda não existem estudos científicos que comprovem que o treinamento musical na infância pode atrasar a demência.
d. Aprender a tocar um instrumento musical na senescência pode ser prazeroso, mas não é útil para melhorar as habilidades auditivas.

Comentários

A resposta correta é a **b**, pois o treinamento musical melhora as habilidades auditivas e cognitivas em qualquer idade, mas os estudos que relatam um atraso de 4 anos na demência relatam mais do que 4 anos de treinamento musical na infância.

Ramos BD. Bilinguismo e treinamento musical: Preservando a cognição. In: Coifman H. Otorrinogeriatria. São Paulo: Editora Payá, 2019. p. 105-12.
Ramos BD. Neurociência da linguagem. In: Fávero ML & Pirana S. Tratado de foniatria. Rio de Janeiro: Thieme Revinter Publicações Ltda, 2020. p. 31-8.

Respostas
1921) c; 1922) b

1923) No envelhecimento ocorrem alterações biopsicossociais que modificam, de forma heterogênea, o desempenho do idoso, necessitando de um enfoque particularizado do processo de saúde-doença em relação a outros grupos populacionais. Em relação ao envelhecimento patológico, assinale a alternativa CORRETA:

a. Na senescência frequentemente ocorrem alterações fisiológicas, não compensadas por adaptação funcional, ocasionando o uso de reservas cognitivas e corporais que geram incapacidades nas atividades de vida diária básica.
b. A senescência geralmente é resultado de uma vida saudável, onde os cuidados com a alimentação, atividades físicas, relações sociais foram mantidas, mas as doenças crônicas ocasionaram perda funcional nas atividades de vida diária instrumental.
c. Na senilidade o equilíbrio entre a adaptação fisiológica, a eficiência funcional e o uso de reservas cognitivas e corporais geralmente é perdido, ocasionando dificuldades na execução das atividades de vida diária básicas e instrumentais.
d. A senilidade é, frequentemente, o resultado da perda de eficiência funcional, não suprida pelas adaptações fisiológicas e cognitivas, ocasionando falhas na execução das atividades de vida diária instrumentais e mantendo as atividades básicas de vida diária.

Comentários

A senescência é o envelhecimento saudável, onde é mantido o desempenho nas atividades básicas (de autocuidado) e instrumentais da vida diária (de cuidado com o ambiente onde se vive, relacionadas com a independência pessoal), através da adaptação às mudanças fisiológicas, da eficiência funcional e do uso de reservas cognitivas. A senilidade é o envelhecimento patológico, onde não são mais possíveis a adaptação fisiológica e a manutenção da eficiência funcional para se manterem as atividades básicas e instrumentais de vida diária, mesmo com o uso das reservas cognitivas.

Coifman H. Otorrinogeriatria. São Paulo: Payá, 2019; In: Fávero ML, Pirana S. Tratado de foniatria. Rio de Janeiro: Revinter, 2020.

1924) Os órgãos sensoriais envelhecem ocasionando alterações na *performance* comunicativa. A perda auditiva relacionada com a idade apresenta alta prevalência e:

a. Geralmente ocasiona alterações na localização sonora, nos aspectos temporais do som e na *performance* da escuta dicótica, refletindo diretamente na redução observada na audição periférica.
b. Pode ocasionar zumbido, que é minimizado com o uso de aparelhos auditivos ou, no caso de falha, com terapia cognitivo-comportamental e privação sonora.
c. Geralmente atinge limiares auditivos de graus severos ou profundos, o que, associado à redução da plasticidade cerebral, torna a reabilitação com os aparelhos de amplificação sonora individual e com o implante coclear ineficazes.
d. Ocasiona, frequentemente, uma redução progressiva da percepção de consoantes nas altas frequências da fala, ocasionando baixa inteligibilidade com prejuízos na linguagem compreensiva.

Comentários

A perda auditiva relacionada com a idade (presbiacusia) ocasiona alterações no processamento auditivo central do som que não refletem diretamente a redução observada na audição periférica. A privação sonora não é efetiva para o controle do zumbido. O enriquecimento sonoro com som neutro, estável e de baixa intensidade é mais efetivo, ativando continuamente a via auditiva. Raramente a presbifonia atinge limiares de graus severos ou profundos. Nos casos em que a protetização, associada a medidas ambientais de melhora da comunicação não ocasionarem ganho comunicativo, pode ser considerado o uso do implante coclear, que com adequada indicação apresenta bons resultados nos idosos.

Coifman H. Otorrinogeriatria. São Paulo: Payá, 2019. In: Fávero ML, Pirana S. Tratado de foniatria. Rio de Janeiro: Revinter, 2020.

Respostas
1923) c; 1924) d

1925) A linguagem sofre modificações com o envelhecimento. O idoso saudável consegue manter sua capacidade comunicativa no envelhecimento, porém, a resolução de problemas se torna menos rápida e eficiente devido:

a. À memória de trabalho não manter por tempo adequado as informações necessárias para a resolução de problemas.
b. À memória episódica não fornecer as informações necessárias para promover um discurso coeso.
c. Aos prejuízos semânticos e lexicais que geralmente ocorrem no envelhecimento impedirem o acesso à memória de longo prazo.
d. O declínio da inibição do lobo pré-frontal provocar uma linguagem expressiva mais sucinta, dificultando o desempenho da memória procedural.

Comentários

A redução da velocidade de processamento cognitivo no idoso associado ao declínio da inibição do lobo pré-frontal do cérebro ocasiona uma fala mais prolongada e irrelevante. A memória de trabalho, que é a memória de curto prazo que processa as informações captadas pelos órgãos sensoriais e gerencia o momento presente com ajuda de informações da memória de longo prazo, declina no idoso. Os aspectos semânticos e lexicais da linguagem nem sempre apresentam prejuízos, favorecendo um discurso prolixo, rico em detalhes da história pessoal, graças à memória episódica (memória autobiográfica) ser mais preservada no envelhecimento. A memória procedural (implícita, relacionada com atividades motoras automatizadas) é mais preservada no envelhecimento.

Coifman H. Otorrinogeriatria. São Paulo: Payá, 2019. In: Fávero ML, Pirana S. Tratado de foniatria. Rio de Janeiro: Revinter, 2020.

1926) Mulher, 70 anos, apresenta dificuldade na compreensão sonora, que se exacerba no ruído. A família observou que ela está evitando os ambientes de encontro social e apresenta esquecimentos constantes nas atividades diárias, com relatos de anomia e humor deprimido. Foi encaminhada ao foniatra, que realizou a avaliação clínica, abordando aspectos físicos, funcionais e psicosocioemocionais. Além da avaliação audiológica, deve compor esta avaliação:

a. O índice de Lawton, para as atividades básicas de vida diária e a escala de Katz, para as atividades instrumentais de vida diária.
b. A Escala de Depressão Geriátrica de Yesavage (*Geriatric Depression Scale* - GDS) como triagem para depressão e auxílio no diagnóstico diferencial para as alterações de memória observadas.
c. O Miniexame do Estado Mental (MEEM), pois possibilita uma avaliação cognitiva rápida, com alta sensibilidade para a detecção de Comprometimento Cognitivo Leve (CCL).
d. O *Montreal Cognitive Assessment* (MoCA), um instrumento de diagnóstico cognitivo com alto valor preditivo para diferenciar demência, CCL e cognição normal.

Comentários

O índice de Lawton avalia as atividades instrumentais da vida diária e a escala de Katz, as atividades básicas. O MEEM apresenta baixa sensibilidade para o CCL. O MoCA é um rastreio cognitivo com alto valor preditivo para diferenciar demência de CCL.

Fávero ML, Pirana S. Tratado de foniatria. Rio de Janeiro: Revinter, 2020.

1927) Os testes de função olfativa estão sendo progressivamente incluídos nas baterias investigativas para o diagnóstico de doenças neurovegetativas que acometem os idosos. Seu uso pode ser importante:

a. No diagnóstico diferencial entre as demências, onde sua ocorrência geralmente é baixa, e outras doenças, como depressão, onde a ocorrência geralmente é alta.
b. No tremor essencial, onde as alterações olfativas estão bastante comprometidas.
c. Na demência com corpos de Lewy, as alterações olfatórias geralmente são graves, semelhantes às encontradas na doença de Parkinson.
d. Na diferenciação da doença de Parkinson, com alta disosmia, com a variante frontal da demência frontotemporal, em que a prevalência de disosmia é baixa.

Comentários

As demências apresentam alta prevalência de déficits olfativos, podendo exceder 90%, dependendo da etiologia. No tremor essencial, o olfato geralmente é normal ou discretamente comprometido. Na variante frontal da demência frontotemporal a prevalência de disosmia é alta (96%), havendo falhas na nomeação de odores e na correspondência entre odores e figuras.

Coifman H. Otorrinogeriatria. São Paulo: Payá, 2019.

Respostas
1925) a; 1926) b; 1927) c

1928) Ao avaliar um paciente com suspeita de distúrbio neurológico da fala (ou da deglutição), o foniatra deve:

a. Avaliar globalmente o paciente antes de realizar o exame otorrinolaringológico a fim de evitar perder pistas para o diagnóstico e gerenciamento do caso.
b. Avaliar o uso de medicamentos dopaminérgicos agonistas que podem simular tremores como os encontrados na coreia de Huntington.
c. Observar se ocorre hiper-reflexia e espasticidade corporal e na face, que são indicativos de doenças afetando os nervos periféricos e indicam distúrbios do trato corticoespinhal.
d. Avaliar a ocorrência de fasciculação em repouso da língua, que é sinal sugestivo de patologia da junção neuromuscular.

Comentários

Na coreia de Huntington observam-se movimentos torcionais contínuos de tronco e membros, com piora ao caminhar. No uso de drogas dopaminérgicas e na doença de Parkinson predominam os tremores de repouso, com melhora ao movimento. Hiper-reflexia e espasticidade são sinais de alterações do neurônio motor superior. A fasciculação da língua é muito encontrada em doenças do neurônio motor, enquanto fadiga e/ou incompetência muscular, visualizadas principalmente no esfíncter velofaríngeo e na laringe, quando realizada fonação de forma recorrente, são sinais sugestivos de lesão na junção neuromuscular, como ocorre na *miastenia gravis*.

Zehnhoff-Dinnesen A, Wiskirska-Woznica B, Neumann K, Nawka T. Foniatrics I Fundamentals – Voice Disorders – Disorders of language and hearing Development. European Manual of medicine. Spring-Verlag, 2020.

1929) Na doença de Parkinson é CORRETO afirmar que:

a. Ocorre bradicinesia, rigidez postural, instabilidade e tremor postural de 4 a 7 Hz.
b. Apresenta como sinal laríngeo típico a hiperadução glótica.
c. As alterações vocais e deglutitórias são pouco prevalentes.
d. A voz frequentemente é monotônica, soprosa, sem projeção.

Comentários

O tremor da doença de Parkinson é de repouso. O tremor postural sugere tremor fisiológico, se início gradual, ou doença tóxica ou metabólica, se início súbito. No Parkinson observa-se, geralmente, hipoadução glótica, com arqueamento das pregas vocais e fechamento glótico incompleto. As alterações vocais e deglutitórias são muito prevalentes na doença de Parkinson.

Zehnhoff-Dinnesen A, Wiskirska-Woznica B, Neumann K, Nawka T. Foniatrics I Fundamentals – Voice Disorders – Disorders of language and hearing Development. European Manual of medicine. Spring-Verlag, 2020.

1930) Mulher, 68 anos, iniciou com voz anasalada e escape de alimentos pelo nariz durante a deglutição há 5 meses, evoluindo para disfagia e disartria, sem alterações sensoriais. Apresenta atrofia da musculatura voluntária de membros associada à fasciculação. Observaram-se fasciculação de língua. O quadro descrito leva à suspeita diagnóstica de:

a. Paralisia supranuclear.
b. Esclerose lateral amiotrófica.
c. *Miastenia gravis*.
d. Doença de Parkinson.

Comentários

A esclerose lateral amiotrófica (ELA) apresenta os sintomas descritos e tem como diagnóstico diferencial a atrofia muscular progressiva, a esclerose lateral primária e a paralisia bulbar progressiva. A paralisia supranuclear apresenta disartria espástica, podendo-se manifestar com afasia, alterações sensoriais e reflexo plantar extensor. Na *miastenia gravis* observamos ptose palpebral e fraqueza muscular progressiva com movimentos repetitivos. A doença de Parkinson apresenta bradicinesia rigidez, instabilidade e tremores em repouso.

Zehnhoff-Dinnesen A, Wiskirska-Woznica B, Neumann K, Nawka T. Foniatrics I Fundamentals – Voice Disorders – Disorders of language and hearing Development. European Manual of medicine. Spring-Verlag, 2020.

Respostas
1928) a; 1929) d; 130) b

1931) O tremor essencial:

a. É um distúrbio hipercinético do movimento com um padrão de herança autossômica dominante.
b. É predominantemente em homens idosos e geralmente afeta as mãos e a voz.
c. Decorre de alterações dos tratos corticobulbares e as alterações vocais são bem controladas com betabloqueadores.
d. Apresenta tremor de repouso, com bons resultados com toxina botulínica bilateralmente nos músculos tireoaritenóideos.

Comentários

O tremor essencial geralmente afeta a cabeça e as mãos, afetando a voz em apenas 20% dos indivíduos. As medicações betabloqueadoras e o uso de toxina botulínica unilateral no músculo tireoaritenóideo tem benefícios limitados para o tremor vocal. Ocorre mais frequentemente em mulheres, surgindo na meia-idade. Decorre de anormalidades nos tratos olivocerebelares e apresenta tremor postural.

Zehnhoff-Dinnesen A, Wiskirska-Woznica B, Neumann K, Nawka T. Foniatrics I Fundamentals – Voice Disorders – Disorders of language and hearing Development. European Manual of medicine. Spring-Verlag, 2020.

1932) Mulher, 63 anos, apresentou após pico hipertensivo com necessidade de internação para controle pressórico, dificuldade para repetir comandos verbais, mais acentuada nas palavras polissílabas e nas frases. Sua fala espontânea é relativamente fluente, porém, observam-se problemas na escolha e no sequenciamento dos fonemas, havendo muitas parafasias literais (uso incorreto dos fonemas dentro das palavras), com fala disprosódica em decorrência de pausas e hesitações frequentes. A compreensão dos comandos é boa. Estas alterações podem sugerir o diagnóstico de:

a. Afasia de Wernicke.
b. Afasia de Broca.
c. Afasia transcortical motora.
d. Afasia de condução.

Comentários

Na afasia de condução, a fluência e a compreensão são boas, mas a repetição é ruim. Na afasia de Broca, a fluência e a repetição são ruins e a compreensão é boa para ordens simples. Na afasia transcortical motora, o paciente não é fluente e a repetição e a compreensão são boas. O afásico de Wernicke é fluente, com compreensão e repetição ruins.

Murdoch BE. Desenvolvimento da fala e distúrbios da linguagem. Uma abordagem neuroanatômica e neurológica funcional. Rio de Janeiro: Revinter; 2012.

OTITE MÉDIA SECRETORA

1933) A otite média crônica com efusão e a otite média aguda recorrente costumam ser acompanhadas de perda auditiva e são altamente prevalentes nos primeiros anos de vida. Em relação ao processamento auditivo, podemos afirmar que:

a. Quando a otite média é bilateral, não costuma ocasionar alteração do processamento auditivo central.
b. A otite média crônica com efusão e a otite média aguda recorrente podem ocasionar transtorno do processamento auditivo central.
c. A otite média crônica com efusão e a otite média aguda recorrente não costumam ocasionar alteração do processamento auditivo central.
d. Quando a otite média é unilateral, não costuma ocasionar alteração do processamento auditivo central.

Comentários

A otite média crônica com efusão e a otite média aguda recorrente, uni ou bilaterais, acarretam alterações auditivas e, consequentemente, alterações do processamento auditivo.

Ramos BD. Neurociência da linguagem. In: Fávero ML & Pirana S. Tratado de foniatria. Rio de Janeiro: Thieme Revinter Publicações Ltda; 2020. p. 31-8.
Rosenfeld RM, Schwartz SR, Pynnonen MA, Tunkel DE, Hussey HM, Fichera JS et al. Clinical practice guideline: Tympanostomy tubes in children. Otolaryngol Head Neck Surg 2013;149:S1-S35.

Respostas
1931) a; 1932) d; 1933) b

1934) Criança com 20 meses de idade, consultando com queixa de que não fala nenhuma palavra. Relata ter apresentado três episódios de otite média aguda, apresentando efusão na orelha média, no momento da consulta. A conduta mais adequada é:

a. Realizar avaliação auditiva e, se a perda for leve, observar durante 3 meses.
b. Realizar avaliação auditiva e, se a perda for leve, prescrever antibiótico e reavaliar após o tratamento.
c. Realizar avaliação auditiva, indicar colocação de tubo de ventilação e, após a cirurgia, reavaliar a linguagem.
d. Se a criança apresentar atraso de linguagem, indicar fonoterapia e observar durante 3 meses, antes de indicar a colocação de tubo de ventilação.

Comentários

A otite média é a principal causa de perda auditiva flutuante na infância. Quando a criança apresenta atraso de linguagem, devemos normalizar a audição, o mais breve possível, não só para estabelecer o diagnóstico, mas também para poder realizar, se necessário, a terapia fonoaudiológica.

Rosenfeld RM, Schwartz SR, Pynnonen MA, Tunkel DE, Hussey HM, Fichera JS et al. Clinical practice guideline: Tympanostomy tubes in children. Otolaryngol Head Neck Surg 2013;149:S1-S35.
Rosenfeld RM, Shin JJ, Schwartz SR, Coggins R, Gagnon L, Hackell JM, et al. Clinical practice guideline: otitis media with effusion (Update). Otolaryngol Head Neck Surg 2016;154:S1-S41.

BILINGUISMO

1935) A capacidade do bebê ouvinte de discriminar os fonemas de qualquer língua possibilita que ele aprenda a língua do meio em que vive. Aprender a língua nativa produz um compromisso neural para a detecção dos padrões acústicos e execução dos padrões motores desta língua, interferindo no aprendizado posterior de uma segunda língua.

a. Durante a vida intrauterina, os bebês são capazes de discriminar os fonemas de todas as línguas, mas, logo após o nascimento, os neonatos são capazes de discriminar somente os fonemas da língua nativa.
b. Os neonatos são capazes de discriminar os fonemas de todas as línguas, mas, ao longo do segundo semestre de vida, ocorre uma redução na discriminação de sons de línguas estrangeiras.
c. A habilidade de discriminação dos sons de línguas estrangeiras permanece durante toda a vida, apesar do compromisso neural relatado anteriormente.
d. Quando o início da aprendizagem da segunda língua ocorre na adolescência, a pronúncia não será perfeita, mesmo com treinamento intenso.

Comentários

A resposta correta é a **b**, pois, ao nascer, as crianças são capazes de discriminar os fonemas de todas as línguas, mas ao longo do segundo semestre de vida esta habilidade diminui. O compromisso neural para a execução dos padrões motores da língua nativa não impede a pronúncia perfeita da segunda língua, desde que ocorra muito treino.

Kuhl PK, Damasio AR. A linguagem. In: Kandel ER, Schwartz JH, Jessell TM, Siegelbaum SA, Hudspeth AJ. Princípios de neurociências, 5.ed. Porto Alegre: AMGH Editora Ltda, 2014. p.1179-96.
Ramos BD. Neurociência da linguagem. In: Fávero ML & Pirana S. Tratado de foniatria. Rio de Janeiro: Thieme Revinter Publicações Ltda, 2020. p. 31-8.

1936) As vantagens do bilinguismo são inúmeras, mas é importante sabermos a partir de que idade e durante quanto tempo é necessário ser exposto para se tornar proficiente:

a. São necessárias 2 horas por semana de exposição à segunda língua para ser um bilíngue proficiente.
b. O ideal seria iniciar o ensino da segunda língua após os 5 anos de idade, pois a aprendizagem simultânea de duas línguas provocaria atraso de linguagem.
c. Para se tornar bilíngue proficiente a criança precisa ser exposta a 10 a 25% do tempo a cada língua.
d. Não existe maior dificuldade para iniciar o aprendizado da segunda língua na senescência, pois nascemos com habilidade para aprender qualquer língua, em qualquer idade.

Comentários

A resposta correta é a **c**, pois para se tornar bilíngue a criança precisa ser exposta a, no mínimo, 10 a 25% do tempo a cada língua. O bilinguismo não atrasa a fala ou a linguagem.

Ramos BD. Bilinguismo e treinamento musical: preservando a cognição. In: Coifman H. Otorrinogeriatria. São Paulo: Editora Payá, 2019. p. 105-12.
Ramos BD. Neurociência da linguagem. In: Fávero ML & Pirana S. Tratado de foniatria. Rio de Janeiro: Thieme Revinter Publicações Ltda, 2020. p. 31-8.

Respostas
1934) c; 1935) b; 1936) c

PROCESSAMENTO AUDITIVO CENTRAL

1937) Em relação ao processamento auditivo, é correto afirmar que quanto mais rápido, melhor, pois devemos estar preparados para:

a. Discriminar uma sílaba em cerca de 15 a 20 milissegundos.
b. Discriminar uma consoante em cerca de 2 a 5 milissegundos.
c. Entendermos uma mensagem oral com cerca de 8.400 a 10.800 palavras por hora.
d. Entendermos uma mensagem oral com cerca de 20.000 a 25.000 palavras por hora.

Comentários

A resposta correta é **c**, pois devemos estar capacitados para discriminar uma sílaba em 200 milissegundos, uma consoante em 40 milissegundos e uma mensagem oral com cerca de 8.400 a 10.8000 palavras por hora.

Ramos BD. Neurociência da linguagem. In: Fávero ML & Pirana S. Tratado de foniatria. Rio de Janeiro: Thieme Revinter Publicações Ltda, 2020. p. 31-8.

1938) As habilidades de localização da fonte sonora e de compreensão da fala no ruído são extremamente importantes e sabe-se:

a. A criança com perda auditiva profunda unilateral não terá dificuldade de compreender a fala no ruído desde que tenha um processamento auditivo central normal.
b. A criança com otite média apresenta perda auditiva, mas não costuma apresentar dificuldades de localização da fonte sonora e de detecção da fala no ruído.
c. Para ter uma boa localização sonora e uma boa percepção da fala no ruído é necessário ter audição periférica, processamento auditivo e cognição normais.
d. Na senescência, as habilidades de localização da fonte sonora e de compreensão da fala no ruído estão alteradas em decorrência do envelhecimento da orelha interna.

Comentários

A resposta correta é a c, pois para ter uma boa localização sonora e uma boa percepção da fala no ruído é necessário ter audição, processamento auditivo e cognição normais. A criança com otite média ou perda auditiva profunda unilateral apresenta dificuldades de localização da fonte sonora e de detecção da fala no ruído. Na senescência, as habilidades de localização da fonte sonora e de compreensão da fala no ruído estão alteradas em razão do envelhecimento da orelha interna, das vias auditivas e do sistema nervoso central.

Ficker LB *et al.* Impacto das perdas auditivas unilaterais e temporárias na linguagem e no aprendizado. In: Fávero ML & Pirana S. Tratado de foniatria. Rio de Janeiro: Thieme Revinter Publicações Ltda, 2020. p. 103-12.
Koury GVH. Avaliação foniátrica do idoso. In: Fávero ML & Pirana S. Tratado de foniatria. Rio de Janeiro: Thieme Revinter Publicações Ltda, 2020. p. 171-7.

1939) São inúmeros os malefícios dos aparelhos eletrônicos para o desenvolvimento infantil. Em relação à linguagem, crianças não aprendem a falar utilizando aparelhos eletrônicos, pois não há interação. Além disso, as crianças podem ter dificuldade para ouvir quando alguém fala com elas e há um ruído de fundo, como uma televisão sempre ligada. A partir de que idade, as crianças começam a ter alguma habilidade para compreender a fala na presença de ruído de fundo?

a. A partir dos 10-12 meses de idade.
b. A partir dos 18-20 meses de idade.
c. A partir dos 2-3 anos de idade.
d. A partir dos 4-5 anos de idade.

Comentários

A resposta correta é a d, pois considerando a maturação dos vários mecanismos que sustentam a audição binaural, as crianças, até os 4-5 anos de idade, têm dificuldade em eliminar o ruído de fundo.

Mccullagh J & Bamiou DE. Measures of binaural interaction. In: Musiek FE & Chermak GD. Handbook of central auditory processing disorder. V1. 2014.
Ramos BD. Neurociência da linguagem. In: Fávero ML & Pirana S. Tratado de foniatria. Rio de Janeiro: Thieme Revinter Publicações Ltda, 2020. p. 31-8.
Werner LA. Issues in human auditory development. J Commun Disord 2007;40:275-83.

Respostas
1937) c; 1938) c; 1939) d

1940) Os conhecimentos sobre neurociências são importantes nas crianças com perda auditiva congênita profunda simétrica bilateral, para auxiliar-nos a decidir em qual orelha iremos realizar a cirurgia de implante coclear, quando não há a possibilidade de realizar a cirurgia nas duas orelhas. Sobre isso, é CORRETO afirmar que:

a. Como a maioria dos indivíduos destros tem a linguagem no hemisfério esquerdo e os sinistros no hemisfério direito, se a criança for destra, implantar a orelha direita e se for canhota, implantar a orelha esquerda.
b. Como tanto a maioria dos indivíduos destros quanto a maioria dos indivíduos sinistros têm a linguagem no hemisfério esquerdo, deve-se implantar a orelha direita nas duas situações.
c. Como a maioria dos indivíduos destros têm a linguagem no hemisfério direito e os sinistros no hemisfério esquerdo, se a criança for destra, implantar a orelha direita, e se for canhota, implantar a orelha esquerda.
d. Não existe esta preocupação ao escolher o lado a ser operado, pois os resultados de desenvolvimento de linguagem das crianças implantadas não são influenciados pelo lado em que o dispositivo foi colocado.

Comentários

A resposta correta é a b, pois embora o córtex auditivo receba estímulos auditivos de ambas as orelhas, ele é mais fortemente estimulado pela orelha contralateral. Nos indivíduos com audição normal, 95-98% dos destros e 70-80% canhotos têm um hemisfério esquerdo dominante, para a percepção e produção da fala.
A combinação das premissas descritas acima resulta em um fenômeno denominado como vantagem da orelha direita, o que significa que, na maioria dos indivíduos com audição normal, a orelha direita é mais importante para a percepção e para a produção da fala. A recomendação é colocar o implante coclear na orelha direita quando outros fatores prognósticos não favorecerem a orelha esquerda e a perda auditiva for simétrica.

Kraaijenga VJC, Derksen TC, Stegeman I, Smit AL. The effect of side of implantation on unilateral cochlear implant performance in patients with prelingual and postlingual sensorineural hearing loss: A systematic review. Clin Otolaryngol 2018;43(2):440-9.

TRANSTORNO DO DESENVOLVIMENTO DE LINGUAGEM

1941) Considerando as áreas cerebrais que dão suporte à linguagem, é VERDADEIRO:

a. Um dos pilares diagnósticos do transtorno do desenvolvimento da linguagem (TDL) é alteração anatômica em área de Wernicke que aparece em exame de Ressonância Magnética. O achado comum é simetria dessa área e do plano temporal dos hemisférios direito e esquerdo, sem a qual não podemos embasar o diagnóstico de linguagem.
b. Apesar de entendermos TDL como secundário a alteração em áreas cerebrais, nem sempre essas alterações são vistas em exames de imagem, sendo consideradas como "funcionais" nesses casos.
c. Entre as características anatômicas mais frequentes em crianças com TDL podemos citar comprometimento de área perisylviana. Quando há comprometimento de outras áreas como, por exemplo, áreas frontais/área de Broca há indicativo de comorbidade associada.
d. A assimetria cerebral do plano temporal acontece em todas as crianças típicas e a ausência desse achado é indicativa de diagnóstico de TDL.

Comentários

O diagnóstico do TDL é clínico, não sendo necessário exame de imagem para confirmação. Existem, entretanto, alguns achados de imagem que são mais frequentes em pessoas com TDL como polimicrogiria e alteração na assimetria esperada de *planum temporale* esquerdo.

Tratado de foniatria. Transtorno do desenvolvimento da linguagem: o que muda, o que fica e o que importa neste diagnóstico. c. 16. p. 129-35.

Respostas
1940) b; 1941) b

1942) Os achados de imagem mais encontrados em crianças com TDL são:

a. Ausência de assimetria cerebral do plano temporal/área de Wernicke, ou inversão da assimetria. Essas áreas geralmente são maiores no hemisfério esquerdo; nas crianças com TDL é possível uma área semelhante nos dois hemisférios (ausência de assimetria) ou essa região maior no hemisfério direito do que no esquerdo (inversão da assimetria).
b. Comprometimento funcional em exames hemodinâmicos em áreas perisylvianas tanto em lobo temporal, entroncamento occipitoparietotemporal e áreas frontais.
c. Polimicrogiria em região perisylviana.
d. Todas as anteriores.

Comentários

Todas as alternativas estão corretas, pois sabemos que alteração na assimetria de plano temporal (a) é uma das alterações anatômicas mais relacionadas com transtornos de linguagem, bem como polimicrogiria (c); há estudos que evidenciam comprometimento de funcionamento cerebral em regiões perisylvianas.

Tratado de foniatria. Transtorno do desenvolvimento da linguagem: o que muda, o que fica e o que importa neste diagnóstico. c. 16. p. 129-35.

1943) A dificuldade na repetição de pseudopalavras é uma característica frequente nas crianças com TDL. Assinale qual o trato mais implicado com essa habilidade:

a. Fascículo longitudinal superior II.
b. Fascículo arqueado.
c. Fascículo uncinado.
d. Fascículo fronto-occipital inferior.

Comentários

O trato dorsal, especificamente o fascículo longitudinal superior II, está relacionado com a tarefa de repetição de palavras.

Friederici AD, Gierhan SME. The language network. Current Opinion in Neurobiology, 2013;23:250-4.

1944) Consideramos o diagnóstico de TDL quando encontramos as seguintes características na criança, EXCETO:

a. Atraso na aquisição da linguagem e na velocidade do desenvolvimento do léxico e sintaxe.
b. Persistência das dificuldades de linguagem mesmo que com modificações na intensidade e características.
c. Atraso na aquisição da linguagem além de 15 meses de vida mesmo que recupere posteriormente.
d. Dificuldades de linguagem envolvendo alterações perceptuais e práxicas.

Comentários

Consideramos atraso da linguagem e não transtorno quando há recuperação espontânea.

Bishop DVM, Snowling MJ, Thompson PA, Greenhalgh T, CATALISE consortium (2016) CATALISE: A Multinational and Multidisciplinary Delphi Consensus Study. Identifying Language Impairments in Children. PLoS ONE 11(7): e0158753.

Respostas
1942) d; 1943) a; 1944) c

1945) Assinale o subsistema da linguagem com sua explicação CORRETA:
a. Fonológico: engloba os sons da fala e sua ordem na composição da palavra; espera-se que esteja totalmente amadurecido nos falantes da língua portuguesa até 3 anos de idade.
b. Sintático: organização das palavras na frase com uso correto dos conectivos; a alteração da sintaxe resulta em menor tamanho médio do enunciado da criança.
c. Semântico: diz respeito ao vocabulário da criança; bastante relacionado com o nível sociocultural.
d. Pragmático: relacionado com o acesso do conceito mental da palavra.

Comentários

O subsistema fonológico não engloba a ordem dos fonemas na palavra e o amadurecimento na língua portuguesa se dá até 5 anos para encontros consonantais; o subsistema semântico diz respeito ao significado das palavras; a pragmática está relacionada com o uso da linguagem.

http://pepsic.bvsalud.org/scielo.php?script=sci_isoref&pid=S0103-84862008000300012&lng=pt&tlng=pt

1946) O diagnóstico do transtorno do desenvolvimento da linguagem envolve, além da dificuldade marcante na linguagem, também a persistência de alguma dificuldade ao longo da vida. Consideramos fator de risco para TDL para crianças entre 3-4 anos:
a. Alteração fonológica com/r/vibrante.
b. Dificuldade pragmática com compreensão literal.
c. Alteração em vários níveis ou subsistemas da linguagem.
d. Dificuldade em contar eventos passados.

Comentários

Dificuldades com /r/ vibrante podem ocorrer até 4 anos e meio; a criança com 3-4 anos ainda está com pragmática em amadurecimento, podendo, de forma natural, ter uma propensão a acessar o significado literal das sentenças, não sendo um fator de mau prognóstico.

Bishop DVM, Snowling MJ, Thompson PA, Greenhalgh T, CATALISE consortium (2016) CATALISE: A Multinational and Multidisciplinary Delphi Consensus Study. Identifying Language Impairments in Children. PLoS ONE 11(7): e0158753.

1947) TDL é um diagnóstico que faz parte dos transtornos do neurodesenvolvimento. Podemos afirmar que:
a. A prevalência é em torno de 7,4%.
b. A prevalência é menor do que de outros transtornos como transtorno do espectro autista.
c. É uma condição rara, porém, considerando sua importância, orienta-se realização de testes de triagem nos consultórios pediátricos no máximo aos 24 meses da criança.
d. Outros transtornos do neurodesenvolvimento são Deficiência Intelectual, transtorno do espectro autista, transtorno do déficit de atenção e hiperatividade e podem ser coocorrentes com TDL.

Comentários

O TDL não é considerado uma condição rara, sua prevalência é maior do que a prevalência de TEA; TDL não pode ser coocorrente com deficiência intelectual ou TEA, apenas com TDAH.

Bishop DVM, Snowling MJ, Thompson PA, Greenhalgh T, CATALISE consortium (2016) CATALISE: A Multinational and Multidisciplinary Delphi Consensus Study. Identifying Language Impairments in Children. PLoS ONE 11(7): e0158753.
Tomblin JB, Records NL, Buckwalter P, Zhang X, Smith E, O'Brien M. Prevalence of specific language impairment in kindergarten children. J Speech Lang Hear Res. 1997;40(6):1245-60. doi:10.1044/jslhr.4006.1245

Respostas
1945) b; 1946) c; 1947) a

1948) Para o correto diagnóstico do Transtorno do Desenvolvimento da linguagem há que se considerar, EXCETO:

a. Dificuldade na produção e compreensão da linguagem.
b. Impacto da dificuldade da linguagem na vida diária.
c. Familiaridade do falante com a língua local.
d. Os fatores prognósticos têm menor importância, pois há modificação das características da linguagem da criança ao longo do tempo.

Comentários

Apesar de haver modificação das características do TDL ao longo da vida da criança, os fatores prognósticos são importantes para o diagnóstico, já que por definição não se espera resolução espontânea das dificuldades.

Bishop DVM, Snowling MJ, Thompson PA, Greenhalgh T, CATALISE consortium (2016) CATALISE: A Multinational and Multidisciplinary Delphi Consensus Study. Identifying Language Impairments in Children. PLoS ONE 11(7): e0158753. https://doi.org/10.1371/journal.pone.0158753

1949) Podemos considerar como condições coocorrentes com transtorno do desenvolvimento da linguagem:

a. Deficiência intelectual.
b. Transtorno do espectro autista.
c. Síndrome de Landau-Klefner.
d. Transtorno do déficit de atenção e hiperatividade.

Comentários

As demais condições são consideradas excludentes para diagnóstico de TDL. As dificuldades significativas da linguagem para as crianças com os diagnósticos A, B ou C são nomeadas como Transtorno de Linguagem (secundário).

Bishop DVM, Snowling MJ, Thompson PA, Greenhalgh T, CATALISE consortium (2016) CATALISE: A Multinational and Multidisciplinary Delphi Consensus Study. Identifying Language Impairments in Children. PLoS ONE 11(7): e0158753.

1950) O princípio do tratamento para crianças com TDL baseia-se em:

a) Medicações que controlem o comportamento motor da criança para que haja maior aproveitamento da atenção auditiva.
b) Fonoterapia mesmo que por curto período de tempo demonstra um grande resultado nessas crianças.
c) Fonoterapia intensiva e prolongada.
d) Psicoterapia, terapia ocupacional e fonoterapia são sempre necessárias no início do tratamento para dar suporte ao diagnóstico.

Comentários

O tratamento para TDL baseia-se essencialmente em fonoterapia que deve ser realizada de forma intensiva e em tempo oportuno. Espera-se melhora da comunicação, porém, não resolução completa das dificuldades quando estamos diante de uma suspeita de TDL.

Chevrie-Muller C, Narbona J. A linguagem da criança: aspectos normais e patológicos, 2.ed. Porto Alegre: Art Med, 2005.

Respostas
1948) d; 1949) d; 1950) c.

OTORRINOLARINGOLOGIA GERIÁTRICA

CAPÍTULO 11

NARIZ E SEIOS DA FACE

1951. Entre os fenótipos de rinossinusite crônica (RSC), qual o mais frequentemente encontrado nos pacientes idosos?
   a. Rinossinusite fúngica alérgica.
   b. RSC com polipose nasal.
   c. RSC não esinofílica.
   d. Bola fúngica.

Comentários

A diminuição da resposta do sistema imunológico e da reparação epitelial, associada a aumento da inflamação crônica, resultam num risco de colonização bacteriana anormal e perda da biodiversidade microbiota, ocasionando uma resposta inflamatória neutrofílica pró-inflamatória em pacientes idosos com RSC.

Morse JC, Li P, Ely KA, Shilts MH, Wannemuehler TJ, Huang L-C et al. Chronic rhinosinusitis in elderly patients is associated with an exaggerated neutrophilic pro-inflammatory response to pathogenic bacteria. J Allergy Clin Immunol. 2019 Mar;143(3):990-1002.
Grayson JW, Hopkins C, Mori E, Senior B, Harvey RJ. Contemporary Classification of Chronic Rhinosinusitis: Moving beyond CRSwNP and CRSsNP. JAMA Otolaryngol Head Neck Surg 2020.

Respostas
1951) c

1952) Mulher, 80 anos, vem à consulta referindo obstrução nasal progressiva à esquerda há 3 anos associada a episódios de rinossinusite recorrente, dor facial à esquerda, epistaxe e diminuição do olfato. Fazia uso de corticosteroide tópico há 2 anos, por rinite alérgica, e utilizou vários cursos de antibióticos nos últimos anos. A paciente foi submetida à endoscopia nasal e foi solicitada uma tomografia dos seios da face (imagens abaixo).

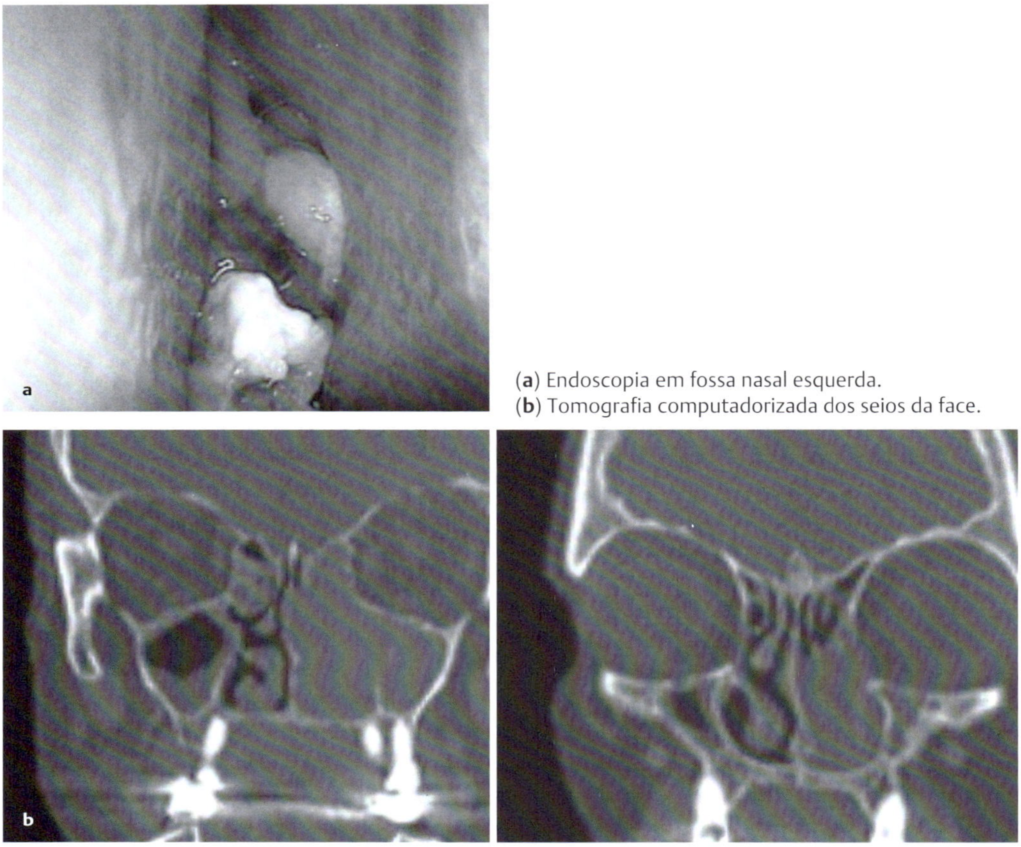

(**a**) Endoscopia em fossa nasal esquerda.
(**b**) Tomografia computadorizada dos seios da face.

Qual das seguintes alternativas abaixo é o diagnóstico mais provável?
a. Rinossinusite crônica tipo 2.
b. Polipose nasal.
c. Pólipo antrocoanal.
d. Tumor maligno nasossinusal.

Comentários

As lesões malignas da cavidade nasal e dos seios paranasais são raras, sendo responsáveis por 3% das neoplasias em cabeça e pescoço, e 0,2% a 0,8% das doenças neoplásicas em geral.

Os tumores nasais têm uma apresentação clínica inespecífica, não raramente simulando processos inflamatórios. Obstrução nasal, sangramento nasal, algia facial e infecções recorrentes são as queixas mais frequentes dos pacientes, o que reforça a importância de se realizar o diagnóstico diferencial entre infecção crônica nasossinusal e tumores nasossinusais. A deformidade facial é um sinal sugestivo da presença tumoral, entretanto, costuma ocorrer em estágios mais avançados da doença.

O tipo histológico mais frequente é o carcinoma epidermoide, seguido dos tumores do sistema nervoso, dos tumores glandulares, dos melanomas, dos linfomas, dos carcinomas indiferenciados e dos sarcomas. Tumores glandulares constituem cerca de 10% das neoplasias nasossinusais e os subtipos mais comuns são o carcinoma adenoide cístico, o adenocarcinoma e o carcinoma mucoepidermoide.

Devi CP, Devi KM, Kumar P, Amrutha Sindhu RV. Diagnostic challenges in malignant tumors of nasal cavity and paranasal sinuses. J Oral Maxillofac Pathol 2019 Sep-Dec;23(3):378-82.

Respostas
1952) d

1953) Qual a melhor opção para o tratamento da rinite do idoso (início do quadro clínico após os 60 anos) em que há predomínio de rinorreia nasal e pós-nasal abundante sem fator desencadeante?
a. Descongestionante sistêmico.
b. Anti-histamínico de primeira geração.
c. Anticolinérgico tópico.
d. Corticosteroide sistêmico e tópico.

Comentários

Aproximadamente 30% dos idosos apresentam algum tipo de rinite e correspondem aos mesmos tipos de rinites de outras faixas etárias. Entretanto, há maior prevalência no idoso dos quadros de rinite não alérgica. Com o avanço da idade surgem alterações anatômicas e funcionais que contribuem para o agravamento dos sintomas nasais. Distúrbios mucosos comprometem o aquecimento e umidificação do ar inspirado e que, associados às alterações nas características viscoelásticas, tornam o muco mais viscoso e geram secreção retronasal.
Por fim, a rinorreia aquosa clara e profusa que alguns idosos apresentam é resultado de hiper-reatividade colinérgica. Nesses casos a instilação de brometo de ipratrópio é benéfica; não há formulação tópica nasal disponível no Brasil, mas a medicação pode ser obtida em farmácias de manipulação.

Baptist AP, Nyenhuis S. Rhinitis in the Elderly. Immunol Allergy Clin North Am 2016;36(2):343-57.
Liva GA, Karatzanis AD, Prokopakis EP. Review of rhinitis: classification, types, pathophysiology. J Clin Med 2021 July;10(14):3183.

1954) Homem, 68 anos, que apresenta quadro de obstrução nasal com diagnóstico de rinite não alérgica apresentou disúria após automedicação. Qual das alternativas abaixo é a causa mais provável deste sintoma?
a. Anti-histamínico de segunda geração.
b. Descongestionante tópico.
c. Descongestionante oral.
d. Corticosteroide tópico.

Comentários

O tratamento dos pacientes com idade acima de 60 anos segue o mesmo princípio para as outras faixas etárias, contudo, alguns cuidados devem ser observados. O uso de vasoconstritores, especialmente os sistêmicos, se relaciona com efeitos colaterais mais frequentes como cardiovasculares, do sistema nervoso central e retenção urinária. Os anti-H1 de segunda geração são mais seguros nos idosos, já os clássicos podem causar retenção urinária e problemas de acomodação visual. Além disso, a adesão ao tratamento pode estar comprometida pela demência senil e alterações motoras como Parkinson e sequelas de acidente vascular cerebral, que dificultam a aplicação dos produtos tópicos intranasais.

Liva GA, Karatzanis AD, Prokopakis EP. Review of rhinitis: classification, types, pathophysiology. J Clin Med 2021 July;10(14):3183.

POLIFARMÁCIA

1955) Senescência é a alteração estrutural e funcional do envelhecimento normal que ocorre em todos os idosos de forma variável. Sobre a natureza dessas alterações e seu manejo, é INCORRETO afirmar que:
a. Alterações circulatórias e metabólicas no idoso podem ter desdobramentos graves.
b. Alterações musculoesqueléticas e hormonais são muito sintomáticas.
c. Distúrbios relativos a perdas neurossensoriais (como audição e visão) influem negativamente na comunicação, gerando isolamento, distimia, perdas cognitivas.
d. A polifarmácia, com múltiplos medicamentos usados por um único indivíduo idoso, traz somente soluções benéficas, sem riscos de eventos adversos.

Comentários

Envelhecimento é o processo de degeneração gradual e natural dos tecidos, enquanto senescência é a alteração estrutural e funcional do envelhecimento, de origem metabólica, genética, epigenética, musculoesquelética, neurossensorial, hormonal ou circulatória. A polifarmácia compõe o quadro de fragilidade da senescência, pelo risco de interação medicamentosa e eventos adversos dos múltiplos fármacos utilizados por um mesmo indivíduo.

Menon-Miyake MA, Menon-Miyake MM. Afecções otorrinolaringológicas no Idoso. In: Coifman H. Otorrinogeriatria. São Paulo: Paya; 2018. p. 19-27.

Respostas
1953) c; 1954) c; 1955) d

1956) Sobre os efeitos da polifarmácia do idoso, observados na prática otorrinolaringológica, é INCORRETO afirmar que:
a. Eventos adversos dos vários medicamentos podem ocorrer, gerando sintomas ORL.
b. Interação medicamentosa deve merecer a atenção do prescritor.
c. Idosos são mais solícitos a orientações médicas e sempre aderem ao tratamento.
d. Comprimidos menores e conta-gotas são formas farmacêuticas mais bem aceitas para os tratamentos ORL.

Comentários

Idosos em polifarmácia apresentam multimorbidades. Alterações articulares podem restringir manuseio de medicação nasal em *spray* ou jato contínuo; visão comprometida gera perda da acurácia ao quantificar remédios em gotas; comprimidos grandes não são bem deglutidos na mucosa mais seca ou nos disfágicos; falhas na memória podem gerar confusão de doses e horários. É importante o otorrinolaringologista se certificar sobre quem e como será administrada a medicação nos pacientes mais fragilizados.

Menon-Miyake MA, Menon-Miyake MM. Afecções otorrinolaringológicas no Idoso. In: Coifman H. Otorrinogeriatria. São Paulo: Paya; 2018. p. 19-27.

1957) Sobre o uso de sedativos para tratar distúrbios de sono nos pacientes idosos, é CORRETO afirmar que:
a. São raramente utilizados por idosos, pois nesta faixa etária a insônia é pouco prevalente.
b. Os consensos internacionais recomendam uso restrito visando à prevenção de quedas.
c. São irrestritamente recomendados, pois os idosos dormem menos e o sono reparador é importante.
d. São terminante proibidos aos idosos que utilizam outros medicamentos.

Comentários

Na polifarmácia do idoso, os sedativos e medicamentos psicoativos estão dentre os que mais demandam atenção ao serem prescritos, se considerada sua farmacocinética nessa faixa etária. Insônia e SAOS são os distúrbios de sono mais prevalentes no idoso. Os sedativos levam a sintomas ORL como secura de mucosas, geram sonolência e diminuição dos reflexos, hipotensão postural, tontura e quedas. As quedas são a maior ameaça à saúde do idoso, levando à cirurgia emergencial de alto risco e difícil recuperação pós-anestésica, fisioterápica, cognitiva e com consequências familiares e psicossociais.

Menon-Miyake MA, Menon-Miyake MM. Afecções otorrinolaringológicas no idoso. In: Coifman H. Otorrinogeriatria. São Paulo: Paya; 2018. p. 19-27.
Moncada LVV, Mire LG. Preventing falls in older persons. Am Fam Physician 2017 Aug 15;96(4):240-7.

1958) Paciente de 80 anos foi levado pelo filho em consulta, com queixa de distúrbio de olfato de início insidioso. Ele faz uso de polifarmácia e fez teste PCR para SARS-CoV-2 com resultado negativo recentemente. É CORRETO considerar sobre o diagnóstico e conduta:
a. Possivelmente é um resfriado simples ou rinossinusite viral, conduta expectante.
b. Pode-se tratar de polipose nasossinusal no idoso, com manejo cirúrgico de emergência.
c. Raramente medicamentos da polifarmácia causam perda de olfato.
d. É fundamental verificar na história indícios de doenças neurológicas degenerativas como Parkinson e Alzheimer.

Comentários

Está bem estabelecida a importância do otorrinolaringologista no diagnóstico precoce de doenças neurodegenerativas como Alzheimer e Parkinson, a partir de perda de olfato e paladar. Além disso, há o impacto negativo na qualidade de vida desses pacientes, que correm risco de vida por não sentirem cheiro de fumaça ou de gás, nem de um alimento deteriorado. E também idosos, por falta de paladar, aumentam a quantidade de sal nos alimentos (levando à retenção hídrica) e condimentos (levando à irritação na mucosa gastrointestinal). Quanto à polifarmácia, cerca de 250 drogas podem afetar olfato e gustação.

Menon-Miyake MA, Menon-Miyake MM. Afecções otorrinolaringológicas no Idoso. In: Coifman H. Otorrinogeriatria. São Paulo: Paya; 2018. p. 19-27.

Respostas
1956) c; 1957) b; 1958) d

1959) As manifestações atípicas do refluxo gastroesofágico podem-se manifestar nos idosos com sintomas ORL, e ter alguma das causas a seguir, EXCETO:
a. Polifarmácia.
b. Hábitos alimentares irregulares e excesso de ingestão de café.
c. Excesso de ingestão de álcool e jantar muito tarde, copiosamente.
d. Perda de peso e cessação tabágica.

Comentários

Medicamentos da polifarmácia do idoso podem irritar a mucosa gástrica, e muitos afetam a pressão do esfíncter inferior do esôfago ou diminuem a motilidade esofágica (hipotensores) ou reduzem o fluxo salivar e o tamponamento da saliva (anticolinérgicos e diuréticos). Observa-se piora dos sintomas faríngeos atípicos com abuso alimentar, uso de cafeína, álcool, tabaco e ganho de peso.

Menon-Miyake MA, Menon-Miyake MM. Afecções otorrinolaringológicas no Idoso. In: Coifman H. Otorrinogeriatria. São Paulo: Paya; 2018. p. 19-27.

SONO EM OTORRINOGERIATRIA

1960) Qual modificação é a mais evidente em relação à arquitetura normal do sono na distribuição das fases do sono no idoso?
a. Redução da fase N1.
b. Redução da fase REM.
c. Redução da fase N2.
d. Redução da fase N3.

Comentários

A redução da fase N3 é a mais evidente modificação quanto ao sono no idoso.

Li J, Vitiello MV, Gooneratne NS. Sleep in normal aging. Sleep Medicine Clinics 2018;13(1):1-11.
Feinsilver SH, Hernandez AB. Sleep in the Elderly: unanswered questions. Clin Geriatr Med 2017;33(4):579-96.

1961) Qual distúrbio do ritmo circadiano apresenta maior prevalência populacional no sono do idoso?
a. Atraso de fase do sono.
b.Avanço de fase do sono.
c. Transtorno "*Jet lag*".
d. Padrão irregular sono-vigília.

Comentários

O distúrbio do ritmo circadiano mais comum é o avanço de fase de sono.

Yaremchuk K. Sleep disorders in the elderly. Clin Geriatr Med 2018;34:205-16.

1962) Nos distúrbios respiratórios do sono em idosos notamos significativo aumento de apneia obstrutiva. Os sintomas mais frequentes podem ser diferentes do adulto mais jovem. Qual sintoma precisa ser incluído na anamnese do idoso?
a. Noctúria.
b. Cefaleia matinal.
c. Diminuição da libido.
d. Sono não reparador.

Comentários

Noctúria deve ser incluída na anamnese de pacientes idosos com suspeita de apneia porque sono está associado à produção excessiva de peptídeo natriurético atrial. Outras causas de noctúria devem ser levadas em conta como diagnóstico diferencial como disfunções da bexiga, insuficiência cardíaca congestiva, síndrome nefrótica, insuficência venosa, dentre outras.

Vaughan CP, Bliwise DL. Sleep and nocturia in older adults. Sleep Med Clin 2018;13(1):107-16.
Feinsilver SH, Hernandez AB. Sleep in the Elderly: unanswered questions. Clin Geriatr Med 2017;33(4):579-96.

Respostas
1959) d; 1960) d; 1961) b; 1962) a

1963) No tratamento de apneia do sono em idosos devemos levar em conta as opções de tratamento personalizado. A escolha pelo *Continuos Positive Airway Pressure – CPAP*, por aparelhos intraorais, por diferentes técnicas cirúrgicas ou por exercícios miofuncionais devem seguir critérios objetivos para indicação e acompanhamento. Muitos idosos fazem uso de vários medicamentos por outras indicações. Que tipo de medicação pode piorar os resultados dos tratamentos indicados para apneia?

a. Anti-hipertensivos.
b. Antidepressivos.
c. Benzodiazepínicos.
d. Antidislipidêmicos.

Comentários

A polifarmácia é comum no idoso. Uso de benzodiazepínico é frequente e pode favorecer o relaxamento da musculatura faríngea. A interrupção do uso tem que ser planejada em função de dependência e dos efeitos imediatos se interrupção abrupta.

Rodriguez JC, Dzierzewski JM, Alessi CA. Sleep problems in the elderly. Medical Clinics of North America 2015;99(2):431-9.
Hata T, Kanazawa T, Hamada T, Nishihara M, Bush AI, Yoneda H et al. What can predict and prevent the long-term use of benzodiazepines. J Psychiatr Res 2018;97:94-100.

EQUILÍBRIO CORPORAL

1964) Paciente de 78 anos refere falta de firmeza em relação ao equilíbrio corporal há 1 ano e 6 meses, desde o começo da pandemia. Refere ter ficado muito sedentário nesse período e sente-se muito inseguro para realizar diversas tarefas do dia a dia. Relata 6 quedas nesse período ocasionadas por tropeço. Como antecedentes pessoais, apresenta hipertensão arterial sistêmica, diabetes *mellitus*, neuropatia diabética, catarata não operada e artrite reumatoide. Foi avaliado por clínico geral e neurologista que estabeleceram o seguinte diagnóstico em relação ao seu equilíbrio corporal: síndrome do desequilíbrio do idoso. Encaminharam para o otorrinolaringologista para tratamento. Qual o melhor tratamento para este paciente?

a. Betaistina 24 mg de 12/12 horas e controle das doenças associadas.
b. Dimenidrinato 50 mg de 12/12 horas e controle das doenças associadas.
c. Reabilitação do equilíbrio corporal e controle das doenças associadas.
d. Meclizina 25 mg de 8/8 horas e controle das doenças associadas.

Comentários

O idoso com síndrome do desequilíbrio do Idoso se beneficia, prioritariamente, com a Reabilitação do Equilíbrio Corporal personalizada, que é aquela direcionada para os déficits encontrados na avaliação do equilíbrio corporal. O controle das doenças associadas é fundamental para a saúde do paciente e para que essas doenças não comprometam ou comprometam o mínimo possível os vários componentes sensoriais, de processamento central e/ou motores relacionados com o equilíbrio corporal.

Bittar RSM, Ganança MM, Ganança FF. Otoneurologia clínica. 2. ed. Rio de Janeiro: Thieme Revinter Publicações; 2020.

Respostas
1963) c; 1964) c

1965) Paciente de 64 anos refere episódios recorrentes de tontura rotatória que duram minutos a horas há 2 meses. Esses episódios vêm aumentando de frequência, intensidade e duração ao logo desse período, pioram à movimentação cefálica, em veículos em movimento, ao visualizar telas do computador, do celular ou *tablet*, quando dorme pouco, em dias de maior preocupação/sobrecarga de trabalho, no jejum prolongado ou quando abusa de doces e cafeína. Nega piora da audição nesse período e sintomas neurológicos. Refere enxaqueca desde a adolescência e cinetose desde a infância. O exame físico, realizado entre as crises vertiginosas, era normal. Qual o diagnóstico etiológico mais provável para essa paciente?

a. Doença de Ménière.
b. Migrânea vestibular.
c. Vertigem postural paroxística benigna.
d. Síndrome da terceira janela.

Comentários

A migrânea vestibular corresponde a uma das mais prevalentes causas de síndrome vestibular episódica. É mais comum em mulheres e em indivíduos com antecedentes de enxaqueca e de cinetose. Geralmente não apresentam perda auditiva e outros sintomas neurológicos. Pioram com gatilhos alimentares, estresse, privação de sono e alterações hormonais. Algumas pacientes apresentam início ou piora da migrânea vestibular no período pós-menopausa.

Bittar RSM, Ganança MM, Ganança FF. Otoneurologia clínica. 2. ed. Rio de Janeiro: Thieme Revinter Publicações; 2020.

1966) Paciente de 63 anos com crises recorrentes e espontâneas de vertigem externa com duração média de 2 horas, sempre acompanhada por manifestações neurovegetativas e perda auditiva, zumbido e plenitude aural na orelha direita. Nega sintomas neurológicos. Recebeu o diagnóstico de Doença de Ménière. O que é necessário para o diagnóstico da doença Ménière definida?

a. História clínica e eletrococleografia.
b. Eletrococleografia e teste do impulso cefálico com vídeo.
c. História clínica e ressonância magnética de orelhas internas – Protocolo de Ménière.
d. História clínica e audiometria tonal evidenciando perda auditiva neurossensorial em frequências graves e médias.

Comentários

De acordo com a Sociedade Bárány, a Sociedade Japonesa para Pesquisa em Equilíbrio, a Academia Europeia de Otologia e Otoneurologia e o Comitê de Equilíbrio da Academia Americana de Otorrinolaringologia e Cirurgia de Cabeça e Pescoço, para o diagnóstico de Doença de Ménière Definida são necessários os seguintes critérios: dois ou mais episódios de vertigem espontânea, com duração entre 20 minutos e 12 horas; exame audiométrico comprovando perda auditiva neurossensorial em frequências graves e médias, em pelo menos uma orelha, ocorrida antes, durante ou após um episódio de vertigem; sintomas auditivos flutuantes como zumbido e plenitude aural na orelha afetada e nenhum outro diagnóstico que justifique tais sintomas.

López-Escámez JA, Carey J, Chung W-H, Goebel JA, Magnusson M, Mandala M et al. Diagnostic criteria for Meniere's disease. Consensus document of the Bárány Society, The Japan Society for Equilibrium Research, the European Academy of Otology and Neurotology (EAONO), the American Academy of Otolaryngology-Head and Neck Surgery (AAO-HNS) and the Korean Balance Society. Acta Otorrinolaringol Esp. 2016;67(1):1-7.

Respostas
1965) b; 1966) d

1967) Paciente com 70 anos apresenta-se ao pronto atendimento com tontura rotatória intensa há 2 horas, acompanhada de manifestações neurovegetativas (náusea, vômito, palidez, taquicardia, sudorese), perda auditiva e zumbido unilaterais à direita. Seu equilíbrio está muito ruim, necessitando permanecer deitado e em repouso. Apresenta antecedentes pessoais de hipertensão arterial sistêmica, diabetes *mellitus* e hipercolesterolemia não controlados. É sedentário. Ao exame físico otoneurológico apresenta nistagmo espontâneo horizontal para a esquerda, nistagmo semiespontâneo para a direita ao olhar para a direita, e nistagmo semiespontâneo para à esquerda ao olhar para a esquerda, e tendência à queda para a direita quando em pé e de olhos fechados. Qual a principal hipótese diagnóstica?

a. Neurite vestibular à direita.
b. Doença de Ménière à direita.
c. Vertigem postural paroxística benigna.
d. Síndrome auditivo-vestibular central.

Comentários

Numa síndrome vestibular aguda, a forma mais sensível para distinguir uma causa central de uma periférica é por meio das ferramentas de exame físico agrupadas no acrônimo em inglês HINTS: HI = *head impulse test* (teste do impulso cefálico), N = *nistagmus*, TS = *test of skew* (teste do desvio do olhar). Num quadro periférico seriam esperados: teste do impulso cefálico alterado no lado doente, nistagmo horizontal unilateral com fase rápida direcionada para o lado não afetado e respeitando a lei de Alexander, e teste de desvio do olhar sem movimentação do olho do paciente. Mais recentemente, o protocolo foi acrescido da avaliação subjetiva da audição (HINTS +), em que se testa com a fricção de dedos, em cada orelha, a presença de hipoacusia (ou a presença de zumbido). A presença de zumbido ou hipoacusia agudos associados sugere acometimento central.

No caso em questão, o paciente apresenta os seguintes achados centrais:

- Presença de sintomas auditivos agudos associados.
- Equilíbrio desproporcionalmente afetado em relação ao que se espera de uma síndrome vestibular aguda periférica.
- Nistagmo semiespontânio bidirecional.

Além disso, o paciente apresenta fatores de risco cerebrovasculares que aumentam a possibilidade de sd vestibular aguda central de origem vascular (AVC): idade acima de 60 anos, HAS, diabetes e dislipidemia não controlados, e sedentarismo.

Bittar RSM, Ganança MM, Ganança FF. Otoneurologia clínica. 2. ed. Rio de Janeiro: Thieme Revinter Publicações; 2020.

DISOSMIAS E DISGEUSIAS

1968) Como ocorre também na perda auditiva, a prevalência da disfunção olfatória aumenta com a idade; isso ocorre, principalmente, após os 65 anos. O termo empregado para essa disfunção ao serem descartadas outras causas, como as perdas olfatórias pós-infecciosas e pós-traumáticas, é:

a. Troposmia.
b. Disosmia.
c. Fantosmia.
d. Presbiosmia.

Comentários

Quando a perda olfativa ocorre em idosos e não se encontram outras etiologias para essa disfunção, como, por exemplo, as doenças neurodegenerativas de Parkinson e Alzheimer, epilepsia, uso de tóxicos olfatórios, cirurgias prévias e a rinossinusite crônica com e sem polipose, o diagnóstico é designado presbiosmia.

Pinto JM, Wroblewski KE, Kern DW, Schumm LP, McClintock MK. The rate of age-related olfactory decline among the general population of older U.S. adults. J Gerontol A Biol Sci Med Sci. 2015 Nov;70(11):1435-41.

Respostas
1967) d; 1968) d

1969) Pode-se dizer das alterações gustativas na população idosa:
a. São mais comuns que as alterações olfativas.
b. Cursa com atrofia das papilas valadas, fungiformes e foliadas na maior parte dos casos.
c. A polifarmácia sempre deve ser questionada.
d. Deve-se à radioterapia cervical nos tumores de laringe.

Comentários

As distorções gustativas são mais prevalentes nos idosos admitidos em hospitais ou casas de repouso. Sua presença pode impactar a apreciação do alimento, o *status* alimentar e o manejo das doenças crônicas dos pacientes. Na avaliação dessa queixa priorizam-se as medicações utilizadas que possam interferir na função gustatória e a higiene oral.

Syed Q, Hendler KT, Koncilja K. The impact of aging and medical status on dysgeusia. Am J Med 2016 July;129(7):753.e1-6.

1970) Na fisiopatologia da hiposmia e anosmia nos idosos, encontram-se:
a. Aumento da porosidade da placa cribriforme.
b. Alta regeneração neuronal em decorrência de efeito cumulativo de agressões virais e bacterianas prévias.
c. Expressão de proteínas aberrantes no neuroepitélio olfatório.
d. Incremento da seletividade dos receptores olfatórios.

Comentários

Entre as causas aventadas da disfunção olfatória pela idade estão alteração na vascularização nasal, maior efeito cumulativo de agressões, decremento de enzimas metabólicas da mucosa, ossificação dos forames da placa cribriforme, perda da seletividade dos receptores olfatórios para odorantes, mudanças nos sistemas neurotransmissores e neuromoduladores, além da expressão de proteínas aberrantes neuronais nos quadros de doenças neurodegenerativas como doença de Parkinson e Alzheimer.

Doty RL, Kamath V. The influences of age on olfaction: a review. Front Psychol 2014 Feb 7;5:20.

1971) Em relação ao sistema gustatório na senilidade, é CORRETO afirmar que:
a. A perda de papilas gustatórias acontece de maneira homogênea nas diferentes áreas da superfície lingual.
b. A presença de disgeusias e fantogeusias é bastante frequente nos idosos.
c. O declínio da função gustatória acontece mais precocemente em relação aos homens.
d. Medicamentos como estatinas e inibidores de ECA estão comumente associados a alterações gustatórias nos idosos.

Comentários

O declínio da função gustatória observada nos idosos é idade-dependente e está relacionada com a perda de papilas gustatórias. Entretanto, a perda das papilas não acontece de maneira homogênea na superfície lingual. Em geral há um declínio global da função gustatória a partir dos 60 anos, mais evidentemente em homens em relação às mulheres. Sintomas como distorções gustatórias (disgeusias) ou alucinações gustatórias (fantogeusias) são incomuns nos idosos. Entre as diferentes causas de alterações gustatórias é importante lembrar que vários medicamentos comumente utilizados nos idosos, como estatinas e anti-hipertensivos, são causas comuns de alterações da gustação, como diminuição de limiar e distorção do paladar, como percepção de gosto metálico. A interrupção desses medicamentos normalmente reverte as alterações gustatórias.

Sataloff R, Johns III MM, Kost KM. Geriatric otolaryngology. Thieme Medical Publisher; 2014.

Respostas
1969) c; 1970) c; 1971) d

DISACUSIAS E PROCESSAMENTO AUDITIVO EM IDOSOS

1972) Qual dos sentidos abaixo, quando associado a um comprometimento cognitivo leve ou moderado, poderia ser pródromo de alguma doença neurodegenerativa no idoso?
a. Audição.
b. Gustação.
c. Olfato.
d. Equilíbrio.

Comentários

A perda de olfato no idoso pode anteceder em 1 ano ou mais do surgimento de uma demência. Pode servir até mesmo como diagnóstico diferencial entre os vários tipos de doenças neurovegetativas, como doença de Alzheimer e Parkinson.

Sun GH, Raji CA, Maceachern MP, Burke JF. Olfactory identification testing as a predictor of the development of Alzheimer's dementia: a systematic review. Laryngoscope 2012;122:1455-62.

1973) O tratamento da perda auditiva poderia atrasar o declínio cognitivo ou a demência?
a. Com certeza.
b. Não.
c. Provavelmente sim.
d. É a única providência capaz de reverter este quadro.

Comentários

Provavelmente sim, principalmente se acompanhada de outras providências como atividade física, socialização, estimulação intelectual, tratamento de distúrbios do sono e depressão, suporte familiar e afetivo, viajar, entre outros.

Martini A, Castiglione A, Bovo R, Vallesi A, Gabelli C. Aging, cognitive load, dementia and hearing loss. Neurootol 2014;19 Suppl 1:2-5

1974) A principal causa da instabilidade do idoso é:
a. Perda da visão.
b. VPPB.
c. Menor vascularização do ouvido interno.
d. Perda de massa óssea e muscular.

Comentários

A perda de massa óssea e muscular diminui o número de corpúsculos proprioceptivos nos músculos, tendões e articulações, sendo a principal causa de instabilidade no idoso. O sistema vestibular e visão também tem muita importância.

Eibling D. Balance disorders in older adults. Clin Geriatr Med 2018 May;34:17581.

Respostas
1972) c; 1973) c; 1974) d

1975) No idoso, a indicação de aparelhos auditivos:
a. Deve aguardar até que não esteja mais se comunicando.
b. Deve-se protetizar um lado de cada vez.
c. Uma das mais importantes causas de fracasso na adaptação de aparelhos auditivos em serviço público é a ausência de reabilitação auditiva.
d. Deve ser sempre intracanal.

Comentários

A falta de reabilitação auditiva em idosos é a mais importante causa do fracasso na adaptação de aparelhos auditivos em saúde pública. O idoso tem neuroplasticidade e pode recuperar habilidades perdidas se houver algum trabalho para isto com a fonoaudióloga. Na sua ausência, a quantidade de aparelhos jogados "na gaveta" pode representar um desperdício de dinheiro e de oportunidade para o idoso com deficiência auditiva.

Kral A et al. Ent and audiology news. 2017 May/June;26(2):80-2.

1976) Qual destes problemas pode causar dificuldade no processamento auditivo no idos?
a. Distúrbios do sono.
b. Depressão.
c. Alterações do equilíbrio.
d. Todas as anteriores.

Comentários

Todas as citadas são causa de alterações do processamento auditivo central. Podemos acrescentar polifarmácia, drogas como benzodiazepínicos, dor crônica, dentre outras.

Loughrey DG, Kelly ME, Kelley GA, Brennan S, Lawlor BA. Association of age-related hearing loss with cognitive function, cognitive impairment, and dementia a systematic review and meta-analysis. JAMA Otolaryngol Head Neck Surg 2018;144(2):115-26.

1977) É CORRETO considerar na relação entre zumbido e perda auditiva (PA) no idoso que:
a. A idade por si só não caracteriza maior risco para desenvolver zumbido.
b. Idosos com zumbido apresentam alterações significativas no processamento auditivo.
c. A reabilitação auditiva com aparelhos auditivos e/ou implante coclear (IC) é considerada uma opção de tratamento do zumbido nos idosos.
d. Todas são corretas.

Comentários

O zumbido, ao contrário da perda de audição, não se associa ao processo do envelhecimento. O declínio cerebral não deixa o idoso mais vulnerável para desenvolver zumbido.
Idosos com zumbido apresentam comprometimento na habilidade de detectar sons no ruído, maior sensibilidade com mudanças de intensidade e com atraso de tempo interaural, quando essas correlações são fracas ou sem significado. Esses resultados sugerem que a habilidade de compreensão de fala em idosos com zumbido baseia-se mais em características temporais dos sons, especialmente em condições diversas, quando comparadas com idosos sem zumbido.
Os aparelhos auditivos são a primeira linha de tratamento para idosos com zumbido. O efeito mascarador do som amplificado é efetivo nas frequências do zumbido dentro da faixa de amplificação do aparelho auditivo. O IC tem efeito supressor no zumbido em mais de 80% dos idosos candidatos ao implante.
Os aparelhos auditivos ampliam a experiência auditiva e orientam a plasticidade auditiva. Auxiliam na localização sonora, percepção das pistas auditivas e compreensão dos sons do ambiente.
A idade avançada não é uma contraindicação para o IC; curto período de privação auditiva e uso prévio de AASI são fatores preditivos efetivos para bons resultados. Significativos resultados cognitivos são alcançados nos domínios de memória, atenção e flexibilidade cognitiva.

Bureš Z, Profant O, Svobodová V, Tóthová D, Vencovský V, Syka J. Speech comprehension and its relation to other auditory parameters in elderly patients with tinnitus. Front Aging Neurosci 2019 Aug 21;11:219.
Jafari Z, Kolb BE, Mohajerani MH. Age-related hearing loss and tinnitus, dementia risk, and auditory amplification outcomes. Ageing Res Rev 2019 Dec;56:100963.
Oosterloo BC, Croll PH, de Jong RJB, Ikram MK, Goedegebure A. Prevalence of tinnitus in an aging population and its relation to age and hearing loss. Otolaryngol Head Neck Surg 2021 Apr;164(4):859868.

Respostas
1975) c; 1976) d; 1977) d

1978) São evidências do zumbido nos idosos:

a. Idosos com zumbido apresentam maior risco de desenvolver doença de Alzheimer (DA) e doença de Parkinson (DP).
b. Embora o comprometimento auditivo seja considerado como o principal fator de risco para zumbido, existem outros potenciais riscos para zumbido em idosos.
c. O impacto do zumbido na qualidade de vida do idoso pode ter muitas repercussões negativas importantes.
d. Todas corretas.

Comentários

O diagnóstico do zumbido é um fator de risco para DA e DP ao contrário dos fatores independentes como a diabetes *mellitus* para DA e doença cerebrovascular e osteoartrite para DP. O zumbido, mesmo sem PA severa, deflagra hiperatividade no córtex auditivo e núcleo coclear dorsal, resultando em dano celular e tecidual pelo estresse oxidativo induzido por radicais livres e consequente peroxidação lipídica, marcador imuno-histoquímico envolvido na patogênese da DA em adição à cascata beta-amiloide e inclusão da proteína tau. A hipofunção colinérgica é um fator de contribuição para o zumbido relacionado com o envelhecimento e DP. Evidências apontaram compartilhamento da patogênese das doenças neurodegenerativas relacionadas com o envelhecimento como DA e DP em pacientes idosos com zumbido. Indivíduos com comprometimento auditivo demonstraram duas vezes mais chance de apresentar zumbido. Correlação significativa também entre zumbido e tontura. Riscos cardiovasculares (aterosclerose e hipertensão arterial) são outros fatores de risco que afetam a prevalência de zumbido. Estudo analisou pacientes com hipertensão e encontrou zumbido em 36% dos indivíduos. Dos pacientes com perda de audição e zumbido, 34% apresentaram HAS. Outro estudo mostrou HAS em 58% dos idosos e, desses pacientes, 52% apresentaram zumbido. Alta correlação entre zumbido e HAS. Entre os pacientes idosos com zumbido, a deterioração da saúde mental dos quadros de depressão e ansiedade está associada a alto grau de impacto do zumbido na vida do paciente. A presença de zumbido está associada à considerável comprometimento da independência e decréscimo da qualidade de vida do idoso com repercussões negativas. Entre elas: distúrbios dos padrões de sono, prejuízos da concentração nas atividades diárias e profissionais, isolamento, pobre equilíbrio emocional, ansiedade e depressão.

Chu HT, Liang CS, Yeh TC, Hu LY, Yang AC, Tsai SJ, Shen CC. Tinnitus and risk of Alzheimer's and Parkinson's disease: a retrospective nationwide population-based co-hort study. Sci Rep 2020 July 22;10(1):12134.
Jafari Z, Kolb BE, Mohajerani MH. Age-related hearing loss and tinnitus, dementia risk, and auditory amplification outcomes. Ageing Res Rev 2019 Dec;56:100963.
Malesci R, Brigato F, Di Cesare T, Del Vecchio V, Laria C, De Corso E, Fetoni AR. Tinnitus and neuropsychological dysfunction in the elderly: a systematic review on possible links. J Clin Med 2021 Apr 27;10(9):1881.
Negrila-Mezei A, Enache R, Sarafoleanu C. Tinnitus in elderly population clinic correlations and impact upon QoL. J Med Life 2011 Nov 14;4(4):412-6. Published online 2011 Nov 24.
Oosterloo BC, Croll PH, de Jong RJB, Ikram MK, Goedegebure A. Prevalence of tinnitus in an aging population and its relation to age and hearing loss. Otolaryngol Head Neck Surg 2021 Apr;164(4):859-68.

IMPLANTE COCLEAR EM IDOSOS

1979) O uso de aparelhos auditivos de amplificação sonora individual (AASI) como terapêutica de reabilitação auditiva é um consenso e a melhora do desempenho cognitivo em idosos naqueles que as utilizam já foi demonstrado na literatura. Entretanto, boa parte dessa população idosa surda avançará em seu grau de perda auditiva ao ponto que não mais será eficaz o uso de AASI comum, tornando-se, então, candidatos ao implante coclear. Com relação ao implante coclear em idosos, a idade limite para indicação da cirurgia é:

a. 60 anos.
b. 70 anos.
c. 80 anos.
d. A idade não deve ser fator limitador para a indicação ao implante coclear.

Comentários

O implante coclear pode e deve ser usado para a reabilitação auditiva em idosos, sem limite máximo de idade, bastando que a condição clínica seja adequada e que o *status* cognitivo e de apoio familiar seja compatível com a agenda que será criada na vida do idoso, pelas inúmeras terapias fonoaudiológicas e mapeamentos do implante coclear que serão necessários após a cirurgia. Havendo este entendimento por parte da família e do paciente, o implante coclear em idosos é uma opção factível e deve ser indicado nos casos em que os aparelhos auditivos convencionais não estiverem dando os resultados esperados, conforme os protocolos tradicionais de indicação da cirurgia.

Livingston G, Huntley J, Sommerlad A, Ames D, Ballard C, Banerjee S et al. Dementia prevention, intervention, and care: 2020 report of the Lancet Commission. Lancet 2020 Aug 8;396:413-46.
Lin FR, Metter EJ, O'Brien RJ, Resnick SM, Zonderman AB, FerrucciL. Hearing loss and incident dementia. Arch Neurol 2011;68(2):214-20.

Respostas
1978) d; 1979) d

1980) Segundo publicado recentemente no periódico The Lancet, a estimativa é que até 2050 tenhamos cerca de 157 milhões de pessoas com o diagnóstico de demência no mundo. Portanto, é fundamental que conheçamos quais os fatores protetores ou de risco potencialmente modificáveis para que possamos atuar diretamente na prevenção desses números. Dentre todos os inúmeros fatores de risco potencialmente modificáveis, como o sedentarismo, baixa escolaridade, depressão, alcoolismo, é a perda auditiva que demonstra ter o papel mais relevante, podendo ser possível notar que a perda de cada 10 dB na audiometria está relacionada com um risco aumentado de 1,7 vezes para o desenvolvimento de demência. A porcentagem estimada de prevenção ao desenvolvimento de quadros demenciais com o tratamento da surdez gira em torno de:

a. 1%.
b. 3%.
c. 5%.
d. 8%.

Comentários

Dos 40% de fatores potencialmente modificáveis para prevenção de quadros demenciais, a surdez é o fator mais relevante, correspondendo a 8% de todos os fatores, dentre eles obesidade, hipertensão, diabetes, sedentarismo e alcoolismo.

Livingston G, Huntley J, Sommerlad A, Ames D, Ballard C, Banerjee S et al. Dementia prevention, intervention, and care: 2020 report of the Lancet Commission. Lancet 2020 Aug 8;396:413-46.
Lin FR, Metter EJ, O'Brien RJ, Resnick SM, Zonderman AB, FerrucciL. Hearing loss and incident dementia. Arch Neurol 2011;68(2):214-20.

Respostas
1980) d.

MEDICINA AEROESPACIAL

CAPÍTULO 12

1981) Qual é o distúrbio otorrinolaringológico mais comum associado ao voo?
   a. Barotrauma de orelha média.
   b. Barotrauma sinusal.
   c. Barotrauma laríngeo.
   d. Barotrauma de orelha interna.

Comentários

Barotrauma aural. O barotrauma de orelha média é extremamente frequente, podendo ter uma incidência de até 20% dos adultos e 55% das crianças que serão submetidos a um voo.

Davis JR, Johnson R, Stepanek J, Fogarty JA. Fundamentals of aerospace medicine, 4th ed. Lippincott Williams & Wilkins; 2011.
Hurd W, Beninati W. Aeromedical evacuation management of acute and stabilized patients: management of acute and stabilized patients. Springer; 2019.
Klokker M, Taudorf U. Air travel and transportations of patients. Denmark; 2020.

1982) Por que o barotrauma de orelha média ocorre?
   a. Ocorre em decorrência de uma expansão dos gases na orelha média, levando à falha na abertura da tuba auditiva.
   b. Ocorre por conta da disfunção da tuba auditiva, que não se abre durante a decolagem.
   c. Ocorre em decorrência do fenômeno explicado pela Lei de Boyle-Mariote, durante a subida.
   d. Ocorre por conta da retração dos gases na orelha média, levando à retração da membrana timpânica e consequente dor.

Comentários

Durante a descida da aeronave, os gases ficam retraídos na orelha média e, se a tuba auditiva não for aberta de forma ativa (manobra de Valsalva, deglutição, bocejo), ocorrerá o barotrauma. Quando os gases se dilatam, eles forçam a abertura da tuba auditiva, ao passo que, ao descer, ocorre o contrário.

Davis JR, Johnson R, Stepanek J, Fogarty JA. Fundamentals of aerospace medicine. 4th ed. Lippincott Williams & Wilkins; 2011.
Hurd W, Beninati W. Aeromedical evacuation management of acute and stabilized patients: management of acute and stabilized patients. Springer; 2019.
Klokker M, Taudorf U. Air travel and transportations of patients. Denmark; 2020.

1983) Qual destas situações abaixo é contraindicação absoluta para uma evacuação aeromédica?
   a. Perfuração de membrana timpânica.
   b. Pós-operatório de timpanotomia com colocação de tubo de ventilação.
   c. Fratura nasal.
   d. Fratura de osso temporal com pneumoencéfalo.

Comentários

A presença de pneumoencéfalo, ao subir para a altitude, levará a aumento do volume do gás, podendo se tornar um pneumoencéfalo hipertensivo.

Davis JR, Johnson R, Stepanek J, Fogarty JA. Fundamentals of aerospace medicine, 4th ed. Lippincott Williams & Wilkins; 2011.
Hurd W, Beninati W. Aeromedical evacuation management of acute and stabilized patients: management of acute and stabilized patients. Springer; 2019.
Klokker M, Taudorf U. Air travel and transportations of patients. Denmark; 2020.

Respostas
1981) a; 1982) d; 1983) d

1984) Um piloto de avião é submetido à cirurgia endoscópica nasossinusal de maxilares e etmoides, que ocorreu sem maiores complicações. Quais das informações abaixo deverão ser ditas na consulta pré-operatória do cirurgião?

a. Você deverá ficar afastado das atividades aéreas por, no mínimo, 30 dias.
b. Você poderá retornar às atividades normalmente em 5 dias.
c. O ideal é que antes de retomar o voo você seja submetido a uma avaliação em câmara hipobárica.
d. Em decorrência de exposição recorrente ao ambiente hipobárico, sua recuperação é mais lentificada quando comparado à população.

Comentários

Recomenda-se que o piloto não vá diretamente para o comando da aeronave sem antes, idealmente, verificar se ele está bem para ser submetido ao ambiente hipobárico com os riscos de um barotrauma.

Davis JR, Johnson R, Stepanek J, Fogarty JA. Fundamentals of aerospace medicine, 4th ed. Lippincott Williams & Wilkins; 2011.
Hurd W, Beninati W. Aeromedical evacuation management of acute and stabilized patients: management of acute and stabilized patients. Springer; 2019.
Klokker M, Taudorf U. Air travel and transportations of patients. Denmark; 2020.

1985) Quais destes achados durante/após a cirurgia otológica contraindica um voo comercial no pós-operatório imediato?

a. Colocação de prótese de titânio numa estapedotomia.
b. Tontura no pós-operatório da estapedotomia.
c. Presença da artéria estapediana.
d. Luxação da bigorna.

Comentários

A presença de tontura pode denotar risco aumentado para fístula perilinfática, o que pode aumentar significativamente com a mudança de altitude.

Davis JR, Johnson R, Stepanek J, Fogarty JA. Fundamentals of aerospace medicine, 4th ed. Lippincott Williams & Wilkins; 2011.
Hurd W, Beninati W. Aeromedical evacuation management of acute and stabilized patients: management of acute and stabilized patients. Springer; 2019.
Klokker M, Taudorf U. Air travel and transportations of patients. Denmark; 2020.

1986) Quando eu posso liberar um paciente submetido à cirurgia para voar?

a. Quando o paciente estiver liberado para realizar manobra de Kocher.
b. Quando o paciente estiver liberado para realizar manobra de Osler.
c. Quando o paciente estiver liberado para realizar manobra de Valsalva.
d. Quando o paciente estiver liberado para realizar manobra de heimlich.

Comentários

A partir do momento que o paciente pode ser submetido a aumento de pressão dentro da orelha média, habitualmente ele está liberado para voar.

Davis JR, Johnson R, Stepanek J, Fogarty JA. Fundamentals of aerospace medicine, 4th ed. Lippincott Williams & Wilkins; 2011.
Hurd W, Beninati W. Aeromedical evacuation management of acute and stabilized patients: management of acute and stabilized patients. Springer; 2019.
Klokker M, Taudorf U. Air travel and transportations of patients. Denmark; 2020.

Respostas

1984) c; 1985) b; 1986) c

1987) Qual das medicações abaixo são permitidas para pilotos, sem quaisquer restrições?
a. Melatonina.
b. Clonazepam.
c. Hemitartarato de zolpidem.
d. Modafinila.

Comentários

A melatonina não tem contraindicação para seu uso em pilotos. O Clonazepam e a modafinila necessitam de afastamento laboral dos pilotos até que estas medicações não sejam mais encontradas na corrente sanguínea. Por fim, o hemitartarato de zolpidem até pode ser usado, mas desde que não ultrapasse 2 vezes na semana e o piloto não voe nas próximas 48 horas.

Davis JR, Johnson R, Stepanek J, Fogarty JA. Fundamentals of aerospace medicine, 4th ed. Lippincott Williams & Wilkins; 2011.
Hurd W, Beninati W. Aeromedical evacuation management of acute and stabilized patients: management of acute and stabilized patients. Springer; 2019.
Klokker M, Taudorf U. Air travel and transportations of patients. Denmark; 2020.

1988) Quais destas doenças/afecções são incapacitantes para um piloto de avião, devendo o mesmo ser afastado das atividades laborais?
a. Rinossinusite crônica.
b. Tinnitus vascular.
c. HPV oral.
d. Doença de Ménière.

Comentários

Todo e qualquer acometimento do sistema vestibular deve sempre levar ao afastamento dos pilotos, algumas vezes, inclusive, proibindo-o de retornar ao voo de forma definitiva.

Davis JR, Johnson R, Stepanek J, Fogarty JA. Fundamentals of aerospace medicine, 4th ed. Lippincott Williams & Wilkins; 2011.
Hurd W, Beninati W. Aeromedical evacuation management of acute and stabilized patients: management of acute and stabilized patients. Springer; 2019.
Klokker M, Taudorf U. Air travel and transportations of patients. Denmark; 2020.

1989) Qual destas medicações deve ser proibida para um piloto que está ativamente voando?
a. Amoxicilina.
b. Cloridrato de betaistina.
c. Inibidor da bomba de prótons.
d. Acetaminofeno.

Comentários

A indicação da betaistina é para transtornos da orelha interna. Uma vez que é proibido deixar voar um piloto com alteração do sistema vestibular, esta medicação não deve ser usada em pilotos que estejam atuando.

Davis JR, Johnson R, Stepanek J, Fogarty JA. Fundamentals of aerospace medicine, 4th ed. Lippincott Williams & Wilkins; 2011.
Hurd W, Beninati W. Aeromedical evacuation management of acute and stabilized patients: management of acute and stabilized patients. Springer; 2019.
Klokker M, Taudorf U. Air travel and transportations of patients. Denmark; 2020.

1990) Sobre o barotrauma otológico e seus sintomas, é CORRETO afirmar que:
a. À medida que a pressão entra a orelha média e a pressão atmosférica diminuem, os riscos começam a surgir.
b. Os sintomas somente começam a surgir quando a diferença de pressão é acima de 80 mmHg.
c. Com uma diferença de pressão entre a orelha média e a pressão atmosférica superior a 60 mmHg, o risco de perfuração timpânica começa a ficar mais evidente.
d. A pressão negativa na fenda da orelha média é um dos principais mecanismos do barotrauma.

Comentários

Os sintomas se iniciam a partir de 60 mmHg; com 80 mmHg a sensação de ouvido tampado é constante, e acima de 100 mmHg o risco de ruptura da membrana timpânica é iminente.

Davis JR, Johnson R, Stepanek J, Fogarty JA. Fundamentals of aerospace medicine, 4th ed. Lippincott Williams & Wilkins; 2011.
Hurd W, Beninati W. Aeromedical evacuation management of acute and stabilized patients: management of acute and stabilized patients. Springer; 2019.
Klokker M, Taudorf U. Air travel and transportations of patients. Denmark; 2020.

Respostas
1987) a; 1988) d; 1989) b; 1990) d

1991) Qual(is) estrutura(s) do labirinto que mais se relaciona(m) e, desta forma, sofre(m) as consequências da força da gravidade?

a. Canais semicirculares.
b. Sáculo e utrículo.
c. Canal semicircular lateral.
d. Canal semicircular superior.

Comentários

O utrículo e o sáculo reagem às acelerações lineares e à gravidade, enquanto as acelerações angulares estimulam os canais semicirculares.

Davis JR, Johnson R, Stepanek J, Fogarty JA. Fundamentals of aerospace medicine, 4th ed. Philadelphia: Lippincott Williams & Wilkins; 2008.
Temporal W. Medicina aeroespacial. Rio de Janeiro: Editora Luzes, 2005.

1992) Qual alteração fisiológica relacionada com as condições do voo pode ser avaliada pelo treinamento na cadeira de Barany?

a. Fadiga de voo.
b. Efeitos da ejeção.
c. Desorientação espacial.
d. Sobrecarga autoprovocada.

Comentários

A cadeira de Barany caracteriza-se por uma cadeira rotatória, onde se podem observar as repercussões das acelerações sobre os canais semicirculares e, como consequência, as desorientações espaciais.

Davis JR, Johnson R, Stepanek J, Fogarty JA. Fundamentals of aerospace medicine, 4th ed. Philadelphia: Lippincott Williams & Wilkins; 2008.
Temporal W. Medicina aeroespacial. Rio de Janeiro: Editora Luzes, 2005.

1993) Numa situação de voo, quando o corpo está em uma curva prolongada, a endolinfa dos canais que foram estimulados adquire a mesma velocidade que a parede dos canais e um movimento da cabeça repentino para baixo pode, por exemplo, causara sensação de manobras que a aeronave não está realmente executando. Esta desorientação espacial é chamada de:

a. Oculogravitacional.
b. Coriolis.
c. Parafuso fatal.
d. Desnivelamento.

Comentários

A vertigem de Coriolis ocorre como resultado dos movimentos relativos entre a endolinfa e as paredes dos canais semicirculares. É, provavelmente, a mais mortal de todas as ilusões para os pilotos, por ser muito convincente de que ocorre uma rotação em um plano quando na verdade não está acontecendo nenhuma rotação real.

Temporal W. Medicina aeroespacial. Rio de Janeiro: Editora Luzes, 2005.

1994) A lei física de Boyle Mariotte explica a fisiologia da aerodilatação e se traduz pela seguinte explicação:

a) O volume de um gás é inversamente proporcional à sua pressão, numa temperatura constante.
b) A pressão total de uma mistura de gases é igual à soma das pressões parciais de cada gás.
c) A quantidade de um gás dissolvido em uma solução é diretamente proporcional à pressão parcial desse gás na solução.
d) Um gás difundir-se-á do local de maior concentração para outro de menor concentração.

Comentários

Quanto maior a altitude, menor a pressão atmosférica e maior o volume de uma massa de gás. Assim, o volume de ar compreendido nas cavidades ocas do nosso organismo tende a dilatar na situação de altitude.

Bento RF, Martins GSQ, Pinna MH. Tratado de otologia. 2.ed. São Paulo: Editora Atheneu; 2013.

Respostas

1991) b; 1992) c; 1993) b; 1994) a

1995) O aeroembolismo é raro na aviação comercial, podendo acontecer em situações de:
a. Turbulência da aeronave.
b. Consumo em excesso de alimentos que fermentam com facilidade.
c. Despressurização da aeronave.
d. Congestão nasal.

Comentários

O aeroembolismo é a formação de bolhas gasosas nos tecidos orgânicos, como pele, pulmão, articulações e sistema nervoso central, em decorrência da baixa pressão atmosférica experimentada durante o voo. Sua instalação acontece mais frequentemente a partir de 30 mil pés e como as aeronaves comerciais são pressurizadas, em média, de 6 mil pés, pode acontecer num caso emergencial de despressurização da aeronave.

Marinho RC. Fundamentos da medicina aeroespacial. Natal; 2011.

1996) Numa situação em que não se pode evitar um voo comercial apesar de estar com congestão nasal, é medida preventiva de barotrauma:
a. Andar pelo corredor do avião.
b. Usar descongestionante tópico na aterrissagem.
c. Evitar dormir no início da descida da aeronave.
d. Assoar o nariz de forma intermitente.

Comentários

No sentido de se evitar barotite, a tripulação assistente deve despertar o passageiro durante o procedimento de descida uma vez que o reflexo deglutatório não ocorre durante o sono, impossibilitando assim que ocorra a ventilação do ouvido médio por meio da abertura da tuba auditiva.

Marinho RC. Fundamentos da medicina aeroespacial. Natal; 2011.

1997) Qual o tipo de hipóxia é a mais relacionada com a aviação?
a. Anêmica.
b. Estagnante.
c. Histotóxica.
d. Hipóxica.

Comentários

A hipóxia de altitude ou hipóxia hipóxica é a que mais se relaciona com a aviação por ter relação com a elevação da altitude e, consequentemente, com a diminuição da pressão parcial do oxigênio na atmosfera.

Marinho RC. Fundamentos da medicina aeroespacial. Natal; 2011.

1998) Qual o seio da face mais acometido nos processos de barossinusite?
a. Etmoide.
b. Maxilar.
c. Frontal.
d. Esfenoide.

Comentários

O seio frontal é o mais acometido, provavelmente, pelas dimensões estreitas do seu óstio de drenagem assim como pela existência de células etmoidais que podem obstruir parcialmente a saída do seio frontal.

Vaezeafshar R et al. Barosinusitis: Comprehensive review and proposed new classification system. Allergy Rhinol 2017; 8:e109-e117.

Respostas
1995) c; 1996) c; 1997) d; 1998) c

1999) De acordo com a Instrução Suplementar (nº 67-004B) dos Regulamentos Brasileiros da Aviação Civil estabelecidos pela ANAC, em casos de cirurgia para otosclerose por estapedectomia, o Certificado Médico Aeronáutico para os aeronavegantes poderá ser emitido após quantos meses do procedimento cirúrgico?

a. 3 (três) meses.
b. 1 (um) mês.
c. 12 (doze) meses.
d. 6 meses.

Comentários

Em casos de cirurgia para otosclerose por estapedectomia, o CMA poderá ser emitido 3 (três) meses após o procedimento cirúrgico, desde que seja comprovado que não haja risco de vertigem causado por quaisquer alterações na pressão da cabine. A audição deve estar restaurada para níveis aceitáveis e o candidato deve estar livre de sintomas como náusea, tontura ou vertigem, além de possuir função tubária adequada.

Brasil. Anac. Instrução Suplementar nº 67-004 Revisão B; 2020. [citado 30 de setembro de 2021]. Disponível em: https://www.anac.gov.br/assuntos/legislacao/legislacao-1/iac- e-is/is/is-67-004/@@display-file/arquivo_norma/IS67-004B.pdf.

2000) De acordo com o Regulamento Brasileiro da Aviação Civil, RBAC 67, e com o Manual Médico da Organização Internacional de Aviação Civil (ICAO), quais os requisitos audiométricos estabelecidos para os pilotos de 1ª classe?

a. Não ter uma perda de audição, em qualquer uma das orelhas separadamente, de mais de 35 dB NA nas frequências de 500, 1.000 e 2.000 Hz, ou mais de 50 dB NA em 3.000 Hz.
b. Não pode ter perda de audição em nenhuma das duas orelhas.
c. Não ter perda de audição superior a 35 dB NA nas frequências de 500, 1.000 e 2.000 Hz, ou mais de 50 dB NA em 3.000 Hz, na melhor orelha.
d. Não ter uma perda de audição, em qualquer uma das orelhas separadamente, de mais de 45 dB NA nas frequências de 500, 1.000 e 2.000 Hz, ou mais de 70 dB NA em 3.000 Hz.

Comentários

De acordo com a regulamentação da ANAC e da ICAO, o requisito audiométrico exigido para o Certificado Médico Aeronáutico (CMA) para o piloto de 1ª classe é: não ter uma perda de audição, em qualquer uma das orelhas separadamente, de mais de 35 dB NA nas frequências de 500, 1.000 e 2.000 Hz, ou mais de 50 dB NA em 3.000 Hz. Caso o piloto não preencha tal requisito, pode ser aprovado com base em outros critérios específicos estabelecidos em cada uma das regulamentações.

Brasil. Anac. Regulamento Brasileiro da Aviação Civil nº 67 Emenda 04; 2020. [citado 30desetembrode2021]. Disponível em: https://www.anac.gov.br/assuntos/legislacao/legislacao-1/rbha-e-rbac/rbac/rbac- 067/@@display-file/arquivo_norma/RBAC67EMD04%20-%20Retificado.pdf.
ICAO - International Civil Aviation Organization. Manual of Civil Aviation Medicine. 3rd ed. Quebec, Canada; 2012. [citado 30 de setembro 2021]. Disponível em: https://www.icao.int/publications/documents/8984_cons_en.pdf.

Respostas
1999) a; 2000) a.